[제3판]

보건의료정책

이 규 식

계축문화사

제3판 머리말

2015년 8월에 『보건의료정책-뉴 패러다임』 초판 발간, 2018년 8월에 제2판 발간에 이어 2024년 1월에 제3판을 발간하게 되었다. 이번 제3판은 제2판을 발간한지 5년 5개월 만에 발간하게 되었다. 그러다 보니 내용이 추가되거나 수정이 많아 분량이 크게 늘어났다. 출판사 측에서는 책의 분량이 너무 많으면 독자들이 읽기에 부담을 느낀다면서 분량을 제2판 정도로 축소하기를 희망하였으나, 필자의 입장에서는 새로운 내용을 담으려니 불가피하게 분량을 늘릴 수밖에 없었다.

책의 제목은 비록 보건의료정책이지만 다루는 내용은 주로 의료정책에 관한 것이다. 그래서 제목을 의료정책론으로 바꿀까도 생각하였으나 제1장에서 기술하고 있는 보건정책과 의료정책의 관계를 볼 때 보건정책의 대부분이 의료정책에 속하기 때문에 보건의료정책이라는 용어를 그대로 사용하여도 무리가 없을 것으로 판단하였다.

의료정책에 관한 많은 도서들이 국내에 있으나 너무 행정적인 관점에서 다루고 있다는 판단에 따라 필자는 이론서의 집필에 목적을 두었다. 그래서 초판에서는 부제로 뉴 패러다임으로 하였고, 제2판에서는 의료보장 패러다임으로 하였으나, 제3판에서는 부제를 떼고 전반적인 시각에서 집필하였다.

제3차 개정판에서는 의료정책에 관한 이론을 보다 명확히 하여 기본권으로서 의료와 상품으로서 일반적 의료를 구분하였고, 이에 따라 의료정책도 수요를 토대로 할 때와 필요도를 토대로 할 때의 정책이론을 제2판에 비하여 보다 분명하게 구분하였다. 우리나라와 같이 의료보장을 하는 국가에서는 환자가 구매자가 되지 못하기 때문에 수요 접근에 의한 시장을 기반으로 하는 정책을 펼 때 오늘날과 같은 혼란이 발생함을 밝혔다. 의료보장제도란 환자가 의료가격을 인식하지 못하도록 하는 제도이기 때문에 수요 접근을 할 경우, 환자들의 모럴 해저드로 의료이용이 무한히 증가하게 된다. 따라서 의료보장 국가에서는 의료의 배분을 시장이 아닌 보험자나 정부가 필요도를 토대로 배급할 수밖에 없다. 그리고 필요도를 토대로 정책을 수립하기 위해서는 의료계획이 수립되어야 한다. 우리나라는 2000년 「보건의료기본법」을 제정하여 의료계획을 매 5년 단위로 수립하도록 규정하고 있음에도 불구하고 여태까지 한 번도 계획을 수립하지 않고 있다. 그렇게 된 이유는 수요 접근을 토대로 의료정책을 수립함에 따라 의료정책을 담당하는 관료들이 의료계획의 필요성을 느끼지 못하였기 때문이다. 필요도 접근을 하였더라면 설정된 필요도의 배급을 원활하게 하기 위하여 인력을 비롯하여 필요한 자원의 확보가 중요하고 이와 같은 자원 확보를 위해서는 계획이 필수적이다. 그런데 지금까지 수요 접근에 의하다 보니 의료계획을 수립하지 못하였고, 이러한 계획부재가 오늘에 이르러 지방의료의 붕괴나 특정분야의 의사부족과 같은 문제가 심각한 수준에 이르게 된 것이다. 그리고 의료배급을 효율적으로 하기 위하여 필요도의 우선순위를 설정하고 공급자조직을 위계화하는 계층적 지역주의 모형에 따른 환자의뢰체계의 실시가 있어야 한다. 이와 같은 논리는 의료정책을 이론을 토대로 실행할 필요가 있음을 보여주고 있다.

제3차 개정판에서 특히 많이 보완한 부분은 제7장, 제8장, 그리고 제11장이었다. 제7장은 의료체계개혁을 통합의료의 도입에 초점을 두었다. 인구고령화는 상병구조에서도 변화를 초래하여 복합만성질병이 중심이 되도록 만들고 있다. 복합만성질환으로 고통을 겪는 사람이 많아짐에 따라 이에 맞는 의료공급체계로 전환하기 위하여 통합의료를 제시하였다. 앞에서 설명한 계층적 지역주의 모형에 의한 의료공급은 급성기 질병에 효율적이지만 만성질병은 1차, 2차, 3차 의료를 통합하여 제공할 수 있는 시스템이 효율적인 것이 미국은 물론 서유럽 의료보장국가의 경험이다. 통합의료에서는 특히 1차 의료가 서비스의 조정자 기능을 위하여 중요하다. 그러나 우리나라에는 이와 같은 시스템이 불비할 뿐만 아니라 1차 의료가 취약한 문제가 있다. 1차 의료의 강화에 대해서는 제9장에서 다루었다.

제8장은 지역사회 중심의 통합의료로 커뮤니티 케어에 관한 이론에 대하여 영국의 의료개혁 과정을 살펴보도록 하였다. 이와 함께 커뮤니티 케어가 제대로 실행되고 있는 덴마크나 스웨덴의 사례를 보충하였다. 특히 만성질병이 질병의 중심구조가 됨에 따라 모든 만성질환자를 병원에 입원시켜 진료하기는 어렵게 되었다. 왜냐하면 만성질병은 완치가 되지 않는데 급성기 질병의 치료에 적합하게 의료자원이 집중적으로 장치된 병원에 만성질환자를 입원시켰을 때 그 비용을 부담해야 하는 후 세대들을 생각할 때 대안적 공급체계가 필요하다. 이에 덴마크나 스웨덴 같은 북유럽국가들은 지역사회중심의 커뮤니티 케어를 개발하고, 방문간호사를 통한 재가서비스를 활성화 하였다. 우리나라도 커뮤니티 케어를 하겠다고 2019년 6월부터 선도사업을 실시하였으나, 방문간호사를 활용할 수 있는 준비가 되지 못하여 현재는 통합 돌봄이라는 이상한 형태의 사업모형으로 변질되었다. 그리하여 우리나라에서도 제대로 된 커뮤니티 케어를 제공하기 위한 모형을 제시할 필요가 있었다.

제3차 개정판에서는 제11장의 병원부분을 크게 보완하였다. 병원이 의료공급체계의 중심이 된 만큼 우리나라 병원의 발전과 병원의 유형 등을 보완하였다. 제12장의 의료의 질 관리, 제

13장의 신의료기술 관리, 제14장의 원격의료 등은 최신 자료로 업데이트 하는 수준의 수정으로 그쳤다. 그러나 제14장의 원격의료에서 코로나 사태 때 불가피하게 병원에 허용한 비대면 진료에 대해서도 간략히 언급하였다.

초판에 비교할 때 제3차 개정판은 대폭 수정 보완이 이루어졌다. 의료보장제도가 도입되면 소비자 시장이 사라져 필요도 접근을 해야 하는데도 불구하고 그 간 우리나라의 보건의료정책은 수요 접근을 토대로 함에 정책이 현실적 문제에 대처할 수 없는 한계를 보였다. 이렇게 된 연유는 그 동안에 제대로 된 보건의료정책에 관한 이론서가 없었기 때문이다. 이제 세 차례의 개정을 통하여 우리나라에서 보건의료정책을 위한 전문적 이론서가 되었을 것으로 믿고 이 책을 발간하게 되었음을 밝히고자 한다.

이 책의 출판을 맡아준 계축문화사의 주영일 사장님과 직원 여러분들께 감사를 드린다.

2023년 12월 19일

서초동 건강복지정책연구원에서

이 규 식

개정판 머리말

2015년 8월에 발간한 『보건의료정책–뉴 패러다임』 발간 3년을 맞이하여 내용을 대폭 수정·보완하여 개정판을 내게 되었다. 의료정책에 관한 많은 도서들이 국내에 있으나 너무 행정적인 관점에서 다루고 있다는 판단에 따라 필자는 이와 같은 고식적 접근에서 벗어난다는 의미에서 뉴 패러다임이라는 부제를 붙였던 것이다. 뉴 패러다임으로 접근하다보니 다소 이론이 약한 부분도 있고, 어떤 이론은 너무 지나치게 강조하여 다소 중복된 부분이 있으며, 또한 미래 환경변화(고령화, 만성질병의 심화)에 대응하는 정책을 제대로 다루지 못한 아쉬움이 있어 개성판을 출간하기에 이르렀다.

보건의료정책을 출간하고 1년 후 의료보장론을 출간하면서 보건의료정책에서 놓친 부분을 포함하다보니 두 책의 내용을 조정할 필요가 있었다. 그리하여 이번 기회에 의료보장론도 개정판을 준비하여 2019년 1월 경에 출간할 예정이다.

보건의료정책은 국민들의 의료보장을 어떠한 제도로 달성하느냐에 따라 달라진다. 우리나라는 의료가 인간의 기본권이라는 1948년 유엔 인권선언을 토대로 전국민의료보장을 달성하였기 때문에 의료정책도 시장을 바탕으로 하는 수요 접근이 아니라 계획을 토대로 하는 필요도 접근을 하게 된다. 이번에 발간되는 개정판은 이와 같은 관점을 명확히 하여 다양한 정책을 제시하였다. 그리고 부제를 「뉴 패러다임」에서 「의료보장 패러다임」으로 바꾸었다. 왜냐하면 필자가 제안한 정책들은 의료보장의 틀과 부합하도록 구성하였기 때문이다.

이번에 개정하는 정책론에서는 의료의 두 가지 성격–상품으로서의 의료와 기본권으로서의 의료–을 분명히 구분하기 위하여 의료의 이념을 보다 명확히 기술하였다. 우리나라와 같이 의료보장을 하는 국가에서는 환자가 구매자가 되지 못하기 때문에 수요접근에 의한 시장을 기반으로 해서는 도덕적 해이가 일반화되어 제대로 된 의료서비스 배분이 어려운 문제를 지적하였다. 따라서 의료보장 국가에서는 의료의 배분을 시장이 아닌 보험자나 정부가 설정하는 필요도 접근이 불가피함을 제시하고 이에 따라 필요도의 설정에서부터 필요도의 배분을 위한 공급자의 계층화가 필요하며, 의료계획이 원만한 필요도의 배분과 자원배분을 위하여 필요함을 지적하였다. 시장이 아니라 보험자나 정부의 계획에 의하여 의료체계가 운영되어야 하기 때문에 의료체계의 스튜어드십이 강조되어야 함을 지적하였다.

초판에서 다루지 못하였던 새로운 의료체계로써 지역사회를 기반으로 하는 의료와 돌봄의 통합 제공 모형을 제8장으로, 의료체계 전환을 위하여 필수적으로 요구되는 1차 의료의 강화와 1차 의사 양성을 제9장으로 추가하였다. 의료체계를 관리하는데 필수적인 스튜어드십을 의료보장론에서 이 책의 제10장으로 옮기고 스튜어드십의 중요한 요소에 속하는 규제에 관하여 이론과 정책적 문제를 보완하였다. 공중보건과 보건정책의 거버넌스를 다루는 두 개 장의 내용을 조정할 필요가 있어 두 개장을 새롭게 편성하고, 인구보건(population health)에 관한 내용도 보다 명확히 설명하였다. 초판에서 공중보건과 보건정책을 제6장 및 제7장으로 하던 것을 이번 개정판에서는 제1장의 의료정책의 근본문제 다음으로 제2장 및 제3장으로 다루어 공중보건 및 건강관리의 중요성을 상징적으로 강조하였다. 공중보건정책은 건강증진을 포괄하는 신공중보건으로 나아가야 함에도 불구하고 건강증진을 하나의 프로그램으로 취급함에 따라 국민의 건강관리가 제대로 되지 않는 문제를 지적하였다. 그러한 결과 우리나라는 의료이용률은 세계에서 가장 높으면서 주관적으로 평가하는 건강수준은 가장 낮은 국가가 되었다.

제11장의 의료발전과 병원, 제12장의 의료의 질 관리, 제13장의 신의료기술 관리, 제14장의 원격의료 등은 최신 자료로 업데이트 하는 수준의 수정으로 그쳤다. 이 네 개의 장은 이론이 발전하거나 환경변화에 맞추어 특별히 새로운 정책을 언급할 필요가 없었기 때문에 최소의 수정에 만족하였다.

초판은 그야말로 이 분야에서 거의 언급되지 않는 의료의 이념적 문제를 다루다보니 상당히 조심스럽게 기술하였다. 초판이 출간된 이후 정책은 크게 변화가 없었으나, 의료의 이념에서 상당히 호응하는 흐름이 있었고, 우리나라의 의료정책이 수요 접근을 하여 문제가 있다는 필자의 주장에 동조하는 흐름이 있어 이번 개정판에서는 필요도 접근을 보다 적극적으로 주장을 할 수 있게 되었다. 초판에서 읽기 난해하였던 부분은 개정판에서 보다 명확하게 이해할 수 있을 것이라고 믿는다. 개정판 출판을 계기로 우리나라 의료정책이 분명한 이론의 틀 위에서 새롭게 전개되기를 필자는 소망할 따름이다.

개정판의 원고를 처음부터 끝까지 읽고 오류를 지적하고 교정을 해준 김상미 박사와 연세대 박사과정의 이슬기 선생, 부분적으로 교정을 도와준 건강복지정책연구원의 안병기 박사와 박신후 조교, 그리고 이 책의 출판을 맡아준 계축문화사의 주영일 사장님께 감사를 드린다.

2018년 7월 30일

서초동 건강복지정책연구원에서

이 규 식

차 례 Contents

제1장

보건의료정책과 기본 문제

제1절 보건의료정책의 목적

많은 학자들이 정책을 정의하려는 노력을 하였지만 합치된 정의는 내리지 못하고 있다(Ham, 1985). Easton(1953)은 정책이란 법적인 권위를 갖고 한 사회 내의 가치(values)를 구현(배분)하기 위한 정치적 행동이라 정의하고 있다. 즉, 한 사회가 추구하는 가치는 정책 수단에 의하여 구현된다. 따라서 정책이란 가치를 구현(배분)하기 위한 의사결정과 행동의 연결망을 구성하는 것으로 간주하고 있다(quoted in Ham, 1985). 정책에서 가치가 중요하다는 것은 Fox(1990)도 언급하고 있다. Fox는 정책은 보건의료정책의 가치(이념), 이해(interests) 그리고 질병이라는 세 가지 요소에 이끌려가야 한다는 점을 알려주고 있다. 가치(이념)란 인간이나 사회가 추구하는 것, 즉 세상이 어떻게 작동하여야 하는가에 대한 검증할 수 없는 의견이라 하겠다. 이해란 개인이나 특정 그룹에 유리하게 작용되도록 행동하는 것을 의미한다. 질병은 사회를 구성하는 인구집단이 갖는 역학적 요인이나 사망의 특정한 형태와 관련이 된다. 결국 정책은 이념과 강하게 결부되는 특징을 갖는다고 말할 수 있다.

보건의료정책이란 보건 및 의료 분야에서 언급되는 목적(goals) 또는 목표(objectives), 목표에서의 우선순위, 목적을 달성하기 위한 주요 방향과 같은 주제들(issues)에 대하여 동의하거나 합의(consensus)를 이루는 것을 의미한다. 여기서 목적이란 장기적인 의도(aim)나 열망(aspiration)을 의미하는 것으로 가치(이념)를 내포하게 된다. 목표란 계획하는 기간 동안에 더욱 구체적으로 그리고 부분적으로 달성할 수 있는 것을 의미하는데 목적(goal)이라는 용어와 흔히 바꾸어 사용할 수도 있다[1)](Ritsatakis et al., 2000).

보건정책(health policy)에 대하여 조금 다르게 정의한 내용을 보면 '목적과 방법, 정책 환경과 제도, 의사결정 과정과 양식(style), 집행과 평가'를 내포하는 것으로 포괄적 정의를 하고 있다. 보건정책은 지방(local level)에서부터 세계적인 수준(global level)에 이르기까지 다른 차원에서 제도, 정치적인 힘과 영향력, 일반대중과 전문가들을 다루고 있다(Lee, Fustukian and Busse, 2002).

그렇다면 보건정책이 추구하는 목적은 어디에 두고 있는지 살펴보기로 한다. 앞에서 언급한 Ritsatakis et al.(2000)은 세계적인 수준에서 건강에 관한 목표(global goals or objectives for health)를 제시하고 있다. 즉 그들은 1977년 WHO 총회에서 제시된 목표인 '2000년까지 지구상의 모든 사람들이 사회적으로 경제적으로 생산적인 삶을 영위할 수 있는 건강수준을 달성하는 것을 정책의 목표로 하고 있다. 이 목표는 1978년 Alma-Ata에서 개최된 Primary Health Care에 관한 국제회의에서 주제로 채택되었다.

그 뒤 보건정책의 목표에 건강형평성이 추가되기 시작하였다. 미국은 1980년 처음으로 건강증진백서에 속하는 *Promoting Health/Preventing Disease: Objectives for the Nation*을 발표하였는데 이때의 정책목표는 전반적인 사망률 및 장애일수의 감소에 두었다(US DHHS Public Health Services, 1980). 그러다 1990년에 발간한 백서인 *Healthy People 2000*에서는 보건정책의 목표로 건강수명의 연장, 건강격차의 감소, 그리고 예방서비스에 대한 접근성 확보로 하여 건강형평성을 추가(US DHHS CDC, 1990)하여 오늘에 이르고 있다.

이론가에 따라 국민의 건강관리를 중점적으로 보느냐 혹은 의료의 제공과 이용을 중점적으로 보느냐에 따라 정책의 목표가 달라질 수 있다. 의료의 공급과 이용을 주로 다루는 의료체계(health care system 혹은 health care delivery system)라는 관점에서 정책목표를 보면 약간의 차이를 발견할 수 있다. 의료체계라는 관점에서 의료정책의 목표는 이 책 제7장에서 다양한 모형들을 검토하면서 살펴보기로 하고 여기서는 WHO가 2000년에 발간한 *World Health Report 2000*(이하 WHR 2000)에서 제시하고 있는 정책목표만을 살펴보기로 한다. WHO는 이 보고서를 통하여 가장 기본적인 정책목표는 건강의 향상으로 두고 있으며, 건강향상은 건강수준과 형평성이라는 두 가지 관점에서 제안하고 있다. 또 다른 목표로 재정조달의 공정성(fair financial contribution)과 의료체계의 반

1) 우리말 사전에서도 목적과 목표를 구분하기 어렵지만, 영어에서도 두 용어를 명확히 구분하는 것이 쉽지 않아 WHO Europe에서도 두 용어는 서로 바꾸어 사용(interchangeably)하는 경우가 흔하다고 언급하고 있다.

응성(responsiveness)을 제안하고 있다. 그 외 정책목표로 흔히 거론되는 것들로 감당 가능성(affordable), 공정성(equitable), 접근 가능성(accessible), 지속 가능성(sustainable), 좋은 질(good quality)과 같은 것이 있는데, 이러한 것들은 목적을 달성하기 위한 수단으로써 중요하며, 의료정책의 최종적인 정책목표라기 보다는 매개적인 목표로 간주되어야 한다는 것이다. 예컨대 접근성이 좋은 시스템일수록 사람들이 서비스 이용을 더 많이 할 수 있어 최종 목표인 자신의 건강을 향상시킬 수 있다는 것이다. 반면에 건강향상, 공정한 재정조달, 반응성과 같은 목표는 각각 본질적인 의미를 갖기 때문에 목표로 제시한다는 것이다.

제2절 보건정책과 의료정책

보건정책과 의료정책을 구분하기 이전에 Arah et al. (2006)의 설명을 통하여 건강(health), 보건서비스(health care), 그리고 의료서비스(medical care)의 관계를 [그림 1-1]에서 살펴보기로 한다[2]. 먼저 보건서비스(health care)는 의료서비스(medical care)와 공중보건(public health)의 결합으로 이해하고 있다. 의료서비스는 신체적 의료서비스(somatic medical care)와 정신적 의료서비스(mental medical care)로 구성되며, health care system속에서 1차, 2차, 3차(tertiary)로 걸쳐 있다[3]. 그리고 공중보건은 건강보호(health protection), 질병예방(disease prevention), 건강증진(health promotion)으로 구성된다. 공중보건은 물리적 환경, 생활양식, 사회적 환경에 영향을 받게 된다. 건강(health)은 의료, 생활양식, 물리적 환경, 사회적 환경에 더하여 인간생물학(human biology)에 의하여 결정되는 것으로 설명하고 있다. 이 모형의 이론적 배경은 1974년에 발간된 Lalonde의 건강장(health fields) 개념을 토대로 하고 있다. 여기에서 건강을 결정짓는 비의료적 요인은 환경, 생활양식, 인간생물학이다. 이 frame에 의하면 보건정책에는 의료정책과 공중보선성책을 포함하고 있다. 그러나 보건정책에 공중보건정책보다는 의료정책이 대종을 이루고 있어 보건의료정책으로 표현하여도 무방하다고 판단된다.

2) 이들의 이론은 제7장에서 보다 구체적으로 설명된다.

3) Medical care가 1차, 2차, 3차로 구성된다고 하면서 용어를 medical care에서 health care로 바꾸어 health care system(의료체계)으로 표현하고 있는 점을 주목할 필요가 있다.

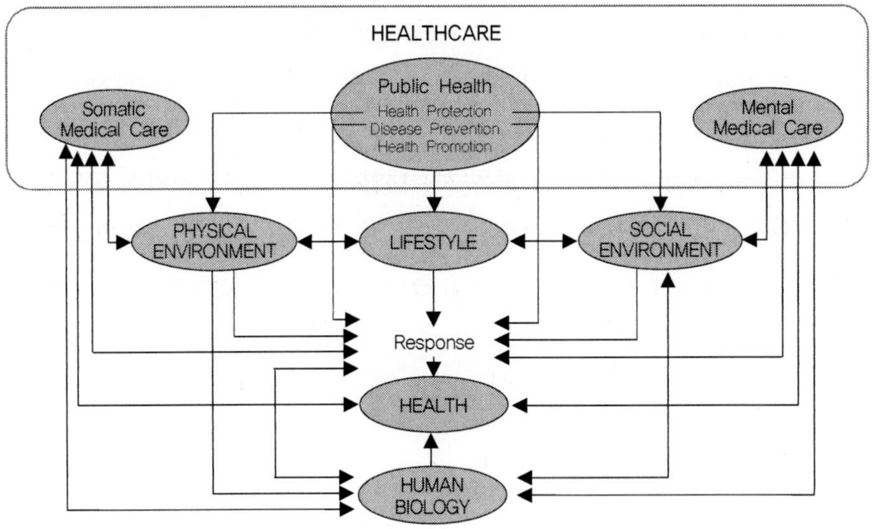

주: 1) Health care = medical care + public health
2) Medical care는 somatic and mental medical care로 나누어지고 health care system 내에서 1차, 2차, 3차 의료로 분류되고 있다. 이 때의 health care system은 의료에 관한 내용만 다루고 있다.
출처: Arah et al. (2006)

[그림 1-1] 건강결정요인 모형

그리고 앞 절에서 정책목표를 보면 건강관리적 관점과 의료체계적 관점에 따라 제시되고 있는 목표가 약간의 차이가 있음을 알 수 있다. 두 가지 다른 관점에 따라 정책목표가 차이가 있는 것은 의료가 갖는 성격에 기인한다.

Feldstein(2005)은 의료서비스는 투입물로서의 기능과 산출물로서의 기능이라는 두 가지 다른 성격을 가지며, 그에 따라 정책도 달라진다는 것이다. 의료는 건강(health)이라는 산출물(output)을 생산하는데 있어 투입물(input) 기능을 한다. 건강이라는 산출물을 생산하기 위해서는 건강생산함수가 응용되는데 여기에 투입물은 Lalonde(1974)가 주장한 건강장(health fields)의 각 영역들이 된다. 건강장의 영역으로는 생활습관, 유전적 요인, 사회・물리적 환경, 그리고 의료체계적 요인이 있으며, 건강장의 각 영역들이 건강을 생산하는 생산요소가 된다. 여기서 건강을 효율적으로 생산하기 위해서는 건강장에 속하는 요소들에 어떻게 자원을 배분하여 적은 예산으로 건강수준을 향상하고 건강의 형평성을 달성하느냐가 중요한 정책과제가 된다. 지금까지의 연구결과로는 건강을 생산하는데 의료서비스의 역할을 위주로 하는 의료체계요인은 대체적으로 10% 정도로 추정되고 있다(McGinnis et al., 2002; Boufford, 2003). 반면에 생활습관은 건강향상에 40%(McGinnis et al., 2002) 또는 50% 정도(Boufford, 2003) 영향을 미치는 가장 중요한 요소로 추정되고 있다. 그럼에도 불구하고 모든 국가들이 의료에 지나치게 많은 자원을 배분하고 있어 건강이라는 산출물의 생산에 효율성 문제가 제기되고 있다. 그래서 많은 국가들이 건강을 효율적으로 향상시키기 위해서는 생활습관을 개선하는 건강증진이 중요하다는 점을 깨닫고 신공중보건으로써의 건강증진에 많은 노력을 기울이고 있다. 모든 국가들이 의료에 많은 자원을 배분하는 것은 의료의 역할이 건강향상에만 있는 것이 아니라 질병으로 받게 되는 고통의 감소를 통한 삶의 질을 향상시키는 기능[4]이 있기 때문이다(Figueras et al., 2004).

다른 한편에서는 의료서비스는 그 자체로 하나의 산출물(output)이 된다는 것이다. 이때 의료서비스를 생산하는데 투입되는 생산요소(input)는 의사와 같은 인력, 병원과 같은 시설, 의료기기와 같은 장비, 의약품 등이 있다. 여기서는 어떻게 하면 의료서비스를 효율적으로 생산하느냐가 중요한 과제가 된다. 효율성을 높이기 위하여 투입물의 혼합을 개선하거나 의료산업의 구조를 개선하려는 노력, 즉 의료체계의 개혁을 시도하기도 한다. 예컨대, 의료인력의 생산성을 높이기 위한 의학교육의 개편, 의료기관의 경영개선이나 의료 질 향상을 위한 노력, 그리고 건강보험에서 진료비 지불제도를 바꿈으로써 인센티브 구조를 개선하여 생산성을 향상시키는 노력 등이 정책과제가 된다. 거시적으로는 질병구조가 만성질병 중심으로 바뀜에 따라 병원 중심의 의료체계를 지역사회 중심의 의료체계로 바꾸기 위한 의료체계의 개혁과 같은 정책이 대두된다.

즉 의료가 투입물로 작용하는 건강생산에서의 정책목표는 건강수준 향상과 건강의 형평성 제고가 되며, 의료는 큰 역할을 하지 못하기 때문에 주로 건강정책 또는 보건정책이라는 명칭으로 등장하게 된다. 반면 의료가 최종재가 되는 경우에는 정책목표가 건강수준 외에 공평한 재정조달, 반응성과 같은 보건정책과는 다른 목표가 제시된다. 의료도 건강에 미치는 영향은 적지만 건강생산에 한 요소가 되기 때문에 의료정책의 우선적인 목표로 건강수준이 제시되는 것은 당연하다.

---

4) 의료가 삶의 질 향상에 기여하는 사례로 고관절 수술(hip replacement), 백내장 수술(cataract extraction), 정신질환 치료(treatment of mental illness) 등을 예로 들 수 있다.

그런데 건강생산에 관련된 공공정책은 의료정책에 비하여 상대적으로 단순하다. 그래서 이 책에서도 건강수준 향상과 관련되는 보건정책은 제2장과 제3장에서만 다루고, 나머지 대부분 장에서는 의료서비스의 생산 및 이용과 관련되는 의료정책을 다루고 있다. 지금까지 출간된 대부분의 책자나 논문들이 보건의료정책으로 묶어 표현하였는데, 이 책에서도 보건의료정책으로 주로 표현하지만, 경우에 따라서는 보건정책을 의료정책에 포함시켜 사용하기도 한다. 영어 문헌을 보면 의료정책과 보건정책을 구분하지 않고 Health Policy라고 부르고 있다. 우리말의 의료개혁도 영어 문헌에서는 Health Care Reform으로 칭하고, 의료체계도 Health Care System 또는 Health Care Delivery System으로 칭하고 있다. 따라서 의료정책으로 불러도 보건정책이 내포되었다고 간주하여도 무방할 것이다.

우리나라에서 보건의료정책으로 합성하여 부르게 된 것은 뚜렷한 이유가 있는 것은 아니고 의료서비스에 해당하는 영어 용어를 번역하는 과정에서 발생한 것으로 짐작할 수 있다. 영어 문헌에서 의료서비스는 health care 또는 medical care로 부르고 있으니, 이 단어를 번역하는 과정에서 보건서비스 또는 의료서비스가 됨에 따라 분리하여 사용하는 것이 어색하여 두 단어를 혼합하여 보건의료서비스로 통칭하게 되었고, 정책도 보건의료정책으로 혼합하여 명명하였던 것 같다. 이 책에서도 보건의료서비스란 용어가 이미 널리 사용되고 있기 때문에 보건정책과 의료정책을 구분할 필요가 없이 Health Policy를 보건의료정책 또는 의료정책으로 표현하기로 한다. 일본의 경우를 보면 의료정책이라는 용어를 주로 사용하고 있고, 필요한 경우에는 보건·의료정책으로 가운데 점을 찍어 사용하고 있다.

제3절 보건의료분야의 기본 문제

보건의료분야가 직면하는 근원적인 문제는 나라에 따라 달라지겠으나, 우리나라는 1977년 사회의료보험을 도입할 당시의 저보험료, 저급여, 저수가[5] 구조라는 '77 패러다

5) 1977년 보험수가는 당시 관행수가의 55% 수준에 불과한 낮은 수준으로 책정하였다(의료보험연합회, 1997). 그리고 이러한 기록은 양명생(1993)에서도 지적되고 있다.

임[6]에서 형성된 의료공급행태에서 거의 벗어나지 못한 문제점을 간직하고 있다. 구체적으로 우리나라의 보건의료분야가 직면하고 있는 문제점을 보면 다음과 같다.

첫째, 사회의료보험제도를 도입하면서 '77 패러다임의 틀로 운영하였다는 점이다. '77 패러다임의 틀은 저보험료, 저급여, 저수가로 이루어졌지만 핵심은 보험제도를 시혜적 차원[7]으로 간주한다는 점이다. 시혜적 차원이라 볼 수 있는 것은 앞의 주7)에서 보았던 『보건사회』외에 제도 도입의 초기에는 의료서비스 제공을 보험급여라는 용어보다 보험혜택이라는 용어를 많이 사용한데서도 나타나고 있다. '77 패러다임은 그 간의 경제성장에 힘입어 전혀 다른 환경으로 바뀌었으나[8] '77 패러다임에 의하여 형성된 저수가라는 인식이 공급자의 뇌리에 뿌리박혀 있는 문제가 있다. 초기의 저수가 패러다임은 공급자의 박리다매 행태를 굳어지게 하였고, 의료이용자의 이용행태 역시 공급자의 행태에 맞추어 의료이용의 남용으로 굳어지게 하였다. 정부의 의료정책도 이 패러다임에서 크게 벗어나지 못하고 있어 우리나라 의료체계의 고질적 문제로 등장하고 있다는 점이다. 박리다매형 공급행태는 세간에서 이야기되는 3분 진료라는 관습을 만들어 의료서비스의 질이나 환자의 만족도를 떨어뜨리게 되었다. 그리고 박리다매형 공급행태는 우리나라 국민들의 의료이용도를 세계에서도 가장 많이 하도록 조장하였다(표 1-1 참조). 저수가 및 저급여로 인한 의료공급자들의 고충은 건강보험제도[9]가 도입되기 이전부터 존재하던 특진제도[10]나 상급병실 제도로 다소 완화시키는 역할을 하였던 것이다.

둘째, 건강보험 통합 이후 비급여서비스의 공인으로 의료의 영리화가 가능하게 된 점이다. 건강보험제도가 통합되기 이전에는 보험제도가 없었을 때 있던 특진제도나 상급병

---

6) 1977년 패러다임은 이규식(2002, 2006, 2007, 2013)에서 구체적으로 언급하고 있는데, 저보험료, 저급여, 저수가 구조를 총칭하면서 여기에 더하여 1980년부터 시작한 보건기관의 진료서비스 제공도 '77 패러다임에 포함시키고 있다.

7) 전국민건강보험을 달성한 1989년 보건사회부가 펴낸 『보건사회』(현재의 보건복지백서)를 보면 다음과 같이 기술하고 있다. 「... 저소득층의 부담을 덜어주고 복지혜택을 골고루 나눈다는 뜻에서 여러 가지 재정상 어려움을 무릅쓰고...」 라고 하여 전국민의료보장이 국민의 기본권을 보장하게 되었다는 설명은 전혀 없고, 시혜적 차원의 복지혜택이라는 기술만 하고 있다.

8) 2000년 의약분업을 하면서 네 차례에 걸친 보험수가 인상으로 저수가 문제가 크게 개선되었으며, 보험급여로 나타나는 보장성도 노무현 정부 이래 집권한 모든 정부에서 채택한 보장성 강화정책에 힘입어 크게 신장되었다. 이로 인하여 보험료도 인상되어 '77 패러다임과는 의료환경이 크게 바뀌었다.

9) 이 책에서는 사회의료보험을 건강보험으로 표기하였다. 특별한 부가적인 설명이 없는 한 건강보험은 사회보험으로 이해하면 된다. 그리고 의료보험이라는 표현은 민간보험을 지칭하고 있다.

10) 특진제도는 이후 선택진료제도로 이름을 바꾸어 존속하였으나 2018년 1월부터 폐지되었다.

실제도가 주로 대형병원에서 이용되었기 때문에 의원이나 중소병원을 이용할 경우에는 큰 문제가 없었다. 즉, 일반적인 진료행위나 의약품의 투약에서는 비급여가 전혀 인정되지 않아 건강보험제도가 전반적으로 건전한 상태에서 운영되었다. 그러다 2000년 7월 건강보험이 하나로 통합이 되면서 비급여를 인정하게 됨에 따라 의료에서 영리화가 가능하게 된 것이다. 통합 전에 엄격히 통제되던 비급여가 1999년 2월 임시국회에서 통과된 「국민건강보험법」 제39조③에 일상생활에 지장이 없는 질환, 기타 보건복지부령이 정하는 사항은 요양급여의 대상에서 제외할 수 있도록 규정하여 비급여라는 용어만 사용하지 않았지 사실상 용인하게 되었다. 그 이듬해인 2000년 6월에는 「국민건강보험요양급여의 기준에 관한 규칙」을 제정하고 제7조에서 법 제39조제3항에 따라 제외되는 서비스를 '비급여대상'으로 정하여 비급여가 공식화되었다. 그런데 비급여서비스는 건강보험에서 제공하지 않기 때문에 가격설정을 「국민건강보험법」이 아니라 「의료법」을 적용하여 비급여서비스에 대한 가격 통제를 제대로 할 수 없어 의료의 영리화가 가능하였다. 즉, 비급여서비스의 가격은 「의료법」 제37조를 적용하여, 병원급의 서비스 가격은 시・도지사에게 신고하고 의원급은 시장・군수・구청장에게 신고하도록 하였다. 2010년에는 「의료법」을 개정하여 제45조에 비급여 진료비용은 의료기관이 자체적으로 결정하여 환자 또는 환자의 보호자가 쉽게 알 수 있도록 고지하는 것으로 규정하여 비급여 수가는 통제가 불가능하도록 만들었다. 사회보험원칙의 하나는 의료를 통하여 초과이윤을 얻을 수 없도록 하여 의료수가를 원가 기준[11]으로 책정하도록 하고 있다. 그런데 비급여는 가격 책정을 병의원이 자율적으로 할 수 있게 됨에 따라 원가보다 높게 하여 의료의 영리화가 일반화 되었다.

공급자들의 영리적 행태는 공공병원이라고 다르지 않다는데 문제의 심각성이 있다. 1977년 보험제도를 도입하면서 보험수가를 설정할 때 경상비용과 함께 자본비용도 보험수가로 보상하도록 하여 의료에서 자본적 이윤을 남길 수 없도록 구조화하였다. 그러나 의료를 복지시혜 차원에서 접근하다 보니 당시의 재정 형편에 따라 보험료를 낮게 정하고, 그러다 보니 자본비용은 고사하고 경상비용도 보상하기 어려운 수준으로 수가를 낮게 책정하였다. 경상비용 보상도 어려운 수준으로 의료수가가 낮게 책정[12]되었으니 의료기관으로서는 수가가 통제되는 보험급여 서비스만 제공하여서는 확대재생산은 불구하고

11) 재생산이 가능하도록 정상적 이윤은 허용하도록 하고 있다.

12) 1977년 보험수가는 당시 관행수가의 55% 수준으로 낮게 책정하였다(의료보험연합회, 1997). 그리고 이러한 기록은 양명생(1993)에서도 발견되고 있다.

생존도 어려운 지경이 되었다. 그럼에도 불구하고 단기간에 전국민의료보장이라는 목표[13]를 달성하려니 공급의 확충은 필수적이었다.

낮은 수가로는 확대재생산이 불가능하였으나 선택진료, 상급병실[14]이라는 가격통제에서 벗어나는 고가서비스가 허용됨에 따라 병원이나 의원이 자본비용의 충당이 가능하였다[15]. 문제는 앞에서 언급한 바와 같이 건강보험 통합이 된 이후부터 비급여 서비스가 공인됨에 따라 일어나게 되었다. 의료공급자들은 가격이 통제되는 보험급여 서비스 보다는 가격통제가 없는 비급여 서비스를 개발하여 의료기관의 경영수지를 맞추는 영리적 행태로 나아가게 되어 오늘에 이르게 되었다. 여기에 더하여 실손보험의 확산으로 비급여에 대한 지불문제를 걱정하지 않아도 됨에 따라 공급자들의 모럴 헤저드까지 더해져 영리화는 민간, 공공의료기관 구분 없이 심화되었다.

여기에 더하여 1977년 이래 보험약가 정책이 고시가제도로 되어 있었기 때문에 의료기관은 의약품 구매가격을 보험자로부터 상환 받는 고시가격보다 낮출 수 있어 의약품 구매에 따른 마진[16]까지 누려 확대재생산을 할 수 있는 여력이 보태졌다[17]. 이와 같은 영리적 행태는 민간기관만이 아니라 공공의료기관도 생존을 위하여 불가피하게 이루어졌다[18].

---

13) '건강보험이 일부 계층에만 적용될 경우, 적용 계층의 수요증가로 시장에서 의료가격이 상승하게 됨에 따라 미적용 계층은 의료이용에 어려움을 겪는 불형평 문제가 발생한다. 이러한 불형평을 방지하기 위해서는 전국민건강보험을 빨리 서두르는 것이 합리적인 정책 목표가 된다.

14) 선택진료는 건강보험을 도입하기 이전인 1958년 세브란스병원이 처음 도입하였고, 뒤이어 1963년 서울대병원 그리고 1968년 국립의료원에서 특진제도라는 이름으로 실시하였다. 그리고 상급병실은 건강보험제도가 도입되기 이전에 대부분의 병원에서 입원료를 차등화하면서 실시되었던 것인데 건강보험을 도입하면서도 두 제도를 그대로 인정하였던 것이다(이규식, 양명생, 지영건, 2010). 선택진료는 2018년 1월부터 폐지되었다.

15) 당시 정부가 전국민건강보험이라는 목표를 정하고 선택진료나 상급병실료를 허용한 것이 아니라 건강보험제도가 도입 전에 존재하던 선택진료와 상급병실과 같은 서비스를 용인할 수밖에 없었다. 이와 같은 보험급여 구조를 훗날에 분석해보니 저수가에도 불구하고 의료공급이 확충될 수 있는 계기가 되었던 것으로 분석되었다(이규식, 양명생, 지영건, 2010; 이규식, 2012).

16) 의료기관이 의약품 구매를 입찰방식으로 하여 구매가격을 크게 낮출 수 있었다. 그러나 공공의료기관은 의약품 구매에 가격 하한선을 정부가 설정하였기 때문에 민간의료기관보다는 마진을 적게 취하게 되었다.

17) 의료 외적으로는 경제성장기로 인플레이션 경제가 지속되어 의료기관이 재정적 여유를 갖게 되면 이를 부동산에 투자하여 많은 자본수익을 얻을 수 있었다. 이와 같은 인플레이션 경제도 의료기관의 자본축적에 기여하게 되었다. 인플레이션 경제가 자본축적에 기여한 것은 어디까지나 민간의료기관에 한정된 것으로 민간의료기관이 공공의료기관 보다는 상대적으로 영리적 행동이 앞섰다고 볼 수 있다.

18) 일부에서는 의료제공자의 영리적 행태를 민간자본이 지배하기 때문이라고 분석하기도 하지만(대통령자문 고령화및미래사회위원회, 2004), 민간병원이 아닌 공공병원들도 영리적 행태를 보이고 있

[표 1-1] 주요국들의 1인당 평균 외래 및 입원일수, 경상의료비 비중(2020)

	외래 진료일수(일)	재원일수(일)	경상의료비/GDP(%)
일본	12.4	28.3	11.1
한국	14.7	19.1	8.4
독일	9.5	8.7	12.8
OECD 평균	5.9	8.3	9.7
프랑스	5.0	9.1	12.2
네덜란드	8.4	-	11.2
미국	-	6.2	18.8
영국	-	6.9	12.0
덴마크	4.0	5.4	10.5
스웨덴	2.2	5.4	11.5

주 : * 2013년부터 OECD에서는 경상의료비(자본비용을 뺀 의료비)를 사용하고 있음
출처 : 보건복지부 · 한국보건사회연구원, 『OECD Health Statistics 2022』

셋째, 건강보험제도에 대한 이해가 충분치 못하여 의료 구매자를 환자로 착각하고 있다는 점이다. 건강보험제도에서 의료 구매자는 이용자인 환자가 아니라 제3의 지불자인 보험자가 된다. 단지 환자는 구매자인 보험자가 공급자와 협의하여 결정된 수가[19]의 일부만 부담하고 의료서비스를 이용하게 된다. 건강보험에서 제공하는 의료의 구매자를 환자로 인식하여 의료이용에 보험자가 부과하는 본인부담제도 외에는 아무런 개입이 없다 보니 우리나라 국민들의 의료이용이 세계 최고수준이 된 것이다. 건강보험제도가 없을 때는 당연히 의료서비스 구매자는 이용자인 환자가 되고 의료서비스의 거래는 수요자인 환자와 공급자인 의료기관이 시장 경쟁을 통하여 이루어지고, 가격도 시장에서 결정되는 것이다. 따라서 의료서비스 가격도 의료기관에 따라 달라지는 것이다. 이때는 수요 접근에 의하여 가격이나 이용량이 결정된다. 그리고 의료서비스는 일반적인 재화와 같이 경제재가 된다. 그런데 의료보장제도를 도입하고도 이용자를 구매자로 생각하게 되면 환자의 도덕적 해이(moral hazard) 문제가 심각해진다. 왜냐하면 환자는 통제된 의료가격의 일부만 부담하기 때문에 가격에 민감해질 필요가 없다. 따라서 환자에게 구매결정권을 맡기면 당연히 이용이 늘어나게 된다. 의료보장제도를 도입한 유럽 국가들을 보면 구매

어 민간자본 지배론은 잘못된 분석이라 여겨진다.

19) 우리나라의 보험수가는 보험자와 공급자간의 협상보다는 소비자 단체의 입김이 더욱 강하게 작동하는 구조로 되어 있다.

자가 보험자(또는 정부)임을 분명히 하고 보험자가 환자의 의료이용에 개입하게 된다. 건강보험제도에서는 이용자의 수요에 따라 이용하는 것이 아니라 보험자(또는 정부)가 필요도(needs)를 판단하여 필요한 만큼만 이용을 하도록 개입을 하는 필요도 접근을 하게 된다. 환자의 의료이용을 통제하기 위하여 환자의뢰체계(referral pathway)를 강제하거나, 의원이나 병원과 같은 의료기관 수준에 따른 장비의 구비를 통제하거나, 진료권을 강제하는 등의 제한을 한다. 그러다 보니 유럽 국가들의 경우 본인부담률이 우리나라보다도 훨씬 낮고, 급여 범위가 넓어 포괄적인 서비스가 제공되는데도 불구하고 의료이용도가 우리보다 훨씬 낮다. 즉, [표 1-1]에서 복지국가의 선두 국가라 할 수 있는 덴마크나 스웨덴을 보면 의료이용이 외래와 입원에서 모두 우리나라의 1/3 수준 밖에 되지 않고 있다.

넷째, 의료가격이 공급자들이 생각하는 원가에 미치지 못하면 생산이 위축되거나 의료서비스의 질이 떨어지는 문제가 있다. 의료보장제 하에서 의료가격은 이용자인 환자에게는 큰 의미가 없지만 공급자에게는 매우 중요하다. '77 패러다임에서 건강보험수가가 적정하지 못하다고 공급자가 판단하여 생산이 위축되는 것을 막아준 제도적인 장치가 선택진료와 상급병실제도였다. 그런데 이와 같은 제도적인 장치를 모든 의료기관이 활용할 수 있는 것은 아니었다. 상급종합병원과 같은 큰 의료기관은 선택진료와 상급병실제도의 활용이 상대적으로 용이하여 수지를 맞추고 의료기관이 성장할 수 있었으나, 지방에 개업한 중소병원은 건강보험에 적용되지 않는 서비스 제공이 용이하지 않았고, 제공을 하더라도 높은 수가를 책정하기 어려웠다. 개업의원의 경우는 선택진료와 상급병실제도의 활용은 불가능하였다. 이와 같은 제도적인 모순으로 의료기관간의 수지 격차가 벌어지게 되었고, 1차 의료의 중요성을 정책 당국이나 학자들이 강조하였지만 1차 의원의 수지가 낮아 1차 의료는 활성화될 수 없었다.

상급종합병원이라 하더라도 건강보험에 적용되지 않는 서비스의 제공을 통하여 발생한 수입이 의료기관 전반의 질 향상에 쏟을 만큼 크지 않았기 때문에 의료의 전반적인 질적 수준은 기대 이하가 될 수밖에 없었다. 상급종합병원이라도 건강보험서비스의 적자를 건강보험에 적용되지 않는 서비스 제공을 통하여 보전하고 병원의 확대재생산에 투입하다 보니 서비스 질에 핵심이 되는 감염관리와 환자안전과 같은 측면은 도외시 될 수밖에 없는 구조를 만들고 있다. 응급실이 시장터와 같이 붐비도록 되어 있고, 중환자실을 독실로 하지 않고 여러 환자들로 채우는 것은 병원의 공간적 문제도 있지만 무엇보다도 의사나 간호사에 대한 인건비 지출이 무서워 결국은 환자안전은 뒷전으로 밀리게 되었던 것이다. 그러한 결과가 2015년 6월 메르스 사태 때는 삼성병원 응급실에서 메르스 전염이 확산되는 일이 일어나게 되었고, 2017년 12월에는 이화여대 목동병원의 신생아 중환자실에서 4명의 신생아가 사망하는 사건이 일어나게 된 것이다. 이러한 사건이 발생하게 된 원인은 공급자에게 중요한 보험수가를 보험재정 보호에 치중하여 낮게 책정하기 때문에 의료기관이 환자 안전이나 감염관리와 같은 문제를 제대로 다룰 수 없게 된 것이다. 정부가 건강보험제도를 시혜적인 차원에서 도입함에 따라 공급자에게는 합리적인 생산비가 중요하다는 점은 도외시하고 건강보험제도가 국민들에 대한 혜택을 베푸는 제도라는 시각에서 보험재정에만 치중하여 일방적인 규제로 제도를 끌고 간데서 연유하는 문제로 볼 수 있다.

다섯째, 의료서비스의 제공체계가 1977년 건강보험제도 도입 당시의 병원 중심 틀에서 벗어나지 못하고 있다. 1977년 당시에는 급성기 질병이 지배되던 시기였기 때문에 의료서비스도 병원 중심체계로 되었다. 급성질병은 단기간에 완치가 가능하기 때문에 자원을 집중적으로 투입하여 조기에 치료를 끝내는 것이 효율적이다. 따라서 급성질병이 중심일 때는 의료체계도 병원을 기반으로 하는 틀을 유지하는 것이 타당하다. 그러나 인구구조가 고령화되고 질병구조도 만성질병 중심으로 바뀌게 되면 병원중심 의료체계는 효율성이 떨어진다. 고령화와 만성질병이라는 구조에서는 의료체계를 상병구조에 부합하도록 지역사회중심 의료체계로 바뀌어야 한다. 그럼에도 불구하고 우리나라는 여전히 병원중심 의료체계를 유지하는 문제가 있다. 유럽 국가들은 물론 미국이나 일본의 경우를 보면 1990년대 이후 병상수를 줄이고 병원중심 의료체계를 지역사회중심 의료체계로 전환시키고 있다[20]. 그런데 [표 1-2]에서 보면 우리나라는 세계적인 추세와는 반대로 병상수를 늘리는 문제가 있다.

고령화와 만성질병 구조는 의료서비스와 돌봄서비스의 통합 제공을 필요로 하는데, 우리는 여기에 대하여 아무런 대책도 없다. 만성질병은 그 특징이 발병원인은 물론 발병 시기도 모르고 완치가 어렵기 때문에 가정에서 관리가 중요하다(Strauss and Corbin, 1988). 그리고 만성질병에 이환된 고령자는 혼자 생활하기 어려운 경우도 있어 누군가의 돌봄을 필요로 한다. 그리하여 유럽에서는 통합의료를 통하여 의료서비스와 돌봄서비스를 통합 제공하며, 1차 의료의 중요성이 강조되고 있다. 일본은 지역포괄케어를 통하여 거주, 의료, 개호(요양), 예방, 생활지원을 포괄적으로 제공하도록 하고 있다. 유럽에서 제공되는 통합의료에는 1차 의사의 역할을 매우 중시하고 있다. 유럽은 개업하고 있는 1차 의사를 중심으로 의료와 함께 돌봄서비스를 통합 제공하며 의사와 환자 간의 소통을 위하여 원

20) 유럽 국가들은 사실상 1970년대 이후부터 병상수를 줄여나가기 시작하였는데 OECD Health Data에서 1970 및 1980년대 자료가 여의치 않아 1990년대 이후만 통계로 제시하였다.

[표 1-2] 주요 국가의 인구 1,000명당 급성기 병상 수

국가	1990	2000	2010	2020
일본	12.3(1993)	9.6	8.1	**7.7('19)**
한국	2.0	3.9	6.4	7.2
독일	7.1(1991)	6.1	6.2	5.9
프랑스	4.4(1997)	4.1	4.3	3.0('19)
핀란드	3.1(1993)	3.5	3.4	2.4
OECD 평균	**4.6**	**4.1**	**3.8**	**3.5**
네덜란드	3.7	3.1	2.9	2.5
호주	4.4(1991)	3.6	3.4('12)	–
덴마크	3.9(1997)	3.5	3.4	2.5('19)
노르웨이	3.8	3.1	3.8	3.1('19)
미국	3.7	3.0	2.9	2.5
캐나다	4.1	3.2	2.1	2.0
스웨덴	4.1	2.5	2.5	1.9('19)

출처 : 1990 및 2000은『OECD Health Data』. 2010 및 2020은 보건복지부, 한국보건사회연구원, 『OECD Health Statistics 2022』 및 『OECD Health Statistics 2021』

격의료가 잘 활용되고 있다. 그런데 우리나라는 1차 의료가 겨우 명맥만 유지할 정도로 취약하며, 의료와 돌봄서비스를 통합하여 제공하려는 시도도 엄두를 내지 못하고, 원격의료는 실체도 없는 의료민영화론에 휘말려 거론조차 힘든 구조가 되었다가 코로나 유행과 함께 비대면 진료가 이루어진 이후 병원에서 비대면 진료를 지속하겠다는 논란도 벌어지고 있다.

여섯째, 의료기관의 영리적 행태를 보고, 공공의료기관은 민간의료기관과는 다를 것이라는 이념적 판단으로 공공의료기관이 생산하는 의료를 섣불리 공공의료로 정의해버린 문제가 있다. 공공의료기관이 생산하는 의료를 공공의료라고 판단하는 것은 한국형 정의에 불과하다. 세계적으로 공공의료라고 하면 공적재정으로 생산되는 의료로 정의하기 때문에 전국민이 의료보장권 안에 들어가 있는 국가라면 굳이 공공의료를 별도 정의할 필요가 없어신다. 우리나라와 의료체계가 거의 유사하고 한자 문화권에 있는 일본도 공공의료라는 용어는 아예 사용하지 않고 있다. 우리나라는 공공의료기관 만을 공공의료의 생산자로 간주함에 따라 정부가 의료기관에 지원하는 재정의 대부분을 공공의료기관에 독점적으로 배분하는 모순이 있다. 모든 국민이 보험료를 내는데, 정부 지원재정이 공공기관에 집중된다는 것은 공공병원을 이용하여 보험급여를 받는 것이, 민간병원을 이용하여

보험급여를 받는 것보다 유리해진다는 의미를 낳는다. 정부 재정지원이 공공의료기관에 집중된다는 것은 병원을 차등화 하는 것이 아니라 보험료를 낸 이용자를 차별하는 모순된 결과를 빚게 되는 것이다.

일곱째, 건강보험제도를 운영하면서 의료서비스의 구매자인 보험자가 서비스 구매와 관련하여 해야 할 의료서비스에 대한 관리 기능을 도외시하는 문제가 있다. 건강보험제도를 운영하는 국가에서는 보험자가 가입자를 대리하여 구매자 역할을 하기 때문에 구매자인 보험자가 구매하려는 서비스의 질이나 서비스 수준을 관리하게 된다. 우리나라는 건강보험제도를 시혜적 차원에서 운영하다 보니 서비스의 질이나 수준도 환자인 이용자가 판단하도록 방치하여, 보험자가 담당해야 할 질 관리(환자안전 포함)나 새로운 의료기술의 평가와 같은 기능이 거의 무시되고 있다. 다행히 최근 들어 의료기관인증제가 도입되고 신의료기술에 대한 평가제도가 도입되었으나 보험자의 관심과는 거리가 있고, 정부의 기능으로 간주되었는데 정부도 이러한 의료서비스 관리에는 낮은 우선순위를 부여하여 아직은 형식적인 관리에 끝나고 있다.

여덟째, 의료이용도는 세계에서 가장 높은 국가에 속하고 있고 이로 인하여 의료이용의 형평성도 [표 1-3], [표 1-4] 및 [표 1-5]에서 볼 수 있는 바와 같이 소득 계층이나 지역에 불문하고 거의 완벽한 수준에 있다. 의료이용이 높다 보니 소득 계층 간 이용의 집중지수를 보면 외래나 입원 할 것 없이 모두 '0에 가까운 –' 값을 보이고 있다. 이것은 저소득층일수록 의료이용이 높음을 의미한다. 따라서 의료이용 측면에서는 매우 바람직한 현상이 나타나고 있다고 볼 수 있다. 그리고 지역 간의 의료이용의 집중지수를 분석한 결과를 보면 외래에서는 거의 '0에 가까운 +' 값을 보이고 있고 입원에서는 '0에 가까운 –' 값을 보이고 있어 의료이용이 지역 간에도 거의 격차가 없음을 보여주고 있다.

[표 1-3] 소득 계층 간 의료이용의 집중지수 분석

	1998[1]	2001[1]	2005[1]	2007[1]	2010[2]
2주간 외래이용	–0.0228	–0.1097	–0.0879	–0.0545	–0.1066
1년간 입원이용	–0.0564	–0.1857	–0.1212	–0.0251	–0.0944

주 : 소득계층을 10분위로 나누어 분석

출처 : 1) 이용재, 박창우(2011). 건강상태에 따른 소득계층별 의료이용의 형평성 연구. 사회복지정책, 38(1): 33–55.

2) 김도영(2012). 소득수준별 건강상태에 따른 보건의료서비스 이용 격차 분석. 사회과학연구, 23(3): 105–125.

[표 1-4] 지역 간 의료이용의 집중지수 분석(2003)

	보험급여액	외래건수	입원이용
Le Grand 지수	0.01048	0.01463	−0.04134

출처 : 이용재(2008). 지역간 건강보험 이용의 형평성 분석. 한국사회정책, 15(1): 5-38

[표 1-5] 의료이용횟수 및 의료비에 대한 연도별 Le Grand지수 분석

	외래진료횟수	외래진료비총액	입원횟수	입원비총액
2007	−0.0818	0.2097	−0.0222	−0.1493
2010	−0.0764	0.0866	−0.0642	−0.0837

출처 : 김도영(2012). 소득수준별 건강상태에 따른 보건의료서비스 이용 격차 분석. 사회과학연구, 23(3): 105-125.

그러나 앞에서 이미 언급한 바와 같이 의료이용이 건강에 미치는 영향이 10% 정도에 불과하기 때문에 의료이용의 형평성이 건강형평성으로 연결되지 못하는 문제가 있다. 즉 [표 1-6]에서 소득 간 그리고 지역 간 건강수준을 분석하여 보면 상당한 건강격차(health disparities)가 있음을 보이고 있다. 즉, 기대여명이 가장 높은 지역인 경기 과천과 가장 낮은 지역인 강원 영월 간에는 6세 정도 차이가 있고, 지역 내에서 소득수준 간 건강격차를 보면 과천에서는 2.34세, 강원 철원에서는 무려 10.69세 차이를 보이고 있어 과천의 소득 상위층과 철원의 소득 하위층 사이에는 건강격차가 12세 이상 차이를 보일 것으로 추정된다.

[표 1-6] 기대여명이 높은 지역과 낮은 지역의 비교

순위	기대여명이 높은 5개 지역			기대여명이 낮은 5개 지역		
	지역 명	기대여명	소득그룹 간 격차	지역 명	기대여명	소득그룹 간 격차
1	경기 과천	84.77	2.34	강원 영월	78.71	6.65
2	경기 분당	84.72	3.49	강원 철원	78.79	10.69
3	서울 서초	84.69	3.26	강원 태백	78.81	6.84
4	서울 강남	84.39	3.83	경남 창녕	78.82	7.31
5	서울 송파	83.80	3.98	경북 군위	78.88	8.54

주 : 소득그룹 간 격차는 소득상위 20%와 소득하위 20%에 속하는 주민들의 기대여명 차이

출처 : 강영호(2015). "우리나라 광역시·도와 시·군·구의 소득수준별 기대여명 차이." 건강보험 빅데이터 개방 2차 년도 성과 공유 심포지엄. 한국보건사회연구원(2015). 『미래 보건의료 발전계획 정책과제 개발 연구』를 재인용함

제4절 문제의 근원적 원인

이 책의 다음 장에서부터 보건 및 의료분야의 문제를 심층적으로 분석하고 그 원인을 찾음과 동시에 문제 해결을 위한 정책방향을 제시하고자 한다. 문제에 대한 심층적인 분석에 앞서 현상적인 문제가 나타나게 된 근원적인 원인부터 살펴보기로 한다.

첫 번째 원인은 건강보험제도를 도입하면서 사회보험의료에 대한 기본이념을 정립하지 못한데서 대부분의 문제가 발생하고 있다. 건강보험제도는 국민들에게 의료의 접근성을 보장하기 위하여 환자가 의료가격을 인식하지 못하도록 하는 장치이다[21]. 따라서 이러한 제도를 택하는 국가들은 서비스 배분을 시장접근이 아니라 필요도에 따른 접근이어야 한다(Feldstein, 2005). 그런데 우리나라는 건강보험을 채택하였음에도 불구하고 의료서비스 배분을 시장에서 구입하는 일반적인 서비스와 같은 개념으로 접근하였다. 그리고 사회보험의료에 대한 정부 개입을 의식하여 '공공성이 강한 사적 재화'라는 표현을 사용하지만 시장접근을 한다는 점에서 사적 재화로 간주하였다. 건강보험제도에서 의료의 이용자는 가격에 대하여 둔감한 반응을 보이는데도 불구하고 건강보험의료를 사적 재화로 취급함에 따라 시장접근인 수요를 토대로 관리하여 의료이용이 과다해지고, 병상수도 과잉이 되고 환자의뢰체계(referral pathway)도 지켜지기 어렵게 되었다. 사회보험에서는 보험료가 의료이용 정도에 따라 부과되는 것이 아니라 소득이라는 부담능력에 따라 부과되기 때문에 건강보험의료를 수요를 토대로 관리해서는 이용을 통제할 수 없게 된다.

그리고 건강보험의료를 사적 재화로 간주하여 수요 접근을 하였기 때문에 이용자가 비용을 전액 부담하는 비급여나 선택진료, 상급병실이 허용되더라도 이용자가 스스로 수요를 관리할 것으로 착각하여 지금까지 용인되었던 것이다. 그러나 사회보험제도에서 이용자인 환자는 구매자 기능을 하지 않기 때문에 본인이 비용을 전액 부담하는 비급여나 선택진료, 상급병실마저도 환자가 이용을 통제하지 못하여 의료기관의 영리성만 부추기게 되었다. 비록 비급여나 선택진료가 보험급여로 제공되지 않더라도 보험증만 믿고 의료기관에 진입한 환자는 진료의 대리인 기능[22]을 하는 의사의 권유에 따라 이용을 하여 구매

21) 사회의료보험제도를 가장 먼저 실시한 독일의 경우, 통원서비스의 이용에는 본인부담이 거의 없을 정도로 낮으며 입원의 경우도 1일당 €10 정도로 낮아 환자가 가격을 인식하지 못하도록 하고 있다. 대부분 유럽의 사회의료보험 국가는 독일과 유사하게 본인부담이 낮다.

22) Feldstein(2005)은 의사는 의료의 공급자 기능과 환자에 대한 진료 대리인(adviser) 기능을 한다는

자 기능을 상실하고 있다는 점을 간과하였던 것이다[23].

건강보험 방식으로 의료를 보장한다면 건강보험의 이념을 국민의 기본권(fundamental right or inalienable right) 보장으로 정립하고, 의료공급의 원칙을 고수하여야 의료체계가 합리적으로 작동하게 되는 것이다. 사회보험 방식의 건강보험제도를 도입할 경우 적어도 4가지 원칙인 보편적 적용(universal coverage)의 원칙, 보험급여와 관련된 포괄성 원칙(comprehensive services)과 최소수준 원칙(national minimum) 그리고 재정과 관련된 공평성 원칙(financing fairness)은 지켜야 했던 것이다(이규식, 2013). 그런데 기본권이라는 이념이 없다 보니 우리는 보편적 적용원칙만 지켰지 나머지 원칙을 지키지 못하여 오늘의 문제가 복잡해졌다. 의료를 기본권으로 간주하게 된 배경과 발전 과정은 제4장에서 상세하게 설명하기로 한다.

두 번째 원인은 사회보험의료의 이용이나 공급을 시장접근에 의존함에 따라 사회의료보험제도 운영에 합당한 스튜어드십을 발휘하지 못하여 오늘의 문제를 초래하였다. 사회의료보험으로 건강보험제도를 도입하였다면 시장접근이 아니라 필요도 접근으로 의료체계 운영의 틀을 바꾸고, 그러한 운영 틀에 합당하게 의료계획을 수립하고, 의료이용체계를 정립하는 등의 스튜어드십이 설정되어야 한다. 1977년부터 건강보험제도를 도입하였다는 것은 의료를 개인의 구매력으로 이용하는 것이 아니라 건강보험 재정에 따라 이용하게 되었음을 의미하며, 의료에 대해서는 시장접근(market-oriented approach)이 아니라 규범적 접근에 의한 정부의 의료계획(national health plan)이 필수적이었다(Barr, 2007; Feldstein, 2005). 또한 구매자를 환자로 인식함에 따라 보험자는 수동적인 구매 기능만 수행하였다. 구매자에게 수동적 구매 행위만 부여하고는 의료체계의 효율성 제고의 책무를 공급자의 몫으로 한 아이러니가 있었다. 그러다 보니 구매자는 의료체계의 효율성 제고를 위하여 공급자를 명령과 통제(command and control)로 이끌 수밖에 없었다. 이러한 틀에서는 스튜어드십이 아니라 전통적인 계층제 관료행정만 필요하였다. 그러나 2000년대 이후 WHO는 WHR 2000을 통하여 전략적 구매이론을 등장시켜 구매자(보험자)의 적극적 구매 활동을 강조하고 있다. 전략적 구매이론은 구매자가 구매 기능을 적극적으로 활용하여 의료체계의 효율성을 개선하고 소비자의 반응성을 제고하자는 것으

점을 밝히고 있다.

23) 비급여 가운데 다만 상급병실은 환자의 자유로운 의사로 선택할 수 있지만, 일반병실 수의 제한으로 환자의 선택권이 제한되는 경우가 많았다.

로 과거 공급자에게 부담지운 의료체계의 효율성 제고를 이제는 구매자가 구매 활동을 통하여 달성하자는 의미로 주목을 끌고 있다. 이렇게 하기 위해서는 과거의 계층제 관료 행정으로 의료체계를 이끌 수는 없고 새로운 공공행정(new public management, NPM)으로서의 스튜어드십이 필요해지는 것이다. 그러나 우리나라에서는 아직까지 전략적 구매 이론이나 스튜어드십에 관해서는 생각조차도 하지 못하는 문제가 있다.

세 번째는 1977년 건강보험제도를 도입하고 난 이후 건강관리를 지나치게 의료에 의존하고 있다는 점이다. 제3자가 지불하는 건강보험제도를 도입하면서 의료이용의 관리는 환자에게 맡김에 따라 소득계층이나 지역에 구분 없이 의료이용에 형평을 이룬 것은 바람직하지만 지나치게 높은 의료이용도[24]는 건강관리를 의료에 의존하게 만든 문제가 있다. 즉, 의료이용에서는 형평성이 유지되었지만 건강수준은 지역이나 계층 간에 상당한 격차를 나타내고 있다. 1979년부터 시작한 농어촌 지역의 공중보건의사 배치에 의한 의료서비스 제공은 의료의 지리적 접근성에서 형평성을 달성하는데 기여하였지만, 도시지역 보건소에서 진료실을 만들고 의료서비스를 제공한 것은 국민들이 건강관리를 의료에 의존하게 만든 요인의 하나가 되었다. 더욱 심각한 문제는 높은 의료이용에도 불구하고 나타나는 건강격차 문제를 해결하기 위한 방안으로 또 다시 많은 사람들이 의료를 찾는다는 점이다. 즉, 많은 사람들은 소득이 높은 사람들이 건강한 것은 고가의 비싼 건강검진을 자주하여 질병을 조기에 찾아내는데 비하여 가난한 사람들은 그렇게 할 수 없어서 건강이 열악하다고 생각하고 있다. 그러나 [표 1-5]를 보면 입원진료비에서는 Le Grand 지수가 이미 2007년부터 '－' 값을 보였고, 외래진료비에서도 2010년에는 '0에 가까운 +'값을 보여 소득이 높은 사람들이 비싼 의료비를 사용한다는 일반 국민의 인식이 잘못되었음을 보여주고 있다. 많은 사람들이 건강은 생활습관을 고치고 건강에 위해적인 환경을 고치는데서 결정된다는 사실에 대한 믿음이 약하여 건강관리를 고가의 건강검진이나 하고, 의료를 많이 이용하면 되는 것 인양 의료에 지나치게 의존하는 문제가 있다. [표 1-7]을 보면 소득수준이 낮을수록 의료이용도는 높으나 흡연율, 운동 실천율, 건강검진 수검률, 예방접종률과 같은 건강실천 행동의 실천율은 낮은 문제가 바로 의료에 건강관리를 의존하기 때문이라 볼 수 있다. 특히 정치권이 선거 때만 되면 정부가 국민 건강

---

24) 사회의료보험제도란 의료이용에 가격 장벽을 없애는데 목적이 있다. 의료이용을 통제하기 위하여 본인부담제도가 있으나 환자들은 비용 부담을 크게 느끼지 않아 도덕적 해이가 만연하게 된다. 특히 보험제도에서 의료의 가격이 통제되기 때문에 본인부담제도가 있어도 환자들은 비용인식이 없어진다.

[표 1-7] 소득계층별 주요 국민건강통계(2018) (단위 : %)

	상	중상	하	중하	하
현재 흡연율[1]	18.6	22.3	24.2	23.6	27.7
운동 실천율(걷기포함)[2]	49.6	46.7	43.7	43.6	41.5
스트레스 인지율	24.0	26.2	24.1	19.5	32.6
건강검진 수검률	75.4	73.9	71.1	63.9	59.0
인플루엔자 예방접종률	38.8	37.5	35.7	36.9	36.8
연간 입원율	9.2	9.3	9.9	10.9	10.1
2주간 외래이용률	27.9	29.2	27.4	24.6	30.4
연간 미치료율[3]	5.9	7.4	7.9	9.8	12.6

주 : 1) 평생 담배 5갑(100개비) 이상 피웠고 현재 담배를 피우는 비율
2) 일주일에 중강도 신체활동을 2시간 30분 이상 또는 고강도 신체활동을 1시간 15분 이상 또는 중강도와 고강도 신체활동을 섞어서 각 활동에 상당하는 시간을 실천한 비율
3) 최근 1년 동안 본인이 병의원(치과 제외)에 가고 싶을 때(검사 또는 진료) 가지 못한 비율
출처 : 보건복지부 · 질병관리본부(2019), 2018 국민건강통계

에 관한 모든 책임을 지겠다는 식의 공약[25])을 함에 따라 국민들이 스스로의 행동으로 건강관리를 해야겠다는 의식은 약화시키고, 정부가 보장하는 건강보험의료로 건강을 관리하겠다는 의식만 조장한 것도 무시할 수 없는 요인이 되었다고 하겠다.

네 번째는 국민들이 주관적으로 자신의 건강상태를 매우 나쁘다고 평가하는 문제가 있다. [표 1-8]은 본인의 건강상태가 양호하다고 생각하는 인구 비율을 OECD 주요 국가 간에 비교한 것이다. OECD 국가의 건강상태가 양호하다는 비율의 평균이 2010년 기준으로 68.6%인데 우리나라는 37.6%로 일본보다는 조금 높았다. 그러던 것이 2020년에는 OECD 평균의 1/2에도 미치지 못하는 31.5%로 OECD 국가 가운데 자신의 건강상태가 양호하다는 평가가 가장 낮다. 객관적으로 나타나는 기대수명이나 건강수명 그리고 영아사망률 등의 지표는 일본과 우리나라는 서유럽이나 미국, 캐나다 등에 비하여 양호한 편이다. 그럼에도 불구하고 주관적인 건강평가는 우리나라가 가장 낮고, 다음으로 일본이 낮다. 주관적인 건강평가가 나쁘다 보니 걸핏하면 의료기관을 찾게 되어 우리나라와 일본 국민들의 의료이용이 높을 수밖에 없게 되었다. 건강관리를 의료에 의존하다 보니 약

25) 의료보장제도를 우리보다 훨씬 먼저 실시한 유럽의 어느 국가도 국민 건강에 관한 모든 책임을 정부가 지겠다는 식의 주장을 하지 않고 오히려 대부분 국가들이 건강은 본인 책임임을 강조하고 있다.

[표 1-8] 본인의 건강상태가 양호하다고 생각하는 인구비율 (단위 : %)

국가	2010 (전체)	2020		
		전체	남자	여자
일본	30.0	36.6	38.0	35.3
한국	37.6	31.5	34.6	28.4
독일	65.2	63.8	65.3	62.4
프랑스	67.3	68.5	70.2	67.0
핀란드	68.3	69.8	70.5	69.1
OECD 평균	**68.6**	**68.5**	**71.0**	**66.5**
네덜란드	78.0	78.0	80.3	75.6
호주	69.6	69.8('15)	71.8('15)	67.9('15)
덴마크	71.0	71.2	72.7	69.8
노르웨이	76.7	74.5	76.9	72.1
미국	87.6	87.9	88.4	87.4
캐나다	88.1	89.0	89.2	88.8
스웨덴	80.0	76.5	79.7	73.3

출처 : 보건복지부・한국보건사회연구원, 『OECD Health Statistics 2022』

간의 건강상의 불편함이 있어도 건강이 나빠진 것으로 여기게 되어 주관적 건강상태가 나쁘다고 인식하게 되는 건강염려증(hypochondria)이 널리 퍼진 것이 아닌가 여겨진다. 건강염려증으로 인하여 건강이 나쁘다고 여기게 되니 자연스럽게 의료에 의존도가 높아지는 문제가 생기고 있다. 건강상태가 나쁘다고 인식함에 따라 의료이용이 높아진 것인지, 건강관리를 의료에 의존하다 보니 건강에 대한 주관적 평가가 나빠지는 것인지 그 인과관계를 따지기는 어렵지만, 두 가지가 상호작용을 하여 의료이용도가 높아졌다고 할 수 있다. 이와 같은 결과를 초래하게 된 원인은 공중보건정책이 건강증진에 역점을 두고 있지 않음에 따른 결과라 할 수 있다. 즉 건강결정요인에서 의료가 차지하는 비중이 낮은 점을 국민에게 인식시키고, 건강의 사회결정요인에 따른 대응전략으로 공중보건정책을 집행하였다면 주관적인 건강인식이 이렇게 나빠졌겠는지 생각해 볼 일이다.

제5절 보건의료정책의 방향

1. 건강관리를 위한 공중보건정책의 확립

건강을 결정짓는 요인을 분석한 결과를 보면 의료는 건강수준 향상에 10% 정도 기여하지만, 생활습관은 40~50%, 물리적·사회적 환경이 20% 정도 기여하는 것으로 되어 있다. 그럼에도 불구하고 대부분의 국가에서 의료에 많은 자원을 투입하여 건강증진을 포함한 공중보건사업에는 국민의료비의 5%도 채 안 되는 재정만 사용하고 있다. 보건·의료정책의 목표 가운데 하나가 건강수준의 향상과 건강형평성의 개선에 있다면, 국민의 건강을 위하여 의료에 못지않게 건강관리 분야에 많은 노력을 기울여야 한다. 이를 위해서는 국민건강을 위한 거버넌스를 확립하고 공중보건정책을 신공중보건으로 전환하는 노력이 필요하다. 특히 건강을 결정하는 사회적 요인(social determinants of health)을 위주로 정책을 전개하고 국민 각자가 자신의 건강을 관리하는 자기 책임의식의 강화와 같은 정책이 필요하다. 이미 WHO는 2013년 핀란드 수도인 헬싱키에서 제8차 Global Conference를 개최하여 건강을 위하여 국가의 모든 정책이 동원되어야 한다는 의미의 Health in All Policies(HiAP)를 천명하였다. 이러한 시각에서 이 책은 국민의 건강을 향상하는데 기여도가 큰 신공중보건과 관련된 정책을 먼저 기술하고 의료서비스에 관련된 정책은 제4장부터 다루도록 하였다. 앞에서 언급한 바와 같이 의료가 건강향상에 미치는 영향이 적다고 하여 의료의 필요성이 경시될 수는 없다.

2. 기본권 보장에 부합하는 정책적 정체성

이 책은 사회보험의료의 성격을 규범적 차원으로 먼저 규명하고, 전국민의료보장이 이루어지고 있는 우리나라에서 이러한 보험의료의 성격에 부합하도록 의료정책이 정립되어야 한다는 시각에서 논리를 전개할 것이다. 즉, 건강보험제도가 없을 때는 시장접근(market-oriented)에 의한 정책이 필요하지만, 건강보험제도 하에서는 의료가 기본권으로 간주되어 규범적 공공재로 취급되기 때문에 필요도 접근(need-oriented)에 의한 국가의 계획(national health plan)은 불가피하다(Barr, 2007).

먼저 건강보험의료가 공공재가 되는 배경과 함께 의료의 이념에 관한 논쟁을 기술하여 공공재라는 견해가 저자의 임의적인 주장이 아니라 국제적으로 학계에서 공인되는 논리임을 밝히고자 한다. 그와 함께 의료에서 정부의 역할을 규명하도록 한다. 필요도 접근에서는 정부가 국민이 필요로 하는 의료서비스의 총량을 측정해야 하고, 필요도를 충족시킬 의료공급이 원만하게 될 수 있도록 유의해야만 한다. 그런데 필요도를 많이 책정할 경우에는 막대한 보험재정이 요구되기 때문에 필요도를 줄이기 위한 건강증진을 위한 신공중보건과 같은 정책이 효과적으로 추진되어야 한다.

필요도 접근에서는 가급적이면 본인부담이 적어야 한다. 본인부담은 의료가 무상으로 공급될 수 없다는 비용을 인식시킬 정도일 뿐 이용을 통제하는 수단이 될 수 없다. 의료이용을 통제할 정도의 본인부담제도를 도입한다면 필요도 접근이 아무런 의미가 없어지는 문제가 생긴다. 따라서 본인부담이 명목적 수준에 불과할 경우, 의료이용의 통제는 보험자의 전략적 구매활동에 맡겨져야 한다. 본인부담이 명목적 수준 정도가 되는데 의료이용의 통제를 환자에게 맡기면 도덕적 해이는 명약관화해진다. 따라서 정부가 책정한 필요도를 유지하는 수준에서 보험자가 의료이용을 관리하도록 책무가 주어져야 한다. 필요도 관리를 위하여 유럽 각국은 만성질병으로 입원하는 것을 통제한다거나, 의료기관의 수준에 따라 구비해야 할 의료장비를 차등화하고 환자의뢰체계를 통하여 의료이용을 관리하는 등의 방법들을 채택하고 있다.

필요도 접근이라 하더라도 공급측면에서는 의료서비스 생산에서의 효율성이 중요하다. 서비스 생산과 관련하여 기술적 효율성(technical efficiency)과 서비스 배합의 효율성(allocative efficiency)이 중요하다. 기술적 효율성과 관련해서는 생산함수가 효율적으로 작동하기 위한 조건에 대하여 논의를 함과 동시에 정부의 규제가 갖는 비효율 문제 등이 논의될 것이다. 배합의 효율성은 의료공급체계와 관련을 맺는다. 급성 질환이 중심으로 되어 있을 때는 1920년대 이후에 정립된 계층적 지역주의(hierarchical regionalism)를 토대로 하는 의료체계가 적합하였지만, 만성질환 특히 합병증을 갖는 복합만성질환 구조 하에서는 계층적 지역주의에 의한 의료체계만으로는 불충분한 측면이 있다. 미국에서 시작되어 유럽의 산업화 국가에도 적용되고 있는 통합의료(integrated care)와 같은 의료체계의 개편방안이 검토되어야 할 것이다. 특히 고령화에 직면하여 병원 중심의 의료체계에서 지역사회 중심의 의료체계로의 전환 문제도 중요한 정책과제가 된다.

그리고 사회보험 국가에서 의료서비스는 공공재로 간주되어 시장의 힘보다 정부나 보험자의 규제가 많아짐에 따라 의료체계의 성과나 소비자의 반응성에 대한 정책이 많이 거론된다. 이 책에서도 의료체계의 성과나 의료의 질, 신의료기술의 평가, 그리고 의료체계의 개편과 함께 원격의료(telemedicine)의 활용과 같은 문제를 검토한다. 특히 소비자 보호내지 반응성은 의료문제를 시장에 크게 의존하는 미국에서도 정보의 비대칭성으로 큰 관심을 모으고 있다. 비록 의료를 규범적으로 접근하더라도 합리주의적 접근(rationalist approach)이나 신보수주의 접근(neoconservative approach)에서 채택하고 있는 전략을 도입하여 의료의 성과를 높이고 소비자 반응성을 높이는 정책들이 모색되어야 할 것이다.

3. 통일시대와 보건의료정책

통일시대가 되었을 때 가장 서둘러야 할 보건의료분야의 정책은 북한 지역에 공중보건사업을 재건하는 일이다. 남한에서는 급성감염병이 이미 퇴치되어 위생역학적 모형(sanitary-epidemiology, sanepid model)은 그 용도가 끝났지만 북한은 말라리아가 창궐하고, 여러 가지 감염병이나 기생충이 문제되고 있어 Sanepid 모형이 적용되어야 하는 사회이다. 그리고 북한의 의료체계는 공산주의 생산양식에 부합하는 세마쉬코(Semashko) 모형[26]에 의한 무상의료제도인데 이 모형을 유지할 경제력이 상실된 지 오래되었다. 통일이 되더라도 북한에 무상의료제도를 복구하는 것은 불가능하다. 먼저 Sanepid 모형을 적용하여 감염병을 극복하는 것이 보다 중요하다. 감염병이 극복되고 난 후에야 건강보험제도와 같은 의료서비스의 접근성을 높이는 정책이 필요할 것이다[27].

통일시대를 대비할 때 의료에 대한 이념을 명확히 정립하는 것이 중요하다. 세마쉬코 모형에 의한 무상의료제도는 공산주의 생산양식에 부합하기 때문에 통일 이후 세마쉬코 모형은 유지할 수 없고, 북한 주민에게도 건강보험제도를 적용할 수밖에 없다. 북한 주민을 건강보험제도로 의료를 보장할 경우 건강보험의료에 대한 이념적 성격을 분명히 하여 건강보험의료는 공공재로 개념을 정립해야지만 북한 지역에 설립되는 의료시설이나 개업하는 의료인이 의료를 영리라는 시각에서 접근하지 못할 것이다. 통일 이후 북한 지역에

26) 세마쉬코 모형은 이규식(2023), 『의료보장론(제3판 개정본)』에 자세하게 설명되어 있다.

27) 저개발상태에서는 급성 전염성 질병이 유행하여 공중보건사업이 강조되나 경제가 발전하여 생활 하부구조가 개선되면 전염성 질병은 점차 퇴치가 된다. 이때에는 개인적 질병 치료에 대한 관심이 높아지고 치료비도 가계에 부담이 되기 때문에 건강보험에 대한 욕구가 일어나 보험 도입이 필요하다(Normand and Weber, 1994).

정부 재정으로 공공의료시설을 확충하기에는 한계가 있을 것이다. 북한 지역에서도 민간 자본에 의한 의료시설 확충이 불가피할 것이며, 이때 건강보험의료에 대한 성격을 지금처럼 공공성이 강한 사적 재화라는 식으로 하였다가는 현재보다 더 큰 혼란과 갈등을 초래할 것이다.

남북이 통일의 초기 단계에는 다른 접근을 사용하더라도 통일이 달성된 수년 후에는 같은 의료체계를 갖추어야 한다. 이때는 남한의 의료체계도 개혁을 하여 남북이 동질적인 체계를 갖출 준비를 해야 할 것이다. 그러기 위해 의료에 대한 이념의 정립은 더욱 중요하다.

참고문헌

강영호 (2015), 우리나라 광역시·도와 시·군·구의 소득수준별 기대여명 차이, 건강보험 빅데이터 개방 2차 년도 성과 공유 심포지엄.

국가통계포털(KOSIS), 국민건강통계, 2023.7.3. 열람

김도영 (2012), 소득수준별 건강상태에 따른 보건의료서비스 이용 격차 분석, 『사회과학연구』, 23(3): 105-125.

대통령자문 고령화및미래사회위원회 (2004), 보건의료체계 개편방안-공공보건의료 강화를 포함하여.

보건복지부·질병관리본부 (2019), 『2018 국민건강통계』.

보건복지부, 한국보건사회연구원 (2015), 『OECD Health Data』.

보건복지부, 한국보건사회연구원 (2022), 『OECD Health Statistics 2022』.

보건사회부 (1989), 『보건사회』.

양명생 (1993), 『한국 의료보험 진료수가 제정 및 인상조정과정에 관한 연구』, 경산대학교 대학원(박사학위 논문).

의료보험연합회 (1997), 『의료보험의 발자취』.

이규식 (2002), 건강보험의 새로운 패러다임 모색, 『사회보장연구』 18(2): 231-268.

이규식 (2006), 건강보험진단(1)-패러다임 전환을 위하여, 국가경영전략연구원 사회보험의 위기 종합 진단 심포지엄, 국가경영전략연구원과 한국경제신문, 은행회관(10월 19일).

이규식 (2007), 21세기 보건의료정책의 새로운 방향 모색, 제32회 보건학종합학술대회 기조강연, 대한보건협회, 서울대학교 보건대학원 강당(11월 9일).

이규식 (2012), 『건강보험통합 평가와 개혁방향』, 서울: 계축문화사.

이규식 (2013), 『의료보장과 의료체계』(제3판 수정본), 서울: 계축문화사.

이규식 (2016), 『의료보장론』, 서울: 계축문화사.

이규식 (2023), 『의료보장론』(제3판 개정본), 서울: 계축문화사.

이규식, 양명생, 지영건 (2010), 『건강보험급여와 수가제도의 변천 과정 및 문제점』, 건강복지정책연구원.

이용재 (2008), 지역간 건강보험 이용의 형평성 분석, 『한국사회정책』, 15(1): 5-38.

이용재, 박창우 (2011), 건강상태에 따른 소득계층별 의료이용의 형평성 연구, 『사회복지정책』, 38(1): 33-55.

Arah OA et al. (2006), Conceptual framework for the OECD health care quality indicators project, *International Journal for Quality in Health Care*, 18(Suppl): 5-13.

Barr DB (2007), *Introduction to U.S. Health Policy: The Organization, Financing, and Delivery of Health Care in America*, Baltimore: The Johns Hopkins University Press.

Boufford JI (2003), Assuring the public's health in the 21'st century, ASTHO-NACCHO 2003 Conference, in *The Future of Public's Health in the 21st Century*, Institute of Medicine of The National Academy Press, Washington DC: National Academy Press.

Easton D (1953), *Political System*, New York: Knopf

Feldstein PJ (2005), *Health Care Economics* (6th), Clifton Park, New York: Thomson Delmar Learning.

Figueras J, McKee M, Cain J and Lessof S (2004), *Health Systems in Transition: Learning from Experience*, European Observatory on Health Systems and Policies, Copenhagen: WHO Europe.

Fox DM (1990), Policy and the politics of research in the United States, *Journal of Health Politics, Policy and Law*, 15(30): 481-499.

Ham C (1985), The policy-making process in central government, *Health Policy in Britain* (2nd), London: Macmillan.

Lalonde MA (1974), *A New Perspective on the Health of Canadians*, Ottawa: Ministry of National Health and Welfare, Canada.

Lee K, Fustukian S and Buse K (2002), An introduction to global health policy, In: Lee K, Buse K and Fustukian S eds, *Health Policy in a Globalising World* : 3-17, Cambridge, UK: Cambridge University Press.

McGinnis JM, et al. (2002), The case for more active policy attention to health promotion, *Health Affairs*, 21: 78-93.

Normand C and Weber A (1994), *Social Health Insurance: A Guidebook for Planning*, Geneva: WHO & ILO.

Ritsatakis A et al. eds (2000), Using the health for all framework to explore the development of health policy in the European Region of WHO, *Exploring*

Health Policy Development in Europe, 1–24, Copenhagen: WHO Europe.

Strauss A and Corbin JM (1988), *Shapping A New Health Care System*, San Francisco: Jossy–Bass Publishers.

US DHHS CDC (1990), *Healthy People 2000*.

US DHHS Public Health Services (1980), *Promoting Health/Preventing Disease: Objectives for the Nation*.

WHO (2000), *The World Health Report 2000 – Health Systems: Improving Performance*, Geneva: WHO.

제2장

공중보건과 건강증진

제1절 공중보건의 기본이론

1. 공중보건의 정의

1) 공중보건

공중보건에 대하여 명확히 정의하거나 제대로 이해한다는 것은 매우 어려운 일이다. 처음에는 공중보건을 다른 사람에게 악영향을 미치지만 개인의 힘으로는 해결하기 어려운 건강을 위협하는 것에 대응하는 위생적 조치(sanitary measures)로 한정하였다. 따라서 위생적이지 못하거나 전염이 되는 것을 대중의 건강 관점에서 문제로 간주하게 되었다. 그리하여 공중보건을 위생과학(sanitary science)과 의학(medical science)의 결합으로 간주하게 되었다(James, 1984).

미국의 IOM(Institute of Medicine, 1988)은 공중보건에 대한 이러한 혼란을 "최근 전문 직종으로써, 정부 활동으로써 그리고 사회적인 헌신으로써 역할이 증가하고 있는 공중보건에 대하여 명확한 정의나 적절한 이해가 없는 것 같다. 그리고 효과적인 공중보건활동을 위한 현재의 역량은 부적절하다"라는 표현으로 설명하고 있다.

공중보건의 정의로 가장 많이 인용되는 것이 Winslow의 정의이다. Winslow(1920)는 질병을 예방하고, 생명을 연장하며, 지역사회의 노력에 관한 기술과 과학으로 (1) 환경을 위한 위생, (2) 감염병 관리, (3) 개인을 위한 개인위생교육, (4) 조기 진단과 예방적 치료를 위한 의료와 간호의 조직화, (5) 건강을 유지하는데 적합한 생활수준을 모든 사람에게 보장하기 위한 사회적 장치(machinery)의 개발로써, 이와 같은 편익을 조직화하여 모든 주민들이 건강과 장수에 대하여 타고난 권리(birthright)를 느끼게 하는 것으로 공중보건을 정의하고 있다. 미국 IOM(1988)에서는 Winslow의 정의를 사용하여 미국 공중보건의 미래(The Future of Public Health)를 그리고 있다.

공중보건에 대한 다양한 정의를 Nuffield Council on Bioethics(2007)에서는 다음과 같이 인용하고 있다. 먼저 영국의 Royal College of Physician의 공중보건학과에서는 "조직화된 사회적인 노력을 통하여 질병을 예방하고, 수명을 연장하고 건강을 증진시키는 과학과 기술"로 정의하고 있다. 미국 IOM(1988)에서는 "공중보건의 임무(mission)는 사람들이 건강해질 수 있는 조건을 보증하는 사회적인 관심의 실행"으로 정의하고 있다. 미국 보건대학원협의회에서는 "공중보건이란 교육, 건강한 생활습관의 장려, 질병에 대한 연구, 손상(injury)의 예방을 통하여 지역사회의 건강을 보호하고 향상시키는 과학"으로 정의하고 있다. 세계공중보건연맹(World Federation of Public Health Associations)에서는 "공중보건은 지역사회 모든 사람들의 건강과 행복의 형평을 위한 기술, 과학 그리고 운동"으로 정의하고 있다.

공중보건이란 용어는 널리 사용되지만 그 의미는 명확치 않다. 그래서 나라마다 공중보건에 대한 이해(understanding)가 다르다. WHO 유럽 지역에서는 Winslow 이론을 토대로 Acheson이 내린 정의를 사용하였다(Rechel and McKee, 2014). Acheson(1988)은 공중보건을 사회의 조직화된 노력을 통하여 질병을 예방하고, 생명을 연장하고 건강을 증진시키는 과학과 기술로 정의하였다. Acheson이 내린 공중보건의 정의가 WHO를 비롯한 많은 지역에서 사용될 뿐만 아니라 대부분의 공중보건학 문헌에서도 널리 사용되고 있다.

2) 인구보건[1]

1990년대 캐나다에서 인구보건(population health)[2]이라는 개념이 등장함에 따라 공중보건과는 개념상의 구분이 필요해졌다. 인구보건이라는 개념이 공식화된 것은 1994년 연방정부/주정부/속령정부의 자문위원회 보고서(*Strategies for Population Health: Investing in the Health of Canadians*) 발간이 계기가 되었다. 캐나다에서는 건강증

1) 이 부분은 Health Canada(2001), *Population Health Template*를 참고하여 작성하였다.

2) 인구보건(population health)과 관련된 용어로는 population health perspective, population health research, population health framework, population health approach to policy가 약간씩 의미의 차이를 두고 사용된다(Dunn and Hayes, 1999).

진과 인구보건 개념의 기원을 1974년에 발간된 Lalonde 보고서[3]와 1986년의 오타와 헌장에서 찾고 있다. 1994년 자문위원회 보고서 발간 이후 캐나다 정부는 인구보건의 개념에 대한 연구를 진행하였는데, 대표적 기관이 The Canadian Institute for Advanced Research(CIAR)이다. 캐나다에서는 그 후 꾸준히 인구보건에 관한 개념을 발전시켜 마침내 포지션 페이퍼 *Taking Action on Population Health*를 발간하여 인구보건 접근에 대하여 이해의 폭을 넓히도록 하였다(Health Canada, 1998). 이 포지션 페이퍼는 인구보건 접근의 목표를 전 인구의 건강수준 유지와 증진 그리고 인구집단 간(population groups)의 건강형평성을 제고하는 것으로 하여 건강증진의 목표와 동일시하였다. 이와 같은 목표는 WHO/Europe의 Investment for Health 접근에서도 채택되었으며, Australia에서도 인구보건 접근을 의료체계와 접목시켜 *National Public Health Partnership*으로, 영국에서는 *Our Healthier Nation*으로 OECD에서는 *Population Health Investment Policies*라는 개념으로 발전시켰고 대부분 국가의 건강증진계획에서 건강수준만이 아니라 건강형평성을 목표로 제시하게 되었다.

인구보건은 인간 개개인의 건강을 건강지표(health status indicators)로 측정하며 건강지표는 사회적, 경제적, 물리적 환경, 개인의 생활습관, 개인의 역량과 대처 기술, 유전적 특성, 유아기 발달, 의료서비스의 영향을 받는다. 접근전략으로써 인구보건은 생애에 걸쳐 건강에 영향을 미치는 요인과 상호 관련되는 조건에 초점을 두고 있다. 인구보건은 건강결정요인이나 조건이 일어나는 형태의 체계적인 변화를 찾아내어 인간의 복지(well-being)나 건강을 향상시키기 위한 행위나 정책을 적용하는데 의미를 두고 있다[4]. 즉 인구보건은 건강결정요인별로 개인의 건강행태 그리고 건강결정요인과 건강결과를 연결시키는 정책이나 수단을 포괄하는 개념으로 집단 전체를 하나로 간주하여 접근하는 공중보건과는 차이가 있다는 것이다(Kindig and Stoddart, 2003). 후술하는 바와 같이 캐나다는 건강증진사업을 인구보건이라는 용어로 추진하고 있어 인구보건은 건강증진과 같은 맥락으로 추진하고 있음을 볼 수 있다.

---

3) Lalonde 보고서의 명칭은 *A New Perspectives on the Health of Canadian*이다.

4) 1997년 1월 Canadian Federal/Provincial/Territorial Advisory Committee on Population Health에서 내린 정의이다.

3) 의학, 예방의학, 공중보건학

의학은 이미 손상된 신체(질병, 부상)의 진단과 치료 행위를 말한다. 이를 통하여 손상된 신체를 복원하고, 병이 난 조직을 제거하거나 치료하고, 불안정해진 마음을 안정시키는 기능을 한다. 문제의 성격은 개별화된 접근법을 필요로 한다.

예방의학은 개인의 질병을 부분적으로 예방하는 것이 주된 목적이다. 예방의학은 네 가지 행동 영역으로 구성된다.

첫째, 특정 감염병이나 결핍증과 같은 질병에 대하여 생물학적 수단에 의한 예방

둘째, 매독, 결핵, 암, 고혈압과 같이 예방 또는 치료 가능한 만성질병이 초래하는 결과의 예방

셋째, 다양한 유전적 요인에 의한 예방이나 치료가 불가능한 질병이 초래하는 결과의 최소화

넷째, 행동이나 다른 위해에 따른 건강에 잠재적 악영향을 최소화시키도록 생활습관을 변화시켜 개인의 건강을 향상시키도록 하는 동기화로 나누어진다.

조기 진단과 치료에 대한 예방적 개념의 적용 가능성이 증대함으로써 예방의학은 우수한 임상의학의 한 요소로 간주되어야 한다. 지역사회 및 가정의학에 대한 교육이 늘어나고, 포괄적 의학의 발전과 의료의 연속성에 따라 개개 의사들은 예방 의료를 자신들의 진료행위와 결합시키는 경향이 생겼다.

보건요원들은 단순히 개인 건강의 보존에만 만족할 것이 아니라 개인이 갖고 있는 최대의 잠재력을 개발하는데 노력해야 한다. Winslow의 정의에서 공중보건의 강조점이 물적 환경이나 위생으로부터 예방의학으로 그리고 나아가서 복잡한 사회적 및 물적 환경과 개인과의 관계로 발전하였다는 점에 주목해야 한다. 이러한 변화는 조직화된 의학과 보건학 양자의 보다 성숙한 관계를 가져왔으며, 의학과 공중보건은 독립적으로 또는 양자가 파트너로 결합되면서 사회에 기여하게 된다.

물론 의사가 개인이나 가족의 상담사로서 치료자로서 모든 종류의 예방, 보건교육, 건강촉진 서비스 제공자로 총체적인 서비스를 제공한다면 매우 바람직할 것이다. 의사가 이러한 역할들을 맡기 위해서는 철학적인 새로운 오리엔테이션, 더 많은 자동화된 전자 기술의 습득, 그리고 광범위한 보조 인력을 사용하는 장기간의 재 조직화가 필요할 것이다. 점진적으로 더 활용되어야 하는 방법은 건강 위해를 판단하고 위험을 사정(assessment)하는 일이다. 이를 위해 공중보건조직, 의과대학, 임상의사, 교육기관 그리고 보험회사나

유사기관의 효과적인 협력이 필요해진다.

그리하여 공중보건은 치료의학이나 예방의학 보다 한 단계 더 나가야 하는 것이다. 공중보건이 다루어야 할 대상은 지역사회이며 또한 전 세계가 된다. 따라서 필요한 도구는 의학이나 예방의학에 비하여 훨씬 광범위하여야 한다. Gershenson(1977)은 공중보건과 의학의 차이를 다음과 같이 서술하고 있다. "공중보건은 사회적 질병을 치료하는 틀을 제공하여 생태계를 바로 잡고, 모든 학문의 건설적인 필요성을 요구한다. 계층적인 의학 모형은 그것이 적용될 시점과 공간이 정해져 있고, 사회적 질병을 치료하는 능력은 없다." Fineberg(2011)은 공중보건과 의학의 차이를 다음과 같이 비교하고 있다. "의학은 가족이나 지역사회라는 환경에서 개개 환자에 초점을 두고 있으며, 공중보건은 개인의 생활에서 발견되는 질병을 놓고 전체 인구의 건강에 초점을 두고 있다. 의학은 주로 생물학을 토대로 하고, 2차적으로 계량과학, 물리학, 화학 그리고 공학의 일부에 의존하는데 반하여 공중보건은 계량적이며 사회행태과학을 중심에 두고 다양한 이론 스펙트럼에 의존하는데 공학과 생물학과 같은 환경과학에 뿌리를 두고 있다."

시간이 흐름에 따라 개인적 기회, 사회적 태도 그리고 의료행위의 다양한 변화(shift)가 일어남에 따라 건강의 목적이나 건강의 의미에 대해서도 새로운 평가가 이루어지고

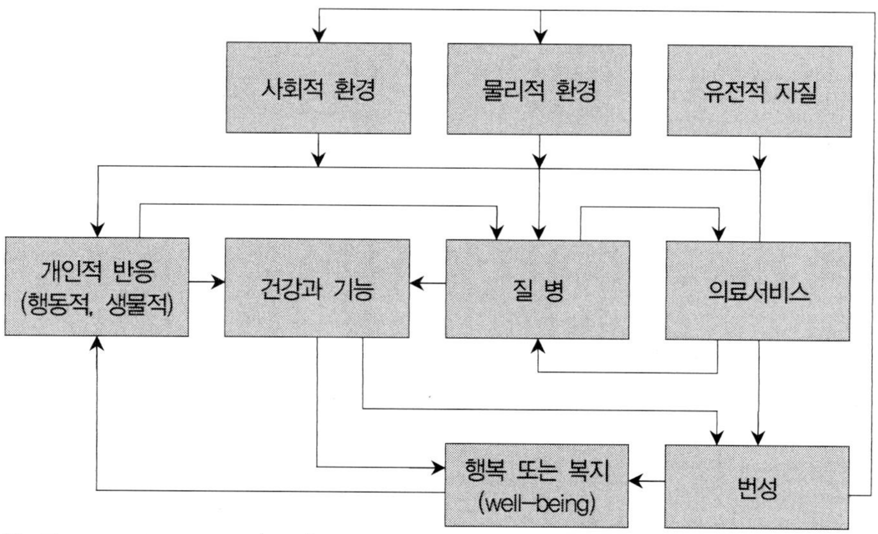

출처 : Evans and Stoddart(1990)

[그림 2-1] 건강결정 요인의 이해

있다. 최근까지 많은 사람들은 건강 그 자체가 최상의 목적이었다. 그러다 점차적으로 건강이란 생활의 경험을 만족스럽게 하고 효율을 높일 수 있을 때 가치가 있음을 깨닫게 되었다. 즉, 삶의 가치가 중요하지 삶의 시간이 중요한 것이 아니라는 것이다. 건강 그 자체만으로는 의미가 없고 건강의 진정한 가치는 건강을 통하여 가치 있는 활동을 할 때 주어진다는 점이다. 이러한 관점에서 건강결정요인에 대한 이해를 [그림 2-1]과 같이 다시 생각해 볼 수 있다.

2. 공중보건의 기능

1) 핵심기능(core function)

Winslow나 Acheson의 공중보건에 대한 정의는 거의 유사하며 네 가지의 구성 요소가 있다. 질병예방, 생명연장, 건강증진, 지역사회의 조직화된 노력에 의한 과학과 기술로 요약될 수 있다. Winslow에 정의에 따른 공중보건의 핵심적 기능은 다음과 같이 다섯 분야로 설명할 수 있다(James, 1984).

① 환경에 대한 위생이다.

② 지역사회의 감염병에 대한 관리이다.

③ 개인위생의 원칙에 따라 개인을 교육시키는 일이다.

④ 질병의 조기 진단과 치료를 위하여 의료 및 간호서비스를 조직화하는 것이다.

⑤ 건강을 유지하는데 적절한 생활수준을 모든 사람에게 보장하기 위한 사회적인 장치의 개발이다.

미국 IOM(1988)에서는 미국 공중보건의 미래를 위하여 정부가 해야 할 핵심 기능으로 세 가지를 [그림 2-2]와 같이 제시하였다. 이를 구체적으로 살펴보면 다음과 같다.

(1) 사정(assessment)

모든 공중보건기관은 정기적으로 그리고 조직적으로 지역사회의 건강상태, 지역사회의 필요도, 감염병이나 기타 다른 보건문제에 관한 정보를 수집하고 정리하고 분석하여 가용한 자료를 산출해야 한다. 그렇다고 모든 공중보건조직이 이러한 활동을 직접 수행하기 위하여 비대해질 필요는 없으나, 부처 간의 그리고 조직체 간의 협력을 통하여 진행할 수 있어야 한다. 모든 공중보건기관은 질병의 추세를 관찰하고, 원인을 분석하며 이를 토

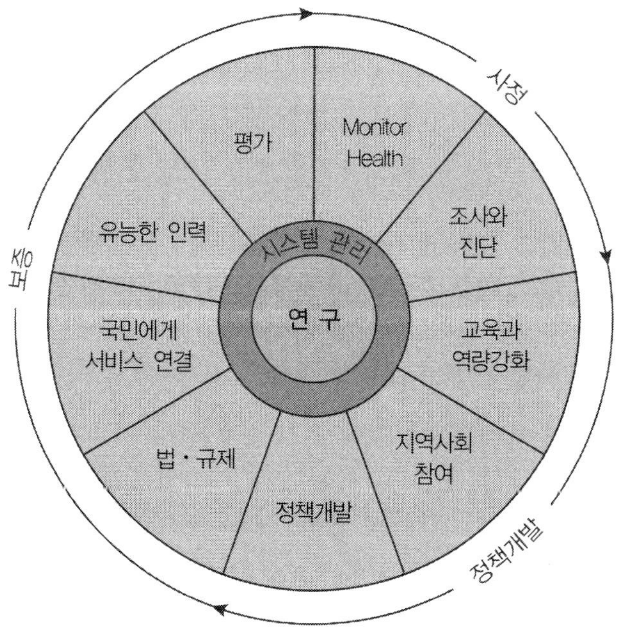

출처 : IOM(1988)

[그림 2-2] 공중보건활동의 구성

대로 필요도(needs)를 사정하는 책임을 가져야 한다. 이러한 일은 다른 기관에 위임하여 처리할 수는 없다.

(2) 정책개발 (policy development)

모든 공중보건기관은 공중보건에 대한 의사결정을 위해 과학적인 근거를 토대로 포괄적인 공중보건정책을 개발하기 위한 책임을 지녀야 한다. 공중보건기관은 광범위한 대중들의 참여라는 민주적 절차를 바탕으로 전략적인 접근책의 개발에 대하여 책임을 지녀야 한다.

(3) 보증 (assurance)

공중보건기관은 주민들의 건강향상이라는 목적 달성에 필요한 서비스를 제공해야 하고, 다른 조직(공공이든 민간이든)이 이러한 서비스 제공에 참여하도록 장려해야 한다. 이러한 행동은 법으로 강제되거나 직접적으로 서비스를 제공하여 주민들이 신뢰할 수 있도록 보증하여야 한다. 그리고 유능한 인력이 참여하여야 제대로 된 서비스가 제공될 수 있다. 마지막으로 서비스 제공이 제대로 되어 주민들의 건강향상에 기여하고 있는지에 대한 평가가 중요하다.

각 공중보건기관은 모든 지역사회 주민에게 보장한 지역사회 서비스와 우선적으로 제공해야 할 개인 서비스 결정을 위하여 일반대중과 핵심 정책수립가들을 참여시켜야 한다. 그리고 주민들에게 최우선적으로 제공되어야 할 개인 서비스는 직접 제공하거나 보조금을 주는 방식으로 하여야 한다.

2) 필수 서비스

공중보건의 목표 달성을 위하여 어떠한 행동을 취해야 하는지에 대해서도 의견이 다양하다. 먼저 미국 Johns Hopkins 대학(2008)에서 제시하고 있는 공중보건의 10대 필수 서비스는 다음과 같다.

첫째, 지역사회 주민들의 건강상태를 감시・감독한다.

둘째, 지역사회의 건강문제를 조사하고 진단한다.

셋째, 보건문제에 관한 교육과 정보를 제공하여 지역사회 주민들의 능력을 향상시킨다.

넷째, 보건문제를 찾아내고 해결하기 위하여 지역사회의 참여와 행동을 동원한다.

다섯째, 개인이나 지역사회의 노력을 지원할 계획과 정책을 수립한다.

여섯째, 주민의 건강을 보호하고 안전을 보장하기 위하여 법과 규제를 강화한다.

일곱째, 주민들이 필요한 보건서비스와 연계시키고 필요한 보건서비스 제공을 보장한다.

여덟째, 유능한 공중보건 분야의 인력을 양성한다.

아홉째, 개인 및 단체를 대상으로 보건서비스의 질과 접근성 및 효과성을 평가한다.

열째, 보건문제에 대하여 혁신적이고 창의적인 해결책을 위한 연구를 실시한다.

미국은 연방정부, 주 정부, 지방정부의 세 가지 수준에서의 공중보건 활동을 구분하여 제시하고 있다. 먼저 연방정부의 주요 활동으로 여덟 가지를 제시하고 있다(Torrens and Breslow, 2002).

첫째, 보건통계청, 질병관리본부 등을 통하여 통계자료를 수집・분석하여 건강상태를 기록한다(documenting).

둘째, 국립보건원, 알코올, 마약, 정신질환 관련 행정부서를 통하여 기초과학 및 응용과학 연구를 지원한다(sponsoring).

셋째, 국가 정책과 그 목표를 설정한다(formulating).

넷째, 대중의 보호와 서비스 성과를 측정하기 위한 기준을 설정한다(setting standards).

다섯째, 사전에 결정된 프로그램을 수행하는 주 정부와 지방정부에 대하여 재정적 지원을 한다(financial assistance).

여섯째, 프로그램 개발, 시설 건립, 인력 훈련을 지원하여 정책 목표를 수행할 수 있도록 인력이나 다른 기술 자원의 가용성을 보장한다(ensuring).

일곱째, 특별한 건강보험 프로그램(Medicare 및 Medicaid)의 제공을 통하여 대중들의 의료서비스 접근을 보장한다(ensuring access to services).

여덟째, 특정 인구집단(예: 인디언)에 대하여 직접적으로 제한된 서비스를 제공한다(providing).

주 정부에서 수행하는 주요한 공중보건 활동은 다음과 같은 여섯 가지이다(Torrens and Breslow, 2002).

첫째, 주민들의 건강상태를 파악하기 위한 통계자료들을 수집하고 분석한다.

둘째, 주민들에게 공중보건의 중요성에 대하여 일반적인 교육을 실시한다.

셋째, 주 보건법이 정하는 특정한 검사를 위하여 임상검사실(실험실)을 운영한다.

넷째, 주 전체를 위하여 공중보건의 기준을 설정하고 감시・감독한다.

다섯째, 의료인력과 시설에 대한 면허의 발급과 적정한 성과의 수행을 감시・감독한다.

여섯째, 지방정부 보건과를 위한 일반적인 정책의 수립과 재정지원을 통하여 사업이 적절히 추진되도록 지원한다.

지방정부의 공중보건 활동은 1945년 Emerson이 정의한 다음과 같은 여섯 가지이다(Torrens and Breslow, 2002).

첫째, 인구동태통계(vital statistics)를 담당한다.

둘째, 감염병(결핵, 성병, 홍역, 간염, AIDS 등)을 통제한다.

셋째, 위생업무(우유, 물, 식당 등)를 수행한다.

넷째, 임상검사실을 운영한다.

다섯째, 학령 아동의 건강서비스 제공을 포함하여 모자보건서비스를 제공한다.

여섯째, 대중들에 대한 보건교육을 실시한다.

세계보건기구 유럽본부와 유럽개발은행(Council of European Development Bank, CEB)은 2009년 남유럽 국가들의 공중보건을 평가하면서 열 가지 필요한 서비스를 규정하고 있다(CEB and WHO Europe, 2009).

첫째, 대중의 건강과 행복(well-being)에 대한 조사와 사정을 한다.

둘째, 지역사회의 건강문제와 위협요인을 찾아낸다.

셋째, 대중의 건강상 위급한 때를 대비한 준비와 계획을 수립한다.

넷째, 환경, 작업장, 식품, 기타에서 오는 문제로부터 건강을 보호한다.

다섯째, 질병을 예방한다.

여섯째, 건강을 증진시킨다.

일곱째, 개인서비스 및 지역사회 서비스의 효과성과 질을 평가한다.

여덟째, 유능한 공중보건 및 의료인력을 보증한다.

아홉째, 공중보건정책에 대하여 기획과 개발, 리더십, 거버넌스를 통하여 정책을 주도한다.

열째, 공중보건과 관련된 연구를 수행한다.

WHO 유럽 본부에서는 공중보건 활동의 표준적 지침을 정하기 위하여 1997년 국제적인 델파이 조사를 실시하였다(Bettcher et al., 1998). 이 조사를 바탕으로 Pan American Health Organization(PAHO)과 WHO 서태평양 본부를 통하여 조사 결과를 검증하고, 수정하여 열 개의 필수적 공중보건 활동(essential public health operations : EPHOs)을 정하였다. 가장 최근에 WHO 유럽본부가 선정한 열 가지 필수적 공중보건 활동(10 EPHOs)은 다음과 같다(WHO Europe, 2012).

① 대중의 건강과 행복(well-being)에 대한 감시(surveillance)

② 건강상의 위해나 응급 시 대응과 감독

③ 환경, 작업장, 식품, 기타에서 오는 문제로부터 건강을 보호

④ 건강의 사회적 결정요인과 건강불평등에의 대처를 포함한 건강증진

⑤ 질병의 조기 발견을 포함한 질병예방

⑥ 건강과 행복을 위한 거버넌스

⑦ 유능한 공중보건 인력과 의료인력을 보증

⑧ 지속가능한 조직 구조와 재정을 보증

⑨ 건강을 위한 주창(advocacy), 소통(communication), 사회적 동원(mobilization)

⑩ 공중보건에 대한 정책을 수행하고 실행하기 위한 연구 수행

3) 공중보건의 실행

공중보건의 실행을 위한 필수적 활동은 미국과 WHO Europe 간에 약간의 차이가 있다. 미국에서도 열 가지 활동을 필수적으로 제시하고 있고 WHO Europe에서도 열 가지를 제시하고 있어 큰 틀(frame)에서는 차이가 없지만 세부적인 내용을 보면 미국에서는 주민들에 대한 교육과 법 제정 및 규제가 강조되는데 반하여 유럽 쪽에서는 건강보호, 건강증진, 예방으로 구체적인 공중보건의 영역까지 제시하고 있는 특징이 있다.

미국은 IOM이나 CDC(Centers for Disease Control and Prevention) 등에서 제시한 열 가지 필수적인 활동을 주로 공중보건 활동의 세 가지 영역(assessment, policy development, assurance)으로 나누어 각 활동을 [그림 2-2]와 같이 연구라는 시스템 운영을 중심으로 하여 서로 연계시키고 있다. 반면에 WHO Europe은 [그림 2-3]과 같이 열 가지 필수 활동(EPHOs)을 핵심적인 활동(core operation)과 능력을 향상시키는 활동(enabling operation)의 두 가지 영역으로 나누어 서로 연계시키고 있다. WHO Europe의 EPHOs는 ①~⑤는 핵심적인 활동으로 ⑥~⑩은 능력을 향상시키는 활동(overarching operation)으로 나누고 있다(Rechel and McKee, 2014).

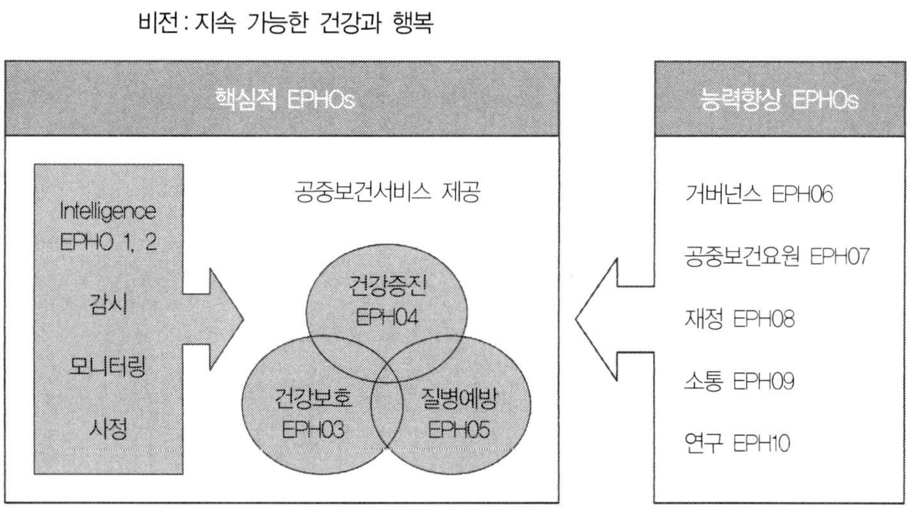

출처 : WHO Europe(2012)

[그림 2-3] 공중보건의 10가지 필수 활동

4) 공중보건과 예방의 수준

건강증진과 질병예방의 새로운 틀(framework)을 이해하기 위해서는 예방의 수준을 구분하여 이해하는 것이 중요하다. 예방은 1차, 2차, 3차의 수준으로 나누고 있다(Commission on Chronic Illness, 1957). 예방의 수준을 명확히 이해하지 못하면 대중의 건강향상에 있어서 공공과 민간의 상대적인 역할을 이해하기 어려워지는 문제가 있다(Torrens and Breslow, 2002).

1차 예방(primary prevention)이란 질병이 발생하지 못하도록 하는 조치를 의미한다. 이것은 질병이 발생하기 전에 효과를 볼 수 있도록 하는 조치들이다. 1차 예방은 건강한 생활양식의 촉진과 알려진 위험으로부터 건강을 보호하는 조치들로써, 여기에는 더 나은 건강을 촉진하기 위한 보건교육, 적절한 위생수준의 설정, 백신을 포함한 예방접종과 같은 특별한 보호방법의 응용, 작업상 위해의 제거, 발암 물질로부터의 보호가 포함된다.

2차 예방(secondary prevention)이란 질병을 제대로 인식하기 이전 단계나 질병 발생의 초기 단계에서 더 심각한 단계로의 진전을 막고, 합병증이나 후유증을 예방하는 조치를 말한다. 이것은 조기 진단과 즉각적인 치료를 통하여 건강에 심각한 위해가 오지 않도록 하는데 초점을 두고 있다. 대부분의 경우 임상적인 조짐을 깨닫고 증상을 보이기 이전에 건강상의 문제를 찾아내어 치료가 효과적으로 이루어질 수 있을 정도의 조기 발견이 중요하다. 예를 들어 관상동맥(coronary artery)의 경우, 고위험군에 있는 개인을 찾아내는데 초점을 두고, 심장질환의 가족력이 있거나, 심한 흡연경험이 있거나, 운동이 부족하거나, 혈중지질성분이 비정상인 사람을 찾아내는 것이 2차 예방에 속한다.

3차 예방(tertiary prevention)은 확진된 질병의 악영향을 예방하거나 최소화하는 것을 의미한다. 질병이 확인되면 이것이 악화되도록 방치하지 않는다는 것이다. 관상동맥의 경우 3차 예방에는 심장재활, 운동, 스트레스 관리, 적정 체중과 식이, 치료지시의 고수와 같이 질병의 악화가 진행되는 미래의 위험을 감소시키는 것을 포함한다.

제2절 공중보건정책의 연혁과 문제점

1. 공중보건사업의 연혁[5)]

1) 공중보건사업의 태동

우리나라에서 현대적 개념의 공중보건사업이 시작된 것은 일본 강점(强占)기 시대부터이지만 식민지 정책의 편의를 위해 경찰행정의 일환으로 보건위생업무가 다루어졌다[6)]. 당시는 생활환경과 주거환경이 열악하여 감염병과 풍토병이 수시로 발생했으며, 평균수명이 30~45세에 불과하였고, 영아사망률도 출생아 1,000명당 250~150명으로 높아 전형적인 저개발국가의 모습이었다. 이때 발표된 공중보건 관련 법령들은 감염병 예방수칙 보급과 오물처리 등의 위생 행동을 촉구하는 것들이 대부분으로 1915년 「청결방법 및 소독방법에 관한 규칙」, 1919년 「학교전염병 예방 및 소독방법에 관한 규칙」, 1920년 「광견병 예방에 관한 규정」 등이 공포되었다(권이혁, 1969).

현대적인 공중보건사업은 광복 후 미군정과 함께 실시되었다. 1945년 9월부터 미군정이 실시되자 군정청 법령 제1호로 위생국을 설치하고 미국식 보건행정체제를 구축하였다. 짧은 기간의 미군정이 끝난 후 1948년 8월에 수립된 이승만 정부에서 보건행정 조직을 개편하고 보건관련 법령을 정비하는 과정에서 6・25전쟁이 발발하여, 전 인구의 6분의 1에 달하는 500만 명의 사상자가 발생하였다. 6・25전쟁 이후 피난살이의 열악한 생활환경과 식량부족, 영양실조 등은 우리 사회를 감염병에 대하여 무방비 상태로 만들어 결핵, 발진티푸스, 홍역, 백일해 등의 감염병이 자주 유행하였다.

이러한 상황에서 1950년대 우리나라 보건정책은 자연스럽게 감염병 퇴치에 초점이 맞춰졌으며 정부는 1951년 「국민의료법」을 공포하고 전국에 500개의 보건진료소를 설치하였으며[7)] 1956년에는 「보건소법」을 제정하였으나 실효성 있는 보건정책을 펴지는 못하였

---

5) 이 항은 이규식 외(2012)의 보고서 제1부 제2장 제1절의 내용을 요약 정리하였다.

6) 당시에는 일본에서도 보건위생업무는 경찰행정의 일환으로 취급되었다.

7) 1950년대 보건진료소가 설치되었다는 기록은 신빙성이 매우 약하다. 보건진료소 기록이 1963년 이후의 통계에는 등장하지 않으며, 이 조직이 다른 조직으로 개편되었다는 흔적이나 기록도 없다. 이때의 여건을 볼 때, 전국에 걸쳐 500개의 보건진료소를 설치할 능력도 의문시 된다. 그리고 당시 보건국에 근무하였던 담당자들의 증언도 오늘의 진료소와는 전혀 다른 모습으로 한지의사를 농촌에 배치한 정도가 아니었겠느냐 하는 식으로 유추할 정도이다.

다. 6·25전쟁 후, 정부의 공중보건 활동은 빈발했던 수인성(水因性) 감염병 예방을 위한 방역활동과 예방접종이 주를 이루었다. 특히 1950년대에 결핵이 기승을 떨침에 따라 정부는 1954년 「전염병 예방법」을 제정하여 결핵 관리에 나섰으며, 감염병 퇴치 과정에서 큰 역할을 한 것은 미국의 원조 의약품이었다. 1950~1960년대 '보릿고개'로 일컬어지던 식량부족 사태는 열악한 주거환경과 더불어 감염병의 전파를 더욱 부채질하였다. 정부는 1952년부터 BCG 접종사업을 시작하였고, 1955년부터 X선 검진사업을 시작하였다. 6·25전쟁 후 등장한 또 다른 문제는 식량 확보 문제였는데 식량문제도 원조의약품처럼 미국의 잉여농산물을 무상원조 형태로 지원받아 겨우 해결할 수 있었다.

2) 경제개발계획과 공중보건

1961년 군사혁명으로 집권한 박정희 군사정부는 오랜 빈곤으로부터 국민을 구한다는 기치 아래 5년 단위로 경제개발계획을 세우고, 국가의 물적·인적자원을 총 동원하였다. 그런데 경제성장의 걸림돌 가운데 하나는 당시의 높은 출산율이었다[8]. 이에 정부는 출산율을 낮추기 위하여 '가족계획사업 5개년계획'을 경제개발 계획과 병행 추진하였다. 가족계획사업은 주민 설득이 필수적이기 때문에 1962년 9월 「보건소법」을 전면 개정하여 종래 시·도 단위로 설치되어 있던 보건소를 1963년부터 주민의 기초생활 단위인 시·군·구마다 1개씩 설치하였다. 보건소에는 가족계획사업 외에도 모자보건사업, 결핵사업 등의 해결해야 할 보건문제가 많아 간호사들을 보건요원으로 선발하여 배치하였다. 당시에는 교통이 불편하여 군 보건소에서 면지역의 주민을 만나기 위하여 출장을 가면 당일로 돌아오기 힘들었기 때문에 면 사무소에 보건요원 3인씩(가족계획요원, 모자보건요원, 결핵요원)을 배치하여 주민과 밀착된 공중보건사업을 추진할 수 있도록 하였다[9].

1960~1970년대 공중보건에서 크게 주목할 만한 분야는 생활 인프라의 향상과 그에 따른 보건위생환경의 개선이다. 1960년대 초반만 하여도 농촌은 물론이고 도시에서도 상

---

8) 출산율의 지표로 주로 합계출산율을 사용하는데 이것은 가임여성이 일생 동안에 낳는 평균자녀수를 의미한다. 1960년도의 합계출산율(total fertility rate)은 6.0으로 매우 높은 수준이었다.

9) 당시 대부분의 보건요원은 간호보조원 출신이었으며, 간호사 출신은 선임지도원이라 하여 농촌지역에서도 보건소에 근무하도록 배치하였다. 당시 고출산(高出産)의 원인 가운데 하나가 높은 영아사망률이라고 판단하고 모자보건사업도 병행 추진하였다. 1963년 가족계획요원을 전국의 모든 면단위에 배치하였고, 1964년에는 모자보건요원, 1971년에는 결핵관리요원을 면당 각 한 명씩 배치하였다. 1960년대 영아사망률이 하락한 요인 가운데 하나는 전국적으로 전개된 모자보건사업이 기여한 점도 크다.

/하수도 보급률이 낮아, 수인성 감염병이 국민들의 건강에 큰 위협을 주었다. 경제성장에 힘입어 생활 인프라가 개선되면서 상수도와 하수처리시설이 빠르게 확충되었다. 1960년에 1%에 그쳤던 하수도 보급률이 1975년 8%로 1986년에는 25%로 높아졌고(환경부, 2010), 상수도 보급률은 1960년 17%에서 1970년 33%, 1980년에 55%로 크게 높아졌다[10](환경부, 1982).

농촌 지역에선 1970년부터 시작된 새마을운동이 생활 인프라의 개선에 큰 공헌을 하였다. 새마을운동은 처음엔 도로와 주거 등 농촌의 생활환경을 개선하고, 농민의 정신개발을 통하여 소득증대로 연결시킨다는 구상으로 시작되었으며, 이후 도시지역에서도 새마을운동이 실시되었다[11].

경제성장은 국민 생활수준을 크게 끌어올렸으나, 다른 한편에서 환경오염(공해)이라는 부작용이 나타나 국민건강을 위협하는 요인으로 등장하였다. 경제개발 초기에는 모든 정책의 초점이 수출 증대에 맞추어져 있어, 설령 공해산업이라 해도 수출과 경제성장에 기여만 한다면 문제를 삼지 않았다. 경제가 어느 정도 성장하여 절대빈곤에서 벗어날 시점인 1970년대 중반부터 환경오염에 대한 국민 인식이 생기고, 정부도 1977년「환경보전법」과「해양오염방지법」을 제정하고, 1980년 보건사회부에 독립된 환경청을 발족시켜 1994년 오늘의 환경부가 되는 계기를 만들었다.

3) 건강보험제도의 도입과 공중보건

1970년대 들어 국민들의 생활수준이 점차 높아짐에 따라, 국민의 욕구는 개인적으로 발생하는 질병의 치료를 위한 의료서비스로 옮겨가게 되었다. 그리고 1970년대 후반까지 병이 나도 돈이 없어 병원에 가지 못하는 국민들이 많아 의료서비스에 대한 접근성 향상이 시급히 해결해야 할 국가적 과제가 되었다[12]. 이에 정부는 1977년 7월 건강보험제

10) 2013년 현재 상수도 보급률은 98.5%로 OECD 국가들의 평균에 속한다.

11) 1970년 4월 22일 박정희 대통령은 국무회의 석상에서 "주민 스스로 의욕을 갖고 농촌 잘살기 운동을 시작해야겠다. 그 이름은 '새마을 가꾸기 운동'이라고 해도 좋겠다."고 제창하였다. 1970년 전국 농어촌 34,665개 마을에 시멘트 300~350포대씩 무료 배급하고, 성과가 좋았던 16,660곳에는 추가로 시멘트 500포대와 철근 1톤을 배분하였으며 그렇지 못한 마을에는 지원을 중단하여 성과 중심으로 사업을 추진하였다.

12) 1975년 당시 의료서비스를 제때 받지 못하는 비율이 전체 국민의 40%에 달했고, 일부 농어촌 지역에서는 사망에 임박한 치명적인 질병임에도 의료혜택을 받지 못하는 사람들의 비율이 35%에 달하였다(한국개발연구원, 2011).

도[13]를 도입하여 우선 500인 이상의 근로자를 상시 고용하는 대형 사업장의 근로자와 그 가족에 대해서부터 먼저 강제적용하기 시작하였다.

당시 건강보험의 적용을 받는 대형 사업장이 대부분 도시지역에 있었기 때문에 농어민들은 건강보험 대상에서 제외된 데 대한 불만이 많았다[14]. 농민들의 불만을 잠재우기 위하여 정부는 1978년 의대졸업생 가운데 군의관으로 복무하기 어려운 경우 무의촌에서 대체 근무하는 「국민보건의료를위한특별조치법(이하 국보법)」을 제정하여 공중보건의사를 파견하게 되었다. 그리고 1980년 12월 「농어촌등보건의료를위한특별조치법(이하 농특법)」을 제정하여 「국보법」과 통합하였다. 「농특법」[15]은 농어촌 등 의료 취약지역의 주민들에게 1차 의료를 효율적으로 제공함으로써 국민들의 의료 균점(均霑)과 건강 향상에 이바지할 목적으로 제정되었다[16]. 「농특법」에 의거하여 면 단위 보건지소에 공중보건의사가 배치되었고, 오・벽지지역에는 보건진료원(CHP)이 배치[17]되어 1차 의료를 제공할 수 있었다. 공중보건의사의 배치로 1984년 우리나라에서는 무의면이 사라지는 성과를 거두기도 하였다.

4) 상병구조의 변화와 건강증진사업

1970~80년대를 거치면서 콜레라・장티푸스・홍역 등 급성감염병은 백신 공급의 확대와 주거환경의 개선으로 거의 퇴치가 되었고 급성질병도 새로운 의료기술의 도입으로 완치가 가능하였다. 그러다 보니 경제성장에 따른 생활양식의 변화, 노인인구의 증가 등으로 고혈압, 당뇨병, 암 등이 건강상의 중심적인 과제로 남아 만성질병이 지배하는 구조가 되었다. 이에 우리나라도 선진국에서와 같이 공중보건사업에 건강행태를 개선하는 건강

---

13) 1977년 당시는 명칭이 의료보험이었으나, 이 책의 서두에서 이야기 한 바에 따라 사회보험방식의 의료보험은 건강보험으로 부르기로 하였기에 여기서도 건강보험이라는 용어를 사용하였다.

14) 앞장에서 언급한 바와 같이 당시 정부는 건강보험을 시혜적 차원으로 도입한다는 주장을 하였기 때문에 농어민들은 보험료 부담은 생각하지 않고 보험혜택에서 제외된 데 대하여 불만이 많았던 것이다.

15) 「농특법」이 제정됨에 따라 「국보법」은 폐기하고 주요 내용은 「농특법」에 포함시켰다.

16) 「농특법」은 농어촌 주민의 의료서비스 접근도 제고를 위한 인프라 확충과 제도적 환경개선이 주된 내용이었으며, 공중보건의의 신분 및 의무, 보건진료소의 설치・운영, 보건진료원의 자격・신분 등에 관한 사항을 규정하고 있었다. 이 법에 의거하여 정부는 농어촌 지역에 보건진료소(간호사인 보건진료원이 근무)를 설치하였다.

17) 보건진료원 제도는 1980년대엔 농촌 주민들의 1차 진료에 기여를 하였으나, 최근 의사들이 면지역까지 진출하여 개업을 하고, 교통여건 개선으로 오지지역이 없어짐에 따라 보건진료원은 농촌지역 주민들에 대한 건강상담, 건강지도, 가정상비약을 공급하는 등의 역할을 수행하고 있다.

증진사업을 도입할 필요성이 대두되었다.

이러한 흐름에 맞춰 1995년 「보건소법」을 「지역보건법」으로 전부 개정하여, 보건소 기능을 기존의 감염병 예방, 가족계획, 모자보건사업 등에서 지역보건의료계획의 수립, 건강증진, 정신보건, 만성질환 관리, 방문보건사업 등으로 확대하였다. 같은 해에 「국민건강증진법」을 제정하여 담배 판매에 대하여 건강부담금을 부과하여 그 재원으로 건강증진사업을 실시할 수 있게 하였다. 국민건강증진사업은 보건교육, 질병예방, 영양개선 및 건강생활의 실천 등을 통하여 국민들의 건강을 증진시키는 사업으로 보건소가 중심이 되어 추진하게 되었다. 정부는 건강증진사업을 종합적으로 추진하기 위하여 2002년에는 '국민건강증진종합계획 2010'을 수립하여 장기적 차원의 건강증진사업을 계획하였으며, 2004년 12월 30일부터 담배 부담금을 갑당 150원에서 354원으로 인상[18]하였다. 건강부담금이 인상됨에 따라 2002년에 수립한 계획은 수정되어야 했기 때문에, 2005년에는 '새국민건강증진종합계획 2010'을 수립하였고, 현재에는 '국민건강증진종합계획 2030'을 실행하고 있다. 국민건강증진종합계획의 목표는 건강수명의 연장과 건강형평성 제고에 두고 있다.

2. 공중보건사업의 문제점

1) 공중보건에 대한 인식 결여

공중보건에서 가장 큰 문제점은 공중보건의 중요성이 점점 망각되고 있다는 점이다. 공중보건이란 공기나 물과 같아서 평소에는 귀중함을 모르지만 문제가 생기면 우리의 생명을 위협하게 된다. 우리는 1980년대에 들어오면서 전래의 법정감염병이 거의 퇴치됨에 따라 위생역학적 모형(sanitary-epidemiology, sanepid model)에 의한 공중보건의 접근전략은 큰 필요성이 없어졌다. 그러다 보니 공중보건사업의 중요성마저 망각하게 되었다. 이러한 상황에서 2015년 6월에 '메르스 사태'가 일어나자[19] 당황하게 되었다. 우리가

18) 담배에 대한 건강증진부담금은 1997년 5월부터 도입되어 20개피 담배 갑당 2원을 부과하다 2002년 갑당 150원으로 인상하였다. 2004년 12월 30일부터는 담배값을 갑당 500원 인상하면서 건강증진부담금을 갑당 354원으로 명시하였고, 2015년 1월부터는 담배값을 갑당 2,000원을 인상하면서 건강증진부담금을 841원으로 명시하였다. 건강증진부담금에서 가장 큰 부분을 차지하는 지출 항목이 건강보험재정에 대한 지원금이다.

19) 메르스 확진 환자의 국내 유입을 확인한 것이 5월 20일이며 그 이후 메르스 환자가 확산되어 전국적으로 소동을 겪은 것이 주로 6월이었기 때문에 여기서는 메르스 사태를 6월로 기록하였다.

그 동안 공중보건의 중요성을 망각하고 지내다 보니 신종 감염병이 발생하였는데 훈련된 역학조사관 마저 확보하지 못하고 컨트롤 타워가 제대로 있는지도 모를 정도였다. 중앙정부가 이러한 상황이니 평소 공중보건이나 예방보다 진료기능에 힘을 쏟은 일선 보건소가 제 역할을 못하는 것은 당연한 결과일 수밖에 없었다.

2) 건강증진에 대한 인식 결여

공중보건사업에서 또 다른 큰 문제는 건강증진에 대한 인식이 부족하다는 점이다. 이미 제1장에서 본 바와 같이 우리나라는 세계에서 가장 의료이용이 많은 국가이다. 그럼에도 불구하고 정책 당국은 물론 국민들도 의료이용을 제대로 못하고 있는 것처럼 인식하여 의료이용을 높이려는 정책만 거론되고 있다. 뒤에 거론될 건강생산함수 이론에서나 건강증진 이론에서 밝혀진 사실은 역사적으로 의료가 건강관리에 큰 기여를 하지 못하였다는 것과, 만성질병의 관리에서 의료의 역할이 매우 제한적이라는 점이다. 따라서 의료이용을 촉진시키는 정책이 아니라 억제하는 정책을 사용하고 대신에 건강의 불형평을 줄이기 위한 건강증진정책이 중요하다.

그럼에도 불구하고 걸핏하면 정치권에서는 의료이용을 제대로 못하여, 또는 돈이 없어 치료를 제대로 받지 못한다고 대중 선동적 주장을 펴고 있다. 앞장에서 본 [표 1-7]에서 소득 계층별로 건강관련 행태지표를 보면 흡연율, 운동실천율, 건강검진 수검률, 예방접종률 등 건강관련 행태는 소득이 낮을수록 나쁘다. 반면에 입원율이나 외래이용률은 소득이 낮을수록 높다. 그리고 미치료율도 소득이 낮을수록 높다. 이 표가 의미하는 점은 소득이 낮은 사람일수록 건강을 의료에 의존하여 의료이용률이 높음에도 불구하고 여전히 원하는 만큼 의료이용을 하지 못한다고 느낀다는 점이다. 의료미치료율을 미충족 의료로 왜곡하는 문제도 심각하다[20]. 여기에서 미치료율은 미충족 수요로써 의료이용에 대하여 본인부담이 있는 한 존재하게 된다. 미치료율을 없애려면 본인부담을 없애야 하는데 이렇게 되면 도덕적 해이가 심각해지는 문제가 생긴다. 우리나라가 의료이용률에서 세계 제1의 수준으로 높고 또한 의료이용의 형평성이 거의 완벽한 장점을 갖고 있다면, 미치료 의료에 관심을 갖기 보다는 저소득층의 생활습관 개선 등에 정책적 관심을 보여야 할 텐데 그렇게 하지 못하는데 문제가 있다.

앞의 [표 1-7]의 통계 지표들이 의미하는 바는, 그동안 정부가 주도한 건강증진정책이

20) 미충족 의료의 개념이 잘못 정의되어 사용하고 있는 문제는 제6장에서 구체적으로 설명한다.

제대로의 역할을 못하고 있음을 보여주는 것이다. 특히 1980년 이래 보건기관의 진료기능은 주민들로 하여금 건강을 더욱 의료에 의존하도록 만들었다. 보건기관이 주민들에 대하여 건강증진과 같은 본질적인 소임을 다하고 여력이 남아 의료를 제공한다면 문제가 되지 않는다. 그런데 보건기관이 건강증진과 같은 본업은 제쳐두고 의료서비스 제공에 주력함에 따라 주민들로 하여금 건강관리를 의료에 의존하도록 의식화시키는 것이 아닌가 여겨진다. 건강증진정책을 통해 주민들에게 의료서비스 이용보다는 운동(physical activity), 영양(nutrition assistance), 금연(smoking cessation) 그리고 보건교육(health education) 등 건강증진을 위한 노력에 집중하도록 주민을 계도하고 실천하도록 만들었다면 [표 1-7]과 같은 결과가 나타났을까 의문이 된다.

3) 공중보건사업 내용의 부실화

주민들의 건강관리를 위해서는 핵심적인 프로그램(core programs)과 이를 실행하기 위한 전략(public health strategies), 그리고 이러한 프로그램과 전략 추진을 위한 하부구조(system capacity)가 갖추어져야 한다(Canada, 2005). 우리나라는 보건사업을 위한 이러한 모형이나 내용이 부실하기 때문에 캐나다에서 채택하고 있는 사업의 요소와

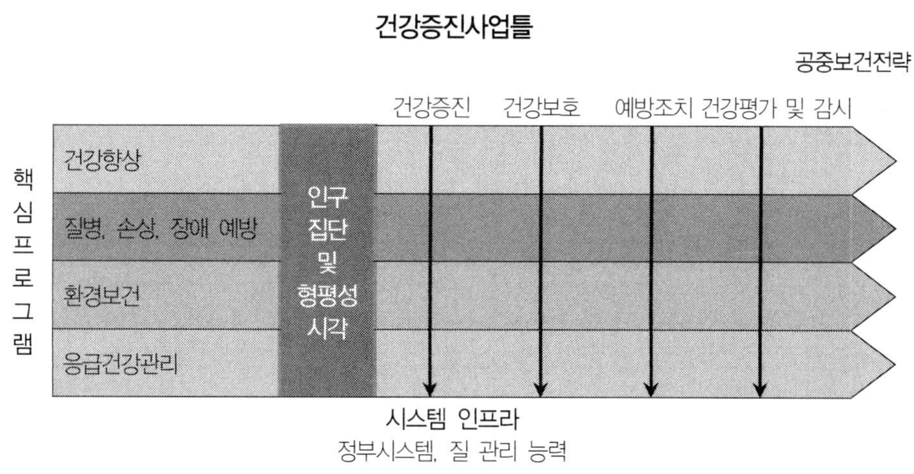

출처 : Population Health and Wellness, Ministry of Health Services, Province of British Columbia(2005)

[그림 2-4] 캐나다 건강증진사업의 개념도

내용을 [그림 2-4]를 통하여 소개하기로 한다.

(1) 핵심 프로그램

주민들의 건강을 향상시키기 위한 핵심 프로그램으로 다음과 같은 네 가지를 포함하고 있다.

① 건강향상 프로그램

㉠ 가족계획, 산전 교육이나 관찰, 임신 전부터 6세 이하의 영・유아 건강관리

㉡ 가정, 학교, 일터, 지역사회와 같이 일상생활에서의 건강한 조건

㉢ 금연, 건강한 식사, 활동적인 생활, 절주, 건강한 성 생활 등 건강생활 실천

㉣ 정신건강의 향상

② 질병, 손상, 장애 예방

㉠ 만성질병 예방(고위험집단 ; 특정 질병)

㉡ **비의도적 손상 예방** : 낙상, 자동차 사고, 익사, 화재 등

㉢ **폭력, 학대, 관리소홀 예방** : 살인을 포함한 폭행, 여성에 대한 난폭한 행위, 어린 아이와 노인에 대한 학대

㉣ **정신질환 및 약물중독의 예방** : 우울/불안, 정신이상, 자살, 약물중독

㉤ **전염성 질병의 예방 및 통제** : 백신으로 예방 가능한 질병, HIV/AIDS, 수혈을 통한 질병, 폐결핵, 곤충에 의한 전염성 질병, 신종 및 급성 질병

㉥ 치아건강 및 치과관련 질병의 예방

㉦ **장애 예방**(적절한 초기 개입 포함) : 시청각 장애, 기타

㉧ **의료서비스의 과오 예방** : 병원 내 감염, 의료과오, 불필요/부적절 의료서비스

③ 환경보건 프로그램

㉠ 깨끗한 물

㉡ 맑은 공기 : 실내 및 실외

㉢ 안전한 음식

㉣ 지역사회 공중위생 및 병원균 통제

㉤ 화학물질 및 방사선으로부터의 보호

④ **응급건강관리 프로그램** : 응급상황에 효과적으로 대처하여 생명을 구하고 손상을 예방하는 프로그램

㉠ 예방 및 완화

㉡ 준비성

㉢ 대응도 및 회복력

(2) 공중보건(Public Health) 전략

① **건강증진 전략** ; 설득 위주

㉠ 건강증진을 위하여 보건분야를 넘어서는 공공정책 개발

㉡ 건강을 지원하는 물리적 및 사회적 환경의 조성

㉢ 주민들이 건강문제를 제기할 능력의 배양 및 상호 지원 능력의 배양

㉣ 건강생활을 선택하는데 필요한 기술을 개발하고 개인이나 가족의 작거나 만성적인 고통을 돌볼 수 있는 기술 개발을 지원

㉤ 건강증진, 건강보호, 질병(장애, 손상) 예방을 지원할 보건서비스의 재구성

② **건강보호 전략** ; 법적 강제

입법, 규제, 감독, 그리고 필요하다면 강제와 고소(또는 기소)

③ **예방전략** ; 인상적 성격(백신을 포함한 예방접종, 카운슬링, 조기검진, 예방적 처치 포함)

㉠ 1차 예방(primary prevention)

㉡ 초기 2차 예방(early secondary prevention) : 검진과 질병의 조기 발견 등

④ **건강평가 및 질병 감시**(Health Assessment and Disease Surveillance)

㉠ 핵심 프로그램과 관련하여 인구집단의 건강상태의 변화에 대한 보고와 감독・감시

㉡ 지역사회, 병원, 그리고 임상적 역학 및 실험실의 감시망을 통하여 질병군의 발생을 탐지

(3) 인프라 구축(system capacity)

① 정보시스템

② 필요 인력 개발

③ 공중보건사업의 혁신을 지원하기 위한 연구와 지식의 발전

④ 질 관리

(4) 사업의 접근 시각

① 형평성 시각

② 인구집단별(성별, 연령별 등) 접근

우리나라는 1962년 「보건소법」을 전면 개정한 이후 공중보건사업을 실시해왔고, 1995년 「국민건강증진법」을 제정하여 건강증진사업을 실시하고 있지만 건강증진을 포함한 공중보건사업을 캐나다 모형과 같은 체계적인 구도를 갖고 실행하지 못하고 있는 문제가 있다. 핵심 프로그램에서 손상이나 장애에 대한 프로그램을 찾아보기 힘들고, 아동학대나 노인학대와 같은 가정폭력이 이루어지고, 환경보건에 관한 것은 환경부 업무로 간주하여 보건소에서 거의 다루지 않고 있다. 사고로 인한 손상이나 장애문제는 어디에서 다루는지 알 수도 없고, 가정폭력은 경찰에 맡겨져 있어 전문성을 발휘하지도 못하고 있는 실정이다.

공중보건 프로그램에서 중요한 것이 보건 영역 외의 지역사회개발과 주민건강과의 관련성 등인데 이와 같은 정책은 보건영역에서 아예 다루지도 못하고 있다. 특히 주민 스스로 건강문제를 찾고 이를 극복할 능력의 배양을 위한 프로그램은 시행할 엄두도 내지 못하고 있다. 또한 인프라와 관련되는 건강상의 문제를 찾고 감시하는 등의 일도 거의 하지 못하고 있는 실정이다.

보건사업(건강증진 포함)을 전 주민을 상대로 일괄적으로 하다 보니 건강형평성 문제가 항상 제기되고 있으며 인구집단별로 건강상 문제가 다른데 이를 집단별로 접근하지도 못하고 장(setting)별로도 접근하지 못하는데 문제가 있다. 따라서 우리나라의 보건사업과 관련된 문제를 찾고 사업의 방향을 정립하는 데 [그림 2-4]를 참고할 필요가 있다.

4) 사업 인프라의 부족

공중보건사업을 원활하게 추진하기 위해서는 인프라가 매우 중요하다. 여기서는 [그림 2-4]에서 설명하는 인프라(system capacity)를 중심으로 설명하기로 한다. 보건사업의 인프라에는 단순히 시설만이 아니라, 인력, 행정체계, 법령, 정보체계, 보건소 인력의 전문성, 거버넌스 등 모든 것을 포함하는 개념으로 접근하고 있다. 우리나라는 행정체계, 법령, 정보체계 등의 인프라는 제대로 구비하고 있다고 판단된다. 그러나 갖추어진 행정이나 법령을 토대로 보건사업을 관리할 거버넌스가 취약하다는데 문제가 있다. 그리고 정보체계는 잘 갖추어져 있으나 이를 활용할 관리능력(모니터링, 성과 평가 등)에서 많은 문제가 있다.

인프라 가운데 감염병 관리를 위한 방역조직을 보면 질병관리청이 총괄적인 통제기능을 수행해야 하는데 보건복지부의 공공보건정책관실이 중심인지 질병관리청이 중심인지 헷갈리게 되어 있다.

질병관리청은 2002년 「사스」가 전국을 휩쓴 이후 앞으로 등장하게 될 신종감염병에 효율적으로 대처하기 위하여 종래의 국립보건원을 확대 개편하여 2004년 질병관리본부로 출범을 하였고 2020년 청으로 승격하여 오늘에 이르고 있다. 그러나 조직의 명칭만 바꾸었지 인력이나 예산이 기능에 걸맞게 뒷받침되지 못함에 따라 메르스나 COVID 19(코로나) 사태에서 본 바와 같이 질병관리청이 제 기능을 하지 못하는 문제가 있다. 미국이 2001년 탄저균 사건(9.11 테러 당시 탄저균이 담긴 봉투가 플로리다, 뉴욕, 워싱턴 DC에 배달되어 5명이 사망한 사건)과 2003년 사스 유행을 경험한 후 질병관리본부(CDC)를 대대적으로 개편한 것에 비교하면 우리나라의 질병관리청은 여전히 한계가 있다.

인프라 측면에서 중요한 문제의 하나가 사업을 수행할 전문인력이 부족하다는 점이다. 구체적으로 메르스 사태 때 드러난 문제점은 질병관리본부의 기초적인 기능이 되는 역학조사 업무도 전문성이 없으며 한시적 근무를 하는 공중보건의사에 맡기고 있다는 점이었다. 지역주민과 밀접하게 접촉하면서 지역의 공중보건과 건강증진사업을 담당해야 할 보건소 역시 전문인력이 부족하기는 마찬가지이다. 전문인력이 부족하다고 새로운 인물을 확보할 인사권을 보건소가 갖고 있는 것도 아니다.

이러한 어려움을 타개하는 길은 보건사업의 방법을 바꾸는 것이다. 그런데 보건사업도 1963년에 보건소가 설립된 이후 현재에 이르기까지 모든 프로그램에 의한 서비스는 보건소 인력이 직접 제공하는 방식을 택하고 있다. 사회가 발전할수록 보건사업의 프로그램이 많아져 제공해야 할 서비스 종류가 다양해지는데 제한된 인력으로 이러한 다양한 서비스를 모두 제공하는 것은 거의 불가능하다. 그 뿐만 아니라 보건소 인력은 다양한 프로그램을 처리할 전문지식도 갖추지 못한 상태에 있다.

현재 우리나라 보건소는 건강보호를 위한 다양한 규제업무, 감염병에 대비한 방역업무, 거기에 진료업무까지 수행해야 함에 따라 건강증진을 포함하는 보건업무에 동원할 인력이 부족한 문제에 직면해 있다. 이러한 상황에서 보건소에서 정보체계를 활용하여 사업을 모니터링하고 사업성과를 평가하며, 서비스까지 직접 공급한다는 것은 거의 불가능하다는 문제가 있다.

제3절 공중보건사업의 혁신[21)]

1. 공중보건사업 접근 전략의 혁신

건강증진을 위시한 공중보건사업 전략에서는 세계보건기구가 2013년 Helsinki에서 개최된 제8차 Global Conference의 주제였던 Health in All Policies(HiAP)에 주목하여야 한다. 즉, 국가의 모든 정책을 건강과 관련시켜 국민의 건강관리가 보건복지부만의 일이 아니라는 사실을 부각시켜야 한다.

1) 공중보건정책의 국가적 목표 설정

국가 보건정책에서의 우선적 목표는 의료서비스의 접근성이나 질 향상 등에 있는 것이 아니라 건강향상과 건강형평성 개선에 있음을 천명하여야 한다. 건강증진을 위한 국가적 목표는 질병(disease) 자체의 치료나 관리보다는 건강결정요인에 대한 관리에 초점을 두고, 건강결정요인들이 건강향상에 긍정적으로 작용할 수 있도록 정책의 방향을 설정해야 한다. 질병의 치료나 관리를 주로 하는 의료서비스 이외 건강을 결정하는 요인들은 이미 알려진 바와 같이 유전적 요인, 환경 요인(물리적 및 사회경제적), 그리고 생활습관 요인이다.

유전적 요인에 대해서는 생의학적인 기술(Bio-technology, BT) 영역에 대한 연구를 집중하는 방법이 있을 것이다. 특히 생의학적 연구는 질병을 일으키는 유기체를 찾아내고 이것을 통제하는 방법을 찾으며, 역학에서는 만성질병의 위험요인(risk factors)을 찾아내는데서 매우 유용하다.

환경 요인 중 물리적 환경에 대해서는 화석연료 사용으로 인한 이산화가스 문제나 냉방을 위한 프레온 가스의 사용을 줄이는 등의 환경운동이 보건 차원에서 보다 적극적으로 이루어져야 할 것이다. 그리고 조성된 환경에 의한 건강상 위해의 대처도 중요하다.

21) 이 절은 이규식(2008)의 내용 가운데 일부를 수정하고 추가하였다.

특히 사회경제적인 환경으로 인하여 증가하는 정신질환 문제의 관리도 중요하다.

2) 정부의 역할 정립

국민들의 건강관리와 관련하여 정부가 수행하여야 할 역할 정립이 중요하다. 다음에 열거하는 것들이 정부의 역할로 적합할 것이다(Torrens and Breslow, 2002).

(1) 첫 번째 강조되어야 하는 역할은 건강위해 요인으로부터의 보호이다. 건강보호는 주로 규제적인 성격이 강하기 때문에 정부가 하지 않으면 민간에서는 할 수 없는 특성이 있다.

(2) 공중보건의 임무는 주민들이 건강해질 조건을 보장하는 것이다. 나아가 정부의 기능은 어떠한 보건서비스가 주민에게 필요한지를 파악(assessment)하고, 서비스 제공을 위한 정책을 개발(policy development)하며, 그리고 정책이 이루어질 수 있도록 노력하여 주민의 확신을 받는 것(assurance)이 중요하다.

(3) 건강과 관련하여 민간의 참여를 이끌어내는 전략 마련이 중요하다. 건강증진의 목표를 설정하고 개인의 생활습관의 변화를 유도할 수 있는 정책을 수립하는 일은 정부가 할 수 있다. 이러한 정책을 수행하기 위해서는 많은 부분을 민간에 의존하여야 한다. 그런데 보건사업과 관련하여 공공부문에서의 역할은 쉽게 이해되는데 민간이 어떠한 역할을 해야 하느냐에 대해서는 상당히 어려우며 많은 혼란이 있다(Torrens and Breslow, 2002). 이 부분은 뒤에서 상세하게 다루도록 하겠다.

(4) 정부는 보건사업을 위하여 인프라를 구축하여야 한다. 구체적으로, 건강증진에 대한 법령의 정비, 전문인력의 양성, 정보체계나 조사체계를 구비하고 커뮤니케이션 시스템을 향상하여 감독기능을 수행하고, 건강위해 요인(감염병이나 기타 위해요인)에 대한 조사, 사업의 평가와 정책적 개입(intervention)을 제대로 할 수 있도록 시스템을 구축해야 한다(Gostin, Boufford and Martinez, 2004).

3) 방역관리체계의 혁신

지금까지 우리는 공중보건이나 건강증진과 같은 보건사업을 논의할 때 주로 일선보건소를 대상으로 논의하였다. 그러나 중앙정부의 기능 정립이 중요하다. 중앙정부가 담당해야 할 주요한 기능으로는 국가 방역관리체계를 확립하고 방역관리가 제대로 이루어지도록 독려하고, 기술지원을 하고, 감독하는 일이다. 특히 2015년 6월의 메르스 사태와

2019년 말부터 시작되어 2023년에도 여전히 종식시키지 못하고 있는 코로나를 경험하면서 방역관리의 중요성을 인식하게 되었을 것이다. 인류의 역사는 인간과 미생물과의 전쟁이라고 불러도 될 정도로 끝없이 지속되고 있으며 최근에는 바이러스의 변형과 싸우는 중이다. 미생물의 변형은 앞으로도 우리를 지속적으로 괴롭힐 것이다. 최근 신종 플루, 조류독감, 사스, 에볼라, 메르스, 코로나 등이 유행하였으나 이러한 신종 바이러스로 인한 감염병에 대하여 조기에 전문적으로 대응할 수 있는 방역관리체계가 미비하여 국민들의 건강관리에 허점을 남기고 있다.

신종 감염병을 관리하는 방역관리체계는 질병관리청이 중심이 되어야 할 것이다. 질병관리청의 혁신을 중심으로 하여 우리나라의 방역체계는 다음과 같이 개혁되어야 할 것이다.

첫째, 질병관리청이 공중보건위기 관리를 총괄하는 기능을 제대로 할 수 있도록 거버넌스 구조를 바꾸어야 한다. 감염병 관리에 있어서 보건복지부는 관여하지 말고 모든 권한과 책임을 질병관리청에 맡기는 책임 행정이 요구된다. 그러기 위해서는 질병관리청과 보건복지부 공공보건정책관실의 질병정책과와 업무 조정이 요구된다. 그리고 질병관리청이 제대로 된 감염병 관리를 위하여 보건소와 업무 연계는 필수적이다. 이러한 활동을 원활히 하기 위해서는 권역별로 지방청을 설립할 필요가 있다. 현재는 권역별로 5개의 권역 질병대응센터가 설치되어 있는데 이 조직은 검역소를 관리하는 기능으로 질병청의 하부 직계조직이라기 보다는 질병청의 업무 보조적 성격을 갖고 있다. 따라서 권역별 대응센터가 보건소와 업무 연계를 하는 것은 불가능한 문제가 있다.

둘째, 질병에 대한 종합 감시체계(surveillance)를 구축할 필요가 있다. 감시기능은 주민과 밀착하여 설립되어 있는 시・군・구 보건소가 수행하여 지방질병청에 보고하도록 보고체계를 수립하여야 한다. 그런데 현재의 조직구조나 역할을 볼 때 시・군・구 보건소는 역학조사나 하고 환자가 발생하였을 때 격리시설로 이송하는 업무에 한정되고 있다. 현재의 보건소의 능력을 감안할 때 더 이상의 역할을 맡기는 것이 힘든 실정이지만 점차 보건소의 진료기능을 배제하여 감염병 관리의 최일선 기관으로 육성할 계획을 마련하여야 한다.

셋째, 역학조사관의 양성과 연구 인력의 안정적 확보가 중요하다. 메르스 사태가 발생하였을 때 질병관리본부 역학조사관 34명 가운데 32명이 전문성도 없고 한시적 근무를 하는 공중보건의사로 편성되어 있다는 것이 감염병 관리의 현주소이다. 「감염병 예방법」에 역학조사관을 질병청에 100명 이상, 각 시・도에 2명 이상, 시・군・구 보건소당 1명

이상을 두도록 규정하고 있으나 전반적인 의료인력의 부족으로 실제 얼마의 역학조사관이 확보되었는지 알 수조차 없다. 전반적인 의료인력의 증원 없이는 역학조사관을 교육시켜 전문성을 높이는 혁신은 요원해 보인다.

넷째, 소통과 홍보 역량을 강화하는 일이다. 감염병이 발생하였을 때 국민들이 대처할 수 있는 행동지침이나 불안해하지 않도록 하는 일도 중요하다. 따라서 평소에 커뮤니케이션 전문가를 영입하여 훈련시키는 것도 중요하다.

4) 지역의 자율적 업무수행체제

공중보건사업을 추진하는 방법에 대한 혁신이 필요하다. 현재는 거의 모든 보건사업이 중앙집중화 되어 있을 뿐만 아니라 독점적으로 운영되고 있다. 이를 분권화시키고 건강증진을 위시한 보건사업에도 경쟁을 도입할 필요가 있다. 중앙집중화의 이점으로 ① 국가적인 목적, ② 국가적 안전, ③ 형평, ④ 권리의 보장, ⑤ 효율, ⑥ 능력, ⑦ 획일성(uniformity), ⑧ 통일(unity)을 제시하였으며, 분권화의 이점으로 ① 다양성, ② 정치적 주권, ③ 권리의 보장, ④ 권한의 제한, ⑤ 책임성, ⑥ 효율과 능력, ⑦ 경쟁을 들고 있다(Lee and Benjamin, 2002).

보건사업의 수행에 있어서 중앙집중화와 분권화가 나름대로의 이점이 있기 때문에 어느 한 방향으로 나아갈 수는 없으나 국가적 목표, 국가적인 안전, 형평, 권리의 보장과 같은 측면에서는 중앙정부의 기능을 강화하고, 지역의 정치적 주권의 보장, 책임성, 효율, 경쟁을 촉진하기 위해서는 지방자치단체에 보다 권한을 부여하는 분권화를 추진하여야 할 것이다.

분권화를 위해서 중앙정부는 원하는 사업의 목표를 제시하고 이를 실천하기 위한 사업비용을 지원해야 한다. 수행방법은 각 지역의 실정에 따라 다양하게 시행될 수 있도록 예산 활용의 재량권을 부여하여야 한다. 유의해야 할 점은 필수적 보건서비스 이외는 지방자치단체에 적합한 특성화된 자율적 보건사업으로 추진되도록 해야 한다.

5) 건강형평성 제고를 위한 정책

1977년 이후 건강보험제도에 힘입어 의료이용의 형평성은 달성되었다. 그러나 건강형평성에서는 많은 문제가 있다. 영국도 NHS라는 무상의료제도를 갖고 의료의 형평은 개선하였지만 건강형평성 개선은 성과를 거두지 못하고 있다. 이러한 점을 감안하여 앞으로 건강형평성을 개선하는데 정책의 목표를 설정하여야 할 것이다. 건강 불형평성 실태는 여러 조사를 통하여 밝혀지고 있다. 이미 지역단위로 건강 및 영양에 관한 실태조사를 실시하고 있어 지역 간 격차도 파악된 상태이다. 지역 간 및 소득계층 간 건강격차가 벌어지는 원인은 건강생활 실천이 제대로 이루어지지 못하는데 있다. 앞의 [표 1-7]에서 본 바와 같이 소득이 낮을수록 의료이용은 많이 하지만 흡연율이 높고 운동실천율은 낮은 것을 보면 이를 입증한다. 소득이 낮을수록 아직도 많은 국민들이 건강관리를 의료에 의존하는 것을 볼 수 있다. 건강형평성 개선은 건강증진사업을 통하여 해결하여야 한다.

2. 공중보건사업 방법의 개혁

우리나라의 공중보건사업은 1963년 보건소가 설치된 이후, 큰 틀에서 거의 변화가 없다. 모든 정책은 중앙의 보건복지부에서 결정되어 시·도를 거쳐 보건소로 하달되면 보건소는 이를 수행하기에 급급하다. 1960년대 감염병이 광범위하게 발생하고, 가족계획사업이나 모자보건사업이 급할 때는 이 방법이 효율적이었다. 그 동안의 경제성장과 함께 인구증가율 하락으로 노동력이 부족해져 많은 근로자들이 해외에서 유입됨에 따라 보건사업의 다양성이 요구된다. 따라서 보건소가 해야 할 기능이 훨씬 많아졌음에도 불구하고 사업내용이나 사업방식은 그대로 답습되고 있어 보건사업의 근본적인 개혁이 요구되고 있다.

정부는 이러한 인구, 경제, 사회구조의 변화에 대응하기 위하여 1995년에는 「보건소법」을 「지역보건법」으로 전면 개정하고 동시에 「국민건강증진법」을 제정하여 보건소가 자율적으로 사업을 전개할 수 있도록 지역보건의료계획과 건강증진계획의 수립과 실천을 규정하고 있으나 사업의 방법은 거의 변화가 없다. 보건사업의 정책은 중앙에서 수립하지만 실질적인 집행은 보건소에서 이루어지기 때문에 보건소의 사업 방법을 개혁하는 것이 매우 중요하다.

1) 보건소 사업방법의 개선

1963년 시·군·구 단위로 보건소가 설립된 이후 사업방식은 지금까지 달라지지 못하고 있다. 보건소의 사업방식이 달라지지 못하고 있는 근거는 다음과 같다.

첫째, 지역보건의료계획을 수립하도록 법에 명기되었으나 보건소가 스스로 수립할 의지를 보이지 않고 계획은 외주방식에 의하여 요식적으로 수립하고 있다. 그렇다보니 계획서는 형식적이고 실제 모든 보건사업은 중앙의 지시에만 의존한다는 점이다.

둘째, 보건소가 수행해야 할 사업내용은 계속 늘어나지만 인력은 그에 맞게 증원이 되지 못하는 어려운 환경임에도 불구하고 보건소가 모든 서비스를 직접 제공하는 방식을 고수하고 있다. 민간 영역이 발전하지 못하였던 1970년대까지는 보건소가 직접 서비스를 제공하는 것이 불가피하였겠지만 오늘날처럼 민간 영역에 전문가가 많고 지역사회를 위하여 노력하고자 원하는 사람들도 많은 현실에서 이와 같은 구태의연한 방식은 한계가 있다. 제한된 보건소 인력으로 늘어나는 보건사업을 모두 소화하겠다는 현재와 같은 직접 제공방식은 결국 보건소가 인력을 핑계로 아무 일도 하지 않겠다는 것과 같아진다는 점에 유의하여야 한다.

보건소의 사업방식을 지금과 다르게 획기적으로 개선해야 한다. 개선 원칙으로 기획이나 평가와 같은 행정업무와 주민에게 서비스를 제공하는 업무를 분리시키는 것이다. 행정업무는 보건소가 할 수밖에 없으니 보건소가 맡고 주민에게 서비스를 제공하는 업무는 외주방식으로 민간에게 위임하는 방식을 택할 필요가 있다.

보건소가 직접 담당해야 할 행정업무로는 지역주민의 건강상 문제는 무엇인지 그리고 이 문제를 해결하기 위한 보건사업은 어떤 것인가를 찾아내고(assessment), 그러한 보건사업을 기획(planning)하고 사업 추진과정을 감독·감시하고, 사업결과에 따른 성과를 평가하는 활동들이다.

보건소가 외주방식으로 해야 하는 업무로는 주민들에게 보건사업의 프로그램을 소개하고, 주민들을 교육시키고, 건강증진을 포함하는 다양한 보건사업을 수행하는 활동들이다. 보건소는 외주방식이 가능한 사업을 선정하여 사업과제를 공모하여 주민들이 스스로 실행할 수 있도록 해야 한다. 사업과제를 선정하여 공모를 하게 되면 주민의 건강증진에 관심이 많고 전문성이 있는 사람들이 사업과제를 수탁 받아 사업을 실행할 수 있을 것이다. 캐나다는 국토가 넓어 보건소를 우리나라와 같이 촘촘히 설치할 수가 없어 보건소가 보건사업을 수행하기 어렵기 때문에 공모방식으로 사업을 수행한다. 주 정부의 보건국이 사업을 공모하고 민간 자원조직이 보건사업을 수탁하여 추진하고 있는 사례에서 힌트를 얻을 수 있다. 우리는 캐나다보다 유리하지만 제한된 인력으로 늘어나는 보건사업을 보건소의 인력만으로 해결한다는 것은 불가능함을 알아야 할 것이다.

보건소의 직원 수가 제한되는데 직접 서비스 제공까지 하려다 보니 보건사업의 두뇌에 속하는 기능인 사업의 기획, 모니터링 및 평가는 제대로 할 수가 없어 보건소가 반드시 해야 할 사업의 기획이나 평가는 외주를 주고, 외주로 해도 좋을 사업실행은 보건소가 하는 한심한 일이 벌어지고 있다. 현실 파악이 어려운 대학교수에게 기획과 평가업무를 의뢰하니 계획이 현실과 벗어나는 경우가 많다. 그런데 현재 보건소 인력들은 사업을 기획하고 평가하는 능력이 떨어지는 문제가 있다. 이 문제는 기존의 보건소 인력을 재교육하여 활용하고, 외부 대학교수로부터는 기획이나 평가방법에 관하여 자문을 얻어 역량을 배양해야 한다.

서비스 제공과 같은 사업 실행을 보건소 직원이 직접 하지 않고 공모방식으로 지역사회의 자원조직을 활용하여 추진할 경우 장점은 직접적인 인건비를 절감할 수 있다는 것이다. 보건소는 사업을 추진하는 비용만 지불하면 많은 자원조직이 전문성을 갖고 사업을 수행할 것이다. 지역사회에는 현직에서 퇴직한 간호사, 양호교사, 체육교사, 영양사, 물리치료사 등의 인력을 조직화하는 단체를 육성하여 필요한 보건사업을 추진할 수 있을 것이다. 보건소는 공모를 통한 사업에 활동비를 예산으로 지원하되, 보건소는 사업 수행과정을 모니터링하고 사업결과를 평가한다면 현재에 비하여 더욱 높은 효율을 발휘할 것이다.

종래에는 보건 분야에서의 경쟁은 비용절감에 목적이 있었으나, 최근에는 비용절감과 질 향상을 경쟁의 목적으로 하고 있음을 유의해야 한다(Weingarten, 2002). 외주방식을 농촌 보건소에까지 일반화하기는 당장 어려울 것이다. 일단 지역사회의 전문인력이 많은 대도시의 구 단위 보건소부터 자원조직을 활용하는 외주방식을 채택하고, 외주방식이 성과를 거두게 될 때 농촌 지역 보건소로 확산하는 전략을 검토할 필요가 있다. 외주방식을 채택하기 위해서 중앙정부는 먼저 보건소가 민간자원조직과 사업과제를 계약할 때 계약의 내용과 사업결과를 평가하는 방법을 개발해 두어야 한다. 계약에서 단순히 보건교육을 실시한다는 식은 곤란하고, 보건교육을 할 때 어떤 내용(어떠한 생활습관의 개선)을 교육시키고, 교육 결과 대상자의 몇 %를 생활습관 개선의 목표로 한다는 등의 구체적인 내용이 포함되어야만 한다. 계약이 구체화되어야 사업이 끝난 후 사업의 성과를 평가할 수 있게 된다.

(1) 보건소만이 수행할 수 있는 업무는 주로 인프라에 관한 기능으로 다음과 같다.

① 사업에 대한 기획 : 주민의 건강상 문제점 평가, 필요한 서비스의 추출

② 사업의 모니터링 및 사업의 평가
③ 평가를 위한 정보의 수집
④ 외주사업이나 NGO 등을 통하여 달성 가능한 사업의 선정
⑤ 외주사업자 및 NGO의 선정과 사업결과의 평가
⑥ 필요한 자원의 개발 : 시설이나 기자재의 확보

(2) 외주사업이나 NGO를 통하여 달성할 수 있는 사업 내용은 다음과 같다.
① 서비스의 제공
② 서비스 제공을 위한 전략의 연구
③ 사업평가방법 등에 대한 연구 및 사업의 평가
④ 필요한 연구 사업의 수행

마지막으로 보건소 사업개선에서 유의해야 할 점은 진료기능을 과감하게 폐기해야 한다. 진료는 관내 의료기관에 맡기고 보건소는 공중보건업무에 주력하여야 한다. 공중보건업무에서도 보건소는 기획과 평가에 주력하고 서비스 제공은 외주방식으로 해야 할 형편인데 보건소가 진료기능을 갖는다는 것은 문제가 있다. 보건소가 담당해야 할 진료와 관련된 기능은 예방 업무와 만성질병의 고위험군 관리에서 의사가 해야 할 일이 있을 때로 한정할 필요가 있다.

2) 의료기관의 예방 및 건강증진서비스 제공

의료기관이 예방서비스나 건강증진서비스를 제공하기 위해서는 건강보험의 급여체계를 개선하는 것이 중요하다. 독일의 경우 1970년대를 기점으로 하여 예방접종과 같은 예방서비스가 건강보험의 급여로 추가되어 오늘날 건강검진은 물론 각종 건강증진서비스가 건강보험의 급여로 제공되고 있다. 미국의 관리의료(managed care)에서는 질병 발생을 줄이는 것이 성공 요건이기 때문에 예방서비스는 물론 보건교육을 위시한 건강증진 프로그램을 제공하여 건강관리에 만전을 기하고 있다. 우리나라는 역으로 보건기관에서 의료서비스를 제공하는 문제가 있다. 앞으로의 보건정책에서는 의료기관이 예방서비스를 위시한 여러 가지 건강증진서비스를 제공할 수 있도록 패러다임을 바꾸어야 한다. 의료기관에서 보건서비스를 제공하기 위해서는 다음과 같은 몇 가지 선행적인 조치가 필요하다.

(1) 의학교육에 대한 개혁이 이루어져야 한다. 전통적으로 의학교육은 개인 질병의 치료에 초점을 두었기 때문에 의사들은 개인 질병 치료에만 전념하게 되었다(Torrens and Breslow, 2002). 이것은 의사들의 개인 성향과도 연결되어 치료는 의사가 해야 할 일(doing something)로 그리고 건강증진과 예방은 하지 않아도 될 일(not doing something)로 간주되어 서유럽 국가에서도 의료서비스 중심의 패러다임으로 굳어졌다. 이를 바꾸기 위해서는 의학교육에서 건강결정에 의료의 역할이 제한적이라는 점을 인식시키고 건강결정요인에 대한 접근으로 나아가야 할 필요가 있다.

(2) 의사들에 대한 인센티브 구조가 만들어져야 한다. 현재의 건강보험 수가구조에서는 의료기관들이 찾아오는 환자에 대하여 보건교육을 시키고 건강증진에 대한 프로그램을 실행시킬 인센티브가 전혀 없다. 건강보험수가로 의료기관이 생존하기 위해서는 박리다매형 공급행태가 불가피하기 때문에 환자들로 하여금 한 번 더 찾아오게 만들고, 구비된 고가장비를 한 번 더 이용하도록 하고 있다. 찾아 온 환자에 대하여 보건교육을 시키고, 건강증진과 관련된 프로그램을 실행한다는 것은 현실적으로 불가능하다. 따라서 의료기관이 예방과 건강증진서비스를 제공하기 위해서는 수가제도나 지불제도 등에서 인센티브 구조를 만들어야 한다. 미국의 HMO형 관리의료에서는 CMS(Center for Medicare and Medicaid Services)로부터 Medicare나 Medicaid 가입자 1인당 인두제로 진료비를 받기 때문에 비용절감을 위하여 예방이나 건강증진서비스를 필수적으로 제공한다. 즉 관리의료에서의 예방이나 건강증진서비스는 비용절감을 유도하여 이윤이라는 인센티브를 제공하기 때문에 의료기관에서 건강관리에 대하여 많은 노력을 한다는 점을 주시할 필요가 있겠다.

3) 인구집단별 건강증진서비스 제공으로의 전환

현재 제공되는 건강증진사업은 주로 개인의 행태개선과 교육상담 프로그램 제공으로 되어 있다. 이러한 방식은 포괄적 접근이기 때문에 건강증진사업의 초기에는 유효하지만 건강증진에 대한 인식이 매우 일반화된 오늘날에는 한계가 있다. 따라서 현재는 대중의 건강(public's health)이라는 접근 전략보다는 개인단위의 인구집단별 접근이라는 인구보건(population health) 전략이 보다 유용할 때이다. 인구집단별 접근을 위해서는 대중을 연령별 집단이나 학교, 일터, 병원, 지역사회 등 다양한 그룹으로 나누고 각 집단 및 장(setting)별로 맞춤형 프로그램을 개발하여 적용하는 것이 중요하다.

캐나다는 1974년 Lalonde 보고서를 토대로 건강결정요인에 대한 연구와 이를 토대로 국민들의 건강향상을 위한 정책을 시작하였다. 국민들의 전반적인 건강증진에 대한 개념이 어느 수준 이루어졌다고 판단하여 캐나다 정부는 주 정부와 협력하여 1994년 인구보건전략(Strategies for Population Health: Investing in the Health of Canadians)을 수립하기 위한 논의에 들어갔다. 그 후 캐나다는 인구집단(setting)별 건강증진에 노력하고 있다. 인구집단은 개인의 건강을 증진시키기 위하여 학교, 일터, 지역사회 단위로 구분하는 데 최근 등장하고 있는 건강도시사업은 지역사회를 하나의 집단으로 간주하는 개념이다.

4) 공공과 민간의 파트너십 구축

건강증진사업과 같이 국민적인 참여가 필요한 사업에서는 각 참여자들의 협력이 필요한데, 이를 파트너십의 구축으로 해결할 수 있다. 미국 IOM은 공중보건사업의 중요한 참여자로 의료기관(health care institution), 지역사회(community), 기업(business), 미디어, 학계(academe)의 5중으로 분류하고 있다(Gostin, Boufford and Martinez, 2004).

(1) 의료기관

의료기관은 건강증진에서 매우 중요한 위치에 있다. 개인적인 의료서비스는 그 자체로서 가치가 있으며, 건강을 유지하는데 기여를 하기 때문이다. 의사들은 환자의 진료를 통하여 자신이 일하는 지역사회의 건강증진에 큰 기여를 할 수 있다. 그런데 지난 20세기에는 의료체계가 지역사회에 참여하는 기전 대신에 병원이나 의원을 중심으로 개인을 대상으로 하는 치료에 치중하는 형태로 발전되어(Cashman et al., 1999), 주민들의 건강관리에 소홀하였다. 이제는 지역사회를 토대로 하는 의료(community-based health care)를 통하여, 의사들과 다른 인력이 지역사회 전체의 건강을 향상시키도록 해야 한다(Heshmat, 2001). 또한 현재와 같은 의사와 환자가 1:1로 만나 진료를 중심으로 하는 행태에서 벗어나 지역사회주민 대상의 의료관리(population-based health care management)로 전환되어야 한다.

(2) 지역사회

지역사회에 대한 명백한 정의를 내리기는 어렵지만 시・군・구 행정단위의 여러 자원 조직으로 정의를 내리고 이러한 다양한 조직의 참여가 건강증진 행동에 매우 유효함을 강조하고 있다. 정부는 지역사회가 적극적으로 참여할 수 있도록 적정한 재정을 확보하여 활동비를 지원하고 기술적인 지원과 같은 다양한 지원조치가 필요하다(Gostin, Boufford and Martinez, 2004).

(3) 기업

기업은 고용된 피용자의 건강에 중요한 역할을 한다. 그리고 기업 활동은 자연 및 조성된 환경, 작업장의 조건, 지역사회와의 관계를 통하여 주민의 건강에 영향을 미친다. 건강증진사업에 기업의 참여를 유도하기 위해서 정부는 규제와 인센티브 양면의 전략이 필요하다. 먼저 규제는 기업 활동으로 인한 환경오염이나 훼손에 대하여 그리고 작업장 안전이나 직업병에 대하여 그리고 위생적인 식품의 공급 등의 영역에서 필요하다. 한편 인센티브는 민간기업이 자발적으로 건강증진활동에 참여하도록 장려하기 위하여 필요하다(Gostin, Boufford and Martinez, 2004). 동시에 건강증진을 전담하는 민간기업의 출현을 장려하기 위하여 세제 등에서의 인센티브가 필요하다.

(4) 미디어

미디어의 뉴스나 오락프로그램 등은 대중의 의견을 형성하고 의사결정에 영향을 미쳐 국민의 건강향상에 매우 중요한 기능을 한다. 언론인과 공중보건 종사자간의 상호 이해 부족은 미디어의 보도범위에서 건강의 중요성을 간과하도록 만들고 있다. 미디어에서는 건강문제에 대하여 제대로 만들어진 프로그램이나 건강문제를 대중에게 공지하는데 더 많은 시간을 할당할 필요가 있다(Gostin, Boufford and Martinez, 2004). 이를 위해서는 보건당국과 미디어 종사자간의 대화와 이해가 중요하다.

(5) 학계

학계는 학위 프로그램을 운영하여 현재 및 미래의 보건분야에서 일할 전문인력을 교육하는 중요한 기능을 갖고 있다. 의과대학생들이나 의사들의 의료에 대한 관점은 인체의 기관이나 조직(organ or suborgan)에만 초점을 두는 경향이 있다(Heshmat, 2001). 의과대학의 교육내용에서부터 혁신이 필요하다. 그리고 보건학의 교육에서는 다학제적인 교육기회를 확대하여야 한다. 학교의 교과 내용에 건강증진에 관한 내용과 교육방법 등을 사회가 필요로 하는 방향으로 변화시키도록 해야 한다. 즉 건강을 결정하는 요인들의 영향이나 건강증진과 관련된 프로그램의 효과를 평가하는 내용 등이 교과내용에 포함되어야 한다.

5) IT의 활용을 통한 주민 건강관리

우리나라는 IT 분야에서 세계적인 수준에 있다. 그렇다면 의료와 관련하여 IT를 활용하여 국민의 건강을 관리하고, 또한 진료에도 활용할 수 있어야 할 것이다. 이 문제는 뒤에 나오는 제14장에서 특별히 다룰 예정이다. 다만 유의해야 할 점은 우리나라와 같은 IT 강국에서 주민의 건강관리에 스마트폰의 애플리케이션을 활용하거나 진료에 IT를 이용하지 못한다는 것은 매우 안타까운 일이다.

특히 국민건강보험공단은 국민들의 건강검진정보와 진료정보를 집적해 놓고 있다. 이러한 정보가 현재는 「개인정보보호법」에 의하여 거의 사장되어 보다 저렴하게 국민들의 건강을 관리하고 의료를 제공하는데 활용되지 못하고 있다. IT 기술을 의료에 활용하는 것은 당장 어렵겠지만 건강관리에 대해서는 활용방안을 찾는다면 가능성도 있다. 개인 가운데 건강검진자료 활용에 동의하는 사람에 한하여 우선 관리하는 방안도 고려할 수 있다.

공단이 보유하고 있는 자료를 활용하여 주민을 건강군, 저위험군, 고위험군 등으로 분류하여 고위험군은 보건소가 관내 민간의료기관과 협력하여 필요한 서비스를 제공하도록 하면서 건강향상에 주력하고, 저위험군에 대해서는 위험군으로 악화되지 않도록 보건소와 공단지사가 협력하여 생활지도나 건강상담을 수행하는 등의 방법이 고려되어야 한다. 건강군에 대해서는 공단지사와 보건소가 협력하여 일반적인 홍보 활동이나 교육 활동을 전개하는 등의 방법이 강구되어야 한다. 그리고 공단 본부에 '건강관리정보센터'를 두고, 동의한 개인에 대하여 스마트폰과 연계하여 실시간으로 개인이 건강을 관리할 수 있게 정보를 제공하는 시스템을 마련하는 것도 중요하다.

3. 새로운 공중보건활동의 개발

1) 건강컨설팅 제공

대사이상증후군의 증가와 고령화되는 인구구조에 대응하여 주민에 대한 지속적인 보건교육(건강컨설팅)을 강화할 필요가 있다. 보건소, 보건지소, 보건진료소로 하여금 주민의 건강상담자와 건강관리 매니저로서의 역할을 부여하여 주민들이 건강한 신체와 정신을 유지할 수 있도록 해야 한다. 더욱이 최근 추세를 살펴보면, 비용효과적인 건강컨설팅을 위해 소셜 네트워크(SNS)와 스마트폰 애플리케이션 등 IT 요소들을 결합하는 사례가 많다. 건강관리 및 상담서비스는 건강증진프로그램에서 중요한 요소들이다. 하지만 지역사회 모든 주민을 대상으로 직접 대면하여 건강관리와 상담서비스를 제공하기에는 시간, 공간, 비용 상의 장애가 많다(Allen et al., 2013).

이러한 상황에서 소셜 네트워크(SNS)와 스마트폰 애플리케이션을 이용한 건강관리 및 상담서비스는 시간, 공간, 비용 상의 장애물을 제거해주며 개인이 소지하고 있는 스마트폰 기기를 이용하기 때문에 개인별, 성별, 그리고 인종별 특성을 반영한 맞춤형 건강관리 및 상담서비스와 실시간 자기점검 기능을 제공할 수 있다. 최근 스마트폰 애플리케이션의 건강관리 및 상담서비스를 활용하여 효과적으로 건강향상목표를 달성했다는 연구결과가 나오고 있다(Bond et al., 2014). 따라서 비용효과적인 건강컨설팅 강화를 위해 건강증진 스마트폰 애플리케이션 개발 및 IT를 이용한 실시간 건강관리, 상담서비스 네트워크 구축이 필요하다.

2) 새로운 감염병에 대한 관리

앞에서 언급한 바와 같이 세균성 또는 박테리아 등에 의한 감염병은 거의 퇴치가 되었으나 바이러스는 변형이 심하여 신종 감염병을 발생시키고 있다. 신종 바이러스성 감염병이 유행할 때 중앙의 통제 기능을 하는 질병관리청의 역할도 중요하지만 주민과 밀착된 보건소의 기능도 중요하다. 신종 감염병에 보건소도 나설 수 있도록 방역체계를 새롭게 설계하여야 한다. 그리고 보건소에 고용된 의사, 간호사, 임상병리사 등에 대한 교육을 강화하여 감염병을 적극적으로 관리할 수 있는 전문인력으로 양성해야 할 것이다.

3) 만성질병관리

오늘날 인구의 건강상 문제는 만성질병으로 알려진 비전염성질병(noncommunicable disease, NCD)으로부터 위협이라 하겠다. WHO의 2022년 발표 자료에 의하면 전 세계적으로 매년 4,100만 명이 NCD로 사망하며, 모든 사망의 74%를 차지한다는 것이다. NCD로 사망하는 사람 가운데 1,700만 명이 70세 이전에 사망하며, 모든 NCD 사망 중 77%는 개발도상국가에서 발생한다고 하였다. 구체적인 사인을 보면 심혈관질병 1,790만 명, 암 930만 명, 만성 호흡기 질병 410만 명, 당뇨병 200만 명으로 4대 질병이 NCD 사망의 80%를 차지하고 있다. 그리고 이와 같은 NCD 발병의 위험요인으로 흡연, 운동부족(physical inactivity), 과다한 음주, 건강치 못한 식이(unhealthy diets) 문제들을 들고 있다(www.who.int, 2023).

우리나라도 만성질병이 건강의 위험요인이 된지 오래되었다. 특히 상당수의 노인들이 2~3개 정도의 복합만성질병에 이환된 상태이다. 만성질병은 치료보다는 관리 또는 돌봄 개념이 도입되어야 한다. 따라서 이제는 공중보건사업도 이와 같은 새로운 질병구조에 대처해야 한다. 만성질병에 대처하기 위해서는 보건소, 건강보험공단, 병의원이 모두 협력하여 대처해야 한다.

만성질병을 예방하기 위해서는 앞서 설명한 IT를 활용하여 주민을 고위험군, 저위험군, 건강군으로 구분하여 맞춤형 건강관리 서비스를 제공하는 시스템의 확립이 중요하다. 저위험군이나 일반주민은 건강증진과 같은 일반적인 사업을 하고 고위험군에 대한 맞춤형 건강증진 내지는 질병관리 프로그램을 도입하여 구체적으로 식이습관, 운동 등을 관리하는 방식으로 접근할 필요가 있다. 질병으로 이환된 환자는 병의원과 협력하여 상태가 좋지 않을 때는 병의원에서 돌보지만 그렇지 않은 경우는 보건소가 돌보는 식의 사업 전략이 필요할 것이다.

4) 안전에 대한 관리

2014년 4월에 일어난 세월호 사건이나 2022년 10월의 이태원 사건으로 안전에 대한 중요성을 모든 국민이 깨닫게 되었다. 그래서 정부는 국민안전처를 총리실 산하에 설치하였고 2017년에는 「정부조직법」을 개정하여 안전문제는 행정안전부의 재난안전관리본부로 이관하였다. 그런데 생활안전과 같이 주민생활과 직결되는 안전 문제도 재난안전관리본부의 한 부서에서 담당하도록 되어 있다. 행정안전부는 안전문제를 지방자치단체를 통하여 수행해야 하는데 주로 재난과 같은 안전에 관심이 많으며, 생활안전문제를 다루지만 하부조직인 보건소와 연계가 없다 보니 제대로 관리되지 못하는 문제가 있다.

건강증진의 한 요소가 건강보호에 있으며 건강보호의 중요한 요소의 하나가 안전이다. 그래서 안전업무가 행정안전부 소관업무이고 보건소는 지자체에 소속되기 때문에 생활안전문제는 보건소의 업무로 규정할 필요가 있다. 생활안전을 위하여 보건소는 지역주민에 대한 안전교육을 실시하고 손상감시체계를 구축할 필요가 있다. 또한 손상 예방을 위하여 안전증진 프로그램의 개발과 적용, 모니터링 활동이 중요하다. 최근 다수의 지방자치단체가 전개하고 있는 안전도시 활동도 보건소의 사업으로 추진될 필요가 있다.

5) 가정폭력에 대한 관리

캐나다의 보건사업 모형에서 핵심적 프로그램(core program) 가운데 하나가 가정폭력에 대응하는 것이었다. 우리나라에서 가정폭력 문제를 다루는 주무부서는 여성가족부이다. 그러나 여성가족부에 지방조직이 없다 보니 가정에서 사건이 발생하면 경찰서에 신고하는 것으로 통상 끝난다. 경찰은 폭력이 일어난 사후에 개입할 수밖에 없는 구조이다. 가정폭력은 다양한 원인으로 발생하기 때문에 경찰이 담당하기 어려운 문제가 있다. 그리고 지방조직이 없는 여성가족부에 가정폭력 문제를 일임해서는 해결이 어렵다. 가정폭력은 당장은 해당 가족의 건강문제에 위해를 가져오고 심해지면 가족해체까지 초래하는 우울한 결말을 초래할 수 있다. 가정폭력의 상당한 원인이 정신적인 문제와 관련된다. 이 문제는 지역주민의 건강을 관리하는 조직인 보건소가 전문적인 역량을 갖추고 다루어야 할 필요가 있다.

참고문헌

권이혁 (1969), 『공중보건학』, 서울: 동명사.

이규식 (2008), 보건의료정책 패러다임의 변화, 『대한보건연구』, 제33권(기념호): 1-23.

이규식 외 (2012), 『사회경제 환경변화와 보건의료정책의 방향』, 건강복지정책연구원.

한국개발연구원 (2011), 『한국경제 60년사』, 사회복지 · 보건 편.

환경부 (2010), 『환경 30년사』.

환경부 환경정보자료실 (1982), 『상수도』.

Acheson D (1988), *Public Health in England*, Report of the Committee of Inquiry into the Future Development of the Public Health Function, London: HMSO.

Allen JK et al. (2013), Randomized controlled pilot study testing use of smartphone technology for obesity treatment, *Journal of Obesity*, Article ID 151597: 7.

Bettcher D Sapirie S and Goon E (1998), Essential public health fuctions: results of the international Delphi study, *World Health Statistics Quarterly*, 51: 44–54.

Bond DS et al. (2014), B-Mobile – A Smartphone-based intervention to reduce sedentary time in overweight/obese individuals: A within-subjects experimental trial, *Plos One*, 9(6), e100821.

Cashman SB et al. (1999), Carrying out the medicine/public health initiative: the roles of preventive medicine and community-responsive care, *Academic Medicine*, 74(5): 473–83.

Commission on Chronic Illness (1957), Chronic illness in the United States: Vol. Ⅰ, *Prevention of Chronic Illness*, Cambridge, MA: Harvard University Press.

Council of Europe Development Bank (CEB) and WHO Europe (2009), *Evaluation of Public Health Services in South-Eastern Europe*, Copenhagen: Who Europe.

Dunn JR and Hayes MV (1999), Toward a lexicon of population health, *Canadian Journal of Public Health*, 90(S1): S7–S10.

Evans RG and Stoddart GL (1990), Producing health, consuming health, *Social Science and Medicine*, 31(12): 1347–1363.

Fineberg HV (2011), Public health and medicine, where the twain shall meet, *American Journal of Preventive Medicine*, 41(4S3): S149–S151.

Gershenson CP (1977), Child maltreatment, family stress, and ecological insult, *American Journal of Public Health*, 67: 602.

Gostin LO, Boufford JI and Martinez (2004), The future of the public's health: vision, values and strategies, *Health Affairs*, 23(4) July/August: 96–107.

Health Canada (1998), *Taking Action on Population Health, Position Paper for Health Promotion and Program Branch Staff*, Health Canada, Population Health Development Division, Population Health Directorate, Health Promotion and Programs Branch, Ottawa.

Health Canada (2001), *The Population Health Template: key elements and actions that define a population health approach*, Health Canada, Population Health and Public Health Branch, Strategic Policy Directorate, Ottawa.

Heshmat S (2001), *An Overview of Managerial Economics in the Health Care System*, New York: Delmar Thomson Learning.

Institute of Medicine (IOM), US (1988), *The Future of Public Health*, Washington DC: National Academy Press.

James W (1984), Philosophy and purpose of public health, In: Hanlon JJ and Pickett GE eds. *Public Health Administration and Practice*: 3–21, St. Louis: Times Mirror/Mosby Colleage Publishing.

Johns Hopkins Bloomberg School of Public Health (2008), *Core Function and Essential Services* (unpublished file).

Kindig D and Stoddart G (2003), What is population health? *American Journal of Public Health*, 93(3): 380–383.

Lee P and Benjamin AE (2002), Health policy and politics of health care, In: Williams SJ and Torrens PR eds. *Introduction to Health Services* (6th): 352–372, New York: Delmar Thomson Learning.

Nuffield Council on Bioethics (2007), *Public Health: Ethical Issues*, Cambridge, MA: Cambridge Publishers LTD.

Population Health and Wellness, Ministry of Health Services, Province of British Columbia, Canada (2005), *A Framework for Core Functions in Public Health (Resource Document)*, March.

Rechel B and McKee M (2014), Facets of public health in Europe: an introduction, In: Rechel B and McKee M eds. *Facets of Public Health in Europe*: 1–10, European Observatory on Health Care Systems and Policies Series, Berkshire: Open University Press.

Torrens PR and Breslow L (2002), The evolution of public health: a joint public-private responsibility, In: Williams SJ and Torrens PR eds. *Introduction to Health Services* (6th):162–176, Albany, NY: Delmar Thomson Learning.

Weingarten S (2002), Assessing and improving quality of care, In: Williams SJ and Torrens PR eds. *Introduction to Health Services* (6th):373–391, New York: Delmar Thomson Learning.

WHO Europe (2012), *European Action Plan for Strengthening Public Health Capacities and Services*, Copenhagen: WHO Europe.

Winslow C-E A (1920), The untilled fields of public health, *Science*, 51(1306): 23–33.

https://www.who.int/news-room/fact-sheets/detail/noncommunicable-diseases (2023. 2. 25. 열람)

제3장

공중보건의 발전과 건강 거버넌스

제1절 공중보건의 발전

공중보건의 역사 구분은 연구자에 따라 차이가 있다. 미국 IOM(1988)에서는 공중보건의 역사를 (1) 18세기 이전, (2) 18세기, (3) 19세기 : 위생에 대한 대 자각, (4) 건강에 대한 공중 활동의 발전, (5) 19세기 후기 : 박테리아 시대, (6) 20세기 초기 : 개인 의료로의 이동, (7) 20세기 중기 : 개인 건강에 대한 정부 역할의 증대로 나누고 있다.

Rosen(1993)은 (1) 공중보건의 기원, (2) 그리스 로마시대(Greco-Roman World), (3) 서기 500~1500년간의 중세시대, (4) 1500~1750년간 중상주의 및 절대왕정 시대, (5) 1750~1830년간 계몽주의 및 혁명기, (6) 1830~1875년간 산업혁명과 위생개혁기, (7) 1875~1950년간 세균설과 그 이후 시대로 구분하고 있다.

여기서는 위생개혁 이전과 그 이후 시대로 크게 구분하되 주로 Rosen의 시대 분류를 참고하여 시대를 다시 세분하는 방법으로 공중보건의 발전과정을 살펴보기로 한다.

1. 위생개혁 이전의 공중보건

1) 고대문명기

선사시대 개인위생이나 공동체 위생의 기원에 대하여 알려진 것은 거의 없으나, 당시 원시부족의 생활습관이나 규칙 같은 데서 힌트를 얻을 수 있다(Santayana, 1984). 이 당시를 보면 거의 예외 없이 원시인들은 자신들이 캠핑하는 상류 지점은 배설 목적으로 사용하는 것을 금지하였고 배설물은 땅에 묻었다. 거의 모든 원시인들은 질병의 존재를 인식하여 병이 나면 주술이나 종족의 의식으로 춤을 추고(psychosomatic), 일시적인 추방도 하였다(isolation and quarantine).

지금부터 약 4000년 전 인도 북부 지역에 위치한 Indus valley의 Mohenjo-Daro나 Punjap의 Harappa지역에서 발굴된 도시를 보면 고대 인도 도시들은 정방향의 도시계획이 이루어졌고, 도로는 넓고 포장이 되었으며, 건물에는 목욕탕과 하수시설이 갖추어져 있었다(Rosen, 1993). 그리고 BC 3000~BC 1430년 경의 미노아인(Minoan)이나 BC 1430~1150년 경의 미케네 문명으로 유명한 메세니아(Myceneans)에서는 하수시설과 수세식 변소를 사용한 기록이 나오며, 헤로도토스(Herodotus)는 BC 1000년 경의 이집트인이 문명인 중에서 가장 건강하였다고 기록하였다(Santayana, 1984). 그들은 개인의 청결에 대한 개념을 지녔고, 몇 가지 의약품 처방을 가졌으며, 화장실과 공공 하수관을 건설하였다. 히브리인들은 이집트인의 위생개념을 확장하여 BC 1500년 경에 레비티커스(Leviticus) 위생법전을 만들었다.

2) 그리스 로마 시대(BC 500~서기 500년)

사상 처음으로 급성전염성 질병에 대한 기록이 등장하는 것은 고대 그리스 시대이다(Rosen, 1993). 투키디데스(Thucydides)는 펠로폰네소스 전쟁 2년에 벌어진 아테네 지역의 감염병 실태를 상세히 기록하였다. 히포크라테스의 저술에서는 당시 아테네를 괴롭히던 천연두, 홍역, 디프테리아, 성홍열과 같은 감염병에 대한 기록은 없고, 감염병(Epidemics) Ⅰ에서 유행성이하선염에 대한 임상적 기록이 등장하고, 주로 풍토병에 대한 기록으로 감기, 폐렴, 말라리아, 눈의 염증에 대한 기록이 있다. 감염병 Ⅱ에서는 중증 인후염의 합병증 등에 대하여 언급하고 있다. 고대 그리스에서의 관심은 개인 청결, 운동, 환경위생에 추가하여 영양(nutrition)에 주어졌다. 그리스 시대에는 현재 관점의 공중보건사상이 아니라 주로 약하거나 병든 사람, 불구자 등은 무시되거나 때로는 죽이는 일이 자행되었는데, 당시는 소수의 귀족을 위한 문명이었으며, 문명의 혜택도 소수의 지배계층에 한정되었을 뿐 가난한 농민이나 노예들에게 돌아가지는 않았다(Santayana, 1984).

그리스 문명을 이어 받은 로마는 행정이나 토목사업의 성취로 이름을 날렸다. 전성기에 시민이나 노예 등록법이 만들어졌고, 주기적으로 인구조사(census)가 이루어졌으며, 위험의 예방, 낡은 건물에 대한 조사와 철거, 맹수나 악취의 제거, 도량형의 감독, 건축에 대한 규제가 이루어졌다. 도로 포장, 지하 하수로 설치, 쓰레기 처리장, 공중목욕탕이 건립되었고, 깨끗한 상수가 공급되었다. 당시에 건설된 수도관이나 하수로가 오늘날 이탈리아 로마나 다른 도시에서 사용되고 있을 정도이다(Santayana, 1984).

3) 중세시대(500~1500년)

서로마 제국이 멸망[1)]하고 서기 500년경부터 1500년경까지의 기간을 중세시대라 불리는데 이 기간은 위생적 혹은 감염병학적 관점에서 매우 흥미로운 시기이다. 특히 중세 초기 500년간은 암흑시대(Dark Age)로 알려지고 있는데, 로마제국이 무너지면서 보건문제는 주로 주술적이거나 종교적 용어로 다루어졌다(Rosen, 1993). 주술적이거나 기독교적 뿌리가 중세의 초자연주의의 근거가 되었다. 개인이나 지역사회의 보건문제에 대하여 과거의 주술적 습관이나 의식이 되살아났으며, 동시에 기독교 교리가 질병과 죄악의 기본 연결고리가 되었다. 이 시기에는 질병 발생에 대하여 목적론적 기원설이 지배하였다. 즉 질병은 하나님이 죄악을 징벌하기 위하여 일으키는 것으로, 악귀나 마귀가 질병의 원인으로 인식되었다. 따라서 기도, 참회, 성인(聖人)의 주문 등이 건강문제를 해결하기 위한 수단으로 간주되었다. 그리고 고행이 참회의 수단으로 이용되었고, 타인의 육체를 보는 것을 죄악으로 여겨 목욕도 자주하지 못하였고, 더러운 옷을 입고 다녀 악취가 나는 것을 향수를 사용하여 감추었으며 음식도 조악하여 향료를 사용하여 맛을 내도록 하였다(Santayana, 1984).

육체는 단지 정신을 담는 그릇으로 간주되어 육체가 강건해야만 악마의 공격에서 벗어날 수 있다고 여겨졌다. 이와 같은 이유로 중세시대에도 위생이나 공중보건이 존재할 여백이 있었던 것이다(Rosen, 1993). 이러한 상황에서 교회의 보호와 특히 금욕적 질서 하에서 건강을 위한 공동체적 노력이 취해졌다. 위생이나 공중보건에 관한 지식들이 수도원의 위생설비나 장치들에 응용되어 안전수, 화장실, 난방시설, 환기장치 등의 시설들을 갖추었다. 중세 초기의 중요한 위생에 관한 문제는 안전수의 공급과 도로의 청소, 쓰레기 처리 등이었다. 질병이 외부로부터 유입되는 것을 방지하기 위하여 검역과 격리제도가 역사상 처음으로 실시되었다.

중세가 시작될 즈음인 543년 유스티니안(Justinian) 역질이 대 유행하였으며, 중세가 끝날 무렵인 1348년에 흑사병이 유행하였다[2)](Rosen, 1993). 이 기간 사이에 선페스트를

1) 로마시대부터의 세계사는 로마제국(BC 8세기-395), 서로마제국(395-476), 동로마제국(330-1453), 신성로마제국(962-1806)으로 구분할 수 있다.

비롯하여 나병, 천연두, 디프테리아, 홍역, 인플루엔자, 결핵, 옴, 탄저병, 트라코마 등의 감염병이 유럽과 지중해 지역에서 발생하였다. 그러나 6세기부터 14세기까지 이라크나 페르시아 및 동지중해지역에서 감염병이 발생하였다는 기록은 없다.

중세사회는 수많은 감염병을 경험하였지만 오늘날과 같은 공중보건체계를 갖추지는 못하였다. 단지 지방자치단체(municipality council)에서 주로 지역사회 보건문제를 다루었다(Rosen, 1993). 지방자치단체에서 지역사회를 위한 재정을 조달하고 자치단체의 인력을 조정하고 공공업무를 지시하고 감독하는 기능을 수행하였다. 보건행정을 위하여 수명의 인력을 배치하여 거리 청결과 환경위생 업무를 맡았는데, 공중보건업무를 의사가 맡은 것이 아니라 일반직원이 맡았다. 도시에서 위생을 관리하기 위하여 안전수나 하수관리 등에 대한 노력과 함께 검역제도나 격리제도 등을 통하여 공중위생에 대처하는 시스템을 만들기도 하였다.

4) 중상주의, 절대주의(1500~1750년)

이 시기는 르네상스 시대라 부르기도 한다. 종교에 억눌려 있던 중세에서 벗어나 세계와 인간의 발견으로 이 시기를 특정 지을 수 있으며, 이것이 바로 르네상스로 표현되었다. 이 시기는 중세 문명은 사라지고 현대 세계로 이동하는 과정의 단계로 특정 짓고 있다. 이러한 특징이 공중보건에도 심대한 영향을 미쳤다. 공중보건에서도 이론적이고 실천적 측면에서 과학적 지식을 바탕으로 발전의 기반을 마련하였다. 이 시기는 공중보건에서 현대라는 새로운 시대를 열어가는 출발기로 기록될 것이다(Rosen, 1993).

키르츠(Kircher)는 1658년 박테리아를 찾아 전염에 관한 이론을 제시하였다. 피르호(Virchow)는 1849년 사회 문화적 부조화의 결과로서 감염병이 유행한다는 이론을 정립하였는데 그는 새로운 시대가 열리면서 감염병도 지금까지 알려지지 않은 특성이 새롭게 등장하기도 하고 흔적도 없이 사라지기도 한다는 것이다. 그는 나병과 영국발한병(english sweat)을 대조적으로 열거하였다(Rosen, 1993). 중세가 끝나고 르네상스 시대로 넘어가는 시점인 1485년부터 1551년까지 유행한 영국발한병이 유럽 전역을 휩쓸었으며, 16세기부터 17세기까지 여러 가지의 티푸스가 유행하여 수많은 생명을 빼앗아갔으며, 매독, 성홍열, 천연두, 말라리아 등이 유행하였다. 바다에서 활동하는 많은 선원이 비타민 C가 있

2) Rosen(1993)은 인류 역사상 3대 대유행병(pandemic)으로 첫 번째가 Justinian 역병, 두 번째가 14세기의 흑사병(Black Death), 그리고 세 번째는 현대의 대유행병을 열거하고 있다.

는 음식물을 섭취할 수 없어 괴혈병으로 목숨을 잃었다. 프라카스토로(Fracastoro)는 최초로 감염병의 과학적 이론을 제시하였다. 당시의 의학지식을 보면 먼저 베살리우스(Vesalius)가 면밀한 관찰을 통하여 인체 구조의 정확한 지식에 대한 기초를 다졌고, 하비(Harvey)는 혈액순환구조를 밝힘으로써 하나의 기능적 단위로 인체를 생각하는 근거를 마련하였다(Rosen, 1993).

이 시기의 주요 특징의 하나는 현상을 정의하기 위하여 질적 자료가 필요하다는 인식이 높아졌다는 점이다. 이 시기는 정치산술(political arithmetic)의 시대로 알려지기도 하였다(www.sphtc.org, 2015). 실험적 방법의 사용과 수리적으로 자연 현상을 보도록 하는 자연과학의 특성이 확립되어 다양한 방법으로 표출되었는데 그 가운데 하나가 패티(Petty)의 정치 산술에 의한 보건통계로 공중보건의 발전에 크게 기여하였다. 동시에 16, 17세기의 역학과 임상적 관찰의 발전이 공중보건을 발전시키도록 하였다. Petty는 보건문제에 대한 정량적 분석의 중요성을 인식하여 여러 가지 조사 연구의 주제를 제시하였다. 건강상태를 이해할 목적의 자료 수집과 사용은 Petty의 친구인 그랜트(Graunt)가 처음이다. Graunt는 인구통계학과 기술역학의 아버지로 불린다. Graunt는 사망집계표를 이용하여 통계적 분석을 통한 최초의 생명표를 작성하였다. 라마찌니(Ramazzini)는 노동자들 사이에 발생하는 질병을 집대성하여 산업의학의 기초를 마련하였다. 1676년 네덜란드의 레벤후크(Leeuwenhoek)는 현미경을 발명하여 최초로 막대균, 구균, 나선균과 같은 박테리아와 다른 세균을 발견하여 세균설을 제기하는 계기를 마련하게 된다.

공중보건의 역사는 두 가지 요소에 관심을 가져야 하는데, 첫째는 질병의 원인과 성격을 이해하여 예방과 질병 통제를 가능할 수 있게 하는 기초가 되는 의학과 의료기술의 발전이며, 다른 한 가지는 그러한 지식을 응용할 수 있도록 해 주는 과학적 영역이 아닌 정치, 경제, 사회적 요소라 하겠다.

중상주의 시대의 공중보건 활동은 두 가지의 상반된 경향을 지녔다. 하나는 중세시대의 전통을 답습하여 교구나 지방을 중심으로 행정이 이루어진 것이며, 다른 한 가지는 반대 방향으로 거대 국가(Leviathan)인 현대 국가의 등장인 것이다. 중상주의 시대에 인구는 국가 번영에 매우 중요한 요소로 간주되었으며, 건강한 인구를 유지하기 위하여 공중보건문제가 강조되었다. 독일과 같은 국가에서는 절대 왕정 이론에 공중보건이 하나의 요소로 등장하였다. 그리하여 감염병의 통제와 영아사망의 방지가 강조되어 의학의 발전을 추구하게 되었다(Rosen, 1993).

5) 계몽주의와 혁명기(1750~1830년)

1750년부터 1830년에 이르는 약 80년간의 기간은 계몽기(enlightenment) 및 혁명기(revolution)로 공중보건의 발전에 중요한 시기였다. 이 기간 중에 현대 공중보건의 기념비적 발전인 19세기 위생개혁운동을 위한 기초를 확립하였다. 이 기간은 오늘날에도 계속 영향을 미치는 유산을 남겨 우리들의 주목을 끌고 있다. 이 시기 유럽에서는 과거를 단절하고 새로운 미래를 설계하기 위한 노력의 일환으로 프랑스 혁명(1789), 미국 혁명(1775)이 일어났으며, 나폴레옹의 등장과 퇴장, 앙상레짐(*ancien régime*) 회복을 위한 노력 등이 전개되기도 하였다. 유럽 세계는 그 이전의 복잡한 역사나 상호 충돌되는 목표에도 불구하고 희미하나마 하나의 흐름을 파악할 수 있었는데, 그것은 '변화는 불가피하며, 이를 받아들여야 한다'는 것이었다. 갑작스런 사회변화를 경험한 사람들은 이제 국가를 정적인 사회로 받아들일 수 없음을 깨닫게 되었다(Rosen, 1993). 이와 같은 지적 및 정서적 분위기 및 변화와 연계되는 태도는 18세기의 문화적 및 경제적인 변동과 연결되어, 이 시기를 계몽주의 및 산업혁명의 시대로 규정하게 되었다.

계몽주의는 국제적인 운동이 되었고 그 중심에는 프랑스가 있었다. 비록 시작은 17세기 후반 영국의 정치, 사회, 경제적 배경에서 이루어졌지만 지적인 우월성은 18세기 중반 프랑스로 넘어왔다. 그리하여 로크(Locke)나 뉴턴(Newton)의 유산이 18세기 우수한 저술이나 재능에서 천재성을 발휘하는 자극이 되었다. 계몽주의를 이끄는 선두주자들은 그들의 활동이 인간성(humanity)에 더 큰 편익을 가져다 줄 것을 믿었고 그들의 아이디어가 인류의 이해와 일치한다는 것을 믿었다. 이 시대 프랑스 철학자로서 디드로(Diderot), 달랑베르(d'Alembert), 볼테르(Voltaire), 루소(Rousseau) 등이 있다. 이러한 사상가들의 비평적 사고나 인문주의 사상들을 집대성하여 1751~1772년간 28권에 이르는 방대한 백과사전이 편찬되었다(Rosen, 1993).

계몽주의에서는 보건문제와 질병문제를 단순히 개인에 국한시킨 것이 아니라 대중이 관심을 가져야 할 중요한 사회현상으로 이해하여 공중보건의 개념을 제시하였다(Rosen, 1993). 18세기는 이미 산업혁명이 영국에서 이루어져 공업이 발전하고 사람들은 일자리를 찾아 도시로 몰려들기 시작한 시기였다. 도시지역의 과잉 인구는 빈약한 위생과 이로 인하여 감염병이 발생함에 따라 감염병의 원인에 대한 관심이 높아져 장기설(瘴氣說, miasmic theory)과 접촉전염설(contagion theory), 제한접촉설(limited contagion theory)이 등장하게 되었다. 장기설은 많은 사람이 붐비고 위생상태가 나빠 공기가 오염되고, 이

오염된 공기가 감염병을 일으키는 원인이 된다는 이론이다. 접촉전염설은 감염병은 세균의 전파에 의하여 발생한다는 이론이다. 제한접촉설은 장기설과 접촉전염설을 절충한 이론이다.

이 시기의 유명한 학자로 프랑스의 철학자 Diderot를 들 수 있는데, 그는 인구가 증가하거나 감소하는데 영아사망이 중요함을 강조하였다. 그는 병원(The Hospital)이라는 논문에서 노령보험과 의료를 위한 공적부조제도(public assistance scheme)의 구상을 발표하였다. 프랑크(Frank)는 개인의 건강이 국가의 책임이라는 생각을 가지고 공중위생과 개인위생체계를 소개하였다. 물과 식품위생, 의복위생, 여러 가지 직업의 보건문제, 어머니와 아이의 건강과 복지, 사고예방, 응급처치, 감염병의 예방과 치료, 의료인력의 조직과 의료보호 및 보건교육을 강조하였다. Frank는 1822년, 1825년, 1827년의 저서에서 인구동태통계, 군진의학, 성병, 병원 및 질병의 유행과 감염병에 대하여 기술하였다.

영국의 의사이며 위생학자인 미드(Mead)는 "더러움은 감염의 원천이며, 청결은 예방의 원천이다"라고 말하였는데, 이는 개인위생에 대한 교육과 환경의 개선을 강조한 말이다(Rosen, 1993). 그러나 영국에서는 18세기까지 많은 감염병이 유행하였으며, 18세기와 19세기에 걸쳐 천연두가 유행하였다. 미국에서는 황열, 티푸스, 결핵, 백일해, 성홍열, 디프테리아, 괴혈병, 구루병 등이 가장 위협적인 질병들이었다. 1794년 제너(Jenner)는 천연두 예방접종약을 개발하였으며, 이후 천연두 예방접종(종두법)은 1797년에서 1801년까지 하노버(Hanover)에서, 1800년에는 미국에서 이루어졌다(Rosen, 1993). 1793년 당시 미국의 수도였던 필라델피아(Philadelphia)에서 황열로 인한 최악의 사태가 벌어져 도시 전체에 소개령이 내려져 워싱턴(Washington), 제퍼슨(Jefferson), 해밀턴(Hamilton)과 같은 유명한 정치인들이 감염병 때문에 강제로 소개되는 일이 벌어지기도 하였다.

그때까지만 하여도 전국적 차원에서 건강문제를 다룰 중앙정부 기구는 없었고, 조직화된 건강 프로그램에 기초한 어떠한 정책도 받아들이지 않았다. 그렇다고 그러한 아이디어조차 없었던 것은 아니었다. 아담 스미스(Adam Smith)는 1776년에 발간된 국부론에서 건강문제를 기술적으로 다룰 입법에 대하여 간략히 언급하고 있었다. 1820년 벤탐(Bentham)은 매우 의미 있는 헌법을 제안하게 된다. 이 헌법에 14명의 멤버로 구성되는 내각을 제안하면서 환경위생, 감염병, 의료 업무를 다룰 보건부장관을 포함시켰다. Bentham은 훗날 위생개혁운동을 이끈 체드윅(Chadwick)에 많은 영향을 미쳤다. 미국은 1787년 제정된 「헌법」[3]에 10년 단위의 센서스를 규정하고, 1790년에 처음으로 센서스를 실시하였다. 그 이전 식민지 시대 코네티커트와 매사추세츠에서 이미 센서스가 실시되었다(Rosen, 1993).

미국에서도 육체적이나 정신적으로 병든 사람들은 지역사회에서 이웃들에 의하여 돌봄을 받았는데 이것은 1601년 영국에서 제정된 「구빈법」이 식민지 미국에도 전파되었기 때문이다. 18세기 미국의 여러 도시들은 「구빈법」보다는 더욱 구체화된 병든 사람을 위한 조치들로 육체적으로 병든 사람을 위한 자발적인 병원(voluntary hospital)[4]이나, 정신적인 질병을 갖는 사람들을 위한 공공병원들이 설립되기 시작하였다(IOM, 1988).

2. 위생개혁 이후의 공중보건

1) 산업혁명과 위생개혁기(1830~1875년)

19세기는 공중보건에서 큰 진전을 이룬 시기로 Winslow(1923)는 '위생에 대한 대자각(The great sanitary awakening)'으로 불렀다. 위생에 대한 자각이 이 시기의 사회개혁의 중심이 되었다. 질병의 원인과 전파 수단으로서 더러움 또는 오물(filth)을 규정하였고 청결을 지키도록 하였다. 질병은 열악한 사회적, 환경적 조건뿐만 아니라 빈약한 도덕적, 정신적 조건의 지표가 되었다. 위생은 시민의 건강에 대한 책임이 사회에 있으며 건강보호는 사회적인 책임이라는 건강에 대한 사회적 사상의 변화를 갖고 왔다. 위생과 함께 공중보건은 사회적 목표가 되었고, 건강보호는 공적 활동의 영역이 되었다(IOM, 1988).

현대 세계의 발전을 결정짓고 현대의 공중보건조직 및 활동을 좌우하는 결정적인 요소는 산업화 경제의 등장에 있다. 이러한 현상을 1837년에 블랑키(Blanqui)가 '산업혁명'이라 명명하였다(Rosen, 1993). 근대적인 공장이 등장한 것은 18세기 중반부터이나 산업화로의 의미는 18세기 후반부터 찾아야 하며, 본격적인 산업화가 진행된 시기는 19세기부터로 보아야 할 것이다. 영국, 프랑스, 벨기에가 비교적 먼저 전근대적인 산업에 새로운 기술을 도입하여 산업화가 점차 확산되었으며, 독일과 미국이 다소 뒤떨어졌으나 19세기 말경에는 서로 경쟁하는 상태가 되었다.

3) 영국은 관습에 의한 불문법으로 성문화된 「헌법」은 없으며 프랑스는 1793년에 처음으로 「헌법」이 제정되었고, 독일은 1871년 「비스마르크 헌법」이 있다.

4) 미국의 자발적 병원이란 기부금으로 운영되는 병원으로써 1752년 필라델피아에서 처음 설립되었고, 1771년에는 뉴욕에서 설립되었다. 공공정신병원은 1773년 버지니아에 설립되었다.

산업혁명은 수송의 확장과 새로운 통신 수단을 개발하여 산업화를 더욱 가속화시켰다. 산업혁명은 인구 증가와 함께 대규모 인구를 농촌에서 도시로 이동시키는 계기가 되어 도시지역에서의 보건문제를 야기하게 되었다(Fraser, 1984). 당시 영국의 인구구조를 보면 1801년에서 1851년 사이에 총 인구가 2배로 증가하였으며, 증가된 인구는 도시로 집중하여 소위 '대도시 시대(age of great cities)'를 열게 되었다. 인구의 도시 집중으로 예방의학, 토목공학, 공중보건을 위한 행정과 법적 자원의 확보와 같은 사업들의 필수적 결합을 요구하게 되었다. 1801년 런던의 인구는 80만 명이었고 영국에서 인구 25,000명 이상이 되는 도시가 13개에 불과하였는데, 40년 후인 1841년에는 런던 인구는 180만 명이나 되었고 인구가 25,000명 이상 되는 도시가 무려 40개에 이르렀으며, 그 중 2개 도시는 25만 명이 넘었다(Fraser, 1984). 버밍햄(Birmingham)과 같은 소도시가 1800년에 불과 74,000명이 거주하였는데 100년 후인 1900년에는 무려 522,000명이 되었고, 런던은 1871년에는 320만 명으로 인구가 급증하였다(Mold and Berridge, 2013).

도시 인구의 급격한 증가는 도시가 갖고 있는 기존의 기반시설(infrastructure)로는 수용하기 어렵게 되었다. 도시 인구집중이 주택문제를 야기하였고, 자동차 등의 대중교통 수단이 없었던 시절이라 근로자들은 공장 부근에 밀집하여 공장 매연이나 소음과 더불어 살아야 했다. 주택문제는 생활하수 문제, 쓰레기 처리 문제, 안전수 공급 문제와 같은 세 가지 악재를 만들었다(Fraser, 1984).

당시의 위생상태는 1842년 체드윅(Chadwick)의 『위생개혁보고서』에 잘 기록되어 있다. 이 보고서에 따르면 가정에서는 흔히 오물을 대문이나 창문 밖으로 내던져 위생상태는 엉망이었고 천연두, 콜레라, 장티푸스, 결핵 등이 대유행하여, 장티푸스와 발진티푸스로 1년간 죽는 영국인의 수는 워털루 전투에서 연합군에 의하여 죽은 사람 수의 2배에 이른다고 기록되어 있다(Cockerham, 1982).

생활여건의 악화는 심각한 위생문제를 야기하여 감염병을 유행시켰다. 1805~1806년에는 황열(yellow fever)이 유행하였으며, 1831~32년, 1848~49년, 1854년, 1866~67년에는 심각한 콜레라가 대유행하였다(Fraser, 1984). 그리고 19세기 미국과 유럽에서는 천연두가 유행하였다. 1847년 파눔(Panum)은 홍역의 유행을 관찰하여 홍역의 역학적 특성을 발표하였다. 스노우(Snow)는 1854년에 대유행하였던 런던의 콜레라에 대한 역학조사 결과를 바탕으로 하여 콜레라의 전염 양상이라는 논문을 발표하였는데 콜레라가 브로드 가의 물 펌프(Broad Street pump)[5]에서 감염된 것으로 밝혔다. 이것이 응용 역학의 시발이 되었다.

영국의 위생개혁은 구빈법 개혁과 연관되어 있다. 산업혁명이 일어날 시점에 영국에서는 자본가들이 양모방직을 위하여 농촌에서 대규모의 땅을 매입하여 목장으로 만드는 인클로저(encloser)[6]가 전개되자 농민들은 농촌에서 삶의 터전을 잃고 빈곤에 빠지게 됨에 따라 기존의 구빈제도에 대한 개혁이 필요하게 되었다. 그리고 거의 같은 시기에 도시의 새로운 공장은 근로자의 건강을 갉아 먹는 곳이 되었다. 1838년 Chadwick과 시니어(Senior)는 도시로 이동한 자유로운 농촌의 잉여노동력과 산업노동자라는 새로운 계층을 갖춘 공장이라는 노동시장을 상정하면서 「신구빈법」 초안을 작성하였다(Rosen, 1993). 새로운 근로 계층(당시에는 남자뿐만 아니라 여자 및 어린이도 포함되었음)은 공장이나 광산의 위험한 노동조건 아래서 장시간 일하도록 강요되었다. 당시 돈만 아는 건축주(建築主)들은 좁은 골목길로 빛도 제대로 들어오지 않는 공간에 등이 붙을 정도로 좁은 방을 만들어 환기도 어렵고 하수처리도 제대로 안 되는 집을 지었다. 농촌에서 쫓겨난 가난한 농민들은 도시로 몰려들어 이러한 열악한 공간에서 생활하게 되었다.

콜레라와 다른 감염병의 확산은 새로운 근로 계층의 열악한 생활여건에 주의를 이끌도록 만들었다. Chadwick으로서는 건강이 부를 창출하는 것으로 믿고 있었기 때문에 질병은 빈곤의 원인이라 생각하였다. Chadwick은 이러한 위생상태를 방치하면 노동력 공급에 악영향을 미쳐 국가의 번영을 저해한다고 판단하여 위생개혁보고서[7](*Report ... from the Poor Law Commissioners on an Enquiry into the Sanitory Condition of the Labouring Population of Great Britain*)를 1842년 발간하게 된다(Fraser, 1984). 이 보고서에서 질병은 더러운 환경, 오염된 물, 거리를 메운 썩는 쓰레기로부터 연유한다는 것은 증명할 필요도 없이 명확하다고 하였다[8]. 이 보고서는 빈곤의 실태나 어린이 노동의 문제점 등도 심각하게 거론하고 있다. 어린이 노동의 경우, 노동수요보다

---

5) 1854년 런던의 Soho 지구의 Broadwick Street(Broad Street라고 통상 부름)에 있는 물 펌프에서 콜레라가 시작되었다 하여 Broad Street pump는 Snow를 기리는 기념물로 지정되어 있다.

6) 인클로저는 15세기말부터 토지가 분산되어 목장 운영이 어렵다고 여겨 한곳의 토지를 매입 또는 교환의 방법으로 집중적으로 모아 울타리를 치고 양을 방목하는 방식으로 양모를 생산한 것인데 18세기말에 전면적인 인클로저가 일어나 농업혁명을 일으키는 계기가 되었다(최문환 외, 1967).

7) 이 보고서는 채드윅 개인이 낸 보고서가 아니라 영국 의회 안에 구빈제도에 대한 특별위원회를 구성하여 채드윅이 위원장으로서 이 보고서를 발간하였다. 당초의 발간 목적이 빈곤의 실태를 파악하는 것이었기 때문에 이 보고서에는 당시 영국의 빈곤실태가 상세히 기술되어 있다.

8) 채드윅은 장기설을 믿어 불결한 환경이 감염병을 일으키는 원인이라는 생각을 가졌다.

공급이 많았기 때문에 당시의 자본가들은 소년 노동을 선호하여 어린이 건강이 말이 안 될 정도로 악화되어 어린이들의 1/2 이상이 일을 시작한지 5년 이내 사망한다는 기록이 있을 정도였다(Cockerham, 1982). 당시의 위생개혁운동은 이와 같은 사회 환경이 배경이 되었다.

산업혁명이 인류 역사의 근대화를 여는 계기가 된 것처럼 위생개혁운동은 보건의료 역사에서 근대화를 이끄는 계기가 되었다고 할 수 있다.

2) 위생개혁과 공공재로서의 공중보건

당시 위생개혁가들의 관점에서 볼 때 자유방임 경제란 탐욕가들에게 탐욕을 위한 면허를 준 것이나 같았다. 그리하여 선량한 근로자들을 위험으로부터 보호하기 위해서는 개인 재산이나 개인의 행동에 대한 일정한 제약이 필요하다는 인식이 등장하게 되었다(Rosen, 1993). 도시의 산업근로자들의 비참한 생활을 감안할 때 규제의 필요성 여부가 아니라, 어떤 종류의 규제를 어떤 목적으로, 어느 정도로 해야 하는가가 문제가 되었다. 대중의 건강을 위하여 투자자들의 경제적 자유를 어느 점에서 제한해야 하느냐? 영국의 사회운동가들은 사회 전체의 경제적 번영에 대한 비생산적인 장애가 되는 질병에 관하여 관심을 가질 권리가 있다고 주장하였다. 경제적인 합리성이 인류애에 부여되었고, 국가 통계가 개혁가의 운동에 무기를 제공하였다.

Rosen(1993)은 현대의 공중보건은 산업화의 해악에 대한 대응으로 시작되었다는 설명을 하고 있다. 영국, 프랑스, 독일은 당시 유행하였던 콜레라에 대한 두려움과 마찬가지로 1848년 프랑스의 2월 혁명과 함께 유럽에 불어 닥친 혁명운동에 대한 두려움이 대중의 건강을 위한 개혁운동으로 나아가게 되었다고 보았다. 유럽 각국에는 악화된 건강(ill health)과 빈곤과의 연관성을 지적하는 지식인들이 많았고 이들은 풍토병이나 감염병 문제에 대처하기 위한 방안으로써 급진적이고 혁명적 변화를 요구하였다. 이러한 개혁의 요구에는 영국이나 프랑스에서의 건강과 질병에 대한 통계적 연구가 중요한 역할을 하였다. 1851년 파리에서 최초의 국제위생회의가 개최되어 위생문제에 대한 국제적인 협력을 위한 기초를 마련하였다.

산업혁명 이후 자본주의 초기의 경제이론가인 아담 스미스(Adam Smith)는 자유방임 경제에도 불구하고 공공서비스(public services)의 제공에 대해서는 정부의 적극적인 역할을 인정하고 있었다(Fraser, 1984). 고전학파의 맬더스(Malthus), 리카도(Ricardo),

밀(Mills) 등도 최저생계, 건강, 질병 등에 대하여 관심을 보였지만 큰 주목은 받지 못하였고 벤탐(Bentham)과 그 제자들인 공리주의자들은 공중보건을 공공서비스로 간주하기 시작하였다(Fox, 1979). 특히 Bentham 제자의 한 사람인 Chadwick에 의하여 발간된 위생개혁보고서는 공중보건에 대한 개념을 확립하는 계기가 되었다. 영국은 1848년 「공중보건법」을 통하여 지방의 보건위원회에 전문 의료관(medical officer)을 배치하여 대중의 건강문제를 담당하도록 하였다. 그러다 1875년 공중보건법[9]을 개정하여 공중보건행정에 대하여 강력한 힘을 실어 주어 중앙집권적인 공중보건행정이 출발할 수 있도록 함에 따라 공중보건사업이 국가적인 사업이 되었다.

공중보건사업이 중앙정부의 행정으로 출발함에 따라 공중보건은 이제 공공재로 간주되었으며, 후일 경제학자들이 실증적 차원(positive economics)에서 정의하는 공공재의 범주에도 공중보건은 부합하게 되었다. 한편 미국에서도 19세기부터 공중보건은 공공재로 간주되어 감염병의 확산을 방지하기 위하여 공중보건활동이 강화되어야 함이 강조되었다. 1850년 미국에서도 새턱(Shattuck)에 의하여 위생개혁보고서가 발간되었고 뒤이어 많은 주에서 보건과가 설치되어 공중보건사업을 주 정부(state)가 담당하였다. 1872년 미국에서는 공중보건협회가 결성되었다. 미국은 영국과 같이 「공중보건법」은 제정하지 않았으나, 「검역법」(1878)과 같은 개별법이 제정되어 공중보건활동을 하였으며, 1935년 「사회보장법」의 제정을 통하여 공중보건사업을 연방 정부 차원에서도 본격적으로 실시하게 되었다(이규식, 2007). 1872년 세계에서 최초로 미국에서 공중보건협회(American Public Health Association)가 설립되어 공중보건활동의 과학화와 민간차원에서의 활동에도 유의하였다.

3) 세균설 시대(Bacteriological era)와 그 여파(1875~1950년)

위생개혁을 전후한 시점에서 보건문제는 콜레라와 같은 전염성 질환이 중심이었으며, 당시는 감염병의 기원이나 전파에 관심이 집중되어 앞에서 언급한 바와 같이 장기설, 접촉전염설 등의 이론이 관심을 끌었다. 특히 장기설은 생활환경과 결부되었기 때문에 장기설을 토대로 한 위생개혁은 사회적인 이슈로 등장하였다.

위생개혁 이후에는 그 동안 발견한 세균들이 질병을 일으킨다는 이론인 세균설(germ theory)이 지배하는 시대가 되었다. 세균설이 지배하던 기간은 1875년 이후 현대에 이르

9) 1875년의 「공중보건법」을 오늘날 공중보건사업을 뒷받침하는 법으로 간주하고 있다.

는 1950년대까지로 볼 수 있다(Rosen, 1993). 19세기 후반 특정 원인균이 특정 질병을 일으킨다는 사실이 밝혀지고, 환자에게 원인균을 분리해냄에 따라 애매한 화학적 작용이 감염병을 일으킨다는 장기설은 세균설로 대체되었다.

1880년 한센(Hansen)이 나병균을, 에베르트(Eberth)가 장티푸스균을 발견하였다. 1882~1883년 사이에 코흐(Koch)는 탄저병, 결핵균, 콜레라의 원인을 찾아내는 과정에서 현재의 역학자들이 여전히 사용하는 방법과 기술적인 과정을 발전시켜 세균학 창설자의 한 사람이 되었다. Koch는 기생충과 질병과의 인과관계를 입증하기 위한 네 개의 기준을 제시하여 코흐의 공준(Koch's Postulates)을 제시하였다. 파스퇴르(Pasteur)는 세균설을 뒷받침하는 실험을 통하여 질병의 자연발생설(spontaneous generation)이 잘못되었음을 이론적으로 밝혔다.

Pasteur는 광견병 백신을 포함하는 접종시스템을 발전시켰으며, 발효 식품에 대한 연구를 하여 이 과정에서 미생물이 성장할 수 있음을 발견하였다. 1862년 우유와 같은 액체에 서식하는 박테리아나 곰팡이를 살균하기 위해 열을 가하는 실험을 통하여 오늘날 우유 살균법이라 알려진 방법을 고안하였다. 콘(Cohn) 등이 식물이나 인간의 질병이 미생물의 감염에 의하여 발생한다는 사실을 밝힘으로써 세균설이 확고하게 자리를 잡게 된다.

이 시기는 세균에 대한 연구가 활발해지면서 미생물의 순수배양법, 염색법 등이 개발되었다. 리스트(Lister)는 방부수술법을 소개하였고, 파스퇴르 등은 콜레라, 결핵, 소아마비, 디프테리아, 파상풍 등의 예방접종약과 항독소 등을 개발하였다. 질병의 원인균을 규명한 것 외에도 모기, 진드기, 쥐벼룩과 같은 곤충이 매개하는 질병도 일부 밝혔다.

20세기 초반의 서양 사회도 19세기와 같은 공중보건문제에 시달렸다. 당시의 평균수명은 50세 정도에 지나지 않았다. 많은 공중보건사업은 사회개혁 차원에서 발전을 하게 된다. 1900년 미 육군의 황열위원회는 이집트 얼룩모기가 황열의 매개체임을 밝혔다. 그리하여 이제는 매개 곤충의 박멸에도 노력하게 되었다. 20세기 초반의 가장 보편적인 사망의 원인은 전염성 질병(contagious disease)이었다. 림프절 페스트(혹은 선 페스트)가 샌프란시스코 지역을 강타하여 1907년까지 지속하였고 1918년에 미국에서 독감(influenza)이 발생하여 거의 60만명의 사망자를 내었고 1950년대까지도 진정되지 않고 있으며 최근에는 조류 독감(avian flu)이나 사스 등으로 변종되어 등장하고 있다.

1928년 플레밍(Fleming)이 곰팡이를 연구하는 과정에서 페니실린을 발견하게 되고 1941년 실용화를 위한 임상실험에 성공하였다. 그 이후 페니실린은 실용화되어 박테리아의 멸균과 감염병 극복에 결정적인 역할을 함에 따라 20세기의 가장 중요한 발견의 하나로 꼽히고 있다. 1932년에는 미국 공중보건국과 터스키기연구소(Tuskegee Institute)가 합동으로 매독의 자연사(natural history)를 연구하게 된다. 이러한 노력의 결과 매독 환자를 나쁜 피(bad blood)를 가진 사람으로 매도하여 비윤리적으로 치료하는 관행을 멈추게 하였다.

1948년에는 음료수에 대한 불소화가 충치 예방을 목적으로 도입되었으며, 1954년에 처음으로 소아마비 접종이 시작되었다. 1964년 1월 미국 공중보건국에서 담배가 암과 다른 질병의 원인이 된다는 점을 발표하였다.

20세기의 사회적 개혁이나 보건측면의 제도적인 변화로는 먼저 미국의 경우 공중보건국(Public Health Service)을 연방정부 내에 설치한 것을 들 수 있다. 1878년 「검역법」을 제정하고 이 업무를 위하여 해양보건국(Marine Hospital Service)을 설치하였다. 1902년 해양보건국은 공중보건 및 해양보건국이 되었다가 1912년 명칭을 단축하여 공중보건국으로 바뀌게 된다. 그 이후 지금까지 연방정부의 공중보건업무는 공중보건국이 담당하고 있다.

다음으로는 어린이 건강에 대한 보호정책을 들 수 있다. 소아마비나 골 기형과 같은 어린이 질병은 영양부족에 기인하고, 구루병(rickets)과 펠라그라(pellagra)로 이어진다. 1912년까지만 하여도 미국에서 거의 2백만 명의 16세 미만 어린이들이 위험하고 비위생적인 조건에서 주 당 6일에 하루 12시간 일하는 사례가 허다하였다. 1912년 데오도르 루즈벨트(D. Roosevelt) 대통령이 어린이에 대한 이러한 노동을 방지하기 위한 아동보호국의 창설을 역설하여 인식 개선에 크게 기여하였지만 1930년대에 와서야 아동보호국이 설립되는 법적 개혁을 이루었다. 1916년에는 생어(Sanger)가 '모든 소녀들이 알아야 할 것'이라는 책을 발간하면서 출산억제에 대한 사회적인 주의를 환기시키기 시작하였다(McCann, 1994). 이 운동은 뒤에 가족계획사업으로 발전하여 후진국의 과잉 인구 문제를 해결하는 데 크게 기여하였다.

질병예방과 관리를 위하여 미국은 1946년 질병관리본부(Center for Disease Control and Prevention, CDC)를 설립하였다. 1946년 미국의 주도에 의하여 창설된 UN은 1948년 4월 전 세계인의 건강관리와 이를 위한 국제적 협력을 목표로 하여 산하에 WHO를 창설하게 된다.

4) 1950년대 이후

1962년에는 카슨(Carson)의 '조용한 봄(Silent Spring)'이 발간되어 화학비료가 인간에 미치는 위험성을 일깨우게 되면서 환경운동이 일기 시작한다. 특히 경제가 성장하면서 일상의 생활과 관련된 인프라가 개선되었고(수돗물 보급, 하수시설의 완비, 생활쓰레기 처리), 영양이 개선되었으며, 세균의 발견에 따른 백신의 개발 보급 및 항생제의 개발에 따라 전염성 질병은 점차 관리가 가능해져 사망률이 감소하였다. 사망률 감소로 인구가 증가함과 동시에 도시로 집중하여 도시화 문제와 함께 공기나 수질의 오염이란 새로운 환경문제가 야기되었다. 산업화의 가속에 따른 도시화 문제로 선진국들은 대기, 수질, 폐기물에 의한 오염이 문제로 제기되었고 최근에는 지구온난화에 기인하는 기상이변이 지구촌 곳곳에서 문제로 등장하고 있다. 환경문제는 선진국은 물론 후진국들도 겪고 있는 건강상의 위협이 되고 있다. 그리고 산업장이나 생활 주변의 안전과 함께 마시는 물이나 식품의 안전도 건강상의 위해요인으로 인식하는 사례가 늘어나고 있다.

후진국은 여전히 위생이나 세균 등에 의한 전염성 질병 등이 문제이지만, 선진국들은 출산율의 저하로 인구가 고령화되면서 만성질병이 새로운 건강상의 문제로 등장하게 되었다. 선후진국을 망라하고 박테리아로 인한 감염병들은 퇴치가 거의 이루어졌는데 조류독감, 사스, 에볼라, 메르스, 코로나 등 바이러스의 변종에 의하여 발생하는 신종 감염병이 새로운 공포로 다가오고 있다.

제2절 신공중보건의 등장

1. 건강과 의료의 관계

1) 건강향상과 의학의 역사적 역할 : 사망률 감소와 관련하여

사망률 감소는 인구수와 관련을 맺는다. 지구상의 인구는 서기 0년에 약 3억 명으로 기록되고 있으며, 그 후 1000년 동안 거의 변화가 없었다. 인구가 증가한 것은 1700년 직전의 계몽주의 시대로 약 6억 명이 된 것으로 기록되고 있다. 그 후 인구 증가는 빨라지기 시작하여 한 세기 후인 1800년경에 10억 명을 돌파하였고, 그 후 200년 동안 세계 인구는 급속히 증가하여 2012년 70억 명을 돌파하였다(Folland et al., 2004).

Notestein(1953)은 인구구조가 사회・경제구조의 발전과 함께 3단계로 변환한다는 인구전환이론(demographic transition)을 처음으로 제시하였고, Coale(1973)이 이 이론을 발전시켰다. 인구성장의 제1단계는 다출산, 다사망(多産多死)에 의하여 인구가 저성장 구조를 가지며, 제2단계는 다출산, 저사망(多産少死) 구조가 되어 인구가 높은 성장률을 갖게 되며, 제3단계는 저출산, 저사망(少産少死)으로 저성장 구조로 바뀌게 된다는 것이 인구전환이론이다[10]. 제2단계의 다출산, 저사망 단계에서 사망률의 감소에 대하여 여러 가지 원인 분석이 따른다.

인구성장의 제2단계에서 사망률이 감소하게 된 원인을 분석함으로써 의학 발전이 사망률 저하에 얼마나 기여하게 되었는지 살펴보기로 한다. McKeown(1976)은 1848년에서 1971년까지 기간을 세 단계로 나누어 사망률이 감소한 원인을 [표 3-1]에서 분석하였다. 사망원인으로 미생물 관련 요인(세균)과 기타 요인으로 구분하고, 미생물(세균)에 의한 원인도 공기에 의한 전염, 수인성 및 음식물 관련, 기타조건으로 세분하여 기여율을 분석하였다.

[표 3-1]의 기여율을 보면 1848년 이후 1901년 기간 중, 사망률 감소에 가장 큰 기여를 한 것은 공기로 전염되는 호흡기계 감염병의 감소였다. 같은 기간 중에 의학적인 치료에 힘을 입을 수 있었던 질환은 결핵, 폐렴, 기관지염, 독감과 같은 호흡기를 통한 풍매성 감염병이었다. 이러한 감염병에 가장 효과적인 치료법은 항생제인데 항생제는 1940년대에 들어 사용되기 시작하였고, 폐렴이나 독감 등은 1950~60년대 들어와서 치료법이 개발되기 시작하였다. 그런데 [표 3-1]에서 풍매성 감염병으로 인한 사망이 크게 감소한 기간은 항생제가 보편화되기 이전인 1848~1901년 사이로 나타나고 있어 의학의 기여보다는 다른 요인이 사망률 감소에 큰 영향을 미쳤다고 볼 수 있겠다.

공기에 의한 감염병의 감소 다음으로 사망률 감소에 기여한 것은 수인성 및 음식물에 의한 감염병이었다. 수인성 및 음식을 매개로 하는 감염병(콜레라, 설사, 이질 등)의 의학적 치료법은 정맥주사요법인데 이 방법도 1930년대에 알려지기 시작하였다. 그런데 수

---

10) 제3단계에서 출산율이 감소한 이유를 인구경제학자들은 다음과 같이 분석하고 있다(Becker, 1960; Leibenstein, 1963). 부모들의 자녀로 인한 기대효용과 비용을 비교하는데, 비용이 기대효용보다 크면 소자녀(少子女) 가치관을 형성하며, 반대로 기대효용이 크면 다자녀 가치관이 형성된다는 것이다. 전근대적인 농업 중심사회에서는 효용이 더 크기 때문에 다자녀 가치관이 형성되어 출산율이 높으나 산업사회가 되면 자녀 양육에 따른 비용(교육비 포함)이 더욱 크기 때문에 소자녀 가치관이 형성되어 출산율이 떨어지는 것으로 분석하고 있다.

[표 3-1] 사망원인별 100만명당 사망률(1848~1971) (단위 : 명, %)

		1848-54(A)	1901(B)	1971(C)	사망감소기여율		
					A~B	B~C	A~C
미생물 관련	공기전염질병	7,259	5,122	619	43.7	37.0	38.9
	수인성 및 음식관련	3,562	1,931	35	33.3	15.6	20.7
	기타조건	2,144	1,415	60	14.8	11.1	12.2
미생물 비관련		8,891	8,490	4,070	8.2	36.3	28.2
계		21,856	16,958	5,384	100.0	100.0	100.0

주 : 사망률은 1901년 인구의 연령, 성별 분포로 표준화
기여율이 원저에는 2단계만 계산된 것을 필자가 3개 단계로 구분하여 계산하였음
출처 : Folland et al.(2004): reprinted from McKeown T(1976), *The Modern Rise of Population*, New York: Academic Press, p5(박윤형, 정우진 번역본에서 재인용)

인성 및 음식을 매개로 하는 감염병은 1930년대에 들어오기 전에 사망의 95%가 감소하여 여기서도 의학적 치료의 기여도가 매우 낮음을 알 수 있다. 장티푸스와 발진티푸스로 인한 사망률도 이미 20세기 초에 낮은 수준으로 감소하였다(Folland et al., 2004). McKeown의 연구는 의료가 사망률 하락에 거의 역할을 하지 못하였다는 사실을 밝히고 있다.

사망률 감소에 공중보건과 영양 개선은 긍정적인 역할을 한 것으로 평가되고 있다. 공중보건 활동은 감염병에 대한 노출을 감소시키고, 영양 개선은 감염병에 대한 인체의 저항력을 증가시켜 사망률 저하에 기여하였다는 것이다. 특히 1850년대의 위생개혁을 통한 공중보건은 사망률의 감소에 긍정적으로 역할을 한 것으로 평가된다. 공중보건에는 주민에 대한 예방 및 백신접종, 격리, 위생적인 상하수도 시스템의 표준 설정, 식료품의 위생적 처리 등이 포함된다. 공중보건은 수인성 및 음식물에 의한 감염병을 감소시키는데 가장 큰 영향을 주었고, 특히 상수도의 질 향상이 감염병 감소에 큰 기여를 하였다.

그러나 공중보건의 역할에 대한 반론도 있다. 공중보건정책은 인구증가가 있고 난 이후에야 널리 보급되었기 때문에 공중보건이 사망률 감소에 큰 역할을 하지 못하였다는 주장이다. McKeown(1976)은 공중보건이 수인성 및 음식물을 통한 감염병 퇴치에는 기여하였지만, 풍매성 감염병에는 큰 기여를 하지 못하였다는 반론을 제기하면서 [표 3-1]을 논거로 제시하고 있다. 또 다른 반론은 오늘날 개발도상국들의 경우 공중보건이 사망률 감소에 긍정적인 역할을 하는가의 문제이다. 방글라데시를 대상으로 한 Lee et al.

(1997) 연구는 사망률 저하에 상수도 공급이나 위생시설의 설치가 크게 영향을 미치지 못한 반면 부모의 부(富)와 교육수준이 긍정적 영향을 미쳤다는 주장을 하고 있다.

영양 개선은 사망률 저하에 기여를 한 것으로 받아들여지고 있다. 감염병의 퇴치를 위해서는 숙주와 병인(病因)의 관계가 성립되어야 하며, 병인의 통제는 질병 발생을 감소시키는 데 직접적인 도움이 되는 반면에, 숙주의 영양상태는 질병에 대한 저항력을 결정한다. 주거환경이 쾌적하고, 적당한 휴식을 취하며, 영양섭취가 좋은 사람은 노출에 대한 저항력이 커지고 사망할 가능성이 줄게 되기 때문에 영양 개선은 감염병 퇴치에 아주 명확하게 긍정적인 역할을 한다는 것이다. 여기에 대해서도 반론을 갖는 학자도 있다. 영양상태가 좋은 영국의 귀족층이 18세기까지 노동자 계층과 사망률에서 큰 차이가 없었다는 사실을 놓고 영양상태와 감염병 퇴치와는 관계가 없다는 주장을 펴고 있다. 그러나 Fogel (1986)은 1700년 이래 사망률 감소의 40%는 영양상태 개선에 힘입었다는 주장을 하고 있다. 역사적으로 사망률 감소에 가장 기여한 것으로 농업혁명으로 인한 식량증산, 산업혁명으로 인한 환경개선을 꼽고 있으며, 위생개혁도 중요한 요인으로 작용하였다.

위생개혁 운동이 한창이던 1850년대 영국 대도시 지역의 사망 때의 평균 연령이 상류층은 36세, 상인들은 22세, 노동자들은 16세라는 기록이 있으며(Santayana, 1984), 1871년에서 1880년간 독일 국민들의 0세에서의 기대수명을 보면 남자가 35.58세, 여자는 38.45세로 기록될 정도로 건강상태는 좋지 않았다(Twarog, 1997). 위생개혁 운동이 일어나기까지도 의료의 역할은 미미하였다. 이것은 당시의 위생상태가 열악한데다 의과학 수준이 낮아 병이 나도 치료할 수단이 별로 없었기 때문이었다. 현대 의학이 발전한 것은 1900년을 전후한 20세기 초반부터라 할 수 있다. 이때는 산과술이 발전하여 출산의 안전도가 높아졌고, 1896년 X-ray 필름이 처음으로 진단에 사용되기 시작하였으며, 1901년에는 혈액형을 발견하여 수혈이 가능하게 되었고, 1903년에는 EKG가 사용되었다. 1908년에 메켄지(Makenzie)는 『심장병』(*Disease of Heart*)이라는 책자를 발간하였다. 1912년에 펑크(Funk)에 의하여 비타민이 언급되었으며, 1922년에는 인슐린이 발견되어 당뇨병의 관리가 손쉬워졌고, 1929년에는 EEG가 사용되는 등 의과학의 발전은 치료의 깊이를 더하게 하였다. 1928년에는 플레밍(Fleming)에 의하여 페니실린이 발견되고 1940년대 페니실린이 실용화됨에 따라 항생제시대가 열리게 되었다(이규식, 2013). 의과학의 발전으로 의료수준도 많이 향상되어 1920년대 이후 오늘날의 의료체계가 갖추어졌다.

2) 건강생산함수 연구

경제학자들의 관심은 의료가 건강수준 향상에 어느 정도 기여하느냐에 있었다. 경제학자들은 이 문제를 건강생산함수 연구를 통하여 접근하게 되었다. 이 연구는 건강이라는 산출물(output)을 생산하기 위해서는 의료를 비롯한 여러 가지 투입물(input)이 필요한데, 경제학자들은 여러 투입물 가운데 하나인 의료이용[11]이 건강이라는 산출물의 생산에 어느 정도 기여한 것인가에 분석의 초점을 두었다.

경제학에서 사용되는 생산함수란 생산물(Q)과 생산요소간의 기술적인 함수 관계를 나타내는 것으로 흔히 생산요소는 자본(K)과 노동(L)으로 표시되며, 생산물(Q)과 생산요소간의 기술적인 관계는 Q= f(K, L)의 수식으로 표현된다. 이 수식에서 생산물 Q는 건강상태 HS로 바꾸고, 생산요소(K, L)는 건강을 결정하는 요인인 의료, 환경, 생활습관 등으로 대체하면 건강생산함수는 다음의 (식 3-1)과 같이 표현할 수 있다.

HS = f(Med, Env, Beh, Dem, etc.) ------------------------ (식 3-1)

여기에서 HS = 건강수준(사망률 등)

Med = 의료이용

Env = 환경요인

Beh = 생활습관

Dem = 인구학적 특성, etc = 기타 요인이 된다.

경제학자들에 의하여 처음으로 이루어진 건강생산함수 연구는 1969년의 ALS 연구이다. ALS란 이 연구를 수행한 Auster, Leveson and Sarachek 세 사람 이름의 머리글자를 따서 약칭한 것이다. 세 사람이 수행한 건강생산함수에 대한 실증적 분석에서 산출물인 건강지표로는 1960년 미국 각 주의 성・연령조정사망률(age-sex adjusted mortality rate)을 사용하였으며, 건강을 결정짓는 투입요인 변수로 의료비, 교육비, 소득, 담배소비량을 사용하였다. 연구결과를 탄력성 개념으로 발표하여 투입요인 변수의 변량을 1% 증가시킬 때 산출물인 사망률이 몇 % 변화하는지를 살펴보았다. 네 가지 요인 변수 가운데 탄력성의 값이 가장 낮게 나타난 변수가 의료비였다. 이 결과를 토대로 이들은 사망률의 변화에 의료의 역할이 가장 미미하다는 결론을 얻었다. 그 후에 Hadley(1982)를 위시

11) 의료이용은 여러 지표로 나타낼 수 있는데, 외래와 입원을 포괄할 수 있는 가장 손쉽게 사용할 수 있는 지표가 의료비 지출 통계라 하겠다.

한 많은 경제학자들이 건강생산함수 연구를 실시하여 유사한 결론을 얻게 되었다(Feldstein, 2005).

그런데 생산함수 연구에서 사용된 연구 자료가 횡단면 자료라는 점에 대하여 비판이 제기되었다. 횡단면 자료(cross-section data)라는 것은 동일 시점에서의 자료이기 때문에 건강이 허약한 사람일수록 더 많은 의료비를 사용하는 관계로 의료이용과 건강수준과의 관계가 약할 수밖에 없지 않느냐는 점이 비판의 요지였다. 이러한 비판에 반론을 펴기 위하여 경제학자들은 시계열 자료(time-series data)를 사용하여 건강생산함수 연구를 하였다. 시계열 자료를 사용한 생산함수 연구로는 Benham and Benham(1975) 및 Newhouse and Friedlander(1980) 등의 연구가 있다. 이들에 의한 건강생산함수 연구결과도 횡단면 자료를 사용하였을 때와 거의 같았다(Feldstein, 2005).

Fuchs(1974)는 연령에 따른 사망원인에 관한 단순한 서술적 연구를 통하여 의료의 역할이 사망력에 큰 영향력이 없다는 설득력 있는 설명을 하였다. 연령별로 젊은 층의 사망원인은 사고(특히 교통사고), 자살, 타살의 순으로 나타났으며, 중년층은 심장병, 사고, 자살, 알코올성 간질환의 순으로, 노년층은 심장병, 암의 순으로 사망원인이 되고 있어 어느 연령층에서도 의료이용으로 사망률을 낮출 수 없다는 점을 밝혔다. 또한 Fuchs는 시계열 자료를 사용하여 건강생산함수 연구도 하였다. 그는 1900년부터 연구 시까지 기간의 시계열자료를 통하여 영아사망률에 영향을 미치는 요인을 찾아보았다. 연구결과 영아사망률의 하락에 기여한 요인들은 생활환경개선, 문맹률의 하락, 교육수준의 향상, 안전수 공급, 소독된 우유(pasteurization) 보급, 항생제 사용 등이었으나, 의료비는 사망률 저하에 거의 기여도가 없다는 점을 밝혔다. Fuchs는 미국보다 의료이용이 적고, 가정분만이 많은 다른 산업화 국가들의 영아사망률 감소가 미국보다 크다는 점을 지적하면서 건강수준 향상에 대한 의료의 역할에 한계가 있음을 지적하였다(Feldstein, 2005). 반면 Mushkin(1979)은 1900~1975 기간 중 미국의 사망률 연구에서 사망률을 감소시킨 원인의 1/3이 의학연구에 기인한다는 반론을 제시하기도 하였다.

이상의 건강생산함수 연구가 지적하는 바는 건강수준을 향상시키기 위해서 의료서비스 이용을 증가시키기 보다는 생활습관(life style) 요인에 중점을 두는 것이 더욱 중요하다는 점이다. 그리고 특이한 점은 의료가 아닌 생활습관의 중요성을 먼저 인식한 사람들이 보건학자가 아니라 경제학자라는 점이다.

3) 건강장 개념의 등장

1969년 ALS 연구로 건강에 대한 의료의 중요성이 생각만큼 크지 않다고 발표된 이후 보건학자로서는 Lalonde가 1974년 건강장(health field) 개념을 발표하여 의료란 건강을 결정하는 한 영역에 불과하다는 이론을 제시하였다. 건강장이란 [그림 3-1]과 같이 건강을 결정하는 것은 환경, 생활습관, 인간생태학, 의료체계와 같이 크게 4가지 요인이 작용한다는 것이다. Lalonde는 1974년 건강장 개념을 발표하였지만 어느 요인이 가장 중요한 것인지는 밝혀내지 못하였다. 건강장 이론은 종래까지 질병발생의 원인으로 세균설이 지배하여 세균 발생을 미연에 방지하는 감염병의 예방을 위한 공중보건과 세균을 죽이는 치료에만 중점을 주던 건강관리 방식은 한계가 있음을 밝히고, 건강관리를 위해서는 생활습관의 변화가 중요하다는 새로운 개념을 심어주게 되었다.

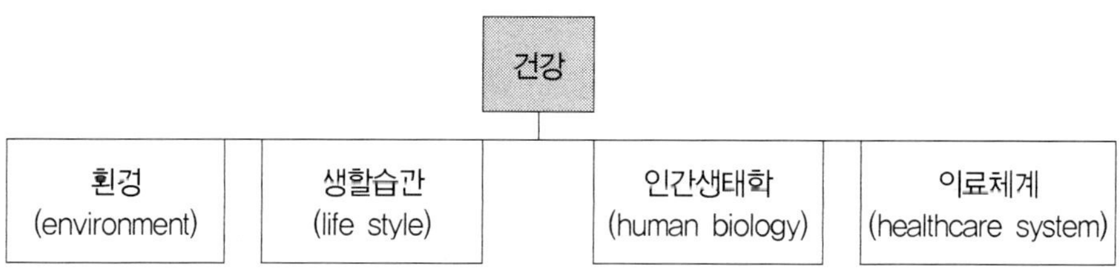

출처 : Lalonde(1974)

[그림 3-1] Lalonde의 건강장 개념

건강장 이론이 발표된 이후에는 4가지 요인 가운데 어떤 요인이 더 중요한지에 대한 연구들이 진행되어 구체적으로 의료서비스 보다는 생활습관이 중요하다는 결과들이 밝혀졌다. 이러한 연구결과에 따라 새로운 건강관리의 방법으로 건강증진의 중요성이 강조될 수 있었다. 먼저 미국 보건부에 의하면 1980년 연구에서 조기사망의 47%는 생활습관으로 인하여 발생한 질병에 기인하였으며, 25%는 유전적 및 신체적 요인, 17%는 환경요인, 11%는 의료서비스 요인으로 분석(U.S. Department of Health Services, 1995) 하였다. 그 후 McGinnis et al.(2002)은 조기사망의 40%는 건강관련 행동요인에 의하여, 30%는 유전적 요인, 15%는 사회적 환경요인, 5%는 물리적 환경요인, 10%는 의료서비스의 미흡으로 분석하였다. 한편 Boufford(2003)는 조기사망의 50%는 생활습관이 원인

요인이며 20%는 유전적 요인, 20%는 환경요인, 10%는 의료체계 요인으로 생활습관이 가장 중요함을 밝혔다.

한편 유럽지역에서는 건강장 이론에서 유래가 된 건강의 사회적 결정요인(social determinants of health)이론이 등장하였다. WHO 유럽 본부에서는 1998년 처음으로 소득과 사회적 위치, 사회적인 지원 네트워크, 교육수준, 고용과 작업조건, 물리적 환경, 생물학 및 유전적 소인, 개인의 건강습관과 대응 기술(coping skill), 건강한 어린이 발육, 의료서비스를 사회적 결정요인으로 발표하였다(WHO Europe, 1998). WHO 유럽 본부는 2003년에 발간된 제2차 보고서에서는 사회적 결정요인으로 사회적 편향, 스트레스, 어린 시절의 생활(early life), 사회적 배제, 일, 실직, 사회적 지원, 약물이나 마약 중독, 식량, 교통을 열거하고 있다(WHO Europe, 2003).

2. 신공중보건으로서 건강증진

1) 건강증진사업의 등장

1850년대의 위생개혁 운동이 보건・의료분야의 현대 시대를 열게 하였다. 특히 위생개혁을 전후하여 감염병의 원인으로 세균설이 주도하였으며, 파스퇴르나 코흐 등이 여러 가지 감염병의 병원균을 발견함에 따라 세균혁명(bacteriological revolution)이라 일컬어질 정도로 실험실이나 의과학에서 일어난 발전은 항생제로 불리는 의약품 생산의 개발로 연결되는 변화가 일어났다(Mold and Berridge, 2013).

위생개혁과 뒤이은 세균혁명은 환경 문제를 개인적 위생 차원으로 변화시키는 계기가 되었다. 그 이전에는 생활환경인 생활 인프라 개선, 안전수 공급, 하수 처리, 생활 쓰레기 처리와 같은 문제에 관심을 가졌다. 이 당시의 감염병 퇴치에 유효한 방법론적인 접근 전략은 위생역학적 모형(sanepid model)이었다. 세균혁명으로 20세기 초부터 개인 차원의 청결이나 위생으로 관심이 이동하여 소위 사회위생(social hygiene)이 대두되었다. 사회위생이란 개인이나 대중의 건강에 대한 사회적인 영향을 주로 다루는 이론으로 예방의학에 초점을 두고 생물학적 결정론(biological determinism)에 크게 의존하는 특징이 있다. 사회위생의 신봉자들은 개인의 건강이나 습관은 유전적인 특질이나 특성에 의하여 결정된다고 믿고 있었다(Mold and Berridge, 2013).

20세기 중반 '베버리지 보고서'의 발간으로 의료가 국민의 기본권으로 등장하고 이를 보장하기 위하여 제2차 세계대전 이후 서구에서는 정부에 의한 전국민의료보장의 시대가 열리게 됨에 따라 건강의 향상보다 질병 치료가 강조되었다. 1950년대와 1960년대 의과학의 발전으로 소위 요술 탄환(magic bullet)이라는 특정 질병을 치료할 수 있는 의약품이 개발됨으로써 의약품의 전성기를 이루게 된다. 항생제의 개발과 백신 프로그램에 힘입어 서양에서는 감염병의 유행은 과거의 일이 되었다. 즉, 과거의 무서웠던 감염병들은 극복되었다고 여겨 위생역학(sanepid) 모형에 의한 공중보건의 중요성이 희미해짐에 따라 공중보건으로서는 어려운 시기를 맞게 되었다(Mold and Berridge, 2013).

1970년대 들어 생의학(biomedicine)은 두 가지 측면에서 공격을 받게 된다(Mold and Berridge, 2013). 첫째는 세계 경제의 어려움과 함께 의료비의 증가가 국민들의 큰 부담이 되는 문제이다. 특히 고가의 의료기술을 이용함에 따라 의료비 증가가 문제로 대두되었던 것이다. 둘째는 고가 기술의 의료가 가정하고 있는 성과에 대한 비판이다. 특히 앞에서 살펴 본 사망률의 감소 원인을 보면 의료의 역할은 거의 없었으며, 1969년 ALS 연구 이후 경제학자들은 건강생산함수 연구를 통하여 의료가 건강에 미치는 역할이 미미하다는 점을 입증하게 되었다. 여기에 1974년 캐나다 보건부장관이던 Lalonde 보고서는 건강을 위해서는 의료만이 아니라 환경이나 생활습관과 같은 다른 영역의 중요성을 일깨우게 하였다.

제2차 세계대전 이후 전국민의료보장과 1950~60년대의 의과학 발전에 힘입어 전염성 질병이 극복됨에 따라 기존 공중보건의 중요성이 점차 약화되어 건강관리를 위한 새로운 방법을 필요로 하게 되었다. 이러한 가운데 건강상의 문제가 만성질병으로 바뀌게 되면서 건강관리에서 생활습관의 중요성을 인식하게 되었다. 특히 1974년에 발간된 Lalonde 보고서는 의료가 아닌 생활습관 개선과 같은 건강증진이 필요함을 인식시키는 계기가 되었다. 이후 세계보건기구는 1978년 Alma Ata 선언을 통하여 2000년까지 지구상의 모든 사람에게 건강을(Health for All by 2000)이라는 표어를 내걸었다. WHO는 1986년 캐나다 오타와에서 건강증진에 관한 첫 번째 국제회의를 개최하여 오타와 헌장(Ottawa Charter for Health Promotion)을 선언하여 공중보건의 초점을 질병예방에서 건강을 위한 능력 구축(capacity building for health)으로 바꾸고 공중보건의 역할을 건강증진 중심으로 바꿀 것을 모든 국가에게 권고하고 건강증진 중심의 공중보건을 신공중보건(new public health)으로 부르게 된다.

공중보건의 새로운 역할을 정립하는데 사회의학(social medicine)의 역할도 빼놓을 수 없다(Mold and Berridge, 2013). 사회의학이라는 용어는 1848년에 처음 사용된 것으로써 프랑스의 게링(Guérin), 독일의 피르호(Virchow), 로이부셔(Leubuscher) 등이 초기의 학자들이다. 20세기에 들어와서 사회의학은 미국이나 라틴아메리카 쪽으로도 전해졌다(Han et al., 2017). 사회의학은 1930년대 및 1940년대 영국에서도 발전하기 시작하였는데, 옥스퍼드 대학의 첫 사회의학 교수인 라일(Ryle)은 사회의학을 개인이나 지역사회의 경제, 영양, 직업, 심리적인 기회나 경험으로 표현하였다. Ryle을 위시한 사회의학자들은 건강을 단순히 질병이 없는 상태가 아니라 더 광범위한 개념으로 적극적인 조건(positive conditions)으로 표현하였다. 사회의학은 건강에 대한 연구, 특히 역학(epi-demiology) 연구에 사회과학을 연결함으로써 공중보건의 초점을 변화시키도록 하였으며, 1940년대와 1950년대 폐암, 심장질환과 같은 질병의 위험인자로써 흡연, 식이(diet)와 같은 특정 생활습관을 찾아내는 등으로 역학 연구를 수행하였다. 사회의학이 질병의 위험인자를 생활습관에서 찾게 됨에 따라 신공중보건에 대하여 선구자 역할을 한 셈이 되었다.

서유럽 사회는 이미 세균혁명을 거치면서 전염성 질병을 퇴치하게 되었고, 1920년대 이후의 의과학 발전과 1950~60년대의 의약품 개발 및 고가기술 의료의 발전으로 급성질병은 완치가 가능하게 되었다. 남은 과제는 만성질병인데, 만성질병은 현재의 의료지식으로는 발병시점이나 발병원인도 모르고, 완치가 되지 않는 문제가 있다(Strauss and Corbin, 1988). 현재까지 알려진 것은 만성질병은 유전자와 관련이 있으며, 개인의 생활습관 및 사회적 및 물리적인 환경과 관련을 갖고 있다는 사실이다. 조기 사망의 원인으로 유전적 요인이 20~30%로 알려져 있으나 현재는 어찌할 수가 없으나, 여러 국가에서 유전자의 염기서열 등에 관한 연구가 이루어지고 있어 언젠가는 극복이 가능할 것이다. 그러나 생활습관이 조기 사망의 요인으로 40~50%를 차지하고, 환경요인이 20% 내외를 차지한다는 실증적 연구결과가 제시됨에 따라 만성질병은 사람의 노력으로 60~70%는 통제가 가능할 것이라는 믿음으로 세계 여러 국가들이 신공중보건으로써 건강증진에 주력하게 된다.

2) 건강증진의 확산

일반적으로 Lalonde 보고서로 널리 알려져 있는 *A New Perspective on the Health of Canadians*(Lalonde, 1974)가 발표된 1974년을 건강증진시대의 시발점으로 보고 있

다. 그러나 국가적 차원에서 건강증진사업을 가장 먼저 시작한 국가는 일본이라 할 수 있다. 일본은 인구고령화가 매우 빠르게 닥쳐 건강문제로 병상에서 생활하는 노인의 증가가 여러 가지 사회문제로 대두되었다. 이에 일본은 1978년 제1차 「건강 만들기 운동」을 시작하여 건강증진을 위한 하부구조(infra) 구축을 위한 노력부터 시작하였다[12]. 그 이후 1986년에 Ottawa에서 건강증진에 관한 제1차 국제회의(The first international conference on health promotion)가 개최되었고, 세계보건기구는 회원 국가들이 건강증진 정책을 채택하도록 권장하였으며, 오늘날 많은 나라들이 건강증진에 정책적 관심과 노력을 경주하게 되었다. 세계 각국은 여러 가지 이름으로 국민건강증진계획을 수립하여 추진하고 있다. 미국은 10년 단위로 작성되는 *Healthy People*이라는 종합계획을, 일본은 『건강일본 21』이라는 종합계획을 수립하여 건강증진사업을 전개하고 있다. 캐나다는 1974년 Lalonde 보고서 이후, 1994년 연방 정부와 주 정부가 협동으로 *Strategies for Population Health: Investing in the Health of Canada*를 수립하였고 인구보건(population health)개념으로 건강증진을 추진하고 있다. 호주는 1988년부터 2년마다 *Australia Health*를 발간하여 국민의 건강수준을 체크하고 있고 주 정부 차원에서는 Healthway(The Western Australian Health Promotion Foundation)와 VicHealth(The Victorian Health Promotion Foundation) 등의 건강증진계획을 갖고 있다. 덴마크는 1988년 *Health Promotion Programme of the Government of Denmark*를 시작하였고, 스웨덴은 2002년 *Public Health Objectives*라는 법률을 제정하여 건강증진사업을 추진하고 있다.

WHO는 1978년 Alma Ata 선언 이후 [표 3-2]와 같이 부정기적으로 국제회의를 개최하여 국가 간의 건강증진사업에 대한 정보를 교환하고 사업에 대한 기술을 전파하기 위하여 노력하고 있다. 특히 WHO에서 부정기적으로 개최하는 Global Conference는 그때 그때 세계적으로 이슈가 되는 건강증진에 관한 문제를 다루고 있어 각국의 건강증진사업에 큰 지침이 되고 있다. 2021년 12월 13~15일간 개최된 제10차 Conference는 COVID-19(코로나)로 인하여 대면회의를 갖지 못하고 Virtual 회의로 하여 건강증진이 어떻게 인류의 복지(well-being)를 향상시키느냐 하는 관점에서 WHO가 well-being을 major conference의 주제로 다루는 첫 번째 회의가 되었다.

---

12) 일본은 1988년부터 제2차 「건강 만들기 운동」을 하게 되었고, 2000년부터는 제3차 「건강 만들기 운동」을 『건강일본 21』로 바꾸어 국민건강증진계획의 수립과 건강증진운동을 전개하고 있다.

[표 3-2] WHO의 건강증진에 관한 Global Conference

회	연도	주제	개최지
1	1986	Ottawa Charter and Achieving Health for All, New Public Health	Ottawa Canada
2	1988	Healthy Public Policy	Adelaide Australia
3	1991	Supportive Environments for Health	Sundsvall Sweden
4	1997	New Partners for a New Era – Leading Health Promotion into the 21th Century	Jakarta Indonesia
5	2000	Bridging the Equity Gap	Mexico City Mexico
6	2005	Policy and partnership for action: addressing the determinants for health	Bangkok Thailand
7	2009	Call to action – Promoting health and development: closing implementation gap	Nairobi Kenya
8	2013	Health in all policies	Helsinki Finland
9	2016	Promoting health in the Sustainable Development Goals: Health for all and all for health	Shanghai China
10	2021	Health promotion for well-being, equity and sustainable development	Virtual Meeting

제3절 건강을 위한 거버넌스

1. 건강을 위한 거버넌스의 대두

보건정책의 궁극적인 목적은 국민의 건강을 통하여 행복(well-being)을 누리게 하는 것이라고 할 수 있다. 많은 선진국들이 국민들의 건강향상을 위하여 정부만이 아니라 지역사회 자원과 민간부문의 역량을 동원하기 위하여 조직화하고, 활발한 활동이 이루어질 수 있도록 거버넌스를 만드는 노력을 하고 있다. 그러나 우리는 지금까지 건강과 관련하여 거버넌스라는 용어조차 논의해 본 적이 없다.

1) 21세기와 거버넌스의 등장 배경

거버넌스는 1980년대에 거버닝의 방법(ways of governing)에 관한 논의에서 등장하는 새로운 개념이다(Rhodes, 1996). 거버넌스는 정부(거버먼트)와 구별되는 개념이다. 거버넌스 개념은 사회의 변화하는 특성과 그러한 특성이 직면하는 과제에 의하여 대두되고 있다. 21세기는 산업사회(industrial society)에서 지식기반사회(knowledge-based society)로 바뀌면서 국민들의 건강이나 복지가 정부만의 일이 아니라 사회구성원 모두의 관심사가 되었다. 이로 인하여 자연스럽게 모든 구성원이 참여하여 네트워크를 이루고 민주적 절차에 의하여 의사결정을 하는 형태로 전개되면서 거버넌스 개념이 대두되었다.

21세기 들어 거버넌스 개념이 등장하게 되는 배경을 보다 구체적으로 살펴보면 다음과 같다(Kickbusch and Gleicher, 2012; Leach et al., 2007). 첫째는 산업사회가 지식사회로 바뀌면서 힘이나 권위(power and authority)가 더 이상 정부에 집중되지 않는다는 점이다. 깨어난 시민, 성실한 기업, 독립적인 기구나 전문가 조직의 역할이 점차 커지게 되었다. 둘째는 사회가 직면하는 문제가 점차 복잡해졌다는 것이다. 자연재해와 같은 대형 사건이 연이어 일어나고 도시화나 인구구조의 변동, 기후변화, 경제적인 양극화 심화와 같은 현상이 발생으로 정부가 독점적인 지위를 갖고 문제를 해결하는데 한계에 직면하게 되었다. 셋째는 오늘날 우리 사회는 과거에 경험할 수 없던 속도로 사회적, 기술적, 환경적인 변화가 큰 규모로 발생하고 있으며, 건강이나 질병, 식량과 농업 혹은 환경문제를 둘러싼 사회적인 기술이나 생태적인 과정이 그 자체로 거대할 뿐 아니라 서로 얽혀 복잡한 양상을 나타내고 있다. 그 결과 변화의 행태가 다양해져 어떠한 변화는 생태계의 안정성과 인간의 삶이나 행복을 위협하게 되는 반면에 어떠한 변화는 사회, 경제, 환경을 개선하거나 지속가능해질 수 있게 복원력(resilience)에 기여하기도 한다. 이와 같은 복잡한 과정들이 단순한 프레임으로 설명하기 어려워지는 문제가 있기 때문에 새로운 개념으로서 거버넌스가 등장하였다.

이명석(2007)은 전통행정학에 대한 실망으로 인하여 거버넌스가 등장하였다고 설명하고 있다. 전통행정학은 관료적인 계층제에 의한 규제나 통제에 의존하여 행정이 오히려 행정을 망치는 결과를 초래하고 있다. 이러한 문제를 극복하기 위하여 코페르니쿠스적인 사고의 대전환으로 거버넌스(governance without government)라는 새로운 패러다임이 등장하였다는 것이다.

2) 거버넌스의 개념

거버넌스의 개념을 단순하게 하나로 표현하기는 어렵다. Rhodes(1996)는 거버넌스를 최소 국가(minimal state), 기업적 거버넌스(corporate governance), 새로운 공공행정(the new public management, NPM), 좋은 거버넌스(good governance), 사회 인공지능 시스템(socio-cybernetic system), 자유로운 조직의 네트워크(self-organizing networks)라는 여섯 가지로 표현하였다. 이명석(2007)은 우리나라에서는 거버넌스를 국정관리, 국정관리체계, 통치양식, 국가경영, 협력적 통치, 협치 등으로 사용된다고 소개하였다.

3) 거버넌스의 정의

거버넌스는 제10장에서 논의하는 스튜어드십과 깊은 관련이 있으나 제도적인 특징에서 차이가 있다. 거버넌스는 조직의 소유자와 그 운영 간의 관계로 정의할 수 있다. 관리자는 의료체계 전반을 운영하고 지휘하는데 반하여 거버넌스는 의료체계에 참여하는 개개 구매자나 공급자 등과 관련이 있다. 거버넌스는 의료체계에서 의사결정을 하고 정책을 수행하는 구조와 제도라고 세계은행은 정의하고 있으며, WHO는 거버넌스를 국가 보건 정책의 목표 달성을 위하여 정부/의사결정자에 의하여 수행되는 광범위한 조종 장치와 규칙 제정과 관련된 기능으로 정의하고 있다(Greer, Wismar, Figueras and McKee, 2016).

Smith et al.(2012)은 거버넌스를 사회적 협력(social coordination)으로 정의를 내리면서 계층제(hierarchy), 시장(market), 그리고 네트워크(network)의 세 가지 형태들의 협력이 요구된다고 하였다. 거버넌스를 구성하는 세 가지 형태는 각각 다른 이론적 토대를 지니고 있다. 먼저 계층제는 톱 다운 방식의 통제를 적용하고, 규칙(rules)을 정하고, 자원의 배분 및 책임성과 관련되어 정부의 적극적인 개입이 이루어진다. 그리고 시장은 구매, 규제, 인센티브 창출과 관련이 되어 정부는 최소한의 개입만 하게 된다. 네트워크는 전문가적 규범과 정보를 통한 공통의 가치, 지식, 경영의 확립과 관련이 되며 정부도 네트워크의 일환으로 개입을 하게 된다.

Kickbusch and Behrendt(2013)는 거버넌스를 복잡성과 상호의존성이 증가하는 세계에서 의사결정과 관련하여 정부가 시민이나 사회조직과 서로 소통하는 과정으로 정의하고 있다. 즉, 복잡화하는 세계에서 어떻게 정부와 사회조직이 상호 교류를 하고, 어떻게 시민과 관련을 맺고, 어떻게 의사결정을 하느냐에 관한 것이 거버넌스라는 것이다. 이것은 정치적 과정과는 다른 것으로 '개인과 조직, 공공과 민간이 그들의 공통적인 일을 관리하는 다양한 방법'으로 간주하고 있다.

학자들이나 정책가들이 택하고 있는 거버넌스에는 두 가지 접근전략이 있다(Greer, Wismar and Figueras, 2016). 첫째는 합리주의 접근전략으로 신 공공행정으로 불린다. 이 접근법은 계약, 외주(outsourcing) 그리고 시장에 크게 의존하는 방법이다. 두 번째는 네트워크 거버넌스 이론에 따른 접근전략이다. 이것은 합리주의 접근전략이 실패하는 점을 네트워크, 협력(cooperation) 그리고 파트너십으로 보완하는 전략이다.

신 공공행정(NPM)은 보건과 같은 공공서비스에 책무성(accountability)을 강조하고 시장형 원리(market-like discipline)를 접목시키려는 노력으로 민영화, 계약, 규제를 활용하는 전략이다. 구체적으로는 의료체계에서 구매자－공급자 분리, 병원의 자율화 촉진, 민간공급자의 참여 확대, 전문가 기능을 위한 독립적인 규제기구의 확대, 그리고 부대적인 서비스의 외주 확대와 같은 정책들로 나타나고 있다.

네트워크 거버넌스는 NPM이 갖는 문제점에서 출발하고 있다. NPM에 따를 경우 구매자－공급자 분리는 조화(coordination)를 기하는데 어려움이 있다. 그래서 협력(cooperation)이 중요하다는 것이다. 그리고 지역적으로 건강이 허약한 사람들이 집중된 문제는 시장 인센티브 보다는 파트너십이 보다 좋은 반응을 얻을 수 있다는 점이다(Greer, Wismar and Figueras, 2016).

우리가 거버넌스를 이해하고 이를 개선시켜야 하는 이유는 거버넌스를 통하여 의료체계의 갈등을 관리하고 집단적인 의사결정을 하며, 권한(authority)을 행사할 수 있기 때문이다(Fox, 2010). 의료체계 안에는 보험자(질병금고 혹은 건강보험공단), 전문가, 다양한 수준의 정부나 기구, NGOs, 민간 회사에 이르기까지 많은 참여자들이 정책 방향을 형성하기도 하고 이를 받아들여 자신들의 이해와 조화를 시키면서 자신들의 고유 업무를 수행한다. 거버넌스에서는 이와 같은 다양한 조직체들 간의 망을 짜는 큰 과제가 있다. 거버넌스의 문제로는 부패, 빗나가는 인센티브, 규제의 포로가 되는 일, 잘못 생각한 정책의 부작용, 족벌주의, 무능, 신뢰의 결여, 장기계획의 어려움과 같은 것이 있다.

4) 거버넌스의 과제

거버넌스가 갖추어야 할 요소로는 투명성(transparence), 책무성(accountability), 참여(participation), 진실성(integrity), 정책 능력(capacity)이 있다. 이것을 Greer et al. (2016)에서 TAPIC으로 요약하여 부르며, 이러한 요소들을 동원하여 갈등을 해결하는 것을 거버넌스의 과제로 하고 있다.

투명성에 속하는 내용으로는 감시자 위원회(watchdog committee), 조사단, 정기적인 보고, 정보 법령의 자유화, 성과 관리/보고/평가, 분명하고 유용한 공공 정보(공개적인 회의, 핵심 인사의 투명성, 명확하고 보다 유용한 형태의 정보 제공 등)가 있다.

책무성에 속하는 내용으로는 계약, 성과에 따른 지불과 같은 재정 메커니즘, 목표와 보고를 구체화하는 법령, 경쟁적 입찰, 조직 분리, 이해적인 정책의 갈등, 규제, 위임 규제(delegated regulation), 표준, 행동 강령, 선택 메커니즘이 있다.

참여에 속하는 내용으로는 이해관계자 포럼(stakeholder forum), 자문(consultations), 선거, 대표자 지명, 법적 구제(legal remedy), 선택 메커니즘, 자문위원회, 파트너십, 조사, 공동 예산책정, 공동 사업단, 시민 배심원 등이 있다.

진실성에는 확실히 보상되는 내부적인 업무의 기록, 내부 감사, 인사정책, 법적 권한, 예산, 절차, 감사, 명확한 조직 역할과 목표 등이 포함된다.

정책 능력(policy capacity)에는 성과에 관한 정보, 절차에 관한 정보, 연구/분석 능력, 기술적 정책 능력 배양을 위한 직원 훈련, 채용 과정, 정책 형성에 전문가 조언을 접목시킬 수 있는 절차, 구매결정이나 의사결정을 제대로 할 수 있는 능력 등이 있다.

5) 신 공공행정의 특징

NPM은 OECD 국가들 사이에서 다양한 개념의 공공부문 개혁으로 발전하였다. 나라마다 NPM은 다르게 이루어지는 다양성을 지니고 있음에도 불구하고 다음과 같은 공통적인 특성을 갖추고 있다(Pollitt, 2001).

첫째, 공공행정의 초점이 투입물이나 과정에서 결과나 산출물 중심으로 변화하고 있다.

둘째, 공공행정이 성과지표나 표준화에 관심을 두어 측정(measurement)을 더욱 강조하는 방향으로 변화하고 있다.

셋째, 공공행정이 대규모, 다목적, 계층적 관료제보다는 더욱 전문화되어 자율적인 조직으로 변화하는 경향이 있다.

넷째, 계층적 관료제에 대체하여 계약, 계약관계가 널리 확산되는 경향이 있다.

다섯째, 공공서비스의 제공에 시장 혹은 시장과 유사한 기전(mechanism)인 민영화,

계약, 내부시장과 같은 방법이 동원되고 있다.

여섯째, 공공과 민간 영역의 경계가 불분명해지고 있다. 그래서 공공-민간의 파트너십이나 공・민영 혼합조직이 등장하고 있다.

일곱째, 보편주의, 형평, 안전, 복원력으로부터 효율, 개인주의로 흐르고 있다.

여덟째, 소비자주의(consumerism)의 대두와 성장이다. 새로운 공공행정의 논리적 근거는 1980년대에 등장한 신자유주의에서 찾을 수 있다.

특히 의료분야에서 영국의 내부시장이나 네덜란드의 데커 개혁은 시장 경쟁원리를 도입하는 개혁안이었고, 사회주의에서 시장경제로 전환하는 구 공산권의 CEE(Countries of Central and Eastern Europe) 국가[13]들은 급진적인 개혁을 추진하게 되었다. 이러한 개혁과정에서 NPM은 정부를 관료제에서 시장형으로 변전시키도록 하였다. 여기에는 소유권과 경영관리(control)의 분리, 공정한 계약, 성과측정, 사업 이행에 대한 모니터링이 포함되었다(Forder, Robinson and Hardy, 2005).

2. 건강을 위한 거버넌스[14]

건강이란 여러 수준의 거버넌스에 의한 다양한 결정요인에 의하여 일어나는 복잡하고 동적인 관계의 산물로써 이해된다. 건강과 관련된 거버넌스는 건강의 결정요인에 대한 견해가 바뀌면서 두 가지 측면에서 과제가 제기되는데 첫째는 '건강 거버넌스(health governance)'로 의료체계의 강화를 위하여 의료체계의 전반을 다루고 있다[15]. 둘째는

---

13) CEE 국가로는 에스토니아, 라트비아, 리투아니아, 폴란드, 체코, 슬로바키아, 헝가리, 루마니아, 불가리아, 슬로베니아, 크로아티아, 알바니아, 몬테네그로, 세로비아, 마케도니아, 보스니아, 코소보 등으로 과거 소련의 위성국가로 분류되었다.

14) 이 항은 Kickbusch and Gleicher(2012)에 수록된 내용을 요약하여 소개한다.

15) 건강 거버넌스(health governance)의 주요 과제는 다음과 같다(Kickbusch and Gleicher, 2012).
① 공중보건과 의료서비스를 위한 재정의 확보
② 재정적인 보호를 포함하여 의료서비스에 대한 형평적 접근
③ 시민과 환자의 역량 강화
④ 의료기술평가, 경쟁적 구매 계약, 창의적인 서비스 제공, 비용-효과분석과 같은 방법에 의한 자원의 효율적 활용
⑤ 모니터링과 평가
⑥ 정책의 필요와 연구대상의 조율을 통한 지식의 중개
⑦ 1차 의료와 전문 의료의 상호 연결
⑧ 대학의 역할 강화를 포함한 의료인력의 훈련

'건강을 위한 거버넌스(governance for health)'로 보건부분과 다른 부문의 공동 노력, 공공과 민간의 공동 노력, 그리고 공중의 이익을 위한 시민들 간의 공동 노력(joint action)에 초점을 두고 있다(Kickbusch and Gleicher, 2012).

의료체계의 전반을 다루는 '건강 거버넌스'는 제10장 스튜어드십에서 설명하기로 하고 이 장에서는 두 번째 범주에 속하는 '건강을 위한 거버넌스'에 초점을 두어 살펴보기로 한다.

1) 건강을 위한 거버넌스의 개념과 중요성

Kickbusch and Gleicher(2012)는 건강을 위한 거버넌스란 건강이라는 목표를 추구하기 위하여 지역사회나 국가 전체를 움직일 수 있는 정부 전체(whole-of-government) 및 사회 전체(whole-of-society)의 노력이라고 정의하고 있다[16]. 인권이나 평등과 동등한 사회적 가치를 갖는 건강과 행복(well-being)은 성공적인 사회 및 역동적인 경제를 달성하는 토대가 되며, 건강과 행복은 좋은 거버넌스를 구성하는 핵심요소라는 것이다.

21세기는 건강과 행복의 거버넌스에 대하여 새로운 시각을 요구한다. 모든 정책에서 건강(HiAP)이 고려되어야 하며 건강을 위한 다부문간의 행동이 중요하다. 특히 건강을 결정하는 요인이 의료만이 아니라 오히려 생활습관, 사회적 환경 요인이 의료보다 더 중요한 역할을 하기 때문에 여러 분야의 협력적 노력이 필요하다. 21세기는 지식사회가 되어 힘이나 권위가 더 이상 정부에만 집중되지 않기 때문에 지각 있는 시민, 양심적인 기업, 여러 조직체나 전문가들이 나름의 역할을 수행해야 한다(Kickbusch and Gleicher, 2012).

이와 같은 변화에 부응하여 건강은 이제 정부 한 부처만의 노력으로 이루어지는 산출물이 아니라는 점에 대한 사회적 합의와 함께 건강문제를 일으키는 모든 조직들이 관여하여 상승적인 정책 세트를 이룰 것을 요구한다. Kickbusch and Gleicher(2012)는 세계화의 영향과 정부와 시장 간의 균형이 요구되면서 모든 문제들이 새롭고 상호의존적인 현실에 대처하기 위해서 획기적인 제도적 적응(major institutional adaptation)이 필요하다고 하였다. 획기적인 제도적 적응을 위해서 지역사회, 정부, 기업 대표 등 다양한 분야의 활동가들이 함께 연대하고 네트워크를 이룰 필요성이 있음을 강조하고 있다. 다부문간 연대와 네트워크를 통한 전략을 전 정부적 접근(whole-of-government approach)

---

16) Savedoff(2005)는 거버넌스를 정부가 국민들의 의료에 대하여 책임을 갖도록 조직 구조를 갖추고, 통제 및 관리하는 메커니즘의 과정이라 협의적으로 정의하고 있다.

과 전 사회적 접근(whole-of-society approach)으로 표현하였다.

이와 같은 사례로 영국에서는 연합 정부(joint-up government), 캐나다에서는 수평적 정부(horizontal government) 혹은 수평적 경영(horizontal management)으로, 뉴질랜드에서는 통합정부(integrated government), 미국에서는 네트워크 정부(network government), 오스트레일리아에서는 전 정부(whole-of-government)로 부르고 있다(Kickbusch and Behrendt, 2013). 전 정부 접근의 개념은 [그림 3-2]에서 잘 나타내고 있다.

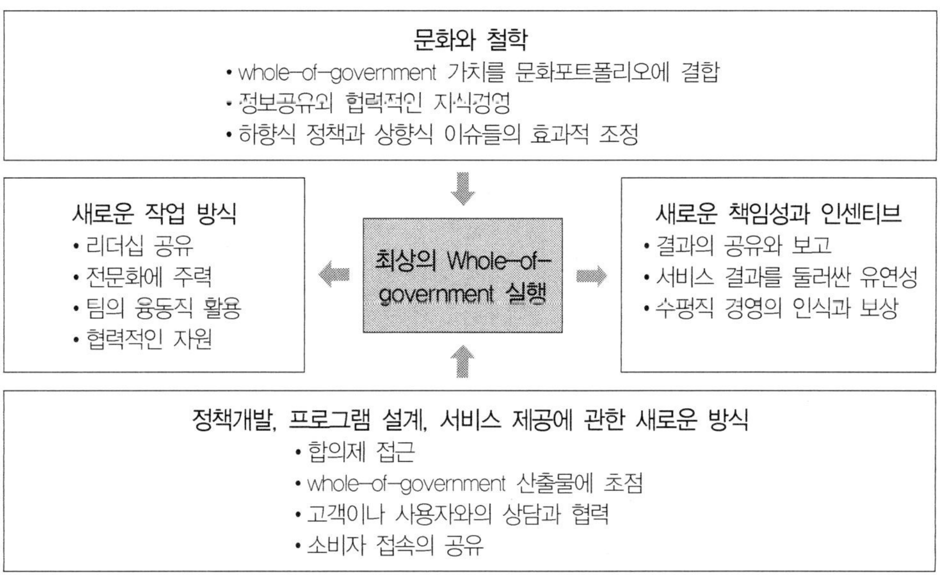

출처 : Grant(2004)

[그림 3-2] 건강을 위한 거버넌스로서 전 정부 접근의 개념도

EU(The European Union)에서는 2006년 핀란드가 의장을 맡았을 시절 HiAP 전략을 채택하여 모든 수준의 유럽 정책에 건강 측면을 포함시키도록 하였다. 이러한 정책에 힘입어 최근 EU에서는 범죄, 마약, 이민과 같은 영역에도 전 정부 및 전 사회적 접근에 의하여 건강이 강조되고 있다. 전 정부 및 전 사회라는 용어는 국제적인 정책 문서에도 등장하고 있다. UN은 비전염성질병(non communicable diseases, NCDs)의 관리에 전

세계가 대응하기 위해서 전 정부 및 전 사회적 노력을 강조하고 있다. 그리고 WHO는 2013년 핀란드 헬싱키에서 개최된 건강증진에 관한 제8차 Global Conference의 주제로 HiAP를 채택하여 전 정부 및 전 사회적 노력을 강조하게 되었다.

2) 건강을 위한 좋은 거버넌스

(1) 거버넌스의 핵심적 주도 내용

21세기의 건강에 영향을 미치는 장기적인 추세는 세계화(globalization), 시장화(marke-tization), 비즈니스 분야의 영향력, IT의 역할 그리고 시민 참여라 할 수 있다. 이와 같은 사회에서 변화를 주도하는 핵심 내용은 상호의존성(interdependence), 복잡성(complexity), 공동생산(co-production)이다. 이 세 가지 내용은 건강에 영향을 미치는 장기적인 추세와 연결된다. 여기서 중요한 흐름은 다차원적 수준의 거버넌스에서 활동적인 참여자로서 시민의 역할이다. 변화를 주도하는 세 가지의 핵심 내용과 장기적인 추세가 산업사회에서 지식사회로 전환하는 구성요소들이 된다. 건강의 역할이 확대되는 지식사회는 다음과 같은 세 가지의 상호 관련 과정으로 특징지을 수 있다(Willke, 2007).

첫째, 지식작업(knowledge work)의 내용과 조건이 변화한다. 이것은 수년간의 조직화된 전문적인 훈련과 경험을 통하여 습득한 전문화된 지식이 토대가 된다.

둘째, 지식정보조직(intelligent organization)의 부각이다. 조직의 구조, 과정 그리고 룰 시스템(rule system)이 지식정보를 토대로 형성되는 것이다. 구조는 지식체계로 설계되며, 과정은 학습능력으로 체계화되고, 기존의 룰의 변화를 허용하는 새로운 룰 시스템이 이루어진다.

셋째, 지식경제가 지식작업과 지식정보조직의 룰을 토대로 성립한다.

정부는 19세기 때와 같이 건강과 복지가 경제성장과 번영을 이끈다는 것을 다시 깨닫게 되었다. 21세기에 와서 건강은 노동생산성 향상과 다른 영역의 경제적인 성과에 기여하여 공공재정의 중심적인 변수가 될 뿐만 아니라 세계 경제나 국가 경제의 필수적인 분야가 된다는 점을 다시 깨닫게 되었다. OECD 국가들의 평균 의료비 지출이 GDP의 10% 정도에 이르고 노동력의 10% 정도가 의료분야에 종사하고 있다. 그리고 최근 OECD 국가들의 경기 후퇴 기간 중에 경제를 안정시키는데 의료비 지출이 기여하였으며[17], 독일에서 의료분야는 자동차 산업보다도 더 큰 위치를 차지하고 있다. 의료분야의 혁신과 생산성 향상이 거시경제에 미치는 영향력을 인식한 독일 정부는 연방 경제과학기술부에 보건산업과를 설치하기에 이르렀다(Ministry of Economics and Technology, Germany, 2012).

건강은 인간자본으로서 다른 자본과 마찬가지로 시간이 지나면 감가상각이 일어나고 투자가 필요해진다. 인간자본에 대한 투자도 다른 자본투자와 마찬가지로 수익률의 개념으로 접근해야 한다. 건강향상에 주어지는 가치는 QALY와 같은 복합적인 지표로 측정할 수 있다. 이 개념은 기존의 시장 활동에 의한 투자 개념을 넘어 건강에 대한 투자의 시간 가치에 확대 적용할 수 있도록 한다. 건강투자 개념이 건강에 대한 관점, 거버넌스 구조, 조직의 역량과 기술에 근본적인 변화를 요구하며, 그 결과 변화를 주도하는 핵심내용으로 상호의존성, 복잡성, 공동생산이 대두되었다. 이를 간략히 설명하면 다음과 같다(Kickbusch and Gleicher, 2012).

첫째, 상호의존성(global interdependence)이다. 상호의존성은 국내적 일로 제한되는 것이 아니라 세계적인 관심사로 변화되었다. 상호의존성은 국가 간의 상호작용 또는 다른 국가에 있는 활동가 간의 상호작용과 관련된다. 상호의존성이 상호 간에 이익을 주는 것이 아니라 비용이 소요되고 자율성을 제약하기도 한다. 상호의존을 필요로 하는 사례는 국제 금융위기, 급성호흡기 증후군인 사스의 발생, 에이즈 감염, 태풍이나 쓰나미, 지진의 발생과 같은 예측이 불가능할 때이다. 상호의존성은 정치적 경계를 넘어서고, 정부, 비즈니스, 시민사회의 경계를 넘어선다.

이러한 문제는 단일 국가가 해결할 수 없으며, 여러 국가들이 연대하여 세계적인 거버넌스 메카니즘을 만들어야 한다는 것이다. 그래서 UN은 전통적 형태의 국가 간 협력에서 벗어나 새롭고 융통성이 있는 조직, 협력 그리고 네트워크를 형성하여 세계적 거버넌스 시스템 구성에 나서고 있다. UN이 나서는 분야로는 식품 안전, 에너지 및 기후 변화에 대응하는 고위급 자문 그룹 구성, 에이즈, 결핵 그리고 말라리아 퇴치를 위한 기금을 조성하는 등의 사업들이 있다.

둘째, 복잡성(complexity)에 관한 것이다. 복잡성은 거버넌스에서 다루어야 할 이슈를 보는 관점(perspective)이 시대에 따라 변화하기 때문에 발생한다. WHO(1946)의 건강

17) OECD의 Ministerial 수준의 Health Committee의 2010년 회의 자료에 등장하는 내용으로 2012년 5월 30일 OECD 홈페이지(http://www.oecd.org/dataoecd/4/55/46163626)에서 Kickbusch and Gleicher가 접속한 내용을 재인용하였다.

에 관한 정의는 "건강이란 단순히 질병이나 병약함이 없는 것이 아니라 육체적, 정신적, 사회적인 안녕 상태"로 하고 있다. 21세기에 들어 지식사회로의 전환, 민주적 발전, 건강문제와 기술혁신의 성격들이 어우러져 건강과 이를 위협하는 요인에 대한 성격이 복잡하게 되었다. 복잡성은 질병 발생의 원인에서부터 나온다. 사회적 질병인 흡연이나 비만이 다양한 요인에 의하여 결정될 뿐만 아니라, 질병의 전파나 감염병의 대유행에도 많은 요인이 좌우되며, 건강은 경제, 사회, 정치적인 측면에 영향을 미치는 복잡성을 지닌다. 그리하여 건강문제는 전 정부 또는 전 사회적 접근 전략으로 대응해야 하는데 많은 정부가 그렇게 하지 못하고 있다는 것이다.

셋째, 건강과 지식은 시민과 시민사회의 새로운 역할에 의하여 공동생산(co-production)된다는 것이다. 건강과 관련되는 대부분의 과제는 구조적이고 행태적인 변화를 필요로 하며, 조직적 혹은 정치적 행동을 요구하는 특성이 있다. 개인의 선택이 개인을 건강하게 만들 수도 있고 건강을 악화시킬 수도 있다. 건강 행동주의는 건강과 질병의 관리에 대하여 사회가 변화의 중심이 되어 지역사회 차원에서는 건강위해 환경을 개선하기 위한 노력을 하고, 세계적 차원에서는 건강형평성(health equity), 에이즈 예방, 의료 접근의 형평성, 금연운동과 같은 활동을 하고 있다.

건강의 공동생산은 지식의 공동생산을 의미한다. 건강과 지식의 공동생산에 기초한 변화는 생의 모든 분야에서 일어난다. 그래서 더 건강한 식품, 녹색 기술, 깨끗한 거리, 더욱 빠른 의료기술과 이의 발전, 적극적 참여의 행태 등으로 나타나고 사람들은 건강한 행동을 할 힘을 갖게 된다. 지식기반사회는 사람들의 경험과 인식이 새로운 방법의 시작이 되며 참여적 거버넌스를 요구한다.

(2) NPM과 거버넌스

21세기 정책결정에서 가장 힘든 문제는 불확실성을 다루는 것이다. 이러한 불확실성은 전통적인 관료제의 문제점과 연계된다. 관료들은 위험을 싫어하고 결과가 확실하기 전에는 정책 결정을 위하여 움직이려 하지 않는다. 그리고 관료들은 별도의 인센티브가 없다면 자신의 분야를 넘어 행동을 취하지 않는다. 관료제는 엄격한 업무의 분담과 단기적인 시각으로 과제에 대처하고 있다. 그러나 그들이 다루어야 할 과제는 장기적이며 상호 연계되어 있다는 점이다. 따라서 21세기 지식사회의 복잡한 과제를 관료제로 해결하기에는 어려움이 있다. 21세기 정책 결정에 요구되는 9 가지 특징은 다음과 같다(Government of Northern Ireland, 1999 quoted in Kickbusch and Gleicher, 2012).

① **미래 지향적** : 통계적인 추세나 정책의 예측 가능한 영향력을 토대로 장기적 관점을 취하도록 한다.

② **외부 지향적** : 국가적, 국제적인 정세나 상황을 고려하고 정책을 효과적으로 알리도록 한다.

③ **혁신성과 창조성** : 기존의 방법에 의문을 나타내며, 새로운 아이디어를 장려하며 다른 사람의 코멘트나 제안에 대해 열린 자세를 갖도록 한다.

④ **근거의 사용** : 다양한 출처로부터 가장 가용한 근거를 사용하고 초기 단계에서 이해 당사자들을 참여시키도록 한다.

⑤ **포괄적**(inclusive) : 정책이 어떻게 사람들의 필요도에 직・간접적으로 영향을 미치는지를 고려해야 한다.

⑥ **연합적 혹은 참여적**(joined-up) : 정부의 전략적 목표에 제도적 경계를 넘어 조망하면서 정책의 윤리적, 법적 근거를 세우도록 한다.

⑦ **평가적** : 정책 결정에 초기 산출물의 체계적인 평가를 포함시키도록 한다.

⑧ **검토** : 기존의 정책을 검토하여 정책 설정 시의 문제를 계속 해결해야 할 필요성과 정책의 효과가 있으면 기존 정책을 유지하도록 한다.

⑨ **교훈적** : 무엇은 하고 무엇은 해서는 안 되는지 경험으로부터 교훈을 얻어야 한다.

변화의 정도를 충분히 이해하기 위해서는 공공행정으로부터 신 공공행정(NPM)으로의 변화를 개념화하고, 새로운 거버넌스는 전 정부적 접근과 전 사회적 접근을 포함하는 것으로 이해하여야 한다. NPM이 공공조직의 개혁에 시장 메커니즘을 적용하여 효율과 효과의 향상에 초점을 두는 반면에 새로운 거버넌스는 공공행정의 실천 내용의 변화를 통하여 영역 간에 또는 영역을 넘어 제3자 관계의 변화를 이끌게 하는 것이다(Kickbusch and Gleicher, 2012).

전 정부적 접근은 가끔 참여 혹은 연합 정부라고도 불린다. 이 접근은 수직적으로는 중앙정부로부터 지방정부에 이르기까지 모든 수준의 정부가 참여하고 수평적으로는 정부의 모든 부처가 참여하는 거버넌스의 확산을 통하여 이루어진다. 전 정부 접근은 보건부만으로 해결하기 어려운 고질적 문제를 해결하는데 적절한 방법이 되며 신뢰, 보편적 윤리, 화합하는 문화 그리고 새로운 기술을 요구한다. 또한 이 접근은 시간과 자원이 요구되지만 복잡한 정책 과제를 해결하는데 매우 적합하다. 그리고 정부 활동의 협력과 통합

(coordination and integration)을 강조할 뿐 아니라 정부가 의도하는 사회적인 목표에서의 협력과 통합에도 초점을 두고 있다. HiAP가 바로 이 접근 전략을 토대로 하고 있다.

전 사회적 접근은 복잡한 과제의 해결을 위하여 불가피한 전략이 된다. 매우 고질적인 문제는 전 정부 접근 이상을 요구하게 되며, 해법을 위하여 다양한 이해관계자와 특히 시민들의 참여를 요구한다. 이 접근의 목적은 의회와 같은 정치적인 의사결정의 영역을 포함하여 민간영역과 시민사회의 역할을 강조하여 전 정부 접근의 거버넌스를 확장하는데 있다. 전 사회 접근은 소통과 협력을 위하여 메스미디어나 새로운 형태의 소통의 역할을 부각시키는 것이다. 참여자는 민간영역, 시민사회, 지역사회 혹은 개인으로서 참여자는 자신이 갖고 있는 자원과 능력을 투자하여야 한다. 전 사회 접근 전략은 자신들의 건강, 안전, 행복을 위협하는 요인들을 극복할 수 있도록 모두 참여하여 지역사회의 복원력을 증강시키는 것이다.

(3) 건강을 위한 거버넌스의 국제적 물결

건강을 위한 거버넌스의 역사는 지금까지 세 번의 물결(three waves)이 있었다 (Kickbusch and Gleicher, 2012). 첫 번째의 물결은 1978년 Alma-Ata 선언(WHO, 1978)에 의한 1차 보건의료전략(primary health care: PHC)이다. PHC는 1차 의료(primary care)의 제공에 초점을 둔 전략이 아니라 포괄적인 보건정책에 관한 전략으로서 서비스 제공만이 아니라 건강을 악화시키는 사회적 · 경제적 · 정치적 원인을 해결하는데 초점을 두었다[18]. PHC 전략은 광범위한 정치적 개념(Boerma and Kringos, 2015)으로 건강향상을 위하여 보건정책에서 다른 영역의 관련성에 초점을 두고 협력을 위한 체계적인 시도를 한 것이라 할 수 있다. 이것이야말로 보건영역의 거버넌스 혁신모형이었다.

두 번째 물결은 건강증진과 건강을 위한 공공정책(healthy public policy)에 관한 주장이었다. 이것은 1986년 건강증진에 관한 오타와 헌장으로 등장하였다. 오타와 헌장은 건강증진을 위한 다섯 가지 정책을 제안하였는데 그 가운데 하나로 '건강을 위한 공공정책'을 발표하였다. 다른 네 가지는 '건강을 위한 지원적 환경의 조성, 지역사회 활동의 강화, 건강을 위한 개인 기술의 개발, 의료서비스의 재 조직화'였다. 오타와 헌장은 건강결정요인을 규명하는 것으로 확대되어 건강을 향상시키기 위해서는 사회, 경제, 문화, 환경

18) 1차 의료와 PHC(primary health care)를 구분해야 한다는 구체적인 내용은 제9장 제1절에서 상세하게 설명된다.

의 모든 조건들이 중요함을 밝혔다. 이와 같은 WHO의 활동은 건강을 위한 거버넌스에 많은 혁신을 초래하였다. 건강증진은 건강을 위한 공공정책에 있어서 핵심적 범주로 자리 잡았고, 건강도시사업은 도시계획, 용도지역화, 녹색 공간, 주택, 교통 및 이웃 간의 응집과 건강 간의 연계성과 지역 차원의 행동이 중요함을 인식시켰다.

세 번째 물결은 현재 전개되고 있는 HiAP 전략이다. 이것은 앞에서 언급한 바와 같이 2006년 EU에서 제기되어 2013년 WHO의 건강증진에 관한 Global Conference에서 채택된 것으로 건강이 21세기의 경제와 사회적 생활에서 중요한 역할을 할 수 있도록 하는 거버넌스의 혁신이라 할 수 있다. HiAP는 다부문간의 활동이나 건강을 위한 공공정책의 범위를 뛰어 넘어서는 거버넌스라 하겠다. HiAP는 전 정부 접근을 통하여 정책 무대에 등장하는 다른 이해를 수용하고, 정책의 결과를 중시하는 정책결정자들 간의 관계 형성을 통한 정책 형성의 네트워크 전략이다.

3. 건강형평성과 거버넌스[19)]

1) 건강형평성과 거버넌스

산업화된 국가들에서 건강수준의 향상과 함께 건강에서의 형평성도 보건정책의 핵심적인 정책 목표가 되었다. 건강형평성은 상당히 개선되었지만 여전히 피할 수 있는 건강상 위험이나 조기 사망에서 지역 간의 상당한 격차가 지속되고 있는 문제가 있다. 건강 불형평은 사회 내부의 물적인 조건과 사회적 및 정치적인 구조, 즉 건강의 사회적 결정요인에서의 불형평이 반영된 결과라 하겠다. 따라서 건강 불형평을 개선하기 위해서는 이와 같은 사회구조 내에서 다양하고 복잡한 의사결정 과정에 영향을 미칠 정책과 다양한 이해관계자들에 의한 공동의 행동(joint action)이 요구된다.

제대로 정립된 정책 의도가 왜 건강형평성이라는 산출물을 낳지 못하는지를 이해하기 위해서는 정책 결정이 이루어지고, 수행되고, 검토되는 방법과 정책의 반응성을 살펴보아야 한다. 즉, 건강의 사회적 결정요인에 관한 행동을 통하여 건강형평성을 달성하기 위한 거버닝(governing)이 제대로 수행되는지를 추적할 필요가 있는 것이다. 이러한 작업을 위해서는 관련 조직이나 정책 과정, 그리고 정책 과제에 의하여 건강 불형평과 거버넌스 반응이 점점 더 영향을 받는다는 인식위에서 먼저 국가의 거버넌스 시스템과 거버넌

19) 이 항은 Brown and Harrison(2013)의 내용을 중심으로 정리하였다.

스 능력을 재검토해 보아야 한다.

거버넌스란 전형적으로 정책이 결정되고 수행되는데 관련되는 제도, 규칙 그리고 규범(norm)과 책무성(accountability)이 제대로 작동되는지를 설명하는데 유용하다. 거버넌스란 추상적인 제도적 과정이나 공식적 규칙에 관한 것이 아니라 사회에서의 힘의 관계에 관한 것이다. 거버넌스 시스템은 누가 정책을 결정하는지, 어떻게 사회 안에서 자원이 배분되는지, 그리고 어떻게 정부가 책무성을 갖는지를 설명한다. 건강의 사회적 결정요인을 작동시킴으로써 건강 불형평을 개선하기 위하여 정부는 사회의 부문 간 그리고 이해당사자 간의 행동의 응집력을 강화하는 노력을 기울인다. 이러한 응집력을 강화하기 위하여 정부는 두 가지 방법으로 자원을 집중 배분한다. 첫째는 건강 불형평의 패턴과 불형평 정도를 개선하는데 자원 사용을 집중하며, 둘째는 인구집단 간의 질병과 조기 사망의 결과와 위험을 줄이고 건강해지는 기회를 높이기 위한 건강결정요인의 배분과 관련하여 자원 사용을 증가시킨다. 건강형평성을 개선한다는 공통의 이해를 위하여 보건분야와 그 밖의 분야, 공공과 민간 그리고 시민들의 책무성과 공동의 행동을 정하고 이를 확실히 실행에 옮길 수 있도록 협의하고 준비하도록 거버넌스를 개선하는 것이다. 건강 불형평의 패턴과 불형평의 정도는 보건부의 범위를 넘어서는 요소가 많다. 예컨대 고용의 성격과 형태, 주택과 환경적 조건, 소득수준과 안전, 교육과 지역사회 자원 등은 보건부가 좌우할 수 있는 범위를 넘어선다.

건강형평성과 관련된 거버넌스의 핵심적인 과제는 첫째, 건강 불형평을 감소시키기 위하여 필요한 행동은 인구집단의 건강에 대한 전 정부적 및 전 사회적 공동생산의 필요성과 상호의존성, 복잡성을 고려하여 새로운 시스템에 기초한 거버넌스와 공급메커니즘을 요구한다. 둘째, 건강의 사회적인 결정요인을 개선시킬 수 있는 새로운 거버넌스와 공급메커니즘은 다층적(muliti-layered)이고 다면적(multi-dimensional)이어야 한다. 이것이 건강에 대한 공유된 가치를 만들어내기 위하여 지역주민의 권한 부여를 높이게 될 것이다. 셋째, 건강이 경제적 및 사회적으로 중요한 자산이라는 인식이 점차 높아지고 있고, 이러한 인식이 기존의 경제적 투자, 기업의 효율성, 효과성에 대하여 가치를 추가할 수 있는 것이다. 넷째, 정부는 건강과 건강형평성을 이룰 수 있는 사회적 결정요인을 개선할 수 있는 거버넌스와 공급의 조건을 결정하는데 중요한 역할을 갖는다.

건강형평성을 위한 효과적인 거버넌스의 주요한 원칙은 다음의 다섯 가지로 요약된다.

첫째, 협력을 통한 거버닝(governing)은 반드시 지켜야 하는 새로운 원칙(imperative)

이다. Kickbush and Gleicher(2012)는 협력적 거버넌스가 고려해야 할 사항으로 ① 협력의 과정과 구도, ② 커뮤니케이션, 신뢰, 참여 그리고 이해 간의 선순환, ③ 가용한 도구나 메커니즘의 선택, ④ 투명성과 책무성을 제시하고 있다.

둘째, 시민참여를 통한 거버닝으로서 공공정책은 더 이상 하달(delivered)되는 것이 아니다. 성공적인 건강을 위한 거버넌스는 시민, 소비자 그리고 환자들의 참여와 협력뿐만 아니라 공동생산을 요구한다. 대중과 직접적으로 행동함으로써 투명성과 책무성이 강화될 때 거버넌스는 사회적 의미를 갖게 될 것이다. 대중과 동반자적 협력을 하고 능력을 부여한다는 것은 가치를 유지하는데 결정적으로 중요하다. 특히 스마트폰이나 사회적인 미디어의 네트워킹은 정부나 의료체계가 일하는 방법을 바꿀 수 있을 뿐만 아니라 시민들이 무엇인가 할 수 있도록 끌고 갈 수 있는 힘이 된다.

셋째, 규제와 설득의 혼합을 통한 거버닝이다. 거버닝이란 더욱 유연하고, 다수준(multi-level)이며, 다양한 이해당사자를 갖고 본질은 적응성에 있다. 전통적인 계층적 수단의 거버넌스는 소프트 파워나 소프트 법[20]과 같은 메커니즘으로 보완되고 있다. 이것은 스스로의 규제, 시민의 새로운 역할 뿐만 아니라 설득, 연합, 네트워크, 조정이라는 공개적인 방법에 의한 거버넌스를 포함한다.

넷째, 독립적 기구와 전문가 조직을 통한 거버닝이다. 새로운 독립적인 기구나 전문가 조직을 통한 관리를 위하여 지식기반사회에서는 근거(evidence)가 매우 중요하다. 정부기구, 위원회, 규제기구나 감사기구와 같은 독립적인 전문가 조직은 근거를 제공하고, 윤리적 경계를 모니터하고, 건강을 위한 민주적 거버넌스를 강화하고 책무성을 확대하는데 매우 중요한 역할을 수행한다. 특히 독립적인 전문가 조직은 프라이버시, 위험의 사정, 질(質)의 통제, 새로운 의료기술의 평가 그리고 건강에 미치는 영향을 평가하는 등의 일과 관련이 된다. 이와 같은 조직체들은 국가가 보다 용이하게 혁신적인 지식기반사회로 전환하기 위해서는 더욱 중요해진다.

다섯째, 적응력이 높은 정책, 복원력을 갖춘 구조와 미래를 보는 통찰력을 통한 거버닝이 필요해진다. 왜냐하면 복잡한 과제(complex issues)에 대하여 단순한 인과관계로는 해결책이 없기 때문이다. 건강에 대한 전 정부적 접근이나 전 사회적 접근은 건강에 영향을 미치는 복잡한 요인을 관리하고, 실시간으로 반응할 수 있도록 해준다. 즉, 복잡성의

20) 소프트 파워(soft power)란 영향력을 통하여 힘(power)이 작동하는 것을 의미하며, 소프트 법(soft law)이란 사회적/규범적으로 설정되는 기대를 통하여 힘이 작동하는 것을 의미한다.

특성을 반영하여 적응력을 갖추도록 한다.

2) 좋은 거버넌스(good governance)와 가치체계

여러 국제기구들(EU, OECD, UNDP, World Bank)이 정부를 위한 좋은 거버넌스의 원칙을 제시하고 있다. UNDP(1997)는 좋은 거버넌스의 요소로 "책무성, 투명성, 반응성, 형평과 포용성, 효과와 효율성, 참여, 법의 준수, 합의"를 제시하고 있다. OECD (2012)는 약간 더 광범위하게 정의하여 적절하고 효과적인 공공 거버넌스(good and effective public governance)를 "민주주의와 인권을 신장하고, 경제적 번영과 응집력을 증진시키고, 환경보호와 천연자원의 지속가능한 사용을 향상시키고, 정부와 공공기관에 대한 신뢰를 높이는 일들을 도우는 것"으로 개념을 정립하고 있다.

Kickbusch and Gleicher(2012)는 건강을 위한 '빈틈없는 거버넌스(smart governance)'를 위하여 정부가 전략적으로 갖추어야 할 요소로는 "협력, 시민참여, 규제와 설득, 독립적 기구와 전문적 조직, 적응성 있는 정책, 복원력과 통찰력(resilient structure and foresight)"이라고 하였다. 여기에서 건강의 관점은 물론 건강향상과 건강형평성의 개선에 놓여있다. 건강을 위한 적절한 거버넌스를 지탱해주는 지배적인 가치체계는 첫째, 건강을 인권으로, 둘째, 건강을 행복의 요소로, 셋째, 건강을 글로벌 공공재(health is a public good)로, 넷째, 건강은 공정성과 사회정의로 간주를 하고 있다(Kickbusch and Gleicher, 2012). Brown and Harrison(2013)은 이러한 네 가지 가치에 더하여 첫째, 건강의 상실이나 형평성의 악화는 사회 갈등을 유발하고, 지역사회의 응집력을 악화시키며, 둘째, 인구집단의 건강은 경제적 자산이며 생산재가 된다는 것을 강조하고 있다.

4. 우리나라의 건강을 위한 거버넌스 정립

우리나라는 건강을 위한 거버넌스에 대한 고민은 거의 없었다. WHO가 주도한 거버넌스에 대한 1차 물결(the first wave)인 PHC전략을 우리는 새로운 거버넌스라는 생각도 못한 채 단순히 1차 의료의 보급으로 잘못 이해하여 특별법[21)]을 제정하여 면지역에 공중

21) 1978년 12월 「국민보건의료를위한특별조치법(국보법)」을 제정하여 공중보건의사제도를 실시하게 되었고, 1980년 12월 「농어촌보건의료를위한특별조치법(농특법)」을 제정하여 「국보법」과 통합하고 간호사인 보건진료원이 1차 의료의 일부를 담당할 수 있도록 하였다.

보건의사를 보내고 오지지역에 보건진료원을 보내는 것으로 만족했었다. 그리고 2차 물결(the second wave)인 건강증진도 단순하게 보건소를 중심으로 금연, 운동, 영양, 절주 프로그램을 실천하는 것으로 해석하여 새로운 거버넌스로 간주하지도 못하였다. 이렇다 보니 거버넌스의 3차 물결(the third wave)인 HiAP는 구체적인 프로그램도 없이 무관심으로 지나치고 있는 실정이다.

우리나라에서는 국민들의 건강을 위한 거버넌스는 시민단체가 정부 위원회에 참여하는 정도에 한정될 뿐 여전히 관료주의에 의하여 모든 정책이 형성되고 있다. 세계는 HiAP라는 전략으로 건강에 대하여 새로운 거버넌스를 논의하면서 전 정부 및 전 사회적 접근에 의한 시민의 건강향상과 복지를 위해서 다부문의 협력을 강조하는데 우리는 정부 내에서 조차 보건복지부와 다른 부처와의 협력은 찾아보기 어려우며 규제와 설득이 조화되지 못하여 정부와 민간단체간의 갈등으로 새로운 개혁은 시도하기 어려운 현실이다. 또한 계층제 관료주의에 여전히 매몰되어 있고, 설득보다는 명령이나 규제로 문제를 해결하려고 함에 따라 현대의 지식사회에 부합하지 못하는 구조가 되어 있다.

이제부터는 거버넌스의 개념을 광의적으로 정의하여, 국민의 건강수준 향상을 위해서 정부 부문 외에 국민 건강과 관련되는 모든 조직(시민단체 및 협회)들의 협력을 이끌어 내는 거버넌스를 만들어 내는 것이 필요하다. 의료정책의 수립 및 집행에 있어 국민 건강과 관련을 맺는 모든 이해당사자들을 설득하고, 협력을 구하고, 전문적인 능력을 발휘할 수 있도록 정책 운영의 틀을 바꾸어야 할 필요가 있다. 보건정책에서 시민사회나 민간부문, 언론매체 등의 협력을 얻기 위하여 창조적 동반자 관계(innovative partnership)를 맺는 것이 중요하다. 또한 지각 있는 시민(informed citizen)의 참여를 통하여 건강을 정부가 관리해주는 것이 아니라 내 스스로 생활습관의 개선을 통하여 유지 증진시킬 수 있다는 의식을 심어야 하며, 세계적인 관점(global perspective)의 협력도 필요하다.

특히 만성질병 중심으로 질병구조가 바뀌었으면 의료체계도 이에 상응하게 생활습관의 변화를 통하여 건강을 내 스스로 관리하는 체계로 전환시켜야 하는데 여전히 급성질병 시대의 체계인 의료서비스 공급을 늘려 대처하는 방식으로 하고 있다. 이와 같은 대처 방식으로는 국민 부담만 늘리고, 국민들의 행복 지수는 떨어뜨리는 결과를 초래한다. 만성질병 시대에 정부 주도에 의한 의료서비스 공급으로 국민들의 건강관리에 대처하겠다는 것은 그만큼 전문성의 부족과 지식사회로 변화된 사회현상에 대한 인식의 부족에 기인한 결과이다. 따라서 새로운 보건의료체계를 구축하기 위해서는 정부의 노력만으로는 불가능하며, 의료인 단체를 위시한 이익단체, 시민단체, 일반 기업이나 근로자 조직 등이 서로 협력하는 구조의 확립이 절대 필요함을 인식하여야 한다.

생활습관의 개선을 위해서는 건강증진사업의 활성화가 요구된다. 이러한 노력을 위한 국가의 종합계획이 국민건강증진종합계획이다. 국민건강증진종합계획은 보건복지부만의 사업이 아니라 범정부적 사업이어야 한다. 그런데 부처 간의 칸막이 문화가 형성되어 있고 심지어는 같은 부처 안에서도 부서 간의 칸막이가 높아 부문 간의 협력이나 정책의 조정은 생각할 수조차 없다. 그러다 보니 국민건강증진종합대책이 HiAP가 되지 못하고 복지부내 한 부서의 업무로 한정되고 있다.

국민의 건강을 위한 거버넌스를 형성하기 위하여 총리실 산하에 국민건강증진위원회(Health Promotion Council)를 설치하여 보건복지부와 환경부, 고용노동부, 교육부, 국토교통부, 여성가족부, 기획재정부 등 다른 부처가 참여하여 건강과 관련된 업무를 수행하는 HiAP가 되어야 한다. 이 위원회는 국민건강증진종합계획의 수립만 담당할 것이 아니라 보건사업을 원활하게 추진하기 위한 적정한 재정의 조달과 사용에 대하여 모니터링하고 평가도 담당하여야 한다. 또한 국민건강증진종합계획에 의하여 각 부처나 민간조직이 실행한 건강증진사업들이 건강에 어떠한 영향(impact)을 미쳤는지도 평가하여야 한다.

참고문헌

이규식 (2007), 의료에 대한 이념과 정책, 『보건행정학회지』, 17(3): 106-128.

이규식 (2013), 『의료보장과 의료체계』(3판 수정본), 서울: 계축문화사.

최문환 외 (1967), 『경제사』, 서울: 박영사.

이명석 (2007), 거버넌스의 이해: 사회적 조정양식으로서의 거버넌스, 성균관대학교 국정관리대학원, 11월 28일자 강의안

Auster R, Leveson I and Sarachek D (1969), The production of health, an exploratory study, *Journal of Human Resources*, 4: 411-436.

Becker GS (1960), Economic analysis of fertility, in *Demographic and Economic Change in Developed Countries*, A Conference of the Universities-National Bureau Committee for Economic Research, Princeton university Press: 209-231.

Benham L and Benham A (1975), The impact of incremental medical services on health status, 1963 to 1970, In: Andersen R, Kravits J and Anderson O eds. *Equity in Health Services: Empirical Analysis of Social Policy*: 217-228, Cambridge, MA: Ballinger.

Boerma W and Kringos D (2015), Introduction, In: Kringos DS, Boerma WGM, Hutchinson A and Saltaman RB eds. *Building Primary Care in a Changing Europe*: 27-40, European Observatory in Health System and Policies, Copenhagen: WHO Europe.

Boufford JI (2003), Assuring the public's health in the 21'st century, ASTHO-NACCHO 2003 Conference, in *The Future of Public's Health in the 21st Century*, Institute of Medicine of The National Academy Press, Washington DC: National Academy Press.

Brown C and Harrison D (2013), *Governance for Health Equity*, Copenhagen: WHO Europe.

Coale AJ (1973), The demographic transition, *International Population Conference*, IUSSP Vol. 1: 53-72.

Cockerham WC (1982), *Medical Sociology* (2nd), New Jersey: Prentice-Hall Inc.

Federal Ministry of Economics and Technology, Germany (2012), Stimuli to Innovation in the Healthcare Industry.

Feldstein PJ (2005), *Health Care Economics* (6th), Clifton Park, New York: Thomson Delmar Learning. (Feldstein은 1979년에 발간한 초판에서부터 주장한 내용임)

Fogel RW (1986), Nutrition and the decline in mortality since 1700: some additional preliminary findings, *Working Paper 1802*, National Bureau of Economic Research.

Folland S, Goodman AC and Stano M (2004): *The Economics of Health and Health Care* (4th), Pearson: Prentice Hall, 박윤형, 정우진 번역(2005), 보건의료경제학, 대한의사협회 의료정책연구소.

Forder J, Robinson R and Hardy B (2005), Theories of purchasing, In: Figueras J, Robinson R and Jakubowski E eds. *Purchasing to Improve Health Systems Performance*: 83-101, European Observatory on Health Care Systems and Policies Series, Copenhagen: WHO Europe.

Fox DM (1979), From reform to relativism: a history of economists and health care. *Milbank Memorial Fund Quarterly/Health and Society*, 67(3), 297-336.

Fox DM (2010), *The Governance of Science and Governance: Research, Health Policy and American States*, Berkeley, CA: University of California Press.

Fraser D (1984), *The Evolution of the British Welfare State* (2nd), London: Macmillan.

Fuchs VR (1974), *Who Shall Lives?*, New York: Basic Books Inc.

Government of Northern Ireland (1999), *Professional Policy Making for the 21th Century*, Belfast: Government of Northern Ireland.

Grant J (2004), The Australian experience: priorities and possibilities for connected government. In: Kaczorowski W ed, *Connected Government*, London: Premium Publishing.

Greer SL, Wismar M and Figueras J (2016), Introduction: strengthening governance amidst changing governance, In: Greer SL, Wismar M and Figueras J eds. *Strengthening Health System Governance, Better policies, stronger performance*: 3–26, European Observatory on Health Care Systems and Policies Series, Berkshire, England: Open University Press.

Greer SL, Wismar M, Figueras J and McKee C (2016), Governance: a framework, In: Greer SL, Wismar M and Figueras J eds. *Strengthening Health System Governance, Better policies, stronger performance*: 27–56, European Observatory on Health Care Systems and Policies Series, Berkshire, England: Open University Press.

Han DS, Bae SS, Kim DH and Choi Y (2017), Origins and evolution of social medicine and contemporary social medicine, *J Prev Med Public Health*, 50: 141–157.

Hadley J (1982), *More Medical Care, Better Health?* Washington DC: The Urban Institute.

Institute of Medicine(IOM), US (1988), *The Future of Public Health*, Washington DC: National Academy Press.

Kickbusch I and Gleicher D (2012), *Governance for Health in the 21st Century*, Copenhagen: WHO Europe Office.

Kikbusch I and Behrendt T (2013), *Implementing A Health 2020 Vision: Governance for Health in the 21th Century, Making it Happen*, Copenhagen: WHO Europe.

Lalonde MA (1974), *A New Perspective on the Health of Canadians*, Ottawa: Ministry of National Health and Welfare, Canada.

Leach M et al. (2007), *Understanding Governance: Pathways to Sustainability*, STEPS Working Paper 2, Brighton: STEPS Centre.

Lee LF, Rosenzweig MR and Pitt M (1997), The effects of improved nutrition, sanitation, and water quality on child health in high mortality populations, *Journal of Econometrics*, 77: 209–235.

Leibenstein H (1963), *Economic Backwardness and Economic Growth*, New York: John Wiley and Sons Inc.

McCann CR (1994), *Birth Control Politics in the United States, 1916–1945*, Ithaca, NY: Cornell University Press.

McGinnis JM, et al. (2002), The case for more active policy attention to health promotion, *Health Affairs*, 21: 78–93.

McKeown T (1976), *The Modern Rise of Population*, New York: Academic Press.

Mold A and Berridge V (2013), The history of health promotion, In: Cragg L, Davies M and Macdowall W eds. *Health Promotion Theory*: 3–19, McGraw Hill, Open

University Press.
Mushkin SJ (1979), *Biomedical Research: Costs and Benefits*, Cambridge, MA: Ballinger.
Newhouse JP and Friedlander LJ (1980), The relationship between medical resources and measures of health: some additional evidence, *Journal of Human Resources*, 15(2): 200–218.
Notestein FW (1953), Economic problems of population change, *Proceeding of the Eighth International Conference of Agricultural Economists*, London: Oxford University Press: 3–31.
OECD (2012), *Public Governance* [web site], quoted in Kickbush and Gleicher (2012).
Pollitt C (2001), Convergence: the useful myth? *Public Administration*, 79(4): 933–948.
Rhodes RAW (1996), The new governance : governing without government, *Political Studies*, 44: 652–667.
Rhodes RAW (2000), The governance narrative: key finding and lessons from ESRC's Whitehall programme, *Public Administration*, 78(2): 345–363
Rosen G (1993), *A History of Public Health* (expanded ed.), Baltimore: The Johns Hopkins University Press.
Santayana G (1984), Historical perspectives, In: Hanlon JJ and Pickett GE eds. *Public Health, Administration and Practice* (8th): 22–44, St. Louis: Times Mirror/Mosby College Publishing.
Savedoff W (2005), Private health insurance: implications for developing countries, *Bulletin of the WHO*, 83(2): 127–134.
Smith PC et al. (2012), Leadership and governance in seven developed health systems, *Health Policy*, 106(1): 37–49.
Strauss A and Corbin JM (1988), *Shapping A New Health Care System*, San Francisco: Jossy–Bass Publishers.
Twarog S (1997), Heights and living standards in Germany, 1850–1939, In: Steckel GH and Floud R eds, *Health and Welfare During Industrialization* : 285–330, National Bureau of Economic Research, Chicago: The University of Chicago Press.
UNDP (1997), *Good Governance – and Sustainable Human Development*, A UNDP Policy Document, New York, United Nations Development Programme. quoted in Kickbush and Gleicher (2012).
U.S. Department of Health Services, Public Health Services (1995), *Healthy People 2000*, Midcourse Review and 1995 Revisions.
WHO (1946), *Constitution of the World Health Organization*, Geneva: WHO.
WHO (1978), Declaration of Alma–Ata, International Conference on Primary Health Care, Alma–Ata, USSR, 6–12, September.

WHO Europe (1998), *Social Determinants of Health, The Solid Factors*, Copenhagen: WHO Europe.

WHO Europe (2003), *Social Determinants of Health, The Solid Factors* (2nd), Copenhagen: WHO Europe.

Willke H (2007), *Smart Governance: Governing the Global Knowledge Society*, Frankfurt: Campus Verlag.

Winslow C-E A (1923), *The Evolution and Significance of the Modern Public Health Campaign*, New Haven: Yale University Press.

http://www.sphtc.org/timeline/timeline.html (2015. 5. 22. 열람)

http://www.oecd.org/dataoecd/4/55/46163626 (2012. 5. 30. 열람)

제4장
의료의 이념과 정책접근

제1절 의료에 대한 상반된 이념과 두 가지 정책접근

1. 의료에 대한 상반된 이념

1) 의료보장제도 도입 전: 상품으로써의 의료

의료는 본질적으로 일반적인 재화나 서비스와 같이 하나의 상품(commodity)으로 간주된다. 상품으로 간주된다는 것은 의료의 이용자 혹은 소비자가 자신의 구매 능력에 따라 시장에서 의료를 구매한다는 의미이다. 상품으로써의 의료는 소비자의 효용과 소득 그리고 가격에 따라 수요가 결정되고, 시장에서 공급과 마주하여 거래량(이용량)이 결정되는 것이다. 의료를 상품으로 간주하는 의료체계를 우리는 흔히 수요 접근(demand approach)에 의한 시장형 의료체계라 부른다.

2) 의료보장제도 도입 후: 기본권으로써의 의료

의료를 시장거래에 맡기고 수요를 토대로 서비스를 배분할 경우, 구매력이 없는 사람들은 의료이용에 대한 접근성 문제가 대두된다. 일반 상품은 구매력이 없어 소비할 수 없을 경우 소비자의 효용을 제약하는 문제는 있어도, 소비를 하지 못하여 죽고 사는 문제와는 관계가 없다. 그런데 의료서비스의 경우 필요할 때 소득이 없어 이용을 하지 못하면 자칫 주검을 초래할 수도 있다. 따라서 의료를 다른 서비스나 재화와 같이 다루기 어려운 문제가 대두된다. 이와 같은 문제를 해결하기 위하여 유럽 국가들은 옛날부터 의료를 교회의 교구나 지방정부 등에서 공급하여 이미 암묵적으로 사회적인 재화가 되었다. 우리나라도 고려시대에는 제위보(濟危寶)나 혜민국(惠民局), 조선시대에는 재생원(再生院), 혜민서(惠民署)와 같은 조직이 있어 의료를 무료로 서민들에게 제공하기도 하였다. 그러나 이와 같은 시혜적 장치로는 근본적인 해결책이 되지 못하였다.

제2차 세계대전 이후 1948년 파리에서 개최된 제3차 유엔총회에서 세계인권선언을 통하여 의료를 인간의 기본권으로 인정하게 된다[1]. 이 시기를 전후하여 산업화된 국가들은 모든 국민에게 구매력에 관계없이 의료서비스 이용을 보장하기 위하여 정부 공영제나 사회보험 방식의 건강보험제도를 도입하게 되었다.

의료서비스를 환자의 구매력(소득에 의하여 결정)과 무관하게 기본권으로 이용할 수 있게 되면서부터 의료를 일반적인 상품으로 간주하기 어렵게 되었다. 왜냐하면 의료가 환자의 구매력으로 이용하는 것이 아니라 사회적인 권리로 이용하기 때문에 의료서비스의 가격이나 분배량이 경쟁시장에서 결정될 수 없게 되어 다른 이용(혹은 배분)방법이 필요해지게 되었다. 즉, 구매력을 토대로 시장 거래를 통하여 의료를 이용하지 않고 기본권으로 이용할 수 있는 별도의 시스템이 요구되었는데, 이러한 시스템을 의료보장형 의료체계라 부른다.

2. 이념 차이에 따른 두 가지 정책접근

1) 수요 접근과 필요도 접근

자본주의 시장경제란 모든 재화의 가격과 생산량(분배량)을 [그림 4-1]에서 볼 수 있는 바와 같이 시장의 수요와 공급에 맡기는 것을 말한다. 수요곡선은 소비자의 만족극대화 원칙에 따라 도출되며 공급곡선은 생산자의 비용최소화 원칙(혹은 이윤극대화 원칙)에 의하여 도출된다. 의료보장제도가 도입되지 않았을 때는 의료서비스의 가격 결정과 분배를 시장에 맡기게 된다. 이와 같이 가격과 분배를 시장에 맡기는 것을 수요 접근이라 부르고, 여기에서는 소비자의 만족극대화 원칙에 따라 도출되는 수요 곡선이 유효하다.

그러나 의료보장제도 도입 후에는 시장에서 가격이나 생산량이 결정되지 않고 기본권

---

1) 세계인권선언(Universal Declaration of Human Rights)은 제25조에 의료를 필수적 서비스, 제22조에 사회보장권, 제35조에 생명권을 명기하여 의료를 기본권으로 간주하게 되었다. 세계인권선언 제25조의 원문을 보면 "Everyone has the right to a standard of living adequate for the health and well-being of himself and of his family, including food, clothing, housing and medical care"라고 기술하고 있다.

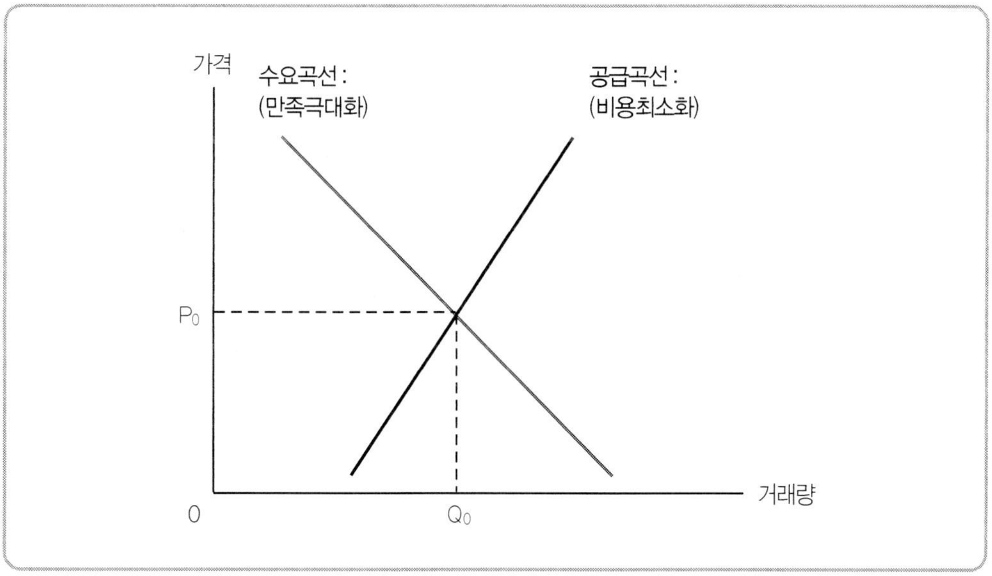

[그림 4-1] 수요 및 공급곡선에 의한 시장거래

이라는 사회적 권리로 서비스가 배분되기 때문에 수요곡선은 무의미해지고 시장이 아닌 다른 방법이 요구된다. 시장이 아닌 배분방법이란 필요도(needs)를 토대로 서비스를 배급(rationing)하는 것을 뜻한다.

의료서비스의 공급은 의료보장제도를 도입하기 전이나 도입한 후나 생산의 효율화(비용최소화)를 지키는 것은 변할 수 없는 원칙이다. 그러나 의료이용 방법은 의료보장제도 도입전과 도입후가 완전히 달라지기 때문에 구분이 필요하게 된다. 의료보장제도 도입 전 소비자 만족도로 도출되는 수요곡선이 유효한 의료체계에서의 의료이용 방법을 수요접근이라 부르고, 의료에 관한 특별한 이념이 설정될 필요가 없다. 왜냐하면 애초부터 의료서비스도 다른 재화와 마찬가지로 시장에서 거래가 이루어졌기 때문에 일반적 재화와 같은 자유재로 간주하게 된다.

의료보장제도는 기본권 보장이라는 이념을 바탕으로 하기 때문에 의료이용이 소비자 만족이 아니라 사회적 권리로 이루어지게 되면서 수요곡선이 필요가 없어지게 된다. 따라서 의료보장의료는 기본권 보장이라는 이념이 중요하며, 이러한 이념을 바탕으로 하는 의료체계에서의 서비스 배분방법은 필요도 접근이라 부르게 된다.

이 문제를 Feldstein(2005)은 경제이론으로 다음과 같이 간결하게 설명하고 있다[2]. 사회적 권리로 의료에 대한 접근이 이루어지게 되면 환자는 의료가격에 반응하여 이용을 하지 않기 때문에 시장수요곡선(소비자의 만족 극대화 원칙에 따라 도출)은 의미가 없어지고, 오로지 공급곡선(생산자의 이윤극대화 원칙에 따라 도출)만 의미를 지닌다. 따라서 의료의 소비자 시장은 없어지고 오직 생산자 시장만 남게 되어 서비스 생산의 효율성 원칙만 강조된다. 소비자 시장이 없어진다는 것은 의료서비스의 배분을 수요를 토대로 할 수 없고, 필요도(needs)를 토대로 하게 된다는 점이다. 그리고 필요도로 배분한다는 것은 의료를 배급제로 한다는 것이다. 필요도 접근을 위해서는 필요도의 결정과 함께 우선순위(priority)의 설정이 중요해지며, 의료계획(health planning)이 필수적이다.

2) 이념과 무관한 공급체계

의료 이념의 차이는 의료서비스의 배분방법을 놓고 일어난다. 의료서비스 배분을 개인의 구매력에 의존하는 전통적 방법에서는 의료는 일반적 상품과 같이 시장의 수요를 토대로 하게 된다. 반면에 사회적 권리라는 이념에 따른 서비스 배분은 수요가 아니라 필요도를 토대로 하게 된다. 그러나 공급측면에서는 의료가 상품으로 간주되든, 기본권 보장이란 이념의 구현수단으로 간주되든 생산방법에 차이가 없다. 즉, 의료서비스도 다른 재화의 생산과 같이 시장에서 노동(의사, 간호사와 같은 인력)과 자본(병원, 의료기기와 같은 자본재)이라는 생산요소를 구매하여 비용을 최소화할 수 있는 방법으로 생산하게 된다. 따라서 의료를 정부가 설립한 공공병원이 생산하든, 민간병원이 생산하든 생산방식에는 차이가 없고 다만 누가 더 의료서비스 생산을 효율적으로 하느냐가 중요하게 고려될 뿐이다. 그래서 네덜란드는 1998년을 마지막으로 공공병원을 전부 비영리 민간병원으로 전환하였다(Busse, Saltman and Dubois, 2004). 수요 접근이든 필요도 접근이든 정부는 의료소비자를 보호하기 위하여 서비스 생산과 관련하여 최소한의 질 보장을 위한 면허제도라든가 의료시설에 대한 기준 설정과 같은 개입이 이루어진다.

3) 미국과 유럽의 의료경제학 주제의 차이

의료는 실증적인 차원에서 경제재로 간주되기 때문에 원칙적으로는 앞에서 설명한 바와 같이 시장 접근(market-oriented)에 의하여 의료가 생산되고 분배된다. 그러나 의료에 대한 이념적 성격에 따라 정부의 역할이 달라지기 때문에 의료를 시장 접근으로 배분

---

2) 이러한 내용은 이미 필자가 『의료보장론』 제3판(2023)에서 보다 상세하게 설명을 하였다.

하는 미국에서 발간된 의료경제학 관련 저술과 의료를 필요도 접근으로 배분하는 서유럽 국가들에서 발간된 의료경제학 관련 저술들은 내용상에 많은 차이가 있다.

미국에서 발간되는 의료경제학 저술들은 의료를 수요라는 관점에서 시장 접근을 하는 관계로 경쟁을 토대로 정책과제를 분석하고, 정부 개입이나 정부 역할 등을 다루고 있다. 그에 비하여 영국을 위시한 서유럽 국가들은 의료를 필요도라는 관점에서 접근하기 때문에 정부 개입을 당연시 하여 의료경제학 저술의 내용도 형평성, 필요도의 우선순위 설정, 우선순위와 관련한 비용-편익분석, 자원배분의 효율성 분석 등을 다루어 미국에서 연구와 상당한 차이가 있다(Smith, 1987).

4) 우리나라의 문제

우리나라는 건강보험제도를 통하여 국민의 기본권을 보장하는 의료체계를 갖고 의료서비스를 배분하는 국가이다. 그렇다면 기본권 보장에 합당한 의료의 이념이 건강보험제도를 도입한 1977년부터 정립되었어야 하는데, 그렇게 하지 못하고 의료를 '공공성이 강한 사적 재화'로 간주하고 있었다. '공공성이 강한'이라는 수식어를 붙이지만 이 표현은 아무런 구속력이 없기 때문에 결국 지금까지 건강보험의료는 '사적 재화'로 간주되었다. 그렇게 함에 따라 의료정책은 수요 접근을 토대로 하여 건강보험제도와 부합하지 못하고 있다. 그러다 보니 서비스 배분을 필요도를 토대로 하지 않고 시장의 수요에 맡겨, 의료이용이 [표 1-1]에서 본 바와 같이 다른 나라에 비교하여 지나치게 많이 하는 문제가 있다. 그 뿐만 아니라 의료계획도 없다보니 의료인력과 병상 수가 서로 연계(매칭)가 안 되어 의사부족이라는 문제도 일어나고 있다. 또한 건강보험의료를 사적 재화로 간주하다 보니 공공의료에 대한 개념도 없이 공공병원이 생산한 의료만 공공의료로 취급하여 민간의료기관을 정부의 관리에서 방치한 문제가 있다.

최근에 발생하고 있는 의사부족문제나 지방의료의 붕괴로 소아과와 같은 분야의 의사가 지방에서는 찾아볼 수 없는 문제, 전공의가 특수 분야에는 지원자가 부족하고 피부과, 성형외과와 같은 분야에는 집중하여 의사수급에 문제를 초래하는 문제, 논리에도 없는 공공의대 설립문제 등은 의료보장제도를 실시하면서 필요도 접근을 하지 않고 수요 접근을 하는데서 연유되고 있다. 따라서 우리나라 의료정책에서 시급한 과제는 의료보장제도에 부합하게 서비스 배분을 필요도 접근으로 전환시키고, 이에 부합하는 의료계획과 의료의 공급체계(delivery system)를 마련하는 일이다.

제2절 기본권 이념과 공공재

1. 기본권 의료의 이론적 토대

의료를 인간의 기본권으로 간주하게 된 이론적인 배경은 두 가지 차원에서 살펴볼 수 있다. 첫째는 역사적인 발전 과정에서 의료를 기본권으로 다루는 이념이 등장하였다. 의료보장제도가 발전된 유럽 국가들은 이미 중세 이전부터 교구나 지방정부 차원에서 빈민을 위한 수용소나 감염병 격리소를 운영하면서 아픈 사람을 치료하는 등의 활동이 있었다. 그러나 빈민에 대하여 국가적 차원에서 관심을 보인 것은 「구빈법」시대부터라 할 수 있는데, 이때까지도 빈곤은 신의 섭리라는 관념이 지배하였다(Rimlinger, 1971). 「구빈법」시대의 시민 복지는 기본권 개념이 아니라 온정주의적 차원에서 정부가 제공하였다(Fraser, 1984).

산업혁명을 거치면서 1883년 Bismarck는 의료분야에서 사회적인 접근을 시도하여 질병보험을 도입하였다. 그러나 Bismarck는 정치사회체제의 변동 없이 독일이 산업화를 추진하기 위해서는 근로자들의 생활안정이 중요하다고 판단하여 질병보험의 도입을 통하여 근로자들에게 병이 나면 상병수당을 지급하여 생활 안정을 지원하였다(Greβ, Gildmeister and Wasem, 2004). 따라서 Bismarck의 질병보험은 질병을 사회적 위험으로 간주하지 않았고[3], 의료를 일반적인 재화와 같이 취급하여 개인적 권리로 간주하였다. Bismarck 모형을 토대로 한 영국의 George형 국민보험 역시 의료를 개인적인 권리로 간주하는데 그쳤다(Klein, 1995). 의료가 인간의 기본권리라는 주장이 사회적인 의미를 갖게 된 것은 1930년대 미국에서 등장한 사회보장제도에서 찾을 수 있다.

사회보장은 결핍으로부터의 자유(freedom from want)라는 사회적인 목표를 제시하면서 의료를 기본적인 인권으로 선언하였다(Ron, Abel-Smith and Tamburi, 1990). 이것이 의미하는 바는 사회는 구성원들에게 공적인 조치를 통하여 경제적이며 사회적인 불안으로부터 보호막을 제공하여야 한다는 것이다. 경제적이며 사회적 불안이 되는 원인

3) Bismarck 시대인 1883년 당시에는 의료기술이 낮아 의료공급자가 제공할 수 있는 의료서비스가 그렇게 많지 않아 질병치료가 생활에 큰 위협이 될 수 없었다. 그러나 근로자들의 경우 질병으로 일을 하지 못하면 임금이 지불되지 않아 이것이 생활을 위협하게 되었다. 따라서 당시에는 질병보험에서 치료비를 지불하는 것보다 근로자 임금의 일부를 보상하는 상병수당이 더욱 중요하였다.

은 질병, 출산, 산업재해, 실업, 장애, 노령과 사망 등에 기인하는 소득의 감소나 중단이다(이규식, 2017). 그러나 1935년 미국에서 제정된 「사회보장법」은 의료보장을 제외하였다. 당시 미국의사회나 의회의 보수주의 의원들이 의료보장제도에 강력히 반대하였고(Koch, 2002)[4], 국민들이 이러한 반대 견해에 더 많은 동조를 하였기 때문이었다.

의료가 정책적 측면에서 기본권으로서 의미를 갖게 된 것은 1942년에 발간된 『베버리지 보고서』가 계기가 되었다. 『베버리지 보고서』에서 의료는 지불능력에 관계없이 예방에서부터 재활에 이르기까지 포괄적인 서비스가 제공되어야 함을 주장함으로써 의료를 사회적 재화로 공식화하였다[5]. 『베버리지 보고서』가 이론적인 토대가 되어 영국은 기존의 근로자 중심의 질병보험을 버리고 1948년 중앙정부 공영제인 국민보건서비스(National Health Service, NHS) 제도를 채택하여 전국민에게 적용하였다. 영국의 NHS에서는 의료를 개인적 권리가 아니라 공공재로 간주하고 의료서비스의 제공에 집단주의 접근법을 강조하게 되었다(Klein, 1995). 뒤이어 1948년 세계인권선언에 따라 의료가 기본 권리의 하나로 간주(UN, 1948)되어 의료는 국제사회에서 사회적 재화로 공식화되었다(Blendon et al., 2003; Barr, 2007). 의료를 기본권으로 간주한 1948년의 세계인권선언을 서유럽의 산업화 국가들이 받아들임으로써 정부가 전국민들의 의료를 보장하는 방법으로 발전되었다[6].

WHO에서 추구하는 UHC(universal health coverage) 운동[7]도 1948년 세계인권선언에 의거한 의료가 인간의 기본권이라는 점과 1978년 Alma-Ata에서 선언한 Health for All 아젠더를 토대로 형평을 강조하는데서 출발하고 있다. UN은 이와 같은 배경을

---

4) 사회보장제도에 의하여 제공되는 의료는 필요도 접근으로 배급하기 때문에 의료의 사회화로 간주하여 반대하게 된 것이다.

5) Beveridge 시대에는 이미 의료기술이 상당 수준 발전하여 병이 났을 때 의료기관에서 제공할 수 있는 의료서비스가 상당히 많았다. 이때는 근로자뿐만 아니라 자영자들도 의료비 부담이 생활의 위협요인이 되었다. 그래서 『베버리지 보고서』에서는 의료이용을 권리라는 의미로 받아들였다.

6) 의료보장의료에 대한 이념을 명시적으로 나타내는 국가로는 프랑스가 있다. 프랑스는 1945년 「사회보장법」 제정을 『베버리지 보고서』가 토대가 되었음을 언급하고 있다(Saint-Jours, 1982). 일본도 『후생백서(1996)』를 통하여 1946년 제정된 「평화헌법」의 기본권 정신을 토대로 사회보장제도를 재건하였음을 밝히고 있다. 그러나 대부분 유럽 국가들은 암묵적으로 기본권 개념을 인정하여 전국민 의료보장을 하기 때문에 명시적으로 이념적 성격을 밝히지 않고 있다. 특이한 것은 미국으로 기본권 개념이 정립되지 못하였기 때문에 의료의 이념적 성격에 대하여 1930년대 「사회보장법」 제정 이래 오늘에 이르기까지 여전히 많은 논쟁을 하고 있다.

7) WHO가 2010년에 발간한 *World Health Report: Health Systems Financing: the Path to Universal Coverage*를 통하여 공식화되었다.

토대로 2012년 12월 12일 UHC 채택을 결의(www.who.int, 2015)함으로써 이제는 산업화 국가만이 아니라 개도국이나 저개발국가들도 UHC 달성을 위하여 전국민의료보장을 추진하고 있다[8].

둘째는 규범적 관점에서 의료를 기본권으로 다루는 이론이 등장하였다. Fox(1990)는 의료에 관한 규범적 모형으로 경제적 모형(economizing model)[9], 사회갈등모형(social conflict model), 집단복지모형(collective welfare model)의 세 가지를 제시하였다. 먼저 경제적 모형은 의료도 경제의 한 영역으로 취급되어, 의료기관은 상품으로서의 의료서비스를 생산하고, 소비자에 의하여 소비되는 상품으로 간주하였다. 따라서 경제의 한 영역으로써 의료정책도 경제학 이론을 통하여 쉽게 이해되며, 의료정책은 규제를 통하여 제공되는 경제적 인센티브나 불이익을 통하여 가장 효과적인 변화를 이루어낼 수 있는 것이다.

의료분야는 단순하게 경제적 요인만으로 이해될 수 없다. 의료기관의 행태를 이해하기 위해서는 전문가들이 지배하는 복잡한 조직에서 사람들이 어떻게 행동하는지를 연구하여야 한다. 일반적인 산업에서 생산되는 상품은 소비자가 지속적으로 구매해주어야 존재 가능해진다. 의료분야는 소비자보다는 제3자의 지불자가 유효수요를 일으키지만 더 중요한 것은 의료서비스가 소비자에 미치는 복잡한 효과가 수요를 좌우한다는 점이다. 다른 상품과는 달리 의료서비스는 소비자에게 아무런 영향을 미치지 못하기도 하고, 더 아프게도 하고, 죽게도 하고, 건강을 회복시키기도 한다. 그래서 의료서비스가 소비자에게 미치는 영향을 평가하기 위해서는 역학이나 생정통계와 같은 다른 영역의 학문이 동원되어야 한다. 경제적 모형에 근거한 의료정책이나 연구는 비록 경제적인 합리성에 근거를 두지만 다른 요인도 고려에 두어야만 한다.

사회갈등모형은 경제적 모형과는 달리 의료서비스란 필수재로서 잘 사는 사람이 조금 남겨서 못 사는 사람들에게 제공하는 것으로 간주하고 있다. 이때 이기심은 흔히 남에게

---

8) 많은 사람들이 전국민의료보장과 UHC를 혼동하는데, 전국민의료보장이 되었다고 UHC가 달성된 것은 아니다. UHC개념 정립에 기여한 Kutzin(2016)은 UHC의 목표를 안전히 달성한 국가는 아직 없고, 특히 저소득국가로서는 UHC 달성은 더욱 힘들다고 하였다. 이규식(2019)은 경상의료비 가운데 공공재정의 비율이 가장 높은 국가들로 노르웨이(85.2%), 독일(84.6%)의 경우, 나머지 재정은 민영보험이나 본인부담으로 조달할 수 있어 대부분 국민들이 재정적인 어려움이 없어 UHC를 거의 달성한 것으로 보고 있다.

9) Fox는 economizing을 경제적으로 행동하는 의미로 명칭을 붙이고 경제학(economics)이라는 말과 혼동하지 않도록 주의하고 있다.

주는 서비스는 열등한 수준으로 한다는 점이다. 그런데 모든 사람에게 동일한 수준의 의료서비스를 제공한다는 것은 부유한 사람과 가난한 사람(혹은 지배층과 피지배층) 간의 투쟁으로 이루어진다는 점이다. 결국 사회갈등모형에서 의료란 부자들이 가난한 사람들로부터의 위협을 방지하기 위하여 제공해야 할 필요한 서비스로 간주하고 있다.

집단복지모형은 의료란 다른 상품과는 달리 사회가 구성원 전체의 안녕 또는 복지(well-being)를 증진시키기 위하여 구성원 각자에게 제공해야 할 특이한 재화로 간주하였다. 집단복지모형을 신봉하는 사람들은 갈등이나 경쟁과는 달리 안녕을 위한 집단적 이해의 논리가 의료정책에 있어서 혁신의 동력(engine)이 되어야 한다는 점을 믿고 있다. 이들은 국방과 마찬가지로 의료는 매우 제한된 범위에서 경제분석의 주제가 된다는 것이다.

미국에서 제기된 사회갈등모형이나 집단복지모형은 의료를 권리로 간주하고 있는 유럽의 사회보장 국가에서 의료를 보는 시각과 일치하는 것으로 필요도 접근을 하고 있다. 미국에서 두 모형은 1890년대부터 1960년대 까지 이 분야 연구를 지배하여, 이 모형을 선호하는 연구자들이 1920년대 후반부터 1950년대 초기까지 의료정책 영역에서 큰 성과를 거두었다(Fox, 1990). 1930년대 후반에는 두 가지 모형에 입각하여 다양한 사회의료보험제도(Social Health Insurance, SHI)[10)]가 제안되었다. 그리고 1948년에서 1951년 사이에 민주당 출신의 트루먼 대통령은 사회의료보험제도의 도입을 계획하였기 때문에 연구자들은 사회의료보험제도 도입을 낙관하였다. 그러나 1950년 의회선거에서 민주당의 패배와 2년 후 대통령선거에서 공화당의 아이젠하워의 당선으로 미국에서 사회의료보험제도 도입은 실패하게 된다(Fox, 1990).

그 이후부터 미국의 연구자들 사이에서 변화가 일어나 1960년대 들어 경제적 모형(economizing model)에 대하여 연구가 집중된다. 이때부터 의료경제학 연구가 노동경제

10) 사회보험제도에 대하여 NHI(national health insurance)와 SHI(social health insurance)라는 두 가지 용어가 혼용되고 있으나 두 용어는 같은 의미로 사용된다. 대체로 미국에서는 NHI라는 용어를 많이 사용하여 Medicare나 Medicaid를 NHI로 부르고 있고 유럽 쪽에서는 SHI라는 용어를 많이 사용하고 있다. WHO Europe 본부는 1980년대 이후 SHI라는 용어를 주로 사용하고 있다. Santerre and Neun(1996)은 캐나다의 건강보험과 일본의 국민건강보험(지역주민)과 같이 정부가 운영하는 보험을 NHI, 독일 건강보험이나 일본의 건강보험(직장)과 같이 보험조합을 통한 사회보험은 SHI(social health insurance)로 구분하고 있다. 그러나 독일이나 일본의 건강보험도 정부가 만든 법에 의하여 운영하기 때문에 NHI로 통일하여 불러도 된다. 따라서 두 용어는 동일한 의미이며 미국의 영향을 많이 받는 국가들은 NHI로 유럽의 영향을 많이 받는 국가들은 SHI라는 용어를 주로 사용하고 있다. 그러나 미국에서도 Medicare나 Medicaid를 SHI로 부르기도 한다.

학과 계량경제학의 접목을 통하여 이루어지고 Arrow나 Dunlop과 같은 유명한 학자가 이 분야에 들어오게 된다. 1960년대 후반부터 병원경영자들이 경제적 모형을 토대로 하는 실용적인 의료서비스에 대한 연구를 시작하였고 이러한 연구는 새로운 의료경제학과 조직사회학을 병원 운영이나 재무정책에 적용하게 되었다. 그리고 1970년대 후반 의료분야 연구기관들은 경제모형을 정책에 접목시키기 위하여 조직을 재편하기에 이른다. 특히 1974년 오일쇼크 이후 비용절감(cost containment)이 정책의 주제로 등장하고 의료기술의 효과성에 대한 회의가 등장하면서 경제모형이 대세를 이루게 되었다(Fox, 1990).

Fox가 말하는 구 모형에 속하는 사회갈등모형이나 집단복지모형은 1963년에 취임한 존슨 대통령이 '빈곤과의 전쟁(War on Poverty)'이나 '위대한 사회(Great Society)' 건설이라는 정책의 이념적 바탕이 되었으나 1980년대 이후에는 퇴조를 보이고 있다. 구 모형은 존슨 대통령 이 도입한 Medicare와 Medicaid 제도의 이념적 바탕이 되었다(Fox, 1990).

유사한 규범적 접근으로 의료를 가치재(merit goods)로 간주하는 시각이 미국에서 존재한다. 가치재는 Musgrave(1959)에 의하여 제기된 이론이다. 가치재란 개인 구매자의 지불로 시장을 통하여 이용되는 것보다 정부의 재정으로 제공되는 것이 가치 있는 것(meritorious)으로 여겨지는데 대표적인 것이 교육, 유치원에서의 무상급식(점심), 저비용의 공공주택(low-cost housing), 그리고 의료서비스를 들고 있다. Musgrave and Musgrave (1976)는 공공재와 같은 개념으로 사회재(social goods)를 제시하였으나[11] 가치재는 사회재와는 다르게 정의하고 있다. Musgrave and Musgrave는 가치재를 정의하기 위하여 공동의 필요도(communal needs)의 개념을 도입하고 있다. '동일한 역사적 경험과 문화적인 전통을 공유하는 사람들이라면 공동의 유대(common bond)를 형성한다는 것이다. 개인은 자기 가정을 보호할 뿐만 아니라 다른 사람과 연대하여 우리들의 영역과 국토를 방어하게 된다. 이와 같은 공동의 이해나 가치가 공동체에 속한 사람들을 지원할 의무를 개인이 갖도록 한다는 것이다'. 그리하여 사회가 공급을 장려하는 재화는 가치재이며, 반대로 공급을 억제하려는 재화는 반가치재(demerit goods)로 정의하고 있다. 가치재를 토대로 의료보장제도의 도입을 언급한 문헌으로 Phelps(1997)나 Normand and Weber(2009)가 있다.

11) Musgrave and Musgrave(1976)은 사회재를 공공재와 같이 소비의 비경합성(nonrival of consumption)과 배제 적용의 불가성(inapplicability of exclusion)을 제시하고 있어 공공재의 정의와 동일하다.

이상은 규범적 차원에서 의료서비스가 일반적인 상품(재화)과 다르다는 이론이다. 한편 Arrow(1963)는 실증경제학(positive economics)[12]의 관점에서 의료서비스는 일반적인 상품과는 다르다는 이론적인 틀을 제공하였다. Arrow는 의료시장의 특성을 수요의 비정규성, 정보의 비대칭성(윤리문제 제기), 불확실성(질병 발생, 진단, 치료), 비영리 조직이 지배하는 공급구조를 열거하면서 의료서비스는 경쟁이론이 적용되기에는 많은 한계가 있다고 지적하였다. 사회학자들은 의료서비스의 배분을 시장에 맡길 경우, 도덕적 및 공리적 관점에서 문제는 물론 사회가 필요로 하는 양의 서비스 공급이 불가능하다는 시각에서 정부 통제에 의한 공급을 주장하여 공공재라는 점을 이론적으로 뒷받침하였다. 사회학자로서 의료서비스가 사회적인 재화라는 주장에 가장 앞장선 사람은 Parsons이었다(Battistella, 1997).

이러한 과정을 거치면서 미국과 남아프리카공화국을 제외한 산업화 국가들은 의료서비스를 인간의 기본적 권리(fundamental right)로 인정하였다(Patel and Rushefsky, 1995). 미국도 1960년대 존슨 대통령 시절 빈곤과의 전쟁(War on Poverty)을 선언하면서 Medicare와 Medicaid 제도를 도입하기 위한 「사회보장법」을 개정할 때의 구호로 'Health care as a right, not a privilege'를 내세워 공적 재정으로 공급되는 의료는 인간의 기본권이라는 개념으로 접근하였다(Torrens, 2002). 그러나 오바마 케어가 나오기 이전까지 미국은 제한된 범위(고령자 및 저소득자)에서만 의료를 기본권으로 인정하였다. 이에 Barr(2007)는 유엔 창설에 가장 결정적인 역할을 한 미국이 의료를 기본권으로 규정한 유엔인권선언을 지키지 않은 유일한 산업화 국가라는 모순을 간직한 국가로 간주하였다[13]. 의료를 인간의 기본권(right)으로 간주하는 국가들은 제2차 세계대전 이후 전국민 의료보장에 나서게 된다. 영국은 공영제인 NHS를 도입하였으며, 독일이나 다른 사회보험 국가들은 사회의료보험(SHI)으로 전국민의 의료를 보장하게 되었다.

---

12) 경제학을 이론적인 관점에서만 접근하는 것을 실증경제학(positive economics)이라 하고 가치판단이 개입된 이론은 규범경제학(normative economics)으로 부른다.

13) 미국도 2014년부터 Obama Care를 실행함에 따라 의료를 기본권으로 접근하기 위하여 한발 다가서고 있다고 볼 수 있다. 그러나 Obama Care는 원칙적으로 민간보험회사에 가입하도록 하여 보험료 부과가 가입하는 보험회사와 보험급여 범위에 따라 다르기 때문에 사회보험과는 다소 차이가 있다. 그러나 필수 보험급여의 설정, 보험료 격차의 일정 범위내 제한, 질병이 있는 사람의 가입거부 금지, 본인부담상한의 설정, 보험미가입자에 대한 징벌적 과태료 부과를 통한 강제가입 독려 등의 사회보험원칙과 유사한 성격은 있다. 그러나 다른 사회보험국가의 제도와는 상당히 달라 기본권으로 완전히 인정하고 있다고 보기는 어렵다.

2. 미국에서 의료의 이념에 대한 논쟁

의료에 대하여 유럽 국가들은 이미 『베버리지 보고서』 발간 이후 인간의 기본권이라는 인식이 지배하고 있었기 때문에 의료에 관한 이념적 성격을 규명하려는 연구는 별로 눈에 띄지 않는다. 그러나 『베버리지 보고서』가 발간되기 이전인 1935년에 「사회보장법」을 제정한 미국에서는 의료가 기본권으로 인정받지 못함에 따라 의료의 이념적 성격에 관하여 많은 논쟁을 하고 있다. 미국에서 논의되고 있는 의료의 이념에 관해서는 Battistella (1997)와 Melhado(1998) 논문을 중심으로 핵심적인 쟁점을 살펴보기로 한다.

1) 의료의 이념에 대한 Battistella의 고찰

(1) 규범적 접근(Normative Approach)

규범적 접근이라는 것은 의료를 지불능력을 토대로 이용하는 것이 아니라 필요도에 기초하여 권리로서 제공해야 한다는 것이다. 이 접근법에 의하여 유럽 국가들은 의료를 국민들의 기본 권리로 인식하기 때문에 모든 국가들이 사회의료보험이나 국가의 공영의료제도(NHS 또는 RHS)를 통하여 국민들의 의료를 보장하였다. 그러나 미국은 의료가 국민의 기본권이라는 인식에 대하여 국민적 동의를 얻지 못하였기 때문에 1965년 Medicare 및 Medicaid 제도를 도입하여 일부 국민에 대해서만 기본권으로 접근하는데 그쳤다. 2014년에 와서야 Obama Care를 통하여 전국민에게 의료보험 가입을 강제적으로 권유하고 있다.

미국에서는 의료에 관하여 개인적 권리(privilege)냐 인간의 기본권리(fundamental right)냐라는 이념적 논쟁이 그치지 않고 있다. 개인적 권리로 간주하는 그룹은 미국의사회(AMA), 병원협회(AHA), 치과의사회(ADA)가 있으며, 이들은 제한받지 않는 경제적 보상, 진료에서의 자율권, 자율적 규제와 관리 권한을 추구하는 자유가 제약받는 것을 두려워한다. 그들의 주장은 경쟁시장의 가치를 수호하고자 하는 단체들인 제조업 협회(National Association of Manufacture), 상공회의소(Chamber of Commerce), 청년상공회(Young Americans for Commerce) 등의 지지를 받고 있다. 학계에서는 경쟁시장을 주장하는 경제학자인 Friedman(1962) 교수 등의 지지를 얻고 있다. Friedman 교수는 의료는 그 편익이 사회적으로 발생하는 것이 아니라 이용자 개인에게 발생하기 때문에 경제재라는 시각에서 의료를 개인적 권리로 간주하였다.

반면에 의료의 사회정치적 역사에 입각한 경제학자들은 질병에서 고통이라는 특별한 측면과 소비자의 합리성 결여에 기인하여 환자가 의료를 시장에서 이용하는데 약점이 있음을 강조하고 있다. 이들은 의료를 개인의 후생뿐만 아니라 사회통합을 위한 수단으로 간주하여 기본적인 권리로서의 의료를 강조하고 있다. 경제학자들은 특히 모자보건이나 근로자의 건강을 위한 지출은 경제성장을 위한 투자(human capital)로써 의료는 권리라는 의견을 갖고 있다. 의료에 대한 특별한 측면을 강조한 경제학자로는 Arrow(1963)가 있으며, 사회학자들은 의료를 시장에서 배분하게 되면 도덕적 측면과 공리적 측면을 도외시하는 문제가 있음을 지적하였다. Parsons(1951)는 의료는 사회적 재화라는 점을 강조한 선두 그룹의 사회학자이다.

(2) 합리주의 접근(Rationalist Approach)

1970년대 미국에서는 의료분야에서 연방정부의 적절한 역할 증대에 관한 논쟁을 하는 가운데 의료비 지출의 증가 문제가 대두되었다. 즉 과거에는 인플레이션과 실업률이 동시적으로 상승하는 일이 없었는데[14] 석유파동 이후 스태그플레이션 경제에서는 인플레이션과 실업률이 동시에 상승함은 물론 인플레이션 문제로 의료비 지출을 제약할 필요가 있다는 의견이 광범위하게 대두되었다. 특히 의료비의 연간 지출 증가율이 다른 분야의 지출에 비하여 2배 이상 높다는 점에서 정책의 긴급성이 제기되었다. 거시적인 경제 및 재정적인 불안은 사회보험이나 총액예산제와 같은 형태의 제도 도입을 통한 재정 관리의 필요성이 불가피하다는 인식을 촉진시켰다.

여기에 더하여 실업률이 높아지면서 정부 예산을 압박하였다. 실업으로 인하여 임금도 받지 못하고 민간의료보험에도 가입하지 못하여[15] Medicaid나 공적부조를 받아야 할 사람 수가 증가되는 문제가 생겼다. 더구나 경기침체로 재정적인 압박에 처한 많은 주(州)들이 복지비용을 연방정부로 떠넘기는 예상치 못한 문제가 일어났다. 주 정부는 회계방법의 혁신과 복지 프로그램의 구조 조정을 통하여 복지분야 재정에 대하여 연방정부의

---

14) 석유파동 이전에는 인플레이션과 실업률은 역의 관계로 필립스 곡선이 이를 잘 설명하였다. 그러나 1970년대 석유파동 이후에는 필립스 곡선은 더 이상 인플레이션과 실업률 관계를 설명할 수 없게 되었다.

15) 미국은 「근로기준법」에 의하여 사용자가 피용자들을 보험(민간)에 가입시켜야 하는데, 실업자가 되면 보험적용 혜택이 사라지게 된다.

분담을 늘리는 방법을 사용함에 따라 연방정부의 재정을 더욱 압박하게 되었다.

연방정부의 복지분야 재정 압박으로 인하여 의료비 지출을 합친 복지서비스에 대한 지출이 연방정부 예산의 거의 1/2을 차지하게 되었다. 이에 대하여 어떤 사람들은 복지국가 원칙이 승리하는 피할 수 없는 신호라고 반기는 반면에 다른 사람들은 경제적, 정치적 문제에서 보수적 가치의 퇴보이며 연방정부 예산의 구성 변화가 일반 경제에 나쁜 영향을 미칠 것이라는 문제로 걱정하게 되었다.

이 기간 동안에 정부의 적극성이나 복지국가의 우월성에 대한 주장이 강력하게 등장함에 따라 정치적, 경제적 긴장이 고조되었고, 규범적 접근에 반대하는 반작용이 일어나기도 하였다. 의료에 대한 규범적 접근과 그에 대한 반대라는 보수적 접근간의 갈등은 의료분야의 이슈나 해결책을 정의하는데 도움이 되었지만 입법 활동의 마비라는 대가를 치러야 했다. 이념적 갈등으로 타협점을 찾지 못하자 의사결정을 촉진시킬 수 있는 대안의 모색에 관심이 집중되었다. 이것은 의료에 대한 지출의 증가가 사회에 어떠한 기여를 하였는가에 대하여 관심을 불러일으켰고, 또한 정부 프로그램의 비용과 편익을 계량화하려는 합리적인 노력으로 관심이 바뀌었다.

미국에서 경제성장은 저조해지는데도 불구하고 더 좋은 의료에 대한 기대로 의료에 대한 재정 지출이 증가되어야 하는 상황이 됨에 따라 의사결정에서 정치적 판단을 뺀 객관적이며 몰가치적인 계량적 기법이 등장하게 된다. 이 방법은 특성상 경제적 또는 기술적 수단 중심이기 때문에 합리적 행동과 동의어가 되어 이와 같은 의사결정 형태를 정책 분석에서는 합리주의 접근이라 불렀다(Smith, 1977). 합리주의 접근의 등장은 의료서비스의 구조 개혁기와 일치하여 1970년대의 의료계획, HMOs, PSRO(professional standard review organization), 전문의 공급에 대한 정원 할당제 등의 정책들이 도입되었다.

(3) 신보수주의 접근(Neo-Conservative Approach)

의료비 지출의 증가 현상을 의료기술의 향상과 의료에서의 사회적 및 지리적 형평성 개선을 위한 결과로 간주하여 바람직한 결과라고 주장하는 집단이 있다. 반대로 의료비 지출의 증가에 대한 경제적 우려를 하는 집단도 등장하여 이들은 현재 의료비 지출이 너무 과다하기 때문에 미래의 의료비 지출을 증가시켜서는 곤란하다는 견해를 나타내었다. 이들은 현재의 의료비 지출이 이미 과다하여 사회적 한계편익을 체감시키고 경제성장을 가로막는 단계에 이르고 있다는 인식을 가졌다. 1950년대 이후 의료비 지출은 다른 재화나 서비스에 대한 지출을 능가하고 있어 이러한 추세를 방치한다면 2030년대에는 국민 경상의료비가 GDP의 대략 1/3에 이르게 될 것이라고 전망하였다. 이들은 의료비 인플레이션으로 의료비 지출이 건강수준의 향상에 큰 기여를 하지 못한다는 의료비 지출의 한계 편익 체감(diminishing returns from health spending)을 주장하는 등 의료비 증가에 대하여 회의론을 나타내었다. 그리고 생활의 질 향상을 위해서는 의료보다는 주거, 영양, 생활습관, 환경적인 안전이 더욱 중요하다는 주장을 펼치게 되었다.

비록 의료정책에서 명시적으로 정의하지는 않았지만, 전통적으로 자유주의적 의제는 경제성장이 더욱 정의로운 사회를 이루는데 필요한 자원을 생산하며, 경제적 번영은 지속 가능하다고 믿고 있었다. 그러나 1970년대 두 차례의 오일쇼크 이후 직면하게 된 스태그플레이션(Stagflation)이라는 새로운 경제 환경은 자유주의적 의료에 대한 개혁을 요구하게 되었다. 레이건 정부가 집권하고 1983년 이후 미국 경제가 또 다시 제2차 세계대전 이후와 같은 성장을 누렸지만 의료분야를 포함하는 고비용의 복지프로그램을 수용하기에는 정부의 재정능력이 부족하다는 사실을 인지하게 되었다.

성장기를 지나 미국 경제가 다시 침체기에 접어들면서 의료분야에서 자유주의에 기반하는 보수적 생각이 수정되거나 재고되어야 할 필요성이 제기되었다. 즉, 레이건 대통령 시기에 신자유주의의 등장은 기획이나 규제를 반대하고 자유로운 시장을 선호하였지만, 의료정책에서는 경쟁시장의 원칙이 정당화되기 어려워졌다. 20세기가 끝나가는 세기 말에 이르러 자유주의적 관점의 의료시장이라는 개념은 의료비나 의료체계에 대하여 현존하는 여러 가지 규제와는 조화되기 어려운 문제가 있었다.

초기 자본주의 시대에 등장한 자유주의는 국방, 치안, 공중보건과 같은 공공재를 제외하고는 모두 시장에 맡기고 정부의 간섭을 최소화하는 것이었다. 그런데 케인스 경제학이 등장한 이후 수정 자본주의 혹은 혼합경제에서는 정부 개입이 거의 모든 경제활동 영역에서 나타났다. 특히 빈부 격차를 해소하기 위한 누진세와 시장경쟁에서 탈락하는 사람을 보호하기 위한 사회보장정책이 등장하였고, 1950년대 이후 서유럽 국가들은 복지국가를 추구하게 되었다. 그러다 1970년대 두 차례의 오일 쇼크와 인구고령화 등으로 경제가 장기 침체기에 들어가자 1980년대 미국과 영국은 경제에 대한 정부 개입의 최소화라는 자유주의 정책으로 경기침체 문제를 극복할 수 있었다. 당시에 등장한 자유주의는 시장경쟁에서 탈락한 사람을 보호하는 사회보장정책은 그대로 견지하였기 때문에 초기 자본주의의 시기의 자유주의와는 다르다는 의미에서 신자유주의로 부르게 되었다.

20세기 말에 등장한 신자유주의 또는 신보수주의는 경제에서는 자유주의를 신봉하였으나 사회정책에서는 좌파가 추구하는 형평과 같은 규범적 가치를 존중하였다. 따라서 신보수주의 의료정책은 정치적인 좌파나 우파들이 추구하는 절대가치만을 추구할 수 없었다. 신보수주의는 사회연대에 대한 강한 요구도 수용하여 형평과 효율의 대립적 가치를 상호의존적이라고 간주하여 균형과 중용(moderation)에 대한 혁신적 탐색을 강조하였다. 형평과 효율이라는 두 개의 목적 간 균형(trade–off)의 필요성에 대한 인식이 새로운 정치적 접근의 토대가 되었으며, 이것이 바로 신보수주의이며, 의료정책에서 좌측과 우측에 있는 실용주의적 생각을 갖는 인사들이 참여하였다. 신보수주의는 정부의 역할도 중시하지만 개인의 기회나 성취에도 깊은 관심을 갖고 자기 책임과 정부 보조간의 균형을 특징으로 실용주의를 표방하였다.

신보수주의자들은 의료정책에서 복지국가의 기본적 목표와 형평을 선호하는 입장을 견지하고 있음에도 불구하고, 한편에서는 자원의 부족이라는 현실을 받아들여 효율도 생각하게 되었다. 그리고 의료서비스의 지속적인 성장을 촉진하는 전통적 자유주의가 갖는 결점과 정부 개입이 갖는 결점도 인정하게 되었다. 신보수주의는 의료비 지출에서 적어도 20% 정도는 의학적으로 가치가 없거나 진료 과정이 불필요한 것이라는 점(Mitchell and Virtz, 1986; Wolfe, 1988)과 병원에서 수술, 입원, 검사에서 부적절한 사용이 20~70%에 이른다는 점(Berwick, 1994)을 놓고, 의료에서 효과성(effectiveness)을 중시하여 신의료기술 평가와 같은 방법론을 채택하게 된다. 계량적 방법이나 기술상의 결점에도 불구하고, 신보수주의는 의료서비스와 대안적 지출을 비교하여 의료서비스가 효과성과 비용에서 더 좋은 결과를 입증할 때 이를 채택하는 자세를 견지하게 되었다.

신보수주의는 의료정책의 핵심에 있는 보편성 원칙은 저성장 경제에서는 적합지 못하며, 가난한 사람들의 이해는 선별적 원칙에 의하여 더 잘 보호받을 수 있다는 믿음을 갖고 있었다. 그리하여 전 국민에게 공적 재정으로 조달되는 정부 주도형 서비스를 제공하는 것은 경제적 및 정치적으로 비현실적이라고 비판하였다.

(4) 신마르크스주의 접근(Neo–Marxist Approach)

흔히 마르크스주의 용어를 사용하려면 고전적 마르크스 이론에 입각하여 생산 양식을 자본가가 소유하고 이윤을 위해서는 환경보호, 식품이나 의약품의 안전이나 효과성 그리고 노동자의 건강을 무시함으로써 계급 간의 갈등이라는 고전적 주제에 젖어 있어야 하는 것이다. 또한 국유화를 보완하기 위하여 물질주의에 부패하지 않은 노동자 계급에 대한 신격화라는 신념이 지속되어야 한다.

그러나 오늘날 신마르크스주의는 고전적 마르크스 이론과는 다른 관점을 보이고 있다. 자본의 소유와 무산계급의 틀 안에 머무르는 것이 아니라 신마르크스주의자는 발전된 산업사회에서 권력 집중의 효과를 분석하는데 관심을 갖고 경영자본주의(국가적 기업과 다국적 기업)와 과학과 기술에 대한 탐구에 초점을 두고 있다. 산업주의(industrialism)를 이념화하여 소유권이 개인에 있든 국가에 있든 관계없이 건강이나 의료서비스는 생산성과 자본축적이라는 목표에 복속하는 것으로 간주하고 있다.

이러한 관점에서 권력은 자본의 관리자(소유자가 아님), 필요한 기술과 지식을 소유한 기술관료 그리고 경제활동을 관리하고 규제하는 관료들에게 쏠리게 된다는 것이다. 그리하여 과거의 계급 간 갈등이 이제는 산업사회를 이끄는 책임을 갖는 상층부(기업 엘리트)와 재화나 서비스의 소비자인 하층부 간의 갈등으로 바뀌었다는 것이다. 사회분석의 범주로서 계급의 중요성은 상실되고 복지국가 정책으로 인하여 산업화된 자본주의 국가에서 근로자 계급은 대규모의 소비자 군으로 흡수되어 기업 엘리트들의 조종 대상이 되었다는 것이다.

의료분야에서 갈등은 의료소비자(환자)와 의료 관료(주로 의사를 지칭) 간에 발생하며 질병(의료이용)의 증가는 의사와 의료기관에 기인한다는 것이다. 의사들은 의료권력을 영속화시키기 위하여 사람들을 의료에 몰입시켜 의료이용을 증가시킨다는 것이다(Navarro, 1977). 의료에 대하여 무지한 환자에게 의학적으로 효과가 의문시되거나 필요하지 않는 서비스가 충분히 스며들 정도로 의료서비스를 제공하는 것을 의료개혁으로 포장하는 것에서 갈등을 유추할 수 있다는 것이다. 이상주의와 낭만주의의 성향에도 불구하고 신마르크스주의 학파는 다음과 같은 몇 가지 점에서 중요한 기여를 하였다는 것이다.

첫째, 정의를 위한 동력이 도덕성에 있다는 믿음을 약화시켰다. 신마르크스주의자들은 인간성의 본질적 이타심에서 의료개혁이 이루어지지 않는다는 점을 강조하고 있다. 의료분야의 변화는 이타심이 아니라 보험회사, 병원, 제약회사와 같은 민간 분야의 이익이라는 것이 있었기 때문에 일어났다고 보는 것이다.

둘째, 의사들의 자비심이라는 믿음을 약화시켰다. 중도적 입장의 사람들도 전문성을 집단의 권력 강화를 위하여 사용할 가능성이 있다는 점에 대하여 주의를 기울이게 되었다.

셋째, 조직화된 의료의 단순한 구조에 대한 믿음을 무너뜨렸다. 1960년대 중반까지도 미국 의사회(AMA)에 반대하는 입장이 주로 정책의 심의 대상이 되었고, 단지 대학병원들은 예외로 취급되었다. 그 결과 과학적이고 기술적인 이해(interest)에 실질적 의료권력이 넘어가게 되었다는 것이다. 신마르크스주의자들은 대학병원과 메디칼 센터와 같은 새로운 의료권력이 비용통제와 저소득층의 의료접근에 큰 장애가 된다는 주장을 하였다.

넷째, 의료는 통상적으로 거대 기업이 소유하지 않는다는 믿음도 사라지게 되었다. 미국 의료에 기업화가 일어나고, 거대 금융 및 기업들이 의료분야에 대한 투자 매력을 갖는다는 점이 신마르크스주의자들의 연구 주제가 되었다(Salmon, 1977).

2) 의료의 이념에 대한 Melhado의 고찰

Melhado(1998)는 의료를 실증경제학의 관점으로 접근할 때는 상품(commodity)으로 간주하였고, 규범적 차원의 권리 개념으로 접근할 때는 필요도(need)를 토대로 하는 의료로 구분하고 있다.

(1) 필요도 충족을 위한 의료계획(Planning for Need)

Melhado는 Fox(1990)가 정립한 의료에 관한 이념적 모형들 가운데 구모형에 속하는 사회갈등모형(social conflict model)과 집단복지모형(collective welfare model)은 의료를 필요도를 토대로 이용하게 된다고 하였다. 필요도는 수요와는 달리 인구학적, 역학적, 과학적, 기술적 요인에 의하여 결정된다는 것이다. 의과대학에서 발전되고 확산되는 과학이나 기술은 필요로 하는 의료의 가용성(capability)을 결정하며, 인구학적 및 역학적 요인은 필요도의 배분을 결정하는 것이다. 필요로 하는 의료서비스를 사람들에게 제공하기에는 공급자 조직의 위계(hierarchy)와 그와 상응하는 계획기구에 의하여 지도되는 방식을 따르는 것이 가장 최선의 길임을 주장하고 있다. Melhado의 이러한 주장은 Fox(1986)의 계층적 지역주의(hierarchical regionalism) 모형의 입장을 그대로 따른 것이다. 계층적 지역주의 모형은 의료재정은 위험분산을 위한 보험으로 조달하고 이 재정으로 포괄적 서비스(comprehensive benefits)가 제공 가능하다는 것이다. 그리고 이와 같은 위계적인 서비스 제공을 위하여 의료계획(planning)이 필요하며, 계획이 의료기관의 질서 정연한 발전을 이루게 한다는 것이다. 기획가들은 의료분야를 계층적 지역주의에 따른 계획이 의료분야의 발전을 억제시키는 것이 아니라 의료이용을 단계적으로 하도록 유도하여 효율성을 발휘한다는 것을 믿고 있다.

사회갈등모형과 집단복지모형은 정부가 사회보험을 통하여 서비스를 제공할 때, 비용부담 때문에 의료이용을 할 수 없는 사람을 방지할 것으로 보고 있다. Melhado는 공공재 분석을 국방을 예로 들어 외부효과로 분석하고 있다. 국방은 모든 사람이 편익을 보지만 비용부담(세금)을 하고 있느냐 여부는 따지지 않는다는 것이다. 의료서비스도 사회보험으로 할 때 편익은 누구나 똑같이 누리지만 비용부담은 의료이용에 따라 결정되지 않으니 소비에서 배제되는 사람이 없는 외부효과가 발생한다는 점을 지적하여 공공재로 간주하는 것이다. 즉 공공재의 중요한 성격의 하나인 비배제성원칙(nonexcludability in consumption)이 소비의 외부효과로 지켜진다는 점이다. 그리고 이와 같은 외부효과는 최적생산을 보장하지 못하기 때문에 정부가 개입하여 최적생산을 유도한다는 점도 지적하고 있다. 특히 주목하는 것은 사회갈등모형이나 집단복지모형은 필요도 접근이라는 점이다. 필요도에 의하여 이용이 결정된다는 것은 가치관(value)과 연결되는 것으로 의료서비스의 특수성을 의미하는 것이다. 즉 필요도를 기준으로 의료를 배분하게 되면, 소득이나 가격과 같은 경제적인 요인에 의한 수요를 기준으로 시장에서 의료를 배분하는 방안의 대안이 된다는 점이다. 필요도 기준으로 할 경우는 수요가 토대가 되는 소비자 시장은 당연히 배제되는 것이다.

(2) 상품으로서의 의료(Health Care as a Commodity)

Melhado는 미국에서도 1960년대까지는 의료분야에서의 정부 개입이 상당히 일반화되었다고 보고 있다[16]. 정부의 개입이유는 공공재, 외부효과, 인적자본에 대한 투자라는 이념이 결합되어 등장하였다는 것이다. 특히 사회갈등모형에 입각하여 의료는 식량이나 의복과 같은 필수품으로 간주되어 필요도를 토대로 하는 이념이 가격이나 소득을 토대로 하는 수요의 대안으로 등장하였다는 것이다. 그러다 1970년에 들어 의료서비스의 효용에 대한 믿음이 점차 줄어들고, 의료서비스가 상품의 하나라는 인식이 확산되었다. 특히 신고전학파의 자원배분에 대한 미시경제학적 분석에 익숙해진 경제학자들이 의료를 상품으로 간주하는 인식의 확산에 기여하였다. 신고전학파의 분석에는 건강이나 의료서비스의 산출물에 대한 마땅한 측정지표가 없는 문제, 의료서비스가 투자재가 될 뿐만 아니라 소

---

16) 1960년대를 거론한 것은 당시 Medicare 및 Medicaid 도입을 통한 정부 개입을 의미하는 것 같다. 그러나 미국은 1974년 「HSA법」을 제정하고 필요면장제도(CON)를 도입하는 등 지역의료계획을 통하여 정부가 개입하였다. 정부 개입은 1981년 레이건 정부가 출발하면서 거의 중단되었다.

비재가 된다는 점, 의료에 대한 수요는 소득, 특히 가격이 영향을 미치지만, 필요도나 계획에 대하여 높은 가치를 부여할 기준이 빈약한 점, 그리고 수요에 대한 가격이나 소득탄력성이 '0'이 아니라면 필요도를 전문가가 책정하는 것은 실패할 뿐이며 소비자 선호(consumer preference)가 효용을 좌우할 수밖에 없다는 점 등이 거론되어 의료를 상품으로 인식하는 경향이 경제학자들 사이에 더욱 강하게 확산되었다는 점이다.

Melhado는 상품으로서의 의료서비스를 입증하기 위하여 의료가 실증경제학의 관점에서 공공재가 되는지를 집중적으로 분석하였다. 전통 경제학의 공공재 정의에 따르면 의료서비스를 공공재로 간주하기가 어려워진다. 전통 경제이론에서 공공재란 소비의 비경합성 원칙(no rivalry in consumption)과 비용부담의 비배제성 원칙(nonexcludability in consumption or high cost to exclude nonpaying individuals)을 지킬 수 있는 재화로 정의하고 있다(Samuelson, 1954).

국방이나 공중보건서비스는 두 가지 조건을 모두 충족시키기 때문에 공공재에 속하지만 의료서비스는 두 가지 조건을 모두 충족시키기 어렵다고 Melhado는 결론을 내린다. 의료서비스에 투입되는 자원이 제약되기 때문에 누가 많이 사용하게 되면 다른 사람의 소비는 제약을 받을 수 있어 소비에서의 경합성이 작용하며, 비용을 부담하지 못하는 사람을 배제시키는 것은 간단하기 때문에 사적 재화로 간주된다. 의료에서 비용부담을 하지 못하는 사람을 배제시켜서는 안 된다는 것은 가치개입에 따른 규범적 판단일 뿐 기술적으로 배제시키기 어렵다는 것과는 다르다.

의료가 공공재라는 시각에 대한 비판이 1980년대부터 제기되었으며(Melhado, 1998), 특히 1990년대부터 일반화되었다. 의료는 본질적으로 사적 재화로 간주되던 것이 1935년 「사회보장법」의 제정 이후 1940~50년대를 거치면서 미국에서도 공공재라는 시각이 강하였던 것이 사실이다. 그러다 1980년대 접어들어 의료를 사적 경제재로 간주하는 흐름이 대두되었다. 물론 미국에서는 처음부터 의료를 사적 재화로 간주하는 경제학자들이 많았으며, 대표적인 학자가 앞서 언급한 바와 같이 시카고학파의 Friedman(1962)이다. 미국에서는 이러한 주장이 보다 보편화되어 전국민을 대상으로 하는 사회보험제도는 도입되지 못하고 일부 계층만 적용하는 Medicare와 Medicaid 제도의 도입으로 한정하였다.

의료서비스를 일반적인 재화나 다를 것이 없다는 논리가 받아들여지면 의료는 수요 접근에 의하여 시장에서 생산과 배분이 이루어지게 된다. 수요 접근에서는 서비스의 배분은 가격과 이용자의 소득이 중요한 결정 요인이 되며 소비자 주권(consumer sovereignty)

이 강조된다. 그런데 사회갈등모형이나 집단복지모형에서는 전문가가 제시한 필요한 만큼의 의료를 무료로 제공하며, 모두가 필요량만큼만 이용하여 남용(moral hazard)이 일어나지 않아야 전문가가 판단한 필요도가 의미를 갖게 된다.

3. 의료에 대한 규범적 접근과 공공재

의료가 인간의 기본권으로 규정됨에 따라 기본권 보장은 정부의 책임이 되었다. 그리하여 제2차 세계대전 이후 미국을 제외한 모든 산업화된 국가들은 의료에 대하여 필요도 접근을 택하게 되었다. 다만 의료의 공급을 위한 생산을 정부가 직접 담당하는 국가공영제(NHS)와 지방공영제(Regional Health Service, RHS)를 택하기도 하였고, 어떤 국가는 의료서비스 생산은 민간의료기관에도 맡기는 사회보험(SHI)을 택하기도 하였다. Klein (1995)은 영국 NHS는 의료를 개인적 권리가 아니라 공공재로 간주하기 때문에 의료서비스 제공에 집단주의 접근법을 강조하여 중앙정부가 맡게 되었다는 것이다. 지방공영제를 택한 스웨덴이나 덴마크와 같은 북유럽 국가들도 의료가 공공재라는 인식에 변화가 없다. 그렇기 때문에 이 나라들은 의료의 공급도 지방정부가 담당하게 되었다.

의료를 필요도 접근을 통하여 의료보장에서 제공되는 의료가 공공재가 된다는 논리는 다음과 같다(이규식, 2017). 공공재가 되는 조건은 소비가 비경합적이어야 하고, 비용부담을 못하는 사람을 배제할 수 없어야 한다는 원칙이다. 그런데 의료를 기본권 개념으로 접근하게 되면 비용부담에 관계없이 모든 사람에게 균등하게 의료가 보장되어야 하기 때문에 소비에서 경합이 일어날 수 없으며, 비용부담과 관련하여 비배제성 원칙을 따질 필요가 없어진다(Karsten, 1995; Schenone, 2012). 그리고 의료가 시장의 수요를 토대로 제공되는 것이 아니라 전문가가 판단한 필요도를 토대로 모든 사람에게 권리로써 제공되어야 하기 때문에 의료에 대한 접근성의 형평이 전제가 되어야 한다. 그런데 필요도 접근에서는 의료서비스의 가격을 설정할 수 없기 때문에 필요도는 무한정이 된다. 따라서 무한정인 필요도를 모두 충족시킬만한 재정을 갖춘 국가는 없기 때문에 의료서비스의 배분을 배급제(rationing)로 할 수밖에 없나. 배급제에서는 모든 사람에게 평등하게 의료서비스를 제공하기 때문에 공공재의 첫 번째 조건인 소비의 비경합성(no rival in consumption)을 또 다시 입증하게 된다. 또한 배급제에서는 비용부담을 환자가 거의 하지 않기 때문에 공공재의 두 번째 원칙인 비배제성 원칙(nonexcludability)이 또한 성립된다. 따라서 의료를 기본권으로 접근하는 규범적 세계에서 의료는 공공재 내지는 준 공공재(quasi public goods)로 정의할 수 있다(Karsten, 1995).

최근 WHO Europe 본부는 '건강을 위한 거버넌스'라는 책자에서 의료를 기본권(human rights)과 글로벌 공공재(global public goods)로 규정하고 있으며(Kickbusch and Gleicher, 2012), '건강형평성을 위한 거버넌스'라는 책자에서 역시 의료를 기본권과 공공재로 규정하고 있다(Brown and Harrison, 2013).

Melhado(1998)는 의료는 본래 상품으로서의 성격을 지니기 때문에 실증적인 차원에서는 결코 공공재가 되지 못한다는 점을 다양한 이론을 열거하여 입증하고 있다. 그러나 이와 같은 실증적 판단 외에 규범적 차원에서는 의료는 국방과 같이 소비의 외부효과와 결합하여 공공재가 된다고 이미 앞에서 설명하였다.

Fuchs(1996)는 Adam Smith의 필수품 이론을 빌려 의료를 공공재라는 시각보다 생활필수품의 시각에서 접근하고 있다. 의료서비스는 건강을 결정하는데 있어서 핵심적인 요소는 아니지만 치료의 유효한 기능을 통하여 효용의 원천이 된다는 것이다. 그리고 의료는 삶을 지탱하는데 없어서는 안 될 필요한 서비스 일뿐 아니라 아무리 나쁜 사람에게도 이용이 허용되어야 한다는 점에서 생활필수품이라는 것이다.

의료가 기본권이기 때문에 사회보험을 도입한다는 논리는 매우 중요하다. 왜냐하면 대부분의 산업화 국가들이 제2차 세계대전 이후 전국민을 건강보험에 강제 가입시키거나 국가 재정으로 의료를 보장하였는데, 기본권 개념이 없으면 강제 가입은 개인의 권리를 침해하는 문제가 발생하기 때문이다. 의료가 국민의 기본권으로 간주되기 때문에 건강보험에 전국민을 강제 가입시켜도 위헌 문제를 제기할 수 없다.

의료를 기본권으로 간주하여 공공재로 의료를 공급하는 국가의 의료제도를 보면 수련의에 대한 훈련비용, 병원의 연구비는 정부가 부담하며, 의료기관에 대해서는 공공병원이냐 민간병원이냐를 따지지 않고 재산세나 법인 소득세를 면제하고 있다. 이와 같은 인센티브만 있는 것이 아니라 모든 의료기관에 대하여 수가를 통제하고, 진료권을 설정하며, 진료권별로 의료이용을 단계적 절차(referral pathway)에 따라 하도록 강제하기도 한다. 또한 의료배급에 차질이 없도록 의료인력이나 병상 수와 같은 생산요소가 적정하게 조달될 수 있도록 의료계획도 수립하고 있다.

우리는 1977년 사회의료보험제도를 도입했으면서도 의료에 대하여 규범적인 이념을 정립하지 못하고 실증적 논리에만 집착하여 공공의료의 개념도 제대로 정립하지 못하고 있다. 그 결과 의료계획도 없이 거의 자유방임에 가까운 의료체계를 유지하여 의료의 영리화만 조장하는 문제를 야기하고 있다.

4. 기본권 의료와 상품으로서 의료의 병존

의료를 기본권으로 정의하는 국가들에서 실증적 차원의 상품으로서 의료를 인정하여 규범적 차원의 공공재 의료와 병존시키느냐 하는 문제는 국가에 따라 다르다. 의료를 공공재로 간주하는 영국의 NHS에서 실증적 차원의 사적 의료를 인정하는 이론적 토대는 『베버리지 보고서』에 근거하고 있다.

『베버리지 보고서』 para 9에서는 다음과 같이 기술하고 있다. "The third principle is that social security must be achieved by cooperation between the State and the individual. The State should offer security for service and contribution. The State in organizing security should not stifle incentive, opportunity, responsibility; in establishing a national minimum, it should leave room and encouragement for voluntary action by each individual to provide more than that minimum for himself and his family." 즉, "정부는 사회보장을 설계하면서 인센티브, 기회, 책임을 막지 말아야 하며, 최소기준(national minimum)을 설정함에 있어서 개인이 본인이나 가족을 위하여 최소기준 이상을 이용하기 위한 자발적인 행동을 장려하고 이용할 여지를 두어야 한다"란 표현을 통하여 민영의료를 인정하고 있다. 즉, 영국에서는 공공재인 NHS 의료와 상품으로써의 민영의료를 모두 인정해야 한다는 것이다.

『베버리지 보고서』는 의료와 관련하여 최소수준에 관하여 구체적인 언급은 없다. 다만 일반 사회보험의 원칙으로 para 66에서 최소수준의 원칙이 널리 받아들여진다고 기술하고 있으며, para 27에서 생계를 위하여 필요한 최저 소득을 언급하고 있다. 그리고 사회보험의 여섯 가지 원칙을 설명한 para 303에서 보험급여와 관련하여 세 가지 원칙을 제시하고 있다. 하나는 정액의 최저생계비(flat rate of subsistence benefit)이며, 둘째는 적정한 급여(adequacy of benefit), 셋째는 포괄성(comprehensiveness) 이다. 첫 번째의 정액원칙은 누구에게나 최저생계비 수준의 동일한 급여를 언급한 것이며, 두 번째의 적정한 급여는 제공되는 급여가 적시에 적정한 양이 되어야 한다(the benefits are adequate also in time)는 의미로 언급하고 있다. 세 번째의 포괄성 원칙은 대상인구의 포괄성과 필요도의 포괄성을 모두 포함시키고 있다.

보험급여와 관련한 세 가지 원칙을 종합하면 제공되는 서비스는 포괄적이되 정상 상태에서 생계에 필요한 최저 수준의 급여를 추가 자원을 사용하지 않고 제공해야 한다는 것이 정액과 적정성이라는 개념에 담겨있다. 그리고 그 이상의 급여에 대해서는 추가적인 임의제공(additional voluntary provision)의 여지를 두는 토대가 되고 있다. 의료서비스와 관련해서는 para 431에서 전국민을 적용하더라도 사적 의료를 없애지는 말고(This will not put an end to private practice), 공교육이 있음에도 불구하고 사적 교육을 원하는 사람이 이용할 수 있는 것처럼 의료에서도 민영의료를 희망하는 사람은 이용할 수 있도록 해야 한다는 것이다. 그리고 para 433의 (ii)에서 병원서비스에 대해서도 유사한 언급을 하고 있다.

따라서 『베버리지 보고서』의 para 9, para 27, para 66, para 303, para 431 및 para 433을 종합하면 사회보장에서 제공되는 최소수준의 의료란 급여범위는 포괄적으로 하되 추가적인 재원 없이도 건강관리에 필요한 서비스를 제공하는 것으로 서비스 수준은 최소수준이라 할 수 있다. 그리고 본인의 특별 지출(special payment)이나 임의보험의 가입자 자격(membership of a voluntary association)을 통하여 사적 의료나 전문의의 자유로운 선택, 병원에서의 특별서비스를 이용할 수 있도록 여지(room)를 남겨두어야 한다고 해석할 때 최소수준은 부담가능한 수준의 의료서비스라고 정의할 수 있다.

그리고 보고서 para 9에서 언급하는 특별지출이나 특별서비스란 실증적 차원의 사적 재화(private good)라고 볼 수 있다. 영국은 『베버리지 보고서』의 정신에 따라 국민들의 보편적인 의료는 공공재라는 차원에서 NHS에 의하여 보장을 하고, 특별 진료나 특별서비스를 희망하는 사람에게는 전액 자비부담으로 사적 의료를 제공하고 있다. 특별서비스는 최소수준(national minimum)을 벗어난 서비스로 영리병원이나, 국영병원의 자비부담 병상(pay bed)에서 이용할 수 있다. 그리고 NHS에서 환자들의 희망을 받아들여 본인이 일정액을 부담하면 상급병실(amenity bed) 이용을 허용하고 있다(Boyle, 2011).

조세로 의료재원을 조달하는 대부분의 국가는 영리병원이나 자비부담 병상을 통하여 특별서비스를 허용하고 있는데 이것은 바로 실증적 차원의 사적 의료(민영의료)에 대한 인정이라 할 수 있다. [표 4-1]에서 보면 스웨덴, 핀란드, 아일랜드와 같은 국가는 비영리민간병원은 없고 민간병원이라면 전부 영리병원이다. 영국은 스웨덴과는 다르게 NHS 병원에서 자비부담 병실을 통하여 사적 의료를 허용하며, 민간병상의 65%를 영리회사에서 운영하고 있다.

[표 4-1] 각국의 병원소유 형태별 비중(2008) (단위 : %)

국가	공공병원	비영리, 민간병원	민간영리 병원
오스트리아	73	19	9
벨기에*	60	40	0
프랑스	66	9	25
독일	49	36	15
이스라엘[1)]	49(13%는 질병금고 소유)	26	25
룩셈부르크[1)]	50	50	0
네덜란드[2)]	0	100	0
폴란드	95	0	5
포르투갈	86	7	8
스페인	74	17	9
스웨덴	98	0	2
핀란드	86	0	11
아일랜드	88	0	12
영국[3)]	96	4	주 참조

주 : 1) Busse, Saltman and Dubois(2004)에서 발췌.
2) 네덜란드는 2012년 기준으로 영리병원이 30.5%를 차지하고 있음.
3) 영국은 공공병원에서도 자비부담 병상을 운영하고 있고, amenity bed라는 차액병상을 허용하여 환자 본인이 amenity에 대한 직접 보상을 하고 있음. 민간병원은 NHS 환자를 받지 않으며, 민간병상의 65%가 영리법인(for-profit company)에 의하여 운영(European Observatory on Health Systems and Policies(1999), *Health System in Transition: England*)되고 있음. 영국 자료는 출처에 따라 영리병원에 대한 해석의 차이가 있음.

출처 : Paris et al.(2010)

한편 사회보험 국가에서는 국가에 따라 실증적 차원의 사적 재화로서의 민영의료를 인정하는 국가와 그렇지 않고 공공의료만 제공하는 국가가 있다. 사적 의료는 거의 영리병원을 통하여 제공되는데 유럽 사회보험 국가들 가운데 베네룩스 3국인 벨기에, 네덜란드, 룩셈부르크는 영리병원은 없고 비영리민간병원은 허용하고 있는데, 사회보험국가에서 비영리민간병원은 사회보험환자를 진료하기 때문에 공공병원과 차이가 없다. 따라서 유럽 사회보험 국가 가운데 베네룩스 3국을 제외하고는 모두 사적 의료를 인정한다고 볼 수 있다[17)].

17) 네덜란드는 현실적으로 영리병원이 운영되고 있었다. 2012년 현재 259개 병원 가운데 79개 병원이

만약 우리나라에서 실증적 차원의 민영의료를 인정하여 공공의료와 병존을 도모하려면 건강보험에서 요양기관 당연지정제를 계약제로 전환한다면 가능할 것이다. 요양기관계약제를 실시하게 되면, 건강보험 환자를 받기 싫어하는 의료기관은 건강보험공단과 계약을 맺지 않고 전부 자비부담하는 환자만 받을 수 있다. 이러한 의료기관이 제공하는 의료는 사적 의료가 될 것이며, 민영의료를 인정하는 방법이 된다. 사회보험 국가에서 사적 의료인 민영의료를 허용해야 하느냐, 금지시켜야 하느냐 하는 문제는 정답이 없고, 국가에 따라 의료에 대한 정책 이념을 어떻게 정립하느냐에 좌우된다.

제3절 필요도 접근에서 의료공급의 두 가지 대안

필요도 접근이란 서비스 배분을 시장의 수요에 맡길 수 없다는 뜻이기 때문에 의료공급은 정부나 보험자가 직접 담당할 수도 있고, 민간에서 정부나 보험자와 계약을 통하여 담당할 수도 있다.

1. 정부의 직접 공급 : NHS 및 RHS

정부의 직접 공급이라면 대부분 병원서비스를 의미하고 1차 의료서비스는 나라에 따라 정부가 직접 제공하기도 하고 계약을 통하여 간접 제공하기도 한다.

영국은 『베버리지 보고서』 발간을 계기로 의료의 규범적 접근이 시작되어, 정부가 병원의료는 직접 생산하고 배분하는 국영의료제도(NHS)를 택하게 된다. 그리고 북유럽의 4개 국가는 지방정부가 주민들의 의료보장을 위하여 병원의료를 직접 생산하고 배분하는 지방공영의료제도(RHS)를 택하게 된다[18]. 이때 생산・배분하는 의료서비스의 범위는 국

영리병원으로 운영됨에 따라 2014년 하원에서 영리병원의 설립을 허용하는 법안을 제정하였다(Barua and Esmail, 2015).

18) 이 모형을 택한 스웨덴 등 북유럽 어느 국가도 자국의 의료체계를 RHS라 부르지 않는다. 필자가 북유럽국가를 방문하여 정책 당국자와 만나 귀국의 의료체계가 NHS 제도가 아닌가 하고 질문을 던졌을 때 그들은 단호하게 national system이 아니라고 거부 반응을 보이면서 단순히 의료보장제도라는 모호한 대답만 하였다. 북유럽국가가 제도의 명칭에 어려움을 겪고 있던 중, 1993년 영국의 한 경제연구소(National Economic Research Association: NERA)가 세계 10여개 국가들의 의

민들의 의료에 대한 필요도를 토대로 한다.

이 제도의 특징은 1990년대 의료개혁 이전까지는 의료공급자와 의료구매자가 모두 정부가 담당한 통합 모형(integration of provider and purchaser model)이었다. 정부가 의료공급자에게 예산을 배정하여 의료를 생산 배급하다 보니 공급자는 적자를 걱정할 필요가 없기 때문에 생산에서의 비효율이 심각해 병원에서 입원을 제때하지 못하고 장기대기하는 문제 등이 제기되었다. 그리하여 1990년대 의료개혁을 하면서 공급자와 구매자를 분리하는 모형(split of provider and purchaser)으로 전환하게 되었다.

그러나 공급자와 구매자를 분리한다는 것은 의료서비스 생산을 위하여 정부가 의료공급자인 병원이나 의사에게 예산을 직접 배정하는 방식에서 벗어나 공급자가 생산한 의료서비스를 정부가 구매하여 비용을 상환하는 방식으로 달라졌다. 특히 정부는 공급의 효율성을 높이기 위하여 정부가 소유하던 병원을 독립채산제 형식의 자율화 병원으로 전환하기도 하였다. 병원의 자율화(autonomization) 정책은 비효율을 개선하는데 다소 기여하였으나, 정부가 의료서비스 공급에 개입하는 것은 별로 달라질 수 없었다.

2. 계약을 통한 간접 공급 : SHI

계약을 통한 간접적인 공급은 비스마르크의 질병보험에서 시작된 의료서비스 공급방식이다. 비스마르크의 질병보험은 근로자 중심이었으나 1942년 『베버리지 보고서』가 발간되고, 1948년 UN 인권선언에서 의료가 국민의 기본권으로 인식됨에 따라 1950년대 들어 사회보험국가들은 근로자만이 아니라 근로자의 가족이나 자영자까지 모두 적용하는 사회보험방식의 건강보험제도(Social Health Insurance, SHI)를 적용하여 의료서비스를 제공하고 있다.

보험에 적용되는 사람은 소득에 따라 보험료를 납부하고 보험급여인 의료서비스는 납부한 보험료의 크기와는 무관하게 법률에 정해진 범위에서 누구나 평등하게 이용할 수 있도록 하였다. 소득이 없는 사람은 보험료를 내지 않는 것을 원칙으로 하고 있다. 법률

료개혁 보고서를 작성하면서 북유럽의 의료체계를 RHS(Regional Health Service)라 명명하고 있어 필자도 NERA의 구분을 따라 북유럽국가의 의료체계를 RHS라 부르게 되었다. 2010년 OECD에서 발간한 보고서에서는 LHS(Local Health Service)로 칭하고 있다(Paris et al., 2010). 그런데 북유럽 국가에서 의료는 County(혹은 Region) 정부에서 책임을 갖고 있을 뿐 Local정부인 Municipality는 책임이 없다. 따라서 LHS는 적절한 용어라 볼 수 없다. 그리고 이 OECD 보고서는 스웨덴을 NHS 국가로 분류하는 오류를 범하고 있다.

에 정해진 보험급여는 필요도를 토대로 설정되며 의료서비스의 생산은 병원(민간 및 공공병원)이나 개인 의사가 담당하여 보험적용자에게 제공하고 진료비는 보험자(질병금고 또는 보험공단)로부터 지불받는 형태이다. 국민에게 제공하는 의료서비스의 범위는 필요도를 토대로 한다는 측면에서 NHS 국가와 차이가 없다.

이 모형은 의료서비스의 생산자(즉 공급자)와 구매자(즉 보험자)가 처음부터 분리되어 구매자와 공급자간의 계약을 통하여 국민에게 의료서비스를 제공하였다. 의료공급자는 공공이든 민간이든 구별하지 않고 생산한 의료서비스 실적에 따라 보험자로부터 비용을 상환받기 때문에 정부가 직접 의료서비스를 공급하는 모형에 비하여 효율성이 높으며, 환자의 만족도가 높은 장점이 있다. 그러나 정부가 직접 서비스를 공급하는 국가에 비하여 국민경상의료비를 통제하기에는 어려움이 크다는 단점도 있다.

제4절 공공의료의 정의와 공공병원의 역할

1. 공공의료의 정의와 운영

1) 공공의료의 정의[19)]

의료의 이념과 관련하여 우리나라에서 논쟁되는 이슈의 하나가 공공의료에 관한 것이다. 의료를 국민의 기본 권리라는 규범(정치적 판단)에 의하여 사회의료보험(건강보험)을 도입하게 되면 건강보험에서 제공하는 의료는 당연히 공공재가 되며 공공의료가 된다.

공공의료를 정의하기 위하여 먼저 용어부터 살펴보기로 한다. 공공의료란 용어의 역사를 보면 영국의사회가 NHS 도입 이전의 국민보험제도의 문제를 개혁하기 위한 활동을 하는 가운데 1942년 중간보고서를 발간하였다. 이 중간보고서에서 영국의사회는 정부 기획으로 조성되는 공적 의료서비스(centrally planned public medical services)를 요구하게 된다(Goodman, 1980; 이규식, 2017). Public medical services란 공적재정에 의한 서비스를 의미하며 이 용어를 '공공의료'로 간주할 수 있다. 1944년 영국 정부가 발간한 백서에는 publicly organized service라는 용어를 사용하였다.

19) 이 부분은 이규식(2017)의 내용의 일부를 수정하여 수록하였다.

Le Grand(2003)는 World Bank가 발간한 *Private Participation in Health Services* 라는 책의 서문에서 공공의료를 public funded services such as health care(줄인다면 public funded health care)라고 부르면서 공적재정(public money)으로 공급되는 서비스로 정의하였다. 한편 공공의료란 용어를 간략하게 줄여 public health care라고 사용하는 문헌들도 다수 등장하고 있다. 1980년 미국의 Institute for Contemporary Studies가 발간한 *New Directions in Public Health Care*는 책의 제목에 public health care란 용어를 공공의료로 사용하고, 이 책에 수록된 Schwartz의 논문에서는 공공의료의 정의를 Medicare나 Medicaid와 같이 정부 재정으로 제공하는 의료로 규정하고 있다. 같은 책에서 Phelps는 공공의료를 public sector medicine이라는 용어를 사용하고 있다. 그리고 Schenone (2012)은 사회보장 의료를 공공재로 정의하는 가운데 공공의료를 public health care라는 용어를 사용하고 있다. WHO 유럽 지역본부에서 발간한 자료 가운데 하나인 Ettelt et al. (2009)은 공공의료를 publicly funded health care로 부른다. 영국은 2014년 NHS 홈페이지를 통하여 자국의 제도를 소개하면서 세계에서 규모가 가장 큰 publicly funded medical care라고 부르고 있다. 영어권에서는 공공의료를 publicly funded health(or medical) care로 표현하여 공적재정으로 공급되는 의료를 공공의료로 정의하고 있다.

용어를 public health care로 사용하든 public sector medicine으로 사용하든 공공의료의 속성은 WHO나 영국 NHS에서 이야기하는 publicly funded health(or medical) care로서 공공재정으로 생산되는 의료를 의미한다. 이상의 용어를 통하여 볼 때 공공의료란 공적재정으로 공급하는 의료로 정의하는 것이 타당하다.

우리나라는 2012년 2월에 개정한 「공공보건의료에 관한 법률」 제2조 제1호에서 '공공보건의료'를 지역 · 계층 · 분야에 관계없이 국민의 보편적인 의료이용을 보장하고 건강을 보호 · 증진하는 모든 활동으로 규정하고 있다. 국민의 보편적 의료이용을 보장해주는 의료란 건강보험의료 외에는 있을 수 없기 때문에 개정 법률은 공적재정인 건강보험에서 제공하는 의료가 공공의료임을 분명히 밝히고 있다.

2) 공공의료의 운영

건강보험의료가 공공의료가 되면 공공의료를 운영하는 책임은 정부에 있게 된다. 그렇다고 건강보험의료를 모두 정부가 공공병원을 건립하여 생산할 수는 없다. 건강보험의료의 많은 부분을 민간의료기관과 계약을 통하여 생산할 수밖에 없다. 이때 민간의료기관에 공공의료 생산을 맡긴 정부(또는 보험자)는 보험의료에 대하여 가격(보험수가)으로 보상하게 된다. 그런데 공공병원의 경우 자본비용이나 의사수련비 등이 정부의 보조금으로 충당될 수 있으며, 법인세 등이 면제되어 공공병원과 민간병원이 같은 보험수가로 보상을 받으면 민간병원이 공공병원에 비하여 차별을 받게 되는 문제가 발생한다. 즉, 같은 공공의료인 건강보험의료를 생산하고 공공병원은 자본비용 등을 정부(지방정부 포함)로부터 지원을 받게 됨에 따라 민간병원에 비하여 유리한 보상을 받게 되는 문제가 발생한다.

그리하여 유럽 국가들의 경우, 보험수가로는 경상운영비만 보상하고, 민간이냐 공공이냐를 구분하지 않고 의료기관의 자본비용이나 의사수련비, 연구비 등은 정부(지방정부 포함)가 별도로 보상하는 국가가 많다. 우리나라는 건강보험수가에 자본비용과 수련비용을 포함하는 개념으로 의료기관에 보상을 하고 있는데, 이 비용은 공공병원에도 적용하기 때문에 이 부분에서도 공공병원이 유리한 입장이다. 그러다 보니 민간병원은 공공병원과 같이 보험환자를 진료하고 정부로부터 세금이나 보조금 지원에서 공공병원에 비하여 차별을 받는 모순에 직면하게 된다.

우리나라에서 건강보험의료를 공공의료로 명확히 하려면 자본비용과 수련비용은 건강보험에서 별도 보상하는 것이 타당하다. 일본의 경우도 우리나라와 같은 방식으로 보험수가에 자본비용과 수련비 등을 포함시켜 모든 의료기관에 동일한 수가로 보상을 하고 있다. 그러나 일본은 공공병원에 특별한 임무를 부여하기 때문에 별도의 정부 보조금이 있어도 우리나라에서와 같은 민간의료기관을 차별하는 모순이 없다.

공공병원과 민간병원의 차별은 결과적으로 이용자를 차별하는 것과 같다. 공공병원만 지원할 경우, 공공병원 이용자는 민간병원 이용자에 비하여 여러 가지 혜택을 얻게 된다. 건강보험의 급여서비스는 가격이 정해져 있어 공공병원 이용자가 별다른 혜택이 없지만 비급여서비스는 가격을 병원이 자율적으로 책정하기 때문에 공공병원이 민간병원에 비하여 수가를 낮출 수 있어 공공병원 이용자가 눈에 보이지 않는 혜택을 입게 된다. 그리고 간접적인 혜택으로 공공병원은 의료기관인증을 받는데 비용부담을 걱정하지 않지만 민간병원은 인증을 받기 위한 준비과정에 소요되는 비용과 인증비용이 부담이 되어 대형병원 외는 인증을 받을 엄두를 내지 못하고 있다. 따라서 공공병원 이용자가 의료 질에서 보다 안심을 할 수 있는 이점도 있다. 같은 보험료를 내고 공공병원 이용자에게만 혜택이 주어질 수 있는 차등화된 지원책은 문제가 많다. 이러한 차별은 공공의료에 대한 잘못된 정의

[표 4-2] DRGs를 채택한 OECD 회원국의 수련비 및 자본비용 보상 방식

	공공병원		민간병원		
			비영리법인		영리법인
국가	자본비용 별도	수련비용 및 연구비 별도	자본비용 별도	수련비용 및 연구비 별도	지불제도
호주	○	○	×	○	처치나 서비스 기준지불
오스트리아	–	–	–	–	건당지불제도
벨기에	○	○	○	○	–
칠레	○	○	○	○	품목별예산제도 (line-item budget)
핀란드	×	○	–	–	–
프랑스	×	○	×	○	DRG
독일	○	○	○	○	DRG
그리스	○	○	○	○	처치나 서비스 기준지불
네덜란드	–	–	×	○	–
폴란드	○	○	–	–	DRG
슬로베니아	×	○		○	DRG
스위스	×	○	×	○	DRG
영국	×	○	×	○	행위별수가
미국	×	○	×	○	처치나 서비스 기준지불

주 : 1) 미국은 주정부에 따라 전공의 수련비용 및 연구비용을 별도로 보상하지 않는 경우 있음
2) 네덜란드는 비영리병원만 존재하였으나 현재는 영리병원이 허용되고 있음

출처 : OECD(2013), Managing Hospital Volumes: Germany and Experiences From OECD Countries

가 초래하는 모순에 연유된다고 하겠다.

OECD 국가들 가운데 DRGs를 택하고 있는 국가들의 자본비용과 수련비 지불의 사례를 [표 4-2]에서 살펴보기로 한다. 먼저 의사수련비를 살펴보면 거의 대부분의 국가에서 DRGs에 포함시키지 않고 별도 보상하고 있다. 이 원리는 사회보험에서는 타당한 논리라 볼 수 있겠다. A라는 병원에서 수련 받은 의사가 A병원에서만 근무하다는 보장이 없기 때문에 수련비용을 건강보험에서 별도로 정부가 보상하는 것이 논리적으로 타당하다. 건강보험의료는 정부가 국민의 기본적인 권리인 의료를 보장하기 위하여 제공하는 서비스이기 때문에 의사 수련비용을 정부가 지원하는 것이 타당하다.

자본비용을 보상하는 방법은 국가에 따라 조금 다른 양상을 보인다. 우리나라는 자본

비용을 보상하기 위하여 감가상각비를 보험수가에 반영[20]하고 의료기관 종류별로 보험수가에 가산율을 다르게 하여 자본비용을 2중으로 반영하고 있다. 그러나 일본은 수가항목에 시설기준을 명기하여 서비스 항목별로 자본비용을 반영하는 특징이 있다. 영국과 핀란드는 정부가 공공병원에 예산을 배정하는데 DRGs를 응용하는 방식으로 자본비용을 DRGs에 합쳐 지불하고 있다. 사회보험으로 특이한 국가는 프랑스, 스위스 및 네덜란드이다. 독일, 프랑스, 벨기에와 같은 국가는 자본비용을 별도 보상하는데 사회보험 국가로서 스위스는 자본비용을 DRGs에 합쳐 지불하고 있다. 네덜란드는 DRGs와 유사한 DBCs를 사용하여 병원에 진료비를 지불하는데 A 부분(segment)과 B 부분(segment)으로 나누어 A 부분은 의료청(Dutch Health Care Authority, NZa)이 가격을 결정하고 B 부분은 보험자와 병원이 협상으로 가격을 결정한다. 2005년 DBCs를 도입할 때는 기능적 성격으로 A 부분과 B부분을 나누었는데, 2013년부터 서비스의 성격을 기준으로 나누었다. 2005년 이후 기능적 구분을 할 때는 A 부분에 자본비용을 포함하고 있어 사실상 자본비용을 분리 보상하는 것과 같았다(Schäfer et al., 2010). 2013년 이후 A 부분은 소수의 공급자가 제공하는 난해한 서비스로 이식수술(transplantation) 혹은 외상(trauma care)과 같이 계획을 세우기 어려운 질병으로 가격협상이 어렵다고 판단되는 경우 의료청이 가격을 직접 정하고 있다. 2013년 기준으로 A 부분이 30%에 이르고, 협상 가능한 서비스가 70%에 이른다(Kroneman et al., 2016).

2. 공공병원의 정체성

1) 공공병원의 정체성

전국민의 의료를 국가 제도로 보장하는 유럽에서는 병원을 공공병원이냐 민간병원이냐를 따지지 않으며, 민간 영리병원이라도 건강보험의 질병금고와 계약을 맺어 보험환자를 진료하게 되면 공공병원과 같이 취급하여 수가의 통제, 의료계획의 적용과 같은 규제정책이 실시되며, 혜택에서는 세금의 면제는 물론 자본비용도 정부나 보험자가 제공하여 규제와 지원이 trade-off 되고 있다(Busse, Grinten and Svensson, 2002). 이러한 국가에서는 건강보험의료가 공공의료이기 때문에 굳이 공공의료를 별도로 정의하지도 않

---

20) 감가상각비 산출에 있어서 건물이나 시설과 같은 내구성이 긴 자본투자는 감가상각기간이 40년이며, 장비와 같은 내구성이 짧은 자본재는 감가상각기간이 5년으로 되어 있다.

는다.

전국민을 의료보장제도에 적용하지 못하고 있는 미국에서는 공공병원의 역할이 논의의 대상이 되고 있다. 미국에서도 Medicare나 Medicaid와 같은 정부의 재정지출에 의한 의료보장은 의료를 기본권이라는 점을 토대로 하고 있다. 즉, Health care is viewed as 'a right' of all citizens regardless of ability to pay라는 인식에서 제도를 받아들이고 있다(Phelps, 1980). 그렇다고 Phelps가 의료서비스를 공공기관에서 제공하는 것이 타당하다고 주장하지는 않는다. Phelps는 국방, 치안, 소방, 교육, 상수도와 같이 외부효과(externalities)가 입증되는 경우는 공공적 제공의 타당성이 있으나, 의료가 권리라 하여 외부효과까지 입증되지는 않았기[21] 때문에 공공부문에서 제공해야 할 필요성까지 있는 것은 아니라고 보고 있다. 특히 건강보험(SHI)이 전국민을 적용(universal insurance)시키게 될 때 의료서비스를 공공부문에서 공급해야 할 필요성은 더욱 약해진다는 것이다[22]. 일단 SHI로 의료 접근성에 형평이 보장된다면 그 이후부터는 효율성이 중요하기 때문에 효율성 시각에서 공적 공급을 다루어야 한다는 것이다. 즉, SHI에서 제공하는 의료가 이미 공공적 성격을 갖기 때문에 굳이 공공부문에서 의료서비스의 공급까지 맡아야 할 이유가 없다는 점을 Phelps는 분명히 하고 있다. 만약 공공부문에서 의료를 생산하는 것이 민간분야보다 효율성이 높다면 모를까 그렇지 않으면 공공부문에서 의료서비스 생산까지 할 필요는 없다는 점이다. Feldstein(2005)은 SHI가 도입되어 수요보조가 이루어지는데, 굳이 공공병원을 건립하여 공급보조라는 정책을 사용하면 정부에 의한 중복보조라는 문제가 일어난다고 지적하고 있다.

우리나라는 2000년에 「공공보건의료에 관한 법률」을 제정할 때 공공병원이 생산하는 의료를 공공의료로 잘못 정의하여 사회보험의 정신을 훼손하였다. 즉 기본권 보장을 위하여 도입된 건강보험제도가 적용하는 보험환자를 진료하면서도 민간병원을 공공의료 제공자로 인정하지 않는다는 것은 정부가 스스로 전국민 건강보험의 필요성을 부인하는 격이다. 공공병원이 생산하는 의료만 공공의료로 정의할 때 어떤 이론적 근거가 있었던 것이 아니라 '공공병원 = 공공의료'가 될 것이라는 매우 단순한 비전문적 논리로 공공의료를 정의하였던 것으로 판단된다.

---

21) 앞에서 소비의 외부효과를 공공재와 결합시키는 Melhado의 이론을 소개한 바 있다. 그리고 Feldstein (2005)은 소비의 외부효과를 토대로 사회의료보험 도입의 필요성을 주장하고 있다. 그러나 Phelps는 외부효과에 관하여 다른 견해를 보이고 있다.

22) 이 문제는 제5장의 정부의 수요보조와 공급보조정책에서 다시 다루도록 한다.

이러한 논리적인 모순을 2012년 「공공보건의료에 관한 법률」을 개정하여 바로 잡았다. 그러나 법 개정을 통하여 공공의료에 관한 정의가 제대로 정립되자 이제는 공공병원의 정체성(identity) 문제가 제기되고 있다. 공공병원의 정체성 문제는 2012년도의 개정 법률 제2조 제4호에서 공공보건의료사업수행기관으로 공공병원을 지정함으로써 제기되고 있다. 개정 법률 제2조 제4호는 마치 공공병원에 대하여 특별한 역할을 부여한 것처럼 오해할 수 있도록 법 조항을 만든 법률적 오류가 있다. 건강보험의료가 공공의료로 정의되었다면 우리나라의 모든 의료기관은 건강보험 요양기관으로 지정되었기 때문에 민간병원, 공공병원 구분 없이 공공의료를 수행하는 의료기관이 된다. 그럼에도 불구하고 개정 법률 제2조 제4호에서 공공의료사업기관으로 공공병원을 규정한 것은 잘못된 법률 체계라 하겠다. 따라서 「공공보건의료에 관한 법률」은 폐기되어야 한다.

공공의료를 건강보험의료로 정의를 하더라도 공공병원이 불필요한 것은 아니다. 우리나라의 공공병원은 종류가 다양하다. 국립중앙의료원과 같은 국립병원을 위시하여 국민건강보험공단병원과 같은 특수한 병원들은 각각의 역할이 법률로 정해져 있기 때문에 정체성 논란이 없다[23]. 우리나라에서 현재 정체성 논란이 제기되는 공공병원은 주로 시・도 단위로 설립된 지방의료원이다. 1977년 사회의료보험이 도입되기 이전에는 지방의료원은 시・도립병원으로서 민간의료기관에 비하여 상대적으로 낮은 수가나 자선의료를 제공하여 저소득층의 의료이용에 큰 도움을 주어 공급보조의 역할을 수행하였다. 사회의료보험이 도입되자 정부가 정한 보험수가를 적용하였기 때문에 민간병원이나 공공병원인 지방의료원이나 수가에서 차이가 없어졌고 의료보호제도의 도입으로 자선의료의 필요성도 사라졌다. 그러다 보니 공공병원의 정체성 문제가 생겨 1983년도에는 시・도립병원을 지방공사 의료원으로 2005년에는 지방의료원으로 명칭을 바꾸어 오늘에 이르고 있다. 공공병원을 명칭만 바꾸었지 역할은 보험급여로 된 서비스를 제공하여 민간병원과 거의 차이가 없다보니 정체성 문제가 생길 수밖에 없다.

2) 공공병원이 선호되는 이유

앞에서 살펴본 바와 같이 유럽에서는 공공병원이냐 민간병원이냐가 중요한 것이 아니라 건강보험과 계약한 병원이냐 그렇지 않은 병원이냐가 중요하다. 공공병원이나 비영리 민간병원은 당연히 건강보험과 계약을 하고 있고 다만 영리병원 가운데 일부가 건강보험

---

23) 공공병원의 종류나 법적 지위 등은 제11장에서 구체적으로 설명된다.

과 계약을 하고 있어 영리병원이냐 비영리병원이냐가 중요하다.

우리나라는 2020년 기준으로 전체 병원의 94.3%가 민간병원이며, 민간병원의 60.3%가 개인병원으로[24] 운영되고 있어 영리를 추구하여도 법적으로 아무런 문제가 없다. 그리고 법인 민간병원의 경우, 개인이 설립하여 성장하였기 때문에 이사진이 설립자의 친인척이나 지인들로 구성되어 준 영리적인 행태를 보이는 경우도 많다. 그리고 그동안의 건강보험 수가가 자본비용과 경상비용을 모두 커버하도록 설계되었지만 의약분업 이전까지는 실질적으로 경상비용을 보전하기에도 빠듯하여 병원이 성장하기 위해서는 비급여(상급병실, 선택진료)를 제공하거나 보험급여 서비스를 박리다매형으로 제공하여 자본을 축적하였기 때문에 국민의 눈에는 영리적으로 비추어졌다. 그 반면에 공공병원은 주인이 없는 병원이었기 때문에 상대적으로 비영리적으로 비추어져 국민들의 신뢰도가 높았다.

미국은 사회보험제도가 Medicare나 Medicaid에 한정되고 있지만, 유럽과 유사한 문화를 지녀 공공병원이냐 민간병원이냐가 아니라 영리병원(for profit hospital)이냐 비영리병원(non-profit hospital)이냐가 중요하다. 미국의 민간병원은 대부분이 비영리법인으로 되어 있고 운영도 이사회 중심으로 운영하여 영리와는 초연하다. 따라서 미국에서는 비영리병원이나 공공병원은 세제에서나 정부의 보조금 지원 측면에서 거의 동일하게 취급하고 있다. 미국에서는 비영리병원이 왜 존재하고, 비영리병원이 왜 영리병원에 비하여 선호되는지를 밝힌 연구들이 있다. 이러한 연구가 우리나라에서 공공병원을 신뢰하는 이유를 밝히는데 도움이 될 것 같아 소개하기로 한다.

미국에서 비영리병원이 선호되는 이유는 공공의 이익론과 병원의 의사결정의 주체가 의사이기 때문이라는 두 가지 설명이 있다(Feldstein, 2005). 먼저 후자인 병원의 의사결정의 주체가 의사라는 설명은 우리나라에는 적합지 않기 때문에 구체적인 설명은 생략하기로 한다. 다만, 미국의 병원들은 이사회 중심으로 운영되고 이사회의 과반 이상이 의사가 지배하거나 과반이 못 되어도 의료에 관해서는 다른 이사들이 의사를 이기지 못하여 병원의 의사결정을 주로 의사들이 하게 된다. 의사들의 입장에서는 여러 가지 조세 감면 혜택이 있는 비영리병원이 자신들에게 유리하기 때문에 선호한다는 설명이다.

첫 번째 설명인 공공이익론은 우리나라에서 공공병원을 선호하는 행태와 거의 유사하다[25]. 즉, 비영리병원의 이사들은 병원의 편익이 지역사회에 우선적으로 돌아가도록 병

24) 대한병원협회가 발간한 전국병원명부에 따르면 2020년 기준으로 종합병원의 81.0%, 병원의 97.4%, 요양병원의 94.3%, 전체병원의 94.3%가 민간이 운영하며, 병상은 90.6%가 민간이 소유하고 있다.

원을 운영하기 때문에 대중들이 비영리병원을 선호한다는 것이다. 이러한 관점에서 의료서비스는 자선의료(charity care)와 같은 집합재(collective goods)로 간주되어 비영리라는 개념이 적용된다. 영리병원에서는 수요가 충분치 못하여 이윤이 나지 않을 것으로 생각되는 의료서비스는 제공하지 않는다. 사회보험이 등장하지 않을 때 병원은 자선기관과 같아 가난한 사람들을 위한 진료에 우선적으로 노력한다는 것이다. 정부가 가난한 사람들을 위한 보조를 한다고 하여도 제대로 보조가 이루어지는지 모니터링하기가 어렵기 때문에 비영리병원에 보조금을 주어 그러한 자선기능을 할 수 있다는 것이다. 비영리병원이 저소득층에 대하여 자선의료를 제공할 수 있는 것은 정부로부터 보조금을 받을 수 있기 때문인데, 정부의 보조정책으로는 비영리병원의 기부금에 대한 조세 감면, 재산세 면제, 사업소득세 면제와 같은 장치를 생각할 수 있다.

비영리병원이 존재할 수 있게 된 다른 이유로는 의료가 갖는 특성인 정보의 비대칭성을 놓고 설명하고 있다. 의료에 대하여 소비자는 판단력이 없기 때문에 비영리병원은 영리를 따지지 않을 것으로 판단한 소비자들이 비영리병원의 의료서비스를 믿는 성향이 있다는 것이다(Arrow, 1963). 즉, 의료와 같이 정보가 비대칭적인 분야에서는 비영리조직에 대한 신뢰가 높은 것이 일반적인 현상이다. 소비자는 비영리병원은 이윤에 매몰되지 않기 때문에 돈이 되는 서비스에 집착하지 않고 질이 높은 서비스를 제공할 것으로 믿어 비영리병원을 선호한다는 것이다.

3) 공공병원은 다른가?

미국 국민들이 비영리병원을 선호하고 있으나 과연 비영리병원이 영리병원과 차이가 있느냐의 질문에 봉착하게 된다. 미국에서 비영리병원이 영리병원에 비하여 효율성, 서비스의 가격, 의료 질 및 자선 의료(charity care)의 네 가지 측면에서 차이가 있는지 여부를 여러 연구자들이 분석하였다. 연구자들은 '영리병원이 효율성이 높을 것이다' 등의 가설을 설정하여 연구를 진행하였으나, 연구결과 네 가지 측면 모두에서 비영리병원과 영리병원 간의 차이를 발견할 수 없었다는 것이다(Feldstein, 2005).

그렇다면 우리나라에서는 공공병원이 국민의 선호에 부응할 정도로 효율성, 의료의 질, 소비자의 반응성 등에서 차이가 있을 것인가? 이규식 외(2013)는 우리나라의 지방의료원

25) 여기서 선호라는 의미는 병이 나면 공공병원 이용을 하겠다는 뜻이 아니라 단지 관념적으로 공공병원이 민간병원에 비하여 덜 영리적이라 좋을 것이라는 뜻이다.

과 인근의 비슷한 규모의 민간병원을 분석한 결과, 진료행태나 보장률에서 공공병원과 민간병원이 별 다른 차이가 없다는 것을 밝혔으며, 응급의료에서는 오히려 공공병원이 민간병원보다 그 기능이 현저히 떨어진다고 하였다. 공공병원이 민간병원에 비하여 우위를 보이는 점은 의료급여 환자를 더 많이 진료하고 있다는 측면뿐이며, 다른 측면에서는 오히려 공공병원이 민간병원을 뒤따라가는 형국이다. 의료급여 환자를 더 많이 진료한다고 특별히 공공병원이 공공적이라 보기 어려운 것은 의료급여 환자에 대하여 자선 의료를 제공하는 것이 아니라 정부로부터 진료비를 건강보험 환자와 같은 수준으로 상환받기 때문이다. 이것은 미국의 비영리민간병원의 자선 의료와는 성격이 다르다. 경영수지 측면에서 민간병원은 적자가 발생하면 도산되지만 공공병원은 그렇지 않기 때문에 대부분의 공공병원이 적자 상태에서 운영되고 있다. 의료의 질이나 소비자의 반응성 측면에서는 연구가 제대로 이루어진 것이 없기 때문에 어느 병원이 우수하다고 말하기는 어렵다.

우리나라에서도 국민들이 공공병원을 선호하는 것은 미국에서 비영리병원이 덜 영리적일 것이라는 공공적 이해와 Arrow가 주장하는 바와 같이 정보가 비대칭적인 상황에서 비영리병원이 의료의 질을 보장해 줄 것이라는 기대와 같은 태도에서 나오는 결과라 하겠다. 즉 공공병원은 덜 영리적이고, 따라서 의료의 질도 더 좋을 것이라는 막연한 기대감이 우리나라에서 공공병원이 선호되는 것이라 볼 수 있다.

그러나 현실은 공공병원이나 민간병원이나 모두 건강보험 환자를 진료해야 하고 보험수가는 동일하게 적용되는데다 공공병원과 민간병원이 지역 내 환자를 놓고 경쟁을 해야 하는 환경에 처해 있다. 그런데 공공병원은 원장이 3년 임기로 바뀌거나 지방자치단체장이 바뀌면 원장도 교체되는 경우가 흔하여 일관성 있는 경영이 어려운 경우가 많다. 민간병원은 주인이 있어 경영방침이 일관성이 있으며, 비록 법인 병원이라도 이사회가 중심을 잡아 일관성 있는 경영을 통하여 비용절감을 하거나 의료 외 수입으로 자본 축적을 하여 새로운 장비 등을 구입하여 진료에 임하기 때문에 공공병원들이 민간병원과의 경쟁에서 뒤져 민간병원의 경영방법을 따라가는 형국이다. 따라서 공공병원에 대한 국민들의 선호는 기대감에 그치고 실질적으로는 공공병원이 설 자리가 점점 약해지는 현실이다.

3. 정책의료기관으로서의 정체성 확립[26)]

공적재정으로 공급되는 의료를 공공의료로 간주한다면 민간병원도 공적재정으로 의료를 공급하기 때문에 공공의료를 생산하는 것으로 보아야 한다. 국민들은 건강보험증이 있기 때문에 민간병원을 찾는다고 더 비싼 진료비를 내는 것도 아니다. 따라서 국민들이 공공병원을 찾는 것은 공공의료 생산자로 간주하여 그렇게 하는 것이 아니라 덜 영리적일 것이라는 막연한 기대에 따른 것이다. 국민들은 국립대병원이나 특수한 공공병원을 제외하고는 민간병원을 더 선호하는 실정이다. 그렇기 때문에 공공병원은 공공의료 생산자라는 주장을 할 것이 아니라 민간병원과 다른 정체성(identity)을 찾아야 할 것이다. 공공병원이 더 공공적이다 혹은 덜 영리적이라는 가정만으로 공공병원을 이대로 방치하여서는 공공병원의 필요성은 점차 사라질 수 있다. 민간병원도 공공의료 생산자이기 때문에 공공병원이 존립하기 위해서는 독자적인 정체성을 찾아야만 한다. 공공병원의 정체성은 다음과 같이 두 가지 측면을 고려할 수 있겠다.

첫째는 정책적 차원에서 필요한 서비스를 제공할 수 있도록 정책의료기관으로 공공병원을 육성하여야 한다. 비록 건강보험의료가 국민들의 보편적인 의료이용을 보장하지만 시기와 지역에 따라 어떠한 의료가 수요 부족으로 공급이 제대로 이루어지지 않아 의료공백이 생길 수 있다. 예컨대 중소도시나 농어촌 지역의 응급의료나 산과 및 소아과 의료의 경우 공급이 원활하지 못하여 의료공백을 초래할 가능성이 높다. 그리고 최근 유행하는 바이러스에 의한 감염병 환자의 진료와 같은 업무가 공공병원이 담당해야 할 역할이 된다. 특히 전염성이 강한 질병은 많은 병원들이 환자 진료를 꺼려 제대로 된 격리시설을 갖춘 의료기관을 확보하기 어려운 문제가 있다. 이러한 업무를 공공병원이 담당하여야 국민들이 공공병원의 필요성을 인정할 것이다.

건강보험의료이지만 의료의 공백으로 국민들의 건강관리에 허점이 생긴다면 정부가 적극적으로 개입하여 공백을 메꿔야 하기 때문에 이러한 의료를 공공의료사업으로 할 것이 아니라 정책의료로 정의하여 공공병원의 역할로 하는 것이 타당하다. 공공의료는 모든 국민의 건강을 유지 증진시키기 위한 보편적인 성격을 갖는데 반하여 정책의료는 건강보험의료로서 공백이 생길 수 있는 의료를 공급한다는 개념에서 특수성을 갖는 의료로 정의할 수 있다.

---

26) 이 항은 이규식 외(2013)를 참고하여 재정리하였다.

정책의료의 사례는 일본에서 볼 수 있다. 일본제국은 청일전쟁(1894~1895) 이후 대륙 침략전쟁을 치루면서 부상병을 치료하기 위한 군(軍)병원의 필요성이 높았다. 이에 항구 근처를 중심으로 군병원이 많이 설립되었고, 전후에는 이러한 병원이 모두 국립병원으로 전환되었다. 국립병원이 특수한 역할이 있는 것이 아니라 일반적인 건강보험환자를 대상으로 의료서비스를 제공하였는데 국립병원의 적자 문제가 거론되자, 일본 정부는 1985년 국립병원에 대한 구조조정을 단행하였다.

구조조정으로 많은 국립병원이 폐쇄되고 남은 병원은 일반진료보다는 정부가 부여하는 임무를 정책적으로 수행하도록 기능 전환을 하고 이와 같은 의료를 정책의료로 명명하였다. 일본에서 국립병원이 제공하는 정책의료로는 암, 순환기 질환, 면역이상, 내분비・대사성질환, 결핵, 에이즈, 재해의료, 장수의료, 국제의료협력, 국제적 감염증 등이 있다. 일본은 국립병원 구조조정을 하면서 국립의료원은 국립국제의료센터로 기능을 전환하여 해외의료협력을 위한 기관으로 기능을 전환시키기도 하였다.

한편 일본의 지방자치단체인 도・도・부・현은 민간병원만으로 공공의료를 제공하였을 경우, 채산성(경영수지)이 떨어져 의료의 공백이 생길 수 있기 때문에 공립병원을 설립하여 의류를 제공하는 역할을 맡기고 있다. 즉, 인구규모가 적은 지방의 경우 의료수요가 적어 수지가 맞지 않기 때문에 민간병원은 개설하기 어려워 의료공백이 발생할 소지가 있다. 이때 지방자치단체가 공립병원을 설립하여 채산성이 맞지 않는 의료서비스를 제공함으로써 의료공백을 메꾸는 역할을 부여하게 된다(이케가미, 캠벨, 2004).

일본도 우리나라와 같은 방법으로 의료기관에 대한 보상을 동일한 보험수가로 하면서 공립병원에 대한 정부의 별도 보조가 있지만 이것이 민간의료기관을 차별화하는 것이 아닌 것은 국립병원이나 공립병원이 민간병원이 할 수 없는 기능을 담당하여 채산성이 떨어졌기 때문에 보험수가 외에 별도의 정부보조금을 지원하는 것이다. 따라서 공립병원이 채산성이 떨어지는 의료를 제공하고 그 대가로 보조금을 지원받는 것을 놓고 민간병원이 차별화된다고 하기는 어렵다. 우리나라와 같이 공공병원이 민간병원과 역할에서 특별한 차이가 없으면서 보험수가 외에 정부보조금을 받는 것은 민간병원을 차별하는 조치로 밖에 볼 수 없다.

따라서 우리나라도 일본의 선례에 따라 공공병원에 대하여 공공의료에서 발생할 수 있는 의료공백을 메꾸는 역할을 부여하고 이를 정책의료로 명칭을 정한다면 공공병원은 정체성을 찾을 수 있을 것이다. 이렇게 정체성을 부여할 때 공공병원에 대한 정부보조금이 타당성을 갖게 된다. 그리고 공공병원이라 하여 정책의료만 제공하도록 하는 것이 아니라 공공의료인 건강보험의료도 동시에 제공하는데 정책의료의 제공에 보다 유의하도록 한다면 공공병원의 정체성 문제도 해결 가능할 것이다.

둘째는 의학교육의 개편과 함께 의료의 질 향상을 위한 기관으로 공공병원을 활용하는 방안이 있다. 제9장에서 논의하겠지만 현재 우리나라의 1차 의료를 담당할 의사의 훈련은 제대로 되어 있지 못하다. 외국에서는 1차 의료를 담당하는 1차 의사에 대한 훈련이 전문의를 양성할 수준으로 높다. 현재 질병구조가 복합만성질병이 지배하고 있기 때문에 의과대학을 졸업하고 임상훈련이 전혀 안 된 의사에게 1차 의료를 맡겨서는 주민들로부터 1차 의료가 외면 받는 문제가 생긴다. 1차 의사들을 훈련시키는 기관으로 공공병원을 활용하여 의료의 질을 향상시키는 방법도 고려할 필요가 있다.

참고문헌

이규식 (2017), 공공의료의 올바른 정의와 발전방향, 『대한공공의학회지』, 창간호: 79-98.

이규식 (2019), 『의료보장론』, 개정판, 서울: 계축문화사.

이규식 (2023), 『의료보장론』, 제3판, 서울: 계축문화사.

이규식 외 (2013), 『공공보건의료체계 현황 및 정책과제 분석』, 감사원, 건강복지정책연구원.

이케가미, 캠벨 (2004), 권오주 옮김, 『일본의 의료』, 서울: 청년의사.

日本 厚生省 (1996), 『厚生白書』, 平成 8年版.

Arrow KJ (1963), Uncertainty and the welfare economics of medical care, *American Economic Review*, 53(5): 941-973.

Barr DB (2007), *Introduction to U.S. Health Policy: The Organization, Financing, and Delivery of Health Care in America*, Baltimore: The Johns Hopkins University Press.

Barua B and Esmail N (2015), For-Profit Hospitals in Universal Health Care Countries, Fraser Institute, fraserinstitute.org.

Battistella RM (1997), The political economy of health services: a review and assessment of major ideological influences and the impact of new economic realities, In: Litman TJ and Robins LS eds. *Health Politics and Policy*: 75-108, Albany: Delmar Publisher.

Berwick DM (1994), Eleven worthy aims for clinical leadership of health system reform,

Journal of the American Medical Association, 272: 797–802.

Beveridge WH (1942), *Social Insurance and Allied Services*, Macmillan Company, reproduced in 1969, New York: Agathon Press, Inc.

Blendon RJ, Benson JM, Roches CM (2003), Americans' view of the uninsured: an era for hybrid proposals. *Health Affairs Web Exclusive*, August 27: 405–414.

Boyle S (2011), *Health Systems Transition: United Kingdom(England)*, Health Systems in Transition, European Observatory on Health Care Systems, Copenhagen: WHO Europe.

Brown C and Harrison D (2013), *Governance for Health Equity*, Copenhagen: WHO Europe.

Busse R, Grinten T and Svensson PG (2002), Regulating entrepreneurial behaviour in hospitals: theory and practice, In: Saltman RB, Busse R and Mossialos E eds. *Regulating Entrepreneurial Behaviour in European Health Care Systems*: 126 145, European Observatory on Health Care Systems, Copenhagen: WHO Europe.

Busse R, Saltman RB and Dubois HFW (2004), Organization and financing of social health insurance systems: current status and recent policy developments, In: Saltman RB, Busse R and Figueras J eds, *Social Health Insurance Systems in Western Europe*: 33–80, European Observatory on Health Care Systems, Copenhagen: WHO Europe.

Ettelt S, McKee M, Nolte E, Mays N and Thomson S (2009), Planning health care capacity: whose responsibility? In: Rechel B, Wright S, Edwards N, Dowdeswell B and McKee M eds. *Investing in Hospitals of the Future*: 47–66, European Observatory on Health Care Systems and Policies, Copenhagen: WHO Europe.

European Observatory on Health Systems and Policies (1999), *Health System in Transition: England*.

Feldstein PJ (2005), *Health Care Economics* (6th), New York: Thomson Delmar Learning.

Fox DM (1986), *Health Policies Health Politics: the British and American Experience 1911–1965*, Princeton: Princeton Univ. Press.

Fox DM (1990). Health policy and the politics of research in the United States, *Journal of Health Politics, Policy and Law*, 15(3): 481–499.

Fraser D (1984), *The Evolution of the British Welfare State* (2nd), London: Macmillan.

Friedman M (1962), *Capitalism and Freedom*, Chicago, IL: Phoenix Books.

Fuchs VR (1996). Economics, values, and health care reform. *The American Economic Review*, 86(1): 1–24.

Goodman JC (1980), *National Health Care in Great Britain: Lesson for the U.S.A.*, Dallas, Texas: A Fisher Institute Publication.

Greβ S, Gildmeister S and Wasem J (2004), The social transformation of American medicine: a comparative view from Germany, *Journal of Health Politics, Policy and Law*, 29(4–5): 679–699.

Karsten SG (1995), Health care: private good vs. public good, *The American Journal of Economics and Sociology*, 54(2): 129–144.

Kickbusch I and Gleicher D (2012), *Governance for Health in the 21st Century*, Copenhagen: WHO Europe Office.

Klein R (1995), *The New Politics of the National Health Service* (3rd), London: Longman.

Koch AL (2002), Financing health services, In: William SJ and Torrens PR eds, *Introduction to Health Services*: 92–123, Albany, NY: Delmar Thomson Learning.

Kroneman M et al. (2016), Netherlands health system review, *Health Systems in Transition 18(2),* European Observatory on Health Systems and Policies, Copenhagen: WHO Europe.

Kutzin J (2016), Sustaining equitable progress towards UHC: guiding principles for reform, *Sustainable UHC through Stronger Health Systems,* International Conference 14~15, January, JW Marriot Hotel, Seoul, National Health Insurance Service and Health Insurance Review & Assessment Service.

Le Grand F (2003), Foreword, In: Harding A and Preker AS eds. *Private Participation in Health Services* : page x, Human Development Network, The World Bank.

Melhado EM (1998), Economist, public provision, and the market: changing values in policy debate, *Journal of Health Politics, Policy and Law*, 223(2): 215–263.

Mitchell SA and Virtz JR (1986), Health care cost containment: What is too much? *Health Affairs*, 5 (Winter): 112–120.

Musgrave RA (1959), *The Theory of Public Finance: A Study in Public Economy*, New York: McGraw–Hill.

Musgrave RA, Musgrave PB (1976), *Public Finance in Theory and Practice*, New York: McGraw–Hill.

Navarro V ed. (1977), *Health and Medical Care In the US: A Critical Analysis*, Farmingdale, NY: Baywood Publications.

Normand C and Weber A (2009), *Social Health Insurance, A Guidebook for Planning* (2nd), ADB, ILO, WHO and GTZ.

OECD (2013), *Managing Hospital Volumes: Germany and Experiences From OECD Countries*, Paris.

Paris V, Devaux M and Wei L (2010), *Health Systems Institutional Characteristics: A Survey of 29 OECD Countries*, Paris: OECD, Health Working Paper No. 50.

Parsons T (1951), *The Social System*, New York: The Free Press.

Patel K and Rushefsky ME (1995), *Health Care Politics and Policy in America*, New York: M.E. Sharpe, Inc.

Phelps CE (1980), Public sector medicine: history and analysis, In: Lindsay CM ed.

New Directions in Public Health Care: 129–166, San Francisco: Institute for Contemporary Studies.

Phelps CE (1997), *Health Economics* (2nd), New York: Addison–Wesley.

Rimlinger GV (1971). *Welfare Policy and Industrialization in Europe America and Russia*, New York: John Wiley & Sons, Inc.

Ron A, Abel–Smith B and Tamburi G (1990), *Health Insurance in Developing Countries*, Geneva: ILO.

Saint–Jours Y (1982), France, In: Köhler PA, Zacher HF and Partington M eds. *The Evolution of Social Insurance 1881~1981*: 93–140, New York, NY: St. Martin's Press.

Salmon JW (1977), Monopoly capital and reorganization of the health sector, *Review of Radical Political Economics*, 8: 125–133.

Samuelson PA (1954), The pure theory of public expenditure, *Review of Economics and Statistics*, 36(4): 387–389.

Santerre RE and Neun SP (1996), *Health Economics: Theories, Insights, and Industry Studies*, Chicago: Irwin.

Schäfer W et al. (2010), *Health Systems in Transition: the Netherlands*, European Observatory on Health Systems and Policies, Copenhagen: WHO Europe.

Schonono K (2012), *Health Care a Public or Private Good?* Economics & Institutions, MGMT 7730–SIK, Dec. 9, Rensselaer Polytechnic Institute.

Schwartz H (1980), Introduction, In: Lindsay CM ed. *New Directions in Public Health Care*: 129–166, San Francisco: Institute for Contemporary Studies.

Smith DG (1977), Policy analysis and liberal arts, *Policy Studies Journal*, 6(2): 381–386.

Torrens PR (2002), Historical evolution and overview of health services in the United States, In: Williams SJ and Torrens PR eds. *Introduction to Health Services* (6th): 2–17, Albany, NY: Delmar Thomson Learning.

UN (1948), Universal Declaration of Human Rights.

WHO (2000), *World Health Report: Health Systems Financing: the Path to Universal Coverage*, Geneva, WHO.

Wolfe S (1988), Waste not, want not, *Wall Street Journal, Special Report in Medicine and Health* (April), R30–R31.

http://www.nhs.uk/NHSEngland/thenhs/about/Pages/overview.aspx (2014.10.13. 열람)

http://www.who.int/health_financing/universal_coverage_definition/en/ (2015. 3. 10. 열람)

제5장

수요 접근에 따른 의료정책

어느 국가라도 국민의 기본권을 보장하기 위하여 의료보장제도를 도입할 경우에는 필요도 접근에 의하여 서비스를 제공하고 있다. 그러나 우리나라는 지금까지 건강보험의 이념을 제대로 정립하지 못하여 기본권 보장을 위한 필요도 접근이 아니라 소비자 시장이 존재하는 것이란 착각 속에 수요 접근을 함에 따라 의료정책이 올바른 길을 찾지 못하고 있다.

그러나 수요 접근이 잘못된 길이지만 현실적으로 수요 접근을 하고 있기 때문에 수요 접근에서는 주로 어떠한 정책들이 포함되는지를 살펴보고 우리나라 의료정책의 문제점을 분석하기 위하여 이 장을 기술하였다.

제1절 시장경제와 효율성

1. 시장경제와 수요 접근

의료정책의 수립에 있어서 '수요(demand)를 기준으로 하느냐 필요도(need)를 기준으로 하느냐' 문제는 매우 중요하다. 경제학 이론에 의하면 수요란 주어진 가격에서 소비자가 구매하기를 원하는 재화(서비스 포함)의 양이라고 정의하고 있다. 수요를 토대로 의료체계가 운영된다는 것은 소비자 주권(consumer sovereignty)에 의하여 의료이용이 결정되고 자원(의료서비스)배분도 시장이라는 가격기구를 통하여 결정되는 것을 의미한다.

자본주의 국가에서 모든 재화(서비스 포함)는 시장에서 거래되어 가격이 형성되고 자원배분이 이루어진다. 시장의 가격은 소비자의 선호를 반영한 수요와 공급자의 생산비용을 반영한 공급에 의하여 결정되고 동시에 거래량이 결정된다. 수요곡선은 소비자들이 갖는 소득이라는 제약조건에서 만족(효용)을 극대화하기 위한 최적화로 표출된 것이다. 소비자들은 주어진 소득에서 가격이 하락하면 수요량을 증가시킨다. 반면 공급곡선은 공급자가 동원할 수 있는 자본력이라는 제약조건에서 이윤을 극대화하기 위한 최적화로 표출된 것이다. 따라서 공급자는 가격이 상승하면 공급량을 증가시킨다.

우리가 일상생활을 영위하기 위해서는 수천 내지 수만 종의 재화나 서비스가 필요한데 이러한 재화의 가격을 정부가 슈퍼컴퓨터를 동원하여도 소비자의 효용을 극대화하고 공급자(생산자)의 이윤을 극대화시킬 수 있는 가격을 결정하는 것은 불가능하다. 그런데 시장에서는 수요와 공급에 의하여 초과수요가 발생하면 가격이 올라가고 반면에 초과공급이 발생하면 가격이 하락하는 변동이 일어난다.

자본주의 시장경제에서는 모든 재화의 생산과 소비를 시장에 맡겨두면 가격이 시장의 변화에 맞추어 변화하고 이에 따라 거래량이 결정되어 자원 배분이 자연스럽게 이루어진다. 시장경제는 수요와 공급이 일치하여 안정을 이룬다는 이론이지만 현실 세계에서 수요와 공급이 일치하는 경우는 극히 우연하게 이루어진다. 현실에서는 수요가 공급을 초과하거나 반대로 공급이 수요를 초과하는 일이 거의 일반적인 현상으로 일어난다. 이렇게 되는 것은 주문 생산이 아니라 공급자가 수요자의 취향 변동이나 가격변화 등을 예측하여 생산량을 사전에 결정하여 시장에 내놓기 때문에 공급이 수요를 초과하여 불경기가 될 수도 있고 반대로 수요가 공급을 초과하여 호경기가 될 수도 있다. 자본주의 시장경제에서 호경기와 불경기가 순환적으로 나타나는 문제는 불가피한 시장의 부작용이라 할 수 있다. 자본주의 시장경제에서 경제 변동은 수요자 취향의 변화로 인한 수요의 변화에 의하여 주도되기 때문에 자본주의 시장경제는 소비자 주권설이 지배한다고 부른다.

자본주의 경제의 또 다른 문제는 사유재산권의 인정에 따른 빈부격차 문제이다. 공산주의 경제는 빈부격차와 경기변동 문제를 극복하기 위한 방안으로 사유재산 제도와 시장을 없애고 대신에 정부가 모든 재화를 생산하여 배급하는 계획경제를 택하게 되었다. 계획경제 체제에서 재화를 생산하는 기준은 수요가 아니라 필요도가 된다. 정부 계획 당국이 국민들의 일상생활에 필요한 수많은 종류의 생산물을 필요도를 기준으로 생산하여 이를 배급하게 된다. 일상생활에 필요한 모든 종류의 생산물을 국민이 필요한 양 만큼 생산하기 위해서는 노동 가능한 모든 국민(임산부나 노약자 및 환자는 제외)이 생산현장에 동원되어 공동으로 생산하며, 생산된 양은 배급을 통하여 배분된다. 공산주의에서는 모든 것이 계획 당국의 의도에 따라 결정되기 때문에 국가 주권설 혹은 지도자 주권설이 지배한다고 부른다.

공산주의를 공동으로 생산하여 필요한 대로 사용[1]한다는 것은 현실을 거꾸로 인식한

---

1) 이때 필요는 소비자가 원하는 대로라는 의미가 있기 때문에 배급제에 있어서 필요도(needs)와는 전혀 다른 개념이다.

결과다. 공산주의 경제는 국민생활에 필요한 물자의 종류와 수량을 필요도를 토대로 계획 당국이 추정하여 이를 생산목표로 설정하여 작업장에 하달하고, 각 작업장에서는 근로 가능한 사람들을 동원하여 공동으로 생산하고, 정부가 모든 생산물을 국민들에게 배급하는 시스템으로 운영하고 있다. 근로 가능한 모든 국민이 생산에 참여하고 배급은 사전에 추정된 필요도를 기준으로 받기 때문에 열심히 일할 인센티브가 없어진다. 인센티브의 상실로 작업의 효율성이 떨어져 목표한 생산량을 채우지 못하게 되면 추정된 필요량에 못 미치는 배급을 하게 된다. 필요도 기준으로 경제체계를 운영하던 공산권 국가들은 근로에 대한 인센티브의 상실로 국가 경제 전체가 비효율적이 되어 붕괴되고 결국 1990년대 들어 시장경제체계로 전환하게 되었다.

생산측면에서는 시장경제나 계획경제에서나 동일한 원칙이 지배된다. 생산에서 최소비용으로 생산량을 극대화하는 효율성 추구의 원칙은 어느 체제이든 동일하다. 다만 생산기관의 소유권을 자본주의 시장경제에서는 개인이 갖게 되고 공산주의 계획경제에서는 국가가 갖는 것만 다르다.

2. 경쟁시장의 원리[2)]

의료를 기본권 개념에 의하여 규범적 차원에서 접근할 경우, 시장을 바탕으로 하는 수요에 의하여 의료이용이 이루어지는 것이 아니라 의료보장제도에서 정하는 필요도에 따라 의료이용이 이루어진다. 그렇기 때문에 의료보장제도를 운영하는 국가에서는 정부가 의료계획을 수립하고 집행하며, 정부 규제가 일반화된다. 그러나 의료를 기본권 보장 차원에서 접근하지 않을 경우 의료서비스라도 생산과 배급은 시장을 통한 수요 접근으로 이루어진다.

수요 접근은 의료의 생산량이나 질 등이 모두 시장에서 수요와 공급에 의하여 결정되는 것이다. 의료서비스의 소비자인 국민들은 자기의 지불 능력이라는 제약조건하에서 자신의 효용을 극대화할 수 있는 최적의 방법으로 의료를 수요하고, 생산자인 의료기관은 자기가 동원할 수 있는 자본력이라는 제약조건하에서 이윤을 극대화하기 위한 최적의 방법에 의하여 공급을 하게 된다. 시장에서 수요와 공급이 서로 만나는 균형점에서 시장 가

2) 이 부분은 경제학 이론으로 의료정책을 다루기 위해서 상세한 설명은 필요하지 않으나, 경쟁시장의 작동원리를 알고자 하는 독자들을 위하여 상세하게 기술하였다.

격과 시장 거래량이 결정된다. 시장 거래량이 생산자에게는 최적 생산량이 되고 소비자에게는 최적 이용량이 된다.

1) 기업(생산자)의 균형조건

경쟁시장이든 독점시장이든 기업은 한계수입(marginal revenue, MR)과 한계생산비(marginal cost, MC)가 일치할 때 생산량을 결정하게 된다. 한계수입은 생산량을 한 단위 증가시킬 때 생산자에게 돌아오는 추가 수입을 의미하고, 한계생산비는 생산량을 한 단위 늘릴 때 추가되는 비용을 의미한다. 만약 한계수입이 한계비용보다 클 때는 생산을 늘리면 그 만큼 추가수입이 추가비용 보다 크기 때문에 총 수입은 증가하게 된다. 반면에 한계수입이 한계비용보다 적을 때는 생산을 늘리면 추가수입이 추가비용보다 적기 때문에 생산을 늘리면 비용이 늘어 총 수입은 줄어들게 된다. 그래서 기업의 총 수입이 더 이상 증가하거나 감소하지 않게 될 때가 바로 한계수입과 한계비용이 같아질 때이다. 생산자는 이때 생산량을 결정하게 되며 이것을 기업(생산자)의 균형조건이라 부른다.

경쟁시장이란 가격이 시장에서 수요와 공급에 의하여 결정되기 때문에 개별 기업의 입장에서 가격을 변동시킬 힘이 없고 시장에서 결정된 가격을 받아들일 수밖에 없다. 그래서 경쟁시장의 특징은 모든 시장 참여자는 가격 수용자(price taker)가 된다. 경쟁기업은 생산을 한 단위 더 늘릴 때마다 가격만큼 추가적인 수입이 발생하기 때문에 경쟁기업의 한계수입곡선(MR curve)은 [그림 5-1]에서 볼 수 있는 바와 같이 가격과 동일하게 수평이 된다.

독점기업은 시장에서 유일한 공급자가 되기 때문에 가격을 멋대로 책정할 수 있다. 즉 많이 팔려면 가격을 낮추면 될 것이고, 높은 가격을 책정하면 시장에서 많이 팔기 어렵게 된다. 그래서 독점기업을 가격 설정자(price setter or price maker)라 부르게 된다. 독점시장의 수요곡선이란 독점기업이 설정하는 가격선이 된다. 그리고 기업의 한계수입은 가격을 낮추면 판매량이 증가하기 때문에 한계수입곡선은 [그림 5-1]과 같이 마이너스 기울기를 갖게 된다.

한편 생산에 따른 비용곡선은 경쟁기업이든 독점기업이든 동일한 형태를 갖게 된다. 생산에서는 수확체감의 법칙(law of diminishing returns)이 작용하기 때문에 한계비용은 체증하게 되어 한계비용곡선(MC curve)은 [그림 5-1]과 같이 우측으로 증가하는 기울기를 갖는다. 한계비용의 체증이란 비용의 증가가 일정한 단위로 증가하지 않는 것을

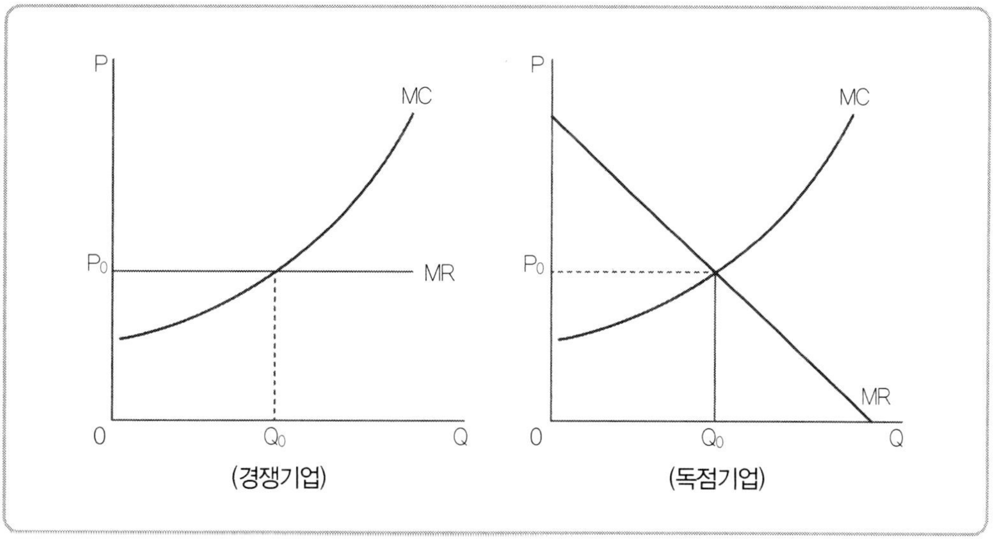

[그림 5-1] 기업의 균형조건

의미하며 따라서 한계비용곡선은 직선이 되지 않는다. 이와 같은 수입과 비용조건에서 기업의 생산량에 대한 의사결정은 [그림 5-1]에서와 같이 한계수입(MR)과 한계비용(MC)이 같아지는 즉 MR = MC에서 이루어진다. 따라서 경쟁기업의 공급곡선은 한계비용곡선(MC)이 된다.

2) 경쟁시장에서의 가격과 생산량의 결정

경쟁시장에서 가격과 생산의 결정을 이해하기 위해서는 시장과 개별기업을 동시에 이해하여야 한다. 왜냐하면 경쟁시장에서는 가격이 시장에서 결정되고 이 가격선이 기업의 한계수입 곡선이 되기 때문이다. 그래서 경쟁시장은 [그림 5-2]에서와 같이 시장과 기업을 동시에 그림으로 나타내었다. 어떤 재화이든 완전경쟁시장이 이루어지면 시장 균형은 [그림 5-2]에서와 같이 D_0, S_0, P_0, Q_0에서 이루어지며, 개별기업의 균형은 P_0, q_0에서 이루어진다. 이때 성립되는 시장 균형가격(P_0)은 개별기업의 입장에서는 평균비용(AC_0)의 최저값이 되기 때문에 초과이윤을 볼 수 없다. 따라서 경쟁시장이 가장 효율을 달성할 수 있다. 만약 소비자들의 취향이 변화되거나 소득의 증가와 같은 변화가 일어나면 초기 균형은 파괴되고 시장수요가 증가하여 수요곡선이 D_0에서 D_1으로 이동(shift)하게 되며 시장가격은 P_0에서 P_1으로 상승하게 된다. 이때 개별기업의 생산량은 공급곡선(MC_0)에

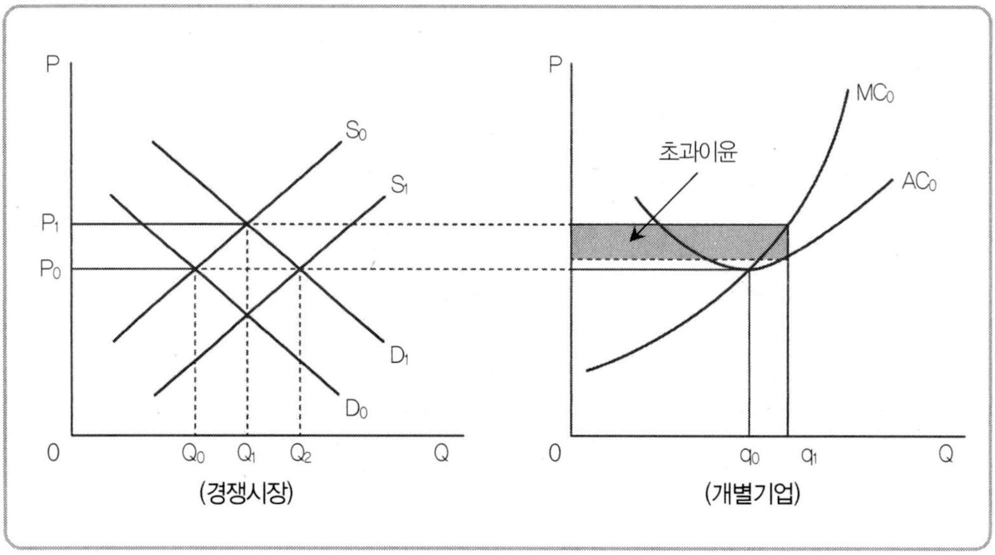

[그림 5-2] 경쟁시장의 가격결정

따라 q_0에서 q_1으로 증가하고 가격(P_1)은 평균생산비(AC_0)보다 높은 곳에서 결정되기 때문에 음영으로 처리된 부분만큼 초과이윤을 얻게 된다.

개별기업이 초과이윤을 얻게 되면 다른 기업들이 이 산업에 진입하게 되어 생산이 증가하게 된다. 결과 시장공급이 늘어 공급 곡선은 S_0에서 S_1으로 이동하고 가격은 다시 P_0의 제자리로 돌아오게 된다(이때 개별기업의 생산원가는 불변이라 가정). 이렇게 되면 개별기업이 누리던 초과이윤도 소멸하고 가격은 다시 평균생산비의 최저값(P_0)으로 되돌아오고, 시장 거래량만 증가한 상태에서 새로운 균형(D_1, S_1, P_0, Q_2)이 이루어진다.

경쟁시장에서는 원가상승으로 인한 비용곡선이 변동하지 않는 한 가격은 평균생산비의 최저값(P_0)에서 변동하지 않는다. 수요의 변동으로 가격이 상승한다고 하여도 일시적으로 나타나는 현상일 뿐 곧 다른 기업이 이 시장에 진입하기 때문에 가격은 평균생산비의 최저값(P_0)으로 다시 회복된다. 따라서 경쟁시장이 효율적이라는 이유는 기업의 비용조건이 바뀌지 않는 한 가격은 평균생산비의 최저값(P_0)에서 벗어나지 않기 때문이다.

3) 독점시장의 원리

독점시장이란 시장에서 공급자가 하나 밖에 없다는 뜻이다. 그리하여 경쟁시장과 달리 시장 균형조건이 바로 독점기업의 균형조건이 되기 때문에 독점시장에서 가격과 생산량

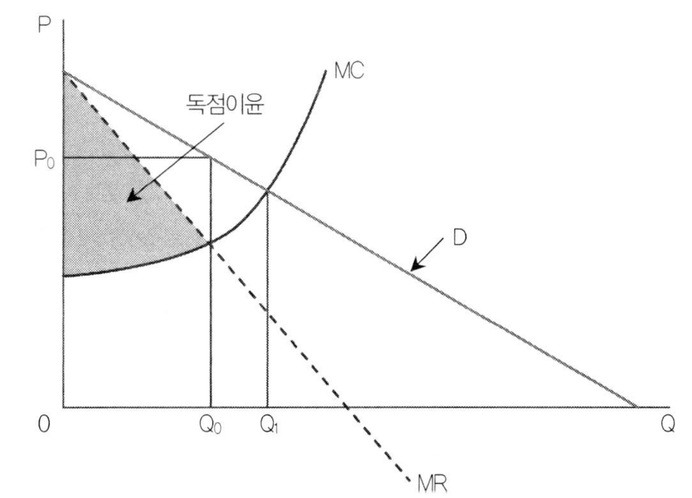

[그림 5-3] 독점시장에서 가격결정

의 결정을 이해하기 위해서는 [그림 5-3]과 같이 하나의 그림만 필요하다. 독점시장의 수요곡선이 바로 기업이 시장에서 직면하는 수요곡선이다. 독점기업이 시장가격을 내리면 시장수요가 증가하게 되어 있어 수요곡선은 마이너스의 기울기를 갖게 된다. 그리고 [그림 5-1]에서 설명한 바와 같이 독점기업의 한계수입곡선(MR)은 수요곡선(D)과 동일하게 우측으로 마이너스 기울기를 갖게 된다. 이제 시장 균형은 [그림 5-3]과 같이 한계수입과 한계비용이 교차하는 점에서 생산량(Q_0)이 결정된다. 그리고 가격은 Q_0 생산량이 수요곡선과 만나는 점인 P_0 에서 결정된다.

독점시장이 되면 [그림 5-3]에서와 같이 가격은 평균생산비보다 높아 음영으로 처리된 부분만큼 독점이윤을 얻게 된다(MR과 MC의 차이가 이윤인데 MR = MC 되는 생산량까지 누적됨). 독점시장은 진입장벽으로 다른 기업이 진입할 수 없기 때문에 독점이윤은 지속된다. 경쟁시장에서 초과이윤이 발생한다는 것은 이 분야에 자원이 부족하다는 신호(signal) 기능을 하여 다른 기업을 불러들이는 경제적 기능을 한다. 그러나 독점이윤은 다른 기업을 불러들이는 기능도 발휘하지 않고 지속적으로 유지되기 때문에 사회적 손실(deadweight loss)로 간주한다. 그리고 생산도 평균생산비의 최저점에서 이루어지는 것이 아니라 평균생산비의 최저점 이상에서 이루어져 비효율을 낳게 된다. 만약 소비자들의 취향이 변화하거나 소득이 올라가 시장수요가 증가하면 독점이윤도 더욱 증가하게 되어 비효율은 심화된다. 독점시장 이외에도 과점시장과 같이 경쟁시장에서 벗어나는 다양한 형태의 시장이 있으며, 이와 같이 경쟁에서 벗어나는 시장들은 모두 비효율적이다.

4) 경쟁시장의 조건

다양한 시장 가운데서 최저비용으로 거래가 성립되어 효율성이 보장되는 유일한 시장이 경쟁시장이다. 따라서 자본주의 시장경제에서 경쟁시장을 지키는 것이 무엇보다도 중요하다. 경쟁시장이 되기 위해서는 다음과 같은 조건이 지켜져야 한다.

첫째, 시장 참여자는 가격 수용자(price taker)이지 가격 설정자(price setter)가 되어서는 안 된다. 그러기 위해서는 수요측면과 공급측면 모두 시장에 다수가 참여하여 어느 누구도 가격을 좌우할 수 없어야 한다. 시장 참여자는 수요와 공급에 의하여 결정되는 시장가격을 받아들여야 할 따름이다. 그러나 독점자는 가격 설정자 기능을 하기 때문에 비효율적이 된다.

둘째, 시장에서 거래되는 생산물은 동질성(homogeneity)을 유지하여야 한다. 만약 동질성이 무너지면 다른 시장이 된다. 생산자는 시장에서 독점력을 가져야 가격 설정자가 되어 독점이윤을 얻을 수 있기 때문에 자기 상품의 특화를 통하여 이질성(heterogeneity)을 유지하고자 한다. 대표적인 것이 상품명(brand) 의약품이다. 상품명 의약품은 약의 주성분에 한 두 가지의 성분을 첨가하여 새로운 의약품처럼 시장에 출시하는데 이러한 공급자의 행위가 바로 상품의 이질성을 추구하는 방법이며, 독점자가 되려는 행위에 속한다.

셋째, 시장에 대한 진입이 자유로워야 한다. 경쟁시장에서 초과이윤이 발생하면 새로운 공급자가 바로 진입하여 공급을 늘리기 때문에 가격은 하락하고 초과이윤은 사라진다. 그리하여 경쟁시장에서 초과이윤은 일시적으로 존재할 뿐 영구적으로 존재할 수 없다. 그런데 소비자 보호를 목적으로 일정 자격을 갖춘 사람에게만 공급할 권리가 허용된다면 시장 진입에는 장벽이 생기게 되고(entry barrier), 독점시장이 된다. 이와 같은 진입장벽은 의료시장에서의 면허제도라던가 법률시장에서 변호사 자격 등을 예로 들 수 있다.

넷째, 거래되는 시장 상품에 대하여 수요자 및 공급자가 완전한 시장 정보를 가질 수 있어야 한다(symmetry of information). 그런데 의료, 법률, 자동차 정비와 같은 시장에서 소비자인 수요자는 거래되는 서비스에 대하여 정보를 제대로 갖지 못하기 때문에 공급자가 하자는 대로 따라갈 수밖에 없다. 이와 같이 시장 정보가 비대칭적이 되면 경쟁이 제대로 이루어질 수 없다.

이상의 4가지 조건은 대부분의 경제학 교과서에서 언급되는 조건인데, Santerre and Neun(1996)은 다음의 3가지 조건을 추가하고 있다. 첫 번째는 소비자는 거래되는 상품의 모든 가격을 지불해야 한다는 것이다. 이 조건은 소비자는 시장에 공급되는 상품 가격에 민감하게 작용하여 가격이 차이가 나면 즉각적인 반응을 보인다는 것이다. 사회보험과 같은 정책이 도입되면 소비자인 환자는 가격 전부를 지불하는 것이 아니라 일부만 본인이 지불하기 때문에 가격에 대하여 즉각적인 반응을 보이지 않아 경쟁이 성립하기 어렵다.

두 번째는 모든 기업은 이윤극대화 행동을 해야 한다는 것이다. 이 조건은 공급자는 소비자가 원하는 것을 즉각적으로 최소 비용으로 생산할 수 있는 재정적인 인센티브를 가져야 한다는 것을 뜻한다. 정부가 기업에 대하여 보조금을 주거나 적자를 보전해주는 공공병원의 경우는 이윤극대화 행동을 하지 않기 때문에 소비자인 환자가 원하는 것을 즉각적으로 제공하는데 한계가 생길 수 있다.

세 번째는 모든 기업이 생산에서 수확체증이 없는 것을 전제로 한다. 생산규모가 커질수록 한계수확이 증가하는 수확체증이 일어난다는 것은 규모의 경제가 발생한다는 것을 의미한다. 규모의 경제가 일어나면 중소기업은 큰 기업에 비하여 비용조건이 불리해져 자연스럽게 중소기업은 몰락하고 큰 기업만이 살아남아 자연독점이 발생하기 때문에 경쟁시장이 될 수 없다.

제2절 의료서비스와 경쟁시장의 결함

의료서비스가 갖는 여러 가지 특성이 경쟁을 어렵게 하여 경쟁시장의 성립을 위협한다. 경쟁시장을 위협하는 의료의 특성을 시장실패(market failure)와 경쟁의 불완전(imperfect competition)이라는 두 가지 측면에서 살펴보기로 한다. Feldstein(2005)은 시장실패와 경쟁의 불완전을 분리하여 시장실패로는 규모의 경제와 외부효과를 언급하지만 공공재는 다루지 않고 있다. 경쟁의 불완전에는 정보의 비대칭성, 진입장벽, 과잉보험 등을 예시하고 있다. 반면에 영국의 OHE(2007)는 시장에 반하는 경우(the case against a free market)를 시장실패로 정의하고 불확실성, 정보의 비대칭성, 만족 극대자로서의 소비자 행동, 불안전 경쟁, 외부효과, 형평성 등을 다루고 있다. 여기서는 Feldstein과 OHE의 이론을 종합하여 시장실패와 경쟁의 불완전성을 중심으로 의료서비스와 시장과의 관계를 설명하기로 한다.

1. 의료와 시장실패

실증경제학 차원에서 의료서비스가 갖는 경제적인 특성을 처음으로 정립한 학자가 Arrow (1963)이다. Arrow는 의료시장의 특성을 수요의 비정규성, 정보의 비대칭성(윤리문제 제기), 불확실성(질병 발생, 진단, 치료), 비영리 조직이 지배하는 공급구조를 열거하면서 의료서비스는 경쟁이론이 적용되기에는 많은 한계가 있다고 지적하였다.

그 후 많은 학자들이 의료의 특성을 다음과 같이 정립하고 있다. 첫째, 소비자와 공급자의 경제적인 행태를 뒷받침하는 전제조건의 정확성에 대한 비판이다. 의료공급자들은 비영리적 동기로 시장에 참여하기 때문에 이윤극대화와 같은 최적화 기법을 적용하기 어려워진다. 그리고 의료시장은 소비자 보호를 목적으로 하는 면허제도와 같은 진입장벽이 존재하여 경쟁을 어렵게 한다.

둘째는 소비자 주권설이 성립되느냐에 대한 비판이다. 의료시장에서 소비를 결정하는 것은 소비자가 아니라 공급자인 의사의 판단에 좌우된다는 점이다. 의료에 관한 정보의 비대칭성으로 의료소비자인 환자는 의료서비스에 관한 정보가 부족하다. 그리하여 시장경제에서 중요한 소비자 주권설이 성립하기 어렵다는 점이다.

셋째, 소비자는 공급자의 비윤리적인 행동에 의하여 피해를 볼 수 있다는 점이다. 즉 의료시장에는 공급자의 도덕적 해이가 나타난다는 점이다.

넷째, 인간의 기본권과 관련되어 누구에게나 평등한 의료이용을 보장해야 한다는 규범적 판단에 의하여 의료가 이용된다는 점이다. 이와 같은 규범적 판단에 의하여 의료보장제도가 도입된다면 시장 분석이 불가능해진다는 점이다.

1) 공공재

통상적인 경제학 교과서에서는 시장실패를 공공재, 외부효과, 규모의 경제에 의한 자연독점이라는 세 가지를 제시하고 있다. 공공재는 시장에 맡겨두면 생산이 이루어지지 않아 정부가 불가피하게 개입하여 생산을 담당하는 것을 말한다. 전통 경제이론에서는 공공재를 소비의 비경합성(no rivalry in consumption)과 비용 부담의 비배제성(nonexcludability in consumption or high cost to exclude nonpaying individuals) 원칙을 제시하고 있다(Samuelson, 1954). 그 예로 국방, 치안 그리고 공중보건서비스를 들고 있다. 산업혁명 이후인 자유방임 경제 시절 초기에는 국방과 치안만이 공공재로 간주되었으나 1875년 영국에서 「공중보건법」이 개정되고 공중보건서비스 공급을 국가가 담당하면서 공중보건서비스도 공공재로 규정하였다.

그러나 의료서비스는 제4장에서 본 바와 같이 실증적 차원에서 공공재로 정의할 수는 없고 의료를 기본권으로 간주함에 따라 공공재가 되었다고 할 수 있겠다. 공공재인 의료서비스를 정부가 직접 생산하여 국민에게 제공하는 시스템이 영국형 NHS 제도이고, 독일형 SHI는 정부가 직접 생산하지 않고 질병금고가 공급자와 계약을 통하여 필요한 서비스를 국민에게 간접적으로 제공하는 형태이다.

2) 외부효과

외부효과란 시장의 수요나 공급에서 어떠한 변화도 없는데 소비자의 효용이나 생산자의 이윤에 변동이 생기는 것을 의미한다. 시장경제란 생산물 시장에서 수요나 공급의 변화로 생산물의 가격이 변동하거나 생산요소 시장에서 수요나 공급이 변화하여 생산요소의 가격변화가 발생하여 소비자의 효용이나 생산자의 이윤이 변동하게 된다. 그런데 생산물 시장이나 생산요소시장에서 수요나 공급에 변화가 없는데도 시장 참여자인 소비자의 효용이나 공급자인 생산자의 이윤에서 변동이 생기면 시장은 무용지물이 되어 사회적으로 필요한 양의 생산을 할 수 없게 될 때 외부효과가 작용된다고 하겠다.

외부효과가 생기면 시장이 작동하기 어렵기 때문에 불가피하게 정부가 개입하게 된다. 외부효과가 있을 때 정부의 개입은 [그림 5-4]와 같다. 먼저 [그림 5-4]의 A에서 공해와 같은 외부비효과를 살펴보도록 한다. 공해가 발생하는 생산물의 생산을 시장에 맡기면 한계사적비용(marginal private cost, MPC)과 한계사적편익(marginal private benefit, MPB)이 만나는 점에서 생산량 Q_0가 결정된다. 그러나 외부비용이 발생하면 이를 사회적 비용에 반영하여야 한다. 한계사회비용(marginal social cost, MSC)은 한계외부비용(marginal external cost, MEC)과 한계사적비용(MPC)을 합해야 한다. 사회적인 최적 산출량은 MPB와 MSC가 교차하는 점에서 결정되어 Q_1이 된다. 시장에 맡기면 Q_0가 생산

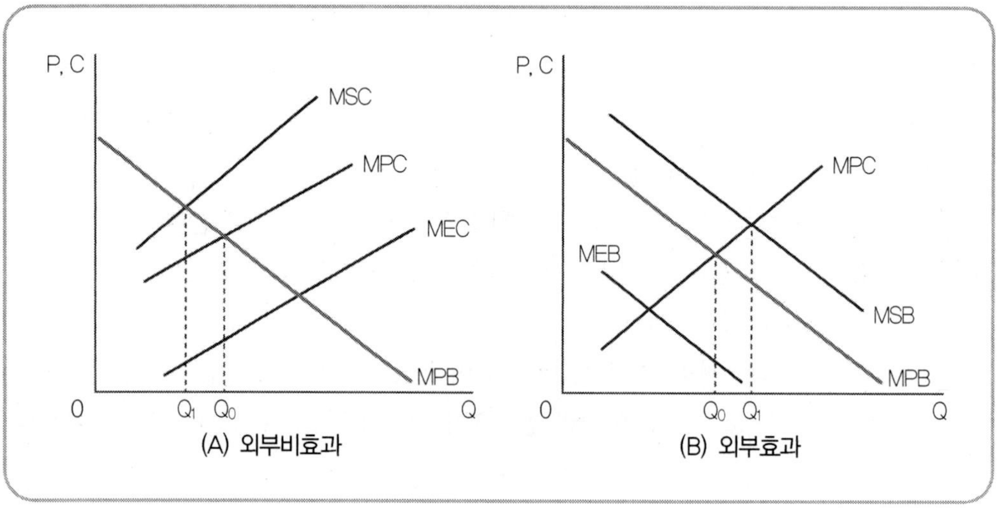

[그림 5-4] 외부효과

되지만 외부비효과가 있으면 정부는 공해산업에 대하여 벌금을 부과하거나 공해방지장치를 설치할 것을 명하기 때문에 한계외부비용만큼 더해져 한계사회비용곡선이 이동(shift)하기 때문에 사회적인 최적산출량은 시장에서 결정되는 산출량에 비하여 적어진다.

외부 비효과와 반대로 의학연구와 같이 수많은 사람의 생명을 구하는 외부효과가 발생하면 [그림 5-4]의 B와 같다. 이러한 생산물의 생산에는 외부편익이 반영되어야만 사회적으로 최적의 생산물을 얻을 수 있다. 의학연구를 시장에만 맡겨두면 MPB와 MPC 곡선이 교차하는 Q_0만큼 연구가 이루어지지만 외부편익이 발생하면 한계외부편익(marginal external benefit, MEB)을 반영하여 편익 곡선은 MSB 곡선으로 이동되어 MSB와 MPC 곡선이 교차하는 Q_1만큼 생산이 이루어져야 한다. 의학연구를 사회적 최적수준인 Q_1만큼 생산하기 위해서는 정부가 개입하여 연구비를 지원하여야 한다.

의료와 관련해서는 감염병의 경우 예방사업이 사전에 질병을 막을 수 있기 때문에 외부효과가 나타나는 사례가 된다. 이것을 시장에 맡기면 예방사업이 제대로 이루어지지 못하여 사회적인 최적의 예방사업이 이루어질 수 없기 때문에 정부가 공중보건사업을 통하여 예방사업을 최적량으로 생산하게 된다. 반면에 항생제를 많이 사용하게 되면 항생제 내성 문제가 생기는 외부비효과가 발생한다. 항생제의 과다 사용을 방지하기 위하여 정부는 항생제 사용에 대한 규제를 통하여 외부비용을 부과하여 외부비효과를 방지할 수 있다(Phelps, 1997). 외부효과는 제한적으로 나타나기 때문에 외부효과를 전제로 의료시장 전체에 대하여 정부가 개입하는 것이 타당하다고 일반화하기는 어렵다. 또한 외부효과가 나타난다고 정부가 직접 생산을 하라는 것은 아니다.

이러한 논의는 외부효과에 관한 일반적인 설명이며 의료시장과 관련하여 Feldstein (2005)은 '소비자보호에 관한 외부효과'와 '소비의 외부효과'로 나누어 살펴보고 있다. 먼저 '소비자 보호와 관련된 외부효과'란 소비자들이 진단이나 치료의 필요성, 의사의 유능성 등에 관한 지식이나 정보가 부족하기 때문에 정부가 의료에 관한 최소한의 기준을 설정하거나 정보를 제공한다면 소비자들의 편익이 증대될 수 있을 것이다. 이와 같은 정부의 개입이 '소비자 보호에 관한 외부효과'가 된다.

Feldstein이 논의하는 '소비의 외부효과'란 건강하고 부유한 사람들이 자기보다 가난한 사람들이 병이 나도 필요한 의료서비스를 받지 못하는 것을 딱하게 여겨 가난한 사람들을 위하여 기꺼이 치료비를 기부하겠다면, 이것이 '소비의 외부효과'가 된다. 즉 같은 동네에 사는 가난한 사람(the poor)이 병이 나도 치료 받을 돈이 없어 고통스런 얼굴을 하고 다니는 것은 같은 동네의 부유한 이웃의 마음을 불편하게 한다. 그래서 부유한 이웃이 가난한 사람들의 치료를 위하여 약간의 돈을 갹출하여 치료를 받을 수 있게 하는데서 '소비의 외부효과'가 나타난다. 이때 가난한 사람은 치료를 받아 고통이 없어지겠지만 돈을 내는 부유한 사람도 아픔으로 일그러진 얼굴을 하고 다니는 사람들을 보지 않아 마음이 편해지는 효용을 느끼게 된다. '소비의 외부효과'는 치료를 받게 된 가난한 사람의 효용이 아니라 돈을 내는 사람들의 효용이 증가하는 것을 말한다.

이와 같은 '소비의 외부효과'를 명분으로 하게 되면 일반인(the nonpoor)은 가난한 사람(the poor)을 지원하기 바란다는 전제가 성립되고 여기에서 정부 보조금의 필요성이 제기된다. 가난한 사람이 보조금을 받아 병을 치료하여 건강한 얼굴로 다니면 일반인들의 마음이 편안해지며, 이것이 보조금을 내는 일반인들의 편익이 된다. 그래서 정부는 일반인들의 희망을 대신하여 일반인들에게 소액의 세금을 부과하여 가난한 사람들에게 수요보조를 하게 된다[3]. 만약 정부가 일반인들에게 세금을 징수하지 않고 가난한 사람들이 치료할 수 있도록 보조한다면, 일반인들은 가난한 사람들에게 아무런 보조도 하지 않고 마음이 편안해지는 편익만 누리기 때문에 일반인들은 무임승차자(free rider)가 된다.

3) 이와 같은 개인 간의 이전을 Phelps(1997)에서는 재정적 외부효과(financial externalities)로 부른다.

3) 규모의 경제

(1) 규모의 경제와 자연독점

규모의 경제가 나타나면 자연독점이 되어 시장이 작동될 수 없다. 일반적으로 생산비 곡선은 [그림 5-5]에서와 같이 U 자형을 그린다. 즉 생산 규모가 일정 규모에 이르기까지는 평균생산비가 떨어지는 규모의 경제(economies of scale)가 작동하지만, 일정 규모를 지나면 평균생산비가 증가하게 된다. 평균생산비가 떨어지다 높아지는 반등점이 최적 규모라는 것이다. 그런데 설비자본이 막대하게 소요되는 조선이나 제철과 같은 산업은 생산량이 증가할수록 설비 투자에 소요된 자본비용의 평균이 계속 낮아져 생산 규모를 확대할수록 평균 비용이 떨어진다. 이러한 현상을 규모의 경제가 무한 작동한다고 하고, 이러한 산업은 자연스럽게 독점이 되기 때문에 자연독점이라고도 한다.

이러한 경우 정부는 독점자가 지나친 독점이윤을 누리는 것을 방지하기 위하여 세금 정책 등으로 독점이윤을 환수하거나 정부가 국영기업을 설립하여 직접 생산하는 개입을 한다. 제2차 세계대전 이후 서유럽의 대부분 자본주의 국가에서 철강이나 석탄 채굴과 같은 규모의 경제가 작동하는 산업을 국영화하였다. 그러나 국영기업은 경영합리화가 되지 못하여 비효율이라는 문제가 제기됨에 따라 1980년대 이후에는 민영화로 전환하는 정책이 일어났다.

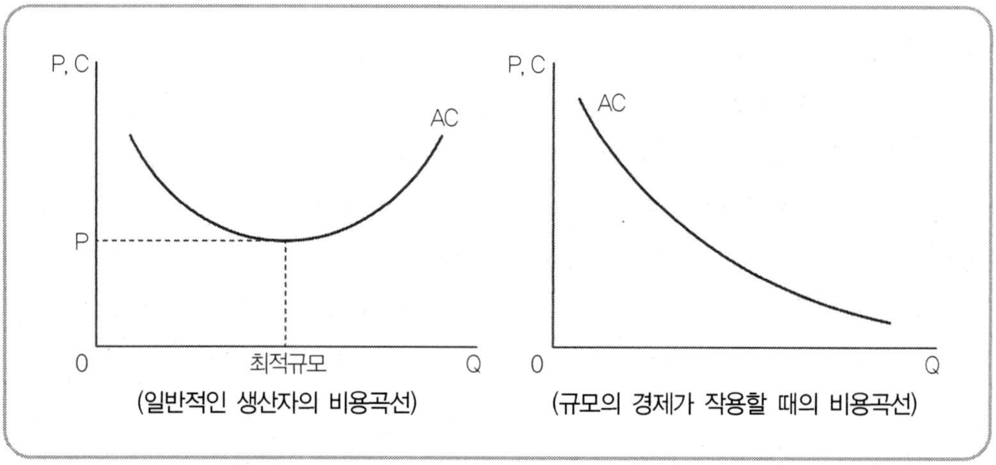

[그림 5-5] 규모의 경제가 나타날 때의 평균비용 곡선

그런데 세계화가 일어나면서 규모의 경제로 인한 국가 단위의 독점은 큰 의미가 없어졌다. 과거에는 규모의 경제로 조선, 자동차, 철강과 같은 산업이 한 국가 안에서 독점적 지위를 차지하였으나 세계화 이후 경제 단위가 한 국가의 범위를 넘어 경쟁이 일어남에 따라 국가 단위에서 독점 가격을 누릴 수 없게 되었다. 예컨대 국내 자동차 기업이 비록 독점력을 갖더라도 외국 자동차 가격과 대비를 하면서 소비자들이 보다 값싼 가격의 자동차를 구매하기 때문에 독점력을 상실하게 되었다. 따라서 규모의 경제는 이제 시장실패로 간주하기 어려운 상황이 되었다.

(2) 의료분야와 규모의 경제

의료분야는 규모의 경제가 발생하여도 일반적인 재화시장과는 달라서 자연독점을 형성할 정도로 문제가 발생하지 않는다. 그러나 병원 규모가 커질수록 평균비용이 떨어져 지역사회 단위로는 독점적 지위를 유지할 수 있다. 의료분야에서는 규모의 경제와 함께 '범위의 경제(economies of scope)'로 인하여 대형병원일수록 비용조건이 유리해지는 현상을 많이 볼 수 있다. 대형병원에서 규모의 경제가 발생하는 이유는 다음과 같이 세 가지로 설명이 가능하다(OHE, 2007).

첫째, 규모가 큰 병원일수록 전문화 정도가 심화되어 인력이나 자본의 규모가 커진다. 대규모 병원은 전문적인 진료과를 설치하고 고도의 전문기술을 갖춘 의사와 장비를 갖추게 된다. 또한 전문적인 경영인과 진료에서 보조인력도 갖추게 되어 병원을 효율적으로 운영할 수 있다.

둘째, 대형병원일수록 병원이 필요로 하는 물자를 대규모로 구매하기 때문에 규모의 경제를 살릴 수 있다.

셋째, 대형병원일수록 낭비적인 시설의 중복을 방지할 수 있다. 한 지역사회 안에서 특정 기술이나 장비를 필요로 하는 특정 조건의 환자수가 제한된다. 대형병원은 이러한 조건의 환자를 치료할 수 있는 장비나 기술을 갖추고 지역 환자를 모두 모을 수 있어 규모의 경제를 누릴 수 있다. 만약 중소병원이면 이러한 조건의 환자를 많이 치료하기 어려워 환자 1인당 치료비가 대형병원 보다 높아진다.

한편 '범위의 경제'도 대병병원일수록 누릴 수 있다. '범위의 경제'란 두 가지 이상의 생산물을 동시에 생산할 때의 총 비용이 따로 생산할 때의 총 비용보다 적어지는 것을 말한다(Santerre and Neun, 1996). 출산 서비스와 피임 서비스를 동시에 받을 때가 각각 받을 때 보다 비용이 적어지는 것을 '범위의 경제'가 작동하는 사례라 할 수 있다. 응급의료와 심정지(심장 마비)를 동시에 한 병원에서 치료하는 것이 각각 다른 병원에서 치료받는 것보다 비용이 낮아져 대형병원일수록 두 가지 서비스를 동시에 받기가 용이하여 '범위의 경제'가 일어날 수 있다(OHE, 2007).

4) 위험과 불확실성 문제

의료서비스는 매우 비싼 서비스인데 우리는 병이 언제 발생하여 돈이 필요할지 모르는 불확실성에 놓여있다. 그리고 의료서비스 구매를 적기에 하지 못하면 상태가 악화될 위험성도 따른다. 의료에서는 불확실성과 위험성 문제가 제기되며, 이에 대처하기 위하여 의료보험이 등장한다. 의료보험은 의료서비스가 필요하든 그렇지 않든 보험료를 지불하고, 의료를 이용하면 보험자가 거액의 진료비를 지불하게 된다. 시장경제는 효율적인 의료보험시장을 요구하지만 보험시장은 도덕적 해이와 역선택(adverse selection) 문제라는 시장실패가 나타나 효율적이지 못해지는 문제가 있다(OHE, 2007).

(1) 도덕적 해이

도덕적 해이 문제는 수요자 측면과 공급자 측면에서 발생한다. 먼저 수요자 측면에서 도덕적 해이가 일어나는 현상을 살펴보기로 한다. 먼저 필요도는 [그림 5-6]에서 보면 수직으로 표시된다. 필요도는 환자가 결정하는 것이 아니라 전문가의 의견을 듣고 계획당국이 판단하기 때문에 가격과 무관하여 수직선으로 표시된다. 즉, 의료가격이 얼마가 되던지 모든 사람에게 Q_0 만큼을 반드시 이용하도록 보장하기 때문에 가격탄력성은 0(zero)이 된다. 가격탄력성이 0(zero)이 된다면 의료이용은 가격과 무관하게 Q_0 만큼만 이용하기 때문에 도덕적 해이는 발생할 수 없게 된다.

그러나 수요는 가격 탄력적이기 때문에 기울기를 갖는다. 의료보험이 없을 때는 가격이 P_0가 되며 의료이용을 Q_0만큼만 하게 되어 도덕적 해이 문제가 일어나지 않는다. 그런데 포괄적 의료보험(보험에서 진료비를 100% 보상하는 보험)에 가입하게 되면 사정이 달라진다. 의료의 시장가격은 P_0이더라도 본인은 의료이용을 할 때 돈을 전혀 내지 않기 때문에 의료가격을 0(zero)으로 인식하게 되어 의료이용에 따른 한계비용(MC)은 제로가 된다. 의료소비자의 균형은 한계편익(MB)이 한계비용과 일치할 때 이루어지기 때문에 의료이용은 한계편익이 제로가 되는 Q_1까지 하게 된다. 즉 보험가입자는 의료이용에 대하

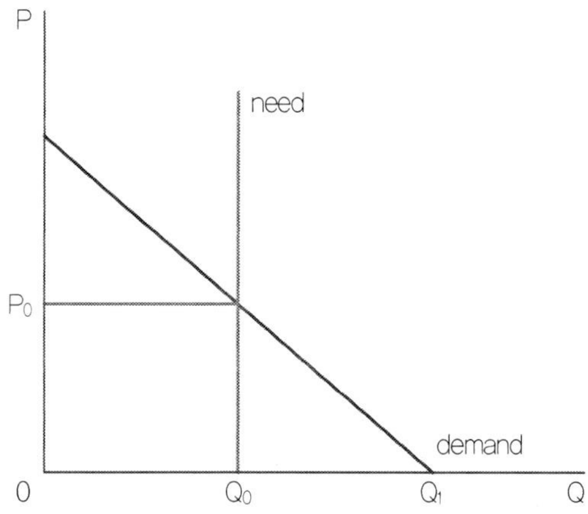

[그림 5-6] 수요측면의 도덕적 해이

여 MB = MC가 될 때인 Q_1까지 이용하며 이러한 소비자의 행동을 도덕적 해이라 한다. 소비자의 도덕적 해이는 의료의 수요곡선이 탄력적이기 때문에 발생하는 것으로 수요자의 입장에서는 지극히 합리적인 소비 행동이 된다(Feldstein, 2005).

그러나 보험에 가입하지 않았을 때 Q_0만 이용하던 사람이 보험에 가입하게 되면 Q_1까지 이용하게 되어 의료비 지출이 대폭 증가하는 비효율 문제가 생긴다. 이것은 앞에서 경쟁의 추가조건으로 가격을 환자가 전부 부담하지 않으면 경쟁시장이 될 수 없다는 Santerre and Neun 이론이 입증되는 것이다.

Feldstein은 수요자의 도덕적 해이만 언급하고 있지만 OHE에서는 '공급자의 도덕적 해이'까지 언급하고 있다. 의사들은 환자가 포괄적인 의료보험에 가입하고 있다는 것을 알게 되면 한계편익이 제로에 가까운 서비스도 제공하려는 유혹이 일어난다. 만약 의사가 이러한 유혹을 이기지 못하고 과잉 진료를 하게 되는 것을 '공급자의 도덕적 해이'라 하고 의료비 증가가 대폭 증가하는 비효율 문제가 발생한다. 우리나라에서 실손보험 가입자에 대하여 의료공급자가 과잉공급을 부추기는 현상을 볼 수 있는데, 이것이 '공급자의 도덕적 해이'에 해당한다.

(2) 역선택 문제

역(逆)선택 문제는 의료보험에서 보험 가입자와 보험자(보험회사) 간의 정보의 비대칭성으로 발생한다(Feldstein, 2005). 보험 가입자는 자신의 건강상태를 잘 아는 반면에 보험자는 가입자의 건강상태를 잘 알 수 없어 정보의 비대칭 문제가 있다. 그래서 보험 가입자는 건강상태가 좋지 않을 때 보험에 가입하여 의료비를 사용하고 건강이 회복되면 탈퇴하여 보험료 부담을 피하는 행동을 하게 된다. 이와 같은 소비자의 행동을 역선택이라 한다.

보험회사는 가입자의 건강상태를 제대로 알 수 없기 때문에 가입자들이 질병이 일어날 평균적인 확률로 보험료를 책정한다. 이렇게 되면 건강상태가 좋은 저위험군의 사람은 자신의 의료이용보다 보험료가 높아지기 때문에 보험가입을 꺼리고 반대로 건강상태가 나쁜 고위험군 사람은 자신의 의료이용보다 보험료 부담이 낮아지기 때문에 보험에 남는 역선택이 일어난다. 역선택이 일반화되면 보험회사의 재정은 파탄된다.

보험회사는 역선택 문제에 대처하기 위하여 가입자의 위험수준별로 보험료를 차등 부과하는 방법을 택하여 고령자나 만성질병이 있는 사람에게는 보험료를 높게 부과하고 이용도가 낮은 젊거나 건강한 사람에게는 낮은 보험료를 부과하는 전략을 사용하게 된다. 그러나 보험회사가 가입자에 대한 건강정보를 모르기 때문에 가입자들의 평균 위험률로 보험료를 부과하게 된다. 그 결과 의료보험은 매우 비싼 상품이 되며 특히 의료를 꼭 필요로 하는 사람에게는 더욱 비싸지는 문제가 발생한다.

5) 정보의 비대칭성과 대리인으로서 의사

역선택이 정보의 비대칭성에 기인하는 비효율 문제를 낳게 되지만 정보의 비대칭성이 초래하는 더욱 근본적인 비효율 문제는 의사의 역할에 있다. 의료시장에서 의사는 의료의 공급자로서의 역할과 진료에 대해서는 환자를 대리하여 의사결정을 하는 이중적 역할을 수행한다(Feldstein, 2005). 의료에 관한 정보의 비대칭성으로 환자는 자신의 병이 얼마나 중증이고 어느 정도의 강도로 치료가 필요한지 알 수 없으나 의사는 알 수 있다. 그래서 환자가 의료시장에 들어오는 것은 본인이 결정하지만, 일단 의료시장에 들어오면 의사의 지시대로 의료서비스를 받게 된다. 이때 의사는 환자의 의료이용을 결정하는 대리인(agent) 기능을 하는 것이다. 즉 의사의 역할은 공급자이면서 환자에게는 상담자(adviser) 또는 진료에 관한 대리인(agency) 역할을 수행한다(Evans, 1974; McGuire, 2000; Feldstein, 2005).

의사는 상황에 따라 환자에 대하여 합리적 대리인이 될 수도 있고 비합리적 대리인이 될 수도 있다. 비합리적 대리인이 되면 환자가 의료에 관하여 충분한 정보가 없는 것을 악용하여 의사는 수요를 유인할 수 있다[4]. 유인수요의 존재에 관한 실증적인 근거는 공급자들에 대한 진료비 지불방법에 따라 서비스 양이 차이가 난다는 점에서 찾고 있다. 즉, 행위별수가제에서는 진료량이 많아지는 반면에 인두제에서는 진료량이 적어진다. 행위별수가제를 택하면 유인수요가 일어나는데 반하여 인두제는 과소진료 문제가 생긴다. OHE에서는 의사가 비합리적 대리인으로 역할을 하는 것을 '공급자의 도덕적 해이'라 부르고 있다.

6) 형평성 문제

의료를 시장에 맡겨둘 때 발생하는 문제가 의료의 접근성에 대한 형평성 문제이다. 시장에 맡겨둘 때의 이점은 합리적으로 절제하면서 의료이용을 하게 된다. 이것은 환자가 의료이용으로 지불하는 의료비에 대한 한계비용(MC)과 의료이용으로 얻게 되는 한계편익(MB)이 일치하는 점에서 의료를 이용하게 되어 이용에서 합리성을 갖게 된다. 의료이용에서의 합리성은 의료체계의 효율성을 보증한다.

그러나 의료체계에서 효율성만이 전부는 아니다. 의료이용을 시장에 맡겨두면 돈이 없는 가난한 사람들은 필요할 때 의료이용을 하지 못하여 접근성이 제한될 경우, 심하면 생명의 위협을 받을 수 있어 의료이용에서의 형평성 문제가 중요해 진다.

2. 경쟁의 불완전성

정부가 의료시장에 개입하게 되는 근거는 의료시장이 완전경쟁의 조건에서 다소 벗어나 경쟁이 불완전한 문제와 근본적으로 시장에 의존할 수 없는 시장실패 문제라는 두 가지 측면에서 살펴볼 수 있다[5](Feldstein, 2005).

4) 비합리적인 대리인이 되어 수요를 유인하는 크기는 유인수요로 얻게 되는 소득이라는 효용과 불필요한 서비스를 제공하는데 따르는 양심의 가책이라는 비효용(psychic cost)이 trade-off 되어 결정된다. 불필요한 서비스를 제공하는데 따르는 양심의 가책이 소득보다 크면 유인수요는 적어진다. 의사의 양심에는 정부의 의료정책이 큰 역할을 한다. 의사의 생각으로 의료정책이 불합리하다고 판단되면(일반 국민의 판단과는 별개임) 유인수요를 늘려도 양심에 큰 부담을 느끼지 않게 된다. 의료정책에서 의사들의 의견을 반영하려는 이유의 하나가 의사의 유인수요를 최소화하는데 도움이 되기 때문이다.

5) Feldstein은 경쟁의 불완전과 시장실패를 구분하고 있으나, 다른 보건경제학 이론서에서는 그와 같

경쟁시장의 효율성은 완전경쟁의 전제조건이 충족될 때 지켜질 수 있다. 의료시장에서 가장 중요한 경쟁의 전제조건은 소비자와 공급자가 모두 완전한 시장정보를 가져야 한다는 것, 자원의 이동이 자유로워야 한다는 것(진입장벽이 없어야 함), 그리고 환자나 공급자는 의료서비스를 이용하고 공급하는데 있어 최소비용으로 하겠다는 인센티브가 있어야 한다는 것이다. 그런데 의료시장에서는 이와 같은 조건이 제대로 충족되지 않아 시장이 불완전한 경쟁 상태를 보인다. 정보의 비대칭성 문제는 이미 시장실패에서 다루었으니 여기서는 다른 두 가지를 중심으로 다루도록 한다.

의료자원의 이동성과 관련하여서는 다양한 형태의 진입장벽이 존재한다. 대부분 국가는 면허제도를 통하여 시장진입을 제한한다. 미국 의료시장의 경우에는 면허제도와 의과대학 인증제도라는 두 가지의 진입장벽이 있다. 우리나라는 면허제도와 의과대학 정원에 대한 정부의 통제라는 진입장벽이 있다. 진입장벽의 존재는 의사의 보수를 다른 전문 직종에 비하여 높이게 하는 문제가 있다. 이 문제는 미국만이 아니라 우리나라도 경험하는 문제다. 그 외에도 의료기관 개설과 관련된 정부의 규제가 병원의 신규 진입을 막게 되어 (미국은 필요면장 제도) 자유로운 경쟁을 저해한다. 면허제도와 의과대학 정원 제한이라는 진입장벽 이외의 세 번째 진입장벽은 직종에 따른 업무 규제(restrictions on the tasks)를 통하여 업무 위임을 제한함으로써 발생한다.

다음으로 경쟁이 불안전해지는 이유는 의료공급자가 비영리적 동기로 의료기관을 경영(비영리법인)함에 따라 최소비용에 대한 인식이 없어서 발생하는 비효율이다. 공급자의 비용인식 결여는 경쟁시장에서 핵심접근 방법인 최적화 기법의 적용[6]을 불가능하도록 만들어 경쟁시장 분석을 어렵게 하는 문제가 있다. 의료소비자인 환자도 보험(민간보험 또는 사회보험)에 가입하면 의료가격에 구애를 받지 않게 되어 비용인식이 없어진다. 소비자인 환자의 비용인식 결여는 서비스를 구매할 때, 가장 낮은 가격으로 구매하겠다는 인센티브를 없애고, 도덕적 해이를 야기하기 때문에 시장 경쟁을 어렵게 한다.

경쟁을 제한하는 정부의 개입으로는 소비자 보호를 위한 면허제도, 의료기관에 대한 시설 및 인력기준 설정, 의료서비스에 대한 가격 통제, 의료 질 보장을 위한 정부의 규제

은 구분을 하지 않고 있다. 특히 OHE에서는 불완전경쟁도 시장실패에 포함시켜 설명하고 있다.

6) 최적화 기법(optimization techniques)이란 수요자에 대해서는 주어진 소득이라는 제약조건에서 효용을 극대화하는 수요곡선의 도출에 적용하고, 공급자에 대해서는 주어진 투자액이라는 제약조건에서 이윤을 극대화하는 공급곡선의 도출에 적용하는 기법을 말한다. 시장분석은 최적화 기법을 통하여 도출된 수요곡선과 공급곡선이 만나는 균형분석(equilibrium analysis)을 통하여 이루어진다.

등의 다양한 방법들이 있다.

제3절 시장형 의료체계와 정부 개입

시장형 의료체계를 갖는 국가에서도 의료시장의 특징으로 인하여 정부 개입이 불가피해지는 측면이 있다. 이 절에서는 시장을 토대로 하는 의료체계(market-based health care system) 또는 경제재로서의 의료에 대한 정부 개입의 논리를 검토하고, 경제재로 접근할 경우 정부 개입의 논리는 제한됨을 밝히도록 한다.

1. 시장형 의료체계의 기본 특징

산업화된 국가 가운데 시장형 의료체계를 갖춘 국가는 미국이다(Patel and Rushefsky, 1995). 미국은 다른 산업화 국가와 달리 의료분야에서 정부 개입을 위한 통일된 계획도 없으며, 단지 일부 계층의 필요도에 대응하기 위한 Medicare나 Medicaid 정책, 그리고 경쟁을 제한하는 요소에 대응하기 위한 단편적인 정책만 실시하고 있다고 Litman(1997)은 설명하고 있다.

Blumstein and Zubkoff(1973)는 자본주의 시장형 국가에서 정부 개입은 시장실패를 보완(remedy)하는 수단으로 간주한다. 이러한 기조가 의료분야에도 매우 적절하게 반영되어 표현된 것이 1965년 미국 상공회의소의 '경제성장과 기회에 대한 정부 역할'이라는 정책 제안서이다. 이 제안서에서는 다음과 같이 표현되어 있다. "정부 프로그램은 병든 사람, 장애를 가진 사람, 그리고 나이 든 사람들이 사회적으로 필요하다고 생각되는 적정한 의료를 제대로 이용하지 못할 때 돕도록 활용되어야 한다" (US Chamber of Commerce, 1965). 시장형 의료체계의 운영 방식은 기본권 개념의 의료체계와 다른 몇 가지 중요한 특징이 있다.

첫째, 가장 근본적인 특징은 의료서비스의 가격 결정에 있다. 미국은 시장형 의료체계이기 때문에 의료서비스 가격은 시장에서 결정된다. 반면에 의료를 기본권으로 간주하는 국가에서는 필요도 접근이기 때문에 소비자 시장이 성립되지 못하여 가격을 정부나 보험자가 결정해야 한다. 미국은 닉슨 대통령 시절인 1971년 경제안정화 정책이라는 '대통령

긴급명령권'을 발동하여 경제 전반의 임금과 가격을 1년간 동결하면서 의료서비스 가격은 1974년까지 3년간 동결한 경험이 있다[7]. 그러나 이와 같이 정부가 의료서비스 가격에 개입한 것은 특별한 사정에 있을 때에 한정될 뿐 사회보험을 운영하는 국가와는 가격 결정에 근본적으로 차이가 있다.

둘째, 시장형 의료체계를 갖는 국가에서는 의료계획이 없는 반면에 기본권 개념으로 의료를 보장하는 거의 모든 국가는 의료계획을 갖고 있다. 자원배분을 시장에 맡기는 의료체계에서 의료계획은 상충하는 개념이 된다. 미국도 1946년 Hill-Burton법(Hospital Construction and Survey Act), 1967년 CHP법(Comprehensive Health Planning Act), 1974년 HSA법(Health System Agency Act)의 제정을 통해 의료계획을 하였던 역사를 갖고 있다. 이와 같은 법 제정을 통한 의료계획은 당시의 긴급한 필요성 때문에 부문별로 계획을 수립하거나 지역단위의 계획을 수립하기 위한 것이지 항구적인 계획도 아니었다. 더구나 이와 같은 계획은 국가 전체 의료체계의 발전 방향을 수립하기 위한 것도 아니다. 그리고 이러한 계획은 모두 시설 계획으로 병상 건립이나 자본 투자를 위한 계획이라는 특징이 있다.

셋째, 의료인력의 과부족 문제도 시장형 의료체계의 미국은 경제적 접근에 의존하여 기본권 보장 국가의 필요도 접근과 다르다. 물론 미국도 1933년 Lee-Johns연구나 1980년 대통령 자문위원회의의 의사 수 추계는 필요도 접근에 의하여 의사부족 문제를 판단하였으나 이 추계는 의사의 과부족 판단을 위한 것이었을 뿐 의사 양성 계획을 수립하기 위한 것도 아니었다. 그리고 현재는 경제학적 접근인 전문직의 내부수익률(internal rate of returns)을 토대로 의사의 과부족을 판단하는 특징이 있다.

시장형 국가란 의료를 기본권으로 간주하는 것이 아니라 '소비자 주권설'을 토대로 수요 접근에 의하여 국민에게 의료를 제공한다. 미국이 2014년부터 오바마 케어에 의하여 전국민의료보장을 시도하고 있으나 민간보험회사를 통하여 보험을 적용하고, 의료서비스

7) 1971년 닉슨 행정부 시절 인플레이션과 싸우기 위한 경제안정화 조치의 일환(Economic Stabilization Program)으로 미국 전역에서 임금과 물가를 통제하면서 Medicare나 Medicaid에서의 가격통제를 한 적이 있다. 일반물가는 이듬해 통제를 해제하였으나 의료분야의 가격통제는 1974년 4월까지 지속하였다. 통제를 해제한 첫해 의사에 대한 지출은 17.5%, 병원에 대한 지출은 19.4%나 급증하였다(Feldstein, 1993). 시장경제가 토대인 국가에서 가격통제가 소용없음을 보여주는 사례이다. Medicare나 Medicaid가 비록 사회보험일지라도, 일부 국민만 적용하기 때문에 별도의 수가를 적용하는 것은 의료체계 전반에 왜곡을 초래하게 된다. 따라서 Medicare나 Medicaid도 일반적인 의료가격을 따를 수밖에 없다.

의 가격 결정을 시장에 맡기는 특징이 있다. 즉, 의료보험 가입만 강제성을 띠고 의료체계는 시장형 틀을 유지하고 있다. 따라서 향후 미국의 의료체계가 어떻게 변화될지는 두고 보아야 할 과제이며, 여기서는 현재의 시장형 의료체계에서 미국 정부의 개입 내용을 살펴보기로 한다.

2. 정부 개입의 내용

시장형 의료체계를 갖는 미국에서 정부가 의료분야에 개입할 때 이론적 근거가 필요하다. 앞에서 정부 개입의 이론적인 근거로 시장경쟁의 불완전성과 시장실패를 살펴보았다. 경쟁이 불완전하게 된 배경에는 소비자 보호를 목적으로 정부가 개입하였기 때문이었다. 그리고 시장실패는 규모의 경제, 외부효과, 위험과 불확실성, 정보의 비대칭성과 형평성 문제라는 의료의 본질적인 문제와 관련이 있다.

여기서는 이와 같은 문제를 해결하기 위한 방안으로서 정부의 개입에 대하여 살펴보기로 한다. 그런데 시장실패는 시장이 작동되지 않기 때문에 정부의 개입을 당연시 하지만 경쟁의 불완전에 기인하는 정부의 개입에 대해서는 논쟁적이다.

1) 경쟁의 불완전과 정부 개입

소비자 보호를 위한 정부 개입의 사례는 면허제도에 의한 진입 제한과 의료의 질을 적정 수준으로 보장하기 위하여 의료시설에 대한 최소 수준의 표준적 기준을 설정하는 것이다. 그 외에도 정보의 비대칭성에 의하여 소비자인 환자가 받는 불이익을 방지하기 위하여 정부가 개입하게 된다.

시장형 의료체계를 갖는 미국에서의 주요 쟁점은 소비자 보호를 위한 면허제도나 의료시설에 대한 기준 설정에 관한 것이다. 이와 같은 정책은 의료의 생산함수에서 생산요소간의 대체성을 제약하여 생산 효율성을 떨어뜨린다는 비판이 있다. 면허제도나 의료시설에 대한 기준 설정이라는 정책은 "의료의 질을 보장하는 간접적인 수단(proxy method)에 불과하여 직접적인 질 보장은 하지 못하면서 경쟁시장의 이점만 훼손"하는 문제가 있다는 비판이다(Feldstein, 2005). 즉 의료시장에서 불완전 경쟁의 원인은 정부의 개입에 따른 결과라는 점이다. 따라서 소비자 보호를 위하여 의사가 되는 과정에 개입하여 진입을 제한하기 보다는 면허시험을 엄격히 하고, 일정 기간이 지나면 재시험을 통하여 면허를 재발급하고, 의료 질을 직접적으로 모니터링하는 방법을 개발하여 경쟁을 장려하는 방향으로 나아가야 한다는 주장이 있다. 그리고 의료의 질도 최종 산출물(outcome)의 향상을 목적으로 실시하여 실질적으로 질이 관리되어야 할 것을 주장하고 있다.

반면에 의료나 의료정보에 관한 규제를 철폐하고 경쟁을 강화하자는 주장에 대하여 비판하는 목소리도 높다. 소비자는 의료를 판단할 능력이 없기 때문에 시장에 맡길 수 없고 필요로 하는 의료이용량도 의사가 결정해 주어야 한다는 것이다. 경쟁을 반대하는 사람들은 경제적 효율성을 근거로 경쟁을 반대하는 것이 아니라 의료에서 경쟁은 부적절하다는 가치관을 갖고 있기 때문이다. 즉 이들은 환자는 의료에 관하여 충분한 정보도 없고, 병이 났을 때 적절한 의사를 선택할 능력도 없으며, 적절한 이용량도 결정할 능력이 없기 때문에 전문가인 의사에게 일임해야 한다는 가치관을 지니고 있다. 그러나 이러한 주장은 의료를 필요도에 기초하여 제공해야 한다는 가치판단의 결과이지 소비자 선택에 기초하여 제공하자는 것과는 거리가 멀다(Feldstein, 2005).

시장형 의료체계에서는 소비자 보호를 위한 정부의 개입에 대해서 필요하다는 주장과 정부의 개입이 시장의 불완전성을 더욱 높여 비효율을 남기는 문제가 있다는 논쟁으로 정부 개입에 대하여 일치된 의견을 보이지 못하고 있다.

2) 외부효과와 정부 개입

외부효과가 나타날 경우, 시장이 작동될 수 없기 때문에 정부가 개입할 수밖에 없다. 즉 외부효과가 나타나면 수요자의 효용이나 공급자의 이윤[8]이 시장에서 결정되는 것이 아니기 때문에 시장에 맡겨두면 사회적으로 최적의 생산이 이루어지기 어렵다. 따라서 정부는 외부효과가 나타날 경우에는 보조금 등을 주어 생산량을 늘리도록 하고, 외부비효과가 나타나면 벌금이나 규제를 통하여 생산량을 줄이는 개입을 하게 된다. 이와 같은 정부의 개입으로 [그림 5-4]에서 본 바와 같이 외부효과가 나타나면 MSB = MPC가 되도록 만들고, 외부비효과가 나타나면 MPB = MSC가 되도록 만들어 사회적으로 최적의 생산량을 공급하게 된다.

의료분야에서 공중보건, 의학연구, 그리고 의료정보의 제공과 같은 '소비자 보호측면의

---

8) 자본주의 시장경제는 시장 거래를 통하여(수요와 공급) 소비자는 효용극대화를, 생산자는 이윤극대화를 이룰 수 있기 때문에 경쟁시장이 중요하다. 그런데 외부효과가 나타날 경우에는 재화의 생산이 사회적인 최적의 수량으로 이루어지지 못하는 문제가 나타난다.

외부효과'가 나타나는 정책이 있고, 저소득층을 위한 Medicaid와 같은 '소비의 외부효과'가 입증된 정책이 있다. 공중보건은 이미 정부가 직접 생산에 나서고 있으니 더 이상 언급이 불필요하다. 의학연구는 외부효과가 있다고 정부가 직접 수행하는 것이 아니라 정부가 보조금을 지급하여 사회적으로 필요한 양의 공급이 가능하도록 촉진하는 방법을 택하기도 한다[9](Feldstein, 2005).

소비자 보호를 위한 외부효과는 앞에서 언급한 바와 같이 정부의 개입으로 정보를 제공하고, 의료 질에 관한 기준을 설정하고, 의료과오를 보고받고 데이터 베이스를 구축하여 정보를 축적하고, 병원 감염에 대한 보고를 받아 데이터 베이스를 축적하여야 한다. 그리고 의료 질에 대하여 환자는 판단력이 없기 때문에 질 관리 프로그램이나 질 관리 기구를 만들어 질 평가를 하고, 새로운 의료기술의 비용-효과성을 분석하여 어떠한 의료기술이 의료 산출물을 향상시키는지 등에 관한 활동을 정부가 하여야 한다. 이와 같이 '소비자 보호 측면의 외부효과'가 나타나는 경우의 정부 개입은 의료를 기본권으로 간주하는 국가에서는 당연하게 받아들이고 있다.

'소비의 외부효과'는 의료의 형평성 차원에서 정부 개입이 도움이 된다. Feldstein(2005)은 '소비의 외부효과'를 전제로 미국의 사회보험제도 도입에 대한 논리적 근거를 제시하였다. 따라서 '소비의 외부효과'는 의료에 대한 시장실패론을 뒷받침하여 정부 개입의 타당성을 제공하는 이론적 근거가 될 수 있다. 의료를 기본권으로 간주하는 국가의 의료보장제도는 시장형 의료체계를 갖춘 국가의 '소비의 외부효과'는 당연히 반영되고 있다.

3) 규모의 경제와 정부 개입

규모의 경제가 자연독점으로 연결되는 문제는 의료분야에서 큰 문제가 되지 않는다. 왜냐하면 환자가 병원의 지리적 접근성도 따지기 때문에 시장형 국가라 하여 효율성만 생각하여 무한히 큰 병원을 설립할 수 없다. 그러나 의료는 지역 단위로 시장이 형성되기 때문에 지역사회내의 대형병원은 '규모의 경제'와 '범위의 경제'를 갖게 된다. 이렇게 되면

9) 미국은 국립보건원(산하에 많은 연구소가 있음)이나 질병관리본부 등에서 필요한 연구를 직접 수행함은 물론 이러한 기구에서 의학연구비를 별도 예산으로 책정하고 공모를 통하여 연구를 지원하기도 한다. 유럽 국가들도 정부 산하에 많은 연구기관이 있어 미국과 같은 방식으로 연구를 수행하지만 병원에 진료비 지불과 함께 연구비를 별도로 지불하기도 한다. 유럽 국가들은 진료비를 지불할 때 병원의 수준에 따라 연구비를 정부가 직접 지불하는데 통상 종합병원 이상이 지불 대상이 된다 (제11장 병원 정책에서 상세히 설명 예정).

대형병원은 지역사회 안에서 가격 수용자가 아니라 가격 설정자가 되어 경쟁을 제한하는 문제가 일어난다[10]. 병원이 만약 이윤극대화를 위하여 행동한다면 가격을 한계비용보다 높게 설정하여 비효율을 초래한다. 정부가 이러한 비효율을 해결할 적당한 개입방법이 없는 것이 문제이다. 과거에는 철강이나 전력과 같이 '규모의 경제'로 인하여 자연독점이 일어나면 국유화를 통하여 독점 문제를 해결하였으나, 국영기업의 경영진이 정치적으로 임명되어 비효율적인 운영을 함에 따라 1990년대에 민영화가 일어났다. 앞에서 언급한 바와 같이 세계화로 세계 시장이 하나가 됨에 따라 제조업 분야에서 자연독점 문제는 해결이 되었다. 그러나 지역사회 안에서 대형병원이 '규모의 경제'나 '범위의 경제'를 이윤극대화 수단으로 활용할 경우에는 특별히 정부가 규제하기 어렵고 의료의 비효율로 연결되는 문제가 있다. 이러한 문제는 의료를 기본권으로 하는 국가에서는 정부나 보험자가 가격을 설정하기 때문에 발생하지 않는다.

4) 위험 및 불확실성과 정부 개입

위험에 대비하여 의료보험제도를 도입함에 따라 발생하는 환자의 도덕적 해이 문제는 보험자가 본인부담제도를 도입함으로써 대처할 수 있다. 의료이용을 한계비용이 0(zero) 수준에 이르도록 많이 하는 행위는 경제적으로 소비자의 합리적 행동이기 때문에 이에 대한 대처도 경제적인 방법으로 할 수 있다. 본인부담제도는 의료이용에 따른 한계비용을 제로가 되지 않는 수준으로 책정하기 때문에 가격이 제로가 될 때까지 의료를 이용(그림 5-6의 Q_1)하는 도덕적 해이를 방지할 수 있다. 이러한 문제 역시 의료를 기본권으로 하는 국가에서는 의료배급제(rationing)가 되기 때문에 발생하지 않는다.

보험자(보험회사)와 보험가입자 간의 정보의 비대칭성에 따른 역선택 문제는 보험에서 탈퇴를 어렵게 만드는 장치로 방지할 수 있다. 역선택 방지를 위하여 장기가입자에 대하여 보험료를 감면하는 방법을 도입하여 보험자가 보험가입자의 위험 발생정도를 파악하는 것도 방안이 될 것이다. 역선택 문제 역시 의료를 기본권으로 하는 국가에서는 전국민을 건강보험에 강제로 가입시키기 때문에 발생할 수 없다.

---

10) 경쟁시장에서는 가격이 시장에서 수요와 공급에 의하여 결정되기 때문에 참여자인 소비자나 공급자들은 시장에서 결정된 가격을 받아들이는 가격수용자(price taker)가 된다. 그러나 독점시장에서는 공급자가 시장가격을 좌우할 수 있기 때문에 독점적 공급자를 가격설정자(price setter)라 부른다.

5) 비합리적 대리인 기능과 정부 개입

의료가 갖는 정보의 비대칭성에 기인하여 환자의 대리인인 의사가 비합리적 행동을 통하여 과잉진료나 유인수요를 일으키는 행동을 방지하기 위하여 정부(주로 민영보험회사)가 개입할 수 있다. 가장 보편적으로 사용할 수 있는 개입으로는 동료 전문심사제도(peer review)를 도입하는 방안이다. 동료 전문심사를 통하여 과잉진료나 유인수요를 야기한 의사를 발견할 때 진료비를 일부 환수하거나 의료보험과 계약을 할 수 없게 제재를 가하는 방법이 있다. 진료비 심사는 의료를 기본권으로 하는 대부분의 의료보장국가에서 의료비 관리 차원에서 실시하게 된다.

6) 형평성 제고를 위한 정부 개입

의료이용에서의 형평성 문제를 해결하기 위한 정부의 개입은 의료를 인간의 기본권으로 간주하여 건강보험제도를 도입하는 방안이다. 이렇게 되면 의료체계의 본질이 시장형 의료체계와 근본적으로 달라진다. 그래서 미국은 지금까지 건강보험을 전국민을 대상으로 하는 것이 아니라 Medicare나 Medicaid와 같이 고령자나 저소득층만을 대상으로 제한하여 수요보조방법을 도입하고, 공급보조인 공공병원 건립을 병행하는 정책을 채택하는 개입으로 한정하였다.

3. 정부 개입의 문제점

1) 경쟁의 제한에 따른 비효율 문제

앞에서 본 바와 같이 경쟁을 제한하는 많은 요인은 정부에 의하여 제공되는 특징이 있다. 자유로운 자원의 이동, 정보, 가격 경쟁에 제한을 두는 표면적 이유는 소비자 보호에 있다. 의료서비스의 기술적인 특성으로 무능한 의사가 등장하여 환자를 자칫 주검으로 몰고 갈 수 있기 때문에 정부는 소비자 보호를 비영리 의료기관 및 의사가 되는 훈련과정에서 강조하게 된다. 정부는 비영리 의료기관에서 의사 훈련과정을 구체화하여 면허제도를 만들고, 직종별로 맡아야 할 업무를 규정하고, 질병의 치료를 잘못 이끌어가는 비윤리적 공급자가 출현하는 것을 막기 위하여 가격, 질, 접근성에 관한 정보를 막기도 한다.

따라서 의료분야에서 효율성을 가로막는 불완전한 경쟁은 법적인 비호 속에 이루어지는 문제가 있다. 이와 같이 법적 비호 속에서 불완전한 경쟁 시장이 됨에 따른 문제는 부적절한 의료이용(남용문제), 의료시설의 중복과 의료서비스의 과다 공급, 생산의 비효율성, 최소비용을 초과하는 의료서비스의 생산비 문제, 의료비의 급격한 증가와 같은 문제를 낳는다.

2) 의료서비스 생산에서의 특성

의료시장에서도 효율성은 매우 중요한 문제가 된다. 의료의 효율성은 서비스 생산에서부터 나타나야 하는 바 생산의 효율성을 따지기 위해서는 생산함수를 살펴보아야 한다. 의료서비스의 생산도 다른 재화와 같이 자본과 노동에 의하여 다음 〈식 5-1〉과 같이 결정된다고 가정할 수 있다.

Qmc = f (Phy, RN, Bed, Eq, Oth) -------------------------- (식 5-1)

Where Qmc = 의료이용량

Phy = 의사 수

RN = 간호사 수

Bed = 병상 수

Eq = 의료장비 수

Oth = 기타

생산이 효율성을 발휘하기 위해서 생산함수는 두 가지의 전제가 성립되어야 하는데, 첫째는 생산요소간의 대체성(substitute between inputs)과 둘째는 생산요소의 가분성(divisibility of input)이다. 그런데 의료서비스 생산의 특성은 소비자 보호를 위하여 의사결정자(병원장)가 임의로 생산요소의 배합을 조절할 수 없도록 법률로 규정하여 대체성을 제약하는 문제가 있다(Feldstein, 2005). 즉 의료법에 의하여 100병상 당 필요 의사 수, 간호사 수, 병상 당 필요 공간 등을 제약하여 생산요소를 마음대로 대체할 수 없는 문제가 생긴다. 또 다른 특징은 사용하는 장비가 고가인 것이 많아서 생산요소의 가분성도 제약을 받아 생산요소간의 대체를 어렵게 하는 문제가 있다. 이와 같은 법적 제약은 소비자 보호는 가능할지 모르나 생산의 비효율성을 초래하는 문제가 있다.

4. 비효율의 제거를 위한 대안

1) 비효율의 결과

생산에서의 비효율은 시장에서 공급곡선의 가격탄력성을 [그림 5-7]에서와 같이 상대적으로 가격 비탄력적으로 만든다. 생산에 비효율이 일어날 때 건강보험제도와 같은 사회보험제도가 도입된다면 효율적인 공급에 비하여 가격은 높아지는데 반하여 시장 거래량은 크게 증가하지 않는다.

즉, 초기의 수요곡선은 D_1이며, 공급측면에서 생산이 효율적으로 이루어지면 공급곡선은 S_1, 비효율적 생산이 이루어지면 공급곡선은 보다 비탄력적인 S_2가 된다. 만약 건강보험제도가 도입된다면 수요곡선이 D_1에서 D_2로 이동하게 된다. 이때 공급이 효율적이면 공급곡선은 S_1이 되기 때문에 가격은 P_1이 되고 시장 거래량은 Q_1이 된다. 그런데 공급이 비효율적이면 공급곡선은 비탄력적인 S_2가 되고 이때 가격은 P_2, 시장 거래량은 Q_2가 된다. 공급곡선이 탄력적인 경우와 비교하면 가격은 P_2로 더 높아지는 반면에 시장 거래량은 Q_2로 줄어든다. 소비자는 공급곡선이 비탄력적이면 높은 가격을 지불하면서 의료이용은 탄력적일 때와 비교하여 크게 줄게 되어 소비자의 부담만 높아진다. 즉, 공급곡선이 탄력적일수록 의료이용을 증가시키려는 건강보험의 정책 목표가 용이하게 달성될 수 있다.

그리고 공급곡선의 탄력성은 사회내의 여러 인구계층 간 소득재분배 효과도 일어난다.

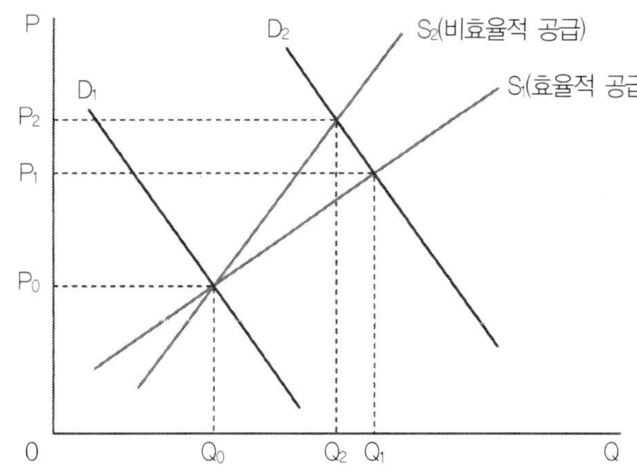

[그림 5-7] 공급측면의 경제적 효율성

공급곡선이 비탄력적일수록 가격이 높게 증가하며 이것은 공급자들의 임금이나 소득을 크게 증가시키게 된다. 공급자들의 소득이 증가하면 의료수요자인 환자들은 보험료를 그만큼 더 많이 내고 의료이용은 줄여야 한다. 따라서 생산이 비효율적일수록 공급곡선이 비탄력적이 되고 소득재분배는 수요자에서 공급자로 이전된다.

2) 비효율을 개선하기 위한 두 가지 대안

만약 공급을 결정하는 생산함수가 법적인 제약이 없고, 생산자는 비용최소화(이윤극대화와 동의어)를 위하여 노력하는데도 공급곡선이 비탄력적이 되었다면 의료산업의 성과를 개선시킬 정책은 전혀 없다. 이러한 생산함수를 갖는 시장에서 성과를 개선하기 위하여 어떠한 시도를 한다면 그 생산물을 생산하는 의료산업이나 생산물을 이용하는 환자에게 심각하고도 유해한 악영향을 미치게 된다(Feldstein, 2005).

그런데 생산함수가 「의료법」 등에 의하여 제약이 이루어지고, 공급자들이 비용최소화에 대한 인센티브가 없는 환경에서 비효율이 초래되었다면 의료분야의 성과를 개선할 여지가 있다. 의료시장의 성과를 개선하기 위해서는 두 가지 대안을 생각할 수 있다(Feldstein, 2005).

첫째 대안은 의료시장을 가능하면 경쟁산업에 가깝게 재편성하는 것이다. 즉, 정부에 의한 규제를 줄이고 의사결정을 분권화시켜 경쟁에 대한 압력이 경제적 효율을 달성할 수 있도록 만드는 것이다. 두 번째 대안은 정부가 의료분야에 대하여 기획기능을 강화하고 규제를 강화하여 경쟁시장이 달성할 수 있는 결과를 이룰 수 있도록 하는 방안이다. 여기에는 정부가 규제에 따른 문제점을 보완하기 위하여 보조금을 지원하는 것도 포함된다.

그런데 생산에서의 비효율이 정부가 소비자 보호를 위하여 개입하였기 때문에 나타난 것인데 이를 고치기 위하여 정부가 또 다시 개입하고, 보조금을 준다고 하여 개선될 수 있느냐의 문제가 생긴다(Feldstein, 2005). 1980년대 이전까지는 대체로 정부의 기획이나 규제가 효율성을 개선할 것이라는 믿음이 강하였다. 그러다 1970년대 후반부터 규제에 대한 경제 분석이 활발하게 이루어지면서 1980년대 이후부터는 점차 정부의 규제나 개입에 의한 비효율 개선에는 회의를 갖게 되었다.

5. 형평성 개선을 위한 정부 개입

의료를 시장 접근이라는 경제재로 간주하는 국가에서 경쟁의 제한이나 시장실패를 명분으로 정부가 시장에 개입하는데 대해서는 많은 논쟁이 있음을 보았다. 그러나 정부가 재분배를 명분으로 의료시장에 개입하는 것은 규범적 판단에 속하기 때문에 반대하기 어렵다.

1) 소비의 외부효과와 수요보조 : 사회보험 도입

미국은 시장형 의료체계를 갖추고 있어 의료를 일반적인 경제재로 간주하고 있으나 형평의 개선을 위하여 Medicare나 Medicaid와 같은 사회보험을[11] 도입하였다. 미국이 1965년 「사회보장법」을 개정하여 사회보험제도를 도입한 이론적 배경은 일부 국민에 한정하여 의료를 기본권으로 간주한데서 출발한다. 다만 당시 미국에서 의료에 대한 규범적 이념이 전 국민을 대상으로 기본권 개념을 설정한 것이 아니라 특정 취약계층(노인 및 빈곤층 등 취약자)에 대한 의료만 권리로 간주한 것이 다른 산업화 국가와 차이가 있다. 취약 계층은 시장에 맡겨 놓을 경우, 필요로 하는 의료를 제때에 원만하게 이용할 수 없는 문제가 있기 때문에 이들만을 대상으로 사회보험을 도입하게 된 것이다.

그래서 Feldstein(2005)의 논리인 '소비의 외부효과'에서 사회보험 도입의 이유를 찾는 것이 타당할 것 같다. Feldstein은 Medicare나 Medicaid와 같은 사회보험을 '소비의 외부효과'를 근거로 하는 수요보조정책(in-kind demand subsidy)으로 간주하였다. '소비의 외부효과'는 이미 앞에서 설명한 바와 같이 이용자의 효용 증대를 목표로 하는 것이 아니라 돈을 내고자 하는 사람들의 효용 증대를 목표로 하는 것이다.

'소비의 외부효과'는 의료와 관련된 규범적 가치인 사회갈등모형이나 집단복지모형과 유사하다. 제4장에서 설명한 바와 같이 사회갈등모형에서 의료란 부자들이 가난한 사람으로부터의 위협을 방지하기 위하여 제공해야 할 필요 서비스로 규정하였고, 집단복지모형에서는 의료는 사회전체가 각 개인에게 보장해야만 하는 특이한 서비스(unique service)로 규정하였다(Fox, 1990).

일반인들이 내는 세금의 크기는 의료의 재분배에 관한 가치관에 의하여 결정하게 된다. 첫 번째 가치관은 가난한 사람에게 최소의 의료만 보장하는 방안(minimum provision)

11) 미국은 공적부조에 속하는 Medicaid도 사회보험으로 간주하여 NHI로 분류하고 있다.

이다. 두 번째 가치관은 모든 사람에게 의료에 대하여 동일한 재정적인 접근성을 보장하는 것이며(equal financial access), 세 번째 가치관은 모든 사람에게 동일한 필요도에 대하여 동일한 치료를 보장(equal treatment to equal needs)하는 것이다.

'소비의 외부효과'에 기인하는 소요재정은 세 가지 가치관을 이루려는 방법론에 따라 차이가 나는데 각 가치관을 달성하는데 가장 효율적인 방법으로 재정을 사용한다고 가정할 경우, 세 번째 가치관 달성에 가장 많은 재정이 소요된다(Feldstein, 2005). 만약 효율성을 따지지 않고 단순히 재분배만 고려하여 세 번째 가치관에 따라 재정을 투입하면 첫 번째와 두 번째 가치관도 자연스럽게 달성된다. 그런데 효율성을 생각한다면 재정 소요가 가장 적은 첫 번째 가치관을 갖고도 재분배 목적을 달성할 수 있기 때문에 굳이 재정 소요가 많아지는 세 번째 가치관을 동원할 필요가 없다. 그리고 세 번째 가치관은 의료를 기본권으로 간주하는 국가의 가치관이기 때문에 시장형 의료체계를 갖는 국가에서는 재정조달 측면에서 채택하기 어렵다.

2) 재분배를 위한 서비스 보조정책

재분배를 위한 정책으로 수요보조와 공급보조가 있다. Feldstein(2005)은 수요보조 정책을 직접적인 수요보조정책과 간접적인 수요보조정책으로 나눈다. 직접적인 수요보조정책에는 Medicaid 제도가 있고, 간접적인 수요보조정책에는 보험료나 의료비에 대한 조세감면과 Medicare 제도가 있다. 그리고 공급보조정책도 직접적인 보조정책과 간접적인 보조정책이 있다. 직접적인 공급보조정책으로 공공병원의 운영이 있고, 간접적인 보조정책으로 비영리병원에 대한 조세감면 정책을 예로 들 수 있다.

(1) 수요보조정책

수요보조정책이 타당성을 갖기 위해서는 본래 목적인 재분배 효과가 나타나야 하는 것이다. Feldstein(2005)은 미국의 Medicaid는 보험료 부담 없이 저소득층들이 무상으로 누리기 때문에 수요보조 혜택이 저소득층에 집중되어 재분배효과가 매우 잘 나타나고 있다고 밝혔다. Medicare는 수혜자가 지불하는 보험료(사회보장세로 부름)로 운영되는데 보조 혜택이 소득계층에 구분 없이 균등하게 제공되지만 보험료 부담의 상한선 설정으로 재분배효과는 매우 미약하게 나타나고 있다고 밝히고 있다.

한편 우리나라의 사회보험인 건강보험은 재분배효과가 매우 잘 나타나는 것으로 평가

되고 있다. 앞의 제1장의 [표 1-3]에서 소득계층간 의료이용도 집중지수를 보면 지난 2주간의 외래이용이나 지난 1년간의 입원이용도에서 소득계층간의 차이를 볼 수 없으며 오히려 '-' 값을 보여 저소득층의 이용도가 높았다. 그리고 [표 1-4]에서 지역 간의 의료이용도 집중지수를 보면 역시 0(zero) 값에 접근하고 있어 의료이용이 형평하게 이루어지고 있음을 보았다.

우리나라의 사회보험이 미국의 Medicare와 달리 재분배효과가 높은 것은 미국에 비하여 보험료 부담의 상한선이 높고, 의료의 지리적 접근성이 상대적으로 양호하며, 의료이용도가 전반적으로 높기 때문인 것으로 추측된다. 특히 미국의 Medicare에서는 입원일수가 제한[12]되는 등의 제약이 있는 반면에 우리나라는 입원일수에서 제한이 미국에 비하여 미약하다는 등의 요인도 작용하였다고 볼 수 있다[13].

(2) 공급보조정책

공급보조정책으로 다양한 것이 있으나 여기서는 직접적인 공급보조정책으로써 보건소의 의료서비스 제공과 공공병원의 운영에 대하여 평가하기로 한다. 공급보조정책에서 중요한 것은 수혜 대상을 특정할 수 있느냐 하는 점이다.

미국에서 1960년대 존슨 대통령 시절 빈곤과의 전쟁의 일환으로 저소득층 밀집지역에 설치된 Neighborhood Clinic(보건지소의 일종)의 경우는 대상자가 뚜렷하기 때문에 재분배라는 목적을 달성하는데 큰 문제는 없다고 Feldstein(2005)은 분석하였다. 그 이유로 수요보조정책인 Medicaid는 빈곤층을 대상으로 제한적으로 제공되기 때문에 일반적인 저소득층은 Neighborhood Clinic을 통하여 접근성 문제를 많이 해결할 수 있었고, Neighborhood Clinic이 집 근처에 위치하기 때문에 교통비나 시간을 줄일 수 있는 이점이 있다는 평가이다. 그러나 이와 같은 Clinic은 그 숫자가 많지 않기 때문에 큰 의미가 없고, 대부분의 공급보조는 연방정부가 운영하는 원호병원과 주 정부나 지방정부가 운영하는 공공병원에서 이루어진다.

원호병원의 경우, 이용자가 원호대상자보다는 병원 인근의 저소득층이 대부분이며, 주정부가 운영하는 병원이나 지방정부가 운영하는 병원도 상당수의 이용자가 의료취약계층

12) 미국 Medicare의 입원일수 제한은 제6장에서 상세하게 설명된다.

13) 우리나라도 입원일수가 16일 이상이 되면 입원수가를 90%, 31일 이상이 되면 85%만 인정하여 병원으로 하여금 입원일수를 줄이도록 역유인 제도를 실시하고 있으나 환자에게는 오히려 본인부담이 낮아져 입원을 단축시키는 효과는 없다.

으로 Medicare와 Medicaid 수혜층과 겹친다. 만약 공공병원을 이용하는 의료취약계층이 수요보조정책의 대상자인 Medicare나 Medicaid 환자로만 된다면 공공병원의 수요는 현격하게 줄어들 것이다. 미국에는 의료취약계층 가운데 상당수가 Medicaid와 같은 수요보조정책의 수혜를 받지 못하면서 의료보험이 없거나 불법이민자들이다. 이들의 마지막 피난처가 공공병원이기 때문에 공공병원의 존재 가치가 있다. 만약 취약계층이 모두 수요보조정책의 대상자가 된다면 공공병원의 필요성은 그만큼 줄어들 것이다. 경쟁시장에서 공공병원이 존재한다는 것은 수요보조가 충분치 못하여 커버하지 못하는 인구계층이 존재하거나 수요보조가 적어 이러한 취약계층을 민간분야가 충분히 수용하지 못한다는 징표로 해석할 수 있다(Feldstein, 2005). 수요보조가 충분하다면 굳이 공공병원과 같은 공급보조정책이 필요하지 않다는 것을 의미한다. 그리고 공급보조정책으로 공공병원을 운영할 경우, 공공병원 이용자는 의료취약계층만이 대상이 아니라 부유한 계층도 이용하기 때문에 재분배 차원의 형평성에서도 문제가 제기되고 있다(Santerre and Neun, 1996).

우리나라의 경우 민간 의료시설이 없는 농어촌지역에 보건지소를 설치하여 의료서비스를 제공하는 공급보조정책을 병행하였는데, 이 제도는 1970년대 미국의 Neighborhood Clinic과 마찬가지로 주민들의 의료접근성을 높이고, 의료기관에 가는 시간비용을 절약시키는 긍정적인 기능을 하였다[14]. 그러나 보건소에서 진료서비스를 제공하는 것이나 공공병원에서 민간병원과 동일한 건강보험의료를 제공하는 역할은 그만큼 건강보험제도가 부실하다는 것을 입증할 따름이지 공급보조정책의 타당성을 입증하는 것이라고 볼 수 없다. 우리나라는 전국민이 건강보험이나 의료급여에 적용을 받기 때문에 공공병원이 없더라도 수요보조는 충분하다. 건강보험제도 안에서 공공병원이 민간병원과 경쟁을 하게 될 경우, 보험수가가 같기 때문에 만약 공공병원이 민간병원보다 못한 시설을 갖춘다면 공공병원은 민간병원과의 경쟁에서 뒤쳐져 굳이 환자들이 공공병원을 택하지 않게 되어 공급보조정책의 필요성이 없어진다. 따라서 전국민의료보장제도 아래서는 공급보조정책의 필요성은 사라진다.

---

14) 그러나 현재는 농촌지역에도 민간의원이 개업하고 있는데다, 보건지소의 공중보건의가 진료경험도 없이 주민 진료에 임하고 있는 등의 실정을 감안할 때 농촌 보건지소에 진료기능을 계속 부여해야 하는지 검토되어야 할 것이다. 진료기능이 필요하다면 공중보건의사가 아니라 제대로 임상경험을 갖춘 의사를 배치해야 할 것이다. 그렇지 않다면 보건지소의 공중보건의사에게 다른 기능을 부여해야 한다.

제4장에서 본 바와 같이 사회보험제도를 실시하는 모든 유럽 국가들은 공공병원이냐 민간병원이냐를 가리지 않고 건강보험 환자를 진료할 경우, 자본비용의 별도 보상, 세금 면제 혜택을 동일하게 함으로써 공급보조가 특정 병원에만 집중되지 않고 모든 병원에 적용되어 수요보조정책을 보완하는 기능을 한다.

우리나라와 같이 모든 의료기관을 건강보험 요양기관으로 당연 지정하면서 공공병원과 민간병원을 차등하여 공공병원만 공급보조의 대상으로 하는 정책은 잘못되었다고 하겠다. 만약 공공병원을 존속시키고자 한다면 민간병원과 다른 별도의 기능을 부여하고 정부가 공공병원만 특별히 지원하는 합리적인 근거를 마련하여야 할 것이다.

그리고 보건소에서 65세 이상의 노인에게 저렴한 가격으로 진료서비스를 제공하는 것은 수요보조정책인 건강보험제도를 불신하도록 만드는 불합리한 공급보조정책이 된다. 만약 65세 이상 노인에게 저렴한 가격으로 의료서비스를 제공하고자 한다면 보건소뿐만 아니라 일반 의원에서도 낮은 가격으로 의료서비스를 제공하도록 보험급여 구조를 바꾸어야지 보건소만 정부 지원을 통하여 저렴한 가격으로 의료를 공급한다는 것은 수요보조 정책을 왜곡시키는 문제가 있다.

참고문헌

Arrow KJ (1963), Uncertainty and the welfare economics of medical care, *American Economic Review*, 53(5): 941–973.

Blumstein JW and Zubkoff M (1973), Perspectives on government policy in the health sector, *Milbank Memorial Fund Quarterly*, 51: 395–431.

Evans RG (1974), Supplier induced demand: some empirical evidence and implications, In: Perlman M ed. *The Economics of Health and Medical Care*: 162–173, New York: Halstead Press.

Feldstein PJ (1993), *Health Care Economics* (4th), New York: Delmar Publishers Inc.

Feldstein PJ (2005), *Health Care Economics* (6th), New York: Thomson Delmar Learning.

Fox DM (1990), Health policy and the politics of research in the United States, *Journal of Health Politics, Policy and Law*, 15(3): 481–499.

Litman TJ (1997), The relationship of government and politics to health and health care– a sociopolitical overview, In: Litman TJ and Robins LS eds. *Health*

Politics and Policy (3rd): 3–45, Albany, NY: Delmar Publishers.

McGuire TG (2000), Physician agency, In: Culyer AJ and Newhouse JP. eds, *Handbook of Health Economics*, vol. 1A: 461–536, New York: North–Hollands Press.

Office of Health Economics (2007), *The Economics of Health (2007).pdf* - www.ohe.org/publications/economics–health–care.

Patel K and Rushefsky ME (1995), *Health Care Politics and Policy in America*, New York: M.E. Sharpe, Inc.

Phelps CE (1997), *Health Economics* (2nd), New York: Addison–Wesley.

Samuelson PA (1954). The pure theory of public expenditure, *Review of Economics and Statistics*, 36(4): 387–389.

Santerre RE and Neun SP (1996), *Health Economics: Theories, Insights, and Industry Studies*, Chicago: Irwin.

US Chamber of Commerce (1965), *Poverty, the Sick, Disabled and Aged* (1965 Task Force on Economic Growth and Opportunity Report), Washington DC: US Chamber of Commerce.

제6장

필요도 접근과 의료정책

제1절 기본권 이념과 필요도 접근

1. 필요도 접근의 특징

1) 필요도의 정의

필요도는 수요와 달리 시장에서 결정되는 것이 아니라 서비스를 구매하는 의료재정 조달자인 정부나 보험자가 전문가나 소비자의 자문을 토대로 결정하게 된다. 즉, 의료서비스의 구매자는 환자가 아니라 재정조달자(정부나 질병금고)가 된다는 것이다. Melhado (1998)는 의료의 필요도는 구매자가 인구학적, 역학적, 과학적, 기술적 요인을 토대로 결정하게 된다고 설명한다. 보다 구체적으로 살펴본다면 필요도는 인구구조, 상병구조, 의료기술, 경제상황 등을 참작하여 결정된다. 또한 의과대학에서 발전되고 확산되는 의료에 관한 과학과 기술이 의료의 적응가능성을 결정짓게 되어 필요도의 범위를 넓힐 수 있고, 인구학적 및 역학적 요인은 필요도의 배분을 결정짓는다. 필요한 의료를 사람들에게 가장 잘 제공하기 위해서는 공급자 조직을 체계화하고 계획을 필요로 한다. 따라서 필요도는 국가에 따라 달라진다. 독일이나 일본과 같은 선진국의 구매자가 결정하는 필요한 의료의 범위는 태국이나 튀르키예와 같은 개발도상국가에 비하여 광범위하다. 그리고 선진국의 상병구조는 만성질병이 큰 비중을 차지하지만 개발도상국은 급성질병이 큰 비중을 차지하기 때문에 필요도의 구조적 측면에서도 차이가 있다.

필요도를 결정하는데 가격이나 소득, 그리고 소비자 선호와 같은 수요를 결정짓는 요인과는 전혀 관계가 없기 때문에 필요도를 토대로 하는 의료정책은 수요를 토대로 하는 의료정책과는 전혀 다른 접근이 필요하다. 즉, 의료의 수요는 가격이 P_0가 되면 수요량은 Q_0가 되고 가격이 P_1이 되면 수요량은 Q_1이 되고 가격이 0(zero)이 되면 수요량은 Q_m이 된다. 필요도는 가격과 무관하게 구매자가 결정하기 때문에 가격이 P_0이던 P_1이 되던 필요도는 Q_n이기 때문에 필요도 곡선은 수직선이 되어 가격에 좌우되는 수요곡선과 구분된다.

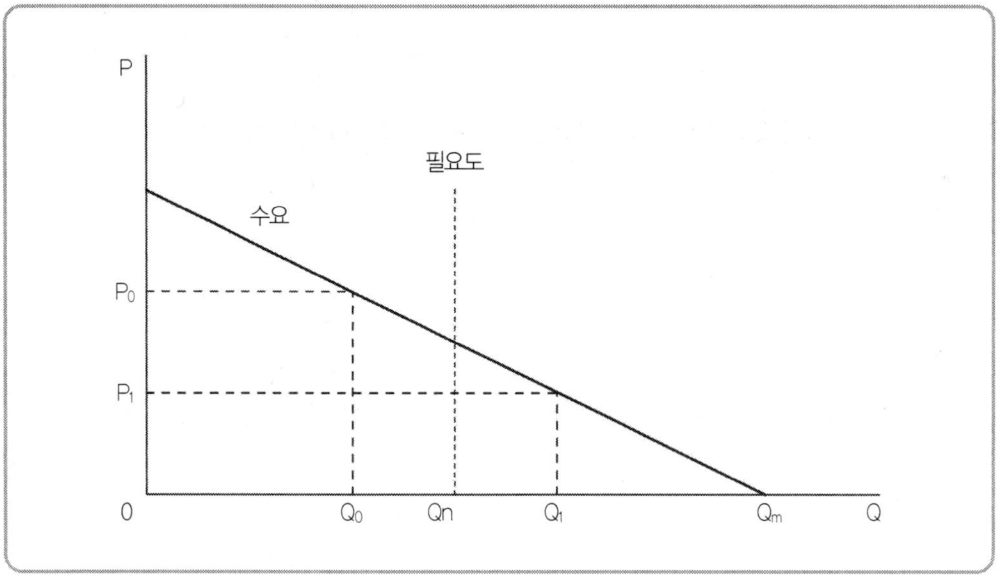

[그림 6-1] 수요와 필요도

2) 수요와 필요도의 관계[1)]

의료정책 현장에서 수요(demands)와 필요도(needs)를 구분하는 것이 쉽지 않기 때문에 양자의 관계를 살펴보기로 한다. 수요와 필요도에 대하여 Wright, Williams and Wilkinson(1998)은 [그림 6-2]를 통하여 잘 구분하고 있다. 사람이 어떠한 것을 갈망(wants)하면 이것에 대하여 필요성을 느낀다고(felt needs)할 수 있다. 이러한 갈망을 구체적으로 표출한 것이 수요(demands)가 되며, 이것은 표출된 필요도(expressed needs)로 설명할 수 있다. 사람이 갈망하는 것은 자신의 소득이란 제약조건 하에서 시장 가격에 따라 수요로 표출하게 된다. 따라서 수요를 표출된 필요도로 정의할 수 있다. 그런데 필

1) 이 부분은 졸저(2021), 『의료보장과 구매이론』에 수록된 내용을 이기하였다.

요도(needs)는 구매자가 전문가의 자문으로 결정하기 때문에 규범적 성격을 갖는다. 따라서 이것을 규범적 필요도(normative needs)로 정의하게 된다[2]. 의료보장제도 아래서는 의료이용자가 시장 가격에 대한 인식이 없으니 수요는 갈망과 거의 같은 수준에 이르게 된다. 그러다 보니 수요는 규범적으로 보험자(구매자)가 정의하는 필요도보다 클 수밖에 없다. 규범적 필요가 공급으로 충족이 되면 충족된 의료(met needs)가 되고 충족이 되지 못하면 미충족 의료(unmet needs)가 된다. 따라서 개발도상국가의 경우 미충족 의료가 많아질 수밖에 없다.

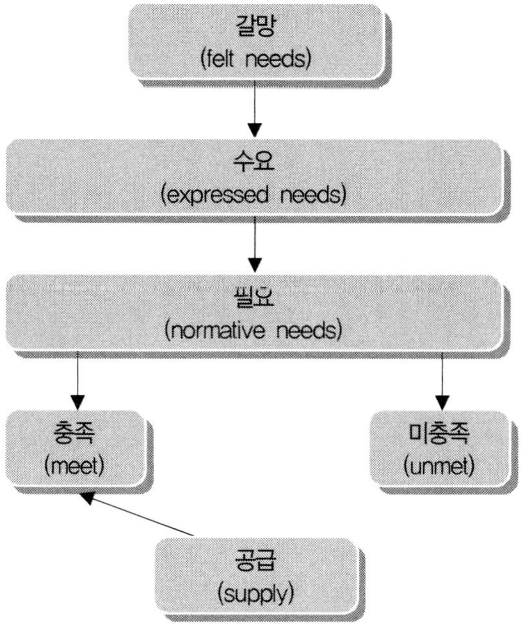

출처: Wright, Williams and Wilkinson(1998)

[그림 6-2] 수요와 필요도와의 관계

3) 필요도 접근의 특징

Fox(1979)는 Melhado(1998)의 정의와 조금 다른 시각에서 필요도 접근과 수요 접근

2) 많은 사람들이 혼동하는 것은 갈망과 필요도이다. 정책이나 경제분석에서 다루는 필요도(needs)는 갈망이 아니라 구매자가 정의하는 것으로 [그림 6-1]에 나타난 Qn이다.

을 구분하여 설명하고 있다. 그러나 필요도가 가격이나 소득과 무관하다는 점은 일치한다. Fox는 먼저 필요도 접근에 경제학을 응용하는 것에 대하여 비판하고 있다. 필요도란 가치와 연계되어 의료에 특별한 의미를 부여하는 것으로 수요와는 다르다는 것이다. 즉 의료와 같이 필요도를 기초한 재화에 대해서는 가격이나 소득과 같은 경제적 요인에 대하여 다른 해석을 하는 것이다. 사회보험제도가 가격효과에 의하여 의료의 접근성을 높이는 것이 아니라 의료를 생필품과 같이 간주함에 따라 우선순위를 변동시켜 접근성을 높인다는 것이다. 사회보험 적용자가 의료이용을 많이 하는 것은 가격이 통제되기 때문이기 보다는 의료에 대한 가치를 더 높이 부여하고 자원을 더 많이 배정하기 때문이라는 것이다. 그리고 인구학적 변수, 공급자의 비영리적 성격, 보험이 허용하는 최소 수준의 의료(national minimum)와 같은 특성이 의료이용에서 소득이나 가격의 역할을 약화시킨다고 Fox는 주장하고 있다.

따라서 Fox(1979)는 생필품과 같이 간주되는 의료는 수요를 기준으로 하는 것이 아니라 질병, 인구특성, 의료기술 등이 반영된 필요도 접근을 하여야 된다고 보고 있다. 비록 의료의 가격탄력성이나 소득탄력성이 명확하더라도 필요도 접근은 의료재정의 관리자가 전문가의 의견을 토대로 누구나 동일한 이용을 보장하기 위한 기본권 개념이기 때문에 수요의 가격탄력성이나 소득탄력성을 무의미하게 만든다. 따라서 의료정책은 시장이 아니라 계획에 기초하여 이루어진다고 하였다.

Anderson(1964)은 의료이용에서 적절한 수준을 설정할 필요성이 있다는 주장을 하고 있다. 그러나 적절한 이용 수준을 소비자가 판단하게 되면 주관적이기 때문에 전문적이고 과학적인 측면에서 이용 수준이 엄격히 설정되어야 한다는 것이라는 점이다. 필요도 접근에서는 자원의 배분에 대한 계획을 통하여 의료이용도 적절히 배분되어야 함을 주장한다. Anderson도 Fox나 Melhado와 거의 같은 관점을 보이고 있었다.

2. 기본권 보장과 필요도 접근

기본권 보장을 위한 제도적인 장치가 영국형의 국가공영제(NHS)나 독일형의 사회보험제(SHI)이다. 영국과 같이 정부 예산으로 의료를 보장하는 국가에서는 의료서비스를 공영제로 배분하기 때문에 가격은 의미가 없다. 사회보험형 국가에서도 소득와 무관하게 동일한 기준으로 의료보장을 하기 때문에 환자(소비자)들은 의료이용을 할 때 소액의 본인 부담분만 공급자에게 지불한다. 따라서 의료소비에 있어서는 일반적인 재화에서 볼 수 있는 가격의 기능을 찾아볼 수가 없다.

그러나 가격은 의료서비스 공급을 위해서는 중요하다. 생산자는 가격이 적정하게 책정되어야 다음기의 재생산이 가능하다[3]. 의료보장제도란 소비자(환자)가 의료서비스 가격을 인지할 수 없도록 만들어 접근성을 보장하는 제도이다. 이러한 상황에서 수요 접근을 하면 환자들의 도덕적 해이(moral hazard)로 의료이용이 무한하게 증가하여 의료보장 재정이 감당할 수가 없어진다. 이와 같이 사회적인 권리로 의료를 이용할 경우 Feldstein (2005)은 서비스 배분을 시장에 맡길 수 없고, 대안으로 필요도로 배급할 수밖에 없지만, 의료서비스의 생산에서는 비용최소화 원칙이 중요하다고 주장하고 있다. 필요도는 시장을 통하여 충족되는 것이 아니라 전문가의 판단에 의하여 충족된다.

의료의 필요도는 인구학적, 역학적, 과학적, 기술적 요인에 의하여 좌우되기 때문에 소비자 선호와 같은 시장의 수요 요인과는 전혀 다른 접근이 필요하다. 의과대학에서 발전되고 확산되는 의료에 관한 과학과 기술이 의료의 적응가능성을 결정짓고, 인구학적 및 역학적 요인은 필요도의 배분을 결정짓는다.

Melhado(1998)는 필요한 의료를 사람들에게 가장 잘 제공하기 위해서는 공급자 조직을 체계화하고 계획을 필요로 한다고 설명하고 있다. 필요도는 공급자의 위계에 따라 다르게 책정되고, 가입자인 일반 국민은 공급자의 위계적 조직을 따라 단계적으로 이용하면서 필요도를 충족하게 된다. 공급자 위계에서 가장 낮은 위치의 공급자는 1차 의료기관이 된다. 의료계획을 수립하면서 1차 의료기관에서 공급할 수 있는 필요도는 매우 제한적으로 책정하게 된다. 1차에서 필요도 충족이 어려우면 의료이용자는 1차 의사의 진료의뢰서를 받아 2차 의료기관을 찾게 된다. 의료계획 당국자는 2차 의료기관이 제공할 수 있는 필요도는 1차보다 범위를 넓게 책정한다. 2차에서도 필요도가 충족되지 못하면 의료이용자인 보험 적용자는 3차 의료기관을 찾아 서비스를 받도록 한다. 의료계획당국은 3차 의료기관에서는 현재의 의료지식에서 해결 가능한 모든 의료서비스를 필요도로 책정

---

3) 생산자에게 가격이 중요하지만 의료보장제도에서 의료시장이 형성될 수 없기 때문에 가격은 정부나 보험자가 생산자와 협의하여 결정한다. 생산량의 결정도 시장이 아니라 정부나 보험자가 국민에게 분배할 서비스 량을 결정하기 때문에 수요 접근에서와 차이가 있다. 필요도 접근에서는 서비스 배분을 필요도의 우선순위에 따라 환자의뢰체계(referal pathway)를 따라 하기 때문에 생산(공급)도 필요도의 우선순위에 대응하여 이루어지는 것이 수요 접근과 차이가 있다. 그러나 개별 생산자가 생산을 함에 있어서 비용최소화 원칙을 고수하는 것은 수요 접근에서와 차이가 없다. 따라서 의료보장제도에서도 공급자 시장은 수요 접근에 비하여 규제가 많지만 존재한다고 보아야 한다.

하여 포괄적인 서비스가 제공되도록 유의해야 한다.

공급자의 위계에 따라 정해지는 서비스의 범위가 다르기 때문에 가입자들은 환자의뢰체계(referral pathway 혹은 patient pathway)를 따라 서비스를 받게 된다. 이렇게 공급자의 위계에 따라 필요도를 책정하고 환자의뢰체계를 따라 의료를 이용(혹은 필요도에 따른 배분)하게 되면 비급여가 존재할 수 없다. 그런데 우리나라는 공급자 조직의 위계화는 물론 의료계획 마저도 없었으니 보장성 강화가 제대로 이루어질 수 없다.

건강보험은 증가하는 비용을 지탱하여야 하고, 기술적으로 진보하는 고가의 의료에 접근할 수 있어야 하며[4], 기획에서는 의료기관의 체계적 발전을 도모할 수 있어야 한다. 따라서 기획가는 의료기관의 성장을 막는 것이 아니라 의료서비스가 효율적인 길(pathway)을 따라 이용이 이루어질 수 있도록 정책을 전개하여 의료분야의 성장에 대해서도 관심을 가져야 하는 것이다(Fox, 1986).

3. 구매이론과 필요도

1) 구매자 구분의 중요성

수요 접근과 필요도 접근의 큰 차이의 하나가 의료서비스의 구매자가 누구냐이다. 수요 접근에서 의료서비스의 구매자는 당연히 환자(소비자)가 된다. 환자는 자기의 구매력(가격에 비교한 소득수준)의 크기에 따라 구매할 의료서비스의 량을 결정한다. 여기서 문제는 구매력이 없거나 빈약한 사람들의 의료접근성이 제한된다는 점이다. 이러한 문제를 극복하고 모든 국민들의 의료접근성을 경제적 능력과 무관하게 동일하게 보장하자는 것이 의료보장제도이며, 동일한 보장을 위한 필수조건이 의료가격에 대하여 의식을 하지 못하도록 하는 것이다. 소비자인 환자가 의료가격을 의식하지 못하도록 제도화한 상태에서 의료의 구매자를 환자로 했을 경우, 환자들의 도덕적 해이로 의료이용이 상상하기 어려울 정도로 많아져 의료보장을 위한 재정의 조달이 불가능해진다. 그래서 필요도 접근이 등장하고 의료의 배급제가 불가피해진다. 의료를 효율적으로 배급할 수 있도록 필요도를 1, 2, 3차 의료로 구분하고, 의료공급을 계층화된 필요도에 부응하기 위하여 계층적

4) 이것은 보험이 제공하는 서비스의 포괄성 원칙을 의미하는 것으로 최소수준(national minimum)의 원칙과는 다르다. 최소수준 원칙은 제공되는 서비스가 특별하거나 보편적 수준을 넘는 고급서비스는 급여에서 제외시켜야 한다는 의미이다.

지역주의(hierarchical regionalism) 모형에 따라 1, 2, 3차 의료기관으로 구분하는 공급체계(delivery system)의 유지가 중요하다.

이와 같이 필요도를 토대로 운영되는 의료체계에서는 환자(소비자)가 구매자가 될 수 없고 재정을 조달하는 책임을 갖는 정부(공영제의 경우)나 보험자(건강보험제도의 경우)가 구매자가 된다. 사회보험제도를 통하여 의료를 보장하는 우리나라에서 필요도의 개념도 없으니 구매자를 환자로 간주하게 되었고, 그러다 보니 국민들의 의료이용이 세계에서 가장 많다. 그런데도 불구하고 의료계획마저 없다 보니 의료인력의 부족이나 불균형 분포문제를 위시하여 지역별 및 전문분야별 의료공백이 발생하는 등의 다른 의료보장 국가에서 볼 수 없는 수많은 문제에 부닥치고 있다.

2) 구매이론의 등장

(1) 구매이론의 중요성

필요도 접근에 의하여 의료서비스가 분배되는 의료보장제도에서 구매자는 환자가 아니라 재정관리자인 구매자(정부나 보험자)가 된다는 것은 단순히 구매자가 환자에서 보험자나 정부로 바뀌는 것에서 끝나는 것이 아니라 의료보장제도의 기본 틀이 바뀌고 구매자의 역할이 새롭게 주어져야 하는 등의 큰 변화를 일으킨다.

의료보장제도에서 구매이론이 중요한 것은 구매자가 누구냐에 따라 의료이용 행태나 의료서비스의 이용경로(care pathway 혹은 patient pathway)가 달라져 의료이용의 편의성이나 의료의 질이 좌우되기 때문이다. 구매자가 누구냐에 따라 의료정책의 수용도와 의료정책의 참여자도 달라져, 궁극적으로 의료이용 관리를 통한 재정 관리의 용이성 또한 좌우된다. 따라서 의료보장제도에서는 구매자의 정의가 선행되어야 한다.

정부가 운영하는 공영제에서는 의료재정의 조달과 의료서비스 공급을 모두 정부가 하는 과거 방법을 버리고 구매자와 공급자를 분리하는 의료개혁이 필요하였다. 영국은 Enthoven(1985)이 제시한 내부시장(internal market) 이론을 통하여 1991년 구매자와 공급자를 분리하는 개혁을 단행하고, 구매자에게 의료체계를 효율적으로 운영해야 할 책임을 부여하였다. 당초부터 구매자와 공급자가 분리되어 있던 건강보험제도에서는 지금처럼 제3자 지불모형을 통하여 구매자(질병금고)는 공급자(의료기관)가 환자를 진료한 후에 진료비를 청구하면 이를 심사하여 지불하던 운영체계를 버리고 1990년대 이후 개혁을 통하여 구매자에게 의료체계의 효율성 제고의 책임을 주어 구매자 역할을 강화하였다. 그러다 보니 공영제나 건강보험제도 모두 제도 운영의 기본 틀이 변화[5]되었고, 의료체계의 효율성 제고를 지금까지 정부나 보험자가 의료공급자를 명령하고 통제(command and control)로 달성하던 방식에서 구매자인 정부나 공급자가 구매행위를 통하여 간접방식(steer and channel)으로 하는 전환이 이루어졌다. 그리고 의료체계를 관리하던 방식도 종래에는 전통적 관료행정에 맡기던 것을 스튜어드십(stewardship)이라는 새로운 공공행정(new public management, NPM)이 등장하게 되었다(이규식, 2021).

의료보장제도에서 구매자가 의료재정을 관리하는데 주어진 기본 역할은 다음과 같다. 첫째, 구매자는 재정조달이 제한된다는 점을 감안하여 가능하면 많은 사람들이 공평하게 의료를 이용할 수 있도록 관리해야 한다. 둘째, 구매자는 공급자와 협상을 통하여 가격을 적절히 설정하여 의료재정을 보호하되 공급자가 의료를 재생산할 수 있도록 인센티브를 허용하여 의료의 지속적 공급이 가능하도록 해야 한다. 셋째, 구매자는 결정된 가격으로 구매하는 의료가 질이나 감염관리 등의 측면에서 문제가 없도록 하여 환자를 안전하게 보호해야 한다(이규식, 2021).

우리나라는 의료보장제도가 없었을 때에 구매자가 환자였던 것을, 의료보장제도가 도입되고 40여년이 지났는데도 여전히 환자를 구매자로 여기고 있다. 이와 같이 잘못된 인식이 건강보험정책이나 의료정책을 의료보장제도의 원리에 부합하도록 수립하는 것이 아니라, 시장형 의료체계에 합당한 정책만 구사하여 많은 문제를 야기하고 있다. 우리나라 국민들에게 서유럽 국가 수준으로 의료보장성을 높게 유지하면서 의료재정을 안정적으로 관리하고, 적정 수준의 의료 질을 보장하기 위해서는 의료서비스 구매자가 환자가 아니라 보험자라는 점을 분명히 하는 정책이 수립되어야 한다. 이러한 점에서 의료보장제도에서 의료의 구매자를 분명히 인식하는 구매이론의 중요성이 강조된다.

(2) 구매이론의 등장

보험자(구매자)는 재정의 조달에서부터 구매할 서비스의 패키지 결정, 서비스의 구매, 그리고 구매한 서비스의 배급, 의료체계의 효율성 및 반응성 제고와 같은 목표의 달성에 이르기까지 다양한 역할을 해야 하기 때문에 구매자의 역할에 대한 구매이론이 당연히

---

5) 공영제의 개혁 틀인 내부시장 모형은 졸저(2023), 『의료보장론』의 [그림 10-3]을, 그리고 건강보험의 새로운 운영 틀은 『의료보장론』의 [그림 3-4]에 제시되어 있다.

필요하였다.

영국 NHS는 정부가 구매자와 공급자 기능을 함께하는 구조였다. 그러다 NHS 제도상의 비효율이나 환자의 만족도 등의 문제를 개혁하기 위하여 1990년대 내부시장 모형을 도입하였다. 의료개혁 모형인 내부시장이란 NHS 내에서 구매자와 공급자를 분리하여 의도적으로 시장을 형성하는 것이다. 구매자는 재정을 관리하는 정부 기구로 하되, 공급자는 정부에서 독립시켜 자율성을 부여하여 진료수입으로 생존하도록 만들었다. 건강보험에서는 처음부터 구매자는 질병금고와 같이 재정을 관리하는 기구가 되고 공급자는 의료기관으로 질병금고와는 분리된 시스템을 운영하고 있었다.

1990년대 의료개혁 과정에서 영국과 같은 정부 공영제나 독일과 같은 건강보험제도 모두 구매자(재정관리자)를 단순히 진료비를 지불(reimbursing)하는 지불자 역할에 한정시키지 않고, 구매(purchasing)를 통하여 의료체계 전반의 효율성 향상이나 반응성 제고와 같은 새로운 역할을 부여하는 구매이론이 등장하게 되었다. 이와 같이 됨에 따라 필요도 접근에서 구매이론은 매우 중요하게 되었다.

이와 같은 구매자의 역할에 대하여 독일과 같은 건강보험국가는 물론 영국에서도 1990년대 시작된 의료개혁을 할 때까지 그 중요성을 깨닫지 못하고 있었다. 그러다 1991년 4월 내부시장 모형으로 NHS제도의 개혁을 단행하면서 구매의 중요성을 인식하게 되었다. 1993년 영국 NHS의 CEO인 Nichol(1995)은 NHS의 최상위 정책 의제로 구매를 꼽으면서, NHS는 환자나 국민 건강을 위하여 의료체계의 효율을 개선할 수 있는 구매자 주도 시스템(purchaser-driven system)이 되고 있다고 하였다. 공영제를 운영하는 영국에서 구매자와 공급자를 분리시키고 정부는 구매자 기능만 하도록 한정함에 따라 의료서비스에 대한 구매의 역할이 각광을 받게 되었다(Øvretveit, 1995).

의료분야에 구매이론이 등장하기 시작한 것은 1990년 영국에서 내부시장에 의한 의료개혁과 때를 같이하였다고 Øvretveit(1995)는 설명하고 있다[6]. 공영제 모형인 영국 NHS에서 구매자 역할이 강조됨에 따라 이미 구매자와 공급자가 분리되어 있던 건강보험국가에서도 보험자의 구매 기능이라는 새로운 역할에 유의하게 되었다.

공영제 국가인 영국의 의료개혁을 본 일부의 다른 공영제 국가들도 구매자와 공급자를

6) 영국은 NHS 당국이 1989년 *Working for Patients*라는 의료개혁 백서를 발간한 후, 1991년 4월부터 내부시장(internal markets)에 의한 경쟁원리의 도입을 통한 의료개혁이 시작되었다. 그러나 구매이론에 관한 단행본을 발간한 Øvretveit(1995)는 영국의 내부시장개혁이 시작된 시기를 1990년으로 서술하고 있다.

분리하는 개혁을 시도하였다. 건강보험제도는 구매자(보험자)와 공급자(의료기관)가 분리되어 있는 구조였으나 구매자에 대한 특별한 역할이 강조되지는 않았다. 그러다 네덜란드에서 1989년부터 구매자(보험자)를 선택하는 권리를 가입자에게 허용하여 의료체계 전반에 경쟁원리를 도입하자는 개혁방안인『데커보고서』가 발표됨에 따라 구매자 역할에 대한 관심이 나타나게 되었다.

1990년대 이전에는 대부분의 의료보장제도를 운영하는 국가들이 구매의 역할에 대하여 큰 관심을 두지 않았는데, 그 이유는 다음과 같다(이규식, 2021).

첫째, 제2차 세계대전이후 세계인권선언을 채택하면서 의료를 기본권으로 인정함에 따라 서유럽 국가들이 전 국민을 대상으로 하는 새로운 의료보장제도의 틀로 정부공영제 모형이 모색되었다. 그리고 공영제에서는 정부가 재정으로 병원을 직접 운영하여 대상자에게 의료서비스를 제공하였기 때문에 구매자와 공급자 기능이 모두 정부에 집중되어 있어 구매자 개념을 생각할 수가 없었다.

둘째, 건강보험제도는 의료서비스 공급자와 보험자가 분리(provider-purchaser split)되어 보험자가 구매한다는 개념이었으며, 이미 필요도 접근에 의하여 제도가 운영되었기 때문에 구매자는 환자가 아니라 보험자라는 개념이 묵시적으로 깔려있었다. 그러나 당시는 보험자가 서비스를 구매한다는 개념보다는 제3의 지불자로 진료비를 공급자인 의료기관에 지불하는 개념이 오히려 중시되었던 것이다. 따라서 이 시기에는 건강보험제도도 구매자 개념이 고려될 필요가 없었던 것이다.

셋째, 1950년대 이후 서유럽 국가들은 경제성장의 황금시기(golden age)를 누리고 있어서 의료보장제도의 재정조달과 같은 문제에 큰 관심이 없었다. 건강보험제도에서는 국민이 의료서비스를 이용하고, 의료기관이 보험자에게 진료비를 청구하면 간단한 심사 후에 지불하면 되었기 때문에 구매와 같은 개념을 동원할 필요가 없었다. 그리고 공영제 국가들은 정부의 예산으로 병원을 운영하였고, 예산은 의료필요도에 따라 결정되어 예산의 범위 안에서 서비스를 공급하면 되었기 때문에 역시 구매와 같은 문제에 관심을 가질 필요성이 없었다.

그러다 1970년대 두 차례에 걸친 오일 쇼크로 인하여 세계경제가 장기침체(stagflation)기를 맞이하면서 경제성장의 황금시기가 끝나고 복지국가의 위기가 닥쳤다. 복지국가의 위기를 경험하면서 미국과 서유럽에서는 시장을 중시하는 신자유주의 이념이 등장하게 된다. 이때 등장한 신자유주의 이념은 1990년대 서유럽 지역의 의료개혁을 이끄는 동력이 되었다(Øvretveit, 1995; 이규식, 2019). 1990년대 의료개혁의 핵심은 정부의 규제나 통제를 통하여 의료체계의 여러 문제들을 해결하기 보다는 경쟁원리를 도입하자는 논리였다(Enthoven, 1977). 신자유주의 이론에 따라 공영제에서는 내부시장 이론이 건강보험제도에서는 관리된 경쟁(managed competition)이론이 등장하면서 의료개혁이 시작되었다. 1990년대 의료개혁에서 핵심적 과제는 구매자의 구매활동을 통하여 공급자간의 경쟁을 유도하여 의료체계 전반의 효율성, 반응성, 혁신성을 높이고자 하는 것이었다.

우리나라 건강보험제도는 구매자와 공급자가 분리된 계약모형(public contract model)을 유지하고 있어 공영의료제 국가들에 비하여 효율성을 유지할 메커니즘은 갖추고 있다. 그런데 현재는 공급자인 의료기관이 보험급여로 정해진 서비스를 국민에게 제공하고, 진료비를 보험자에게 청구하면 단순하게 청구내역을 심사하여 이를 지불하는 지불자의 기능에 한정하고 있다. 우리나라가 이와 같은 문제를 지니고 있는 것은 의료보장제도를 도입하면서 필요도 접근으로 전환하지 못하고 여전히 수요 접근을 유지하여 의료서비스의 구매자를 환자로 착각하기 때문이다(이규식, 2021).

제2절 필요도 접근과 서비스 배분

1. 필요도와 의료배급제

필요도란 [그림 6-1]에서 본 바와 같이 가격과 무관하게 구매자(정부 또는 보험자)가 판단한 사용량(즉, 거래량)이기 때문에 수직선으로 표시된다. 즉, 이용량 결정을 가격에 의존하지 않고 필요도를 근거로 하기 때문에 시장이 아닌 다른 배분수단이 등장하여야 한다. 이것을 Felstein(2005)은 배급제(rationing)라 부르고 있다.

배급제로 의료를 배분하기 위해서는 필요도의 개념에서부터 필요도의 우선순위 설정에 관한 논리가 필요하고 구체적으로 어떠한 방법으로 배급하느냐를 결정해야 한다. 대부분의 의료보장국가들은 필요도 설정과 배급을 소비자인 환자가 인식할 수 없도록 암묵적인 방법으로 하기 때문에 일반 국민들은 의료배급제에 대한 보편적 지식이 거의 없다.

예컨대 1991년 의료개혁이전 영국은 병원 단위로 예산을 할당하고, 병원은 주어진 예산범위 안에서 서비스를 제공하였다. 이와 같은 방식은 병원에서 일하는 의사가 자신이 사용할 수 있는 예산범위 안에서 환자를 진료해야 하기 때문에 의사가 비용-효과분석의 '전문가'가 되어 환자의 진료여부를 결정하여 예산을 집행하였다. 따라서 개별 의사가 치료의 우선순위를 정하는 방식이었다. 미국 하버드 대학의 Aaron and Schwartz(1985)는 영국의 이와 같은 시스템을 '의료배급제'로 불렀지만 영국 국민은 자국의 제도가 배급제라고 인식하는 사람은 드물었다. 독일은 1차 의료는 주(州) 단위로 개업의사협회와 질병금고협회가 총액을 협상하여 결정하며, 질병금고협회는 결정된 총액을 개업의사협회에 지불하면, 개업의사협회가 가입회원에게 행위별수가제로 지불하였다. 그리고 병원서비스는 개업의사의 진료의뢰서를 토대로 진료를 하고 지불은 일당입원비(2004년부터 DRGs로 변경)로 하였기 때문에 배급제로 부를 수 있다. 그러나 독일의 의료시스템이 배급제로 운영되는지 역시 일반 국민들은 인식할 수 없었다.

필요도를 토대로 의료를 배급하기 위해서는 먼저 의료계획을 수립하여 의료기관 수준별로 필요로 하는 서비스의 범위(보험급여 패키지)를 설정하여야 한다. 의료기관 수준별이라는 것은 이미 제1절에서 설명한 바와 같이 Fox(1986)가 주장한 계층적 지역주의 모형에 따라 정해지는 의료기관의 위계에 따른 것을 의미한다. 그리고 필요도 설정이나 공급을 1, 2, 3차 의료로 계층화하여 이루어진다. 계층화된 의료를 환자의뢰체계를 따라 단계적으로 이용하는 것이 전형적인 배급제 방식이며, 정책당국은 의료계획을 통하여 의료의 발전을 도모하고 있다.

어느 국가도 자국의 의료제도가 의료배급제로 운영됨을 공개적으로 언급하지 않았기 때문에 우리나라에서는 배급제라 하면 생소하게 들려 의료공급을 어떻게 배급제로 하느냐란 비판이 쏟아진다. 우리나라가 1989년 7월 전국민의료보험을 달성하고 진료권 제도와 환자의뢰체계를 채택한 것은 배급제를 할 수 있는 기반 조성이었다. 그런데 당시 정책당국자도 이 분야 전문가들도 배급제에 대한 인식이 없었던 관계로 진료권과 환자의뢰체계에 따른 단계별 이용체계가 중요한 제도인지 깨닫지 못하였다. 그러다 보니 건강보험 통합을 앞두고 진료권을 폐지[7]하고 환자의뢰체계가 약화되어도 무심히 지나치게 되었다[8].

7) 진료권 붕괴는 이 장 뒤에 나오는 의료계획의 활용에서 언급할 것이다.

8) 1989년 7월부터 도입한 진료권과 환자의뢰체계가 배급제로 갈 수 있는 첫 걸음이었으나, 그러한 조치의 중요성을 깨닫지 못하여 오늘날 우리나라 의료가 영리화의 길로 들어서게 되었다.

2. 의료서비스 배분 방법

1) 필요도와 우선순위 설정[9)]

(1) 우선순위 설정이 제기된 배경

우선순위 설정이 제기된 배경은 개인에게 일어난 의료 사건이 대중의 경각심을 일으켜 사회적 문제가 됨에 따른 것이다. 의료보장제도의 급여 제한과 같은 제약으로 치료가 거부된 개인적 사건이 널리 알려지면서 우선순위 설정의 필요성이 대두되었다(Ham, 1997). 첫 번째 사례는 1989년 미국 오리건 주에서 발생하였다. 오리건 주의 Medicaid에서 골수 이식수술을 거부당한 7살의 Coby Howard가 진료비 문제로 사망하게 되었다. 이 사건으로 진료제한 문제가 사회적 이슈가 되자 오리건 주에서는 1989년 Health Services Commission(HSC)을 구성하여 Medicaid에서 제공하는 서비스의 우선순위 문제를 검토하였다[10)]. 두 번째 사례는 뉴질랜드에서 일어났다. 뉴질랜드는 Core Services Committee (CSC)를 구성하고 있었지만 1992년 암 병력을 갖고 있는 76세의 심질환자가 CSC가 작성한 가이드라인에 의거하여 신장투석을 거부당하고 있던 중에 언론의 압박과 대중의 관심으로 겨우 치료를 받게 되는 사건이 있었다. 세 번째 사례는 영국에서 발생하였다. 1990년 6세 소녀 Jaymee Bowen이 백혈병으로 고통을 겪고 있어, 그의 부모가 NHS에 뼈에 대한 2차 골수 이식 자금 지원을 요청하였으나 거부되었고, 결국 민간에서 임상시험 치료를 받았으나 1996년 5월에 사망하는 사건이 있었다.

이와 같은 몇 가지 사건은 의료보장의 급여 항목에 대한 우선순위 설정이 왜 필요한지에 대한 주의를 환기시키는 계기가 되었다.

(2) 우선순위 설정의 중요성

보험급여가 제대로 제공되기 위해서는 필요도 사정과 함께 필요도를 실제 보험급여로 연결하기 위한 우선순위 설정(priority setting)이 중요하다[11)]. 공적재정으로 운영되는

---

9) 이 부분은 이규식(2021)을 요약 정리하였다.

10) 미국의 Medicaid는 주(州) 단위로 독립적으로 운영되기 때문에 오리건 주에서 발생한 문제가 다른 주에서는 일어나지 않는다.

11) Saltman and Figueras(1997)는 희소한 자원에 직면한 의료체계가 이를 극복할 수 있는 방안으로 비용의 효율적 관리를 위한 비용절감(cost-containment) 전략, 비용의 분담(cost sharing)이나

의료체계에서 자원은 제약되는데 의료에 대한 요구는 날로 증가하고 있어 정책결정자들은 이 문제를 급여의 우선순위 설정을 통하여 해결하고자 노력하고 있다(Ham, 1997). 그러나 우리나라에서는 지금까지 보험급여와 관련된 대부분의 문헌들이 필요도 및 필요도의 우선순위를 전혀 언급하지 않았다[12]. 이렇게 된 이유는 몇 가지 측면에서 유추해 볼 수 있다.

첫째, 우리나라에서는 의료보장제도를 도입하고도 의료보장의료가 공공재라는 인식이 결여되어 공공의료를 공공의료기관이 생산하는 의료로 정의하는 우를 범하고 있었다. 그러다 보니 의료보장의료를 사적재화라는 시각에 집착하여 수요 접근을 함에 따라 필요도에 대한 관심을 가질 필요성이 없었기 때문이다.

둘째, 유럽의 의료보장국가에서 필요도를 지불제도와 연계시켰기 때문에 필요도를 토대로 급여가 제공되고 있어도 우리나라에서는 지불제도를 의료공급자에 대한 진료보수 지불도구로만 단순하게 생각하였지 필요도와 연계되고 있다는 점을 제대로 깨닫지 못하고 있었다.

셋째, 모든 의료보장 국가에서는 필요도를 토대로 보험재정의 크기가 책정되는데, 이때 적용되는 필요도는 명시적인 것이 아니라 정부나 보험자가 묵시적으로 정한 보험급여 패키지와 의료공급체계를 토대로 하는 경우가 많았다. 그리고 보험급여 패키지 결정에 중요한 역할을 하는 필요도의 우선순위 설정(prioritisation)도 묵시적으로 하는 국가가 많았다. 그러다 보니 의료보장 국가들이 어떻게 필요도를 보험급여와 연계시키는지를 우리나라에서는 제대로 인식하지 못한 측면이 있다. 특히 대부분의 의료보장국가들이 1980년대 후반에 와서 필요도가 명시적으로 구체화되기 시작하면서 우선순위의 설정을 위한 시도들이 이루어졌다(NHC, New Zealand, 2004). 그런데 이 당시 우리나라는 의료보험 통합이라는 엉뚱한 과제에 에너지를 쏟는 바람에 세계적인 흐름을 제대로 파악할 수 없었던 것도 문제의 원인이 된다.

이와 같은 세 가지 이유로 모든 의료보장 국가들이 필요도를 토대로 의료서비스를 배

우선순위 설정을 통한 이용의 억제를 제시하고 있다. 즉, Saltman and Figueras는 우선순위 설정을 의료이용 억제라는 매우 소극적인 의미로 제안하고 있다. 필자는 Saltman and Figueras의 우선순위 설정에 관한 소극적인 의미에 동의하지 않지만, 다른 견해도 있다는 것을 소개하기 위하여 Saltman and Figueras의 이론을 제시하였다.

12) 우리나라에서 이루어진 우선순위 설정에 관한 연구들은 수요 접근의 틀 속에서 보험급여 확대에 어떠한 비급여를 급여로 전환시킬 것인가에 초점을 두었다. 건강보험제도의 기본 틀을 수요 접근에서 필요도 접근으로 바꾸자는 의미에서의 우선순위 설정은 지금까지 연구된 바가 없었다.

급하고 있었음에도 불구하고, 우리나라는 의료보장제도 하에서 여전히 수요를 토대로 의료를 제공함으로써 의료의 남용이라는 문제에 직면하게 되었다.

2) 필요도 사정

(1) 필요도 사정의 중요성

의료비 증가와 소비자주의(consumerism)의 등장 등의 요인으로 지난 30년간에 걸쳐 의료비 지출은 경제의 다른 부문에 비하여 훨씬 빠르게 증가하였다. 의료기술의 발전과 인구구조 변화는 의료비를 증가시키는 압력 요인이 되고 있지만 가용 자원은 한계에 직면하게 되었다. 어떤 정부도 적정한 의료를 보편적으로 제공하기 어렵게 됨에 따라 많은 사람들이 적절한 의료에 형평적 접근이 불가능하게 되었다. 여기에 더하여 지리적이나 제공 시점에서 의료이용에 많은 편차가 있고, 가용성은 인구집단의 필요도와 역행하는 경향도 있었다. 인간의 모든 의료 필요도를 충족시킨다는 것이 불가능해짐에 따라 필요도 사정(needs assessment)이 중요하게 되었다(Wright, Williams and Wilkinson, 1998).

필요도 사정은 건강불형평과 의료서비스 접근의 형평성을 개선하고 이를 모니터링하는 방법을 제공할 수 있기 때문에 매우 중요하다(Womersley and McCauley, 1874; Majeed et al., 1994). 따라서 의료보장제도에서 필요도 사정은 의료서비스 공급을 계획하기 위한 객관적인 근거기반으로 활용될 수 있다(Feldstein, 1964; Gillam and Murray, 1996; Jordan et al., 1996).

필요도 사정이 중요한 다른 측면에서의 시각은 소비자주의 등장에 있다. 대중의 기대는 제공받는 서비스(적절성과 효과성에서의 접근성과 형평성)의 질에 대한 큰 관심으로 이어지고 있으며(Wright, Williams and Wilkinson, 1998), 이러한 요인들이 의료개혁을 촉발하는 계기가 되었다. 영국은 1990년 NHS법에 지역의료청(Regional Authority)이 주민들을 위하여 필요도를 사정하고, 이를 주민들의 건강 향상을 위한 우선순위 설정에 활용할 것을 요구하게 되었다. 특히 1991년 내부시장 모형으로 의료개혁을 한 이후 지역의료청은 대상주민들의 서비스를 조정하여 구매할 기회를 갖게 됨에 따라 필요도 사정이 요구되었다.

(2) 필요도 사정의 의미

필요도 사정은 의료자원을 가장 효율적으로 사용하여 의료를 보장하기 위한 체계적 접근전략(systematic approach)의 하나가 된다. 여기에는 인구집단의 건강문제를 설명하기 위한 역학적 방법[13], 질적 방법 그리고 비교 방법이 내포된다. 이와 같은 접근방법을 통하여 건강의 불형평이나 서비스의 접근성 문제를 찾아내고 가장 효율적인 자원 사용을 위하여 우선순위를 결정한다. 필요도 사정이란 사정에 소요되는 시간과 자원과 같은 것에 대한 실용적인 이해와 사정의 결과가 의료계획이나 서비스 제공에 충분히 활용될 때 성공적으로 이루어진다.

필요도 사정의 출발은 19세기 영국에서 등장한 의료정책관(Medical Officer)[14]이 지역주민의 필요도를 사정하는 책임을 갖는데서 찾을 수 있다. 1970년대에는 영국의 자원배분작업단(Resource Allocation Working Party, RAWP)의 활동을 위시하여 여러 국가에서 필요도 사정이 이루어진 것을 볼 수 있다. RAWP는 다른 인구집단에 있어서 표준화 사망률과 사회·경제적인 갈망(wants)을 토대로 상대적 필요도를 사정하고, 이때 사용된 공식을 활용하여 의료자원의 더 공정한 배분을 제안하였다(DHSS, 1976). 1992년 영국 정부는 Health of Nation 계획에서 국가 전체의 필요도를 사정하고 건강향상을 위하여 필요도의 우선순위 결정을 시도하였다(DoH, 1992)[15].

필요도 사정이란 환자의 의견이나 개인 경험을 듣는 과정과 같이 단순한 것이 아니다. 이것은 인구집단의 건강을 위해 미충족 의료(unmet health care)를 찾아내어 이를 충족시키기 위한 체계적 방법의 한 단계라 하겠다. 여기에는 환자의 관점과 임상적 및 비용효과성을 결합시켜 우선순위를 결정하는 역학적 및 질적 접근방법을 내포하고 있다. 이 접근법은 필요도의 임상적, 윤리적 그리고 경제적인 측면(어떤 것이 이루어져야 하고, 어떤 것이 이루어질 수 있고, 어떤 것이 제공될 수 있는지를 분석)이 균형을 이루어야 한다(Wright, Williams and Wilkinson, 1998).

경제학자들은 우선순위 설정에는 필요도 사정과 가용편익이 가용자원보다 커야 됨을

13) 앞의 제1절에서 필요도의 결정요인의 하나로 언급된 요소이다.

14) 이 제도는 우리나라에 없었기 때문에 우리말로 번역이 어려운데, 아마 의사가 정부의 의료정책이나 위생관리와 같은 정책을 담당한 것으로 추정된다.

15) 영국 보건부는 NHS를 도입할 때인 1948년에는 DHSS (Dept. of Health and Social Security)였으나, 1988년 DoH (Dept. of Health)와 DSS (Dept. of Social Security)로 분리하였고, 2018년 DHSC (Dept. of Health and Social Care)로 다시 통합하였다.

주장하고 있다. 그리고 필요도 사정은 의료서비스를 배급(rationing)하는 어려운 결정에서 벗어나게 해줄 수 있다는 것이다(Mooney, 1994).

3) 필요도와 서비스 배분(배급)

(1) 구매할 서비스의 결정

구매할 서비스의 종류는 시장에서 결정되는 것이 아니라 구매자가 사전에 필요도 등을 감안하여 결정하고 의료보장의 '급여 패키지'로 하고 있다. 필요도를 감안한 서비스 종류의 결정이 대부분의 산업화 국가에서는 포괄적으로 이루어진다. 포괄적으로 이루어진다고 우리나라와 같이 1차 의료기관이나 3차 의료기관을 구분하지 않고 모두 동일한 '급여 패키지'를 적용한다는 의미가 아니라, 1차 의료기관에 적용하는 '급여 패키지'가 가장 작고, 3차 의료기관에 이르게 되어야 비로소 '포괄적 급여 패키지'를 적용하게 된다.

필요도에 따라 의료보장 급여를 결정하고 포괄적으로 급여를 제공하는 원칙은 두 가지 조건에 의하여 제약을 받게 된다. 첫째는 정부나 보험자가 설정하는 필요도에 의하여 제약을 받게 된다. 필요도는 앞에서 언급한 바와 같이 인구구조, 역학구조, 의료기술과 같은 요인 외에 국가의 경제수준에 의하여 결정되기 때문에 국가에 따라 필요도가 달라진다. 두 번째 제약은 의료기술평가(health technology assessment, HTA)에 의하여 이루어진다. 의학이나 의약품에 관한 기술발전이 빨라 새로 개발된 의료기술이나 의약품을 모두 급여 패키지에 포함시키기는 어렵다. 그래서 1980년대 들어와서 유럽 국가들은 신의료기술을 평가하는 기구를 설립하여 안전성과 유효성은 물론 사회적 윤리성과 경제성 등이 입증되어야만 급여에 포함시키고 있다(이규식, 2018).

포괄성 원칙, 필요도, HTA 등을 감안하여 결정된 서비스나 의약품의 종류는 의료보장의 급여 범위가 되기 때문에 「의료보장법」을 통하여 보험자(혹은 정부)가 패키지를 결정하게 된다. 「의료보장법」에 구매할 서비스의 종류를 일일이 명기하기 어렵기 때문에 법에서는 큰 범주만 명기하고 구체적인 급여 목록은 시행령 혹은 시행규칙 등을 통하여 공표된다. 많은 국가에서 급여 범위의 결정에 공급자나 의료이용자인 일반 국민들의 의견도 감안하게 된다. 우리나라는 급여기준에 관하여 '건정심'에서 심의·결정하는데 여기에 공급자 대표와 건강보험 가입자 대표 등이 참여하고 있다.

필요도 접근을 하는 국가는 급여 패키지 결정과 함께 우선순위도 결정(priority setting)

하여 1차 의료로 간주할지, 아니면 2차 및 3차 의료로 간주할지를 결정한다. 우리나라와 같이 환자를 구매자로 간주하는 국가는 급여 결정으로 의사결정이 종결되기 때문에 결정된 보험급여는 모든 의료기관에 동일하게 적용된다. 그러나 구매자가 보험자(혹은 정부)인 국가에서는 결정된 의료보장급여를 필요도의 우선순위에 따라 1차, 2차, 3차 의료로 구분하여 제공하고 있다.

(2) 구매한 서비스의 배급

필요도를 토대로 설정된 '급여 패키지'는 구매자(보험자)가 이를 공급자로부터 구매하여 의료보장 가입자에게 배급하게 된다[16]. 구매할 서비스 양의 결정은 서비스 범위의 결정 못지않게 중요한데 이를 우리나라에서는 환자에게 일임하고 있다. 다만 환자의 구매량에 영향을 주기 위하여 본인부담제도를 실시하고, 지불방법을 개선하려고 노력하고 있다. 그러나 이와 같은 노력은 큰 실효성이 없다는 것이 지금까지의 경험이다. 가격장벽을 없애기 위하여 의료보장제도를 도입하였는데, 환자의 구매량(의료 이용량)을 낮추기 위하여 무턱대고 본인부담률을 높이게 되면 의료보장제도 도입의 의미가 퇴색되는 문제가 있다. 그래서 본인부담상한제를 실시하고 있으니 구매량 억제가 제대로 될 수 없다. 지불제도의 변경은 공급자의 동의를 얻기가 용이하지 않아 실행이 어려운 측면이 있다. 의료보장의료를 필요도 기준으로 제공하지 않으니 환자의뢰체계의 실행이 사실상 어렵다. 그러다 보니 우리나라는 의료이용을 통제할 기전이 없고 보험료가 매년 인상될 수밖에 없는 구조가 되어 있다.

필요도 접근에 따라 구매자가 보험자(정부)인 유럽 국가들의 경우, 필요도를 우선순위에 따라 1차, 2차, 3차로 구분하고 의료이용은 공급자 조직의 위계적 단계에 따른 계층적 지역주의에 맞추어 하게 된다[17]. 그리고 서비스 양도 묵시적이든 명시적이든 보험자가 보험재정의 크기에 맞추어 필요도(공급자와 가입자의 참여하에)를 사정하고 이를 구매자(보험자)가 구매하여 가입자에게 배급하는 방식을 취하고 있다. 유럽 국가들의 건강보험료가 안정적인 것[18]은 필요도에 의하여 의료이용이 결정되기 때문이라 볼 수 있겠다.

---

16) 의료보장제도라도 의료수가는 구매자와 공급자 간의 협상으로 결정된다. 이 수가는 환자에게는 무의미하고 공급자들은 서비스 제공에 따른 진료보수를 지급받아야 하기 때문에 매우 중요하다.

17) 유럽 국가들의 경우 모든 의료서비스가 완전히 이러한 방법으로 제공되는 것은 아니지만 거의 이와 비슷한 형식으로 서비스가 제공되고 있다.

18) 독일의 건강보험료율을 보면 의료개혁을 한 2009년에 14.6%(상병수당이 제외된 보험료)이던 것이

이와 같이 유럽의 건강보험 국가들은 필요도 접근을 통하여 제공할 서비스의 범위를 정하고 환자가 사용할 구매량(거래량)까지 조율함에 따라 구매량이 거의 안정적이 되고, 이에 따라 보험료율도 안정적 수준을 유지할 수 있는 것이다. 그러나 설정되는 필요도는 환자가 원하는 구매량보다 적어 필요도와 수요는 차이가 날 수밖에 없다. 환자가 구매자 역할을 할 수 없고 보험자인 질병금고가 구매자가 되어 필요도만큼만 구매하기 때문에 환자들의 수요에 비하여 구매량이 충분치 못하여, 의료기관에서 진료대기가 일상화 되어 있다[19]. 필요도 접근이 진료대기 문제를 일으키지만 제한된 의료재정으로 자원의 합리적 사용과 의료이용의 효과적 배분을 기하고 건강보험제도의 지속가능성을 보장하기 위해서는 불가피한 방법이 된다.

(3) 필요도에 반하는 의료이용 행태

WHO가 의료체계의 목표로 제시한 세 가지 가운데 하나가 재정의 공평성과 재정보호이다(제7장에서 설명). 이것은 의료보장의 재정에 대한 기여는 공평하게 하되 개인이나 가족이 빈곤으로 추락하지 않게 모든 사람이 의료에 접근할 수 있도록 재정을 확보하는 것이다. 개인이나 가족이 빈곤으로 추락하지 않도록 의료이용을 보장하기 위해서는 도덕적 해이를 방지하여 재정파탄을 방지해야 한다. 우리나라처럼 도덕적 해이를 초래할 정도로 의료의 남용이 허용되면 재정보호는 불가능해진다.

건강보험 급여와 관련된 두 가지 원칙은 포괄성 원칙과 최소수준 원칙이다. 포괄적이라는 것은 안전성과 유효성이 입증된 서비스는 비용효과성이 어느 정도 있다면 모두 건강보험 급여에 포함하라는 것이다. 여기서 간과해서는 안 되는 것이 의료의 필요도를 정하는 것이다. 필요도는 앞에서 언급한 바와 같이 인구학적, 역학적, 과학적, 기술적 요인에 의하여 결정된다. 그뿐만 아니라 국민의 부담능력과 같은 사회적 및 경제적인 요인도 무시할 수 없다. 그러다 보니 국가의 경제발전 정도와 필요도가 연계될 수밖에 없다. 예컨대 독일과 같이 경제력이 앞선 국가와 개발도상국가의 필요도는 달라질 것이다. 왜냐하면 인구학적, 역학적 요인 등에서 차이가 있을 뿐만 아니라 부담능력에서도 차이가 있기 때문이다. 그리고 최소수준 원칙이란 고급의료(특실 이용, 선택진료 등)의 제공은 배

현재도 그대로 유지되고 있다.

19) 보험자가 필요도만큼 구매하여 가입자에게 의료를 배급하기 때문에 미충족 의료는 없고, 대신에 미충족 수요는 엄청나게 많아 의료기관에서 대기가 일상화된다.

제하는 것이다. 그렇게 하더라도 의료이용을 시장에 맡기면 도덕적 해이를 야기할 정도로 이용이 많아져 건강보험제도가 붕괴된다.

개인의 재정보호를 위해서라도 포괄적인 서비스를 무한대로 이용하도록 시장에 맡기는 것이 아니라 정부나 보험자가 필요도를 정하고 우선순위에 따른 이용을 위하여 진료권 설정과 함께 적절히 규제도 하고 특히 의료이용의 절차(환자의뢰체계)를 마련하여 남용을 방지하는 것이 중요하다. 우리나라에서는 의료를 개인이나 가족이 원하는 만큼 충분히 이용하도록 허용하되 이용에 불편을 주는 진료권 설정이나 환자의뢰체계의 실시와 같은 규제는 잘못된 것으로 인식하여 의료이용에 자유를 허용함에 따라 도덕적 해이가 심해진 문제가 있다.

도덕적 해이를 부추기는 대표적 사례가 미충족 의료에 관한 논란이다. 건강보험 재정이 흑자가 나면 언론이나 일부 학자들은 저소득층이 본인부담문제로 필요한 의료를 제대로 이용하지 못하여 흑자를 내었다며, 저소득층은 미충족 의료(unmet needs)가 있다는 논리를 펴고 있다. 이때 언급되는 미충족 의료란 필요도가 있음에도 불구하고 환자가 본인이 부담하는 비용 때문에 의료이용을 제대로 하지 못한 것을 의미한다[20]. 이러한 주장은 미충족 의료의 개념을 제대로 이해하지 못한데서 연유하는 것이다.

미충족 의료를 논의하기 위해서는 먼저 필요도와 수요에 대한 개념부터 정립하여야 한다. 필요도란 전문가가 판단하는 의료서비스의 양으로 가격과는 무관하다. 반면 수요란 시장에서 수요자의 선호, 소득, 가격 등에 의하여 결정되는데 가장 중요한 변수가 가격이다. 즉, 경제학에서는 다른 사정이 동일하다면(ceteris paribus), 수요는 가격의 함수로 나타낸다. 필요도와 수요를 앞의 [그림 6-1]을 이용하여 구분하여 설명하기로 한다. 필요도는 구매자가 Qn 만큼의 의료이용량만 필요하다고 판단하였다면, 이것은 가격과 무관하기 때문에 그림에서 볼 수 있는 바와 같이 항상 수직선으로 표시된다. 반면에 수요는 가격과 역 함수 관계를 이루기 때문에 우하향(右下向)의 기울기를 갖는다. 만약 의료서비

---

20) OECD(2009)에서는 미충족 의료를 지난 12개월 동안 의료의 필요성이 발생하였는데 치료를 받지 못하였을 때로 정의하고 있으나, 필자는 OECD의 정의는 미충족 수요에 해당되는 것이지 미충족 의료(unmet needs)로 간주하기 어렵다고 생각한다. 지난 12개월간 필요성을 느낀다는 것은 felt needs로써 수요에 해당된다. 미충족 의료를 정의하기 위해서는 먼저 구매자(보험자 또는 정부)가 필요량을 정의하여야 한다. 그런데 필요량(needs)이 정의되지 못한 상황에서 OECD가 내린 정의는 수요가 미충족 된 것을 의미할 따름이다. 소비자에게 설문을 통하여 필요한 의료를 받지 못한 것을 미충족 의료로 정의하는 것은 문제가 있다. 경제학에서 필요도를 많이 활용하는 영역은 의료인력이나 병상수를 추계할 때이다. 이와 같이 전문가가 추계하지 않고 소비자에게 필요한 의료를 충족하였는지 여부를 따지는 것은 미충족 의료가 아니라 미충족 수요로 간주하여야 할 것이다.

스의 시장가격이 P_0라면 의료수요는 Q_0에 이루어지며, 가격이 P_1으로 하락하면 의료수요는 Q_1으로 증가하게 된다.

만약 건강보험제도가 도입되지 않아 의료서비스의 시장가격이 P_0에 있다고 가정한다면 의료이용량은 Q_0에서 이루어질 것이다. 이 경우 전문가가 판단한 필요도인 Qn에 미치지 못하여 $Qn - Q_0$ 만큼 미충족 의료가 생긴다. 그런데 건강보험제도가 도입되어 의료수요자들은 본인부담만 지출하면 의료이용이 가능하다. 건강보험에서 상환해주는 비용을 제외한 본인부담 가격을 P_1이라고 한다면 의료수요자는 Q_1만큼의 의료서비스를 이용하여 필요도 Qn보다 더 많은 양(Q_1 − Qn)을 이용하게 된다. 이렇게 된다면 미충족 의료가 존재할 수 없다. 현재 우리나라 국민은 Q_0를 이용하는 것이 아니라 건강보험제도로 인하여 Q_1을 이용한다고 볼 수 있기 때문에 미충족 의료가 존재하는 것이 아니라 이용이 과잉된 상태라 볼 수 있다.

우리나라 국민들의 의료이용이 과잉이 되었다는 근거는 다음과 같다. 첫째, 연간 의료이용 횟수가 1,000일을 넘는 사람이 상당수에 이르며 특히 의료급여 환자 가운데서 많은 편이다. 혹자는 의료급여 환자가 이용이 많은 것은 건강이 나쁘기 때문이라는 주장을 하지만 의료이용이 많다고 그들의 건강상태가 회복되는 것은 아니다. 건강이 나쁠수록 생활습관을 바꾸는 등의 노력이 필요하다.

둘째, 소득이나 지역 간의 의료이용의 형평성을 집중도 계수로 [표 1-3] 및 [표 1-4]에서 살펴보았을 때 '0' 내지는 '-' 값으로 나타난다. 이 수치는 소득계층이나 지역 간에 의료이용에서 격차가 없이 형평성을 이루고 있음을 보여주고 있다. 이러한 상황에서 저소득층에서 미충족 의료가 존재한다는 주장은 매우 비합리적이다.

셋째, [표 1-7]에서 소득계층 간의 건강관련 지표를 살펴보면 소득이 낮은 층일수록 건강생활실천율 지표가 나쁘고, 의료이용률은 높았다. 그리고 소득이 낮은 층일수록 미치료율이 높다는 응답을 하고 있다. 그리고 미치료의 이유가 거의 대부분 경제적 이유를 달고 있다. 이것은 미충족 의료가 아니라 미충족 수요로써 건강보험에서 본인부담제도가 있는 한 불가피하게 나타나는 현상이다. 그럼에도 불구하고 미충족 의료와 미충족 수요를 구분하지 못하면서 정책당국은 저소득층의 의료이용을 높이려는 정책을 꾸준히 취하여왔다.

넷째, 우리나라 국민의 의료이용도가 OECD 국가 평균을 훨씬 상회하고 있고, 세계에서도 손꼽히는 의료이용 국가인 것을 [표 1-1]에서 이미 밝혔고, 2015년 6월의 메르스 사태 당시 문제점의 하나가 환자들의 의료쇼핑이었다. 이와 같이 의료이용이 넘치는 상황에서 미충족 의료를 운운하는 것은 비논리적이다.

그렇다면 왜 미충족 의료가 존재한다는 주장을 하고 있는지 그 배경을 살펴볼 필요가 있다. 건강보험에서 본인이 부담하는 의료서비스의 비용이 P_1 이라 하더라도 의료의 수요곡선이 우하향의 기울기를 갖기 때문에 Q_1 만큼만 이용할 수밖에 없다. 그런데 본인부담 의료비가 만약 전혀 없다면(즉 의료가격이 '0'가 됨), 의료수요는 Qm이 된다. 사람들은 몸이 아프거나 불편하다면 의료이용을 Qm까지 하려는 욕망이 생긴다. 그러나 현재 P_1만큼의 본인 부담을 해야 하기 때문에 Qm 만큼의 이용은 불가능하고 Q_1 까지만 이용을 하게 된다. 설문조사를 통하여 의료이용을 하지 못한 미치료 상태에 대하여 질문을 하게 되면 대부분 사람들이 Qm－Q_1 만큼을 제대로 이용하지 못한다고 대답한다[21].

많은 연구들이 Qm－Q_1을 미충족 의료로 정의하는데 이것은 미충족 의료가 아니라 미충족 수요이며, 도덕적 해이를 방지하기 위하여 설정하는 본인부담제도로 인하여 발생하는 것이다. 만약 Qm－Q_1이 지리적인 접근성 문제로 발생한다면 미충족 의료에 해당될 수 있다. 그러나 우리나라는 앞에서 본 바와 같이 지역적으로도 의료의 집중도 지수가 제로(0)에 가까이 나타나고 있어 지리적 접근성에 기인한 미충족 의료도 찾기 어렵다.

미충족 의료는 없다고 하여도 개별 환자의 입장에서는 본인부담의료비가 가계를 압박하는 재난적 의료비(catastrophic health expenditure)는 존재할 수 있다. 재난적 의료비는 Wagstaff and Doorsaler(2003)가 가계 예산 비율(budget share)과 관련하여 처음으로 제시하였고, 이후 Xu(2005)가 가계 지불능력(household's capacity to pay)과 관련하여 측정지표를 제시하였다. Wagstaff and Doorsaler는 주어진 기간 동안 가계소득 또는 가계의 총지출 가운데 가계가 직접 부담하는 의료비(OOP health expenditures)가 일정 비율을 초과할 때 이를 재난적 의료비로 정의하였다. 그 이유는 가계의 예산에서 일정비율 이상을 의료비로 지출하여 가계 복지에 필수적인 다른 재화나 서비스 구매를 포기해야 하기 때문이다. Xu는 식품비를 제외한 가계 지출에서 직접 부담 의료비가 일정 비율을 초과하면 재난적 의료비로 정의하였다[22].

---

21) 급성질병을 갖고 있는데 치료를 못 받는다면 건강에 치명적 위해가 될 수 있다. 그러나 현재와 같이 높은 의료이용도를 보이는 상황에서 치료를 받지 못하고 있다면(Qm－Q1), 이것은 건강과 크게 관련이 없는 몸이 불편한 수준의 만성질병에 불과할 것이다.

22) 두 가지 접근법 모두 저축, 자산, 융자(credit), 친지나 친구들로부터의 이전 소득(transfer income)은 제외시킨 한계가 있다(Flores et al., 2008).

Wagstaff and Doorsaler는 재난적 의료비를 가계소득에서 직접 의료비가 10%를 넘는 것으로, Xu는 식품비를 제외한 가계 지출에서 직접 부담 의료비가 40%를 넘는 것으로 정의하였다(Kimani and Maina, 2015). 그 이후 많은 학자들이 재난적 의료비를 여러 국가들이 처한 상태에 따라 10~40%의 범위 내에서 측정하고 있다. 국민의 의료를 사회적으로 보장하는 국가에서 재난적 의료비로 고통 받는 가계가 있다면 의료비 지원 정책으로 접근하여야지 의료이용을 늘리는 미충족 의료 문제로 접근하는 것은 곤란하다.

3. 필요도 접근에서 의료이용 관리방안

필요도 접근을 하는 서유럽 의료보장 국가들의 의료이용 관리정책은 특별히 언급할 필요가 없다. 왜냐하면 필요도를 토대로 하여 의료배급제를 실시하기 때문에 본인부담률이 우리나라에 비교하여 극히 낮지만 의료이용도는 우리나라의 1/5~1/2 수준으로 낮다. 이와 같은 상황임에도 불구하고 서유럽 국가들은 의료비를 절감하기 위한 다양한 정책이 사용되고 있다. 서유럽 국가들이 채택하고 있는 의료이용 관리방안으로는 의료배급제의 일환으로 활용하는 환자의뢰체계에 의한 단계별 이용 장려, 1차 개업의사를 통한 전문의료에 대한 문지기 제도(gate keeper), 보험자의 구매 기능(전략적 구매 활동)을 활용한 의료이용 관리정책이 있고 만성질환자를 지역사회에서 홈 케어로 관리하는 조치들이 있다. 그리고 본인부담제도를 통한 도덕적 해이 방지가 있다. 근본적인 방안으로는 필요도 설정과 관련하여 의료계획의 실시를 들 수 있다. 본인부담제도는 수요 접근에서 채택되는 제도이지만 필요도 접근에서도 활용되고 있다. 특히 지역사회의 만성질환을 갖는 노인들을 위한 홈 케어(커뮤니티 케어)는 의료비 절감을 위하여 매우 중요한 정책이다.

제3절 필요도 접근과 정부 역할

20세기 초반만 하여도 대부분 서유럽 국가들도 의료에 대한 통제는 의사에게 위임하는 형태였다(Starr and Immergrut, 1987). 제2차 세계대전 이후 의료를 기본권으로 간주함에 따라 대부분의 산업화 국가들은 전국민에게 의료를 보장하면서 수요 접근에서 필요도 접근으로 전환[23]할 수밖에 없었기 때문에 정부 개입이 점차 확대되어 기획과 규제가 일반화되었다(Chinitz, 2002).

필요도 접근을 하는 국가에서는 공영제이든 사회보험이든 의료계획을 먼저 수립하고 이를 통하여 정부는 국민들에게 보장할 의료서비스의 종류와 범위(즉, 서비스의 총량)와 수준 그리고 질을 결정한다. 이때 필요도를 토대로 서비스를 배분하기 위해서 필요도의 결정이나 우선순위 설정에 관하여 구매이론의 정립이 중요하다. 이 문제는 다음 절에서 상세히 다루기로 한다.

의료의 보장 총량이 정해지면 이를 공급하기 위한 공급능력에 대한 계획(capacity planning)이 필요하다. 공급능력의 계획을 통하여 전국 단위로 병상 계획을 결정하고 지역 간의 균점을 위한 계획도 필요해진다. 또한 의료이용을 효율적으로 제공하기 위하여 지역단위로 진료권(catchment area)을 설정하고, 진료권 단위로 자원 배치와 환자의뢰체계(referral pathway)를 설정할 필요가 있다. 이와 같은 의료체계를 설정하는 이유는 국민의 기본권을 보장하기 위해서는 건강보험에서 제공하는 필요한 서비스 범위를 설정하고 필요한 서비스를 가장 효율적으로 제공하기 위해서는 공급자 조직의 위계화와 환자의뢰체계를 통한 의료이용이 계획대로 관리되어야 하기 때문이다.

1. 정부 역할에 대한 일반론[24)]

필요도 접근을 하는 국가의 의료 분야에 대한 정부의 개입은 두 가지 차원에서 보편화되어 있다. 첫째는 정책 목표로써의 개입이며, 둘째는 경영차원의 메커니즘(managerial mechanism)이다(Saltman and Busse, 2002).

첫 번째 차원인 정책 목표는 사회경제적 목표에 관한 것으로 그 성격은 규범적이며 가치 중심적이다. 의료와 같이 사회적인 방위 영역을 조직화하고 입법 활동을 주도하기 위하여 핵심적인 정책 목적(core policy goals)을 헌법(혹은 사회적인 합의)에 명기한다. 이러한 사회적 결정은 공영의료제도로 반영되거나 강제 가입에 기초하는 건강보험제도로 반영이 된다(Saltman and Busse, 2002). 필요도 접근을 하는 국가들의 의료정책 목표는 [표 6-1]에서 볼 수 있다.

---

23) 의료에 배정되는 공공재정의 총액(건강보험재정이 대종을 이룸)이 경제적 판단이 아니라 정치적 판단에 의하여 결정된다는 점은 의료가 필요도 접근으로 관리된다는 것을 입증한다(McKee et al., 2002).

24) 이 항은 주로 Saltman and Busse(2002)를 참고하여 작성하였다.

[표 6-1] 의료정책의 사회적 및 경제적 목표

정책 목표	내 용
형평과 정의	전 인구에 대하여 균등하고 필요도에 기초한 의료서비스 제공
사회적 결합	NHS나 SHI를 통하여 의료서비스 제공(사회적인 연대)
경제적 효율	재정적으로 지속 가능한 범위에서 국민의료비 통제
건강과 안전	산업장 근로자를 보호하고 안전수와 안전한 식품 보장
시민 교화	의료서비스, 의약품, 건강한 생활 습관에 대한 시민 교화
개인의 선택	가능한 범위에서 공급자 및 보험자에 대한 선택권 보장

출처 : Saltman and Busse(2002)

정책 목표의 특징은 전 인구를 대상으로 하며 영리의료기관까지 포함하여 의료분야의 모든 참여자들이 강제적으로 따르게 하는 국가적 요구(mandatory national requirements) 내용을 담고 있는 점이다.

정부 규제 활동의 두 번째 차원은 의료분야의 관리 메커니즘(management mechanism)에 관한 것으로 구체적인 내용은 [표 6-2]에 수록하였다. 이것은 [표 6-1]에 제시된 목표를 달성하기 위한 구체적이고도 실천적인 규제 메커니즘이다. 관리 메커니즘은 주로 기술적 차원에서 인적 및 물적 자원의 효율적이며 효과적인 사용을 강조하고 있다. 이와 같은 관리 지향적인 메커니즘은 민간/공공의 혼합적 성격이 될 수도 있으며, 의료분야의 다양한 공급자들에 대한 수많은 복잡한 배합을 반영한다. 관리 메커니즘이 초점을 두는 것은 미시적 수준으로 개별 의료기관의 활동과 관련이 되는 규제들이다(Saltman and Busse, 2002).

[표 6-2]에 열거된 관리 메커니즘의 내용을 보면 주로 의료서비스 관리 능력에 영향을 미치며, 의료의 효율과 효과를 증진시키도록 하는 규제 조치들로 구성된다. 이러한 규제 가운데 일부 내용은 1990년대 유럽의 의료개혁 과제로 등장하였다. 규제의 사례를 보면 병원서비스에 대한 규제된 시장 구축, 공공병원의 민영화, 병원과 1차 의료공급자간의 합리적인 관계 정립 등과 같다. 의료개혁의 과제가 되었던 이러한 내용과 함께 민간영역에서 택하고 있는 관리기법의 응용이 의료분야의 거버넌스로써 새로운 공공행정(new public management, NPM) 운동을 촉발하였다.

필요도에 기초하여 의료를 제공하는 국가는 [표 6-1]의 정책목표로써 규제와 [표 6-2]의 관리 메커니즘으로써 규제를 정부가 수행하게 된다. 그리고 유의할 점은 [표 6-2]의

[표 6-2] 의료분야 관리 메커니즘

메커니즘	내 용
질과 효과성 규제	임상적 치료의 비용-효과성, 의사 훈련, 의료기관 신임
환자 접근성 규제	문지기제도, 본인부담제도, 1차 의사 리스트, 보험자 선택의 원칙, 조세정책, 조세 지원
공급자 행위 규제	공공병원의 민영화, 병원 자본 차입 규제, 병원서비스와 1차서비스/홈 케어 간 합리적인 관계 정립
지불자 규제	계약 원리, 병원서비스를 위한 규제된 시장 구축, 수가개발, 민간보험회사의 자본투자행태와 보유금 규제, 질병금고 간 재정조정
의약품 규제	대체조제, 등재제도, 참조가격제, 이윤율 통제, basket-based price
의사 규제	임금수준 또는 상환수준 결정, 면허 요건, 의료사고보험 범위설정

출처 : Saltman and Busse(2002)

규제는 모든 국가에서 시행되는 것이 아니라 국가가 처한 환경에 따라 선택적으로 채택된다는 점이다. 또한 규제는 입법, 행정, 사법이라는 민주주의 국가의 세 기둥을 토대로 법률 제정, 실행, 모니터링과 평가, 강제와 사법적 감시(enforcement and judicial supervision)로 이루어진다.

2. 공영의료제 국가의 정부 역할

공영의료제도란 정부의 일반재정으로 국민의 의료를 보장하는 제도로 중앙정부 재정에 의한 국영의료제도와 지방정부 재정에 의한 지방의료제도가 있다. 정부는 의료서비스 생산은 물론 배분 기능도 수행하여 서비스에서 구매자와 공급자가 통합된 형태를 취한다(OECD, 1992). 즉, 정부는 의료체계의 계층[25]에 따른 모든 병원을 소유하고 예산을 할당함으로써 서비스를 생산하여 국민에게 의료를 배급하는 형태를 취하는 것이다.

개업 의사에 대한 관리는 국가에 따라 차이가 있다. 영국의 경우 개업(1차) 의사는 원칙적으로 독립성을 보장하고 의사에 대한 지불을 인두제 방식으로 하고 있다. 스웨덴은 1차 의사도 지방정부의 피용자로 하여 정부가 설립한 진료소에서 의료서비스를 제공하고 있다. 캐나다는 조금 특이한 방식으로 병원은 주정부가 소유하여 예산을 할당해주고, 의사(1차 의사 및 전문의)들은 미국처럼 개업하여 병원과 계약을 맺어 의료서비스를 제공하

25) 1차, 2차, 3차 의료기관의 계층을 의미한다.

는데 진료보수는 사회보험을 통하여 행위별수가로 지불받는다. 그러나 공영제를 택한 모든 국가의 공통점은 병원은 정부의 소유로 하고 있다는 점이다. 그리하여 정부의 기능은 의료 생산을 담당하는 공급자 기능과 함께 의료서비스를 구매하는 구매자 기능도 맡는다. 이때 구매자 기능이란 정부가 예산으로 생산자인 의료기관에 운영비(진료비)를 지불하는 행위를 말한다.

1990년대 이후 공영의료제도를 택한 일부 국가에서는 정부가 의료기관에 예산을 배정하여 직접 생산하는 방식에서 벗어나 의료기관에 자율성을 부여하고 의료기관의 진료 실적에 따라 진료비를 지불하는 방식으로 전환하는 의료개혁[26]을 하였다. 즉, 의료기관의 경영을 자율화[27]시켜 생산(공급)기능은 의료기관의 자율적인 판단으로 할 수 있도록 일임하고, 정부는 의료기관이 생산한 서비스를 실적에 따라 진료보수를 지불하는 방식(혹은 구매하는 방식)으로 전환하였다.

공영의료제도를 택한 국가도 서비스를 생산하기 위한 의료인력 관리에 있어서 면허제도를 사용하는 것은 시장형 의료체계에서와 다를 바가 없다. 그 외에 시설이나 병상 관리는 지역단위(또는 진료권 단위)로 의료계획을 수립한다. 물론 의료인력의 적정한 수나 지역 간의 분포에 대한 관리는 지역의료계획으로 하게 된다. 의료재정 관리에 속하는 것은 정부가 일반재정에서 의료재정으로 얼마를 배정할 것인가를 결정하는 것에서부터, 이 재정을 병원서비스와 1차 의료 구매에 어떻게 배정하고 개별 병원이나 1차 개업 의사에게 어떤 방식으로 진료보수를 지불할 것인지 등에 대한 결정까지 모두 포함된다.

의료서비스 제공에 대한 관리로써 어떠한 서비스를 국민에게 제공하고, 서비스를 어떠한 단계를 거쳐 제공할 것인지 등의 공급체계(delivery system)를 운영하게 된다. 서비스의 제공범위는 필요도를 토대로 결정하는데, 안전성과 유효성이 입증되는 서비스는 원칙적으로 제공하되 비용-효과가 미미한 서비스 제공은 유예시킬 수 있다. 공영의료제도를 운영하는 국가에서 정부가 공급자와 구매자 기능을 모두 수행할 때는 관리 메커니즘이 정부에 의한 명령과 통제 방식이었지만 구매자와 공급자 기능을 분리하고 정부는 구매자

26) 의료개혁은 국가공영제인 영국이 1991년 내부시장 원리를 동원하여 시작하였고, 사회보험국가인 네덜란드도 2006년 관리된 경쟁원리를 통하여 시작하였다. 그러나 대부분의 문헌들은 1990년대를 의료개혁 시기로 기록하고 있다. 이 책 개정판에서 영국 및 네덜란드의 개혁을 1989년으로 표기한 것은 개혁보고서가 출간된 시점을 기준한 것이었으나 개혁을 실행한 시점으로 수정하였다.

27) 의료기관의 자율화란 우리나라에서 도입된 책임경영제와 유사하게 병원에 독립된 이사회를 설치하고 의사결정에 자율성을 부여하여 병원을 자율 병원(autonomous hospital)으로 만드는 것을 의미한다.

기능만 하게 되자 관리 메커니즘도 간접적인 조정방식(steer-and-channel regulation)으로 바뀌었다(Saltman and Busse, 2002).

3. 사회보험 국가의 정부 역할

사회보험제도를 택한 국가의 의료에 대한 정부 역할은 정부가 직접 기획과 규제를 하는 부분과 보험자를 통한 기획과 규제로 나누어지는데 보험자가 담당하는 부분도 정부의 역할로 간주하는 것이 타당하다. 왜냐하면 의료를 기본권으로 간주하였지만 정부가 서비스 제공을 위한 공급체계까지 관장하기에는 너무 힘이 들기 때문에 재정조달 업무는 정부가 보험자(구매자)를 설립하여 업무를 위임하였고 의료공급은 공공 또는 민간병원과 계약을 통하여 위임한 것이다. 비록 의료기관에 대한 규제는 보험자를 통하여 하지만 궁극적으로 정부가 규제하는 것으로 간주할 수 있다. 그러나 의료서비스 공급을 정부가 병원을 설립하여 직접 제공하는 것과 계약을 통하여 간접적으로 제공하는 것은 차이가 있기 때문에 정부의 규제에서도 차이를 보인다.

사회보험 국가는 공영의료제도를 택한 국가와는 달리 처음부터 의료의 구매와 공급을 분리한 특징이 있다[28]. 즉, 사회보험제도에서 의료서비스는 의료기관이 자율성을 갖고 생산하고, 의료 구매는 보험자(질병금고)가 공급자와 계약으로 하는 틀을 갖고 있다. 여기에서 공급자인 의료기관이 공공기관이냐 민간의료기관이냐의 구분은 중요하지 않고 보험자와 계약을 맺고 있느냐가 중요하다.

사회보험 국가에서 정부 역할은 주로 의료자원에 대한 관리로써 면허제도로 인력을 관리하고, 의료계획을 수립하여 병원이나 병상 수 및 분포를 관리하는 것이다. 정부가 자원관리를 함에 있어서 의사 훈련을 위한 수련비용을 부담하거나 병원 자본비용 일부를 별도로 부담하기도 한다.

의료재정에 대한 관리는 보험자 역할이 된다. 이때 정부는 보험료율을 결정하는데 우리나라는 건강보험정책심의회(이하 건정심)라는 기구를 통하여 개입하고 있고, 독일은 국회에서 의결하는 방식을 취하고 있다. 그리고 대부분의 사회보험국가에서 정부(지방 정

28) 의료에서 구매자와 공급자의 분리모형과 통합모형에 관해서는 OECD(1992) 보고서에 자세한 설명이 있다.

부 포함)는 보험재정 일부를 지원하고 있다[29]. 보험료 징수는 대개 보험자 역할로 되어 있다.

건강보험 운영에서 중요한 것은 보험급여에 관한 업무로 먼저 보험에서 제공할 서비스 범위(benefit package)는 공영제와 마찬가지로 필요도를 토대로 결정을 하게 된다. 그리고 결정된 필요도의 배분을 효율적으로 하기 위하여 의료공급자의 위계에 따라 의료기관 수준별로 급여범위를 결정하게 된다. 보험급여는 통상 법정급여(guaranteed health care package)와 부가급여로 구분되는데 법정급여는 의회에서 「건강보험법」으로 규정하고, 부가급여는 보험자가 결정한다. 따라서 보험급여범위도 정부 규제 범위에 포함된다. 법정급여는 포괄성 원칙을 지켜 예방에서부터 재활서비스에 이르기까지 임상적으로 유효한 서비스는 모두 포함하고 있다(Ettelt et al., 2009)[30]. 그러나 비용 대비 효과가 낮은 서비스의 제공은 제한하게 된다. 포괄성 원칙은 필요도와 연계되어야 한다. 포괄성 원칙이라 하여 모든 국가가 동일한 보험급여 패키지를 가져야 한다는 것은 아니라는 점에 유의하여야 한다.

보험자는 의료서비스 제공에 대한 관리도 담당한다. 보험자는 보험급여로 결정된 서비스를 국민에게 어떠한 단계를 거쳐 제공할 것인지 등의 공급체계를 결정하지만, 의료서비스 제공은 정부의 의료정책에서 중요한 요소이기 때문에 정부와 협의를 거쳐 운영한다. 그리고 건강보험 급여를 담당하는 의료기관은 비록 민간병원일지라도 공공의료기관과 거의 동일하게 취급되기 때문에 의료기관에 대하여 보험자는 지불방법, 수가수준 등을 결정한다.

---

29) 일본, 대만, 한국의 동양 3국의 정부 지원액을 비교하면 한국이 가장 적다.

30) Ettelt et al.(2009)에서는 다음과 같이 언급하고 있다. Most industrialized countries share the vision that publicly funded health care should provide a comprehensive range of clinically effective services, cover the entire population.

제4절 필요도 관리와 의료계획[31)]

1. 계획의 중요성

계획(planning)[32)]이란 이루고자 하는 목표를 설정하고 이를 달성하기 위하여 필요한 자원의 효율적 활용 및 합리적 배분을 하는 포괄적인 메커니즘을 개발하는 과정으로 정의할 수 있다. 이러한 정의가 내포하는 의미는 다음과 같다. 첫째, 계획은 결과인 산출물보다 이루어지는 과정으로써의 가치를 더욱 중요시한다. 따라서 계획은 시스템이 다루어야 할 다양한 측면을 조정하여 조직화하는 시도를 의미한다. 둘째, 계획은 모든 관련되는 변수들을 고려하는 포괄적 접근을 하도록 한다. 셋째, 계획이 의도하는 것은 설정한 목표를 가용한 자원의 효율적 활용과 합리적인 배분을 통하여 달성하는데 있다.

의료분야의 계획은 특정 지역이나 인구집단의 전반적인 필요도를 측정하고, 이를 충족하기 위해 기존의 자원 및 미래에 기대되는 자원의 배분을 어떻게 하는 것이 가장 효율적인지를 결정하는 과정이라 할 수 있다. 즉 당면하고 있는 건강문제를 효과적으로 대응하기 위해 의료자원의 합리적 배치 및 조직화를 통해 의료이용의 합리성과 형평성을 추구함으로써 희소한 자원의 중복과 낭비를 최소화하는 것이다(Thomas, 2003).

Melhado(1998)는 의료계획은 의료기관의 성장을 저해하는 것이 아니라 효율적인 성장의 길로 이끌어 의료기관의 질서 있는 발전에 기여한다고 하였다. 의료체계의 합리적 운영에 의료계획이 필수적인가에 대하여 논란이 있지만 의료계획이 필요한 이유를 Ettelt et al.(2009)은 다음과 같이 네 가지로 요약하고 있다. 첫째, 의료와 관련된 정보의 비대칭성에 기인한다. 비대칭적 정보와 많은 참여자가 포함되는 복잡한 과정이 결합되면 시장 시그널에 의존하기 힘들어지므로 계획이 없으면 필요도와 실제 이용 간 불일치가 발생하게 된다. 이와 같은 상황에서 계획은 환자에게 많은 편익을 주게 된다.

둘째, 계획이라는 개입이 없으면 의료공급자는 수익을 높일 수 있는 환자만 치료하고자 한다. 개별 의료기관들은 이윤은 극대화하고 위험은 최소화하기 위하여 가급적 복합

---

31) 이 절은 이규식, 이신호(2017)에서 발췌 요약하였다.

32) Plan은 계획 그 자체를 의미하고 planning은 계획하는 과정에 중점을 두는 것으로 우리말로는 둘 다 계획으로 번역되고 있다. 그런데 여기서는 planning은 계획으로 표기하였으며, 특별히 계획 그 자체를 이야기할 경우에는 계획(plan)으로 표기하였다.

증상이 적은 환자만 진료하기를 원하게 된다. 만약 계획과 같은 정부의 개입이 없다면 합병증을 갖거나 유전적 질병을 갖는 위험도가 높은 환자들은 진료 받을 곳이 없어지는 문제가 일어난다(Nolte and McKee, 2008). 국가가 의료보장체계를 갖추기 수 세기 이전에도 정신질환(mental disorder)에 대해서는 이미 시장에서 필요도를 충족시킬 수 없었기 때문에 지방정부 차원에서 계획을 통하여 서비스를 제공하여 문제를 해결하였다.

셋째, 계획이 없으면 공급자 유인 수요가 일어날 수 있다. 계획 기능이 초보적인 개발도상국가의 사례들을 보면 제공되는 의료서비스의 적정성보다 자본투자 수익을 극대화하는 방향에서 시설에 대한 투자가 이루어지고 있다. 이러한 국가의 의료체계를 보면 기본적인 필요도는 충족시키지 못하면서 수익성이 높은 MRI 같은 고가장비들을 다량으로 구입하는 사례들을 볼 수 있다.

넷째, 의료서비스 공급과 진료 사이에는 상당한 시차가 존재한다. 예를 들면 의과대학 증설과 서비스 공급의 증가는 적어도 10년의 시차가 있다. 의료시장에서 공급 부족 신호가 나타날 때 공급능력을 확충해서는 이미 시기가 늦기 때문에 의료계획이 사전적으로 이루어져야 한다.

한편 Thomas(2003)는 계획이 필요한 이유를 계획의 이점이라는 관점에서 다음과 같이 설명하고 있다. 첫째, 계획은 의료체계나 하부 조직을 구성하는 여러 가지 요소간의 조화(coordination)를 기할 수 있도록 한다. 조화는 어떠한 계획이라도 이를 집행하기 위해서는 필요하며, 특히 계획 과정에서 조화가 반영되기 때문에 계획이 사업 효율성을 높인다.

둘째, 계획(plan)은 자원배분을 위한 강력한 수단이 된다. 계획이 존재하는 이유는 미래의 필요도 충족을 위하여 자원을 적절히 배정하는데 있다. 항상 가용자원은 필요로 하는 자원보다는 적으며, 자원은 필요도 충족에 소요되는 것보다 더 많은 활용기회가 있다. 따라서 계획(plan)은 자원이 어떻게 배분되어야 하는지를 결정하는 것이 아니고, 자원배분을 결정할 수 있는 틀을 제공한다.

셋째, 계획은 논의할 과제(issues)들을 모두 탁자위에 올려놓게 한다. 계획 과정은 일상의 사업 전개과정에서 무시될 수 있는 과제들을 토론할 수 있도록 하여 사업 수행 과정에서 벌어질 수 있는 상황을 사려 깊게 전부 고려하는 기회를 제공한다. 계획은 의사결정 틀을 제공하며, 계획 과정은 사업의 우선순위를 결정하는 과정이 된다. 그리하여 최적의 조건에서 의사결정이 이루어지도록 한다.

넷째, 계획은 의료비 절감(cost containment)을 위한 수단으로 활용할 수 있다. 모든 계획에 내재하고 있는 조화, 효율, 책무성의 강조는 보다 비용-효과적인 조치들을 도입하는 계기가 된다.

이상과 같은 연유로 대부분의 서유럽 국가나 일본은 의료계획의 요소를 갖추고 있는 중앙집권적인 의료체계를 유지하고 있다[33](Thomas, 2003). 미국도 1960년대 중반부터 1981년 레이건 행정부가 집권하기 이전에는 지방정부(county) 차원에서 의료계획을 실시하고 있었다.

2. 우리나라에서 의료계획의 필요성

우리나라는 1977년 사회보험방식의 건강보험을 도입하였지만 지금까지 국가적 차원에서 의료계획을 수립한 적이 없었다. 다만 1977년부터 제4차 경제개발5개년계획을 수립할 때, 부문 계획의 하나로 보건 및 사회보장부문에 대한 계획이 있었으나, 이것은 다른 사회보장국가들의 의료계획과 비교할 수 없을 정도로 단순하였다. 이 계획도 제7차 경제사회발전5개년계획 기간 중인 1995년 1월 정부가 세계화를 선언하면서 중단되었다. 세계화를 통한 자유시장 질서와 정부의 계획을 통한 시장에 대한 정부 개입은 정합성을 갖추기 어렵다는 판단에서 5개년계획이 중단되었고, 그에 따라 의료분야의 부문계획도 자취를 감추게 되었다.

그러다 김대중 정부가 집권하면서 2000년에 「보건의료기본법」을 제정하고 법 제15조에 매 5년 단위로 보건의료발전계획을 수립하고 보건의료 발전의 기본 목표, 보건의료자원의 조달 및 관리 방안, 지역별 병상 총량의 관리 등의 내용을 포함하도록 규정하였으나 유야무야되었다. 「보건의료기본법」의 규정에 따라 정부는 한국보건사회연구원에 기초적인 연구를 부여하였고, 이명박 정부 시절에는 보건의료발전계획을 수립하기 위한 위원회도 구성하였으나, 계획을 확정하고 이를 시행한 적은 없었다.

그러나 분야별 부문 계획은 수립하여 실행에 옮기기도 하였다. 그 사례를 보면, 1980년대 초반 '한국형 의료자원배치모형(Korean Health Facility Allocation Model, KOHFAM)

33) 여기서 중앙집권적이라는 의미는 북유럽과 같이 지방정부(county)가 의료에 대한 책임을 지고 있는 분권화 국가라 하더라도 중앙정부가 전국적인 통일된 체계를 갖도록 법이나 제도의 틀을 정하고 있음을 의미한다.

연구'를 통하여 「전국보건의료망」편성을 계획하였다. 의료망 편성에는 진료권 설정, 진료권별 소요 병상 수, 병원규모별 공급계획 등이 포함되었다. 현재도 「응급의료법」에 의한 응급의료기본계획, 「의료법」에 따른 병상수급계획, 「지역보건법」에 의한 지역보건의료계획, 「공공보건의료에 관한 법률」에 의한 공공보건의료기본계획, 「국민건강증진법」에 의한 국민건강증진종합계획 등 각 분야별로 계획이 수립되고 있다. 이러한 계획은 보건의료체계의 하부 구조 또는 특정 서비스 영역만을 대상으로 한 것으로서 여기에서 논의하는 의료체계 전반을 다루는 종합계획이라고 볼 수는 없다. 그리고 병상수급계획이나 지역의료계획은 계획으로 끝나고 제대로 실행이 이루어지지 못한 문제도 있다.

의료서비스를 필요도로 접근하는 의료보장제도에서 의료계획은 필수적이다. 그러나 우리나라는 의료보장제도를 갖고 있는 국가임에도 불구하고 수요를 토대로 시장접근을 함에 따라 종합적인 의료계획이 없어 다양한 의료정책들 간의 정합성과 일관성이 결여되어, 다음과 같은 문제들을 노출하고 있다.

첫째, 의료이용이 지나치게 과도한 문제가 있다. 건강보험제도에서 제공되는 의료서비스 가격은 의료공급자와 보험자에게는 중요한 역할을 하지만 의료소비자인 환자에게는 아무런 의미가 없다. 이와 같은 상황에서 환자에게 의료이용을 자유롭게 하도록 허용할 경우, 다른 재화와 달리 가격에 민감해질 수 없어 의료이용에서 낭비가 초래된다. 따라서 의료의 적정 이용을 유도하기 위한 의료계획은 반드시 필요하다.

둘째, 의료계획이 없다 보니 의료시설의 과잉 공급을 막을 수가 없게 되었다. 의료가격이 정부에 의하여 통제되는 관리된 가격이지만 정부의 통제수가에서 벗어날 수 있는 비급여 서비스, 선택진료(2018년 1월부터 폐지) 그리고 상급병실제도가 있다 보니 의료기관의 경영수지가 그렇게 나쁘지 않았다. 그 결과 의료기관은 개별적인 경영판단에 의하여 매년 신규 설립되거나 기존 병원은 병상 수를 증가시키는 문제가 있다. 신의료기술을 기반으로 하는 고가장비도 개별의료기관이 명성(prestige)을 유지하고 경영수지를 위하여 도입하다 보니 많아지는 문제가 있다. 병상 수의 무분별한 증가나 고가장비의 신규 도입은 공급자들의 도덕적 해이를 유발하여 국민경상의료비를 증가시키는 문제가 있다. 공급자들의 도덕적 해이를 방지하고 의료비 증가 문제를 해결하기 위해서 의료시설과 장비의 적정한 공급에 대한 의료계획은 절대적으로 필요하다.

셋째, 의료계획이 없다 보니 의료인력의 적정 확보가 어렵다. 먼저 의사수를 본다면 의과대학의 입학정원은 2003년 3,058명으로 정해져 오늘에 이르기까지 고정된 데 반하여 병상 수는 전혀 통제되지 못하여 매년 증가함에 따라 병상 수와 의사인력 간의 부조화가 일어나고 있다. 그리고 간호사 수를 보면 병상 수가 증가하고 '간호간병통합서비스'가 도입됨에 따라 간호인력의 수요는 증가하는데 활동 간호사가 부족한 문제가 있다. 간호대학 수를 계속 늘리지만 현장을 떠나는 간호사 수가 많아 간호인력 수급에 차질이 생기고 있다. 병상 공급과 의료인력 간의 부조화 문제를 해결하기 위해서 의료계획이 수립되어야 한다.

넷째, 의료 질의 적정 확보와 환자 안전문제가 갈수록 심각해지고 있다. 의료 질의 적정 확보는 의료수가, 의료기술의 발전 그리고 개별 의료기관의 명성 등 경쟁력 제고를 위한 경영적인 판단과 적정한 질 확보를 위한 정부의 의지에 달려 있다. 의료 질에서 핵심적인 사항이 환자의 안전 및 감염관리와 같은 의료서비스에 대한 관리문제이다. 환자안전이나 감염관리와 같은 다양한 요소가 작용하는 의료 질의 적정 수준 확보는 단기간에 이루어지기 어렵다. 특히 의료 질 확보나 환자 안전과 같은 문제는 WHO(2000)에서 언급하는 반응성과 연관되는 중요한 과제이다. 따라서 이러한 과제는 장기적인 계획을 통하여 달성 가능해진다.

다섯째, 의료계획이 없다 보니 의료체계가 어느 방향으로 발전해야 할지 아무도 주도할 수 없게 되었다. 인구가 고령화됨에 따라 의료체계도 고령화에 부합하게 전환되어야 한다. 급성기 질병이 중심일 때는 의료체계는 병원 중심이 되어야 하지만 노인인구가 많고 질병구조가 만성질병 중심으로 바뀌면 「병원중심체계」는 불필요한 입원을 늘려 의료비 증가를 부채질하는 문제가 있다. 고령화에 기인하는 이와 같은 문제에 대처하기 위하여 유럽의 대부분 국가들은 1990년대 이후 의료개혁을 통하여 「병원중심체계」에서 「지역사회중심체계」로 전환하였다(이규식, 2017a). 우리나라의 고령화 속도는 세계에서 가장 빠른데도 불구하고 여전히 「병원중심 의료체계」를 유지하여 의료이용이 급속하게 증가하는 문제가 있다. 의료체계의 합리적인 발전방향을 정립하기 위해서도 의료계획이 필요하다.

여섯째, 의료정책이 한번 정해지면 상황이 변화하여도 어느 누가 정책전환을 시도하지 않아 정책의 경직성이 문제가 되고 있다. 의료계획이 없다 보니 정책방향에 대한 투명성이 없으며 전통적인 행정학 이론에 따른 관료제에 의하여 의료제도가 운영됨에 따라 한번 정해진 정책에 문제가 있어도 후임자는 정책을 바꾸려 하지 않고 결정을 미루어 변화가 쉽지 않은 문제가 있다[34]. 예컨대 보험수가의 상대가치가 문제가 있고, 급여구조의

34) 이 문제는 제10장의 스튜어드십이라는 주제에서 보다 상세히 다루도록 할 것이다.

문제가 있다는 지적을 받아도 아무도 개혁을 시도하지 않는 것은 장기계획이 없기 때문이다. 만약 5개년 의료계획이 수립되어 있었다면 정책의 경직성과 같은 고질적인 문제를 상당한 수준에서 개혁할 수 있었을 것이다.

결론적으로 사회보험을 통하여 국민의 의료를 보장한다는 것은 필요도를 토대로 의료체계를 운영한다는 것이다. 필요도 접근을 위해서는 의료계획이 필수적인데, 이용 측면에서 본인부담제도만 도입하고 나머지는 시장에 맡김으로 사회보험원리에 부합하지 못하고 있다. 그 결과 의료자원의 수급도 제대로 안 되고 있으며, 의료이용은 세계적으로 가장 많이 하는데도 불구하고 의료체계는 병원중심체계에서 벗어나지 못하는 문제가 있다.

3. 의료계획의 수립과 내용35)

1) 의료계획의 주요 내용

의료계획에는 제7장의 의료체계 모형에 등장하는 WHO(2000)가 제안한 의료체계 모형을 구성하는 네 가지의 투입요소에 관한 사항과 이들 요소 간 상호작용에 대한 사항이 기본적으로 포함되어야 한다. 이와 더불어 우리나라의 현 상황을 고려할 때 의료계획에 필수적으로 포함되어야 할 사항을 열거하자면 다음과 같다.

첫째, 건강보험제도에 의하여 제공되는 의료의 이념적 성격과 이를 토대로 하는 의료이용의 관리에 대한 방향을 명확히 정립하여야 한다. 의료보장제도에서 제공되는 의료는 공공재가 되고 필요도 접근이 기본 틀이 되어야 함에도 불구하고 의료를 '공공성이 강한 사적 재화'로 간주함에 따라 문제를 야기하고 있다. 따라서 건강보험제도의 지속 가능성을 담보하기 위해서는 의료의 이념적 성격을 명확히 하고 의료계획을 수립하여 정책 방향을 제시하여야 한다.

둘째, 고령화 등 환경의 변화에 대응하여 미래의 서비스 제공방향을 설정하여야 한다. 산업화 국가들의 경우 의료체계 발전 초기 단계에서는 환자는 가정에서 의사의 왕진진료를 받았다. 그러다 의료기술이 발전하면서 점차 「병원중심체계」로 바뀌었고 인구고령화와 만성질병이 중심이 됨에 따라 이제는 「지역사회중심체계」로 바뀌고 있다(이규식, 2017a). 이에 따라 1980년대 이후 서유럽 국가들은 병상 수를 감소시켜 왔으며, 의사에 대한 교육 훈련 방법을 바꾸고, 방문 간호를 포함한 커뮤니티 케어를 도입하여 의료와 요양서비

35) 이 부분은 이규식(2015)의 이슈 페이퍼 15호에 나오는 내용을 수정・보완하였다.

스(social care)를 통합 제공하고 있다. 특히 고령화 속도가 빠른 우리나라로서는 「병원중심체계」를 유지할 경우, 초고령사회가 시작하는 2025년 이후에는 노인의료비 문제로 현 의료체계의 지속가능성을 담보할 수 없다. 미래의 의료제공체계가 지향할 방향을 정립하지 못하면 소요될 국민경상의료비를 감당할 수 없는 재앙에 직면할 것이다.

셋째, 의료계획에는 반드시 공중보건의 개념과 역할을 제대로 정립하여야 한다. 공중보건은 대중을 대상으로 하는 것이며, 의료는 개인을 대상으로 하는 것이다. 인구집단을 대상으로 하는 건강증진을 신공중보건으로 정의하면서 개인적 차원에서 이루어지는 건강행태의 개선과 공중보건을 혼동하고 있다. 이러한 혼란을 캐나다는 인구보건으로 용어를 정리하였다. 공중보건은 어디까지나 대중(mass)을 대상으로 하며 신공중보건은 인구집단별로 접근하여 개인의 행태를 바꾸는 것으로 개인이 대상이 되는 의료와는 구분된다. 우리나라에서는 공공보건의료라는 한국형 용어를 사용하여 대상이 대중인지, 개인인지 헷갈리게 만들었다. 그 결과 전국 보건소들이 사업효과가 당장 눈에 띄지 않는 공중보건사업 대신에 사업효과가 당장 가시화되는 의료에만 치중한 결과 메르스나 코로나 사태가 발생하였을 때, 보건소의 위상을 찾기 어려웠다. 따라서 공중보건의 역할을 명확히 정립하고 공중보건사업과 건강증진에서 의료가 기여할 수 있는 역할 등을 명확히 하는 것이 중요하다.

넷째, 의료계획을 통하여 장・단기 의료이용 필요량을 추계하여야 한다. 지역별 또는 진료권별 필요도에 근거한 의료서비스 유형별 필요량을 추계하고 이를 제공하기 위한 공급체계의 구축 및 공급계획을 수립해야 한다. 공급계획에는 의료인력, 의료시설, 장비 등이 포함되어야 한다.

다섯째, 의료이용을 최적화하기 위한 의료이용체계의 합리적 방향을 설정하여야 한다. 여기에는 환자의뢰체계, 진료권 설정 등을 포함하여 소비자들이 적절한 시점에 최적의 의료서비스 이용이 가능하도록 의료이용체계(소위 말하는 전달체계)의 방향을 정립하여야 한다. 불필요한 입원(사회적 입원)을 최소화하고 입원의료 이용에 대한 도덕적 해이를 최소화 할 수 있도록 「지역사회중심」의 커뮤니티 케어(의료와 사회서비스의 통합)를 제공할 수 있는 정책이 개발되어야 한다. 완치가 불가능한 만성질병을 갖고 사회적 입원을 하는 것을 방지하기 위하여 만성질병을 갖는 노인들은 가정에서 1차 의사의 진료와 방문 간호사의 도움으로 의료상의 문제와 돌봄 문제를 해결할 수 있어야 한다. 1차 의사를 중심으로 방문간호사, 영양사, 물리치료사, 작업치료사, 요양보호사, 가사도우미 등이 팀을 이루는 1차 의료팀의 구성 및 활용방안이 필요하다.

여섯째, 의료계획에는 건강보험급여의 진료보수체계가 적정보상을 할 수 있도록 장기적인 방향 설정이 되어야 한다. 건강보험의료의 가격이 환자에게는 무의미하지만 공급자에게는 매우 중요하다는 점을 인식할 필요가 있다. 의료체계가 미래의 발전방향에 따라 원활하게 개편될 수 있도록 수가가 책정되어 공급자에게 적정보상이 이루어져야 할 것이다. 급성기 병상의 감소 및 사회적 입원을 줄이는 목표를 설정할 경우, 만성질병으로 입원하였을 경우에 입원기간이 길어지면 과감하게 수가를 낮추거나 강제 퇴원을 시켜 가정에서 커뮤니티 케어로 돌볼 수 있도록 제도화하여야 한다. 이와 같은 전략으로 병상 수를 획기적으로 줄일 수 있어야 할 것이다. 의료의 질 관리는 근본적으로 보험의료의 가격정책이라는 보상체계와 연결된다. 지금까지의 의료정책은 지나치게 재정관리에 치중하여 눈에 보이지 않는 의료의 질 문제는 도외시하였다. 그러다 보니 감염관리나 환자 안전관리와 같은 눈에 보이지 않는 질은 제대로 관리되지 못하였다. 중환자실이 다인실로 되어 있는 것도 응급실이 시외버스 대합실처럼 분비는 것도 감염관리나 환자안전관리를 위한 수가가 제대로 책정되어 있지 못하기 때문이다. 의료기관의 질 관리에 대한 발전방향의 수립도 의료계획의 과제가 되어야 한다.

일곱째, 의료체계를 관리하는 스튜어드십에 대한 개념과 발전 방향을 정립하여야 한다. 지금까지는 스튜어드십에 대한 개념이 거의 없었다 해도 과언이 아니었다. 스튜어드십에는 WHO가 World Health Report 2000에서 제시한 의료체계의 주요 목표 가운데 하나인 반응성이 포함되어야 한다. 반응성은 1996년 인간중심(people-centered)의 원칙을 강조한 뉴블라나 헌장(Ljubliana Charter)[36]에 등장하는 개념이다. 반응성은 계층적인 관료제에 의한 명령과 통제형의 의료체계가 초래하는 의료의 관료화나 의료이용자들의 불만족 문제를 해결하기 위한 목적으로 제시된 개념이다. 반응성에는 의료체계에 대한 의료소비자의 참여, 시스템의 투명성, 의료소비자의 책임의식, 1차 의료의 기능과 역할, 시스템에 대한 만족도 등이 포함되어 있다. 우리에게는 생소한 개념의 스튜어드십이기 때문에 장기적인 방향에서 의료계획에 포함시켜야 할 것이다.

여덟째, 의료계획에는 보험자의 역할에 대한 방향 정립이 필요하다. 1990년대 이후 유럽 국가들의 의료개혁에서 보험자를 구매자로 간주하여 구매자의 적극적인 역할로 전략

36) WHO는 Ljubliana Charter에서 value-driven, health-focused, people-centered, quality based, financially sound and oriented towards primary health care를 제시하였다.

적 구매 활동이 제시되어 정부에 의한 명령과 통제 방식의 관리 방법을 대체하게 되었다. 전략적 구매에는 성과를 토대로 하는 지불(P4P)이라든가, 질 관리 등이 포함되고 있다. 보험자의 전략적 구매 기능을 원활하게 작동시키기 위한 방안으로 건강보험제도의 스튜어드십을 바꾸어 보험급여 관리를 분권화시키는 방향도 검토되어야 한다. 네덜란드나 독일을 보면 재정은 중앙기금(Central Fund)을 설립하여 통합 관리하지만 보험급여는 분권화시켜 경쟁원리를 도입하고 있다. 이러한 국가들의 경험을 참고하여 경쟁원리의 도입을 통하여 의료체계의 반응성과 함께 효율성도 제고시킬 수 있어야 할 것이다.

2) 의료계획의 수준

의료서비스는 다양한 조건의 필요도에 대응해야 한다. 어떤 사람은 통상적으로 흔한 질병문제를 갖고 어떤 사람은 극히 희귀한 질병문제를 갖는다. 질병의 성격에 따라 계획의 수준이 달라져야 한다. 통상적으로 발생하는 질병에 대처하기 위한 계획은 소규모 지역단위로 이루어져야 한다. 그리하여 1차 의료시설은 인구 30만 명 단위 수준에서 하여도 된다. 반면에 유전적 문제와 관련되는 질병은 발생 빈도가 적기 때문에 대략 인구 1백

[표 6-3] 주요 국가의 서비스 공급능력기획(capacity planning)의 지역담당부서

국가	광역지역(Regional Authorities)	지방(Local Authorities)
캐나다	Provincial/Territorial Gov't	Regional Health Authorities
덴마크	Regional Councils	Municipal Councils
영국(잉글랜드)	Strategic Health Authorities	Clinical Commissioning Groups
핀란드	Hospital District Councils and Executive Boards	Municipal Councils
프랑스	Regional Hospital Agencies	Not applicable
독일	Länder Gov't	District, Town and City Councils
이탈리아	Regional Gov't	Local Health Units
네덜란드	Regional Hospital Association에 위임	Not applicable
뉴질랜드	District Health Boards	Primary Health Care Organizations

주 : 1) 중앙정부는 전국 단위의 계획을 보건부가 수립하기 때문에 지역계획의 담당 부서만 소개함
2) 영국은 잉글랜드, 스코틀랜드, 웨일즈로 나누어져 제도가 다르기 때문에 대표적으로 잉글랜드 지역만 소개함

출처 : Ettelt et al.(2009)

만 명 정도를 단위로 하여 계획을 하여도 무리가 없을 것이다(Ettelt et al., 2009).

유럽 국가들의 경우 통상 의료계획은 [표 6-3]에서 볼 수 있는 바와 같이 행정 계층을 따라 3단계(중앙, 광역 단위, 생활권 단위)로 하고 있다(Ettelt et al., 2009). 다만 네덜란드는 1980년대 중앙의 통치보다는 규제된 시장의 힘을 선호하는 정치적 분위기로 인하여 점차적으로 정부에 의한 계획은 폐지되고, 중앙정부는 의료체계 전반을 관리하는 책임을 질 뿐 의료계획에 직접적으로 관여하지 않고 있다. 네덜란드는 2006년의 의료개혁에 따라 지역단위로 급성기 의료에 대하여 지역 병원협회가 보험자와 협력하여 계획을 수립하고 정부는 승인만 하는 정도에 그치고 있다(Ettelt et al., 2009).

3) 의료계획의 종류37)

의료계획은 계획의 위상 및 다루는 내용에 따라 전략계획과 운영계획으로 구분할 수 있으며(Ettelt et al., 2009), 주요 국가들의 전략계획 및 운영계획의 수립 현황은 [표 6-4]와 같다.

[표 6-4] 주요국의 의료계획의 기획/기능의 형태

국가	National plan(s)	Regional plan(s)	Local plan(s)	계획수준 간의 관계
캐나다	n.a.	전략계획	전략 및 운영계획	수직적 통합
덴마크	n.a.	운영계획	운영계획	개별계획이지만 조정
영국	전략계획	전략 및 운영계획	운영계획 (일부지역은 전략계획)	수직적 통합
핀란드	n.a.	운영계획	운영계획	통합없음
프랑스	전략계획	전략 및 운영계획	n.a.	수직적 통합
독일	n.a.	전략 및 운영계획	n.a.	통합없음
이탈리아	전략계획	전략 및 운영계획	n.a.	수직적 통합
네덜란드	n.a.	n.a.	n.a.	n.a.
뉴질랜드	전략계획	전략 및 운영계획	n.a.	수직적 통합

주 : Regional은 연방제 국가는 주정부이며, 그렇지 않은 국가는 County를 의미함. Local은 연방제 국가는 County를 의미하고 그렇지 않은 국가는 Municipality를 의미함

출처 : Ettelt et al.(2009)

37) 이 부분은 Ettelt et al.(2009)를 참고하여 작성하였다.

(1) 전략계획

전략계획(strategic planning)은 의료체계가 나아가야 할 원칙을 정의하고 정책방향을 설정하는 일이다(Ettelt et al., 2009). 전략계획은 주로 의료체계의 스튜어드십/거버넌스에 관한 것으로써 최고 수준인 중앙정부가 의료정책의 방향 정립 차원에서 수립한다. 의료체계가 분권화된 북유럽 국가에서는 지역 정부 차원에서 전략계획을 수립한다. 독일이나 캐나다와 같이 연방제를 택한 국가에서 연방정부는 의료계획에 참여하지 않고 주 정부가 전략계획을 담당한다. 전략계획에 지방정부의 참여 정도는 지방정부의 자율성과 의사결정의 힘에 의하여 좌우된다.

전략계획의 기능은 의사결정을 위한 틀로써의 전략적인 개념이 적용되는 계획이다(Thomas, 2003). 의료분야에서 합리적인 선택을 위해서는 의사결정을 위한 합의된 기준과 충족시켜야 할 목표 설정이 필요하다. 전략계획은 변화하는 환경에 적응하기 위한 메커니즘으로 작용하게 된다. 이것은 의료분야에서 일어나는 변화하는 목표(moving target)에 적응하기 위한 준비를 갖추는 것과 같다. 전략계획은 어떤 조직이 다른 경쟁조직에 비하여 더 많은 정보로 더 조직화되도록 만드는 첨단 역할을 하여야 한다. 전략계획은 희소한 자원을 소비할수록 자원배분을 위한 기초가 되어야 한다.

전략계획의 성격은 다음과 같다(Thomas, 2003). 전략계획은 조직의 여러 부서를 가로지르는 횡적 성격을 갖고 있다. 그래서 조직의 여러 라인들 간의 협력・조화(coordination)를 요구하고, 다른 어떠한 계획보다도 조직의 구조나 기능을 가로지르는 공개적인 협력(cooperation)을 요구하게 된다. 협력・조화는 계획을 실행하고 발전시키는데 필수적이다. 전략계획은 상대적인 성격을 갖고 있다. 전략계획은 외부환경과 그 환경내의 다른 참여자와의 관계 속에 존재하게 된다. 전통적으로 생산 중심의 산업에서는 외부환경과의 관계는 제한적이 되는데 반하여 의료와 같은 서비스 중심의 산업에서는 외부환경은 전략계획의 존재 이유가 된다.

전략계획은 창조적인 성격을 가져야 한다. 이것이 다른 계획과 비교되는 가장 큰 특징이다. 예산계획이나 시설계획에서 창조성은 장점이 될 수 없지만, 전략계획에서는 환경의 변화로 인하여 제기되는 과제를 해결하기 위해서 창조성이 필수적인 요소이다. 그렇다 보니 전략계획은 장기적 성격을 갖는다. 이론적으로 전략계획은 장기적인 목표, 중기적 전략, 그리고 단기적인 전술(tactics)을 갖춘 5년 혹은 10년 동안의 계획이어야 한다. 전략계획은 입장설정(positioning)에 관한 것이기 때문에 전략계획의 비전은 계획기간 중에 변화하는 환경을 예측하여 조직이 취해야 할 입장을 반영해야 한다(Thomas, 2003).

(2) 운영계획

운영계획은 전략계획을 실천으로 옮기는 작업이기 때문에 의료서비스 제공을 위하여 관련되는 모든 범위의 일들이 포함된다(Ettelt et al., 2009). 여기에는 예산과 자원의 배분, 서비스의 조직화, 사업 인력, 시설 및 장비의 확보 등이 포함되며, 이러한 기능은 주로 지방정부에 의하여 수행된다.

계획에서 중요하게 고려되어야 할 사항은 전략계획과 운영계획을 어느 정도 통합해야 하느냐의 문제인데, 행정 계층에 따라 정치적 권한이나 책임이 다르기 때문에 이것을 명시적으로 설정하는 것은 매우 어렵다. 어떤 경우에는 중앙정부의 계획에서 지방정부 계획을 수직적으로 통합할 것을 명기하기도 한다.

(3) 운영계획에 포함되어야 할 내용

① 의료서비스 공급능력(capacity) 계획

기존 시설에 대한 투자, 신규시설에 대한 투자, 고가 장비나 기술에 대한 투자(MRI 등), 제공될 서비스, 인력의 배치, 재정조달 등이 포함된다. 계획의 범위나 계획의 구체성은 국가에 따라 다르다. 어떤 국가에서는 기존 시설 위주로 시설의 위치나 숫자까지 명기하기도 한다. 전통적으로 대부분 국가에서는 병상에 대한 계획을 중시하는데 최근 영국과 프랑스에서는 병상 대신에 제공할 서비스의 양이나 의료분야의 특정 활동으로 대체하고 있다(Ettelt et al., 2009).

서비스 공급계획에서는 임상적 과정보다는 구조적 특성(병상 수 및 CT와 같은 장비 수 등)을 중시하고 있으며 인구분포도 고려하고 있다. 모든 전문의 서비스를 포괄적으로 제공하는 급성기 병원은 약 170만 명의 인구를 진료권역으로 할 수 있으며, 응급실, 급성기 의료 및 외과, 소아과 진단시설을 갖춘 병원이면 15~30만 명의 인구가 필요하다. 인구 약 10만 명을 위한 지역병원이면 통원 수술, 진단, 긴급한 치료(urgent care로 emergency와는 다름), 재활의료가 갖추어지면 된다(Ettelt et al., 2009). 인구분포와 결부시키기 위해서는 진료권(catchment area) 설정이 필요하다. 병원은 모든 사람이 70km 또는 60분 이동 시간의 범위 안에 급성기 의료에 접근 가능하여야 한다(Koppel et. al., 2008).

공급능력에 대한 개입은 의료계획으로 사실상 구체화된다. 대부분의 정부가 공급능력에 대하여 개입하는 이유는 정부가 공급에 대하여 규제를 하지 않을 경우 희소한 자원의 낭비는 물론 공급 과잉에 기인하는 공급자의 유인 수요가 초래될 가능성이 있기 때문이다. 이러한 현상은 현재 우리나라에서 벌어지고 있다.

공급능력 확충과 관련된 계획을 위하여 대부분의 국가가 취하는 전형적인 방법은 입법을 통하여 새로운 인프라와 같은 공급능력 확충 제안에 대한 타당성을 검토하는 기구를 설치하는 것이다. 공급능력의 확충을 방지하는 규제가 쉽게 작동하기 어려운 측면이 있기 때문에 중앙정부는 확충에 대한 기준을 설정하는 등의 노력을 한다. 그러나 확충기준 자체를 비판하기도 하여 논쟁이 벌어진다. 특히 병상 수 확충이 지역 경제에 긍정적이라는 판단이 서면 중앙정부가 병상을 통제하기란 거의 힘들게 된다(Berg, 1999). 그리고 개별병원 입장에서 병상 수 확충이 병원의 경제적 이해가 걸리거나 명성과 관련될 경우 정부의 규제와 상충하여 갈등을 초래하기도 한다.

병상 수 확충을 제한하는 근거가 정부의 직접적 지시에 의한 것이라면, 이 문제는 정치적인 영역으로 넘어가 버리고 공급자나 이해단체 등의 저항에 부딪치기도 한다(Schut, 1995; Rodwin, 1997). 중앙정부가 강력한 힘을 갖고 있는 경우는 병상 수 확충에 관한 원칙을 적용하기 용이해진다. 그러나 중앙정부가 강력한 힘이 없는 경우 병상 수 제한에 대한 관료들의 기술적인 지시는 병상 확충을 부추기는 지역의 이해에 의하여 좌절된다. 의사 집단은 강력한 헤게모니를 갖는데 정부는 의료체계의 재정조달과 의료계획에 대한 통합된 통제력을 갖추지 못한 경우, 병상 수 통제는 어려워진다(Saltman and de Roo, 1989; Schut, 1995). 특별한 계획 기구로써 규제 메커니즘의 성공은 규제 조직의 정치적 및 경제적인 힘과 기술적 측면에서의 전문성에 좌우된다.

정부가 구매자 역할을 수행하는 공영제 의료체계에서는 정부가 의료 예산을 갖고 있기 때문에 지방정부도 통제 가능하여 병상 수 통제는 매우 용이하다. 그러나 사회보험국가에서 보험자의 구매 역할(진료비 상환을 통한)로써는 공영제 의료체계에서처럼 정부가 병상 수 통제에 강력한 힘을 발휘하기 어려워진다.

② 자본비용 계획

주요한 의료 인프라와 관련된 자본 투자는 통상적인 운영 과정에 적용되는 경상운영

비용과 분리되어 규제되고 계획되어야 한다. 자본비용 계획은 장기계획과 단기계획으로 나누어진다. 장기계획은 전국을 대상으로 모든 진료권을 포괄하는 대규모 투자계획으로 10년까지 내다볼 수 있는 계획이 되어야 하며, 단기계획은 주로 진료권내의 소규모 투자계획으로 계획기간은 길지 않지만, 계획기간을 일률적으로 말하기는 어렵다(Ettelt et al., 2009).

③ 인력에 대한 계획

서유럽의 대부분 국가들이 의사들의 진입에 대하여 규제하고 의과대학생 수를 통제하지만, 의료분야의 종사 인력이 미래에 직면하는 도전 과제에 대응하는 데는 충분치 못하다는 것을 깨닫고 있다. 의료인력에 관한 계획의 필요성은 수요측면과 공급측면에서 제기되고 있다. 즉, 인력을 둘러싼 환경으로 인구고령화, 의료수요의 증가, 유동 의료인력(mobile) 및 고령 의료인력의 증가, 기술 배합(skill mix) 및 훈련 요구도의 변화 등이 있다. 그러나 의료인력에 대하여 체계적인 계획을 수립하고 있는 국가는 많지 않다(Ettelt et al., 2009).

4) 의료계획의 문제점

의료계획의 필요성은 인정하지만 의료계획이 갖는 문제점도 또한 있다. 첫째, 계획을 수립할 때와 서비스가 제공될 때의 시차의 존재가 계획의 현실성을 떨어뜨린다(Rechel et al., 2009). 즉 수립된 의료계획과 실행과의 괴리라는 문제가 있다. 이는 현실을 제대로 파악하는 것이 어려운 점과 앞으로 전개될 발전방향을 정확히 예측하기 어려운 점이 결합되어 나타나는 현상이다. 따라서 계획을 지속적으로 수정, 보완할 수 있는 융통성을 어떻게 확보할 수 있는가가 매우 중요한 과제가 된다.

둘째, 대부분 투자의 생명보다는 의료기술의 변화 속도가 빨라 계획이 융통성을 발휘하기 어려운 문제도 있다. 이것이 의료기술의 변화를 방해하고 서비스가 어떻게 제공되면 의미 있는 변화를 이끌 것인지에 대한 예측을 어렵게 한다(Rechel et al., 2009).

셋째, 의료계획이 제대로 수립되어졌다고 하더라도 계획대로 필요한 자원이 투입되어 실행되기가 대단히 어렵다. 의료계획은 대개 미래 5년 내지 10년 앞을 내다보고 자원을 투입하는 것이 전제되지만 당장 눈앞의 현실 문제를 해결하는 것이 시급한 상황에서 미래를 위한 투자를 계획대로 실행하기는 정치적으로 몹시 어려운 과제가 된다.

그 결과 계획은 계획이고 실행은 실행인 상황이 초래될 수 있다. 하지만 이러한 문제점이 계획 수립의 필요성을 부정하는 것은 아니다. 서양의 경구인 '실천이 없는 계획은 쓸모가 없지만, 계획 없는 실행은 치명적이다(planning without action is futile, action without planning is fatal)'란 말은 계획의 중요성을 명쾌하게 표현하고 있다. 계획과 실행과의 부조화 현상을 타파하고자 다양한 노력들이 경주되어 왔다. 즉 지향 목적의 적정성, 현실 문제의 해결 가능성, 재정적 실현성, 지속 가능성, 우선순위 설정의 적정성 등 계획의 타당성을 확보하기 위한 전문성 확보, 정치적 지지 기반인 대중성을 확보하기 위한 계획과정에서의 다양한 이해관계자의 적극적 참여, 정치적 상황에 쉽게 좌우되지 않도록 계획을 수립하는 것이 중요하다.

4. 의료계획의 활용 방안

1) 의료계획의 실행과 진료권

의료계획은 중앙 단위의 계획과 지역 단위의 계획으로 구분되어 실시할 필요가 있다. 지역 단위는 광역 단위 수준이면 충분할 것이다. 그러나 분야별로 기초자치단위가 필요로 하는 계획도 있을 것이다. 의료계획이 수립되어야 병상 과잉이나 불필요한 의료시설의 과잉을 방지할 수 있으며 의료자원의 지역 간 편재나 환자의 수도권 쏠림 문제도 해결될 수 있다. 특히 의료계획이 실효성을 갖추려면 진료권의 부활이 필요하다.

의료를 기본권 개념으로 접근하는 경우 의료계획은 필연적이며, 의료계획이 실효성을 거두려면 진료권 설정과 진료권 단위의 계획이 필요하다. 우리나라는 국민의 불편성을 이유로 건강보험통합을 앞두고 1995년에는 대진료권을, 1998년에는 중진료권을 폐지하였다[38]. 진료권을 없앨 당시는 지방 사람들도 쉽게 서울의 대형병원을 찾을 수 있어 편리하였지만 25여년이 지난 현재에는 서울의 대형병원은 비대해지고 지방의 병원들은 위축되어 초기 암과 같이 지방에서도 충분히 고칠 수 있는 질병도 서울로 오게 되어 국민의 불편이 오히려 커지는 문제가 있다. 그런데 문제는 다시 진료권을 설정하고 과거로 되돌아간다는

38) 진료권 폐지의 명분은 국민의 불편성이었고, 규제개혁의 명분으로 이루어졌다. 그러나 사실은 의료보험통합을 앞두고 재정통합을 하여 전국민이 같은 금고의 돈을 사용하는데 진료권에 따라 의료이용을 분리시키는 것은 재정통합의 논리와 맞지 않을 것이기 때문에 진료권을 폐지한 것이다. 재정을 통합하고도 급여관리(의료이용 관리)를 분권화시켰다면 진료권을 폐지하지 않아도 되었을 것이다.

것이 용이하지 않다는 점이다. 따라서 진료권 부활을 위한 전제 조건이 필요하다.

2) 진료권 부활과 건강보험제도의 개혁

진료권을 부활시킬 때 유의해야 할 것은 단순히 환자의뢰체계를 회복하기 위한 차원에서의 부활이면 아무런 가치가 없다. 당시에도 진료권이 설정되어 있었으나 병상 계획이나 인력계획은 전혀 실행하지 않았기 때문에 진료권 설정에 따른 의료기관 이용의 제한은 민원의 대상이 되었던 것이다. 진료권을 종래와 같은 역할을 부여하기 위하여 다시 설정할 경우, 또 다시 국민들의 불만만 가중시킬 것이기 때문에 진료권을 부활시킬 경우 합당한 정책 방향을 설정해야 한다.

진료권을 재설정할 경우에는 진료권 단위로 의료계획을 수립하여 인력이나 시설의 균형 배치를 목표로 하여야 한다. 그리고 건강보험의 관리를 진료권 단위로 묶어 진료권 내에서 의료기관들이 경쟁할 수 있는 급여 관리의 틀을 설정하여야 한다. 이렇게 하기 위해서는 보험자의 기능부터 새롭게 정립하여야 한다. 필자(2023)가 『의료보장론』 제14장에서 주장한 바와 같이 먼저 건강보험공단의 역할을 재정립하여 공단 본부는 중앙기금 역할을 수행하도록 할 필요가 있다. 그리고 공단 지사는 독립적인 재정 관리를 하도록 권리를 부여하고, 건강보험 가입자들로 하여금 공단 지사를 선택할 수 있게 허용해야 한다. 중앙기금인 건보공단에서는 지사의 가입자 수에 비례하여 재정을 배분하고, 지사는 그 재정의 범위 안에서 보험급여 관리를 하도록 해야 한다. 이렇게 하여 지사 간에 경쟁을 유도하여야 건강보험 관리의 효율성이 제고될 수 있다. 이때 심사평가원은 중앙기금인 건보공단과 통합하여야 한다. 중앙기금은 각 지사 단위로 가입자들의 위험을 감안하여 기금을 배분해 주어야 하는데, 심사평가 기능이 기금의 배분에 큰 도움이 될 것이다[39]. 공단의 역할을 중앙기금으로 하고 지사를 독립적인 재정 관리자 기능을 부여하는 개혁을 위한 전제조건은 건강보험의 보험료 부과체계를 소득중심으로 단일화하는 것이다.

다음으로는 진료권 단위로 요양기관계약제를 실시하는 일이다. 요양기관계약제가 진료권 단위로 건강보험지사와 의료기관 간에 실시된다면 건강보험지사가 관리의료(managed care)를 실시할 여건이 마련된다. 건강보험지사가 관리의료를 실시할 수 있을 때 만성질

39) 건강보험제도의 운영 틀을 근본적으로 바꾸는 개혁을 하지 않고 현재의 틀 속에서 국민건강보험공단과 건강보험심사평가원을 통합한다는 것은 조직의 비대화만 가져올 뿐 큰 효과를 기대하기 어려울 것이다.

병에 대처하는 통합서비스 제공이 가능하여 만성질병을 효율적으로 관리할 수 있을 것이다. 요양기관계약제는 개별 의료기관과 건강보험지사 간에 체결하는 것이 원칙이지만 진료권 단위로 단체 계약을 하는 방법도 초기 단계에는 생각될 수 있다. 단체 계약을 하더라도 현재와 같이 모든 요양기관을 당연히 포함시키는 것이 아니라 건강보험에서 요구하는 조건(감염관리, 환자 안전관리, 질 관리 등)을 충족시키는 의료기관에 한정하여 계약할 수 있을 것이다. 한편 공급자 단체에서도 그러한 조건을 충족시키기 위해서는 의료를 관리하는 비용까지 포함된 진료수가를 제시하여 서로가 협상을 통하여 결정한다면 의료의 질도 향상되어 국민의 기대에 부응하는 의료체계가 될 수 있을 것이다.

3) 의료계획의 활용방안

의료계획의 법적 근거로는 「보건의료기본법」을 활용해야 한다. 「보건의료기본법」에 규정된 대로 5년 단위로 기본계획을 수립할 때, 5년마다 선출되는 대통령의 선거 공약에 밀려 기본계획이 사문화되는 문제가 있다. 선거공약에 밀려 기본정책이 흔들리는 것을 보완하기 위해서는 5개년 기본계획 이외 15년 단위의 장기구상을 수립하여 어느 정당이 집권하여도 따를 수 있도록 하는 장기적인 정책방향을 제시하는 것이 필요하다.

장기구상은 5개년계획과는 달리 세부적인 인력계획이나 자원계획 같은 사항을 수록하는 것이 아니라 고령화, 만성질병, 저성장 경제와 같은 환경변화에 대처할 수 있는 장기적인 전략에 중점을 두어 우리나라 의료체계가 나아가야 할 길을 제시하는 수준에서 마련되어야 할 것이다. 2017년 4월 영국 상원(House of Lords)의 NHS 지속가능위원회가 발간한 보고서에서는 NHS의 지속 가능성을 위협하는 요인의 하나로 단기적인 성과주의(short-termism)를 들고, 15~20년 앞을 내다보는 장기 전략을 강조하고 있는 점을 감안할 필요가 있다(이규식, 2017b).

의료계획의 활용성을 높이기 위해서는 의료계획의 위상 및 역할을 명시하여 분야별로 수립되는 특수 계획과 관계를 정립하여야 한다. 「보건의료기본법」에 의한 보건의료기본계획을 정점으로 하고 앞에서 본 각 분야별 계획을 세부 계획으로 하는 관리체계를 갖춤으로써 다양한 계획들이 하나의 방향성을 갖고 서로 유기적으로 연결되어 추진되도록 해야 한다. 이와 같은 관리체계를 갖추기 위해서는 의료계획 수립을 위한 거버넌스 구조를 정립할 필요가 있다. 「보건의료기본법」에는 보건의료정책심의위원회의 심의를 거쳐 국무회의에서 의결되도록 규정되어 있다. 그러나 의료계획에서 다루어야 할 보건의료정책심의 위원회의 장이 보건복지부장관으로 되어 있어 WHO가 주장하는 Health in All Policies (HiAP)가 되기 어려운 구조적 문제가 있다.

인구고령화와 이에 따른 건강관련 산업의 성장 등 미래 의료 환경의 변화를 수용할 의료계획의 중요성이 더욱 커질 것이므로 범부처적 참여를 통한 국가기본계획으로써 작성될 수 있도록 하기 위해서는 보건의료정책심의위원회의 장을 국무총리로 격상시킬 필요가 있다. 그리고 의료계획에서 요구되는 전문성을 확보할 수 있도록 상시 실무조직을 갖추어야 하며, 또한 다양한 이해관계자의 참여를 보장하고 이들 간의 정치적 타협을 거친 결과물로써 사회적 위상을 갖추기 위하여 국회의 동의를 거치는 방안도 검토할 필요가 있다.

제5절 필요도 관리와 전략적 구매

1. 전략적 구매이론의 대두

앞의 제1절에서는 1990년대 중반에 등장한 구매이론을 설명하면서 구매의 중요성과 누가 구매자가 되어야 하는지를 중심으로 다루었다. 이절의 전략적 구매이론은 의료개혁이 본격적으로 이루어지는 2000년대에 들어 등장한 것으로써 보험자나 정부가 맡고 있는 구매기능을 통하여 의료체계 전반의 효율성 개선이나 건강산출물의 향상은 물론 새로운 과제인 반응성의 제고를 목표로 하고 있다. 따라서 이절에서 구매의 역할을 보다 심도 있게 다루고자 한다.

유럽 각국이 의료개혁 과정에서 직면하는 도전과제는 다양하였다. 이러한 과제들로써는 효과적인 비용 절감방안, 비용억제를 이끌어 낼 새로운 방안의 마련, 희소한 자원의 효율적인 사용에 대한 요구, 환자나 일반 대중의 선호나 필요도에 대한 더 나은 반응성을 보여야 한다는 압력, 건강 산출물 내지는 대중의 건강향상에 대한 강조, 의료분야에서의 정부 역할에 대한 새로운 검토 등이었다(Saltman and Figueras, 1998).

의료보장제도를 사회보험제도로 하느냐 공영의료제도로 하느냐에 따라 그리고 서유럽이냐 동유럽(구 공산국가)이냐에 따라 차이가 있으나 그러나 대부분 국가들은 구매와 공급의 분리만 이루었지 구체적인 전략은 없었다.

WHO에서는 구매와 공급의 분리만으로써는 접근책의 한계를 인지하고 *World Health Report 2000*을 통하여 의료체계의 성과를 개선하기 위한 주요 대안으로써 전략적 구매(strategic purchasing)를 제시하였다. 이미 구매자와 공급자가 분리된 기존의 사회보험 국가에서는 수동적인 구매에서 전략적인 구매로 나가야 할 것을 권유하고 있다.

수동적 구매란 보험자가 사전에 책정된 예산을 사후적인 진료비 청구서에 의거하여 단순하게 심사하여 지불하는 것을 의미한다. 전략적인 구매는 어떠한 서비스를 누구로부터 어떠한 방법으로 구매해야 하는지 상황을 주도하는 결정에 의한 능동적이고 적극적인 구매활동을 의미하는 것이다. 그리고 수동적인 구매에서는 의료체계의 효율성 제고 역할을 공급자에게 부담시키는 것이다. 공급자가 효과적으로 그러한 역할을 수행하기 위해서는 공급자의 내부나 외부의 일치된 인센티브뿐만 아니라 적절한 조직상의 정비나 투입이 필요하다. 전략적 구매란 계약, 예산편성, 지불보상 메커니즘을 통하여 공급자에게 내외적인 인센티브가 일관성이 있다는 것을 보증하는 중심적인 역할을 하게 된다(WHO, 2000).

전략적 구매란 재정의 효율적인 배분을 통하여 의료체계의 성과를 향상시키는 것을 목표[40)]로 공급자로부터 구매하는 것으로 정의할 수 있다. 여기에는 세 가지의 분명한 의사결정이 있어야 한다(Figueras, Robinson and Jakubowski, 2005). 첫째는 어떠한 의료가 구매되어야 하느냐(what?), 둘째는 계약시스템과 지불제도를 포함하여 어떻게 구매해야 하느냐(how?), 셋째는 공급자의 의료 질과 효율성의 수준에 비추어 누구로부터 구매를 해야 하느냐(from whom?) 가 포함된다[41)]. 그리고 구매조직으로서는 구매량의 크기가 중요하다. 구매량이 커야 규모의 경제를 달성할 수 있으며, 가격, 질, 서비스의 기회를 놓고 공급자와 거래하는데 협상의 힘(bargaining power)을 가질 수 있기 때문이다(WHO, 2000).

그러나 과거 동유럽의 사회주의 경제체제에 의하여 구축된 Semashko 모형[42)]이나 서

40) 의료체계의 성과란 제7장 [그림 7-2]에 제시된 의료체계의 목표로 건강수준(형평성 포함) 향상, 반응성 제고, 공평성 확보(재정부담, 과부담 의료비 해소)를 의미한다.

41) Preker et al.(2007)은 이 세 가지를 조금 세분화하여 누구를 위하여, 무엇을, 누구로부터, 어떻게 지불하고, 얼마나 지불하느냐의 다섯 가지로 구분하고 있다.

42) 구 공산권의 Semashko 모형이나 자본주의 국가의 Beveridge 모형은 외견상으로는 정부 재정으로 무상에 가까운 의료를 국민에게 제공하는 측면에서 유사해 보이지만 그 성격은 전혀 다르다. Semashko 모형은 시장을 배제한 공산주의 배급경제를 유지하기 위하여 배급에 필요한 물건을 생산 목표로 설정하고 이를 생산해야만 배급이 가능한데, 생산에 동원된 국민이 아프면 배급에 차질이 생긴다. 그래서 근로자가 일하는 일터에 항상 의사를 배치하여 무상으로 치료하는 제도가 Semashko 모형이다. 이것은 우리나라의 군진의료와 같은 성격이다. 군인은 항상 건강해야만 유사시에 대비가 가능

유럽의 공영의료제 국가에서는 구매자와 공급자가 통합되어 정부의 명령과 통제에 의한 의료체계를 유지하였다. 동구권 국가들[43]은 1990년대 사회주의 경제체제가 붕괴되면서 Semashko 모형도 붕괴되고 사회보험으로 전환하면서 구매자와 공급자의 분리 모형으로 전환되었다. 그리고 서유럽에서 공영의료제를 택하던 국가들은 1991년 영국이 내부시장에 의한 개혁을 하면서 구매와 공급의 분리를 시작하였고, 뒤이어 스웨덴은 일부 지방 정부(County Council)에서 구매자와 공급자를 분리하는 개혁이 이루어졌다. 그리고 남유럽에 있는 공영의료제 국가들 가운데 스페인은 일부 지역에서 구매자가 분리되는 개혁이 이루어졌고, 이탈리아에서는 대학병원에 대하여 구매와 공급관계가 설정되었다. 포르투갈에서는 각 지역보건의료행정 단위로 공급자와 계약업무를 책임지는 특별기구가 1998년 설립되었다. 정부가 구매자 기능만 하도록 구매와 공급을 분리하는 개혁을 한 국가들은 구매기능을 수동적인 지불자 기능에 한정하지 말고 능동적 기능을 통한 전략적 구매자가 되는 것이 중요하다.

전략적 구매를 할 때의 이점은 다음과 같다(Robinson, Jakubowski and Figueras, 2005). 첫째, 의료서비스는 의료자원의 배분에 대한 우선순위의 변경이나 계획을 통하여 개선될 수 있다. 예컨대 보다 비용-효과적인 치료나 입원과 외래를 넘나드는 자원배분의 우선순위 변경을 통하여 의료서비스를 개선할 수 있다. 그런데 과거에는 이것을 정부가 계획을 통하여 달성하려 했지만 이제는 전략적인 구매 활동을 통하여 계획을 대신할 수 있는 이점이 있다.

둘째, 국민들의 필요도나 소비자들의 기대와 같은 것들도 구매라는 의사결정을 통하여 달성 가능하다.

셋째, 의료공급자들의 성과는 구매자에게 재정적 인센티브나 모니터링 도구라는 지렛대를 줌으로써 개선될 수 있다. 즉, 구매자는 재정적 인센티브나 모니터링이라는 도구를 사용하여 공급자들의 성과나 소비자에 대한 반응성을 향상시킬 수 있다.

하기 때문에 군부대에는 항상 의료진이 대기하여 아픈 병사를 치료하여 왔다. 이러한 모형은 의료가 기본권이라는 이념을 바탕으로 설계된 모형은 아니다. 그러나 자본주의 국가의 Beveridge 모형의 의료체계는 의료가 인간의 기본권리라는 이념 위에서 의료를 필요도를 토대로 모든 국민을 보장하기 위한 방법의 하나로 보험료가 아닌 정부 재정에 의존하는 방법이다.

43) 동구권 국가들은 두 가지 그룹이 있다. 한 그룹은 동유럽에 위치하던 구 공산권 국가들로 CEE (Countries of Central and Eastern Europe) 국가로 부르고, 다른 한 그룹은 제2차 세계대전 이후 소연방에 속하다 1990년대 독립한 국가들로 NIS (Newly Independent States) 또는 CIS (Commonwealth of Independent States) 국가라 부른다.

넷째, 과거 정부가 명령과 통제로 의료체계를 운영할 때는 관료적인 경직성 등으로 의료체계의 효율성이 제약을 받았다. 그러나 개혁을 통하여 구매와 공급을 분리하고 공급자에게 자율성을 부여하여 분권화시키고, 구매자가 구매를 통하여 공급량이 결정되는 시스템은 공급의 효율성과 함께 의료체계의 효율성 향상에도 기여하게 된다. 한편 Savas et al.(1998)은 여기에 추가하여 구매와 공급의 분리는 구매자가 공급자(공공 및 민간)들을 경쟁시킬 수 있는 기전이 되고, 의료체계에 시장기능을 도입할 수 있는 계기가 된다고 하였다.

전략적 구매는 종래의 정부나 보험자에 의한 명령과 통제형으로 작동되던 의료체계를 구매를 통하여 작동되도록 전환시키는 것이다. 의료서비스의 구매와 공급이 분리된 의료체계에서 구매기능은 매우 중요하다. 의료서비스의 공급을 위해서는 재정의 원활한 조달과 효율적인 사용을 요구한다. 구매기능은 재정의 배분을 통하여 의료자원의 배분을 결정하는 연결고리가 된다. 그리고 구매에서 중요한 요소인 보험급여 범위와 진료비 지불방식은 의료재정의 배분을 결정짓고 이것이 의료서비스 공급량을 좌우하여 의료자원의 배분을 결정짓게 한다.

Øvretveit(1995)는 구매(purchasing)는 commissioning이나 계약(contracting)과 구분되어야 하는 기능임을 주장하고 있다. 그는 commissioning에 비하여 구매는 협의적 기능을 갖는다고 한다. Commissioning은 우리에게는 매우 생소한 개념인데, 의료서비스를 구매하고 건강에 영향을 주는 다른 조직이나 기구에 영향을 미치는 방법을 통하여 국민들의 건강을 최대로 향상시키며 형평을 지향하는 기능을 의미한다. Commissioning은 국가의 의료전략을 개발하고 이를 다양한 방법(의료서비스나 예방서비스 및 기타 관련 활동)을 통하여 수행하는 정부나 공공영역의 기능으로 풀이하고 있다. 반면에 구매란 외래, 검사, 수술, 입원과 같이 의료기관으로부터 의료서비스를 사는 것(buying)과 관련된다. 계약은 구매에 비하여 더욱 협의적 개념이다. 계약은 구매자와 공급자간에 지불을 대가로 서비스를 제공하는 협정(negotiated agreement)을 의미하는 것이다. 여기에는 서비스의 구체적인 내용이 기술되고, 지불, 모니터링, 계약이행의 검토 등이 포함된다.

2. 필요도 관리와 전략적 구매

건강과 관련하여 필요도와 수요가 다르기 때문에 전략적 구매의 필요성이 대두된다.

특히 필요도는 전문가의 도움으로 구매자가 판단하기 때문이다. 이러한 상황에서 건강을 향상시키기 위해서는 전략적 구매가 필요해지는데 전략적인 구매를 위해서는 네 단계가 요구된다. 첫째는 건강에 대한 필요도의 사정이다(assess health needs). 둘째는 필요도를 충족시킬 효과적인 방법(care model)을 찾는 것이다. 효과의 근거로는 진료와의 관계, 효과적 진료를 제공할 가능성이 가장 큰 조직적 구조나 배치와의 관계를 따진다. 셋째는 이러한 여러 가지 상황에 가장 적합한 계약모형을 통하여 질의 충족 요건에 부합하는 의료를 구매한다. 넷째는 이러한 과정에서 의료의 효과를 모니터링하여 가장 효과적인 의료서비스가 제공되었는지 확인하는 것이다. 그런데 건강상의 필요도는 항상 변화하기 때문에 또 다시 필요도에 대하여 사정을 하면서 새로운 구매 사이클이 일어난다. 이것이 표준화된 모형(stylized model)이다(McKee and Brand, 2005). 여기에서 필요한 정보는 건강상태, 건강에 대한 필요도 사정, care model의 구체화, 의료의 구매, 산출물(health outcome)의 모니터링이다.

전략적 구매를 통하여 의료체계의 효율성을 제고시키기 위해서 정부의 역할이 필요하다. 정부가 개입해야 하는 내용을 구체적으로 살펴보면 다음과 같다. 의료체계의 효율성은 의료비 절감과 직결되며 의료 질과도 연관된다. Velasco-Garrido et al.(2005)은 의료의 질을 효율성의 구성요소로 간주하고 있다. 여기서는 전략적 구매이론과 관련된 정부 개입에 대해서만 기술하기로 한다.

1) 제공할 서비스의 내용에 대한 결정

제공할 서비스 내용에 대한 결정이란 보험자(구매자)가 구매할 보험급여내용(benefit package)을 필요도를 토대로 결정하는 일이다. 정부는 의료보장에 적용되는 국민에게 제공해야 할 의료서비스의 구조, 서비스 양, 서비스의 질, 비용(가격)을 결정해야 한다. 대부분의 국가는 사회보험에서 제공해야 할 서비스의 범위를 법률로 정하고 있다.

제공되어야 할 서비스의 내용은 원칙적으로 앞에서 설명한 바와 같이 임상적으로 유효성이 입증된 서비스는 모두 제공하는 것이 의료보장제도이다. 그러나 현실적으로는 모든 서비스를 제공하기에는 국민의 부담 문제가 발생한다. 그래서 사회보험이나 공영의료제도에서 제공될 수 있는 서비스의 범위를 결정하는 것이 매우 중요하다. 서비스 제공범위에 관하여 네거티브 방식이 있고 포지티브 방식이 있다.

사회보험에서는 주로 포지티브 방식으로 제공(혹은 구매)할 서비스 목록을 정하고 있는데 독일, 일본, 우리나라도 이 방식을 택하고 있다. 공영의료제도에서는 제공할 수 없는 서비스만 목록으로 공시하는 네거티브 방식을 주로 사용하고 있다. 포지티브 방식보다 네거티브 방식이 제공되는 서비스의 범위가 폭 넓다고 하겠다. 스웨덴은 특이하게 구매할 서비스의 우선순위와 지침서를 정하여 운영하고 있다(Hunt, Shishkin and Taroni, 2005).

네거티브 목록을 택하든 포지티브 목록을 택하든 구매자가 목록에 없는 서비스를 구매하여 대상자에게 제공할 자유를 허락하느냐 문제가 생긴다. 목록에 없는 서비스 제공을 구매자에게 허용하면 구매자가 위험을 선택하거나 다른 부작용이 있기 때문에 바람직하지 않다고 보는 견해(Hunt, Shishkin and Taroni, 2005)가 일반적이다.

최근 인구고령화로 인하여 사회적 입원이 과다하게 이루어져 병상 장기점유자(bed blocker) 문제가 일어남에 따라 만성질병을 갖는 환자에 대하여 입원을 통제하는 등의 방법이 등장하고 있다. 덴마크나 스웨덴과 같은 북유럽 국가들은 병원 입원은 급성기 환자에게만 허용하고 만성질환자는 지역사회에서 1차 의사의 지시에 따라 방문간호사 등의 통합서비스(커뮤니티 케어) 제공 팀이 관리함으로써 입원을 줄이고 의료비를 절감하는 경우도 있다.

미국 CMS에서는 입원 통제를 위하여 사전입원허가제(prior authorization, PA)를 도입하고 Appropriateness Evaluation Protocol(AEP)를 활용하여 입원허가를 한다. 그리고 처방의약품에 대해서도 PA를 도입하여 비용효과적인 처방을 유도하고 있다(Mays et al., 2004). 그 뿐만 아니라 Medicare에서 급성기 병상의 입원일수를 최대 150일 이내로 규정[44]하고 있다. 일본도 입원에 대하여 일수에 따른 입원료 차등화와 함께, 연간 180일 이상 입원하는 환자에게는 입원료 기본점수의 15%를 본인에게 추가 부담시키고 있다(이규식 외, 2017). 그 외에도 유럽 국가들 가운데는 입원의 적정성을 검토하기 위하여 Ambulatory Care Sensitive Condition(ACSC) 지표를 활용한다. 우리나라도 불필요한 장기입원을 줄이기 위하여 2015년 9월부터 병원 입원기간이 길어질수록 입원비 상환액을 줄이는 입원료 감산제[45]를 실시하고 있다.

---

44) 메디케어 입원의 경우, 60일까지는 1,340달러만 deductibles로 환자가 지급하면 그 이상은 전혀 부담이 없다. 그러나 61일부터 90일까지는 매일 335달러, 91일부터 150일까지는 lifetime reserve day를 활용할 경우 매일 670달러를 환자가 본인 부담한다. 그리고 151일부터는 전액을 본인이 부담해야 한다. lifetime reserve day를 모두 사용한 환자의 경우에는 90일 이후로는 메디케어에서 거의 부담하지 않고 전액 본인부담으로 하고 있다(www.medicare.gov, 2018).

2) 전략적인 의료계획(strategic health planning)의 수립

앞 절에서 살펴본 바와 같이 대부분의 서유럽 국가들은 구매자가 참고할 수 있도록 전략적 의료계획을 갖고 있다. 최근에는 의료정책의 스튜어드십(stewardship) 개념이 등장하면서 의료계획의 내용이 발전되고 있다. 과거에는 지역 내의 인구 대비 병상 수, 혹은 인구 대비 장비 수 등으로 계획의 지표를 삼았었다. 1990년대 중반 이후의 의료계획은 보다 질적 계획이나 서비스의 산출물 중심으로 바뀌고 있다. 이것은 영국의 공영의료제도(NHS)에서 채택하던 방식인데 암, 심장질환, 당뇨, 정신질환, 노인의료 등에 대한 우선순위를 설정하고 이러한 우선순위를 충족시키는데 필요한 행동을 계획으로 수립하고 있다. 많은 국가들에서 정부는 계획과 인구집단별로 필요로 하는 서비스 양을 규정함으로써 구매자의 행위를 규제하고 있다(Hunt, Shishkin and Taroni, 2005).

일본은 지역계획을 수립하면서 외래와 입원의 기능분화, 지역포괄케어시스템의 구축, 재택의료의 강화 같은 공급체계의 발전 계획을 포함시켰다. 그리고 병상에 대해서는 급성기 병상, 일반 급성기 병상, 아급성기(또는 회복기) 병상, 장기요양 병상으로 나누어 계획을 수립하고 있다. 이러한 의료계획은 매 2년마다 실시하는 진료수가 개정을 통하여 실천하고 있다.

3) 구매 예산과 위험 보상에 대한 규제

대부분의 유럽 국가들은 정부가 의료서비스 구매 예산과 인구수에 따른 구매자(보험자)간의 재정배분[46]에 관하여 규제하고 있다. 정부가 구매자의 예산을 규제하는 데는 세 가지 방법이 있다(Hunt, Shishkin and Taroni, 2005).

첫째, 구매자가 공공기관(독일의 질병금고는 공공기관임)이면 정부가 구매자의 예산을 승인하는 방법으로 규제한다. 이때 승인하는 예산을 의료서비스 종류별로 상한선을 설정하는 경우도 있다. 헝가리는 의회가 매년 사회보험예산을 승인하는데 급성기 입원, 만성기 입원, 외래 전문의 서비스, 1차 의료별로 따로 승인하고 서로 재정을 이전하지 못하도

45) 입원료 감산제란 입원기간이 15일까지는 입원료 전액을 병원에 상환해주고, 16일 이상이면 입원료의 90%를 31일 이상이면 85%만 상환해주어 입원이 장기화될수록 병원 수입이 줄게 되어 장기입원을 방지하고자 한다.

46) 네덜란드와 독일의 경우는 중앙기금을 두고 징수된 보험료는 중앙기금에서 관리하고, 중앙기금은 각 보험자에게 가입된 인구수에 비례하여 재정을 배분한다. 이때 중앙기금에서는 보험자에 가입된 가입자들의 성, 연령 등을 고려하여 배분하도록 정부가 개입한다.

록 규제하고 있다. 특히 공영의료제도를 택하고 있는 국가는 의료기관에 항목별 예산을 할당하여 필요도를 철저히 관리하고 있다.

둘째, 구매자의 예산이나 추정 상한액을 설정하는 방식이다. 프랑스는 의회가 다음해의 건강보험의 예산을 승인하는데 이것은 예산을 통제하려는 목표액이지 실질적인 지출의 상한선은 아니다.

셋째, 구매자(보험자)간의 중앙기금을 배분하는 규칙을 설정하는 방법이다. 네덜란드 보건부는 중앙기금이 각 보험자에게 기금(보험료 수입의 50%에 해당하는 소득 비례보험료)을 배분하는 규칙을 설정하고 있다.

대부분 건강보험제도를 운영하는 국가에서 정부는 구매자(보험자)간의 재정의 차이를 보정하는 위험구조조정장치를 운영하고 있다. 예를 들어 독일은 2009년 질병구조위험조정제도(morbidity-based risk structure compensation)에 따라 질병금고 가입자들을 152개 위험군으로 분류하여 중앙기금을 배분하고 있으며, 네덜란드는 가입자들의 성, 연령, 소득의 성격, 거주지역(이민자를 고려), 약제비 사용, 질병군을 고려하여 구매자(보험회사)에게 중앙기금을 사전적으로 배분하고 사후적으로 다시 조정한다(이규식, 2013).

이와 같은 보험재정 규모에 대한 통제만 하는 것이 아니라 보험의료의 가격에 대하여 통제를 한다. 의료서비스의 가격에 대한 통제는 사회보험 국가에서는 당연하게 존재한다. 여기에는 행위별수가의 가격만이 대상이 되는 것이 아니라 DRGs와 같은 다른 지불제도의 가격도 포함된다. 가격통제의 목적이 의료비를 통제하는데 있다면 서비스 양의 통제도 같이 수반되어야만 정책 효과를 얻을 수 있다. 비록 필요도를 기준으로 의료계획에 의하여 의료체계를 운영하고 있어도 서비스 생산자에게는 가격이 매우 중요하다. 왜냐하면 의료의 생산자는 생산요소를 시장에서 구매해야 하기 때문이다. 자본주의 시장경제에서 가격은 자원을 배분하는 기능을 갖는다. 가격이 지나치게 통제되면 자원이 의료분야로 배분되기 어려운 점도 있다. 행위별수가제를 택하든 DRGs 제를 택하든 상대적인 가격이 균형적이지 못하면 상대가격이 낮은 서비스로는 자원이 몰려들지 않는 문제가 있다. 따라서 가격통제를 위해서는 매우 정교한 전문적 기술이 요구된다.

가격통제는 의료서비스에만 한정되는 것은 아니고 의약품에 대해서도 이루어진다. 의약품 가격의 통제를 위하여 참조가격제(reference price)를 택하는 국가도 있고, 의약품 지출액에 대한 상한을 설정(cap)하기도 한다. 의약품 가격에 대한 통제는 사회보장제도를 택하고 있는 거의 모든 국가에서 이루어지고 있다. 그 방법은 의약품 유통 단계별로 유통마진을 통제하는 방식이나 이윤율을 통제하는 방식 등 다양한 규제 수단이 동원된다[47]. 그리고 건강보험에서 상환하는 의약품의 종류를 통제하기 위하여 보험의약품 목록에 등재하는 방식도 중요한데 우리나라는 선별등재(포지티브) 방식을 취하고 있다[48].

4) 보험급여 틀 및 규칙(rule)의 계약에 대한 규제

구매를 위해서는 보험급여의 틀에 대하여 구매자(보험자 또는 정부), 공급자, 의사단체 간의 계약이 중요하며 정부는 이러한 계약에 규제를 하게 된다. 예컨대 프랑스에서 급여틀 계약에 포함된 사항을 보면 정부와 보험제도를 운영하는 보험자 단체 간에 합의된 예산의 상한선에 관한 것이다. 어떤 국가에서는 구매자들과 공급자들 간의 계약에 직접 정부가 개입하거나 계약을 승인하는 기능을 수행한다. 프랑스는 구매자(보험자)들과 개업의사 대표가 맺은 계약을 보건부가 승인하는 형태로 개입하고 있다.

구매자와 공급자 간의 계약과정이 규제의 대상이 되기도 한다. 독일은 사회보험법(Social Code Book)에 의거하여 계약과정을 규제한다. 사회보험법에서는 보험자와 공급자간의 협상의 목적과 범위를 명기하고 있다. 프랑스는 정부가 의사와 보험자간의 분쟁을 다루는 과정을 규제하고 있다. 이탈리아에서는 공공이든 민간이든 NHS에 참여하고 원하는 모든 의료기관이 지켜야 할 구체적 조건을 인증과정에 명기하여 정부가 규제하고 있다.

5) 보험자(구매자) 이사회의 참여를 통한 규제

정부가 구매자 조직의 경영에 대하여 규제하는 가장 중요한 수단이 보험자 이사회에 참여하는 방법이다. 우리나라도 국민건강보험공단 이사회에 정부를 대표하여 보건복지부와 기획재정부에서 1명씩 비상임 이사로 참여하여 건강보험공단의 중요한 경영 결정에 참여하고 있다.

---

47) 독일은 유통단계별 마진율을 통제하는 방식을 택하고 있고 영국은 이윤율을 통제하는 방식을 취하고 있다. 의약품의 가격통제에 대한 보다 자세한 설명은 이규식(2023)에서 볼 수 있다.

48) 우리나라는 보험제도 도입 이후 계속 네거티브 방식으로 보험의약품을 등재하였으니 의약품에 대한 지출을 억제하기 위하여 2006년 12월 29일을 기하여 포지티브 방식으로 전환하여 등재 의약품 수를 줄였다. 사회보장을 실시하는 대부분 국가들은 포지티브 제도를 시행하고 있고 영국, 독일, 일본은 여전히 네거티브 방식의 등재제도를 유지하고 있다.

6) 소비자에 대한 정보 제공과 소비자 참여

사회보험제도를 운영하는 대부분의 국가들은 보험자 이사회에 시민대표의 참여를 규정하고 있다. 이러한 규제는 구매자가 소비자에게 더 많은 정보를 제공하는 것이 목적이다. 그리고 구매자와 공급자간의 수가협상에도 소비자를 참여시키기도 한다. 우리나라도 국민건강보험공단 이사회에 시민대표가 참여하며, 수가협상에도 참여하고 있다. 독일이나 일본은 수가협상에 소비자의 참여를 배제하고 있다.

참고문헌

이규식 (2013). 『의료보장과 의료체계(제3판 수정본)』. 서울: 계축문화사.

이규식 (2015). 의료전달체계가 아니라 의료계획이 시급하다. 『이슈 페이퍼』. 제15호. 건강복지정책연구원.

이규식 (2017a). 지역사회중심의 통합서비스 제공체계의 도입. 『이슈 페이퍼』. 제21호. 건강복지정책연구원.

이규식 (2017b). 한국 건강보험 40년의 역사와 성과. 『보건행정학회지』. 27(2): 103-113.

이규식 (2018). 『보건의료정책(개정판)』. 서울: 계축문화사.

이규식 (2019). 『의료보장론(개정판)』. 서울: 계축문화사.

이규식 (2021). 『의료보장과 구매이론』. 서울: 계축문화사.

이규식 (2023). 『의료보장론(제3판)』. 서울: 계축문화사.

이규식, 이신호 (2017). 의료개혁과 의료계획의 수립. 『의료개혁, 누가 어떻게 할 것인가(이규식 엮음)』. 서울: 청년의사: 331-355.

이규식 외 (2017). 『고령사회를 대비한 노인의료비 효율적 관리방안』. 국민건강보험공단, 건강복지정책연구원.

Aaron HJ and Schwartz WB (1985). Hospital cost control: a bitter pill to swallow. *Harvard Business Review*. 63(2): 160-167.

Anderson OW (1964). Research in hospital use and expenditures. *Journal of Chronic Disease*. 17: 727-733.

Berg O (1999). The organization of the Norwegian health care system: the rise and decline of a public iatrocracy. In: Molven O ed. *The Norwegian Health Care System*. Oslo: University of Oslo.

Beveridge WH (1942). *Social Insurance and Allied Services*. Macmillan Company. reproduced in 1969. New York: Agathon Press. Inc.

Chinitz D (2002), Good and bad health sector regulation: an overview of the public policy dilemmas, In: Saltman RB, Busse R and Mossialos E eds. *Regulating Entrepreneurial Behavior in European Health Care Systems*: 56–72, European Observatory on Health Care Systems, Copenhagen: WHO Europe.

DHSS, UK (1976), *Sharing Resources for Health in England*, Report of the Resource Allocation Working Party, London: HMSO.

DoH, UK (1992), *The Health of the Nation: A Strategy for Health in England*, London: HMSO.

Enthoven AC (1977), Consumer choice health plan: a national health insurance proposal (Memorandum to HEW Secretary Joseph Califano, 22 September 1977), reprinted in Consumer choice health plan: a national health insurance proposal based on regulated competition in the private sector, *The New England Journal of Medicine*, 298(12 and 13): 650–658, 709–720.

Enthoven AC (1985), *Reflections on Management of the National Health Service*, London: NPHT.

Ettelt S, McKee M, Nolte E, Mays N and Thomson S (2009), Planning health care capacity: whose responsibility? In: Rechel B, Wright S, Edwards N, Dowdeswell B and McKee M eds. *Investing in Hospitals of the Future*: 47–66, European Observatory on Health Care Systems and Policies, Copenhagen: WHO Europe.

Feldstein MS (1964), Effects of differences in hospital bed scarcity on type of use, *BMJ*, 2: 562–565.

Feldstein PJ (2005), *Health Care Economics* (6th), Clifton Park, New York: Thomson Delmar Learning.

Figueras J, Robinson R and Jakubowski E (2005), Introduction, In: Figueras J, Robinson R and Jakubowski E eds. *Purchasing to Improve Health Systems Performance*: 3–10, European Observatory on Health Systems and Policies, Copenhagen: WHO Europe.

Flores G. Krinshnakumar J. O'Donnell O. van Doorslaer E. (2008), Coping with health care costs: implications for the measurement of catastrophic health expenditures and poverty, *Health Economics* 17(12): 1393–1412.

Fox DM (1979), From reform to relativism: a history of economists and health care. *Milbank Memorial Fund Quarterly/Health and Society*, 67(3): 297–336.

Fox DM (1986), *Health Policies Health Politics: the British and American Experience 1911–1965*, Princeton: Princeton Univ. Press.

Gillam SJ and Murray SA (1996), *Needs Assessment in General Practice*, Occasional Paper 73, London: Royal College of General Practitioner, Wright, Williams and Wilkinson (1998)에서 재인용.

Ham C (1997), Priority setting in health care: learning from international experience,

Health Policy, 42(1): 49–66.

Hunt DJ, Shishkin S and Taroni F (2005), Steering the purchaser: stewardship and government, In: Figueras J, Robinson R and Jakubowski E eds. *Purchasing to Improve Health Systems Performance*: 164–186, European Observatory on Health Systems and Policies, Copenhagen: WHO Europe.

Jordan J et al. (1996), *Health Needs Assessment in Primary Care: A Study of the Understanding and Experience in Three Districts*, Leeds: Nuffield Institute for Health, Wright, Williams and Wilkinson(1998)에서 재인용.

Kimani D and Maina T (2015), *Catastrophic Health Expenditures and Expenditures and Impoverishment in Kenya*. Washington, DC: Futures Group, Health Policy Project.

Koppel A, Habicht T, Saar P, Habicht J and van Ginneken E (2008), *Estonia: Health System Review*, Health System in Transition, Copenhagen: WHO Europe.

Majeed FA et al. (1994), Monitoring and promoting equity in primary and secondary care, *BMJ*, 308: 1426–1429.

Mays GP, Claxton G and White J (2004), Market watch: managed care rebound? recent changes in health plans' cost containment strategies, *Health Affairs*, doi:10.1377/hlthaff.w4.427.

McKee M and Brand H (2005), Purchasing to promote population health, In: Figueras J, Robinson R and Jakubowski E eds. *Purchasing to Improve Health Systems Performance*: 140–163, European Observatory on Health Care Systems and Policies Series, Copenhagen: WHO Europe.

McKee M, Healy J, Edward N and Harrison A (2002), Pressure for change, In: McKee M and Healy J eds. *Hospitals in a Changing Europe*: 36–58, European Observatory on Health Care Systems Series, Copenhagen: WHO Europe.

Melhado EM (1998), Economist, public provision, and the market: changing values in policy debate, *Journal of Health Politics, Policy and Law*, 223(2): 215–263.

Mooney G (1994), *Key Issues in Health Economics*, Hempstead: Harvester Wheatsheaf.

NHC, New Zealand (2004), *Prioritising Health Services – A background paper for the National Health Committee*, Wellington: National Health Committee.

NHS Management Executive, UK (1989), *Working for Patients*, London: HMSO.

Nichol D (1995), Foreword in *Purchasing for Health*, Buckingham: Open Univ. Press.

Nolte E and McKee M (2008), Measuring the health of nations: updating an earlier analysis, *Health Affairs*, 27: 58–71.

OECD (1992), *The Reform of Health Care, A Comparative Analysis of Seven OECD Countries*, Paris: OECD.

OECD (2009), *Health at Glance 2009*.

Øvretveit J (1995), Purchasing for health, In: Øvretveit J ed. *Purchasing for Health*,

Buckingham: Open Univ. Press.

Preker AS, Haslinger RR, Busse R and Rosenmöller M (2007), Stewardship, governance, and management, In: Preker AS, Liu X Velenyi EV and Baris E eds. *Public Ends, Private Means, Strategic Purchasing of Health Services*: 125–148, Washington DC: The World Bank.

Rechel B, Wright S, Edwards N, Dowdeswell B and McKee M (2009), Introduction: hospitals within a changing context, In: Rechel B, Wright S, Edwards N, Dowdeswell B and McKee M eds. *Investing in Hospitals of the Future*: 3–25, European Observatory on Health Care Systems and Policies, Copenhagen: WHO Europe.

Robinson R, Jakubowski E and Figueras J (2005), Introduction, In: Figueras J, Robinson R and Jakubowski E eds. *Purchasing to Improve Health Systems Performance*: 3–10, European Observatory on Health Care Systems and Policies Series, Copenhagen: WHO Europe.

Rodwin VG (1997), The rise of mananged care in the US: lessons for French health policy, In: Altenstetter C and Bjorkman JW eds. *Health Policy Reform, National Variationa, and Globalization*: 39–58, London: Macmillan.

Saltman RB and Figueras J (1997), *European Health Care Reform, Analysis of Current Strategies*, Copenhagen: WHO Europe.

Saltman RB and Figueras J (1998), Analyzing the evidence on European health care reform, *Health Affairs*, 17(2): 85–108.

Saltaman RB and Busse R (2002), Balancing regulation and entrepreneurialism in Europe's health sector: theory and practice, In: Saltman RB, Busse R and Mossialos E eds. *Regulating Entrepreneurial Behavior in European Health Care Systems*: 3–52, European Observatory on Health Care Systems Series, Copenhagen: WHO Europe.

Saltman RB and de Roo AA (1989), Hospital policy in the Netherlands: the parameters structural stalemate, *Journal of Health Politics, Policy and Law*, 14: 773–795.

Savas S, Sheiman I, Tragakes E and Maarse H (1998), Contracting models and provider competition, In: Saltman RB, Figueras J and Sakellarides C eds. *Critical Challenges for Health Care Reform in Europe*: 157–178, Buckingham: Open University Press.

Schut FT (1995), *Competition in the Dutch Health Care Sector*, Ridderkerk: Ridderprint.

Starr P and Immergut E (1987), Health care and the boundaries of politics, In: Maier CS ed. *Changing Boundaries of the Political: Essays on the Evolving between the State and Society, Public and Private in Europe*, Cambridge: Cambridge University Press.

Thomas RK (2003), *Health Services Planning* (2nd), New York, NY: Kluwer Academic/

Plenum Publishers.

Velasco-Garrido M, Borowitz M, Øvretveit J and Busse R (2005), Purchasing for quality of care, In: Figueras J, Robinson R and Jakubowski E eds. *Purchasing to Improve Health Systems Performance*: 215-235, European Observatory on Health Care Systems and Policies Series, Copenhagen: WHO Europe.

UK, House of Lords (2017), *The Long-term Sustainability of the NHS and Adult Social Care*, Select Committee on the Long-term Sustainability of the NHS, Report of Session 2016-17, HL Paper 151.

Wagstaff A and van Doorslaer E (2003), Catastrophe and impoverishment in paying for health care: with application to Vietnam 1993-1998, *Health Economics*, 12(11): 921-934.

WHO (2000), *The World Health Report 2000, Health Systems: Improving Performance*, Geneva: WHO.

Womersley J and McCauley D (1874), Tailoring health services to the needs of individual communities, *J of Publ. Health Med*, 41: 190-195.

Wright J, Williams R and Wilkinson JR (1998), Development and importance of health needs assessment, *BMJ*, 316: 1310-1313.

Xu K (2005), Distribution of health payments and catastrophic expenditures methodology, *Discussion Paper*, No. 2, WHO Geneva.

http://www.medicare.gov (2018. 1. 23 접속)

제7장
의료체계의 개혁과 통합의료

제1절 의료체계의 정의와 구성

1. 의료체계와 공급체계의 이해

의료보장제도를 유지하기 위해서는 의료와 관련된 인적 및 물적 자원의 생산과 이러한 자원을 배합하여 의료서비스를 효율적으로 제공할 수 있는 공급체계를 만드는 것이 중요하다. 2000년대 초반까지만 하여도 의료체계는 Health Care System 또는 Health Care Delivery System으로 표현되었다. 그리하여 한달선(1985)은 Health Care Delivery System은 의료체계를 의미하는데 우리나라에서 의료전달체계로 번역하여 사용하는데 대하여 비판하였다. Health Care Delivery System이 의료체계와 같다는 것은 Salloway (1982)가 *Health Care Delivery System*이라는 저서에서 세계의 의료체계(Health Care Delivery System)를 세 가지 카테고리로 설명한데서도 잘 알 수 있다.

WHO Europe 본부는 세계 여러 국가들의 의료체계를 소개하는 문헌의 초판격인 *Health Care Systems in Transition*(의료체계의 전환)을 1990년대 말부터 발간하면서 의료체계(Health Care System)안에 의료공급체계에 해당하는 장(chapter)을 Health Care Delivery System으로 명명하고 그 내용으로 1차 의료, 병원의료 등과 같이 서비스 공급을 다루었다. 낭시 WHO 유럽본부는 의료체계는 Health Care System으로 의료공급체계는 Health Care Delivery System으로 구분하였다. 그리고 의료체계의 전환 제2판격인 Health Systems in Transition(care라는 단어를 삭제하였음)에서는 의료서비스의 공급을 Provision of Services로 표현하고 환자의뢰체계(patient pathway)를 서비스의 공급이라는 장(chapter)내의 한 절(clause)로 다루어 개념상의 혼란을 피하고 있다[1].

WHO Europe 본부의 표현에 따르면 초판에서는 Health Care System을 의료체계로, Health Care Delivery System은 공급체계로 표현하였다. 그리고 우리나라에서 전달체계로 흔히 사용되는 용어는 환자의뢰체계(patient pathway)로 표현하였다. 그러나 제2판에 따르면 Health Care Delivery System이라는 용어가 전혀 사용되지 않고 있어 Health Care System과 Health Care Delivery System은 같은 의미로 해석해야 될 것으로 판단된다. 그러나 미국이나 유럽 권에서 발간되는 자료들을 보면 저자에 따라 Health Care Delivery System을 의료공급체계로 협의적으로 사용도 하기 때문에 이 책에서는 Health Care Delivery System을 원칙적으로 의료체계로 사용하되 경우에 따라서는 협의적 의미인 의료공급체계로도 사용하였다. 그리고 의료공급체계의 하부구조인 Patient Pathway는 환자의뢰체계로 표현하여 의료서비스를 제공하는 조직화의 개념으로 정리하였다.

2. 의료체계의 정의

의료체계란 사람에 따라 다른 개념으로 이해된다. 예컨대, 인류학자는 의료체계를 종교적, 철학적, 주술적, 실증적인 것과 같은 다양한 원리(doctrine)에 따라 질병을 치료하는 경험으로 받아들이고 있다(Roemer, 1991). 체계분석(system analysis)은 원래 군사분야에서 사용되었다. 체계를 기능적으로 말하면 "상호 관련을 맺어 서로 의존하는 부분들로, 목표를 달성키 위하여 설계된 집합체(A system may be defined as a set of interrelated and interdependent parts, designed to achieve a set of goals)"로 정의하고 있다(Roemer, 1991). 따라서 모든 체계는 해결되어야 하는 문제를 중심으로 수많은 하부체계(subsystem)들을 지니고 있다.

어떤 체계를 이해하기 위해서는 그 구성 요소의 특성과 그들 사이의 상호작용을 파악해야 한다. 동시에 어떤 체계라도 주변 환경의 영향을 받기 때문에 환경여건에 대한 고려도 있어야만 한다. 의료체계는 농업, 교통, 산업부문과 같은 다른 체계와 매우 복잡하게 상호 연계되어 있다. 그리고 의료체계의 발전은 주민의 신념, 과학, 상업적인 요인, 그리

1) 연도별로 보면 1999년부터 2004년까지 발간한 책자는 의료공급을 모두 health care delivery system으로 표현하였다. 2005년도에 발간된 책자는 health care delivery system과 provision of services를 혼용하였으며, 2007년 이후에 발간된 책자는 의료공급을 provision of services로 하고 있다.

고 다른 사회적 요인에 의해 영향을 받게 된다. 더욱이 건강상태에 영향을 줄 수 있는 모든 사회·환경적 요인들을 고려한다면 의료체계는 많은 다른 체계(예: 농업, 산업, 교육 등)들과 밀접한 관계에 있다는 것을 알 수 있다. 이와 같이 의료체계는 지역사회뿐만 아니라 주민의 건강에 영향을 미치는 부문(sector)과 부문 간(inter-sector)의 상호 관련된 부문들로 구성되는 하나의 통일체로 파악해야 할 것이다.

정책결정자나 분석가들은 의료분야에서 사용되는 의료체계, 건강, 의료서비스, 의료영역과 같은 다양한 용어들을 특성에 맞게 정의하고 있다. 이렇게 다양한 용어들이 사용되는 이유는 의료체계에 무엇을 포함시킬 것인가라는 의료체계의 영역에 대한 이해가 다르기 때문이다. 의료체계의 영역은 의료서비스(의사서비스, 간호서비스, 병원서비스 등)만으로 제한하는 협소한 개념에서부터 건강수준을 향상시키는 모든 활동, 조직 및 자원을 포괄하는 광범위한 개념까지 다양하다. 환자의 치료로 한정할 경우 의료서비스만 생각하면 되지만 건강산출물로 확대하면 환자 치료만이 아니라 건강을 결정하는 요인이라는 광범위한 영역이 포함된다. 그리하여 Duplessis et al.(1989)은 의료체계를 "의료서비스를 제공하는 조직(병원, 보건소, 의사사무실, 공중보건)과 건강이라는 궁극적 목표에 영향을 미칠 수 있는 다른 네트워크, 영역, 기관, 정부부처 등"으로 정의하였다. 이러한 측면에서 Durán et al.(2012)은 "교육, 교통, 사회 서비스, 주택, 식량 산업 등이 중요하다"고 하였다.

Feldstein(1979)은 경제학자의 시각에서 의료서비스는 의료산업의 최종재(output)로써의 역할과 건강산출에서 투입물(input)이라는 역할을 하는 것으로 구분하고 있다. 의료산업의 최종재인 의료서비스를 생산하기 위해서는 의사나 다른 의료인력, 병원이나 병상과 같은 시설, 의료기기나 장비, 의약품 등이 투입요소가 된다. 반면 건강(good health)이라는 최종재(output)를 생산하기 위해서는 의학연구를 위시한 의료서비스의 제공, 공해방지와 같은 환경보건프로그램, 생활습관을 개선시키기 위한 보건교육, 그 외 영양보급을 위한 식량생산과 같은 요소들이 투입물이 된다고 하여 Duplessis et al.나 Durán et al.의 견해를 보다 명확히 하고 있다.

건강은 수많은 요인들의 영향을 받게 된다. 단기적으로는 생물(biology)이나 기후변화 같은 것에 직접 영향을 받지만 장기적으로는 개인의 습관, 의료서비스, 식품 안전 등에 영향을 받게 된다. 만약 의료체계를 의료서비스에 한정하여 정의할 경우 건강을 향상시킬 수 있는 많은 요인들(교육, 환경, 농업에 관한 정책)이 배제되고, Duplessis 등이 언급한 건강에 영향을 미치는 모든 요인들을 포함시킬 경우 사회시스템 전체가 되어 버리는 문제가 있다. 만약 건강산출물에 영향을 미치는 것들을 모두 시스템에 포함시키면, 관리할 수 있는 역할이나 반응성, 책무성에 대한 명확성도, 의미 있는 영역도 없어지게 되며, 반면에 의료서비스에 한정해버리면 건강증진은 의료체계의 영역에서 제외되고 불필요한 세분화를 해야 하는 문제가 생긴다.

Roemer(1991)에 따른다면 의료체계란 "국민들의 건강수준을 향상시키기 위해 어떠한 종류의 서비스를 생산하고, 이를 생산하기 위한 의료기관들의 조직은 어떻게 하며, 생산요소인 인력이나 의약품 등의 생산은 어떻게 하며, 서비스와 생산요소들과 관련하여 제도나 법률은 어떻게 하며, 이러한 요소들이 외부환경과는 어떠한 관련을 맺어야 하는가 하는 일련의 유기적 체계"로 정의할 수 있다.

의료체계를 둘러싼 외부 환경요인 내지 외부체계로는 물질적, 사회적 체계가 있다. 여기에 속하는 것으로는 식량 생산을 통하여 영양을 제공하는 농업부문, 소득의 향상을 통하여 재정조달을 가능케 하는 경제부문 등이 있으며, 특히 인구집단, 가족 또는 개인과 같은 대상자들의 건강에 영향을 미치는 요소가 외부체계를 구성한다. 의료체계에 속하는 대상자들은 건강증진, 질병예방, 진료, 재활과 같은 서비스를 요구하게 된다. 이러한 대상자들의 요구는 의료체계 내에서 수용되어야 한다. 의료체계의 목표는 대상인구의 건강을 증진시키거나 질병이나 부상을 당하였을 때 빠른 기간 안에 회복시키는 것이다. 부차적으로는 보건의료분야의 인력 고용을 증대시키거나 또는 건강한 노동자를 유지함으로써 산업의 생산을 증대시키는 것이다(Roemer, 1991).

3. 의료체계의 모형과 구성 틀

의료체계에 관한 모형으로서는 Roemer[2)]에서 시작하여 다양한 이론모형이 제시되고 있다. 의료체계의 다양한 모형의 국제비교 연구를 한 Papanicolas(2013)의 저술에 등장하는 모형만하여도 Roemer 모형을 제외하고 11개 모형을 소개하고 있다. 이 책에서는 Roemer 모형과 함께 Papanicolas(2013)가 소개한 모형 가운데 네 개 모형을 소개하기로 한다.

---

2) Roemer는 1991년 발표에 앞서 1984년 Kleczkowski 등과 공동으로 발간한 *National Health Systems and Their Reorientation towards Health for All* 이라는 책자에서 동일한 모델을 소개하고 있다.

1) Roemer 모형의 틀[3)]

Roemer는 [그림 7-1]을 통하여 의료체계의 틀을 구성하는 요소들을 설명하고 있다. 외부환경으로 인구집단이 갖는 필요도(health needs)를 먼저 제시하고 의료체계의 목표로 건강수준 향상을 제시하고 있다. 이러한 목표 달성을 위한 구성요소로 다음과 같이 다섯 가지를 열거하고 있다.

첫째, 자원의 개발로 인력, 시설, 장비 및 치료재료 그리고 지식(의료기술)의 개발이 있다. 인력에는 의사, 약사, 간호사 외에 공중보건조직에서 일하게 될 보건요원, 보건교육사, 방문간호사 등이 있다. 시설에는 병원, 의원, 약국 이외에도 통원시설, 장기요양시설, 보건(지)소, 재활시설, 병리검사시설, 혈액원 등이 있다. 장비 및 치료재료에는 의약품, 의료용 소모품, 의료장비 등이 있다. 지식의 개발에는 의학적인 경험, 의약학적인 연구, 의공학연구, 질병연구, 역학조사, 관리기술의 습득 등이 있다.

둘째, 자원의 조직화이다. 의료체계의 다양한 자원을 의료 활동으로 전환하고 그들의 기능이 적절히 발휘되기 위해서는 조직화가 필요하다. 조직으로는 정부나 건강보험공단과 같은 공공조직이 있으며, 민간조직으로는 질병과 관련한 결핵협회, 에이즈예방협회 등이 있다. 이해단체로 의사협회, 병원협회, 간호협회 등이 있다. NGO로는 환자단체, 시민단체 등이 있다. 민간기업으로 제약회사, 의료기기회사 등이 있다.

셋째, 경제적 지원이다. 경제적 지원의 원천으로 정부재정(중앙 및 지방정부), 건강보험, 민영의료보험, 자선적인 기부금 등이 있다.

넷째, 의료체계의 관리이다. 의료체계의 관리를 위하여 기획, 행정관리, 규제, 입법의 네 가지가 있다. 관리와 유사한 개념으로 최근에는 스튜어드십이 등장하고 있다.

다섯째, 의료서비스의 제공이다. 앞에서 열거한 네 가지 요소가 결합하여 의료서비스의 공급(delivery of health care)이 이루어진다. 공급되는 서비스는 1차, 2차, 3차가 있다. 1차 서비스에는 건강증진을 포함한 예방서비스, 1차 의료가 있다. 2차 서비스는 전문화된 통원서비스, 입원서비스, 물리치료, 요법치료서비스, 안경이나 의수족과 같은 서비스, 그리고 장기요양서비스가 포함된다. 3차 서비스는 의학적으로 매우 고도의 전문적인 지식이 필요하며 의사와 다른 인력이 함께 제공하는 서비스로 비용이 비싼 특징이 있다. 여기에 속하는 것으로는 이식수술, 심장수술 등이 있다.

산업화된 국가들의 의료보장제도에 의하여 운영되는 의료체계의 서비스 제공과 관련하

3) 이 항은 이규식(2013)을 요약 정리하였다.

여 Ettelt et al.(2009)은 "임상적으로 유효하다면 포괄적 범위(comprehensive range)에서 모든 국민에게 제공하되 표준적인 질, 형평성, 반응성의 지속적인 향상이라는 비전을 가져야 함"을 주장하였다(Most industrialized countries share the vision that publicly funded health care[4] should be provide a comprehensive range of clinically effective services, cover the entire population, and strive for continued improvements in standards of quality, equity and responsiveness of care).

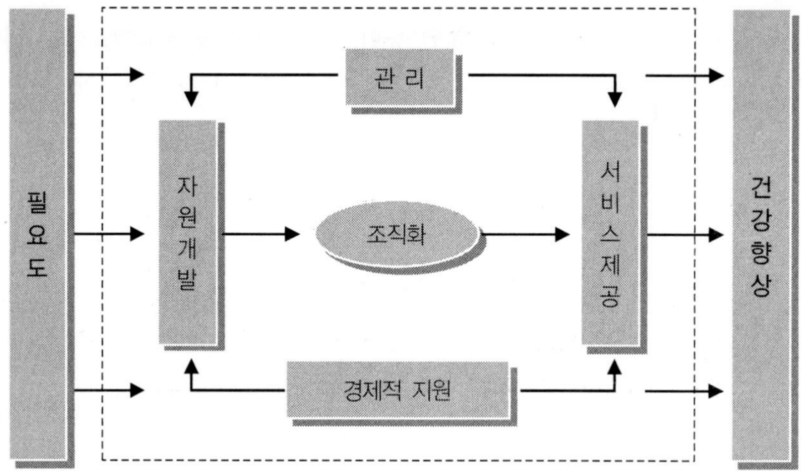

출처: Kleczkowski et al.(1984) 및 Roemer(1991)

[그림 7-1] Roemer 의료체계 틀의 구성요소

2) WHO의 의료체계 성과 모형과 틀

WHO는 의료체계의 성과를 측정하는 모형을 [그림 7-2]와 같이 개발하여 사용하고 있다. 이 모형은 Murray and Frenk가 2000년에 개발한 것으로 의료체계의 목표와 목표달성을 위한 구성요소들의 기능이 설정되어 있다. WHO는 2000년에 이 틀을 활용하여 191개 회원국들의 의료체계의 성과를 측정하였다. Murray and Frenk(2000)는 의료체

4) 여기서 publicly funded health care라는 용어는 우리나라에서 사용하는 공공의료라는 용어에 해당한다. 유럽이나 미국 등에서는 public health는 공중보건을 의미할 뿐 우리식의 공공의료라는 용어로 사용하지 않는다.

계 모형 설정에서 의료체계의 범위를 어디까지로 하느냐를 놓고 많은 고심을 하였다. 좁게는 의료서비스의 제공에 국한하는 모형을 설정할 수 있으나, 이 경우에는 너무 단편화되어 건강산출물을 낳는 보건의료 활동을 제대로 분석하지 못하는 어려움이 있다. 넓게는 건강결정의 사회적인 요인과 연결하여 설정할 수도 있다. 이 경우에는 건강을 결정하는 요인의 구체적인 역할이나 책무성을 명확하게 따지기 불가능한 문제가 있었다.

이와 같은 문제를 극복하기 위하여 Murray and Frenk는 건강행동(health action)이라는 관점에서 의료체계를 정의하였다. 건강행동이란 건강을 유지 혹은 증진시키는데 목적을 둔 일련의 활동으로 정의하고, 의료체계란 건강행동을 제공하고, 규제하고, 재정을 조달하는데 관련된 자원, 사람, 기관을 포함하는 것으로 정의하였다. 이 정의에 따르면 빈곤 퇴치가 건강에 영향을 미치지만 빈곤 퇴치는 주 목적이 건강을 향상시키는 데 있는 것이 아니기 때문에 의료체계의 정의 속에는 포함시키지 않았다(Papanicolas, 2013).

(1) 의료체계의 목표

의료체계의 목표에도 본질적인 목표(intrinsic goal)와 수단적 목표(instrumental goal)로 구분될 수 있다. 수단적 목표는 본질적 목표 달성을 위한 수단적인 기여에 불과하기 때문에 의료체계의 목표로 간주하지는 않았다. Murray and Frenk(2000)는 의료체계의 본질적인 목표로 건강수준의 향상, 반응성, 재정적인 기여의 공정성이라는 세 가지를 설정하였다(Papanicolas, 2013).

첫째, 건강 목표이다. 건강은 높은 수준(good health)을 지향하되 계층 및 지역 간에 건강형평성이 보장되어야 한다. 높은 수준의 건강을 달성하기 위해서는 평균수명 보다는 건강한 수명이 중요하다. 건강수명은 의료만으로 달성될 수 있는 것이 아니며, 건강증진에 대한 개념이 포함되어야 한다. 이미 널리 알려진 사실로 건강에 대한 의료의 기여는 10%에 불과하지만 건강행태가 40~50%, 환경요인이 20% 내외이며 기타는 유전적 요인이라는 점(McGinnis et al., 2002; Boufford, 2003)을 감안한다면 의료보다는 건강관리에 더욱 유의하는 정책이 필요하다. 특히 건강형평성은 의료로써는 달성할 수 없으며 건강증진을 포함하는 공중보건 정책이 우선적으로 실시되어야 가능하다[5].

둘째, 국민의 반응성(responsiveness to people's non medical expectation) 충족이

5) 제1장에서 설명한 바와 같이 우리나라는 의료이용에서는 거의 완전한 수준의 형평성을 이루고 있지만 건강수준은 계층 간에 불평등이 크다.

다[6]. 의료체계에서 반응성의 핵심은 소비자 중심주의에서 찾을 수 있다. 이 개념은 1990년대에 이르러 소비자 운동과 같은 규제의 차원에서 벗어나, 주로 인간과 환경을 지킨다는 새로운 가치 기준을 토대로 사회・생태학적 균형과 인간복지를 지향하고, 보다 높은 차원의 소비자 주권을 확립하는 이념으로 발전되었다. 소비자 중심의 반응성에서 고려되어야 할 요소로 재정에서 사적인 조달 범위, 소비자가 참여할 수 있는 정보 채널의 구축, 재정 조달의 투명성과 본인 책임의식, 1차 의료의 기능과 역할, 시스템에 대한 만족도, 공급자의 반응성으로써 지불제도 등이 있다(이규식, 김주경, 2005). WHO의 2000년 보고서에서 사용한 반응성의 측정지표로는 환자에 대한 인격적 대우, 환자나 가족들이 표출하는 관심사에 대한 반응이 있다. 소비자의 선호와 관련하여 많이 사용되는 것은 소비자 만족도와 소비자 반응성이다. 소비자 만족도는 의료서비스, 의료제공체계, 재정조달에 관하여 소비자의 감지된 수용성을 측정해야 하는 매우 광범위하고 주관적인 개념이다. 소비자 반응성은 소비자와 의료체계간의 상세한 질적 관계를 분석하는데 초점을 두고 있다. 측정 내용을 보면 의료체계의 자율성(autonomy), 선택(choice), 비밀(confidentiality), 존엄성(dignity)과 같은 것으로 지표의 성격은 주관적인데, 측정은 객관적 지표(예: 대기시간, 공급자 선택 정도 등)로 하는 특징이 있다(Figueras et al., 2004).

셋째, 재정적 보호와 재정부담의 공평성(financial protection and fair distribution of burden of funding)이다. 여기는 두 가지 측면에서 공평성을 살펴볼 수 있다. 한 가지는 의료를 제공받음에 따라 과도한 지출로 가계가 빈곤해지지 않도록 하는 것이다. 이 문제에 대해서는 재난적 의료비[7]라는 측면에서 접근하고 있다. 다른 한 가지는 소득수준에 따라 재정에 대한 기여는 차이가 있도록 하는 것으로 소득에 비례하여 보험료를 부과하는 방안이 있다. 첫 번째 측면의 재정적 보호는 사회보험과 같이 공적인 의료보장제도가 제대로 갖추어져 있느냐의 문제로 우리나라의 경우 제도는 거의 완벽하게 갖추어져 있으나 공적 재정의 분담률이 OECD 국가 내에서도 매우 뒤떨어지는 문제가 있다. 두 번째 측면의 문제는 보험료 부담이 공정하냐이다. 우리나라는 이 점에서 많은 문제가 있다. 즉 재정 부담의 공정성은 동일한 재정을 사용하는 사람들에게는 같은 방법의 보험료 부과가 이루어져야만 재정부담의 공정성이 보장되는 것이다. 그런데 우리나라는 건강보험 재정을 통합하여 모든 국민들이 같은 재정을 사용하는데 근로자들은 임금소득을 기준으

6) 이 부분은 이규식(2023)에 수록된 내용을 요약 정리하였다.

7) 재난적 의료비(catastrophic health expenditure)에 대해서는 이미 제6장에서 설명하였다.

로 하고, 자영자들이나 지역주민들은 소득, 재산, 자동차 등에 보험료를 부과하여 재정부담의 공정성은 지키지 못하는 모순을 갖고 있다.

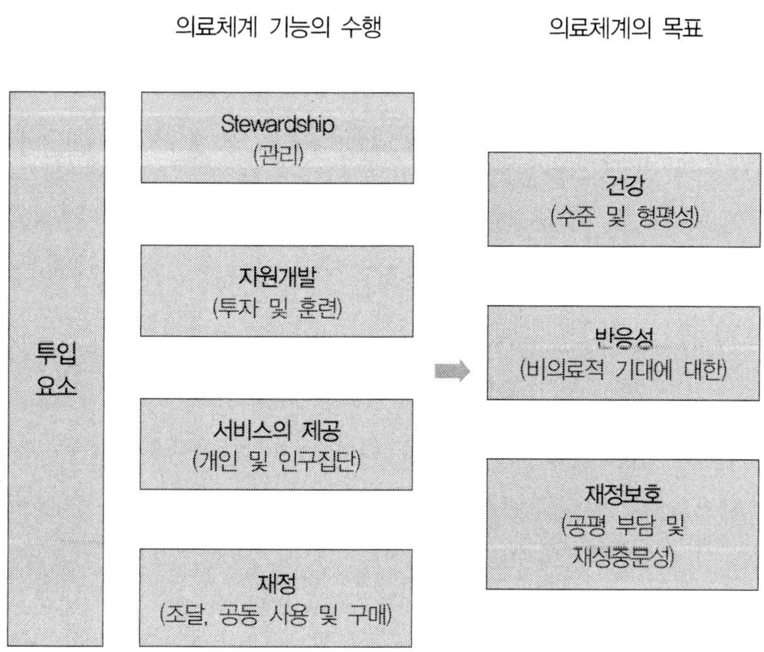

출처: WHO(2000)

[그림 7-2] WHO 의료체계 성과 모형의 틀

(2) 의료체계의 구성과 기능(function)

의료체계의 목표 달성을 위하여 의료체계는 다음의 네 가지 구성 요소를 간직하고 있다. 각 요소들의 기능적인 활동을 설명하면 다음과 같다(Durán et al., 2012). 의료체계의 목표 달성을 위한 첫 번째의 구성 요소는 의료서비스의 생산이다. 서비스의 의도적인 생산이 모든 의료체계의 핵심이다. 제공되는 서비스로는 개인을 대상으로 하는 의료서비스와 인구집단별로 제공하는 건강증진서비스, 그리고 국민 전체를 대상으로 하는 공중보건서비스가 있다. 그리고 제공되는 서비스 간의 협력이 효율을 위하여 매우 중요하다. 서비스의 생산기능에는 무슨 서비스를 어디에서 생산하며 어떻게 관리할 것인가의 문제가 포함된다. 서비스 생산과 관련하여 고려되어야 할 중요한 사항은 서비스의 접근성(accessible), 적정 가용성(affordable), 수용성(acceptable)이 있다.

두 번째의 구성 요소는 의료재정이다. 의료재정을 구성하는 것은 재원의 확보(건강보험제도에서는 보험료의 징수), 재정의 공동사용을 통한 위험분산의 실시(fund pooling), 그리고 서비스의 구매(purchasing)라는 세 가지 요소가 있다. 각 나라마다 역사적인 발전 과정에 따라 의료재정은 다양한 형태가 있다. 그러나 재정을 조달하고, 위험을 분산하고, 구매를 하는 모형 그 자체가 의료체계의 목표 달성에 본질적으로 중요한 것은 아니다. 많은 국가들이 효과적인 정책 형성에 필요한 재정 체계를 정립하고 새로운 방법으로 조정을 하고 있다.

세 번째 구성 요소는 자원개발이다. 자원개발에 속하는 것에는 인력, 시설, 지식(knowledge), 기술(technology)이 있다. 의료가 갖는 노동집약적 성격으로 인하여 인력이 가장 중요한 자원이 된다. 그래서 인력의 훈련, 배치, 유지를 위한 합리적 메커니즘이 부적절한 기술 혼합(inadequate skill mix)과 해외 두뇌 유출을 방지한다. 효과적인 서비스는 현대적인 장비와 기술을 요구한다. 그리고 기술의 발전은 병원의료의 역사적인 토대를 뒤흔들어 병원의 경계를 허물고 있다.

네 번째 구성 요소는 의료체계의 거버넌스 또는 관리(stewardship) 기능[8]이다. 거버넌스 또는 관리 기능은 의료체계의 목표를 가장 용이하게 그리고 분명한 방향을 갖고 수행할 수 있도록 하는 기능이다. WHO(2000)에서는 관리 기능(stewardship)을 "건강에 관련되는 이슈에 관한 대중들의 이해를 보호함으로써 인구집단의 복지(welling-being)를 용의주도하고 책임감 있게 관리하는 기능"으로 정의하고 있다. 개념을 보다 명확히 이해하기 위하여 관리기능을 세 가지 차원으로 분리하여 살펴볼 수 있다. ① 의료정책을 형성하고 서로 조정하는 기능, ② 목표 달성을 위한 영향력 행사 기능, ③ 질을 보장하기 위하여 정보를 수집하고 활용하는 기능이다. 의료체계는 관리 기능인 스튜어드십을 통하여 다른 구성 요소인 자원개발, 의료재정, 서비스 제공을 연결시켜 의료체계의 목표를 달성할 수 있도록 한다.

---

8) 의료체계의 관리 기능(stewardship)에 대해서는 제10장에서 상세히 설명할 예정이다.

3) Behavioral Healthcare Framework[9)]

Aday et al.(1998)은 의료의 효과성, 효율성 및 형평성을 평가하기 위한 틀로 1993년에 Behavioral Healthcare Framework라는 의료체계의 모형을 개발하였다. 그 후에 건강에 대한 개인적 및 사회적인 결정요인의 영향을 평가하기 위하여 1998년에 수정하였다. Aday et al.이 Framework for Assessing Behavioral Health Care라는 명칭을 사용한 것은 1946년 WHO의 건강에 대한 정의가 나옴에 따라 건강을 신체적인 관점에서 뿐만 아니라 정신적 및 사회적 건강을 포괄하는 관점(holistic concept)으로 접근하기 위한 목적이었다. Aday et al.은 behavioral health care를 인간의 행동, 행동의 선행조건, 행동의 결과에 대하여 사려 깊은 개입을 통하여 육체적, 정신적, 사회적인 안녕(혹은 복리)을 증진시킬 수 있는 연속적인 서비스(continuum services)로 정의하였다.

Behavioral health care의 틀은 구조적, 과정적 그리고 산출물이란 중간목표를 통하여 건강과 안녕(또는 복리)이라는 최종목표를 달성하는 것이다.

① **구조적인 측면** : behavioral health care programmes의 가용성, 조직, 재정에 관련된다. 이러한 프로그램을 받을 대상 인구의 특성과 이들 인구가 직면하는 물리적, 시회적 그리고 경제적 환경이 포함된다.

② **과정적 측면** : behavioral health risk를 악화시킬 환경적, 행태적인 교류뿐만 아니라 실질적인 서비스 제공 과정에서 환자와 공급자 간의 교류에 관련된다.

③ **산출물 측면** : 중간 산출물로서는 임상적인 효과성, 생산이나 배분적 시각에서의 효율성, 과정이나 실질적인 면에서의 형평성이며 최종 산출물로서는 개인과 지역사회 전체의 건강수준 향상으로 하였다.

4) Control Knobs Framework

Roberts et al.(2008)은 *Getting Health Reform Right*라는 저술을 통하여 의료개혁을 설계, 수행, 평가하는데 있어 실천적인 경험을 바탕으로 Control Knobs Framework라는 모형을 소개하고 있다. 이 모형은 의료개혁의 목표로 건강수준, 환자 만족, 위험의 보호를 제시하였으며, 중간 목표로 효율성, 질, 접근성을 제시하였다. 이와 같은 목표를 달성하기 위한 수단인 재정조달, 지불, 조직화, 규제, 건강행태의 다섯 가지를 제어장치

9) 이하의 의료체계 모형은 도표로 제시하는 것은 생략하였다.

(control knob)로 하여 각 수단들이 효율성, 질, 접근성 측면에서 어느 정도의 성과를 얻고 있는지를 평가하고 있다(Papanicolas, 2013).

이 틀은 World Bank의 의료체계 강화 프로그램(Health System Strengthening Program)의 기초가 되었다. Roberts 등은 의료개혁의 목적이나 목표를 성공적으로 이해하기 위해서는 내용이 중요(context matter)하다고 하였다. 이런 연유로 어떤 국가가 의료개혁을 하려면 사회적, 정치적인 선호도 혹은 가치체계를 이해하는 것이 필수적이라고 하였다.

5) OECD 의료 질 지표(HCQI) 틀

OECD의 의료 질 지표(health care quality indicators) 사업은 국가 간의 의료 질을 비교・조사하는데 사용될 질 지표를 개발하기 위한 장기적인 목적으로 2001년에 시작되었다(Mattke et al., 2006). Arah et al.(2006)은 의료의 질을 의료체계의 성과라는 개념적 틀로 발표하였는데, 이것이 OECD와 회원 국가들에 의하여 채택되고 있는 핵심적인 의료정책의 목표가 되었다. 즉, 이틀은 WHO의 건강행동(health action)이라는 용어에 의한 의료체계의 정의를 유지하면서 'health care'를 공중보건과 개인 의료를 결합시킨 기능으로 정의를 하였다. Arah et al.(2006)의 의료체계 틀은 의료뿐만 아니라 건강을 유지, 회복, 증진시키는 것을 목표로 상호 연결하는 다음과 같은 네 개의 층(tiers)을 토대로 모든 활동을 포함하고 있다(Papanicolas, 2013).

① Health : 이 층은 health care와 다른 요인들에 의하여 영향을 받는 사회 전체의 광범위한 건강을 나타냄

② Non-health care determinants of health : 이 층은 건강에 영향을 미치는 비 의료적 요소를 나타냄

③ Health care system performance : 이 층은 의료체계의 과정, 투입, 성과뿐만 아니라 건강결정요인에 영향을 미치는 것으로 인식되는 효율성, 형평성을 나타냄. 이 층은 두 번째 층과 1차 의료/예방, 건강증진과 연계되어 있음

④ Health system design and context : 이 층은 비용, 의료비 지출, 의료이용이라는 측면에서 의료체계에 영향을 미치는 정책이나 제공체계의 특성을 나타냄. 이 층은 세 번째 층의 의료체계의 성과와 관련을 갖고 있음

이 틀의 세 번째 층에서 HCQI 사업이 측정하는 핵심적인 의료 질을 효과성(effectiveness), 안전성(safety), 반응성(responsiveness) 그리고 환자중심(responsiveness/patientcentredness)의 네 가지 요소로 나타내고 있다. 이 틀의 네 번째 층에서 의료서비스는 그 국가의 경제적, 사회적 및 정치적 상황을 고려하여 설계되어야 함을 강조하고 있다.

Arah et al.(2006)은 의료체계의 목표로 건강향상, 효율성, 형평성을 제시하고 있다. 그들은 효율성을 두 가지 측면에서 정의하고 있다. 첫째는 거시경제적 효율성으로 지속가능성(sustainability)을, 둘째는 미시경제적 효율성으로 투자가치 혹은 비용효과성(value for money)을 들고 있다. 그리고 형평성에 대한 개념화도 두 가지 측면에서 보고 있는데 첫째는 사람들 간의 의료이용에 따른 재정조달의 형평성(fair financing)이며, 둘째는 사람들 간의 의료에 대한 접근성의 형평이다(Papanicolas, 2013).

4. 서비스 이용과 의료체계

1) 급성질병과 계층적 지역주의 모형

의료서비스를 제공(service delivery)하기 위한 체계적 접근은 20세기 초반에 Fox(1986)가 제시한 계층적 지역주의(hierarchical regionalism) 모형에서 시작되었다. 20세기 이전에는 의료기술이 발전하지 못하여 병이 나면 중산층 이상의 사람들은 주로 집에서 의사의 왕진서비스를 받았고, 병원은 수용시설의 개념에서 거의 벗어나지 못하였다. 그리하여 19세기 마지막 30여년부터 1920년대 초반까지 대부분 국가들에서 의료정책의 우선은 질병이나 부상으로 일을 하지 못하였을 때 근로자들의 소득상실을 보충하는데 있었고 부차적인 순서로 공중보건을 통한 질병의 예방이었다(Fox, 1998). 1883년에 등장한 비스마르크의 질병보험도 당시에는 근로자만을 대상으로 하였으며, 급여도 상병수당이 대종을 이루었다[10].

1920년대 들어 의료정책의 우선순위에 질병을 예방하고 치료하기 위한 서비스의 제공과 이를 지원하기 위한 수요보조 정책이 등장한다(Fox, 1986). 이러한 변화의 배경에는 질병치료에 있어서 생물학적 및 의학적 과학의 능력에 대한 신뢰가 자리하고 있었다. 1882년 코흐에 의한 폐결핵의 박테리아균 발견에서 비롯하여 1890년대 파스퇴르의 광견병 치료, 디프테리아에 대한 항독소 혈청(anti-toxin)의 대량 사용, X-ray의 개발, 1910년 Ehrlich

10) 독일도 1920년대를 즈음하여서는 질병보험에서 의료서비스의 비중이 상당히 높아졌으나, 오늘날과 같이 의료서비스 중심의 건강보험제도로 발전한 것은 제2차 세계대전 이후임을 이규식(2013)은 밝히고 있다.

의 매독 치료제인 살바르산의 개발 등이 질병치료에 대한 의과학의 신뢰를 높였다(Fox, 1998).

의과학에 대한 낙관적인 견해가 산업화된 국가의 정부, 산업계, 자선단체의 지도자들을 자극하여 의료서비스 공급을 늘리는데 재정을 지원하여 의사 훈련, 병원 장비, 연구 등을 장려하였다. 특히 중요한 것은 병원의 수가 증가하고, 기술집약적인 방향으로 발전할 수 있게 됨에 따라 의료의 중심이 의사 사무실에서 병원으로 전환하게 되었다.

대중들의 건강을 유지, 보호, 증진시키기 위한 서비스는 [그림 7-3]과 같이 계층을 따라 제공하는 것이 가장 효율적인 배치라고 믿게 되었다. 계층의 최상층부에는 대학병원이나 연구소가 새로운 치료기술을 개발하고, 의과대학생을 통하여 전파하며, 그 아래 단계에서는 전문의 중심으로 운영되는 병원이나 클리닉에서 새로운 기술을 응용하고, 제일 아래 단계에서는 일반의나 공중보건요원들이 질병예방이나 1차 의료를 담당하여 상위 단계로 환자를 의뢰하는 역할을 한다. 이러한 계층은 주요 도시를 중심으로 지역에 따라 의료기관을 배치하는 것이 최적이라는 의미에서 계층적 지역주의 모형이라고 부르게 된 것이다(Fox, 1986).

계층적 지역주의 모형은 19세기 후반 독일과 미국에서 등장하였으며, 1920년대 미국과 영국의 학자들이 명시적으로 서술하였다(Fox, 1986). 이 모형이 효율적이라 믿었기 때문에 모든 산업화 국가들의 의료공급체계의 근저를 이루었으며, 제2차 세계대전 이후에는 세계보건기구와 미국의 원조기구의 권유에 따라 많은 개발도상국들도 이 모형에 따라 의료공급체계가 구성되었다(Fox, 1986).

계층적 지역주의에 따라 환자가 1차를 거쳐 2차, 3차의 계층을 따라 의료를 이용하는 것을 환자의뢰체계(referral pathway)라 부르고 있다[11]. 이와 같은 환자의뢰체계를 강제로 시행하는 국가에서는 1차 의사를 환자의뢰체계의 문지기(gate keeper)로 하여 의료체계에 접근하기 위해서는 반드시 문지기를 거치도록 강제하였다. 현재도 정부 재정(지

11) 우리나라에서는 이러한 모형을 의료전달체계(health care delivery system)로 부르고 있는데 잘못된 표현이다. 우리나라에서 통상 사용되는 의료전달체계는 환자의뢰체계에 한정하는 뜻으로 이해함이 타당하다(한달선, 1985). 그러나 의료전달체계는 수요, 공급 그리고 양자를 연계하는 제도적인 장치로 구성되어 이들이 상호작용관계에 의하여 기능을 발휘하는 체계로 보아야 한다(이규식, 2002). 따라서 이 책에서는 의료전달체계라는 용어는 가급적 피하고 환자의뢰체계라는 용어를 사용하기로 한다. 의료전달체계란 의료체계(health care system)와 동의어로써 환자의뢰체계는 의료전달체계의 한 구성요소일 뿐이다. 의료전달체계는 협의적으로는 의료의 공급체계를 의미하고 광의적으로는 의료의 재정체계까지 포함한 의료체계를 의미한다.

방정부 포함)으로 국민들의 의료를 보장하는 공영의료제도를 갖는 국가에서는 문지기 제도를 강제적으로 시행하고 있다.

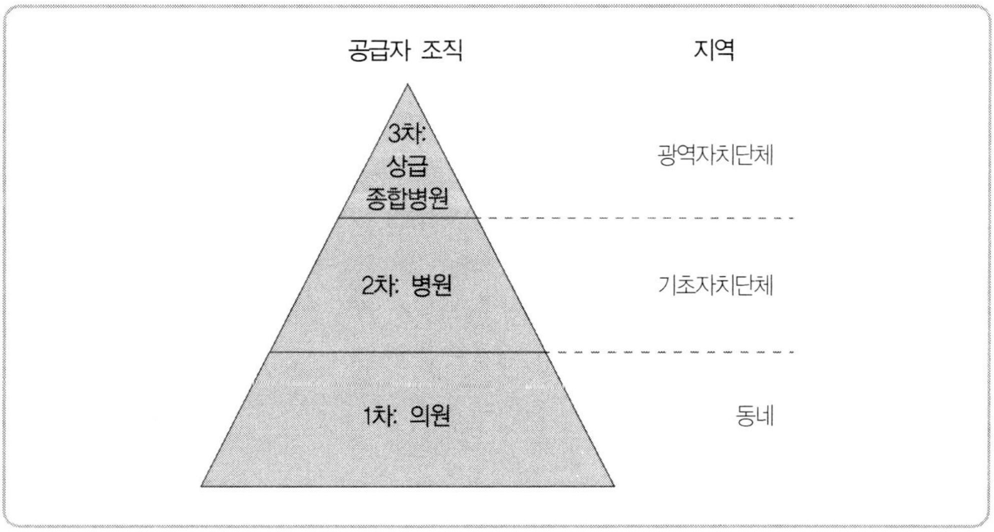

[그림 7-3] 계층적 지역주의 모형

2) 계층적 지역주의와 필요도 접근

계층적 지역주의 모형은 필요도 접근으로 의료서비스를 배분(혹은 배급)하기 위하여 공급자 조직을 계층화하는 것으로 기획(planning)의 취지에 부합한다. 계층적 지역주의는 의과학의 힘으로 완치가 가능한 질병이나 부상을 치료하기 위하여 서비스를 필요도에 따라 1,2,3차로 구분하고, 공급자를 피라미드 형의 계층으로 조직화하여 의료의 형평적 이용과 자원 사용의 효율성을 보장하기 위한 방안이 된다(Fox, 1986). 즉, 단순한 질병은 동네 인근의 1차 의사를 찾아 진료를 받고 이곳에서 진료가 어려운 난해한 질병은 의료장비가 많고 의료기술이 보다 발전된 병원, 종합병원 순으로 단계적으로 진료를 받으면 자원이 효율적으로 사용될 수 있다. 이러한 단계적인 이용이 없으면 부자들은 단순한 질병이라도 바로 종합병원을 방문하게 되며 가난한 사람은 1차 의사만 찾을 수밖에 없게 되어 형평적 이용도 깨지고 자원 사용도 효율과 멀어질 수 있다[12].

12) 가장 효율적인 방법은 병이 난 환자가 자신의 질병이 어느 정도의 중증도이며 어느 분야 의사가 합당한지 판단하여 합당한 수준의 의료기관을 바로 가는 것이다. 그런데 정보의 비대칭성으로 환자가

이 모형은 1920년대 이후 산업화된 국가들의 질병보험 급여가 상병수당에서 의료서비스 제공으로 중심이 변환되는 과정에서 등장하였다. 이 모형은 질병구조가 급성질병일 때 매우 유효하였기 때문에 대부분의 산업화 국가들이 자연스럽게 계층제와 지역주의가 합쳐지는 의료체계를 유지하게 되었다. 이 모형은 수요를 바탕으로 하는 시장형 의료체계와는 어울리지 않으나, 필요도를 바탕으로 하는 의료보장형 의료체계에서는 불가피한 모형이다.

미국은 시장형 의료체계를 가졌으나, 의료정책을 주도하는 정책가들은 의료서비스의 형평과 효율을 향상시키기 위하여 기획을 통한 계층적 지역주의 의료체계를 구축해 왔다(Fox, 1986). 미국에서도 1980년대 이전까지 의료에 관한 규범적 이념은 필요도를 토대로 하는 사회갈등모형(social conflict model)이거나 집단복지모형(collective welfare model)이 상당한 공감을 얻었기 때문에 계층적 지역주의 모형은 자연스럽게 미국에서도 뿌리를 내릴 수 있었다. Melhado(1998)는 사회갈등모형과 집단복지모형이라는 규범에 의하여 의료를 보장하는 국가들은 필요도를 토대로 의료체계를 운영하기 때문에 공급자 조직의 계층화는 자원을 매우 효율적으로 활용할 수 있는 체계가 된다고 하였다.

5. 의료서비스 공급체계의 개혁

1) 개혁의 필요성

의료공급체계의 개혁 혹은 재편성(reorientation) 문제는 2012년 10월 독일 베를린에서 개최된 World Health Summit에서도 제기되었다. 당시 회의에서 WHO Europe의 의료체계 담당관인 클루게(Kluge) 박사는 인구고령화와 비전염성 질병의 확산, 그리고 보건의료비 지출을 위한 경제성장률의 하락과 같은 문제로 인하여 각 국가들은 의료체계의 효율화를 위하여 의료서비스 공급을 개혁해야 할 필요가 있음을 주장하였다. 당시 회의에서 클루게 박사는 의료서비스의 비용절감(cost containment)은 정답이 아니고, 의료체계의 개혁이 중요함을 강조하였다. 효율성을 제고할 수 있는 조치들로써 비효과적이고 부적절한 서비스의 제외, 합리적인 의약품 사용의 개선, 병원 입원은 감소시키되 1차

이런 결정을 할 수 없기 때문에 병이 나면 1차 의사를 먼저 방문하여 1차 의사의 지시에 따라 다음 단계의 의료를 이용하는 것이 효율적이라는 것이다. 이것이 계층적 지역주의를 가능하게 만든 이론적 배경이 된다. 미국이나 유럽에서 계층적 지역주의가 등장하는 배경은 의료발전의 과정에서 나온 역사적인 산물이다.

의료 및 외래의료에 대하여 더 많은 자원의 배분을 강조하였다(www.euro.who.int, 2015a).

WHO Europe 본부는 2012년 9월 Health 2020을 발표하여 건강과 행복의 향상, 건강불형평 감소, 공중보건 강화를 목표로 하는 인간 중심의 의료체계 구축을 선언하였다. Health 2020[13]은 인간 중심의 의료체계를 위하여 공급체계의 개혁을 주장하고 있다. 그 이유로 오늘의 세계는 복합만성질병이 지배하는 가운데 새로운 감염병이 등장하거나 과거의 감염병이 다시 등장(emerging and reemerging)하고 있으며 인구고령화와 함께 환경의 변화를 들고 있다. 이와 같은 변화에 대응하기 위해서는 의료공급체계를 전환하여 건강산출물의 이득을 더욱 크게 할 필요가 있다는 점이다.

2) 의료서비스 공급의 개념[14]

의료서비스 공급의 전환(service delivery transformation)에 앞서 WHO Europe 본부는 의료서비스 공급을 어떻게 개념화하고 있는지 살펴볼 필요가 있다(Tello and Barbazza, 2015). 의료서비스 공급의 개념은 2000년 WHO가 발간한 Health Report 2000-Health Systems: Improving Performance에서 출발하고 있다. 이 보고서에서는 의료체계의 네 가지 필수적 기능으로 스튜어드십, 재정조달, 자원개발, 서비스 제공을 열거하였다. 2007년에는 의료체계 강화를 위한 전략으로 네 가지 구성요소의 기능을 더욱 보강하는 이론이 제시되었고, 2010년에는 의료체계의 모니터링과 평가지표의 틀이 제안되었다. 또한 WHO Europe 본부는 보건정책 틀인 Health 2010을 발표하였다. 이 보고서는 2020년까지 유럽지역의 건강 잠재력을 최고 수준으로 달성하기 위하여 네 가지의 우선적 영역(주 13에서 설명)과 그 가운데 하나로 의료체계의 강화(health system strengthening)를 들고 있다.

의료서비스의 공급은 재정조달, 자원개발, 스튜어드십(거버넌스)과 연관된다. 그런데

13) Health 2020의 지배적인 가치는 유엔 헌장에 의한 인간의 기본권으로서의 건강에 대한 최고의 달성 가능한 수준을 이루기 위함이다. 전략적 목표로써는 모든 사람들의 건강향상과 건강불평등 해소이며, 건강을 위하여 리더십의 개혁과 참여적 거버넌스를 들고 있다. 그리고 네 가지의 우선적인 영역으로 첫째, 평생에 걸친 그리고 시민 역량 강화를 통한 건강에 대한 투자, 둘째, 질병부담(만성병이든 감염병이든)에 대한 해결, 셋째, 인간 중심의 의료체계와 공중보건의 강화, 넷째, 지원 환경과 복원력 있는 지역사회(resilient community) 창출을 두고 있다(WHO Europe, 2013).

14) 이 부분은 Tello and Barbazza가 작성한 WHO Europe 본부의 Working document(October 2015)를 참고하여 정리하였다.

재정조달, 자원개발, 스튜어드십(거버넌스)에서 문제가 없어도 의료서비스 공급이 최적화되기 어려운 측면이 있다. 이것은 의료서비스 공급이 갖는 특성에 기인한다. 의료서비스 공급의 성과와 의료체계의 산출물 간의 연계는 의료체계의 네 가지 기능 가운데 의료서비스 공급에 우선을 두어야 한다. 그런데 의료서비스 공급의 중요성은 명확하게 이해할 수 있지만, 의료체계의 기능으로써 의료서비스 공급체계의 특징을 규명하는 것은 상당히 어려운 문제가 있다.

그 이유는 의료서비스 공급이 건강산출물을 최대로 만들어 내기 위해서는 변화하는 건강 상황(health landscape)에 맞추어 지속적으로 적응하고 진화해야 되기 때문이다. 현재 시점에서 건강 상황은 사람들이 장수를 원하지만 질병이나 장애에 휩싸일 수 있고, 만성화와 복합 증상으로 진행도 이루어지는 문제가 있다. 과거에는 서비스 공급이 사후 반응적, 단편적, 급성기 치료 모형(reactive, episodic, acute care model)이 적합하였으나 오늘날에는 사전 반응적, 지속적, 예방적, 건강증진적인 모델이 필요해진다. 따라서 의료(공급)체계에서의 전환 내지는 개혁이 필요하다. 물론 서비스 공급과 관련되어 여러 분야에서 변화가 시도되고 있다. 공급과 관련되어 변화가 일어나는 분야는 의학연구를 위시하여 혁신적인 치료 의약품의 개발, 새로운 치료요법의 개발 그리고 eHealth나 mHealth와 같은 원격의료에 이르기까지 다양하다. 그러나 의료서비스 공급의 전환이란 그렇게 쉬운 과제가 아니다. 목적을 바꾸고(repurpose), 조직을 새롭게 하고(reorganize), 프로그램을 새롭게 하고(reconfigure), 의료서비스 제공의 틀을 새롭게 만드는(reprofile) 과정에서 많은 도전 과제에 직면하게 된다. 그리고 변화가 이루어지기 전에 의료서비스 공급을 결정하는 과정에서 직면하였던 제약조건들을 다시 만나게 된다.

의료서비스 공급의 전환을 위하여 다음의 세 가지의 핵심적인 질문에 대한 해결책이 요구된다.

첫째, 의료서비스 공급의 산출물은 무엇인가?

둘째, 의료체계의 네 가지 기능 가운데 의료서비스 제공 기능을 어떻게 정의할 것인가?

셋째, 의료체계의 다른 세 가지 기능은 서비스 제공의 조건들을 어떻게 가능하도록 할 것인가?

여기서는 의료서비스 공급을 측정할 수 있는 성과 산출물에 대해서만 언급하도록 한다. [표 7-1]이 의료서비스 공급의 인과관계를 나타내는 연결고리이며 그 가운데서 의료서비스 공급의 산출물을 표시하고 있다. 먼저 의료서비스의 공급을 위한 투입요소는 스튜어드십(거버넌스), 의료재정, 의료자원이며, 이것들이 의료체계의 세 가지 기능이다. 이와 같은 투입물을 통한 서비스 제공 과정은 서비스의 선택(selecting services), 서비스의 설계(designing care), 공급자의 조직화(organizing providers), 서비스의 관리(managing services), 성과의 개선(improving performance)으로 구분된다.

투입물의 활용과 서비스 공급 과정을 거친 산출물은 포괄성(comprehensiveness), 서비스의 연계·협력(coordination), 효과성(effectiveness), 인간 중심(person-centredness)으로 나타낸다. 이와 같은 서비스 산출물은 의료체계의 산출물인 의료의 질, 접근성, 효율성으로 나타나며, 궁극적으로 건강증진에 영향을 미치는데 건강은 건강수준과 건강형평성으로 구분되어 평가될 수 있을 것이다.

[표 7-1] 의류서비스 공급 인과관계와 산출물

영향	의료체계 산출물	서비스 공급의 산출물	의료서비스 공급과정	투입 요소
건강 - 수준 - 형평성	의료 질 접근성 효율성	포괄성 협력(Coordination) 효과성 인간 중심	서비스 선택 서비스 설계 공급자 조직화 서비스의 관리 성과 향상	Governing 재정조달 자원조달

출처 : Tello and Barbazzar(2015)

3) 의료서비스 공급의 개혁 방향

Health 2020에서 의료서비스 공급은 다음과 같은 방향으로 개혁되어야 함을 주장하고 있다(www.euro.who.int, 2015b).

첫째, 인간 중심으로 의료가 제공되도록 한다(moving towards people-centered care). 이것은 가정과 가급적 가까이에서 의료나 돌봄이 제공되고 환자가 스스로 관리할 수 있도록 하되 안전성과 비용-효과성이 보장되어야 함을 의미한다.

둘째, 1차 의료를 강화하도록 한다(strengthening of primary health care). 1차 의료의 강화는 1차에서 해야 할 업무 내용을 확대(expanded task profile)하고 제공되는 모든 의료의 중심(a hub to other levels of care)에 1차 의료가 있어야 함을 의미한다.

셋째, 의료의 연속성을 적절히 보장해야 한다(ensuring an appropriate continuum of care). 사회적 돌봄을 포함하는 다양한 공급자 간의 연계·협력의료(care coordination)를 시간에 구애받지 않고 연속성이 이루어지도록 해야 함을 의미한다.

넷째, 지속적인 질 향상 문화를 조성한다(fostering a culture of continuous quality improvement). 지속적인 질 향상은 가능한 최선의 근거를 바탕으로 이루어져야 가능하다.

제2절 만성질병과 통합의료체계의 등장

앞에서 언급한 바와 같이 인구고령화와 함께 확산되는 만성질병은 많은 대상자가 복합 증상(multiple chronic conditions)을 갖는 문제가 있다. 따라서 앞으로의 의료체계는 복합 증상에 원활하게 대처할 수 있는 시스템을 갖추도록 하는 것이 중요하다. 복합 증상에 대한 대처 방안으로 유럽지역에서는 통합의료(integrated care)가 미국에서는 통합의료공급체계(integrated delivery system : IDS)가 거론되어 왔다. 사실상 통합의료나 통합의료공급체계는 같은 내용을 달리 표현할 따름이다.

1. 통합의료가 등장한 배경

통합의료는 미국과 유럽에서 모두 중요성을 강조하지만 유럽보다는 미국에서 보다 널리 강조되고 있어 미국에서 통합의료공급체계가 등장하게 된 배경을 다양한 각도에서 살펴보기로 한다. 먼저 상병구조의 변화에 따른 의료공급체계의 변혁이 요구되었다(이하는 Torrens(2002)를 참고하여 필자가 재정리한 것임). 1940년대 항생제 시대와 뒤이어 급성전염성질병의 정복으로 이제 상병구조는 만성질병 구조로 바뀌게 되었다. 그리하여 1970년대 초기부터 미국 의료체계에서 병원과 다른 공급자를 하나의 네트워크나 시스템으로 하는 통합의료체계(integrated health care system)로 만드는 것이 지배적 추세(dominant trend)가 되었으며, 이와 같은 통합이 구매자, 보험회사, 공급자 그리고 환자 간의 관계를 재조직하여 미국 의료체계의 전역에 근본적 변화를 초래하게 되었다(Dowling, 2002). 의료분야에서 이와 같은 통합은 수평적 및 수직적인 형태로 나타나고 있다.

특히 상병구조의 변화는 의료공급에서도 새로운 변화가 불가피하게 되었다. 만성질병은 급성질병과는 다른 여러 가지 특징을 지니고 있기 때문에 의료공급체계에서의 변혁이 요구되는 것이다. 만성질병은 완치가 어렵기 때문에 환자와 함께 영속적으로 같이 가며,

복합질병으로 변전하는 특징이 있다. 급성질병은 개개 증상(individual episode of disease)별로 나타나기 때문에 개별적 증상에 치료를 집중하는 방법으로 효과를 얻을 수 있으나 만성질병은 그렇지 못하고, 예방에서도 급성질병은 1회성으로 이루어질 수 있으나(one-shot affair), 만성질병은 예방도 지속적으로 이루어져야 효과를 볼 수가 있다. 그런데 미국 의료체계는 급성기 질병의 치료에 초점을 두었기 때문에 연속적(continuous)인 의료가 요구되는 만성질병에도 개별적인 급성증상의 연장선인 것처럼 치료에 임하고 있어 비효율을 초래하는 문제가 있다. 이로 인하여 통합적인 공급시스템이 요구되었다.

다음으로는 미국의 경제상황과 지불제도의 변혁에 따라 새로운 의료체계가 요구되었다(이하는 Feldstein(2005)를 참고하여 재정리한 것임). 미국은 1960년대까지는 의료비 문제에 큰 관심을 갖지 않았다. 1965년 사회보장법을 개정하여 Medicare 및 Medicaid 제도를 도입하면서 병원에 대해서는 생산비(cost)에 2%를 추가하여 지불하는 일당진료비제도를, 그리고 의사에 대해서는 행위별수가제도를 택하였다[15]. 그런데 Medicare 제도를 시작하기 위한 1965년도의 재정추계로는 연간 20억 달러 정도가 소요될 것으로 판단하였으나, 실제로는 1975년에 310억 달러, 1985년 1,110억 달러로 Medicare 재정이 급격히 증가됨에 따라 의료비 관리가 의료정책의 핵심 과제로 등장하게 되었다. 이에 미국은 1972년에는 Medicare 입원 환자에 대하여 이용도 심사(utilization review)를 의무화하였고, 1974년에는 CON법(certificate of need: 필요면장제도)을 제정하여 10만 달러 이상의 병원 자본투자에 대하여 CON 발급을 의무화하였다. 그리고 1983년 10월에는 Medicare에서 병원 진료비 지불방식을 DRGs로 변경시키는 개혁을 하였다.

한편 민간의료보험분야에서도 진료비 절감을 위하여 외래 수술과 같은 병원에 대한 대체 서비스의 보험 적용, 병원 이용도 심사(hospital utilization review), 입원 사전 허가제(prior authorization for admission) 등을 도입하였다. 사회의료보험에 속하는 Medicare에서도 DRGs 제도가 도입되고 비용절감장치로 외래 수술, 입원 사전 허가제 등을 도입함으로써 입원일수가 단축되어 병상가동률이 떨어짐에 따라 많은 병원들이 재정적 위기를 겪게 되었다. 특히 DRGs 제도는 병원진료비를 일당진료비로 하던 것을 건

15) 미국의 병원은 open staff 방식으로 의사를 전임의로 고용하는 것이 아니라 개업의사와 계약을 맺어 개업의사가 의뢰하는 환자를 입원시키는 방식이다. 따라서 보험에서는 입원 환자의 경우 의사의 진료행위와 병원의 입원에 따른 이용료에 대한 진료비를 각기 따로 지불하고 있다. Medicare 초기에 입원 환자라도 의사들의 진료행위는 행위별수가, 병원에 대해서는 비용토대상환방식이라는 일당진료비 방식(생산비 + 2%)으로 진료비를 지불하였다.

당진료비로 바꿈에 따라 입원일수의 단축을 촉진하게 되었고 이것이 병원을 재정위기로 몰고 갔다. 병원은 재정 위기에서 탈출하기 위하여 처음에는 수평적인 결합을 추구하였으나, 수평적 결합은 비용절감 효과가 제한적이었기 때문에 점차 의사, 병원을 연결하는 수직적 통합으로 바꾸어 나갔다.

특히 미국 의료체계를 바꾸는데 가장 큰 영향을 미친 정책은 1980년대 초반의 반독점법의 강화였다. 반독점법의 강화로 HMOs(Health Maintenance Organizations)에 대한 반경쟁적인 요소들이 제거되어 HMOs는 가격경쟁에 들어갈 수 있었다. 보험회사들의 역할도 과거에는 비용절감에 수동적인 행태에서 이제는 적극적인 행태로 나아가면서 관리의료(managed care)[16]로 발전하였다. 관리의료는 다양한 행태로 발전하였는데 가장 엄격한 모형이 HMOs로써 특히 초기에는 staff model 또는 group model HMOs가 등장하면서 통합의료로 발전하게 되었다. 즉, 미국에서 관리의료(managed care)와 통합의료체계(integrated delivery system, IDS)를 분리하여 볼 수 없는 것은 관리의료를 구성하는 4가지 요소나 통합의료의 대표적 모형이 되고 있는 HMO형태의 Kaiser Permanente를 구성하고 있는 4가지 요소가 동일하며, 시기적으로도 HMOs법이 의회를 통과한 것이 1973년인데, 이즈음 병원들이 통합이나 네트워킹을 통하여 수평적 및 수직적 통합이 이루어지기 시작되었다.

2. 통합의료의 개념

1) 일반개념

통합의료(integrated care)를 나타내는 용어는 학자들에 따라 다양한 용어로 정의되고 있다. Shortell et al. (1994)은 managed care의 새로운 개념으로 integrated service networks 혹은 organized delivery system을 제시하였으며, Leichsenring(2004)은 integrated care, seamless care, transmural care, case management, care management, networking 등의 명칭을 사용하였다. Nolte and Mckee(2008)는 integrated

---

16) 관리의료(managed care)는 1973년 HMOs법의 통과로 처음 등장하게 되었으며, 1980년대 초반에 실행이 되면서 미국 의료체계에서 지배적인 모형으로 되었다. 관리의료는 구매자(사용자, Medicare, Medicaid), 보험회사(health plan), 공급자(의사, 병원, 기타 공급자), 보험가입자(환자 혹은 일반대중)이란 4개 분야의 관련자(actor)가 있다. 관리의료는 다양한 행태로 발전하였는데 PPOs모형과 HMOs모형이 대표적이다(Torrens and Williams, 2002).

care, coordinated care, collaborative care, managed care, disease management, case management, patient-centered care, chronic(illness) care, continuity of care, transmural care, seamless care 등이 사용되고 있음을 밝히고 있다. 이와 같은 다양한 표현을 두고 Howarth and Haigh(2007)는 통합(integration)이란 표현을 둘러싼 개념이나 정의에서 학문적 수렁이란 표현을 할 정도로 혼란스럽다고 하였다. Kodner and Spreeuwenberg(2002)는 특이성과 명확성의 결여로 integrated care에 대한 체계적 이해를 어렵게 하고 있으며, 통상적으로 사용하는 정의가 모호하여 혼란을 일으키고 있다는 것이다. 이러한 혼란이 개념의 다양한 특성으로 반영되어 여러 학문 분야나 전문가 관점에 적용되고 또한 통합의료의 다양한 목표로 나타나고 있다는 점이다.

2) 통합의료와 질병관리(disease management)

여기서는 통합(integration)의 두 가지 핵심 개념인 통합의료(integrated care)와 질병관리(disease management)를 중심으로 살펴보기로 한다. 통합에 대한 통상적인 이론적 토대가 결여되어 여러 가지 개념의 기원이 다르다는 점이다. 통합의료와 질병관리라는 용어는 통합이라는 영역의 양 끝을 반영하지만, 궁극적으로 다양한 필요도(needs)를 갖는 서비스 이용자들을 위한 비용-효과적인 질 좋은 서비스를 보증하겠다는 목적은 동일하다는 것이다(Nolte and McKee, 2008).

(1) Integrated Care

통합(integration)이라는 용어는 조직이론(organizational theory)에 뿌리를 둔 복지서비스와 관련이 있다. 주로 사회복지학 체계이론의 분파인 조직상황이론(contingency theory)에 차별화(differentiation)와 통합론(integration)이 있다. 통합론이란 "조직의 여러 부서들(departments) 사이의 환경적 요구에 의하여 협력·조정(collaboration)이 필요해지며, 나아가 단일화 노력에 따라 통합이 이루어지는 것"으로 정의된다. 통합의료의 개념은 치료(cure)와 돌봄(care) 영역 간의 연결(linking)이라는 용어로 의료분야와 사회분야에서 주로 논의되는 것으로 영국에서는 shared care로 독일에서는 vernetzung(결합 혹은 네트워킹), 네덜란드에서는 transmurale zorg란 말로 표현된다(Nolte and McKee, 2008). 예를 들어 Leutz(1999)는 통합(integration)을 의료시스템(acute, primary medical, and skilled)과 다른 인적서비스 시스템(long-term care, education, and vocational and housing services)을 연결하여 산출물의 개선을 추구하는 것으로 정의하였다. 유사하게 Kodner and Spreeuwenberg(2002)는 "통합이란 치료와 돌봄 간에 그리고 치료와 돌봄 자체에서 연결, 정렬, 협력·조정을 창출하기 위하여 재정조달, 관리, 조직, 서비스 공급 그리고 임상적 차원에서 일관성 있는 모형이나 방법을 설계하는 것으로 정의"하고 있다. Hardy et al.(1999)은 통합의료를 "지역이나 지방의 의료기구(health care agencies)들이 협력·조정으로 제공되는 산출물이나 서비스의 일관성 있는 조합"으로 설명하고 있다. 그리고 "의료체계나 사회서비스 체계 내에 그리고 체계 간의 연계나 연결을 추구"함으로써 통합의료는 서비스 이용자들이 적기에 포괄적이며 다양한 기구가 제공하는 서비스 패키지를 받을 수 있도록 보증하고, 시스템 전반에 걸쳐 서비스 이용자들이 다른 형태나 수준의 care를 받을 수 있도록 한다는 것이다(Nolte and McKee, 2008에서 인용).

Integrated care의 개념을 의료 분야와 사회서비스(social care) 분야에 적용하는 것은 명확하지 않다. 이에 Leichsenring(2004)은 여러 가지 담론(discourse)을 제시하고 있는데, 주로 integrated care가 의료적 관점에서 발전되어 왔는지 아니면 전체시스템 관점에서 발전되어 왔는지에 초점을 두고 다음과 같이 두 가지 담론을 구분 제시하고 있다(Nolte and McKee, 2008에서 인용).

첫째는 의료서비스 영역 안에서 출발하여 발전한 것으로 관리의료 담론(managed care discourse)과 공중보건 담론(public health discourse)이라는 두 가지를 제시하고 있다.

둘째는 사회서비스에 보다 중점을 두고 전체시스템 접근(whole system approach)에 의한 인간중심 접근(person-centered approach) 담론을 제시하고 있다. 전체시스템 접근은 서비스의 협력·조정이나 통합을 실체화하는 조직화 전략(organizational strategies)에 초점을 두는 제도적 담론(institutional discourse)으로 보완되고 있다.

Integrated care의 정의에서 볼 수 있는 의료적 관점은 WHO 유럽본부의 의료에 대한 투입물(진단, 치료, 재활, 건강증진과 관련된 서비스 공급, 관리와 서비스의 조직)을 함께 한다는 개념과 일치되고 있다. 따라서 통합(integration)이란 접근성, 서비스 질, 이용자의 만족도 그리고 효율과 관련하여 서비스를 향상(improve)시키는 것을 의미한다는 것이다(Gronee and Garcia-Barbero, 2011). 이와 대조적으로 인간중심 접근이란 이용자 개인의 필요도를 충족시키는데 있어 의료와 사회서비스 간의 상호의존성을 강조하는 가운데 탈 의료(demedicalization)를 강조하는 전통에서 발전하여 왔다고 설명하고 있다

(Leichsenring, 2004). 그러나 담론 간의 구분은 여전히 애매하다. 그 이유는 integrated care가 다른 시스템에서 추구되고 있기 때문이다. 즉, 국가에 따라 의료와 사회서비스의 재정조달, 조직, 책무성이 다르기 때문이다. 예를 들어 Niskanen(2002)은 의료적 관점에서 integrated care를 1차와 2차 의료라는 다른 수준에서 제공되는 의료를 공급함에 있어서 다른 여러 가지 측면(재정, 조직, 책무성 등)을 연결하고 협력·조정하기 위한 전략이나 방법을 포함하는 것으로 정의를 하고 있다. 그러나 Finland를 예를 들어 정의할 때는 long-term care의 필요성을 지원하는 것이 사회서비스 분야의 의무이기 때문에 사회서비스를 포함시키고 있다(Nolte and McKee, 2008에서 인용).

(2) Disease Management

질병관리(disease management)는 전통적으로 단일의 질병이나 조건을 갖는 사람을 대상으로 하고 있다는 점에서 통합의료(integrated care)와 구분된다. 질병관리는 1980년대 미국에서 등장한 개념인데, 당초에는 제약회사들이 관리의료조직(managed care organizations)이나 고용주들에게 복약 이행(medication adherence)을 높이고, 당뇨병, 천식, 관상동맥질환(coronary-artery disease)과 같은 만성적 조건을 갖춘 환자들의 생활습관을 개선시키기 위한 교육 프로그램의 제공에서 출발하였다(Bodenheimer, 1999; Boston Consulting Group, 2006). 질병관리 개념은 비용통제의 초보방법으로 시장에 진입하는 제약회사를 위한 인센티브로 작동되어 병원 입원율과 재원일수를 줄이는 수단으로 등장하였다. 부분적으로 1990년대 초반 제약회사들은 교육 프로그램으로 의약품의 판매량을 증가시키거나 관리의료조직에서 구매하는 전문의약품의 이윤율 하락이라는 위험을 피할 수 있었다(Nolte and McKee, 2008에서 인용).

1990년대 중반부터 미국에서는 질병관리전략이 의료분야에서 널리 채택되었다. 이것은 만성질병의 조건을 갖는 사람들의 치료에서 비용 절감의 잠재력을 입증하는 새로운 근거의 출현과 병행되었다(Krumholz et al., 2006). 1999년까지 약 200개의 회사가 당뇨병, 천식, 울혈성 심부전(congestive heart failure)과 같은 만성질병에 대한 질병관리 프로그램을 제공하였다. 동시에 HMOs, Medical Groups[17] 및 병원에서 내부 질병관리 프로그램 제공을 늘려나갔다(Bodenheimer, 2000). 1997~2005년에 미국에서 질병관리조직의 수입이 약 40% 증가하였는데, 1990년대 말에 큰 폭으로 증가하였고, 2000

17) 주로 미국에서 볼 수 있는 것으로 통상 대규모의 전문의 집단개원 그룹을 의미한다.

년대 초반에 증가폭이 약간 둔화되었다(Boston Consulting Group, 2006; Nolte and McKee, 2008에서 인용).

현재는 미국의 보험자들과 함께 대부분 지역에서 질병관리 프로그램을 수용하고 있다. 여기에는 미국의 연방정부가 행위별수가의 Medicare[18]에서 당뇨병과 심장질환을 갖는 사람들이 자발적으로 참여하는 민간 질병관리 프로그램으로 개발하여 2005년에 시작한 것이 계기가 되었다(McCall et al., 2007). 그리고 주 정부에서 운영하는 Medicaid에서도 질병관리 프로그램을 개발하여 실시하게 되었고, 2005년 당시 약 1/2 이상의 주 정부에서 이 프로그램을 운영하는 것으로 알려졌다(Smith et al., 2006). 2005년에는 200인 이상을 고용하는 사업장을 대상으로 하는 의료보험에서 2/3 정도의 사업장에서 근로자들에게 질병관리 프로그램을 제공하였는데, 근로자들의 반 이상이 등록한 것으로 알려졌다(Geyman, 2007). 아무튼 질병관리 프로그램의 특성이나 범위는 다양해져, 적은 수의 등록자를 대상으로 하는 프로그램에서부터 다양한 보험자들이 참여하여 만성질병을 갖는 모든 사람들을 목표로 하는 대규모의 프로그램도 있다(Boston Consulting Group, 2006; Nolte and McKee, 2008에서 인용).

동시에 광범위한 대중을 대상으로 하는 질병관리 프로그램이 개발되었다(Geyman, 2007). 초기의 프로그램은 단일의 조건이나 질병에 초점을 두고, 환자 교육이나 복약 이행을 목표로 하는 상업용 프로그램 정도였으나, 최근에는 제2세대 질병관리 프로그램으로 발전되어 복합증상을 갖는 환자들의 다양한 필요도를 충족시키는데 초점을 두고 있다(Boston Consulting Group, 2006; Geyman, 2007; Nolte and McKee, 2008에서 인용).

이와 같은 발전의 결과 질병관리 프로그램의 정의도 변하고 있다. 즉 처음에는 특정 질병(만성병)을 갖는 환자들의 비용을 절감하고 건강을 향상시키기 위한 별개의 프로그램이었다(Rothman and Wagner, 2003). 그러나 현재는 인구집단을 토대로 하는 체계적 접근(system approach)으로 발전하여 만성질병의 위험성을 갖는 사람을 찾아내어 건강산출물 향상을 위하여 의료적 개입을 하고 결과를 측정하여 지속적인 질 향상을 도모하는 프로그램이 되었다(Epstein and Sherwood, 1996). Ellrodt et al. (1997)은 질병관리 프로그램을 "의료공급체계 전반에 걸쳐 환자들의 진료(care)를 위하여 의료자원을 연계·협력(coordinate)하는 접근전략"으로 정의하면서 '질병관리(disease management)와 통

18) 행위별수가의 Medicare란 의사서비스를 의미한다.

합의료(integrated care)' 간의 경계가 모호해졌다고 지적하였다(Nolte and McKee, 2008에서 인용).

결론적으로 본다면 integrated care의 개념과 disease management의 확대된 개념(broader perspectives)과는 중복적이다. 두 개념의 공통적인 주제는 만성질병을 갖는 사람들의 건강을 향상시키는데 있으며, 이를 위하여 연속적 care(continuum of care)를 제공하는데 장애물은 서비스의 분절이기 때문에 이를 극복하기 위하여 다른 공급자들 간의 서비스 연계가 중요하다. 여기에서 integrated care는 사회서비스와의 연계도 하는 개념인데 반하여 disease management는 의료분야 내에서만 연결로 제한한다는 점이다(Nolte and McKee, 2008).

3. 만성질환자의 필요도 해결을 위한 통합의 기본 이론

1980년대 이후 만성질병을 갖는 사람들의 필요도를 해결하기 위한 목적으로 다양한 틀(framework)이나 모델이 개발되어 최적의 care를 설계하였다. Integrated care와 disease management 간 개념의 중복이 있는 가운데 여기서는 만성질병 관리에 접근하는데 가장 영향력이 있는 틀이나 서비스 공급 모델을 선택하기 전에 integration의 분류를 살펴보기로 한다.

1) Integration의 분류

앞에서 살펴본 바와 같이 integrated care는 광범위하고 다양한 표현으로 사용되고 있는 개념이다. Nolte and McKee(2008)는 integration을 형태(type), 폭(breadth), 정도(degree), 과정(process)이라는 각도에서 구분하고 있다.

먼저 통합의 형태(type of integration)에 따른 분류로 다음과 같은 네 가지가 있다. 이 분류를 Shortell et al.(1994), Simoens and Scott(1999), Delnoij et al.(2002)은 목표로 하는 대상(targets of integration)에 따른 분류라고 표현하고 있다.

① functional integration : 재정관리, 전략적 기획, 인력관리, 정보관리, 질 향상과 같이 다양한 공급자의 coordinated care를 위한 핵심적인 지원기능과 활동을 의미

② organizational integration : 공급자간의 네트워크 형성, 합병, 계약이나 전략적 제휴와 같은 기능을 의미

③ professional integration : 공급자 조직간 또는 내부에서 공동작업(joint working), 집단개원, 계약이나 전략적 제휴와 같은 기능을 의미

④ clinical integration : 환자에 대한 서비스를 시스템안의 다양한 개인, 기능, 활동, 운영단위를 가로지르는 coordinated care를 의미

둘째는 통합의 폭(breadth of integration)으로 시스템에 참여하는 수준에 좌우되어 다음과 같은 두 가지가 있다(Conrad and Shortell, 1996; Simoens and Scott, 1999; Axelsson, 2006).

① **수평적 통합** : 의료서비스의 제공 과정에서 같은 수준에 있는 서비스를 연결하는 통합으로, 병원과 병원, 일반의 진료와 커뮤니티 케어를 연결하는 것이 있음

② **수직적 통합** : 계층적 구조의 의료체계에서 다른 수준에 있는 공급조직을 하나의 관리 우산 속에 몰아넣는 것으로 1차 의료, 2차 의료의 통합과 같은 형태임. 미국과 같이 병원이 open staff일 경우, 개업의사와 병원서비스의 통합을 사례로 들 수 있음

셋째는 통합의 정도(degree of integration)에 따른 분류이다. 완전통합(full integration)에서부터 조정·협력(collaboration)에 이르기까지 다양하다(Leutz, 1999).

① **완전통합** : 통합 조직은 재정조달을 포함하여 의료의 완벽한 연속성에 대한 책임을 갖게 됨

② **협업**(collaboration) : 의료서비스 제공에 대한 자체적 책임과 함께 재정조달도 독립적으로 하지만, 서비스 제공에서 협력을 하는 구조라 할 수 있음

넷째는 통합의 과정(process of integration)에 따른 분류로 세 가지가 있다(Fabbricotti, 2007).

① **구조적 통합**(structural integration) : 전문의사와 조직의 기능, 활동, 업무의 조정(alignment)까지 포함

② **문화적 통합**(cultural integration) : 다양한 참여자들의 가치, 규범, 작업방법, 접근전략 및 심볼(symbols)의 수렴을 포함

③ **사회적 통합**(social integration) : 참여자들 사이의 사회적 관계의 강화 그리고 통합의 목표, 이해관계, 다양한 참여자들의 권력(power), 자원의 통합을 포함

한편 통합 과정(integration process)을 규범적 통합(normative integration)과 조직적 통합(systemic integration)으로 나누기도 한다. 규범적 통합은 변화 실행의 핵심에 가치공유가 있을 때를 말한다. 한편 조직적 통합은 규칙(rule)이나 정책이 일관성 있게

이루어질 때를 말한다(HRB, 2014).

요약하면, 통합은 다양하고 복잡한 구조로 이루어질 수 있는데, 의료체계가 이루어온 역사적 경로와 다양한 구성요소들 간의 연계를 유지하고 연계를 위하여 설정 가능한 옵션의 범위 그리고 다양한 환경을 반영하고 있다(Nolte and McKee, 2008).

2) 통합의 framework와 만성질환에 대한 서비스 제공 모형(delivery models)

1990년대 미국과 영국에서는 의료와 사회서비스(social services)의 통합이 시도되었는데, Leutz(1999)는 몇 개의 인구집단 – 만성질환자의 필요도에 비추어 높은 필요도를 갖는 집단과 낮은 필요도를 갖는 장애인 집단 – 에 초점을 두고 전략의 흐름에 주목하였다. Leutz(1999)는 서비스이용자의 요구도 및 시스템 운영 영역의 차원에서 세 가지 수준의 "integration framework"를 제안하였다. 이 틀을 통해 만성이나 장애 상태를 가진 모든 사람들의 다양한 필요도에 대응하는 포괄적 접근 방식이 가능하도록 하였다.

필요도의 수준은 환자 상태의 안정성과 중증도, 질병 기간, 의료적 개입의 긴급성, 요구되는 서비스의 범위 그리고 사용자(또는 보호자)의 자기 돌봄 능력을 고려하였다. 다양한 서비스 영역(service domains)은 다음의 일곱 가지의 요소로 구축된다. ① 장애나 만성질환을 갖는 사람들을 식별하기 위한 시스템(검진), ② 이러한 사람들의 필요도에 대응하는 임상의료, ③ 다양한 수준의 의료기관을 이용할 수 있도록 관리하는 능력, ④ 정보수집 및 교환, ⑤ 사례 관리, ⑥ 여러 지불자로부터 받는 재정의 관리, ⑦ 다양한 의료기관에서 얻게 될 편익의 조정이다.

Leutz(1999)는 서비스 이용자를 세 그룹으로 구분하고 integration을 제시하였다.

첫째, 만성질병에 따른 필요도가 상당히 낮아(mild-moderate) 안정적 상태를 유지하는 이용자들로 이들에게는 다른 공급자(시스템)와 연결(linkage) 수준으로도 충분한 것이다. 연결은 기존의 의료와 사회서비스 체계를 독립적으로 유지하면서 이루어질 수 있다.

둘째, 만성질병에 따른 필요도가 중간(moderate) 수준으로 이들을 위해서는 기존의 시스템은 독립적으로 운영하되 다양한 참여자 간의 정기적인 정보의 공유, 퇴원 계획의 공유, case manager를 공유하는 등으로 협력·조정(coordination)이 이루어지도록 하는 것이다.

셋째는 만성질병이 심하고, 상태가 불안정한 환자들은 다양한 참여자로부터 빈번한 care가 필요하여 최고 수준의 통합으로 다른 영역의 서비스까지 전부 통합(integration)

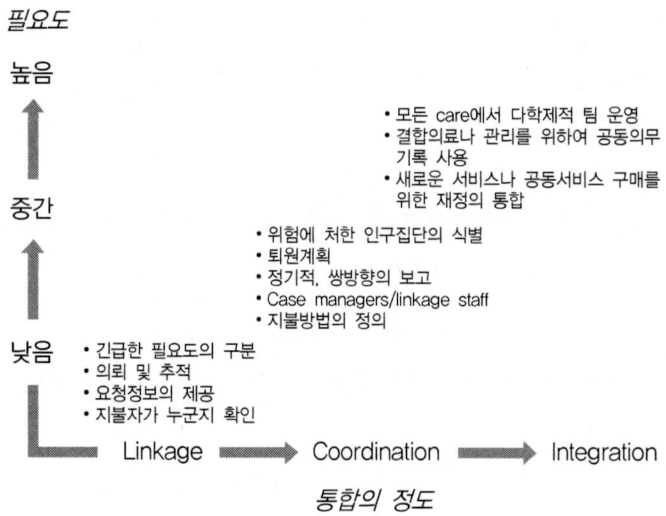

출처: Leutz(1999)

[그림 7-4] 이용자의 필요도와 최적의 care를 위한 통합의 정도

하는 것이 가장 많은 편익을 제공할 수 있다. 이러한 “완전한” full integration이란 모든 서비스, 자원 및 재정에 대한 책임을 갖게 되고 이 시스템은 단일의 관리 구조를 갖거나 서로 다른 조직 간의 계약을 통하여 시스템을 관리하게 된다(Goodwin et al., 2004).

이용자의 필요도 강도와 integration의 정도를 나타낸 것이 [그림 7-4]이다. 즉 그림을 요약하면 필요도가 낮으면 연결(low needs and linkage), 필요도가 중간정도이면 협력 · 조정(moderate needs and coordination), 필요도가 높으면 통합(high needs and integration)으로 하여 이용자의 필요도와 care를 최적화하고 있다.

의료분야에서 완전한 통합(full integration)을 이룬 사례는 미국에서 HMOs의 하나인 Kaiser Permanente를 들 수 있다. 미국은 병원이 개방형이라 의사는 독립적으로 개업을 하여 환자를 진료하며, 환자를 수술이나 입원시킬 필요가 있으면, 자신과 계약한 병원에서 수술이나 입원을 시켜 진료를 하게 된다. 그러다 보니 보험회사도 의사와 병원에 대하여 진료비를 따로 지불하게 된다. 통상 의사의 의료행위는 행위별수가제로 지불하고, 병원은 일당진료비로 지불하게 된다. Medicare나 Medicaid 환자도 같은 방법으로 진료비를 지급하였다. 병원에 대하여 일당진료비로 입원비를 지급함에 따라 병원 입장에서는 환자를 장기간 입원시키는 것을 원하게 된다. 그러다 보니 입원진료비 지출의 과다가 Medicare 재정의 위기를 초래한 원인의 하나가 되었다. 이에 1983년 10월부터 입원진료비를 비용토대인 일당진료비로 하던 것을 서비스 당 정액인 DRGs로 바꾸게 되었다. DRGs는 입원일수에 상관없이 진료비를 동일하게 상환하기 때문에 병원으로서는 장기입원은 수지가 맞지 않아 입원일수의 단축으로 대처하게 되었다. 입원일수 감축으로 병원의 병상이 남아돌게 되자 병원은 생존전략으로 수직적 통합을 통하여 의사진료와 병원의료를 통합하자는 주장이 꾸준히 등장한 가운데 Kaiser Permanente가 주목을 받게 되었다.

미국의 통합의료는 관리의료(managed care)에서 시작되었는데, managed care가 되기 위한 구성요소는 앞에서 언급한 바와 같이 구매자, 공급자, 보험회사(Health Plan), 환자(또는 대중)로 구성된다. 일반근로자는 사용자가 보험을 구매해주기 때문에 사용자가 구매자가 되며, 65세 이상 노인들은 연방정부가 운영하는 Medicare에서 원하는 보험을 구매해주기 때문에 Medicare가 구매자이며, 저소득층은 주정부가 운영하는 Medicaid에서 보험을 구매해 준다(Torrens and Williams, 2002). 의료공급자로는 의사는 의사 사무실이나 Medical Group(집단개원의사의 경우)에서 서비스를 제공하고, 병원은 계약의사가 입원이나 수술을 해야 할 경우 병원의료(시설이나 장비 그리고 간호인력 등)를 제공하게 된다. 그리고 진료비는 가입자가 선택한 보험회사(Health Plan)에서 의사와 병원에 각각 다른 방식으로 지불하게 된다. 환자의 입장에서는 우리나라처럼 의사서비스와 병원서비스를 동시에 받으면 편하겠지만, 의사서비스와 병원서비스가 분리된 미국형도 나름의 장점이 있기 때문에 큰 불편을 느끼지 않는다. 그러나 보험회사의 입장에서는 동일한 환자에 대하여 의사진료비와 병원진료비를 분리하여 지불함에 따른 번거로움과 함께 행정비용도 더 소요되는 문제도 있다. 이와 같이 추가되는 비용은 모두 보험료로 지급해야 함에 따라 보험료가 높아지는 문제가 있다. 그런데 Kaiser와 같은 Staff 모델 HMOs는 공급자인 의사서비스와 병원서비스, 그리고 보험회사를 모두 통합한 모형(integration of financing and delivery)으로 보험료가 낮아지고, 환자는 한곳에서 의사서비스와 병원서비스를 같이 받을 수 있는 이점이 있다. 특히 Kaiser Permanente가 운영하고 있는 보험회사(Kaiser Health Plan)는 병원을 운영하며, 공급자(집단개원한 의사 그룹)에게 인두정액(capitation)으로 진료비를 지불함에 따라 과잉공급이나 과다이용을 억제할 수 있고, 보험회사는 지불업무가 단순하게 되어 전반적인 비용을 줄일 수 있는 등의 여러 가지 장점이 있었다.

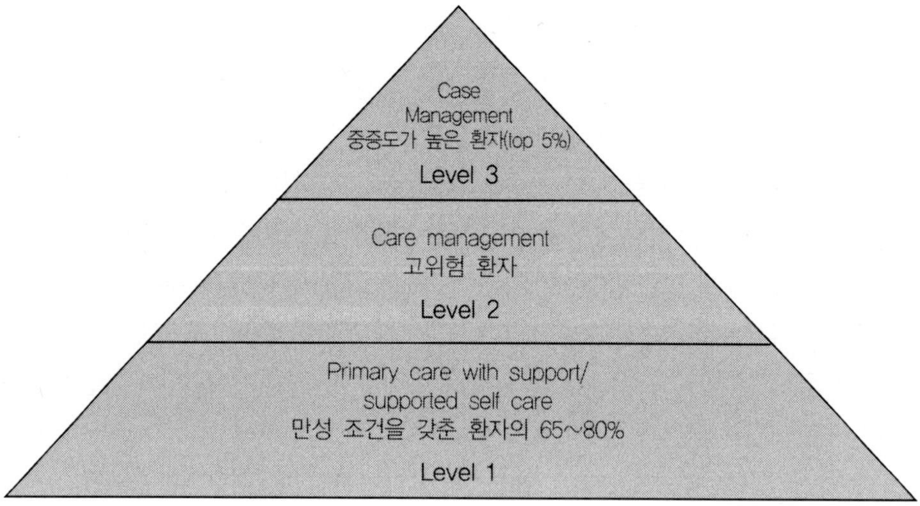

출처: Nolte and McKee(2008)

[그림 7-5] Care의 관리수준과 대상 인구비율

통합 프로세스는 일반적으로 서로 다른 수준에서 서로 다른 기능을 포함하며 동시 작업을 필요로 하고 다른 단계(phases)에서 발전한다는 점을 강조할 필요가 있다. [그림 7-5]는 다른 수준에서 care의 통합이 일어난다는 점을 나타내고 있다. 다른 수준이란 미시적 수준에서 인간중심(person-focused) care의 임상적 통합에 의한 서비스가 제공된다. 중간(meso) 수준에서 의료전문가 통합(professional integration), 조직적 통합(organizational integration), 그리고 인구집단(population-based) care를 제공하게 된다. 거시적 수준에서 인구집단(population-based) care를 제공하는 모든 시스템의 통합으로 발전하게 된다. 이 접근법에 따르면 규범적이고 기능적 통합이 meso 및 macro 수준에서 일어나게 된다(European Union, 2017).

한편 영국의 HRB(2014)에서는 통합이 일어나는 수준을 micro, meso, macro로 분류하면서 이해가 쉽도록 설명을 하고 있다. 먼저 micro 수준의 통합은 개인 이용자들을 위한 통합으로 협력(co-ordination), care planning, case management와 같은 수단이 동원된다. Meso 수준의 통합은 같은 질병을 갖는 특정한 인구집단(예: 노인, 정신질환자)을 위한 통합으로 질병관리 프로그램, managed clinical networks와 같은 형태의 통합이다. Macro 수준의 통합은 전체 인구를 위한 모든 서비스가 통합의 대상이 되는 것을 의미한다.

그리고 HRB(2014)는 통합과정도 integrative process로 표현하면서 다음과 같이 네 가지로 구분하고 있다. 먼저 systemic 과정은 협력과 조정(aligning) 정책으로 규칙이나 규제의 틀에 대한 것이다. 둘째로 organizational 과정은 다른 조직체들 간의 협력 구조, 거버넌스 시스템, 관계의 정립과정이다. 셋째로 clinical(service) 과정은 서비스를 어떻게 조화와 협력을 이루어내느냐에 대한 것이며, 넷째, informational 과정은 다른 종류의 의료기관 간에 이루어지는 서비스를 지원하기 위하여 임상정보와 경영정보 시스템의 통합이라 하겠다.

3) 통합서비스 제공의 단계

Leutz(1999)는 통합으로 가는 단계를 [그림 7-4]에서 본 바와 같이 linkage, coordination, integration의 세 단계로 설정하고 있다. 앞에서는 이용자 그룹에 따른 통합의 과정을 설명하였는데, 여기서는 공급자의 입장에서 세 단계로 구분하였다.

첫 번째 단계 : 서비스 제공과 관련된 여러 주체 및 직종들이 서로를 알리는 단계의 연결(linkage)을 의미한다. 이 단계는 서비스를 통합 제공하기 위한 가장 초보적인 단계로 다음 장에서 설명될 일본의 지역포괄케어의 경우, 대부분의 시・정・촌은 아직 첫 번째 단계로 지역사회 내에 의사, 간호사, 개호보호사, 요양시설 종사자 등이 서로 소통하고 서로의 사정을 알리는 업무에 머무르고 있는 단계이다.

두 번째 단계 : 서비스 제공과 관련된 여러 주체 및 직종들이 서로의 업무 및 정보의 조정(coordination)을 통하여 서비스 통합 제공의 가능성을 협의하고 모색하는 단계라 하겠다.

세 번째 단계 : 마지막 단계로 의료와 사회서비스를 통합 제공(integration)하는 단계라 하겠다.

북유럽 국가들은 이미 마지막 단계인 통합이 이루어져 서비스를 대상자에게 제공하고 있으며, 일본은 대부분 시・정・촌이 첫 단계인 연결 단계에 있고 일부 시・정・촌은 두 번째인 조정(coordination)단계로 발전하였다(이규식 외, 2019).

제3절 미국의 통합의료

1. 실행 중에 있는 통합의료의 몇 가지 사례

만성질병의 조건을 갖는 사람의 수가 증가함에 따라 단일질병으로 치료해서는 효과가 없고 연속적인 care(continuum of care)의 필요성을 깨닫게 됨에 따라 integrated care의 개념이나 정의가 다양하게 되었다. Satinsky(1998)는 무관심하게 버려 둔 정원의 칡 넝쿨처럼 미국에서 integrated health care delivery and financing system이 번지고 있다고 통계로 밝히고 있다. 즉 1995년 4월에 430개 이던 networks이 연말에 69%가 증가하였고(Shriver, 1995), 2000년까지 1,200개로 늘어날 것으로 전망하였다(Sokolov, 1996). 한편 영국의 HRB(2014)에서는 integrated care의 개념이 다양한 방법으로 정의되고 있다고 하면서 2009년 문헌에 보고되고 있는 정의와 개념이 거의 175개나 된다고 하였다.

이와 같이 많은 정의나 개념으로 등장한 integration의 사례를 모두 열거하는 것은 불가능하기 때문에 현재 실행 중에 있는 통합모형으로 HRB가 소개하는 18개 사례 가운데 내용이 다른 세 가지만 소개하도록 한다.

1) Full health plan cover, hospitals and doctors - Kaiser Permanente

(1) 기원/원하는 산출물

카이저 퍼머넌트(Kaiser Permanente)는 1945년에 설립된 비영리 HMO로 미국의 8개 지역에서 800만 명 이상이 가입되어 있다. 조직의 임무는 카이저 보험가입자와 지역사회의 건강을 향상시키기 위하여 저렴한 가격으로 고품질의 의료를 제공하는 것으로 하고 있다. Kaiser 조직은 카이저 보험(Health Plan), 카이저 병원, 그리고 카이저 집단개원그룹(Permanente Medical Groups)이란 세 부분으로 구성되어 있다[19]. 보험자와

19) 카이저의 경우에도 구매자로는 근로자의 경우는 사용자가 있고, 정부 프로그램을 이용하는 경우 Medicare, Medicaid가 있다. Medicare 적용자는 자신이 이용할 보험회사로 Kaiser Plan을 택하면, Medicare에서 Kaiser Plan에 보험료를 지급하게 되고, 이 적용자는 Kaiser Permenente 시스템을 이용하게 된다. 근로자의 경우, 보험회사로 Kaiser Plan을 선택하면, 사용자가 Kaiser Plan

공급자 역할을 결합하여 카이저 퍼머넌트는 직접적으로 병원의 안과 밖에서 의료를 제공하여 환자가 병원과 지역사회 사이를 쉽게 이동할 수 있도록 하고, 전문의들이 일반의와 나란히 일하는 다중 전문의료행위(multi-speciality medical practice) 모델에 의해 작동된다.

(2) 서비스 이용자/환자

카이저 퍼머넌트는 '폐쇄형' 또는 '포획형' 의료체계로 카이저 보험가입자들은 카이저에 속한 집단개원의사(Permanente physicians)로부터 의료서비스를 받게 된다. 회원들은 의료의 전 범위에 걸친 서비스, 예방적 의료, 어린이 성장(well-baby)및 산전 관리, 면역, 응급의료, 병원 의료 및 의사서비스, 약국, 검사실, 방사선실을 포함한 부대 서비스를 받을 수 있다. 의료시스템에 진입하는데 다양한 옵션이 있다. 1차 진료 예약과 24시간 간호사 조언을 위한 콜센터, 시간 외 긴급 진료; 예약된 전화 방문; 그리고 진료팀과의 전자 메시지를 포함할 수 있다. 카이저 퍼머넌트는 회원들의 수요가 1차 및 2차 의료보다 만성질병에 있기 때문에 만성질병 관리에 초점을 두고 있다. 대상자는 만성질환의 위험도에 따라 계층화하고 매크로 수준의 의료와 사회서비스 통합에서 설명한 인구집단 관리접근 방식을 채택하였다(그림 7-2 참조).

(3) 서비스 공급자

집단개원그룹(Medical Groups)은 카이저 시설에서 카이저 보험가입자에게만 배타적으로 의료를 제공하는 여러 전문의들의 그룹이다. 집단개업의 그룹은 의료보험과 병원 관리자와 협력하여 일하며, 그룹에 소속된 의사는 임상의료, 질 향상, 자원관리 그리고 각 지역의 의료공급체계의 설계와 관리에 책임을 지고 있다. 지역사회 프로그램에 대한 카이저 퍼머넌트의 지출은 지역사회 단위의 건강증진, 자선 의료 및 안전망 의료기관, 전문 교육 및 연구에 대하여 이루어진다.

Kaiser에서는 직원들에게 계층화된 인구집단 환자관리 모델(stratified population-based patient-care model)에 따라 다음과 같은 업무로 비용 효율적인 관리를 할 수 있다.

① **자가 관리가 가능한 1차 의료**: 사전방어적 팀 접근 방식으로 환자의 의사방문 사이에 보조 인력(의료 보조 인력, 간호사, 약사)을 활용하여 아웃리치 서비스를 제공하

에 보험료를 지급하고 이 근로자는 Kaiser Permenente 시스템을 이용하게 된다.

여 의사의 대면 진료시간을 절약한다. 아웃리치 서비스란 의사가 직원들과 함께 매주 회의를 하여 목표를 달성하지 못한 환자 10~20명 정도를 컴퓨터로 선발하여 환자 상태를 검토한 후 의사는 각 환자를 위한 후속 지침을 제시하고, 보조 인력이 이를 수행한다.

② **보조적 care management** : care manager(훈련된 간호사, 임상 사회복지사 또는 약사)가 환자가 만성적인 상태를 통제할 수 있도록 1차 의료팀을 지원한다. Care manager는 지역의 의료자원에 따라 지역 1차 의료팀의 일부이거나 의료센터의 중앙에 위치할 수 있다.

③ **집중적인 case management와 전문의 의료** : 간호사인 case manager가 전화로 교육을 제공하는데 최대 6개월까지 지원한다.

(4) 조직/governance integrative process

카이저 퍼머넌트의 의료 프로그램은 지역별로 3개의 독립적이지만 상호 의존적인 조직인 보험회사, 병원, 그리고 집단개업의 그룹이다. 이 조직체들은 상호 배타적인 계약에 따라 의료서비스를 제공하고, 재정을 조달하는데, 비전의 공유, 공동의 의사결정 및 인센티브의 조정을 한다. 특히, 보험회사와 병원은 이사회를 공유하여 보험회사가 병원을 운영하는 식이다.

병원은 자체시설이나 계약한 시설을 활용하여 보험 가입자에 대하여 입원의료, 연장(재택)의료, home health care를 제공한다. 병원은 전문의 외래 및 보조 서비스를 제공한다.

의사들은 집단개원형식으로 Medical Group을 형성하고 Kaiser 보험의 가입자당 인두정액으로 총진료비를 받아 의료서비스를 제공하는데 개별 의사들은 Medical Group에서 월급제(salary)로 보수를 받는다. Medical Group은 8개 지역에서 각기 현지 전문기업 또는 파트너십으로 조직되며 전국 수준에서 '연맹'이 있다.

2) Mayo Clinic

(1) 기원/원하는 산출물

Mayo Clinic은 미국에서 유명한 개인 비영리조직으로 다분야 전문의에 의한 집단개원

형태의 의료기관이다. Mayo Clinic의 임무는 모든 환자에게 일상적으로 교육, 연구를 통하여 최선의 통합의료를 제공하는데 있다. Mayo Clinic은 4개의 관리병원(managed hospital), 외래 시설, 생의학교육을 하는 의과대학을 소유하고 있고 임상의사와 과학자들이 포함되어 있다. 그리고 Mayo Health System은 하나의 연계된 네트워크로 17개의 병원과 clinics이 참여하고 있을 뿐 카이저와 달리 보험회사는 없다. 따라서 Mayo Clinic 이용자는 Medicare와 같은 공적 보험이나 다른 민간 보험회사의 가입자들이 될 수 있다.

(2) 서비스 이용자/환자

메이요 클리닉의 핵심 가치는 환자 중심이다. 이 가치는 모든 환자에게 코디네이터 의사를 배정하여 통합된 개인 맞춤형 의료의 제공으로 달성하고자 한다. 코디네이터 의사가 적절한 care plan을 통하여 보조 서비스 및 상담 스케줄을 짜고, 환자는 방문 기간 및 방문 종료 시 명확한 의사소통을 할 수 있다. 환자와의 소통시간을 늘리기 위하여 외래 방문을 재구성하는 실험이 이루어지는데, 방문과 다음 방문 사이에 환자가 자가 관리하도록 전자 통신 및 모니터링을 하고 중간 수준의 의사 활용으로 하고 있다. 환자 예약시스템은 새 환자를 의사에게 할당하는 알고리즘을 사용하고 clinic에서는 환자의 가용성, 진료 상담의 구체적인 시간 및 그에 따른 필요조건, 검사실 테스트와 절차 그리고 예약 사이의 이동 시간 등을 고려하여 환자의 진료시간을 예약하고 있다. 많은 1차 의료 clinic에서는 당일 또는 다음날 예약도 이루어진다.

(3) 서비스 공급자

Mayo Clinic은 복합질병의 환자에 대하여 진단과 치료를 전문으로 하며, 환자의 필요도를 충족시키기 위하여 모든 분야 전문의가 협업(collaboratively)으로 일하는데, 환자가 방문한 당일에 주로 이루어진다. 당뇨병과 같은 조건의 경우 Mayo에서 개발한 care management 방식으로 팀워크를 통하여 이루어진다. 전문간호사의 역할을 확대하여 외부 지원과 방문 전 계획(outreach and previsit planning)을 세우고, 진료접수 담당자(receptionist) 역할을 수행하여 당뇨병 등록 코디네이터(registry coordinator)가 된다. Primary care council(내과, 가정의학과, 소아과, 응급의학과의 과장으로 구성)은 1차 의료분야에서 환자가 일관된 진료를 받을 수 있도록 care model을 설계하고 최선의 진료를 공유하도록 한다. 내분비전문의가 이끄는 전문가 팀이 1차 진료의사, 간호사 및 당뇨병 코디네이터의 전문 지식을 활용하며, 이들은 공통적인 환자교육 도구를 함께 개발하고 공유하게 된다.

(4) 조직/governance integrative process

Mayo Clinic의 조직은 모든 수준에서 의사가 이끌고 있으며 의사위원회(physician committees)와 공유하는 거버넌스 철학(shared governance philosophy)을 통하여 운영된다. 즉, 의사지도자(physician leaders)는 수평적인 일체감 구현 구조(horizontal, consensus-driven structure)에서 행정 파트너와 함께 일하는 거버넌스 철학을 공유하고 있다. 의사는 의사위원회에 순환적으로 참여하여 임무를 수행하고 리더십 역할을 통해 인력의 광범위한 참여와 개발을 촉진하게 된다. Mayo 이사회(Board of Trustees)의 감독 하에 주로 의사지도자(physician leaders)로 구성된 운영위원회(a board of governors)는 고위 수준의 기업 거버넌스(high-level enterprise governance)를 제공한다. 각 clinic 단위로 임상의사들이 이끄는 Clinical Practice Committee를 구성하여 clinic에 참여한 care제공자들에게 전문의사들이 개발한 임상 protocol 확산을 위한 하부구조를 포함하여 질 높은 의료를 제공하는 노력을 보증한다. 그리고 개별 clinic 위원회의 대표자들로 구성된 Clinical Practice Advisory Committee가 전 체계에 걸친 별도의 조직으로 운영위원회의 감독 하에 모든 Mayo Clinic 공급자들이 제공하는 서비스에 대한 책임을 갖는다. Advisory Committee는 참여공급자들이 제공하는 서비스의 임상 프로토콜과 표준을 조정하여 동료 리더가 모든 참여공급자들이 취하고 있는 진료방식을 검토하여 격차나 일관성의 결여를 찾아낼 수 있도록 한다.

3) PACE

(1) 기원/원하는 산출물

PACE의 목표는 허약한 노인들에게 시설 입소를 피하거나 연기함으로써 지역사회에서 생활하도록 하기 위하여 포괄적인 급성 및 long term care(LTC)를 제공하는데 있다. 이러한 의료는 협력적(coordinated)이며, 대부분의 경우 성인주간보호센터(요양원)에서 제공하는 것으로 PACE 이용자는 Medicare나 Medicaid 수혜자들이다.

(2) 서비스 이용자/환자

대상 인구는 요양원(성인주간보호센터)의 서비스 지역에 거주하는 지역사회 거주민으로써 55세 이상자 가운데 요양원 입소 자격을 취득하여야 한다.

(3) 서비스 공급자

주간보호센터(day care center)는 전부는 아닐지라도 대부분은 nursing home에서 제공하는 서비스의 중심 시설이 된다. 센터는 서비스 제공체계와 제공되는 서비스를 동시에 정의하여 모델의 효율성과 효과성의 제고를 위한 중요한 역할을 하게 된다. 사회적 및 일시 위탁 서비스 제공에 더하여 센터는 1차 의료와 함께 노인 외래 clinic과 같은 기능을 하여 지속적인 임상 감독과 관리를 통하여 핵심적인 역할을 수행하게 된다. PACE의 핵심에는 간호사, 의사, 요법치료사, 사회복지사, 개인적 간병 보조사(personal care assistants), 교통담당자, 영양사 등으로 구성된 다학제적인 서비스 제공 팀이 있으며, 다학제적 팀을 통해 주간보호센터에서 설계된 사례 관리(case management)를 제공한다.

(4) 조직/governance integrative process

서비스 제공팀은 환자를 관리하고 서비스를 배분할 책임이 있으며, 서비스의 조정(coordination) 및 연속성(continuity)을 촉진하고, care에서 각 개인에 대한 임상적 책임을 집단적으로 지게 된다.

(5) Financial integrative process

개별 공급자(성인주간보호 요양원)는 메디케어 및 메디케이드로부터 인두제로 비용을 지불 받고 자원은 공동으로 사용하고 있다. 공급자들은 모든 LTC 지출에 대한 대상인구의 재정위험을 감안하여 완전한 통제권을 가지게 된다. 결과, 공급자들은 필요로 하는 서비스를 제공하는데 유연성이 있다.

2. 미 의회 Medicare 지불 자문위원회 추천 모형[20)]

새로운 지불제도인 DRGs의 등장은 의료서비스 제공자에게 개별적인 의료서비스가 아

20) 이 항은 이규식 외(2012)를 참고하여 재정리하였다.

닌 연속선상에 놓인 의료서비스 전체에 대한 책임을 강조할 수 있게 되었다. 이것은 상병구조가 만성질병으로 전환됨에 따른 단일 서비스의 연속적 제공(series of single episode)이 아니라 복합만성질병에 적합한 다양한 서비스 제공을 요구하는 의료체계상의 요인과 결합되어 발전할 수 있었다. 이 과정에서 HMOs, PPOs 등과의 계약에서 협상력의 우위를 점하기 위해 병원업계는 통합을 통해 시장지배력을 강화하고 있다.

통합과정은 제1단계로 병원 간 혹은 의사집단 간 수평적 통합을 거쳐 제2단계로 통합된 병원과 통합된 의사집단 간 수직적 통합의 과정을 거치게 되었다(Conrad and Shortell, 1996). 관리의료(managed care)에 의한 통합은 초기에는 의사와 병원의 수직적 통합에 한정되었으나 현재는 의사 사무실 방문의료(ambulatory care), 입원의료(inpatient care), 병원외래의료(outpatient care), 재가의료(home care), 간호양로원(nursing home)은 물론 적극적인 건강관리까지 통합하는 단계로 발전되었다. 미국의 통합의료는 보험회사에 따라 다양하게 사용하고 있어 그 모형도 다양하다. 여러 가지 모형 가운데 미국 의회의 Medicare 지불 자문위원회(MEdpac, 2008)가 추천하는 책임의료조직(ACO)과 가정의료(Medical Home), 그리고 통합의료를 뒷받침하는 묶음형 지불(bundled payment)에 대하여 설명하기로 한다.

1) 책임의료조직(ACO)

HMOs 등에 의해 도입된 통합의료에 대한 노력과 경험은 오바마 정부에 의해 책임의료조직(Accountable Care Organization, ACO)과 같은 모델로 발전하게 되었다[21]. 책임의료조직(ACO)이란 불필요한 의료비 지출을 제한하기 위한 목적으로 환자에게 연계·협력의료(coordinated care)를 제공하기 위하여 재정적 및 의료적인 책임을 의사와 병원이 공유하는 네트워크라 할 수 있으며, 환자 진료의 핵심에는 1차 의사가 있다. 오바마케어에서는 1개의 ACO는 적어도 3년간 평균 5,000명의 Medicare 적용자의 의료를 관리할 수 있어야 할 것을 규정하고 있다(khn.org, 2018).

ACO는 2010년 3월에 발효된 'Patient Protection and Affordable Care Act'[22]에

---

21) Accountable Care Organization(ACO)이라는 용어는 2006년 Elliott Fisher가 만들었다(www.healthcatalyst.com, 2018).

22) 2010년 오바마 개혁안으로 성립된 이 법안은 그 후 전국민의료보험을 위하여 상원, 하원을 거치며 많은 정치적 논란을 거쳤고, 연방대법원의 합헌 판결을 받아 2014년 1월에 수정된 법률이 발효됨에 따라 미국도 모든 국민에게 의료보험을 제공할 수 있는 법적 요건을 갖추게 되었다. 우리나라와 같

ACO에 관한 용어 및 관련 조항이 삽입됨으로써 본격적인 시범사업이 진행되었다. 미국 CMS(The Center for Medicare & Medicaid Services)에서는 ACO를 도입하기 전에 10개의 1차 의료 제공자 그룹을 대상으로 ACO 시범사업을 실시하여(Physician Group Practice Demonstration), 비용절감효과가 있는 것으로 판단하였다(McClellan et al., 2010). ACO의 세 가지 원칙은 첫째로는 공급자 조직이 강력한 1차 의료를 바탕으로 연속적으로 제공되는 의료에 대하여 서비스 질과 1 인당 비용에 집단적인 책무를 지녀야 하며, 둘째는 ACO에 대한 지불은 질 향상과 비용 절감과 연결되어야 하고, 셋째는 정교한 성과 지표를 갖고 이익률을 공유할 수 있어야 한다는 것이다. CMS를 통하여 확대되고 있는 ACO 모형을 살펴보면, 주로 민간보험회사를 단위로 하여 재정과 서비스의 통합이라는 형태를 취한다[23]. 통합의료는 관리의료(managed care)를 토대로 서비스 제공자인 의사와 병원이 네트워킹을 조직하여 연계·협력의료(coordinated integrated care)를 제공하는 모형이다.

CMS가 관리하는 Medicare 및 Medicaid 대상자가 모두 ACO 모형을 도입한 보험회사에 가입해야 하는 것은 아니지만, ACO 모형을 적용하는 보험에 가입하는 Medicare 및 Medicaid 대상자 수가 증가하는 추세에 있다. CMS에서 제안하고 있는 ACO 모형은 1차 시범사업에서 이익공유 모델(Medicare Shared Savings Program, MSSP)을 위시하여 3개의 모형이 있다. 가장 대표적인 ACO 모형인 MSSP는 2011년 3월에 발표된 보건부(Dept. of Health and Human Services, DHHS)의 지침에 따라 2012년 CMS와 계약을 맺고 시범적인 운영을 시작하였다. 2017년 1월 기준으로 미국 전역에 걸쳐 480개 보험회사가 MSSP 모형에 의하여 약 9백만 명을 적용하고 있다. 그리고 말기신장질환자를 대상으로 하는 포괄적 신장질병 모델(Comprehensive End-stage Renal Disease Care, CEC)도 37개 보험회사가 채택하고 있다. 현재 확대를 중단한 모형인 선지불 모델(Advanced Payment ACO)도 35개사가 도입하고 있고 가장 덜 활성화된 모형이 선구자 모델(Pioneer ACO Model)인데 2012년에는 32개 보험사에서 시작하여 2017년에는 9개 보험사만 남아

은 강제가입 조항 대신에 의료보험에 가입하지 않으면 징벌적 과태료를 부과하여 전국민의료보험을 추진하고 있다.

23) 이하의 ACO 모형에 대한 설명은 CMS website(www.cms.gov)에 수록된 자료를 토대로 하였다. 미국의 Medicare나 Medicaid는 우리나라의 건강보험과 다르게 수급자에게 민간보험(HMOs도 포함)을 선택할 수 있도록 하고 조달된 재정을 민간보험회사에 가입한 수급자수에 비례하여 인두제로 진료비 총액을 넘겨주면 수급자는 민간보험회사의 규정에 의하여 의료서비스를 이용하게 되는 특징이 있다.

있다. 2016년부터 시작된 2차 시범사업 모형인 투자모델(ACO Investment)은 45개 보험사('17년 기준)가 도입하고 있다. 차세대모델(Next Generation ACO)에는 2018년 1월 현재 58개사가 신청을 하여 심사 중에 있다. ACO에 참여하는 공급자 그룹은 크게 3가지 종류로 나누어진다. 첫째는 1차 의사, 전문의 그리고 병원이 참여하는 형태가 있으며, 둘째는 1차 의사, 전문의, 병원, 홈케어, 정신병원이 참여하는 형태가 있으며, 셋째는 개업 전문의 집단(independent physician association)만 참여하는 그룹이 있다.

CMS는 행위별수가에 의한 민간보험에 가입된 Medicare 적용자에 대해서 통합의료를 제공하기 위하여 ACO 모형을 활용하는 형식을 취한다. Medicare 적용자가 행위별수가를 적용하는 민간보험회사의 ACO 모형에 가입을 하고, CMS는 ACO에 대하여 진료비를 지불하게 된다. CMS가 ACO에 지불하는 진료비는 ACO 참여자의 기존 행위별수가를 토대로 추계된 연간 비용 상한선(CMS-estimated benchmarks)에 의하여 결정된다[24]. CMS는 상한선을 ACO 가입자의 특성과 연간 1인당 국민의료비 증가 추정액을 기초로 매년 조정해주고 있다. CMS는 상한선의 2%를 최소 이익률(minimum savings rate, MSR)로 계산해주고 있으며, ACO는 이익 공유를 위하여 2% 이상의 이익률을 달성해야 한다. 최소 이익률(MSR)은 의료비 지출의 정상적인 변이를 고려한 것이다. 그리고 CMS가 ACO에 지불하는 진료비 방식은 행위별수가, 특정 인구 그룹(예: 당뇨병 환자)을 대상으로 한 인두제, 가입자 전체를 기준으로 하는 인두제(global capitation)가 있다[25].

ACO에서 참여 공급자에 대한 진료비 지불은 기존의 진료비 지불방식을 따라 의사에게는 행위별수가를 병원에 대해서는 DRGs로 지불하는 것으로 추정되며, 2016년 10월 CMS는 일부 ACOs(Track 1, 2, 3)에서 심장질환과 관절치환수술의 진료비를 묶음형 방식(bundled payment)으로 전환할 것을 고려해야 한다고 발표하였다(www.amga.org, 2018)[26]. ACO가 어떠한 방식으로 진료비를 지불받든 CMS가 설정한 비용 상한선에 따른 이익률을 초과하면 참여 공급자에게 이익을 할당하여 참여 공급자의 인센티브를 자극한다.

---

24) 상한선(benchmarks)은 ACO가 없을 때 적용자들의 행위별수가에 따른 총지출을 근거로 추계된다.

25) 김윤(2017)은 CMS가 차세대 ACO에 지불하는 방식으로 행위별수가, 행위별수가 + 월 단위 기반비용, 인구집단기반 지불, 인구집단기반 포괄지불의 네 가지로 나누고 있다.

26) ACO가 참여 공급자에게 지불하는 진료비 방식에 관하여 언급한 자료는 없고, 2016년 처음으로 묶음형 지불이 언급된 것으로 볼 때 ACO 참여 공급자에 대해서는 종래 사용되던 방식인 행위별수가와 DRGs가 적용될 것으로 유추할 수 있다.

CMS는 ACO가 묶음형 지불에 참여할 경우 ACO와 병원의 협력이 더욱 개선되어 이익공유가 더 좋아질 것으로 보고 있다. Fisher AMGA(Advancing High Performance Health) 회장은 ACO가 묶음형으로 참여 공급자에게 진료비를 지불할 경우, 병원, 의사, 전문의 클리닉 간에 서비스 제공에서 협력이 이루어져 ACO가 성공할 수 있을 것이라는 전망을 하고 있다. ACO 모형은 개업한 의사와 병원이 통합된 형태가 되기 때문에 환자의 입장에서는 ACO 모형을 택한 보험에 가입하게 되면 의사서비스와 병원서비스를 구분하지 않고 우리나라에서처럼 제공받을 수 있는 이점이 있다. 그리고 ACO도 의사와 병원에 대하여 따로 진료비를 지불하는 것이 아니라 의사와 병원이 네트워크를 이룬 통합공급자에게 묶음형으로 지불하는 것이 타당할지 모른다. 묶음형 지불방식은 건당으로 하는 것이 아니라 질병 episode별로 하는 특징이 있다.

ACO의 핵심개념은 세 가지로 첫째, 1, 2, 3차 의료가 연계되고 장기요양 및 홈 케어까지 통합함으로써 포괄적인 통합의료를 제공할 수 있게 된다. 둘째는 질 평가에 따른 보상체계를 갖게 된다. Medicare에서 정한 질과 비용절감 기준점을 충족한 ACO는 인센티브 대상이 되는데 개인 차원의 성과평가는 진료의 단절성 등으로 어려운 반면에 ACO를 대상으로 하는 질 평가는 용이한 측면이 있다. 셋째는 의료정보기술(health information technology, HIT)의 이용이다. ACO는 Medicare를 관리하는 CMS와 1인당 정액으로 계약을 하고 CMS로부터 받은 진료비가 절약될 경우 참여 공급자들에게 인센티브를 제공하게 된다. ACO가 이익을 얻게 될 경우, 재투자하여 정보시스템이나 질 향상 프로그램 구축 등에 활용함으로써 다른 ACO보다 경쟁력을 가질 수 있게 인센티브를 공유(shared savings)할 수도 있다. ACO가 비용을 절감할 수 있는 기전은 IT 기술을 응용한 정보체계의 구축과 1차 의사의 care coordinator 기능이다. ACO가 저비용으로 높은 수준의 의료를 제공할 수 있는 방법은 환자 정보의 축적과 공유에 있기 때문이며 이를 가능하게 하는 것이 바로 HIT라 하겠다(이왕준, 2014).

ACO가 갖는 주요 특징은 통합의료를 통한 의료의 접근성 제고에 있다. 1차 의사를 중심으로 전문의, 다양한 의사보조인력(PA, NP), 운동처방사, 보건교육사 등이 참여하여 건강증진, 예방 및 조기진단을 통하여 환자의 건강을 관리하고 예방 가능한 재입원은 감소시켜 의료비용의 절감에도 기여한다. 서비스 제공방법을 보면 기존의 의사와 환자 대면을 통한 진료 뿐 아니라 인터넷과 같은 HIT 기술을 활용하여 원격의료를 활용하기도 한다. 그리고 기존의 의사 뿐 아니라 학교 클리닉, 응급의료센터 등 다양한 형태의 의료공급기관을 참여시켜 의료서비스를 제공한다. ACO에 참여하는 다양한 공급자들이 HIT를 통하여 연계함으로써 의료제공자 간 정보공유 및 그룹 수준의 성과 평가를 통하여 중복 진료 및 중복 검사를 감소시켜 의료의 질 향상과 비용 감소에도 유의하고 있다.

2) 가정의료(Medical Home)

가정의료는 1967년 미국 소아과학회(American Academy of Pediatrics)에서 처음 소개한 개념이다. 당초에 소아과학회에서는 이 개념을 어린이들의 의무기록 종합관리소(center of child's medical records)로 정의하여 특별 진료가 필요한 어린이를 위한 조치에 초점을 두었는데, 시간이 흐르면서 어린이들에 대한 진료 및 비의료적 돌봄을 위한 본거지(home base)가 되었고 오늘날에는 환자, 가족, 전문의나 지역사회와 협력이 가능한 1차 의료의 합동체로 발전하였다. 가정의료의 핵심은 의무기록종합관리소를 중심으로 환자와 가족이 있다는 것이며, 두 번째의 핵심 사항은 초기에는 특별한 진료가 필요한 어린이/가족이 핵심이었으나 현재는 모든 어린이 및 성인(adult)으로 초점이 바뀌었다는 것이다(www.hrsa.gov, 2015).

가정의료는 환자 중심 가정의료(patient-centered medical home, PCMH)의 개념인데 2007년 소아과학회는 가정의학회(American Academy of Family Physicians), 내과의학회(American College of Physicians) 및 정골의학회(American Osteopathic Association)와 연합하여 가정의료에 관한 7가지 원칙을 발표하였다(www.hrsa.gov, 2015). 그 원칙을 보면 모든 환자는 주치의(personal physician)를 정하고, 주치의가 공급자들과 연계하여 급성기 진료, 만성기 진료, 예방서비스, 종말기 서비스를 모두 포함한 통합적인 care를 제공하거나 care의 연계를 강조하고 있다. 여기에는 전문의, 병원, home health agency, nursing home과 같은 관련된 서비스 제공시설은 물론 지역사회와도 연계하여 언어적 장애나 문화적인 장애가 없도록 통역서비스까지 포함되어야 함을 강조하고 있다. 그리고 가정의료의 상징으로 질과 안전이 보장되어야 하며, 접근성을 높이기 위하여 스케줄의 공개, 일하는 시간의 연장, 환자・주치의・관련 실무자 간의 소통방법의 혁신을 강조하면서 지불제도도 이와 같은 원칙이 뒷받침될 수 있도록 설계되어야 함을 강조하고 있다. 환자 중심 가정의료의 핵심은 환자 중심(patient-centered), 포괄적 서비스(comprehensive), 연계・협력의료(coordinated care), 접근성(accessible), 질과 안전의 확보(committed to quality and safety)에 있다(www.pcpcc.org, 2018).

유의해야 할 점은 환자 중심 가정의료(Patient-Centered Medical Home, PCMH)란 서비스를 제공하는 장소 개념이 아니라 환자가 가정에서 1차 의료 제공자와 파트너십을 갖는다는 개념이다. 즉, 환자 중심의료는 환자를 서비스 제공의 중심에 두고, 개인적인 맞춤형 서비스 계획에 따라 서비스 제공자 팀이 환자와 같이 일하는 개념으로 의료가 필요한 적시에 적합한 서비스를 제공하는 것을 목적으로 하고 있다. 환자는 1차 의료팀의 지도아래 전문의 서비스, 병원서비스, 약국, 지역사회 스포츠 센터 등을 이용한 연계된 서비스(coordinated care)를 받을 수 있다. 환자는 다양한 기술(e-mail, 화상채팅, 일과 후는 전화 상담, 모바일 어플 등)을 활용하여 1차 의사와의 접근을 용이하게 한다(www.pcpcc.org, 2018).

ACO는 HMO에서 시작된 통합의료의 개념을 정부 조직인 CMS가 법적 뒷받침 하에서 개발한 모형임에 반하여 가정의료는 순전히 민간 학회에서 시작한 개념인데 'Patient Protection and Affordable Care Act'가 제정된 이후 CMS에서 추진하고 있는 대안적 지불모형(alternative payment model)의 적용을 통하여 가정의료의 지속가능성을 지원받고 있다. 환자 중심 가정의료 개념인 Medical Home은 ACO와 달리 참여하는 의료제공자에게 공유된 형태의 인센티브를 제공하지 않고, 대신에 연계·협력의료에서 1차 의사(주치의)의 책임을 지나치게 강조함으로써 해당의사가 다른 의료제공자와 협력관계가 없을 때 연속적인 진료가 힘들 수 있는 문제가 있다.

3. 묶음형 지불(Bundled Payment)

묶음형 지불제도란 하나의 질병(an episode of care)에 대하여 단일의 수가를 지불하는 제도로 '임상적으로 정의된 하나의 에피소드에 따른 진료비 상환(reimbursement of health care for clinically-defined episode of care)'이라 정의되고 있으며, 일명 episode-based payment, episode payment, episode-of-care payment, case rate, evidence-based case rate, global payment, global-bundled payment, package pricing or packaged pricing 등으로 불리기도 한다. 묶음형 지불을 쉽게 정의하면 행위별수가와 인두제의 중간 형태로 볼 수 있고, 재정적인 위험은 보험자와 공급자가 공동으로 갖도록 되어 있다. 민간보험회사는 진료비 절감이 가능하기 때문에 묶음형 지불제도를 환영하고 있다(이규식, 2023). 묶음형 지불제도는 우리나라와 같이 병원이 폐쇄형 구조로 의사가 봉직의로 고용되어 건강보험에서 진료비를 병원에 지불하게 되면, 이 진료비로 병원은 봉직의사에게 보수를 지불하는 시스템에서는 불필요한 제도이다. 그런데 미국이나 네덜란드와 같이 병원이 개방형이면 보험자가 병원과 의사에게 진료비를 별도로 지급하고 있어 의사서비스와 병원의료를 통합 제공하는데 많은 걸림돌이 되고 있다.

통합의료를 하더라도 Kaiser Permanente와 같이 Kaiser Plan(Kaiser가 운영하는 보험회사)이 공급자(Medical Group)에게 보험가입자당 정액으로 지불하면 Kaiser Medical Group에서는 우리나라의 병원과 유사하게 의사를 피고용인으로 간주하여 월급제(salary)로 보수를 지불하면 별도의 지불제도가 필요하지 않는다. 그러나 관리의료가 PPOs 방식이면 보험회사는 의사에게는 행위별수가로 병원은 DRGs로 진료비를 따로 지불해야 함에 따라 단일의 지불방법이 필요하게 되어 통합의료에 적합한 새로운 지불방법의 하나로 묶음형 지불제도가 모색되었다. 미국에서 묶음형 지불은 1984년 Texas Heart Institute에서 뇌혈관질환 수술 환자에게 의사서비스와 병원서비스를 제공하고 통합된 단일 방법의 진료비를 적용함으로써 시작되었다. 이러한 단일 진료비가 바로 묶음형 지불인데 이 방법을 적용함에 따라 의료서비스의 비용을 낮출 수 있었고, 의료의 질은 향상시킬 수 있어 주목을 받았다.

그 이후 다양한 시범사업이 이루어졌는데[27] 가장 유명한 시도는 2006~7년간 Geisinger Health System(통합의료모형)에 의한 ProvenCare Model이다. 이 사업은 단일의 증상(episode)에 대하여 수술 전 진료, 수술과 입원, 수술 후 진료를 모두 포함하는 90일 동안의 진료비를 정액의 묶음형 지불방식을 적용하였다. 시범사업 결과 의사진료비와 병원진료비를 따로 적용한 전통적 지불방식에 비하여 묶음형 지불방식이 환자의 재원일수 단축과 함께 재입원율도 떨어진다는 점을 밝혔다. 묶음형 지불방법의 이러한 성과를 바탕으로 2008년 Medicare 지불제도자문위원회는 묶음형 지불제도에 대한 시범사업(pilot program) 추진을 CMS에 권유하기에 이르렀다(MEdpac, 2008). 이러한 과정을 거쳐 2010년 Patient Protection and Affordable Care Act 및 Affordable Health Care for America Act에 묶음형 지불제도를 포함시키게 되었다. 그러나 묶음형 지불이 보편화되기

27) 1987~89년간 미시간에 있는 정형외과의사, 병원(Ingham Regional Medical Center) 그리고 HMO가 참여하여 묶음형 지불방법이 시범적으로 실시되었다. 시범 운영 결과를 보면 HMO는 전체 비용이 절감되었고, 병원과 의사의 수입은 증가하였다. 1991~96년간에는 Medicare에서 심장우회 수술에 대한 묶음형 지불 시범사업을 실시하여 의료의 질은 큰 변화가 없었으나 비용은 절감되었다는 것을 입증하였다.

위해서는 증상(episode)별로 수가를 개발하는 일이 선행되어야 하기 때문에 아직은 보편적 제도가 되지 못하고 있다. CMS는 2016년 후반기부터 ACO(책임의료조직)에 묶음형 지불제도의 적용을 적극적으로 추진하고 있다. 그리하여 CMS는 2018년까지 Medicare 수급권자가 행위별수가로 진료비를 지불하는 보험회사를 선택하는 비율을 50%로 낮추고 대안적 지불제도(ACO, Medical Home, Bundled Payment)를 택한 보험회사를 선택하도록 바꾸는 것을 목표로 하고 있었다.

한편 유럽지역에서는 네덜란드가 개방형 병원이기 때문에 통합의료를 하는데 미국과 같은 어려움을 겪게 되었다. 즉, 개원의 가운데 1차 의사는 인두제와 행위별수가가 혼합된 형태로, 전문의는 행위별수가로 진료비를 지불받는 복잡한 구조인데, 병원은 DBCs라는 일종의 DRGs와 유사한 방법으로 진료비를 받게 되었다. 2005년 DBCs가 도입된 이후 전문의 진류비는 병원에 지불되는 DBCs속에 포함시켜 지불하였기 때문에 전문의는 병원과 계약을 통하여 진료비를 지급받는다. 그러다 보니 전문의들이 점차적으로 폐쇄형 병원에 봉직의로 근무하기를 희망하게 되었다[28]. 물론 개업전문의가 환자를 자신의 사무실에서 통원서비스로 끝낼 경우에는 행위별수가로 직접 보험자로부터 진료비를 지급받는다(Kroneman et al., 2016). 2007년 네덜란드에서 통합의료프로그램을 활성화하기 위하여 묶음형 지불제도가 당뇨병에 대하여 시범적으로 도입되었다. 2010년에 당뇨병, 만성폐색성 폐질환(COPD), Vascular risk에 속한 심장마비, 심혈관 질환에 대하여 질병관리프로그램(sisease management)을 실시하면서 묶음형 지불제도(bundled payment)를 적용하고 있다(HRB, 2014).

4. 통합의료와 1차 의료의 역할

복합만성질병이 지배하는 오늘날 강조되는 것은 연속적 의료(continuum of care)의 제공이며, 의료의 연속적 제공을 위한 중심 역할은 1차 의사에게 주어진다. 이때 1차 의사는 연속적 의료의 조정자(care coordinator)로서의 기능이 강조되고 있다.

만성질병 구조에서 1차 의사가 의료공급의 조정자로서 중요한 역할이 인식됨과 함께 환자의뢰체계는 여전히 유효한 모형이 되고 있으나, 의료이용을 단계적으로 하는 것이

---

28) 네덜란드 의사들이 폐쇄형 병원에 근무하기를 선호하여 2012년까지는 병원의사의 25%만이 병원의 봉직의로 일하였으나 2015년에는 봉직의의 비율이 40%까지 높아졌다(Kroneman et al., 2016).

효과적이라고 보기는 어렵다. 만성질병에서 계층적 지역주의 모형을 따른 단계적 의료이용보다 통합의료체계(integrated delivery system) 속에서 1차 의료가 잘 작동되는 것이 오히려 효과적이라 할 수 있다. 그리고 상병구조가 만성질병 위주로 바뀌었다고 하지만 여전히 급성질병은 존재하기 때문에 급성질병과 관련하여서는 계층적 지역주의 모형에 따른 단계별 이용모형은 효과적일 수 있다.

계층적 지역주의 모형을 따르든 통합의료체계를 따르든 1차 의료의 중요성은 변함이 없다는 점이다. 오히려 통합의료모형으로 변화하면서 1차 의료의 중요성은 더욱 강조되고 있다. 즉, 급성질병이 중심일 때 유용한 계층적 지역주의 모형에서는 1차 의사는 환자를 진료하면서 그 이상의 진료가 필요할 때 진료의뢰를 하는 것으로 1차 의료의 기능은 끝난다. 그러나 만성질병에서 연속적 의료(continuum of care)를 위한 통합의료나 질병관리 프로그램(disease management programs, DMPs)에서 1차 의사의 기능은 진료의 조정자(care coordinator)로서 환자 진료의 모든 과정은 물론 건강증진, 예방 그리고 환자의 자가관리 능력에 대한 교육 심지어 원격의료를 통한 만성질환자에 대한 모니터링 업무까지 책임을 져야 한다. 특히 제8장에서 설명될 지역사회를 중심으로 하는 의료체계로 전환될 경우 1차 의료의 필요성은 더욱 강조된다. 그래서 유럽 각국에서는 1차 의사에 대한 양성과정이 급성질병이 지배할 때에 비하여 더욱 길어지고, 더욱 전문화의 양상을 띠고 있음을 유의할 필요가 있다.

유럽 지역에서는 1차 의료의 강화를 공급체계의 연속적인 틀에서 보기 위하여 입원의 적정성에 대한 검토를 하고 있다. 입원의 적정성은 1980년대 후반 뉴욕대학의 Billings and Teicholz에 의하여 시의적절하고 효과적인 1차 외래의료의 제공을 통하여 입원을 피할 수 있는 확률을 기초로 ACSCs(ambulatory care sensitive conditions)의 목록을 개발하게 되었다(Billings and Teicholz, 1990). 2000년 중반까지는 주로 이 분야 연구가 미국에서 집중적으로 이루어졌다. 그러다 Caminal et al.(2004)에 의하여 ACSC가 건강상 문제를 해결하기 위한 1차 의료 능력의 척도(a measure of primary care's capacity)가 될 수 있도록 소개되었다. 그 이후 다양한 ACSC 목록이 독일, 포르투갈 그리고 영국(Great Britain 및 Northern Ireland) 등에서 개발되어 활용되고 있다(WHO Europe, 2016).

5. 만성질병과 질병관리 프로그램

만성질병은 앞에서 살펴본 바와 같이 발병원인이나 시기를 모르고 완치가 되기 어려우며 복합적인 증상을 갖는 경우가 흔하기 때문에 완치가 가능한 급성질병과 같은 방법으로 대처한다는 것은 적합하지 못하다. 그리하여 많은 국가들에서 만성질병에 대처하기 위한 근본적인 공급체계의 개혁을 모색하고 있다. 그러한 접근책으로 미국에서는 통합의료로써 이미 실행 중에 있는 Kaiser Permanente, Mayo Clininc, PACE 등이 있고, 미의회가 추천하는 새로운 모형으로 ACO나 Medical Home이 있다. 그리고 이와 같은 통합의료와는 성격을 달리하는 질병관리 프로그램(disease management programs, DMPs) 등의 다양한 모형이 모색되고 있으며 유럽 국가들은 지역사회 중심의 통합서비스 제공체계 및 질병관리 프로그램(DMPs) 등의 모형이 제시되고 있다.

만성질병을 원활하게 관리하기 위해서 학계에서 제안되는 모형은 chronic care model (CCM)과 disease management programs(DMPs)의 두 가지 접근 전략이 있다(Leeman and Mark, 2006). CCM은 의사의 진료행위 안에서 의료서비스 제공(care delivery)을 재구성하자는 주장으로 주로 의사의 태도 변화에 초점이 주어지고 있다(Leeman and Mark, 2006). CCM 모형에서는 다양한 서비스의 연속적 제공을 위하여 서비스 제공의 재구성을 강조하여 자가관리(self-management), 지역사회 자원과의 연계, 근거 중심의 임상진료지침서(clinical guideline 또는 protocol), 환자 사후관리(follow-up) 임상정보시스템의 사용 등이 포함된다. 그리고 의료제공체계의 재구성에 사용되는 요소로는 사례관리자(case managers), group visits, 다학제팀(multi-disciplinary teams), 의사가 아닌 사람에 의한 진료제공(care provision by non-physician) 등이 있으나 의사진료가 강조되어 의사 중심 모형이라 하겠다.

질병관리 프로그램(DMPs)은 보험자 수준에서 의사의 진료를 넘어 등록한 환자에게 보건교육을 시키고, 환자들이 자가관리(self-care)를 하고, 사례관리자가 나서서 환자의 태도를 바꾸도록 하자는 것(Leeman and Mark, 2006)으로 다소 차이가 있다. DMPs는 CCM의 많은 요소를 포함하지만 차이점은 질병의 관리를 환자 스스로가 한다는 점이다. 먼저 보험자는 DMPs를 통하여 등록자를 구분(이용률이 높거나 만성질병을 갖는 사람)한다. 만성질병의 종류에 따라 접근방법이 다양하지만 전형적인 방법은 등록 환자에게 교육 자료를 보내고, 환자들이 제대로 자가관리(self-care)를 하는지를 확인하고 사례관리자(주로 간호사가 담당)가 방문하여 환자를 지도하기도 한다.

두 모형 모두 사례관리나 건강(health outcome) 개선에는 효과가 있음을 입증하였으나, 의료비 절감에 기여하고 있다는 점은 입증하지 못하고 있다. 그리고 두 모형 모두 통합의료(integrated care)가 가능할 수 있도록 하는데 초점을 두고 있다. 미국과 유럽(대표적으로 독일의 사례)에서 의료체계의 차이, 참여자의 차이, 지불제도의 차이, 대상 인구집단의 차이, intervention과 서비스의 차이로 인하여 DMPs 모형도 차이가 있다(Pittman, Arnold and Schlette, 2005).

1) 미국형의 DMPs

미국의 DMPs는 관리의료(managed care)와 연관되어 있으며(Pittman, Arnold and Schlette, 2005), 대표적인 DMPs 모형은 Kaiser Permanente라고 하겠다. 미국 DMPs의 특징은 관리의료를 토대로 하여 만성질병의 관리에 초점을 둔 통합의료모형으로 간주될 수 있다. 다만 강조하고자 하는 점은 관리의료에서 외부계약을 통하여 다양한 서비스와 연결하여 서비스의 조화(care coordination)를 이루고 환자 교육을 제공하고, 근거기반 지침서(evidence-based guideline)를 통하여 불필요한 서비스 제공을 줄일 수 있도록 하였으며, 여기에 정보시스템이 도입되었다. 그런데 DMPs는 관리의료 조직들 가운데 일부를 적용한 것이다(Pittman, Arnold and Schlette, 2005).

미국의 DMPs는 제1세대와 제2세대로 나눌 수 있다(Shelton, 2002). DMPs가 갖추어야 할 핵심 개념으로는 근거기반 진료지침서, 정보체계로써 임상의료의 이용과 비용 산출물, 지속적인 질 향상 활동, 환자 교육과 자가관리, 통합의료체계내의 운영이라는 5가지가 있다. 제1세대 DMPs에는 1990년대 MCO(managed care organization)와 PBM (pharmacy benefits management organization)으로써 병원과 의사 그룹들이 주도하였다. 그러나 근거기반 진료지침서의 부족으로 천식, 당뇨병(diabetes mellitus), 울혈성 심부전(congestive heart failure), 고혈압과 같은 단일의 만성질병에만 적용하는 한계를 보였다. 제1세대 DMPs 운영 결과 건강상의 성과나 비용절감효과가 그렇게 좋지 않았고, 과학적인 원칙과도 일치하지 않았다.

Wagner(2001)는 환자를 중심으로 하는 포괄적인 연계·협력의료 모형(comprehensive care coordination model)을 제안하여 복합만성질병에 대처할 수 있도록 하였다. CMS에서는 2002년부터 제2세대 DMPs를 위한 시범사업(Medicare Coordination Care

Demonstration Project)을 실시하였다(Shelton, 2002). 2002년부터 실시된 제2세대 DMPs는 질병과 사례관리프로그램을 결합시키고, 복합만성질병을 가진 환자들을 대상으로 하여 임상적인 효과, 만족도, 삶의 질, 비용효과를 제고하도록 유의하였다(Shelton, 2002). 현재 미국의 DMPs는 Wagner가 제안한 연계·협력의료모형(care coordination model)의 원칙을 따르고 있다. 이 모형의 실행에는 다양한 복합적 증상을 갖는 환자를 위한 임상진료지침서를 고안하는 것이 중요하다.

2) 독일형 DMPs

독일에서는 1990년대 후반에 몇 개의 시범적 성격의 DMPs가 등장하게 되었다(Pittman, Arnold and Schlette, 2005)[29]. 이것은 모든 국민에게 질병금고에 대한 자유 선택권을 허용함에 따른 것으로 독일에서 DMPs가 도입될 수 있었던 배경은 다음과 같다(Busse, 2004).

첫째, 질병금고를 선택할 수 있게 허용함에 따라 질병금고는 가입자 확보를 위하여 경쟁을 하게 되었다. 공정한 경쟁을 위하여 전제되는 조건은 질병금고간의 원천적인 재정력 격차의 해소였다. 이를 위한 장치로 위험구조보상(risk structure compensation : RSC) 제도가 도입되었다. 2007년 RSC는 유병률 중심으로 바뀌고 2009년 의료개혁에서는 재정을 통합하여 중앙기금을 만들고, 중앙기금이 질병금고에 재정을 분배하기 위하여 질병구조위험조정제도(morbidity-based risk structure compensation)를 도입하였다. 이 제도는 질병금고 가입자들을 152개 위험군으로 구분하고 만성질환자가 많이 가입한 질병금고에 더 많은 중앙기금을 배분하여 의료비 절감을 위한 장치로써 DMPs가 등장하게 되었다.

둘째, 외래진료와 입원진료의 분화(sectorization)된 구조가 점차 사라지면서 DMPs가 가능하였다. 독일은 전통적으로 대학병원을 제외하고 병원에서는 외래진료를 하지 않았다. 그러다 2000년 의료개혁법에서 새로운 공급방식으로 통합의료가 등장하면서 외래서비스와 병원서비스간의 협력이 필요해졌고, 대학병원이 아닌 병원에서도 외래서비스를 할 수 있게 됨[30]에 따라 DMPs가 가능하게 되었다.

---

29) 독일에서 시범적으로 시행한 DMP에는 TK(기술직 근로자 질병금고)에서 continuous case management 프로그램 운영, AOK(지역 질병금고)에서 유방암 관리, ArztPartner Almeda(영리적 질병관리 회사)에서 원격의료를 활용하여 건강교육과 건강지표 관리, PRO MED(지역사회와 의사들이 만든 비영리 조직)에서 dementia를 관리하고 있다.

셋째, 의료의 질적 문제와 효율성 문제(특히 만성질병)가 심각하여 이를 해결할 대안이 필요하였다. 독일은 경상의료비 지출에서 OECD 국가 그룹에서 3위를 차지하지만 의료 공급은 분화와 규제로 인하여 효율성에서 문제가 대두되었다. DMPs는 이러한 문제를 해결하기 위한 핵심 수단으로 등장하였다. 질병금고간의 경쟁은 효율성 개선에 관심을 증가시켰으며, 일부 질병금고에서 제한된 질병관리프로그램(care management program)을 시도하면서 DMPs가 등장할 수 있었다. 소규모 영리적 민영의료보험회사도 DMPs를 시작하게 된다. 독일 DMPs의 초기 경험은 의사 서비스의 주변(at margin of physician services)에서 주로 이루어졌다.

독일은 2004년 건강보험현대화법에 의거하여 Federal Joint Committee(G-BA)라는 기구(Coordinating Committee)를 구성하였다. G-BA의 참여자는 질병금고 대표, 개원의사(ambulatory service 제공)협회, 연방의사회(Fed. Physician Chamber), 병원협회 등이다. G-BA의 업무는 사업대상 만성질병의 선정과 DMPs의 최소 기준을 설정하는 것이다. 대상 만성질병의 선정기준은 환자 수, 질 향상의 가능성, 임상진료지침서의 존재, 협동진료(trans-sectoral care)의 필요성, 환자의 책임의식을 통한 개선의 가능성, 치료비 소요액(비용이 많은 질병의 선정)이었고, G-BA는 다음과 같은 최소한의 충족조건(requirement)을 설정하였다(Wörz, 2012).

첫째, 공급자를 위한 근거기반 임상진료지침서의 설정이다. DMPs에 있어서 반드시 요구되는 사항이 근거에 기반한 임상진료지침서로 미국에서도 동일하였다.

둘째, 필요한 질 보장 장치(quality assurance measures)의 마련이다. DMPs의 도입 목적의 하나가 질 향상이기 때문에 이를 달성하기 위한 장치가 요구되는 것이다.

셋째, 환자 등록의 조건과 절차가 필요하다.

넷째, 공급자와 환자들을 위한 교육 훈련과 정보 제공이다. DMPs에서 중시하는 것이 환자의 자가관리이기 때문에 환자에 대한 교육은 필수적 요소가 된다.

다섯째, 제공되는 서비스의 효과성과 비용에 대한 평가가 중요하며 이를 위해서는 문서기록이 요구된다.

여섯째, 제공되는 프로그램에 대한 인증(accreditation)의 기간이다. 일정 기간 내에

---

30) 모든 병원들이 외래진료를 자유롭게 할 수 있는 것이 아니라 일부 전문과의 과장에게 외래진료를 할 수 있는 권한을 부여하였고, 2004년부터 매우 특수한 치료를 요하는 환자 그룹에 한하여 병원에 외래진료를 허용하고 있다(Busse and Blümel, 2014).

DMPs를 평가하여 질 향상, 효과성, 비용절감이 이루어졌는지를 판단하여 DMPs의 연장이나 확대 여부를 결정해야 한다.

독일은 2001년 위험구조보상법(The Act to Reform the Risk Structure Compensation Scheme: 일명 RSA Refom Act)을 제정하여 DMPs를 위험구조보상과 연계하여 시범적 실행에 들어갔으며(Busse, 2004)[31] 사업 대상으로 선정된 만성질병은 당뇨병, 유방암, 천식, 관상동맥질환이었다. 독일 DMPs의 공식적인 출발은 2003년으로 기록되고 있다(Blümel and Busse, 2009). 독일의 통합의료와 DMPs는 외관상 상당히 혼재되어 있다(Hesse, 2005; Blum, 2007). 연계·협력의료(coordinated care)라는 측면에서는 통합의료와 DMPs는 거의 유사한 성격을 지니고 있다(통합의료에서는 대상 질병을 선정하지는 않고 연계·협력의료를 도모하려는 노력으로 출발). 통합의료의 전형적인 모형은 polyclinic에서 찾을 수 있다. Polyclinic은 일반의사와 전문의의 결합에서 시작되었으며, 2007년 이후에는 작업치료사나 물리치료사 등도 같이 참여하고 있다. 통합의료의 다른 형태는 병원이 polyclinic 형태의 외래센터를 만들어 병원 외래부서 의사의 시간제 참여와 개업전문의 및 일반의(GP)들이 참여하는 통합의료를 만들기도 한다.

독일에서는 미국형 통합의료가 초보 단계에 불과하여 외관상으로 통합의료와 DMPs는 차이가 없어 보인다. 이렇게 된 원인은 독일은 병원이 질병보험과 계약을 맺고 자본비용은 별도로 보상받는 등의 수입원이 있어 미국 병원들처럼 경영 압박으로 인한 도산의 위협이 거의 없기 때문에 통합의료와 같은 관리의료의 필요성을 그렇게 강하게 느끼지 않기 때문이다. 독일에서는 보험 가입자를 놓고 경쟁해야 하는 질병금고가 병원보다 DMPs의 필요성을 더 느꼈다. 독일은 2009년 의료개혁을 통하여 보험재정을 통합하고 통합된 재정을 질병금고에 배분하게 되었는데, 단순히 가입자 수를 놓고 기금을 배분할 경우 고령자가 많거나 만성질병 이환자가 많은 질병금고는 매우 불리해진다. 그래서 중앙기금은 질병금고 가입자를 152개의 위험군[32]으로 분류하는 질병구조위험조정(morbidity-based risk structure compensation)치를 기준으로 재정을 배분한다. 2011년부터는 중앙기금이 재정배분을 할 때 DMPs를 적극 장려하기 위하여 2009~2010년 사이에는 DMPs에

31) 독일보다 역사가 오래된 미국 DMPs 모형은 규모가 크며, 영리적 회사에서 다루는데 비하여 독일은 질병금고에서 다루고 있다. 미국 DMPs는 제약회사나 special DMP vendors와 연계된 것도 있다.

32) 위험군(risk group)의 분류를 보면 가입자들의 성, 연령 등에 따른 40개 군과 중증도를 감안한 106개 질병군(진단 및 처방군에 따른 분류), 그리고 장애수당의 6개 군으로 도합 152개 군이 된다 (Schang, 2009).

등록한 사람 1인당 morbidity-based risk로 연간 €180, 2011년에는 €168, 2014년에는 €145.86를 질병금고에 추가 배정[33]하여 DMPs가 추구하는 높은 질(higher quality)과 보다 비용-효과적(more cost-effective care)인 의료체계를 추구하고자 노력하고 있다(Busse and Blümel, 2014).

DMPs에서 제공하는 서비스의 내용은 지역사회의 다양한 공급자와 연계되어 다양성을 지닌다. DMPs의 운영은 개업의사가 중심이 되어 지역사회의 다른 자원과 네트워크를 만들거나 병원의 외래부서에서 지역사회자원과 네트워크를 구성하여 제공하는데 polyclinic을 형성하는 경우가 많다. 병원이 주도하든 개업의가 주도하든 지역사회의 다른 자원(가정의, 개업전문의, 물리치료사, 간호사, 사회복지사 등)과 네트워크는 필수적이다. 의사는 진료의 조정자 또는 사례관리자로서 환자를 교육시키고, 지역사회의 다른 자원과 연결고리 역할을 한다. 구체적으로 DMPs에서 제공하는 서비스를 보면 의사가 지역사회의 다른 자원과 연계하여 만성질환자에 대하여 포괄적 서비스를 제공하고 환자에 대하여 자가관리가 가능하도록 교육함은 물론 서비스 제공자(의사 포함)에 대한 교육도 하고 있다. 또한 원격의료를 통한 모니터링도 서비스의 내용이 된다(Busse, 2004).

독일의 통합의료인 DMPs는 미국의 관리의료와 다르게 발전이 늦었다. 독일의 DMPs가 늦게 발전하게 된 것은 진료비 지불제도와 연관이 있다. 독일은 1차 의료에 대한 진료보수가 주(州) 단위로 개업의사회와 질병금고연합회간의 총액계약제로 지불되기 때문에 통합의료가 발전할 수 없었다. 2007년 건강보험경쟁강화법(The Statutory Health Insurance Competition Strengthening Act) 제정을 통하여 병원서비스 및 외래서비스(ambulatory care) 진료비의 1%를 통합의료에 별도 배정함에 따라 주 의사회가 통합의료를 반대할 이유가 사라져 통합의료가 발전할 수 있었다. 통합의료가 활성화될 수 있게 됨에 따라 병원들이 DMPs에 참여할 유인이 생겼다.

독일은 당뇨병(type Ⅰ 및 Ⅱ), 유방암, 관상동맥성 심장질환, 천식, 심부전의 6개 질병에 대하여 질병관리프로그램(DMPs)를 실시하고 있다. 2011년말 현재 6개 프로그램에 약 7백만명이 등록하고 있다(Wörz, 2012). 2020년 현재 당뇨병 Ⅰ, Ⅱ, 유방암, 천식, 만성폐쇄성 폐질환(chronic obstructive lung disease, COPD), 심부전(heart failure), 관동맥성심장병(coronary heart disease), 우울증(depression), 만성요통(chronic back

33) 중앙기금이 참가자 당 정액으로 지불하는 재정은 서류 작업과 서비스의 조정(coordination)에 따른 비용이라는 명분이었다.

pain), 골다공증(osteoporosis)과 같은 10개 만성질병에 대하여 실시되고 있다. DMPs에 대해서는 의사도 보험가입자도 자유로운 의사(意思)에 의하여 참여하도록 하였다[34](Blümel et al, 2020).

DMPs는 만성질환자의 요구에 따라 서비스 제공자의 경계영역(boundaries)을 넘어 더 효율적인 방법으로 치료를 위하여 고안된 것이다. 환자는 하나 혹은 몇 가지 DMPs에 등록하여 근거중심 지침서에 따라 서비스를 제공받게 된다. DMPs는 영역을 가로지르는 환자진료(cross-sector patient care)[35]를 목표로 하는 통합의료와는 달리 개업의사 수준에서 다양한 서비스의 협력을 목표로 하되 영역을 넘어 병원으로의 의뢰(referral)를 포함하고 있다. DMPs는 지역(州)내 모든 질병금고들과 지역 개원의사협회(병원 회원도 포함)간의 단일 계약에 토대를 두고 있다(Blümel et al, 2020).

독일 DMPs의 성과는 건강산출물이나 질병관리에서 입증되고 있으며, 구체적인 프로그램 중 당뇨병Ⅱ에 대하여 연구한 결과 사망률의 저하, 합병증(심근경색, 만성신부전, 뇌졸중, 발이나 다리 절단 등)의 발병이 현저히 낮아졌고, 병원비와 의약품을 합한 의료비 절감이 이루어졌다(Stock et al., 2010). 그러나 당뇨병Ⅱ와 관상동맥성 심장질환에 대한 DMPs 사업의 효과성(effectiveness)은 미약하였으나 지침서에 따른 서비스는 효과가 높은 것으로 입증한 연구도 있다(Laxy et al., 2015).

제4절 WHO의 인간 중심 통합의료모형

WHO(2015)는 현재 세계가 직면하는 보건의료 문제를 해결하고 미래를 대비하기 위해서는 의료체계의 패러다임을 현재의 분화(fragmented)된 시스템에서 벗어난 인간 중심 통합의료모형(people-centered integrated health system, PCIS)으로 전환(paradigm shift)이 필요하다고 역설하고 있다.

---

34) DMPs에 참여자 수는 앞의 1차 의료의 설명에서 언급한 단골의사 진료모형의 참여자 수와 동일하다.
35) 미국의 통합의료는 의사-병원 등을 묶는 cross-sector care라 하겠다.

1. 변화의 필요성

1) 새로운 패러다임의 필요성

장수 사회로 접어들면서 비용이 많이 소요되는 만성질병이나 예방 가능한 질병에 대해서는 다양하고도 복합적인 관리가 필요하게 되었다. 또한 에볼라와 같은 응급적인 위기를 낳는 감염병의 발생은 통합의료를 통하여 대비하는 것이 필수적이라는 점이다. 왜냐하면 인간 중심 통합의료모형에 의한 접근을 하지 않으면 의료가 점점 분화되어 비효율을 초래하고 종국에는 의료체계의 지속가능성을 위협할 것이라는 것이다. 의료제공체계에서의 개선이 이루어지지 않으면 사람들은 질 높은 서비스에 접근할 수 없고, 사람들은 필요도나 기대를 충족하기도 어려워진다는 것이다.

따라서 PCIS 접근 전략이 더 높은 질의 의료체계를 갖추게 되며, 재정적으로 지속가능해지고 개인이나 지역사회의 반응성도 높일 수 있다는 것이다. 변화를 요구하는 이유는 다음과 같다. 첫째, 현재의 의료체계는 인구집단의 건강을 향상시키고 비록 평균수명은 연장시키지만 건강의 불형평을 심화시키는 문제가 있다는 것이다.

둘째, 현재의 의료체계는 고령화, 도시화 그리고 세계화로 인하여 우리의 건강상 문제를 비전염성 질병, 정신 건강, 손상과 같은 복합만성질병(multimorbidities) 중심으로 만들어 치료나 관리가 복잡해지고 비용도 더 많이 소요되며 장기간을 끄는 고통스런 문제를 초래한다는 점이다.

셋째, 이러한 복합만성질병을 초래하는 원인은 대부분 운동 부족, 흡연, 영양의 불균형, 환경위해와 같은 개인의 행태적 및 사회적 요인이기 때문에 예방 가능하다는 점이다.

넷째, 현재의 의료체계는 급성질병의 치료에 적합하게 분절적이며 치료 중심이 되어 예방이나 건강증진의 잠재력을 도외시하고, 부문 간 협력이나 의료서비스 간의 조정에도 실패하여 포괄적이며 질 높은 서비스의 접근을 가로막고 있다. 또한 건강의 형평성도 재정적으로 지속가능한 의료체계도 이루지 못하는 문제가 있다.

다섯째, 현재의 의료체계로는 미래의 도전 과제를 해결하기 어려운 문제가 있다. 건강수준을 향상시키기 위해서는 건강에 대한 사회적 결정요인에 대처하는 새로운 전략이 필요하며, 모든 정책에서 건강을 중심에 두는 의료체계의 관리(stewardship) 능력이 필요하다. 이러한 전략이 없으면 의료공급자들은 점점 더 초 전문화를 지향하게 되고 결국 전인적인 건강중심의 의료체계는 갖추기 어려워진다.

2) 새로운 패러다임으로써 인간 중심 통합의료(PCIS)란?

인간 중심의 통합의료 접근전략이란 개인, 가족, 지역사회가 의료체계의 수혜자이면서 동시에 참여자가 된다는 것을 인식시켜 의료체계를 인간적이며 전인적인 건강 중심이 되도록 자신들의 필요한 그리고 선호하는 방향으로 이끌게 하는 것이다. 이렇게 되기 위해서는 개인, 가족, 지역사회는 자신이 받아야 할 의료에 참여하고 의사결정을 할 수 있도록 교육과 지원을 필요로 한다는 점이다. 의료체계를 질병 치료가 아니라 인구집단의 기대를 충족하고 건강 중심으로 조직화하여야 하는 것이다. PCIS란 생애에 걸쳐 필요한 보건의료서비스를 제공자의 수준에 관계없이 건강증진, 질병예방, 진단, 치료, 질병관리, 재활, 완화의료가 연속적(continuum)으로 관리되어 제공되어야 하는 것을 의미한다.

3) 핵심 원칙

PCIS를 달성하기 위해서는 다양한 방법이 있을 것이다. 그러나 어떠한 방법을 택하든 PCIS가 지향하는 가치를 지니는 다음과 같은 핵심적인 원칙이 필요하다. 첫째, 포괄성(comprehensive)이다. 이것은 베버리지 보고서에 나오는 원칙으로 제공되는 서비스의 포괄성 원칙과 내상자의 포괄적 적용(보편적 적용) 원칙이다.

둘째, 형평성(equitable), 지속 가능성(sustainable), 조화(coordinated)의 원칙이 있다. 여기서 조화는 다양한 공급자나 공급의 장(setting)에 걸쳐 필요로 하는 서비스의 조화를 기하라는 것이다.

셋째, 연속성(continuous), 예방적(preventive) 그리고 전인적(holistic) 건강이 되어야 한다는 원칙이다. 여기서 전인적이란 건강을 육체적, 사회경제적, 정신적 그리고 영적인 안녕에 초점을 둔 것을 의미한다.

그 외의 원칙으로 자기의 건강에 대하여 책임을 갖고 관리할 수 있도록 하는 능력의 강화(empowering), 개인의 위업이나 문화적 감수성, 사회 환경에 대한 존중(respectful), 협력(collaborative), 공동생산(co-produced), 권리와 책임의 부여(endowed with right and responsibilities), 공동 책무에 의한 관리(governed through shared accountability), 근거 숙지(evidence-informed), 전체 시스템적 사고(led by whole-systems thinking), 윤리적(ethical) 능력 등이 있다.

4) 개념적인 틀

PCIS의 개념적인 틀은 [그림 7-6]과 같다. 개념 틀의 중앙에 개인, 가족, 지역사회가 있고, 이들을 위하여 포괄적이고 형평적인 PCIS를 제공한다. 이와 같은 중앙의 1차적인 외곽에 서비스 제공을 위한 네트워크, 시설과 인력의 배치가 있으며, 그 외곽에는 거버넌스, 재정의 조달, 자원개발이 있다. 이 구조는 앞에서 본 WHO의 의료체계 개념과 동일하다. 그리고 다른 환경으로 교육, 위생, 주택, 환경 등이 있다.

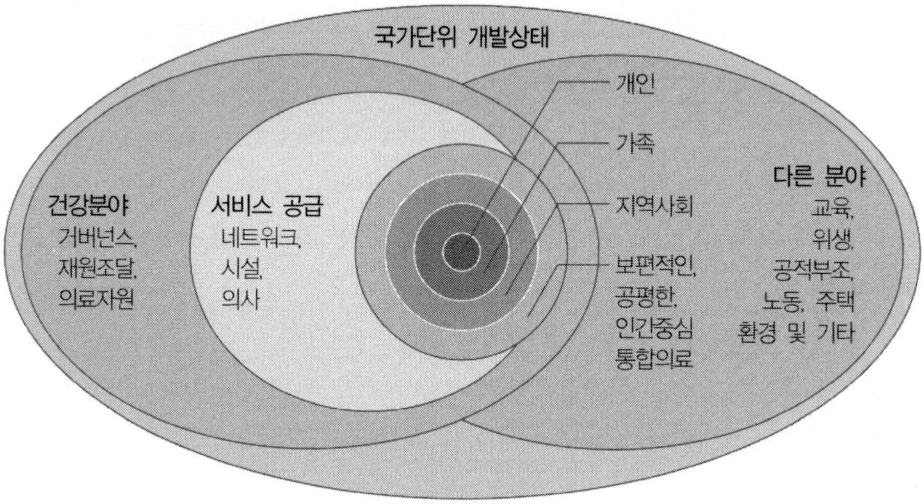

출처: WHO(2015)

[그림 7-6] PCIS의 개념 틀

2. PCIS전략의 바탕

PCIS는 보건의료분야에 있어서 다음과 같은 몇 가지 전략에 바탕을 두고 있다. 첫째, 보편적인 건강보장(universal health coverage, UHC)의 원칙[36]이다. 이것은 의료를

36) UHC를 우리나라에서는 Universal Health Insurance Coverage(UHIC)로 혼동하는 경우가 많은데 WHO가 주장하는 UHC는 전국민의료보험을 뜻하는 것이 아니라 지구상의 모든 사람에게 건강을 보장하자는 의미로 1978년 Alma-Ata 선언에서 제안한 PHC(primary health care) 전략과 의미가 상통하는 개념이다.

기본권으로 간주한 1948년 UN 인권선언에 바탕을 두고 있다. 인간의 기본권으로서의 의료를 보장할 책임은 정부에게 있다. 그러나 UHC 달성은 한 국가만이 아니라 전 세계가 책임을 져야 한다는 의미에서 2012년 유엔 총회에서 UHC를 결의하였다. UHC 달성을 위해서는 재정적인 어려움의 극복과 함께, 건강을 악화시키는 사회적인 결정요인에 대한 접근이 필요하고, 형평, 질병예방, 건강증진의 바탕 위에서 의료체계를 강화하여야 한다. UHC 달성을 위해서는 PCIS가 중요하다.

둘째, 1차 보건의료전략이다. WHO는 1978년 Alma-Ata 총회에서 1차 보건의료전략을 선언(Declaration of Alma-Ata)하였다. WHO가 강조하는 1차 보건의료전략(PHC) 이념은 의료에서의 형평과 사회정의, 통합적인 개발전략으로 사회적인 목적 실현, 주민 스스로가 자기 건강에 대한 책임의 인식, 선・후진국간의 협력이 제시되어(Hollnsteiner, 1982) 보건의료분야 개혁의 초석이 되었다. 그러나 1차 보건의료전략의 가치를 의료개혁으로 옮기는 것은 제대로 이루어지지 못하여 의료개혁이나 의료체계의 재 조직화에서 극복해야 할 과제로 남아있다. PCIS는 1차 보건의료전략을 실천하고 강화하는 수단으로써 필요하다.

셋째, 비전염성 질병(non communicable diseases, NCDs) 극복을 위한 행동이다. PCIS가 극복해야 할 과제들은 광범위한 정부간의 협력이 필요한 분야가 있다. 그 사례의 하나가 비전염성 질병에 대한 것으로 2010년 유엔 총회에서 다루었고, 2011년에는 고위급 회의가 개최되어 정책의 우선순위로 비전염성 질병의 극복을 위하여 인구집단의 자가관리를 위한 능력의 배양과 다부문간 대응의 중요성 등이 논의되었다.

넷째, 건강에 대한 사회적 결정 요인의 중요성이다. PCIS는 기존의 전통적인 의료체계를 넘어서 다부문간의 이슈로 개념을 확대하였다. WHO의 건강결정의 사회적 요인에 관한 보고서는 건강을 악화시키는 사회, 경제, 환경적인 요인에 초점을 두고, 의료에 대한 접근성, 효과성, 반응성 그리고 건강에의 영향과 같은 환경에 개인이 어떻게 대응하는지, 그리고 거버넌스의 강화를 통하여 건강과 관련된 의사결정에서 개인의 참여를 개선하는 것을 요구하고 있다.

다섯째, 회복력(resilient) 있는 의료체계를 통하여 건강 보호를 강화하는 것이다. 2011년 WHO 총회는 국가적 건강 위기와 재난 관리 능력의 강화를 결의하였다. 2014년에는 에볼라 바이러스 사태가 발생한 원인의 하나로 빈약한 통합의료체계를 지적하였다. 그래서 각국의 의료체계는 인간(people)을 중심에 두고 초기의 회복은 물론 장기적인 계획을 통한 의료체계의 회복력을 갖도록 재설계가 필요하다는 것이다. 의료서비스의 형성에서 지역사회가 중심이 되는 것을 강조하여 서비스 이용자가 주인이라는 믿음을 주어야 한다. 그리고 질병 발생 감시를 위하여 핵심적인 공중보건의 역량의 강화나 질의 향상을 위한 시스템을 국가전체의 의료체계에 통합시켜야 한다.

여섯째, 기타 전략이다. WHO는 여러 자료를 통하여 1차 보건의료전략의 4개 기둥의 하나로써 인간을 중심(people-centered)에 두는 전략에 초점을 둘 것을 강조하고 있다. 1차 보건의료전략의 4개 기둥으로는 서비스 제공 네트워크의 통합, 인력, 필수 의약품에 대한 접근성 확대, 의료재정과 의료체계의 강화를 들고 있다.

3. PCIS의 다섯 가지 전략

WHO(2015)에서는 PCIS 달성을 위한 다섯 가지 미래 전략을 다음과 같이 제시하고 있다.

첫째, 인구의 능력 강화와 참여(empowering and engaging people)
둘째, 거버넌스와 책무의 강화(strengthening governance and accountability)
셋째, care 모형의 재정립(reorienting rhe model of care)
넷째, 제공되는 서비스의 조화(coordinating services)
다섯째, 가능한 합법적 환경의 창조(creating an enabling environment)

제5절 우리나라 의료체계의 문제점과 개혁방향

1. 의료체계의 문제점

1) 의료체계의 기본 문제

우리나라의 의료체계는 높은 평균수명이나 낮은 영아사망률과 같은 건강지표와 적은 보험료로 전국민의 의료를 보장하는 건강보험제도에 의하여 유지되는 장점이 있다. 서울의 소위 5대 대형병원을 제외하고는 진료대기나 입원대기가 거의 없이 언제나 원하는 시간에 원하는 의사에게 진료를 받을 수 있는 장점도 있다.

이러한 장점에도 불구하고 우리나라 의료체계와 관련된 문제는 매우 다양하다. 우리나라 국민들의 의료이용은 OECD 국가 가운데 가장 많은데 반하여 국민경상의료비는 낮다는 점을 들면서 우리 의료체계가 효율성이 높다고 믿는다. 의료비 지출이 적은데도 불구하고 건강지표가 좋은 이유는 의료체계가 효율적이라서 나타난 결과가 아니라 제3장에서 언급한 바와 같이 건강을 결정하는데 의료의 역할은 10% 정도에 불과하기 때문이다. 즉, 국민들이 의료이용을 많이 하여 건강지표가 좋은 것이 아니라 건강을 위한 행태나 물리적 및 사회적 환경의 개선에 많은 노력을 기울임과 함께 유전적 요인도 큰 역할을 하고 있다는 사실을 망각하는데 따른 착각이라 하겠다. 그리고 의료이용도가 높은데도 불구하고 국민경상의료비지출이 적다는 것은 의료서비스의 단가가 낮고, 의사 1회 방문 당 서비스 제공 시간이 짧으며, 서비스를 관리하는 비용(환자안전, 감염관리 등)을 제대로 지불하지 않아서 나타난 현상으로 의료체계의 효율성과는 거리가 있다. 최근 국민경상의료비 증가 속도가 OECD 국가 가운데 우리나라가 가장 빠르다는 점은 의료체계의 효율성이 낮음을 보여주고 있다.

우리나라 의료체계에서 꼽을 수 있는 문제점들은 다음과 같다.

첫째, 의료체계의 비효율성(inefficiency)이다. 특히 1차 의료가 취약하여 단순한 질병에도 전문의를 찾고, 합병증이 일어나기 이전의 고혈압이나 당뇨병과 같은 만성질병도 상급종합병원을 찾고 있다. 또한 만성질병임에도 불구하고 의료체계는 의료서비스를 단편적으로 제공하도록 되어 있어 비용 상승을 초래하는 문제가 있다. 고칠 수 없는 말기암 환자를 상급종합병원에 입원시켜 항암 치료를 제공하여 환자도 고통스럽고, 환자 가족은 치료비에 시달리게 하는 등 의료체계의 비효율성은 심각하다[37].

둘째, 의료서비스를 관리하는 노력이 적어 의료의 안전성(safety)에 문제가 많다. 의료서비스는 건강의 회복을 위하여 제공하는 것인데 병원에서의 의료사고나, 감염 등으로 오히려 건강을 해치는 문제도 있다. 2015년 6월에 발생한 메르스 사태는 우리나라 병원들이 감염에 얼마나 부주의하고 있는지를 단적으로 드러내는 계기가 되었다[38]. 입원환자

37) 12년치 의료비를 마지막 1년에 사용하고, 마지막 1년 의료비의 2/3를 마지막 3개월에 사용하고, 마지막 3개월 의료비의 1/2을 마지막 1개월에 사용할 정도로 고치거나 회복시킬 수 없는 병에 의료비를 쏟아 붇고 있어 임종이 가까워질수록 의료비 지출이 심한 실정이다(조선일보, 2014년 9월 4일).

38) 메르스 전염에 기폭제 역할을 한 평택의 한 병원에서 5월 20일 첫 확진 판정을 받은 환자가 발생한 이후 6월 4일까지 27명의 감염자(의사, 간호사, 환자 가족, 옆 병실의 환자 및 가족)가 발생하였다는 것은 그만큼 병원에서 감염관리가 제대로 안 되고 있음을 입증하였다.

에 대한 간병을 의학적 지식이 전혀 없는 가족이나 간병인이 함에 따라 환자의 안전은 생각하기도 어렵다. 그리고 응급의료체계가 제대로 구비되지 못하여 살릴 수 있는 환자를 사망으로 이르게 하는 문제도 있다[39]. 미국과 같이 의료기관 인증제도가 일상화되어 있고, 가족 간호가 금지되어 있으며, 응급의료가 발전한 국가에서도 안전(safety) 문제를 의료개혁의 제1의 목표로 하고 있는 점을 비추어 볼 때(IOM, 2001), 우리나라 의료의 안전은 매우 심각하다고 볼 수 있다.

셋째, 제공받는 서비스가 치료에 효과(effectiveness)가 있느냐는 문제이다. 의료서비스의 효과성이 낮은 이유는 저수가 문제와 결부되어 있다. 의료기관이 저수가에서 벗어나기 위하여 환자가 내원하면 박리다매 형식의 진료를 하여 수지를 맞추기 때문에 의료기관이 제공하는 많은 서비스가 과연 치료 효과가 있는지 의문을 낳는다. 미국 의회 보고서도 미국 의료체계의 문제점의 하나로 지적한 사항이 비효과적인 의료서비스가 너무 과다하게 제공(too much ineffective care)되며, 이러한 비효과적인 서비스가 제공되는 이유의 하나로 행위별수가제도를 지목하였다(MEdpac, 2008). 우리나라 건강보험의 수가수준은 의료보험을 도입할 당시는 저수가였지만, 2000년 7월 의약분업과 함께 의료계의 파업으로 세 차례 수가 인상을 한 이후 상당히 현실화되었다. 그런데 수가구조를 보면 기술료는 원가에 미달되고 검체검사나 영상검사와 같은 의료장비를 많이 사용하는 검사는 원가를 상회하는 구조를 갖고 있어(이규식 외, 2013) 효과와는 무관한 서비스가 과다 제공될 수밖에 없는 구조를 갖고 있다.

넷째, 의료서비스의 질적 문제가 심각하다. 먼저 의료의 질과 관련한 문제점은 개업을 하고 있는 일반의(GP)의 교육과 관련된다. 산업화된 국가 가운데 의과대학을 졸업하고 국가시험에 합격하게 되면 바로 개업을 할 수 있는 국가는 우리나라뿐일 것이다. 많은 국가들이 의사면허를 받고도 수년간의 임상에 대한 훈련을 시키고 개업을 허용하는 제도와 비교한다면 1차 의료의 질은 문제가 된다. 그리고 의료 행위료가 낮게 책정되어 '3분 진료'라는 박리다매로 생존을 해야 하는 의료기관으로서는 질병에 대하여 환자에게 충분한 설명을 할 여유도 없어 환자의 불만은 물론이고 의료의 질에서도 많은 문제를 안기고 있다. 그 뿐만 아니라 진료지침이 일반화되지 못함에 따라 소위 권장 의료(recommended care)가 존재하지 못하여 의료의 질적 차이가 의료기관 간에는 물론 의료인 간에도 존재

39) 우리나라의 응급실에서 예방 가능한 사망률은 32.6%로 미국의 15%, 캐나다 18%, 독일의 20%에 비하여 매우 높은 실정이다(박재영, 2013).

하게 된다. 의료의 질적 표준을 위하여 우리보다 더 많은 노력을 쏟는 미국의 경우도 권장 의료(recommended care)가 56% 정도만 제대로 제공된다는 지적(McGlynn et al., 2003)이 있음을 볼 때 우리나라는 의료의 질적 측면에서 문제가 많을 것으로 추정될 수 있다.

다섯째, 의료기관에서 제공하는 의료서비스들이 복합만성질병에 대처[40]할 수 있도록 연계되거나 조정된 의료(care coordination)가 되지 못하고 있다. 지금까지 건강보험의 수가 구조가 복합만성질병에 대하여 대처할 수 없도록 구조화 되어 있다. 즉 복합상병에 대하여 다양한 분야의 의사가 진료에 공동으로 참여하여도 수가는 의사 1인에게만 주어졌기 때문에 의료서비스의 조화를 기하기 어려운 측면이 있다[41].

여섯째, 의료기관 간 및 지역 간의 의료의 질적 차이가 심하다. 우리나라처럼 환자들에게 의료기관 선택권이 무한 허용되는 시스템에서 환자들이 서울의 대형병원으로 몰리는 것은 의료서비스의 질적 차이를 경험하였기 때문이다. 환자들이 지방의 웬만한 병원에서도 수술이 가능한 질병임에도 서울로 몰리는 것은 환자들은 서울의 대형병원과 지방병원과의 의료수준의 차이를 이미 인식하고 있음을 반영하는 것이다.

2) 환자의뢰체계의 붕괴

계층적 지역주의에 따른 환자의뢰체계는 급성질병에는 효율적이지만 복합만성질병 구조의 적용에서는 제한적이다. 그러나 전문의 중심의 대형 종합병원이나 3차 전문병원을 의사의 진료의뢰서를 갖지 않고 바로 찾는 것은 문제라 할 수 있다. 우리나라 의료공급체계는 1989년 7월 전국민의료보험이 실시되면서 환자의뢰체계를 기본 모형으로 하고 있으나 상급종합병원 방문만 통제될 뿐 사실상 의뢰체계는 붕괴되었다. 이렇게 된 가장 큰 원인은 의료를 기본권 개념에 의한 필요도 접근을 한 것이 아니라 의료는 공공성이 강한 사적 재화라는 인식에서 3차 병원(상급종합병원)에 환자가 집중하는 문제를 해결하는 수단으로 환자의뢰체계를 활용하였기 때문에 환자들이 의료이용에 불편하다는 민원만으로 쉽게 의뢰체계가 붕괴된 것이다.

---

40) 우리나라의 복합만성질병의 현황을 보면, 65세 이상 만성질병자 가운데 70.9%가 복합만성질병으로 고생을 하고 있는 것으로 분석되고 있다(정영호, 2013).

41) 다행히 2014년 8월부터 암환자 공동진료료가 설정되어 4-5명의 의사가 팀 진료를 할 경우에 참여의사에 대하여 공동 수가가 지불되기 때문에 협동진료(care coordination)에 진전을 볼 수 있게 되었지만 암 진료에만 한정됨에 따라 한계가 있다.

두 번째 원인은 우리나라 의료의 발전과정이 서양과 달라 계층적인 의료이용 관행이 처음부터 없었다는 점이다. 유럽이나 미국의 병원들은 발전과정이 우리와는 다른 측면이 있다. 의사들은 자유 개업을 하고 병원은 당초에는 개방형 형태로 입원이 중심이 되었다. 오늘날 많은 유럽 국가들이 폐쇄형이 되었지만 병원은 원칙적으로 통원의료(ambulatory care)를 보지 않고 입원 환자를 보는 형태가 되니 환자들은 개업 1차 의사를 먼저 찾을 수밖에 없어 자연스럽게 단계적인 환자의뢰체계가 수립되었다. 최근 통합의료가 등장하면서 유럽 국가들도 병원에 외래부서를 두어도 단계적으로 의료를 이용하는 관행이 굳어져 1차 의사는 문지기 기능을 하고 있다. 그러나 우리는 서양의료가 들어오면서부터 병원이냐 의원이냐 구분 없이 모든 의료기관에서 입원과 외래서비스를 같이 제공하게 되어 의료이용을 단계적 절차로 하지 않아도 되었다. 건강보험제도가 도입되어 이러한 관행을 바꾸려 하니 주민들이 불편하다는 민원이 쏟아지게 되었고, 사회의료보험 도입의 기본원칙을 알 수 없는 정치권이 이러한 민원을 수용함에 따라 진료권제도는 폐지되고 상급종합병원으로 바로 가는 것만 진료의뢰서를 필요로 하는 환자의뢰체계가 유지되고 있다.

세 번째 원인은 1차 의료가 취약하다. 1차 의료가 취약하게 된 원인은 다양하겠지만 의학교육에서의 문제와 함께 임상경험이 없어도 개업을 허용함에 따라 1차 의사가 환자들로부터 큰 신뢰를 받지 못하고 있는 점도 무시할 수 없다.

네 번째는 의료기관 간의 기능 정립을 제대로 하지 못하여 모든 의료기관들이 서로 경쟁관계가 됨에 따라 환자의뢰체계가 의료기관에서도 불편한 제도가 되었다는 점이다.

계층적 지역주의를 토대로 하는 환자의뢰체계의 붕괴는 환자들의 특정지역 쏠림이라는 문제(수도권으로 환자가 집중되는 문제)를 낳고 있다. 물론 환자의 수도권 병원으로의 쏠림은 환자의뢰체계의 붕괴만이 원인이 아니라 KTX 도입으로 전국이 일일 생활권이 된 점, 고급의료에 대한 소비자의 욕구 증가 및 건강보험 급여에서 법정 비급여의 인정 등으로 수도권 대형병원들이 제공하는 법정 비급여가 소비자의 고급의료 선호와 맞닿아 벌어지는 현상이라 할 수 있다. 환자와 의료자원이 대형 의료기관으로 쏠리면서 1차 의료는 약해지고, 대형병원이 원래 수행해야 하는 중증 진료와 연구 등의 기능도 약화되는 문제가 발생하고 있다.

3) 만성질병의 관리에 부적합한 의료체계

우리나라는 이미 인구 고령화와 함께 질병구조가 만성질병으로 바뀌었다. 만성질병은 완화기와 악화기가 순환적으로 반복되며 현재의 의료지식으로써는 완치가 되지 않는 질병이기 때문에 병원이나 의원에서 치료적 접근을 하는 것은 의료비만 많이 사용될 뿐이다.

그럼에도 불구하고 오늘의 의료공급체계가 급성기의 단일 질병을 치료하는 체계로 되어 복합만성질병을 갖는 사람들에게 필요한 다양한 서비스를 제공하는데 요구되는 다학제적 하부체계(multidisciplinary infrastructure)에 의한 임상적 프로그램이 결핍된 문제가 있다(IOM, 2001). 상병구조가 바뀌었음에도 불구하고 의료체계는 병원 중심으로 되어 있어 1차 의료가 취약하고 의료이용에 대한 아무런 통제장치가 없어 이용이 많으며, 낭비적인 문제가 있다.

덴마크나 스웨덴과 같은 복지국가들은 급성질병이 아니면 병원에 입원조차 허용하지 않고 있다. 미국이나 일부 유럽 국가들은 1차 담당 의사를 중심으로 Care Group이라는 통합외료를 구축하여 1차 의사가 care coordinator 기능을 하여 적절히 대응하고 있다. 그리고 만성질병으로 입원하는 것을 방지하기 위하여 제6장에서 설명한 바와 같이 미국에서는 AEP(Appropriateness Evaluation Protocol)를 활용하여 입원허가를 하고 유럽 국가들 가운데는 입원의 적정성을 검토하기 위하여 Ambulatory Care Sensitive Condition (ACSC) 지표를 활용하기도 한다. 그런데 우리나라는 [표 7-2]에서 볼 수 있는 바와 같이 2022년 기준으로 전 의료기관 입원환자의 61.9%가 만성질병 환자로 나타나고 있다.

[표 7-2] 전체 입원일수에서 차지하는 만성질병 입원일수와 비율 (단위 : 천일, %)

	전 의료기관 입원일수			상급종합병원 입원일수		
	전체	만성질병	만성비율	전체	만성질병	만성비율
2002	29,611	12,094	40.8	10,388	5,588	53.8
2005	56,851	26,451	46.5	11,028	5,764	52.3
2010	136,984	80,393	58.7	14,821	7,963	53.7
2015	174,744	110,387	63.2	15,719	8,001	50.9
2020	180,879	119,121	65.9	16,917	8,416	49.7
2021	182,802	117,000	64.0	18,811	8,574	45.6
2022	180,895	111,954	61.9	18,988	8,410	44.3
증가배수 (2002 대비)	6.1배	9.3배		1.8배	1.5배	

주: 12개 만성질환(고혈압, 당뇨병, 심장질환, 대뇌혈관질환, 악성 신생물, 간의 질환, 정신 및 행동장애, 호흡기결핵, 신경계질환, 갑상선의 장애, 만성신부전증, 관절염)의 상병코드는 2021 건강보험통계연보를 참고함

출처: 국민건강보험공단 보유 빅데이터 분석(2023.10.04. 추출)

특히 완전히 전문화되어 급성기 중증질환자를 다루어야 할 상급종합병원마저 만성질환자의 비율이 44.3%라는 점은 우리나라가 만성질병에 대비한 의료체계를 갖추지 못하고 있음을 입증하는 것이다.

4) 의료기관 간 기능중복 문제

의료법 상 의료기관은 의원급과 병원급으로 구분되며, 병원급은 병원, 종합병원, 전문병원, 그리고 상급종합병원으로 구분되는데 상급종합병원과 전문병원은 보건복지부의 지정에 따라 나누어진다. 의료기관 기능은 외래환자를 중심으로 하는 의원급, 입원환자를 중심으로 하는 병원급이 있고, 병원급 가운데 상급종합병원은 중증질병 중심의 난이도가 높은 의료행위를 전문적으로 하는 의료기관으로 정의하고 있다. 그러나 이러한 분류는 법상의 구분에 불과하고 의원급에서도 환자를 입원 진료하고, 병원급 이상은 외래환자를 진료하여 의료기관 간의 기능 중복 문제가 일어나고 있다. 특히 코로나가 유행하던 시기 불가피하게 병원의 재진에 대하여 비대면 진료를 허용한 것을 계기로 병원이 비대면 진료를 계속하겠다고 우기는 기현상도 발생하고 있다.

의료기관 종별 기능 미분화로 인하여 의료기관들은 생존을 위하여 무한 경쟁을 할 수밖에 없게 되었기 때문에 병원이나 의원급에서 PET-CT와 같은 비싼 장비를 구입하여 진료에 활용하고 의료기관 종류에 따른 법적인 기능과는 관계없이 입원과 외래, 경증과 중증 환자를 마구잡이로 진료하고 있다. 기능중복에 따른 의료기관 간 경쟁의 결과는 의료공급자의 과도한 의료수요를 유발하게 되는 문제가 있다(이규식 외, 2012).

2. 의료체계의 개혁

1) 자유방임형 의료체계의 개혁

현재의 우리나라 의료체계는 자유방임형이라 할 수 있다. 1989년 7월 전국민의료보험과 동시에 실시된 진료권제도와 환자의뢰체계는 1977년 의료보험 도입 때와 비교하여 획기적인 변화였지만, 국민의 불편성과 건강보험의 통합을 계기로 1998년 이후 진료권이 붕괴되면서 다시 자유방임형 의료체계로 회귀하였다고 볼 수 있다. 의료계획은 법에만 규정되어 있을 뿐 현재는 거의 사문화되었고, 지역의료계획은 수립하고 있지만 병상계획과 같은 자원계획이 없는 공중보건이나 건강증진에 관한 계획에 그치고 있다[42].

1차 의료의 존재감 상실과 자유롭게 받을 수 있는 전문의 진료, 거의 자율에 가까운 병원 설립, 의원에서 종합병원에 이르는 다양한 공급기관 간의 자유경쟁, 보건소마저 진료에 뛰어 들어 의원과의 자유경쟁 등이 오늘의 현실이며, 효과성이 완전히 검증되지 않는 신의료기술의 용이한 도입, 건강보험의 급여 관리 부재, 정부 규제가 있다면 건강보험 수가의 통제, 의과대학 입원 정원제를 통한 의사인력에 대한 통제 정도가 전부라 할 만큼 자유방임의 정도가 심하다. 따라서 수요를 바탕으로 의료제도를 운영하고 있는 미국과 비교할 때도 우리나라 의료체계는 자유방임의 정도가 더 크다고 볼 수 있다.

건강보험제도에 의하여 의료를 국민의 기본권으로 보장하기 위해서는 자유방임적 의료체계를 버리지 않으면 건강보험제도의 지속가능성을 보장할 수 없다. 자유방임적 의료체계를 개혁하기 위해서는 건강보험의료에 대한 이념을 확고히 하여야만 가능하다.

2) 의료공급체계의 개혁

현재의 의료체계에 문제가 많다는 점에는 학계나 정부 심지어 의료계 인사들도 대부분 동의하고 있다. 그러나 의료체계의 개혁 방향에는 의견이 일치하지 않고 있다. 우리나라 의료체계가 너무 많은 문제를 갖고 있기 때문에 구체적인 개혁의 내용을 전부 기술하기는 어렵고, 여기서는 개혁의 방향만을 기술하기로 한다.

(1) 필요도 접근의 명확화

건강보험으로 전국민들의 의료를 보장하는 국가는 수요 접근이 아니라 필요도 접근에 의한 의료체계를 정립하여야 한다. 따라서 건강보험의료에 관해서는 정부의 적절한 계획이 필요하며, 건강보험에서 제외된 경제재로써의 의료를 인정하는 요양기관계약제와 같은 정책이 병행되어야만 합리적인 의료체계도 정립할 수 있을 것이다. 동시에 붕괴된 진료권의 복구와 환자의뢰체계가 확립되어야 한다.

(2) 1차 의료의 기능 확립

우리나라 의료공급체계의 기본적 결함은 1차 의료부문의 구조적 정체성 결여와 기능적

---

42) 1977년 당시와 비교할 때 변화가 있다면 몇 가지 법률이 제정되거나 개정되어 보건의료발전계획의 수립(보건의료기본법), 지역보건의료계획의 수립(지역보건법), 공공보건의료 기본계획 수립(공공보건의료에 관한 법률)과 같이 다양한 의료계획이 법률상 존치한다는 것이다. 그러나 실질적인 변화는 전혀 없어 자유방임의 틀을 그대로 유지한다고 볼 수 있다.

혼선이라 할 수 있다. 의원이 대형병원과 구별되는 점이 규모와 진료수준 뿐이라 할 수 있는 우리의 현실에서는 서로 환자 유치경쟁을 피할 수 없고 의원이 불리하기 마련이다(한달선, 2005). 의료공급체계를 개선하여 효율성을 높이려면 1차 의료의 기능정립과 질적 향상을 기하여야 한다. 이와 같은 경쟁력을 바탕으로 1차 의료와 병원 의료 간의 분업과 협업이 가능해 질 때 의료이용의 단계화와 환자의뢰체계의 확립이 이루어질 것이다.

(3) 만성질병에 부합하는 의료체계의 구축

미국에서는 관리의료를 기반으로 하는 통합의료의 일환으로 ACO나 Medical Home 그리고 만성질병만을 위주로 하는 DMPs가 고안되어 시범사업을 추진하고 있다. 북유럽 지역에서는 지역사회 중심으로 통합서비스를 제공하는 시스템을 구축하였다. 독일이나 네덜란드에서는 미국과 같이 관리의료 방식이 아니라 통합의료를 실행하는 방안으로 DMPs를 도입하여 복합만성질병 시대를 대비하고 있다.

우리도 이제는 인구 고령화로 복합만성질병 시대에 진입하였다. 단절적인 의료체계로 만성질병에 대처하는데 한계가 있기 때문에 우리나라도 통합의료(integrated care)를 기반으로 하는 지역사회 중심의 의료체계가 도입되어야 한다.

(4) 의료공급의 다양화와 질 향상

만성질병 시대에 부응하는 의료체계 개편을 위해서는 현재의 시설이나 의료인력만으로 한계가 있다. 특히 종말기 의료(life-end care)를 위한 호스피스 병상과 같은 문제는 시급히 해결되어야 한다. 그런데 완화의료(palliative care) 문제를 위한 호스피스를 병원에서만 한다는 생각을 버리고, 재가완화의료나 재가호스피스와 같은 서비스도 공급하여야 한다. 특히 지역사회 중심의 서비스 공급체계를 구축하려면 재가완화의료가 활발해져야 하는데 이러한 서비스는 방문간호사의 노력으로 제공 가능할 것이다.

참고문헌

김윤 (2017), 책임의료조직 도입방안, 『의료개혁, 누가 어떻게 할 것인가(이규식 엮음)』, 서울: 청년의사: 123-153.

박재영 (2013). 『개념의료』. 서울: 청년의사.
이규식 (2002). 『의료보장과 의료체계』. 서울: 계축문화사.
이규식 (2013). 『의료보장과 의료체계』(제3판 수정본). 서울: 계축문화사.
이규식 (2023). 『의료보장론』(제3판 수정본). 서울: 계축문화사.
이규식, 김주경 (2005). 의료체계의 반응성과 의료개혁. 『사회보장연구』. 21(4): 199-216.
이규식 외 (2012). 『의료공급체계의 효율성 및 공공성 강화방안』. 국민건강보험공단, 건강복지정책연구원.
이규식 외 (2013). 『선진형 패러다임을 위한 건강보험 급여구조의 개혁』. 국민건강보험공단.
이왕준 (2014). 한국병원 경영 위기의 본질과 의료전달체계의 혁신: 한국형 책임의료조직(ACO) 모델을 제안하며. 『대한병원협회지』. 348(3/4월): 38-47.
정영호 (2013). 고령자의 복합만성질병의 분석: 외래 의료 이용을 중심으로. 『보건복지 Issue and Focus』. 196 (2013.6.28.). 한국보건사회연구원.
한국인구보건연구원 (1983). 『2000년을 위한 국가장기발전구상, 인구 및 보건의료부문』
한달선 (1985). 『의료공급의 효율화방안』. 한림대학교 사회의학연구소 연찬회 보고서, 11월 14일~16일, 춘천 세종호텔.
한달선 (2005). 『의료체계 탐색』. 서울: 한학문화.
Aday LA et al. (1998). *Evaluating the Health Care System: Effectiveness, efficiency, and equity* (2nd). Chicago: Health Administration Press.
Arah OA et al. (2006). Conceptual framework for the OECD health care quality indicators project. *International Journal for Quality in Health Care*. 18(Suppl): 5-13.
Axelsson R and Axelsson S (2006). Integration and collaboration in public health: a conceptual framework. *Int J Health Plann Manage*. 21: 75-88.
Billings J and Teicholz N (1990). Uninsured patients in District of Columbia hospitals. *Health Affairs* (Millwood). 9(4):158-65.
Blum K (2007). Care coordination gaining momentum in Germany. *HealthPolicy-Monitor*. Germany. 9.
Blümel and Busse (2009). Disease management programs time to evaluate. *Health-PolicyMonitor*. Germany. 13.
Blümel M, Spranger A, Achstetter K, Maresso A and Busse R (2020). Germany health system review. *Heath Systems in Transition*. 22(6). European Observatory on Health Systems and Policies. Copenhagen: WHO Europe.
Bodenheimer T (1999). Disease management: promises and pitfalls. *N Engl J Med*. 340: 1202-5.
Boston Consulting Group (2006). *Realizing the Promise of Disease Management*. Boston, MA: Boston Consulting Group.
Boufford JI (2003). Assuring the public's health in the 21'st century. ASTHO-NACCHO 2003 Conference. in *The Future of Public's Health in the 21st Century*. Institute

of Medicine of The National Academy, Washington DC: National Academy Press.

Busse R (2004), Disease management programs in germany's statutory health insurance system, *Health Affairs*, 23(3): 56–67.

Busse R and Blümel M (2014), Germany health system review, *Health Systems in Transition* 16(2), European Observatory on Health Care Systems and Policies, Copenhagen: WHO Europe.

Caminal J, Starfield B, Sánchez E, Casanova C and Morales M (2004), The role of primary care in preventing ambulatory sensitive care conditions, *The European Journal of Public Health*, 14(3): 246–251.

Conrad DA and Shortell S (1996), Integrated health systems: promise and performance, *Frontiers of Health Services Management*, 13(1): 3–40.

Delnoij D, Klazinga N, and Glasgow I (2002), Integrated care in an international perspective, *International Journal of Integrated Care*, 2: 1–4.

Duplessis P, Dab W, McCarthy M and Portella E eds. (1989), *Public Health and Industrialized Countries*, Quebec: Les Publications du Quebec.

Durán A, Kutzin J, Martin–Moreno JM and Travis P (2012), Understanding health systems: scope, functions and objectives, In: Figueras J and McKee M eds. *Health Systems, Health, Wealth and Societal Well–being, Assessing the Case for Investing in Health Systems*: 19–38, Copenhagen: WHO Europe.

Ellrodt G, Cook D, Lee J et al. (1997), Evidence–based disease management, *Journal of the American Medical Association*, 278: 1687–92.

Epstein R and Sherwood L (1996), From outcomes research to disease management: a guide for the perplexed, *Annual Internal Medicine*, 124: 832–7.

Ettelt S, McKee M, Nolte E Mays N and Thompson S (2009), Planning health care capacity: whose responsibility? In: Rechel B, Wright S, Edwards N, Dowdeswell B and McKee M eds. *Investing in Hospitals of the Future*: 47–66, European Observatory on Health Care Systems and Policies, Copenhagen: WHO Europe.

European Union (2017), Tools and Methodologies to Access Integrated Care in Europe, Report by the Expert Group on Health Systems Performance Assessment, Brussels: European Union.

Feldstein PJ (1979), *Health Care Economics*, New York: John Willy & Sons Inc.

Feldstein PJ (2005), *Health Care Economics* (6th), New York: Thomson Delmar Learning.

Figueras J, Saltman RB, Busse R and Dubois HFW (2004), Patterns and performance in social health insurance systems, In: Saltman RB, Busse R and Figueras J eds. *Social Health Insurance Systems in Western Europe*: 81–140, European Observatory on Health Systems and Policies Series, Berkshire: Open University

Press.

Fox DM (1986), *Health Policies Health Politics: the British and American Experience 1911–1965*, Princeton: Princeton Univ. Press.

Fox DM (1998), Health policy and the history of welfare state: a reinterpretation, *Journal of Policy History*, 10(2): 239–256.

Geyman J (2007), Disease management: panacea, another false hope, or something in between, *Annual Family Medicine*, 5: 257–60.

Goodwin N, Perri 6, Peck E, Freeman T and Posaner R (2004), *Managing Across Diverse Networks of Care: Lessons From Other Sectors*, London: National Co–ordinating Centre for NHS Service Delivery and Organisation R&D.

Gronee O and Garcia–Barbero M (2011), Integrated care. A position paper of the WHO Europe office for integrated health care services, *International Journal of Integrated Care*, 1: 1–16.

Ham C, York N, Sutch S and Shaw R (2003), Hospital bed utilisation in the NHS, Kaiser Permanente and the US Medicare programme: analysis of routine data, *British Medical Journal*, 327, p 1257.

Hardy B, Mur–Veemanu I, Steenbergen M and Wistow G (1999), Inter–agency services in England and the Netherlands, *Health Policy*, 48: 87–105.

Health Research Board(HRB) (2014), *The Integration of Health and Social Care Services*.

Hesse S (2005), Integration of care after 2004 Reform Act, *HealthPolicyMonitor*, Germany, 6.

Hollnsteiner MR (1982), The participatory imperative in primary health care, *An International Journal of Adult Education*, 15(3): 36–37.

Howarth M and Haigh C (2007), The myth of patient centrality in integrated care: the case of back pain, *International Journal of Integrated Care*, 7: e27.

Hunter D and Fairfield G (1997), Managed care: disease management, *British Medical Journal*, 315: 50–3.

Institute of Medicine (2001), *Crossing the Quality Chasm: A New Health System for the 21th Century*, Washington DC: National Academy Press.

Kleczkowski BM, Roemer MI, Albert an der Werff (1984), *National Health Systems and Their Reorientation towards Health for All*, Guidance for Policy–making, Geneva: WHO.

Kodner D and Spreeuwenberg C (2002), Integrated care: meaning, logic, applications and implications: a discussion paper, *International Journal of Integrated Care*, 2; e12.

Kroneman M et al. (2016), Netherlands health system review, *Health Systems in Transition 18(2)*, European Observatory on Health Systems and Policies, Copenhagen: WHO Europe.

Krumholz H, Currie P, Riegel B. et al. (2006), A taxonomy for disease management: a scientific statement from the American Heart Association Disease Management Taxonomy Writing Group, *Circulation*, 114: 1432–45.

Laxy M et al. (2015), The effectiveness of German disease management programs (DMPs) in patient with type 2 diabetes mellitus and coronary heart disease: result from an observational longitudinal study, *Diabetology and Metabolic Syndrome*, 7:11. DOI 10.1186/s13098-015-0065-9.

Leeman J and Mark B (2006), The chronic care model versus disease management program: a transaction cost analysis approach, *Health Care Management Review*, 31(1): 18–25.

Leichsenring K (2004), Developing integrated health and social care services for older persons in Europe, *International Journal of Integrated Care*, 4: 1–15.

Leutz W (1999), Five laws for integrating medical and social care: five laws revisited, *Journal of Integrated Care*, 13: 3–11.

Mattke S et al. (2006), *Health Care Quality Indicators Project: Initial Indicators Report*, OECD Health Working Paper no. 22, Paris: OECD Publishing.

Maynard A and Bloor K (1998), *Managed Care: Panacea or Palliation?* London: Nuffield Trust.

McCall N, Cromwell J and Bernhard S (2007), *Evaluation of Phase 1 of Medicare Health Support (formally Voluntary Chronic Care Improvement) Pilot Program under Traditional Fee-for-service Medicare*, Baltimore, MD: Centers for Medicare and Medicaid Services.

McClellan M, et al. (2010), A national strategy to put accountable care into practice, *Health Affairs*, 29(5): 982–990.

McGinnis JM, et al. (2002), The case for more active policy attention to health promotion, *Health Affairs*, 21: 78–93.

McGlynn EA, et al. (2003), The quality of health care delivered to adults in the United States, *New England Journal of Medicine*, 348: 2635–2645.

MEdpac (2008), A path to bundled payment around a hospitalization, *Report to the Congress: Reforming the Delivery System*, Washington DC: Medicare Payment Advisory Commission: 87–91.

Melhado EM (1998), Economist, public provision, and the market: changing values in policy debate, *Journal of Health Politics, Policy and Law*, 223(2): 215–263.

Murray CJL and Frenk J (2000), A framework for assessing the performance of health systems, *Bulletin of the World Health Organization*, 78(6): 717–30.

Niskanen J (2002), Finnish care integrated? *International Journal of Integrated Care*, 2: 1–10.

Nolte E and McKee M (2008), Integration and chronic care: a review, In: Nolte E and

McKee M eds. *Caring for People with Chronic Conditions*: 64–89, European Observatory on Health Systems and Policies Series, Berkshire, England: Open University Press.

Øvretveit J (1998), *Integrated Care: Models and Issues*, Nordic School of Public Health Briefing Paper, Gothenburg: Nordic School of Public Health.

Papanicolas I (2013), International frameworks for health system comparison, In: Papanicolas I and Smith PC eds. *Health System Performance Comparison*: 31–74, European Observatory on Health Systems and Policies Series, Berkshire, England: Open University Press.

Pittman PM, Arnold SB and Schlette S (2005), Care management in Germany and U.S.: an expanded laboratory, *Health Care Financing Review*, 27(1): 9–18.

Roberts MJ et al. (2008), *Getting Health Reform Right: A Guide to Improving Performance and Equity*, Oxford: Oxford University Press.

Roemer MI (1991), *National Health Systems of the World*, Vol. 1, New York: Oxford University Press.

Rothman A and Wagner E (2003), Chronic illness management: what is the role of primary care? *Annual Internal Medicine*, 138: 256–61.

Salloway JC (1982), *Health Care Delivery Systems*, Behavioral Sciences for Health Care Professionals, Colorado: Westview Press.

Satinsky MA (1998), *The Foundation of Integrated Care*, Chicago, Illinois: American Hospital Publishing.

Schang L (2009), Morbidity–based risk structure compensation, *HealthPolicyMonitor*, Germany, 13.

Shelton PS (2002), Disease management programs, the second generation, *Disease Management and Health Outcome*, 10(8): 461–467.

Simoens S and Scott A (1999), *Towards a Definition and Taxonomy of Integration in Primary Care*, Aberdeen: University of Aderdeen.

Shriver K (1995), Study of networks up 69% in 1995, *Modern Healthcare*, 25 (26): 26.

Shortell S, Gillies R and Anderson D (1994), The new world of managed care: creating organized delivery systems, *Health Affairs*, 13: 46–64.

Smith V, Gifford K, Ellis E et al (2006), *Low Medicaid Spending Growth amide Rebounding State Revenues. Results From a 50–state Medicaid Budget Survey, State Fiscal Years 2006 and 2007*, Washington: Kaiser Commission on Medicaid and the Insured.

Sokorov J (1996), Presentation at Private Sector Conference, 15 April, at Duke University Medical Center, Durham, North Carolina.

Stock S, et al. (2010), German diabetes management programs improve quality of care and curb cost, *Health Affairs*, 29(12): 2197–2205.

Tello J and Barbazza (2015), *Health Services Delivery: A Concept Note*, Working Document (October), Copenhagen: WHO Europe.

Torrens PR (2002), Historical evolution and overview of the health services in the United States, In: Williams SJ and Torrens PR eds. *Introduction to Health Services* (6th): 2–17, New York: Thomson Delmar Learning.

Torrens PR and Williams SJ (2002), Managed care; restructuring the system, In: Williams SJ and Torrens PR eds. *Introduction to Health Services* (6th): 124–139, New York: Thomson Delmar Learning.

Vondeling H (2004), Economic evaluation of integrated care: an introduction, *International Journal of Integrated Care*, 4: e20.

Wagner EH (2001), Improving chronic illness care: translating evidence into action, *Health Affairs*, 20(6): 64–78.

WHO (2000), *The World Health Report 2000 – Health Systems: Improving Performance*, Geneva: WHO.

WHO (2003), *Health Systems Performance Assessment*, Geneva: WHO.

WHO Europe (2013), *Health 2020, A European Policy Framework and Strategy for the 21st Century*, Copenhagen: Who Europe.

WHO (2015), *WHO Global Strategy on People–Centered and Integrated Health Services*, Interim Report, WHO/HIS/SDS/2015.6.

WHO Europe (2016), *Assessing Health Services Delivery Performance with Hospitalizations for Ambulatory Care Sensitive Conditions*, Working document, Health Services Delivery Programme, Division of Health Systems and Public Health, Copenhagen: WHO Europe.

Wörz M (2012), DMPs, Gemainsamer(G–BA), 현지 브리핑 자료 (2012. 12. 11).

http://www.hrsa.gov/healthit/toolbox/childrenstoolbox/buildingmedicalhome/whyimportant.html (2015. 6. 6 접속)

http://www.euro.who.int/en/health-topics/Health-systems/papes/news/2012/10/health-systems-must-reorient-services-to-meet-new-challenges (2015. 6. 19 접속a)

http://www.euro.who.int/en/health-topics/Health-systems/health-service-delivery/policy (2015. 6. 19 접속b)

https://www.healthcatalyst.com (2018. 1. 22 접속)

https://www.cms.gov (2018. 1. 22 접속)

http://www.amga.org/wcm/Advocacy/cmsCardiacBundle.pdf (2018. 1. 26 접속)

https://www.pcpcc.org/about/medical-home (2018. 1. 26 접속)

https://khn.org/news/aco-accountable-care-organization-faq/ (2018. 1. 26 접속)

제8장

만성질병과 지역사회중심 통합서비스[1)]

제1절 의료 및 사회서비스의 통합 제공

1. 통합서비스의 등장 배경

인구고령화와 복합만성질병에 이환된 환자 수의 증가로 인한 의료비 압박과 같은 과제는 여러 영역을 가로지르는 서비스의 통합(integrated services)이라는 새로운 의료체계를 요구하고 있다(WHO, 2003). 이러한 요구는 1차 의료가 중심이 되어야 함을 WHO는 제안하고 있다. 왜냐하면 1차 의료가 강한 의료체계일수록 건강산출물에서 더 좋은 결과를 나타내고 있으며, 환자의 만족도나 비용-효과성도 높다는 것이다(Starfield, Shi and Macinko, 2005).

서비스 통합(integrated care)의 정확한 정의는 매우 복잡하여 논쟁적인데, 최근의 문헌에 등장하는 개념 정의만 무려 175가지에 이르고 있다(Armitage et al., 2009; HRB, 2014). 1차 의료 중심의 서비스 통합은 병원을 중심으로 하는 지금까지의 의료체계에서 지역사회를 중심으로 하여 의료와 사회서비스[2)]를 통합적으로 동시에 제공하는 체계를 의미한다(이규식 외, 2017).

의료와 사회서비스가 별도로 제공되던 병원 중심의 의료체계에서 지역사회를 중심으로 의료와 사회서비스가 통합 제공체계가 강조[3)]되는 것은 크게 두 가지 요인에 기인한다(이

---

1) 이장은 이규식(2017) 및 이규식 외(2019)를 인용하여 재정리하였다.

2) 사회서비스란 요양이나 돌봄서비스를 통틀어서 이야기한다.

3) 병원 중심에서 지역사회 중심으로 전환이란 의료서비스 제공의 중심축이 병원에서 지역사회로 바뀌는 것을 의미하지는 않는다. 병원은 여전히 고밀도의 의료를 제공하는 역할은 그대로 간직하되 완

규식 외, 2019). 첫째, 상병구조가 만성질병으로 바뀜에 따라 병원이 만성질병의 치료에 적합하지 못한 문제가 있다. 완치가 어려운 만성질환자를 자원이 집중적으로 투입되는 병원에 입원시킬 경우 의료비만 낭비하는 문제가 있다.

둘째, 1980년대 이후 세계적인 경제침체는 병원의 장기 입원을 감당하기 어렵게 만들었다. 완치가 어려운 만성질병에 이환된 노인들은 혼자서 생활하기 어려워 병원 입원을 선호하지만 국가 경제가 더 이상 노인들을 장기간 병원에 입원시켜 병상을 독점(bed blocker)하는 것을 허용하기 어렵게 되었기 때문이다.

그런데 미국에서 논의되는 통합의료체계와 유럽에서 논의되는 공적재정으로 운영되는 의료와 사회서비스의 통합제공모형이 다른 관점이라는 점이다. 이 문제는 제3절에서 상세히 설명하도록 한다.

2. 지역사회중심의 통합서비스

1) 지역사회중심 통합서비스 제공체계란 무엇인가?

지역사회중심의 통합서비스 제공체계(community-based integrated system)는 우리나라에서는 다소 생소한 개념이지만 1980년대 이후 많은 유럽 국가들은 초고령 사회를 대비하여 '병원 중심의 의료체계(hospital-based health system)로는 의료비만 증가시킬 뿐 건강향상에는 기여하지 못한다'는 사실을 깨닫고, 병원 중심에서 지역사회를 중심으로 하는 통합서비스의 제공을 강조하게 되었다(이규식, 2016). 일본도 초고령 사회에 대비하여 2012년부터 「지역포괄케어시스템」이라는 지역사회 중심체계를 구축하기 시작하였다.

의료와 사회서비스의 통합이란 의료서비스를 통한 치료(cure)와 요양서비스라는 돌봄(care)이 통합되어 어떤 때는 의료적 서비스를 어떤 때는 요양서비스를 그리고 어떤 경우에는 두 가지 서비스가 동시에 제공되는 서비스 제공체계를 의미한다. 따라서 통합서비스 제공을 위해서는 의료인과 요양서비스 인력이 하나의 팀을 구성하여야 한다. 즉, 통합

치가 어려운 만성질병을 갖는 환자가 병상을 점유(bed blocker)하여 의료비 지출을 높이는 문제를 방지하기 위하여 만성질병을 갖는 사람들을 병원이 아닌 지역사회로 보내 1차 의료와 돌봄이라는 사회서비스를 통합 제공하는 시스템을 강조한다는 의미이다. 1차 의료와 돌봄서비스가 통합 제공이 된다면 병원 입원이 줄어들 것이기 때문에 지역사회 중심이라 부르게 되었고, 일본에서는 「지역완결형」이라 부르고 있다.

서비스는 1차 의사를 중심으로 방문간호사, 물리치료사 등에 의하여 의료적인 서비스를 요양보호사나 home helper(돌봄서비스 제공자) 등에 의하여 요양서비스(social services)를 통합적으로 제공하는 형태이다.

통합서비스는 재가노인을 대상으로 제공되는데, 만성질병을 갖는 노인이 병원에 입원하게 되면 가급적 빨리 퇴원시켜 가정으로 보내며, 가정으로 돌아온 환자에 대하여 지역사회에서 개업하고 있는 1차 의사가 주치의가 되어 방문간호사를 통하여 간단한 의료적인 처치(주사 등)를 하며, 돌봄이 필요하면 방문간호사가 요양보호사에게 의뢰하여 요양서비스를 제공하는 서비스 제공형태가 된다. 서유럽 국가에서는 1차 의사가 재가노인의 상태를 확인하여 의료적 서비스가 필요할 경우에 ICT를 활용한 원격의료도 유용한 수단으로 활용하고 있다. 지역사회중심의 통합서비스 제공은 불필요한 입원을 줄임으로써 병상수를 대폭적으로 줄여 의료자원의 효율적인 사용을 유도하게 되는 장점이 있다.

2) 지역사회중심 통합서비스체계가 필요한 이유

(1) 의료기술의 발전과 병원중심 의료체계의 등장

의료기술의 발전은 의료체계의 발전에 지대한 영향을 미치고 있다. 의료기술이 본격적으로 발전하기 이전의 초기단계는 의원(의사 사무실) 중심의 의료체계가 되었다. 20세기 초반까지만 하여도 의료기술에서 큰 발전이 없었기 때문에 병원에서 제공할 수 있는 의료서비스가 제한되어 병원은 환자를 치료하기 보다는 수용하는 것이 주 목적이었다. 당시의 병원은 감염병 환자를 격리하거나 일정한 주거지가 없이 떠도는 사람들을 수용하여 돌봄서비스를 제공하는 것이 주 임무가 되었다. 당시의 병원은 사람을 치료하는 곳이 아니라 사람들이 죽으러 가는 곳으로 인식되었다. 따라서 중산층 이상의 사람들은 병이 나면 병원으로 가는 것이 아니라 집에서 의사의 왕진 진료를 받았다. 이때만 하여도 대부분의 질병이 급성 질병이었기 때문에 병이 나면 심한 오한에 시달리는 것이 통상적이어서 환자가 집을 나서서 이동하는 것은 생각도 하지 못하였다.

20세기 들어서 특히 1920년대 이후부터 현대 의학이 발전하여 마취술이 개발되어 외과수술이 급속히 발전하고, 그리고 세균설의 등장과 소독 및 멸균기술의 발전, 안전한 출산이 가능해짐에 따라 병원에서 제공할 수 있는 의료서비스의 종류가 다양해져 점차 의료는 가정 중심에서 병원 중심으로 전환하기 시작하였다. 특히 1950년대 이후에는 병원은 돌봄

(care) 서비스보다는 치료(cure) 서비스가 중심이 되기 시작하였다(Healy and McKee, 2002).

(2) 만성질병과 병원중심체계의 한계

급성질병이 상병의 중심 구조였을 때는 완치가 가능하였기 때문에 병원이 효율적인 공급자가 되었으나, 만성질병에서는 사정이 달라진다. 만성질병은 발병원인과 발병시기도 모르고 현재의 의료지식으로는 완치가 불가능하기 때문에 치료보다는 관리개념이 오히려 적합하다(Strauss and Corbin, 1988). 특히 급성질병은 의료서비스가 단절적 혹은 분절적(discrete services)으로 제공되더라도 전혀 문제가 없었지만 만성질병은 연계된 연속적인 서비스(continuum services)가 필요하기 때문에 병원은 이와 같은 측면에서 만성질병에 적합한 공급자가 될 수 없었다.

그런데 산업화 국가들은 이미 질병구조가 만성질병 중심으로 바뀌게 되었음에도 불구하고 의료체계는 급성질병에 부합하도록 1920년대에 체계화되어 오늘에 이르기까지 지속되었다. 이러한 현상으로 인하여 1980년대 이후 산업화된 대부분의 국가들은 상병구조와 의료체계가 서로 조화를 기하지 못함에 따라 국민의료비가 증가하는 문제로 고심하게 되었다(Torrens, 2002). 완치가 불가능한 복합만성질병(multi-morbidity)을 병원에서 치료한다는 것은 비용만 증가시킬 뿐 환자에게 적합한 서비스 제공은 어려운 문제가 있다. 만성질병 중심으로 구조가 바뀐 미국이나 유럽 지역에서는 1980년대부터 두 가지 방향으로 의료체계를 전환시키려고 노력하고 있다.

첫째, 미국에서 주로 이루어진 방법으로 1, 2, 3차 의료를 통합한 의료체계를 모색하는 방향이다. 여기서 1차 의료는 서비스 제공의 조정자(care coordinator) 역할을 수행하여 환자에게 적합한 서비스의 제공과 함께 환자가 스스로 자기 질병을 관리할 수 있도록 훈련을 시키기도 한다.

둘째, 유럽지역에서는 병원을 중심으로 고밀도의 의료만 제공되는 체계에서 지역사회를 중심으로 하여 1차 의료와 요양서비스를 통합 제공하도록 공급체계를 보완하여 환자들이 편안하게 가정에서 필요한 서비스를 받을 수 있게 통합서비스 체계를 도입하는 방안이다.

그러나 우리나라는 여전히 병원중심의 의료체계를 유지하고 있어 의료이용도가 세계에서 가장 많은 국가가 되었다.

(3) 인구고령화와 통합서비스 제공의 필요성

고령인구는 건강이 쇠약해지기 때문에 병에 쉽게 이환되고 병이 나도 잘 낫지 않아 의료서비스가 지속적으로 필요해지며 동시에 건강의 쇠약으로 다른 사람의 도움을 필요로 하는 경우가 많다. 의료와 돌봄에 대한 필요가 동시에 생기지 않는 경우에도 언제 의료적 치료가 필요하고 언제 돌봄이 필요한지 그 시기를 예측할 수 없는 경우가 대부분이기 때문에 의료서비스와 요양서비스를 분리 제공하게 되면 노인들의 불편함은 물론 비용도 따로 지불하여 총 비용이 증가하는 문제도 있다.

[표 8-1]에서 통계청이 2021년에 우리나라의 장래인구를 추계한 결과를 보면 2018년에 노인인구가 14%를 초과하여 이미 고령사회가 되었는데, 7년 후인 2025년에는 20.6%가 되어 초고령사회가 될 전망이다. 이와 같은 빠른 인구고령화는 의료서비스는 물론 요양이라는 사회적 서비스의 필요도를 더욱 높이도록 할 것이다.

[표 8-1] 장래 인구 추계(중위) (단위 : 천명, %)

	2020	2025	2030	2035	2040	2050	2060	2070
인구 수								
0~14세	631	525	433	414	443	417	327	282
15~64세	3,768	3,561	3,381	3,144	2,852	2,419	2,066	1,737
65세 이상	815	1,059	1,306	1,529	1,724	1,900	1,868	1,747
계	5,184	5,145	5,120	6,087	5,019	4,736	4,262	3,766
구성비								
0~14세	12.2	10.2	8.5	8.1	9.1	8.8	7.7	7.5
15~64세	72.1	69.2	66.0	61.8	56.8	51.1	48.5	46.1
65세 이상	15.7	20.6	25.5	30.1	34.4	40.1	43.8	46.4

출처: 통계청 장래인구추계(2021. 12)

노인들의 의료와 요양에 대한 필요도를 현재와 같이 병원중심 의료체계로 대처하여 의료와 사회서비스를 분리하여 제공하는 우리나라는 의료와 사회서비스를 통합하여 병원이 아닌 지역사회중심으로 서비스를 공급하는 체계를 갖춘 덴마크와 비교할 때 입원일수는 3.8배, 스웨덴과 비교하여서는 2.7배나 많은 문제가 있다(표 1-1 참조).

우리나라는 2018년부터 노인인구가 14%를 넘어서는 고령사회가 시작되는데 그에 대한 대비책이 전혀 없는 문제가 있다. 비록 늦었지만 초고령사회가 시작되는 2025년이 되기

전에라도 병원중심에서 지역사회중심으로 의료체계를 발전시키고 의료와 요양서비스를 통합하여 제공할 수 있도록 대비하는 것이 중요하다. 지역사회중심의 통합서비스 제공체계를 갖추어 병상 수를 줄이고, 입원일수도 줄이는 등의 노력을 하여야만 의료체계는 물론, 건강보험제도나 장기요양보험제도와 같은 사회보장제도가 지속 가능해질 것이다. 초고령사회가 된다면 현재와 같이 분리되어 제공하는 의료와 요양체계로는 비용문제는 물론이고 서비스 제공을 위한 자원(병원, 의사, 간호사 등)이 뒷받침되지 못하여 「의료대란」과 「요양대란」을 동시에 겪게 되는 무서운 현실에 직면하게 될 것이다.

3. 통합서비스 공급체계 개요

1) 통합서비스 제공의 약사

서유럽에서 장기요양시스템(long-term care systems)이 등장하게 된 것은 1950년대 이후로 대략 60년의 역사를 갖고 있다. 일반적인 발전 패턴은 돌봄이라는 장기요양서비스의 필요도 해결을 가족문제로 국한하지 않았으며, 요양서비스를 시설에서 보완하는 모델을 택하여 다른 서비스와는 구분하였다(Leichsenring, 2004). 특히 서유럽 국가들은 이미 1950년대부터 장기요양을 복지 및 의료체계의 한 부분으로 정의하였다. 반면 복지문제에서 조금 뒤떨어진 남부 유럽의 국가들은 1980년대에 이르러서야 겨우 요양문제가 사회적인 관심사로 대두되었다.

유럽 전체 차원에서 장기요양서비스는 가능한 한 시설이 아닌 가정에서 지원되어야 하며 이를 위하여 낮 돌봄(day care)이나 단기 체류 돌봄(short-term care)과 같은 서비스가 지원되어야 한다는 일반적인 이론은 없었다. 그리고 가족과 같은 비전문적인 돌봄(informal care)이 강화되고, 모든 공급자가 연계·협력(coordinate)해야 한다는 논리도 없었다. 지역사회중심 서비스의 제안은 의료와 복지에 대한 공공지출을 줄이기 위한 시도로써 등장하게 되었다(Leichsenring, 2004).

1980년대 이후부터 장기요양시스템은 국가에 따라 다른 발전 상황을 보이고 있다(RCN, updated 2014). 덴마크는 간호양로원(nursing home)과 같은 시설의 건립을 법으로 금지시키고 있는 반면에 네덜란드는 시설의 장소를 시외로 옮기는 개혁을, 프랑스는 소규모 생활단위와 생활지원시설(assisted living schemes)을 장려하는 정책이 실시되었다. 노르웨이에서는 서비스의 연계·조정을 위한 개혁(coordination reform)을 통하여 간호사들에게 새로운 기회와 책임을 부여하고 있다. 한 지역사회(municipality)에서는 퇴원 환자에 대하여 방문간호서비스 체계를 구축하여 병원에서 퇴원하여 가정으로 돌아가는 환자에게 원활한 서비스를 제공하는 틀을 구축하였다. 오슬로의 한 지역사회에서는 24시간 가동되는 병원 간호 팀을 만들어 퇴원하여 지역사회로 돌아가는 환자를 위한 서비스 조정자(coordinator) 기능을 부여하였다.

2) 통합서비스 제공과 홈케어의 중요성

의료와 사회서비스는 인구구조 변화와 사회발전의 결과로 급격한 수요 증가에 직면하고 있다. 인구의 고령화는 가정에서의 돌봄(home care)을 포함한 장기요양서비스에 대한 수요를 더욱 증가시킬 것으로 예상되고 있다. 만약 어떤 형태의 홈케어가 의료기관에서 제공하는 케어에 비하여 더욱 효과적이라는 것이 입증된다면 홈케어에 대한 수요는 더욱 빨리 증가될 전망이다.

홈케어란 가정에서 받는 서비스를 통칭한다. 사람들이 신체적으로 불편을 느낄 경우, 주로 자기의 가정에서 머물기를 원한다. 가정은 정서와 육체가 연계되는 곳으로 추억과 편안함을 주는 곳이다. 그래서 병이 났을 때 가족과 함께하는 홈케어가 중요하다. 홈케어는 시설 입원을 예방하거나 지연시킬 수 있고 힐링(healing)을 증진시킬 수 있어, 규제된 환경을 갖는 시설에 입원하는 것과 비교할 때 개인에게 최대의 자유를 허용하고, 개인이 필요로 하는 맞춤형 서비스가 이루어질 수 있는 이점이 있다(Longo, 2008).

3) 홈케어[4)]

(1) 홈케어의 등장

유럽에서 홈케어가 등장하게 된 배경은 대략 다음과 같이 네 가지로 설명할 수 있다.

첫째, 인구구조의 변화이다. 인구고령화라는 인구구조 변화가 홈케어 등장을 주도하였다고 볼 수 있다. 인구고령화는 공적 서비스 제공을 위한 재정과 공식적 및 비공식적 도우미나 간병인의 가용 인력 풀(pool of formal and informal carers)에 영향을 미치게 되었다.

4) 이 부분은 주로 Tarricone and Tsouros(2008)을 토대로 작성하였다.

둘째, 사회적인 변화이다. 사회적 태도, 가치관, 행동의 변화가 공식적 홈케어에 대한 수요를 증가시키고 있다. 대가족 제도가 사라지면서 혼자 지내기 힘든 가족을 돌볼 가족 수가 줄었다. 여기에 더하여 여성의 사회참여는 가족을 돌볼 인력 풀을 더욱 좁혔다.

셋째, 역학적 측면에서의 변화이다. 공중보건의 개선은 비전염성 질병(noncommunicable diseases)의 역학구조를 만들어 정신질병을 증가시켰다. 정신질병은 시설에의 입원보다 지역사회에서의 돌봄이 선호되고 있다. 알츠하이머병과 치매가 증가하고 있는데 적절한 홈케어를 통하여 가정에서의 돌봄이 보다 효과적인 치료로 알려지고 있다. 당뇨병, 심장병, 호흡기질병, 뇌졸중, 암과 같은 질병이 늘어나고 적절하고 선택적인 지원을 갖춘다면 홈케어가 보다 효과적이고 효율성이라는 사실이 알려지고 있다.

넷째, 태도나 기대의 변화이다. 의료서비스 공급이나 조직화에 있어서 소비자의 선택과 시민의 소리에 대한 기대가 높아지고 있다. 홈케어와 같은 공급구조에 대하여 개인별 맞춤형 돌봄의 중요성을 인식하고 재정지원의 확대나 소비자 권리의 확산은 서비스 제공에 대한 자기결정권이나 소비자 선택권을 강조하게 되었다. 그리고 입원서비스의 적절성에 대한 회의로 인하여 가정이나 지역사회를 토대로 하는 서비스에 대한 선호가 높아지게 되었다.

이와 같은 배경으로 인하여 홈케어에 대한 압력이 정책의 변화를 요구하고 있다. 그래서 탈시설과 함께 지역사회에서의 생활을 기본원칙으로 하는 정책이 등장하게 되었다. 구체적으로는 ① 장기 정신질병 수용 시설의 폐쇄, ② 장애학습을 가진 개인은 지역사회나 소규모의 시설에서 지내도록 하고, ③ 노인들이 간호양로원 같은 곳에서 장기간 지내는 것보다 지역사회에서 생활하게 하는 것이 더 나은 삶의 질을 누릴 수 있다는 점이다.

홈케어의 제공이 시설 입원에 비하여 더욱 효과적이며 효율적임이 증명되고 있기 때문에 가정을 토대로 한 해법이 사회적, 정서적 그리고 건강상의 편익을 증대시키고 나아가서는 잠재적으로 공공지출을 줄일 수 있도록 발전되고 있다. 또한 1차 의료(가정간호, 병원과 가정 호스피스 포함)가 삶의 질을 보증하는데 중심이 되고 있기 때문에 자원을 급성기와 장기입원 병상에서 지역사회로 이전하는 정책을 추진하고 있다. 그리고 홈케어 제공을 위해서는 비공식 돌봄(가족이나 친지 등)이 중심 역할을 하는 점을 인식하여 정책이나 서비스 제공자에 대한 수요 증가를 유도하여 이와 같은 참여자에 의한 돌봄이 지속 가능하도록 한다.

(2) 홈케어의 내용

의료체계가 병원중심에서 지역사회중심으로 전환하기 위해서는 홈케어가 중요하다. 홈케어는 가족이나 자원봉사단체 혹은 교회에서 제공하는 비공식적 돌봄에 뿌리를 두고 있다. 19세기 후반 보건복지분야에 정부 개입이 이루어지면서 비공식적인 돌봄도 늘어나게 되었다. 20세기 들어 규모가 큰 요양기관이나 병원에서 노인, 어린이, 장애인 그리고 정신질병이 있는 사람에 대하여 다양한 서비스를 제공하게 되었다.

그러다 1950년대 이후에는 서유럽 국가들에서 정신병원이나 정신요양시설과 같은 기관의 성장에 대하여 전문가 집단과 소비자들의 비판이 제기되었다. 1960년대 이후 병원에서 장기 입원병상을 감축하기 시작하였고, 장기 입원하는 정신병원이 폐쇄되면서 대신에 간호양로원(nursing home)이나 주거형 입소시설(residential home)이 개선되었다. 즉, 탈시설화를 위한 다양한 정책이 도입되면서 지역사회의료(community care), 지속적인 서비스(continuous care), 통합서비스(integrated care), 홈케어 등이 병원 입원이나 급성기 병원에서의 서비스 제공을 대체하는 수단으로 떠오르게 되었다. 이러한 가운데 비공식적 돌봄이나 가족 돌봄이 핵심적 역할이 되었다. 물론 병원과 같은 시설중심에서 바로 가족 중심의 돌봄으로 전화된 것은 아니고 시설중심에서 지역사회중심으로 그리고 가족 중심의 돌봄으로 점차적인 전환이 이루어지고 있다.

탈시설화는 국가에 따라 도입되는 시기가 달랐다. 서유럽 국가들에서는 일찍부터 이루어진데 반하여 동유럽 국가들은 1990년대 초반까지도 시설에서의 서비스 제공이 지배적인 형태가 되었다. 최근의 의료기술과 정보기술의 발달로 전통적인 홈케어에 추가되어 병원과 가정 호스피스(hospital and hospice-at-home), 가정간호(home nursing), 가사도우미(home help) 제도와 같은 더욱 복잡한 형태의 방법이 등장하고 있다. 홈케어는 시설에서 제공하는 서비스에 비하여 더 노동집약적인 특징이 있다. 홈케어에 종사할 수 있는 인력으로는 전문인력과 그렇지 않은 인력이 혼재되어 있다. 전문인력으로서 간호사, 물리치료사, 작업치료사, 언어치료사, 홈케어 보조원(home care assistant), 사회복지사, 의사, 영양사 등이 있다.

홈케어를 제공하는 전문인력 가운데 가장 중요한 역할은 간호사가 맡고 있다. 간호사들은 홈케어와 같은 요양서비스를 받을 수 있는 사람의 자격을 심사하고, 요양계획(care plan)을 수립하며, 기술을 요하는 간호서비스를 제공하며, 다른 서비스가 필요한지를 결정하고 있다. 간호인력 다음으로 중요한 역할은 홈케어 보조원 또는 홈케어 도우미(home care aide)이다. 이들은 물리치료와 같은 요법치료(therapy)의 보조에서부터 시작하여 요리와 같은 가사 도우미에 이르기까지 다양한 업무를 맡고 있으며, 홈케어의 가장 기본이 되는 인력이다. 이들이 자주 가정방문을 하고 대상자와 보내는 시간이 가장 많다.

홈케어에서 중요한 부분이 비공식적 돌봄(informal care)의 제공이다. 비공식적 돌봄은 전통적으로 가족, 친구, 이웃 사람들에 의하여 제공되었던 것이다. 역사적으로 홈케어는 비공식적 돌봄이 거의 전부였으며, 현재도 비공식적 돌봄이 홈케어의 가장 큰 부분이다. 그러다 20세기 중반부터 공식적 돌봄이 비공식적 돌봄에 부가적으로 등장하게 된 것이다.

공식적 돌봄과 비공식적 돌봄 간의 비중은 국가에 따라 사회경제적, 인구학적, 문화적 배경이 다르기 때문에 모든 국가에서 같을 수가 없다. 남유럽 국가들은 비공식적 돌봄이 홈케어의 대종을 이루고 있다. 북유럽은 홈케어의 대부분이 공식적인 돌봄으로 되어 지역사회 단위의 Municipality에서 제공하고 있다. 그런데 비공식 돌봄이 점점 어려워지는 것은 인구고령화로 제공자들의 연령도 고령화된다는 점이다. 그리고 여성들의 경제활동 참여가 가족 돌봄을 어렵게 하며, 돌봄에 대한 수고비 지급으로 공식과 비공식적인 돌봄 간의 경계가 허물어지고 있는 점이다.

홈케어는 의료체계와 사회서비스 체계의 교차점에 있다. 의료체계에서 제공되는 홈케어로는 재활서비스, 건강증진적 또는 예방적 그리고 기술적인 간호서비스, 만성질병 환자에 대한 방문간호서비스, 조기 퇴원한 급성기 환자의 방문간호서비스, 작업치료, 물리치료가 있다. 그리고 생애말기 환자나 복합적인 질병을 갖는 만성질환자에 대한 서비스가 있다. 이러한 서비스는 전문가의 힘으로 이루어지는 공식적인 서비스로 제공 가능하다.

사회서비스에 속하는 홈케어로는 가사도우미(요리, 장보기, 청소, 행정적인 처리) 서비스로써 주로 비공식적 서비스를 대체하는 것이다. 그리고 이와 같은 서비스를 받는 사람들은 노인들로 주로 혼자 사는 사람이 대부분이라는 점이다.

벨기에, 프랑스, 이탈리아, 포르투갈, 스페인, 영국에서 의료적 서비스는 의료체계에서, 비의료적인 사회적 서비스는 사회서비스 체계에서 별도로 다루고 있다. 반면에 덴마크, 핀란드, 스웨덴 같은 국가에서는 Municipality 책임 하에 하나의 기구를 만들어 의료적 서비스와 사회적 서비스를 동시에 제공하고 있다. 그리고 독일과 네덜란드는 요양보험제도를 통하여 해결하고 있다. 우리나라도 요양보험제도로 해결하기 위하여 2008년부터 노인장기요양보험제도를 도입하였으나 여전히 홈케어에 대한 대처가 미흡하여 병원 입원이 계속 증가하는 문제가 있다.

제2절 지역사회중심 통합서비스와 커뮤니티 케어

1. Integrated Care에 대한 미국과 유럽의 차이

통합서비스 제공모형은 수직적 통합으로 1차, 2차, 3차의 다른 차원의 의료서비스를 통합 제공하는 모형과 단일 분야의 전문의들 간의 수평적 통합으로 구분할 수 있다(Leichsenring, 2004). 통합서비스는 수직적이든 수평적이든 노인 인구계층을 위하여 제공될 때 중요해진다. 노인 환자들은 복합적인 만성질병에 시달리고 있어 장기간에 걸친 다양한 필요도를 충족시킬 수 있는 방법이 필요하다. 따라서 의료와 사회서비스, 공식적 돌봄(formal care)과 비공식적 돌봄(informal care), 병원이나 의사 서비스 그리고 홈케어 등의 여러 가지 선택을 통하여 이러한 필요도의 충족이 가능할 것이다.

이와 같은 상황을 고려할 때 통합의 필요성과 함께 통합을 달성하는데 다양한 접근이 필요해진다. 가장 특징적인 점은 미국과 유럽에서 등장하고 있는 통합모형이 상당한 차이가 있다는 점이다. 미국은 병원이 개방형이라 의사 서비스와 병원 서비스가 따로 제공되기 때문에 가장 급한 과제는 개업의 서비스와 병원 서비스를 통합 제공하는 것이다. 유럽은 네덜란드나 벨기에 등의 소수의 국가를 제외하고는 병원이 폐쇄형 구조이기 때문에 병원에 의사가 피용자로 봉직하고 있어 미국과 같이 의사 서비스와 병원 서비스의 통합은 추구할 필요가 없었다.

Nolte and McKee(2008)은 미국형과 유럽형의 차이를 잘 설명하고 있다. 즉, 공적재정으로 의료보장이 되는 유럽형의 integrated care와 공적재정은 Medicare와 Medicaid로 한정되고 대부분 민간보험으로 되어 있는 미국형의 integrated (or organized) delivery system과는 차이가 있음을 Shortell et al. (1994)은 다음과 같이 설명하고 있다. 미국형은 보험에 가입된 제한된 대상자에게 조정된 연속적(coordinated continuum) 서비스를 제공하기 위하여 서비스 조직의 네트워크를 형성하고 건강상태와 건강산출물에 대하여 임상적 및 재정적 측면에서 책임을 지는 것으로 정의하고 있다. 이러한 정의는 제한된 대상자(매월 보험료를 내고 의료보험에 가입한)에게 재정과 서비스 공급을 통합하는 관점에서 managed care가 갖는 특성을 강하게 반영하고 있다.

그러나 유럽의 사회보험은 이미 재정과 서비스 공급이 엄격히 분리되어 있다(Maynard and Bloor, 1998). 미국형의 integrated delivery 개념은 유럽형으로 설명되는 integrated care 개념과는 쉽게 비교하기 어렵다. 전통적으로 유럽형은 다른 영역(즉, cure라는 의료 영역과 care라는 사회서비스 영역)의 통합인 반면에 미국형은 다른 기능(재정조달과 의료공급)의 통합이다. 그러나 주목해야 할 점은 managed care에서 서술되는 요소인 case management는 많은 integrated care approach의 구성요소를 형성한다는 점이다. 따라서 여러 학자들은 integrated care와 managed care를 연계시키거나 동일시 한다는 점이다(Hunter and Fairfield, 1997; Overtveit, 1998; Vondeling, 2004).

미국형은 앞의 제7장에서 상세히 설명을 하였기 때문에 북유럽 및 일본의 사례를 중심으로 설명하기로 한다. 특히 유럽형의 통합의료로 병원 서비스와 의사 서비스의 통합이 아닌 cure와 care의 통합인 community care가 유용하게 활용되고 있다. 커뮤니티 케어는 대상자가 자신이 살고 있는 가정에서 의사, 방문간호사, 물리치료사, 작업치료사 그리고 home helper라 불리는 요양보호사 등의 다양한 직종의 사람들로부터 필요한 서비스를 받아 지역사회에서 생활하는 특징이 있다. 우리나라와 같이 고령화 속도가 OECD 국가 가운데 가장 높고, 의료비 지출의 증가 속도가 가장 빠른 국가로서는 유럽형의 community care 도입이 절실히 필요하기 때문에 마지막 절에서는 우리나라의 적용에 대하여 설명할 예정이다.

2. 영국의 커뮤니티 케어발전과 이론[5)]

1) 커뮤니티 케어의 정의

커뮤니티 케어는 오랫동안 시기에 따라서 서로 다른 사람들이 다른 방식으로 사용하여 매우 논쟁적인 용어(Means and Smith, 1994)가 되어 하나의 개념으로 정의하기는 어려움이 있다. 커뮤니티 케어라는 용어는 1983년 Care in the Community라 하여 영국에서 처음 사용되었다. 이 당시 영국에서 커뮤니티 케어란 신체적이나 정신적인 기능에 어려움이 있는 사람을 병원이나 복지시설이 아닌 가정에서 돌보는 탈시설 정책을 의미(Wikipedia, 2019. 4월 열람)하는 것이었다.

5) 이 부분은 이규식 외(2019)를 재정리하여 요약하였다.

영국 보건부(DoH UK)는 의료개혁을 위하여 1989년 1월에 Working for Patients라는 보고서를 통하여 내부시장에 의한 개혁을 언급하였고, 그해 11월에 Caring for People이라는 보고서를 통하여 커뮤니티 케어에 관한 내용을 정리하였다. 이 보고서는 커뮤니티 케어의 원전(原典)격으로 커뮤니티 케어를 제대로 정의하였다고 볼 수 있다. 이 보고서에서 커뮤니티 케어를 고령, 정신 질환, 정신적 장애나 육체적 혹은 감각적 장애를 지니고 있는 사람들이 가능하면 자기의 집이나 지역사회내의 가정과 같은 시설에서 독립적으로 살아갈 수 있도록 적절한 수준의 개입이나 서비스를 제공하는 것으로 정의하였다. 즉, 커뮤니티 케어란 사람들이 최대한의 독립성을 유지할 수 있고, 자신의 삶을 스스로 관리할 수 있도록 적정수준의 의료적 개입이나 사회적 지원을 제공하는 것으로 정의하였다.

가정(지역사회)에서 독립적인 삶을 살아가기 위해서 사람들은 통상 social care(돌봄)와 health care(medical + nursing care)[6] 두 가지를 필요로 한다. 즉, 독립적인 생활이라는 목표가 현실화되기 위해서는 다양한 기관이나 시설에서 제공되는 광범위한 서비스의 개발이 필요하다. 이와 같은 서비스는 휴식이 중심인 자기 집이 가장 적합하며, 보다 강도 높은 돌봄을 필요로 할 경우 sheltered housing, group home 그리고 hostel과 같은 재가 지원형 서비스에서부터 간호양로원, 주거형 돌봄, 그리고 장기 입원이 가능한 병원에 이르기 까지 다양한 범위의 care가 있다.

Renwick(1996)는 커뮤니티 케어란 여러 가지 형태의 장애를 갖는 사람이 시설이 아니라 자신의 가정에서 살아갈 수 있게 하는데 목적을 두고, 다양한 기관(agencies)에서 지원이나 서비스를 제공하는 것으로 정의하고 있다.

여기에서 유의할 것은 커뮤니티라 하여 특별한 공간적인 범위를 설정하는 것이 아니라 고령이나 정신적 장애가 있는 사람들이 자신의 가정에서 삶을 유지하더라도 가정이 커뮤니티 안에 있고, 필요할 때는 이웃의 도움도 받을 수 있기 때문에 커뮤니티를 행정적으로 구획을 정하는 것이 아니라 가정생활 자체를 커뮤니티로 간주한다는 점이다[7]. 즉, social care와 health care를 자기의 집이나 지역사회내의 가정과 같은 시설에서 제공받을 수 있기 때문에 커뮤니티 케어를 유럽이나 미국 등에서는 home- and community- based services (HCBS)라고 부르기도 한다(Stuart and Weinrich, 2001; Gillbert, 2019).

6) 제1장에서 Arah et al.(2006)은 health care를 medical care + public health로 정의하였으나, 여기서는 community care의 특성에 맞게 health care를 medical + nursing care로 정의하고 있다.

7) 일본은 지역포괄케어를 실행하면서 커뮤니티를 중학교 학군을 단위로 구획을 정하고 있는 특이성을 보이고 있다.

2) 영국 커뮤니티 케어의 발전 과정

커뮤니티 케어[8]라는 용어의 기원은 애매하지만, 명백한 사실은 정신적인 장애가 있거나 정신질환에 걸린 사람들을 위하여 병원에서 지역사회를 토대로 하는 서비스 제공(community-based provision)으로 전환하는 것의 시발점이었고, 다음에는 고령자나 신체적 장애가 있는 사람들에게도 적용되었다는 것이다(Means and Smith, 1994).

영국은 제2차 세계대전이전에는 구빈 차원에서 구빈원을 중심으로 정신질환자나 고령자들을 위한 시설이 갖추어져 있었다. 영국은 1948년 NHS제도를 실시하면서 노후화된 병원이나 구빈원 그리고 장기체류자 케어를 NHS가 물려받게 되었다. 그러나 NHS가 져야 할 부담이 너무 가중하다고 판단되어 정신질환자, 고령자 등의 장기체류자 케어는 지방정부로 넘기게 되었고, 이것을 커뮤니티 케어라 부르게 되었으며(足立正樹, 1998), Thane(2009)은 이때를 1950년대 초반으로 간주하고 있다. 따라서 초기의 커뮤니티 케어[9]는 NHS를 보완하는 위치에 있게 되었으며, 대상자도 고령자에 한정되지 않고, 정신장애인 등 다양한 사회적 약자로 되어있었다(足立正樹, 1998).

1950년대 영국 경제는 전후 회복기였기 때문에 침체 상태에서 벗어나려고 노력하는 단계였고, 1960년대 들어서 경제가 회복하면서 복지국가를 지향하게 되었다. 그러나 이때 인구고령화가 시작하면서(1950년 고령화 비율이 10.7%, 1970년 13.0%), 커뮤니티 케어의 대상자도 장애자에서부터 서서히 고령자로 이동하게 되었다(足立正樹, 1998).

1950년대 이후로 정부는 커뮤니티 케어 정책에 관심을 보여 여러 가지 지원을 하였음에도 불구하고 대상자들은 커뮤니티보다는 대형병원이나 거주형 시설에의 입원(소)를 희망하여 시설 입원(소)자 수가 계속 증가하였다(Thane, 2009). 1953년 NHS 병상의 반이 정신질환자나 정신적 장애를 갖는 사람들이 차지하였으며, 1959년 정신질환이 있는 사람들은 가능한 한 커뮤니티에서 생활할 것을 목적으로 「정신보건법」을 제정하였으나, 지원서

---

8) 커뮤니티 케어는 요양서비스 제공과 밀접한 관련이 있다. 세계적으로 요양서비스를 보장하는 방안은 크게 네 가지 모형이 있다. 첫째, 지방정부 재정으로 보장하는 모형으로 덴마크나 스웨덴과 같은 북유럽 국가 및 영국이 있으며, 둘째, 네덜란드, 독일, 일본 그리고 우리나라와 같이 사회보험방식으로 하는 국가가 있다. 셋째, 남유럽 국가들은 지역사회의 협동조합이나 비영리단체 또는 종교단체가 정부 재정지원을 받아 자율적으로 요양서비스를 제공하는 모형에 의존하고, 마지막으로는 개인이 민간보험에 가입하든 스스로 해결하든 시장에 맡기되 저소득층만 정부 재정으로 지원하는 미국 모형이 있다(足立正樹, 1998).

9) 이 당시는 커뮤니티 케어의 개념에는 다양한 내용이 혼재되어 아직 재가케어의 개념은 보이지 않았다(足立正樹, 1998).

비스가 제한된 문제가 있었다(Thane, 2009).

1956년에는 Guillebaud Report가 발간되었다. 이 보고서는 커뮤니티 케어 정책의 목적이 대상자에게 장기입소시설이나 주거형 시설에서 care를 제공하는 것보다는 가능하면 자기 집에서 care를 받게 하는데 있음을 분명히 하였다. 그 이유로 시설보다는 자기 집에서 care를 받게 하는 정책이 인간적이며 도덕적 관점에서 최선의 선택이라는 점과 동시에 비용 측면에서도 싸다고 생각되었다. 즉, 커뮤니티 케어 정책은 자기 집에 있는 대상자(노인이나 장애인)에게 사회적 서비스로 돌보거나 의료적 서비스로 치료하기 위하여 가능한 조직이 적정한 서비스를 제공하는 것을 목적으로 해야 한다는 것이다. 재택서비스의 개발이 진정한 경제적 조치이며 또한 사람들이 보다 선호할 수 있는 인간적인 조치가 될 것이라는 점을 강조하고 있다. 그러나 이 당시는 NHS에 의하여 제공되는 의료서비스는 무료이며, 지방정부가 제공하는 사회서비스는 유료이기 때문에 의료와 사회서비스를 통합 제공하기는 어려웠다.

1960년대에 이르러서 health and social care의 연계(coordination)가 결여된 점에 대한 관심이 높아져갔다. 이에 Seebohm Committee on Local Authority and Allied Personal Social Services가 구성되었고, 1968년에 소위 Seebohm report가 발간되었다(Thane, 2009). 비록 지난 수년간 가능하면 고령자들을 자신의 가정에서 각종 care를 받을 수 있도록 지원하는 것이 정책의 목적이 되어 재가서비스(domiciliary services)의 개발에 힘을 쏟았지만, 적절하게 훈련받은 인력의 부족으로 실행이 제대로 안 되고 있었다. Seebohm report는 지방정부에 사회서비스과(Social Services Department)의 설치를 제안하였으며, 여기에서 지역의 필요도와 이를 충족시킬 자원을 평가하고 이에 따른 계획을 수립하도록 하였다. 그리고 독립적인 조직인 사회서비스과는 care giver로 가족 이외에 친척 그리고 이웃을 거론하고 이들이 헌신할 수 있도록 지원할 것을 권고하였다. 만약 고령자가 자신의 가정을 포함한 커뮤니티에 있기를 원한다면 지원이나 도움은 care giver인 가족들에게 직접 제공되어야 한다고 기술하고 있다.

1970년 정부는 Seebohm Report의 제안을 받아들여 「사회서비스법」을 제정하고 지방정부에 사회서비스과를 설치(Levitt and Wall, 1992)하게 되었고, 도움을 필요로 하는 사람들을 격려하고, 필요도를 찾아내어 가족을 지원하는 포괄적인 social care의 필요성을 강조하였다(Thane, 2009).

1974년 영국 보건사회보장부(DHSS)는 보건당국과 지방정부(사회서비스)에 대하여 의료서비스를 보완하려는 협력적 서비스 제공 계획을 위한 입법을 추구하였다(NAO, 1987). 1976년에는 NHS 재정을 지방정부와 협력적인 사업에 사용할 수 있도록 하는 Joint Finance Act를 제정하였다. 1983년에는 'Care in the Community'계획 하에 NHS에서 지방정부에 재정을 이전할 수 있는 새로운 재정방식을 도입하였다. 특히 1980년대는 고령자들의 니즈가 다양화되면서 커뮤니티 케어 개념을 home care 중심으로 하는 것이 시대적인 조류가 되었다(足立正樹, 1998). 병원에서 community(가정)로 이동하는 환자의 서비스 이용을 지원하기 위한 목적에서 지원 제도도 도입하였다.

1983년 Griffiths는 대처 수상의 요청으로 NHS제도 전반의 문제점을 경영관리차원에서 분석하고, 1988년 커뮤니티 케어에 관하여 Green Paper(Community Care: Agenda for Action, 소위 Griffiths Report)를 발간하였다. Griffiths는 커뮤니티 케어에 관하여 아무도 책임을 지려하지 않기 때문에 제대로 작동되지 않음을 지적하고, 다음과 같은 6개의 행동 지침을 제시하였다.

첫째, 커뮤니티 케어 정책을 수행할 부서가 필요하다.

둘째, 지방정부가 커뮤니티 케어를 수행할 핵심부서가 되어야 한다. 그러기 위하여 지방정부의 사회서비스과나 사회복지과에서 long-term and continuing care에 대한 책임을 가져야 하며, 보건부서는 1차 의료와 급성기 의료에 대해 책임을 가져야 한다.

셋째, 커뮤니티 케어의 개발을 위한 재정은 중앙정부가 특별보조금으로 지방정부에 지원해야 한다.

넷째, 지방정부 사회서비스과는 지역에 거주하는 개인 별 care needs를 평가할 체계와 함께 이러한 needs를 충족시킬 'care packages'를 설계하여야 한다.

다섯째, 사회서비스과는 커뮤니티 케어를 위하여 민간의 자원조직을 최대한 활용하거나 협력을 통하여 달성할 수 있도록 해야 한다.

여섯째, 사회서비스의 제공을 민간조직체가 운영하든 지방정부가 운영하든 모든 가구를 조사하여 등록시켜야 한다.

Griffiths report에서는 증가하는 커뮤니티 케어에 대처하기 위하여 제도의 효율화와 함께 증가하는 니즈에 부응하기 위한 재가형 커뮤니티 케어의 확충을 위하여 상반된 목표를 설정하였다(足立正樹, 1998). 즉, 복지서비스 제공에도 경쟁원리를 도입하는 방안의 제시와 함께, 다른 한편으로는 케어를 받는 사람들의 니즈에 부합하는 케어 패키지를 제공하기 위한 케어 매니지먼트 방식의 도입을 제안하게 되었다.

1989년 커뮤니티 케어의 개혁을 추구한 Caring for People은 1988년에 발간된 Griffiths Report에서 제시된 6개의 행동지침을 보완하여 커뮤니티 케어에는 health care와 social care가 모두 제공되어야 함을 제안하였다. 그리고 지방정부가 지역사회의 의료나 복지서비스를 개발하고 공급하는데 주도적인 책임을 갖고 하부 관련기관이나 복지서비스 제공기관과 협력할 것을 강조하고 정부가 서비스를 제공하는 것은 관료적이며 비효율적이라는 믿음을 갖고 정부는 공급자의 역할보다는 서비스 제공의 조력자(enabler)가 되어야 함을 강조하였다. 커뮤니티 케어에서도 의료분야와 같이 구매자와 공급자의 분리모형을 제안하였다.

이어 영국에서는 1990년 National Health Service and Community Care Act를 제정하고 다음과 같은 정책이 제시되었다.

첫째, 정신보건의 문제(mental health problems)가 있는 사람들은 치료가 진행 중일 때는 자기 가정에 머무를 수 있게 한다.

둘째, 내부시장 원리를 커뮤니티 케어에 적용하여 구매자(지방정부)와 공급자(케어 제공자)의 분리할 것을 제안하고 이를 실행하였다.

셋째, Health Authority(NHS)와 지방정부의 역할을 분리하고, 지방정부의 사회서비스과 혹은 사회복지과가 주민들의 needs assessment를 담당하도록 하였다.

넷째, 사회서비스를 담당하는 부서는 커뮤니티 케어를 수행하는 공식적인 기구가 되어 서비스를 제공하는 업무가 주어졌고, 복지시스템의 재 조직화(restructuring)와 같은 업무가 주어졌다(Means and Smith, 1994).

다섯째, 커뮤니티 케어에 따른 복지시스템의 재 조직화란 의료를 제공하는 NHS 조직과 커뮤니티 케어를 담당하는 지방정부 간의 협력(collaboration)이며 이는 함께 일해야 할 업무가 늘어나면서 실행을 매우 어렵게 하였다(Means and Smith, 1994).

이 법 가운데 커뮤니티 케어의 부분은 1991년 4월부터 단계적으로 실행에 옮겨 1993년 4월에 완전한 실시에 이르렀다고 평가하고 있다(足立正樹, 1998).

1993년에 영국은 Community Care Act를 제정하여 많은 변화를 일으켰다(Renwick, 1996). 1993년에 이 법을 제정되기 이전에는 지방정부가 서비스를 제공하는데 주력하였다. 1993년 법 제정 이후에는 지자체는 care 제공을 위한 조력자로서 needs assessment, care plan 작성, 적절한 서비스 제공을 보증하는 구매자 역할이 강조되었다. 즉, 지방정부는 공급자가 아니라 민간사업자나 자원봉사단체로부터 서비스를 구매하는 구매자 기능으로 전환하게 되었다.

지방정부는 주거형 시설이나 요양시설(nursing home) 서비스 제공에 대한 책무와 함께, 작업치료사의 지원을 통한 주거 개량(housing adaptation), 안전하고 독립적인 일상생활을 위한 장치(화장실, 요리, bath lift 등), 청각장애자를 위한 전화서비스, 긴급경보시스템, home care, meals, respite care, 감각장애노인을 위한 재활서비스 등을 제공할 수 있도록 지원한다. 간호에 필요한 장치(mattress, bed 등)는 NHS 당국이 지원하도록 한다.

3) Health care와 Social care의 통합 제공을 위한 노력

1950년대 영국에서 커뮤니티 케어가 처음 등장할 시점에서는 두 가지 서비스의 통합 제공은 거론되지 않았다. 그러나 고령이나 장애를 가진 대상자들은 의료적인 도움과 생활상의 돌봄(개인생활 및 가사활동)이 동시에 필요한 경우가 많았으며, 특히 언제 의료가 필요하고 언제 생활상의 도움이 필요한지 명확하게 구분하기 어려운 경우가 대부분이다. 따라서 커뮤니티 케어에서 health care와 social care를 통합적으로 제공한다면 매우 이상적인 서비스 제공이 될 수 있음을 깨닫게 되었다.

영국에서 의료는 중앙정부 재정에 의하여 전국적인 단일 조직체계인 NHS를 통하여 모든 국민들에게 무상에 가까운 서비스가 제공되었고, 사회서비스는 지방정부(Local Authority)의 재정으로 지역주민에게 제공되는 2원화된 시스템을 유지하였다. 이와 같이 재정원만 다른 것이 아니라 서비스를 관리하는 조직체계도 다르다 보니 영국에서 health care와 social care를 통합적으로 제공하는 것이 쉽지 않았다.

이에 영국정부는 앞에서 설명한 바와 같이 NHS 재정의 일부를 지방정부와 협력적인 사업에 사용할 수 있도록 Joint Finance Act의 제정이나 'Care in the Community' 계획 하에 NHS 재정의 일부를 지방정부에 이전하여 의료와 사회서비스 제공을 통합하려고 시도하였다. 그러나 현장에서는 두 종류의 서비스를 통합적인 체계로 제공하는 것이 어려워, 1989년 Caring for People이라는 커뮤니티 케어 백서를 발표하여 health care와 social care라는 두 가지 서비스를 포함하여 제공해야 한다는 논리와 함께 여러 가지 관련되는 조치도 제시하였다.

그리고 백서가 발간된 지 13년 후인 2012년 Health and Social Care Act까지 제정하면서, 2013년 4월부터 의료와 사회서비스를 통합 제공하려는 노력을 재차 시도하였다.

영국은 의료와 사회서비스 통합을 위하여 이 분야에 선진국이라 할 수 있는 덴마크나 스웨덴의 경험을 벤치마킹하려는 노력도 하고 있다[10].

영국(England)은 통합서비스 제공을 위하여 보건부(Dept. of Health), 지방자치부(Dept. of Community and Local Gov't), 지방정부연합회(Local Gov't Association), 사회서비스 연합회(Association of Directors of Adult Social Services) 및 NHS England에 의하여 통합서비스 제공을 위한 정책 프레임이 개발되었다. 2013년 통합서비스의 개발을 위해 보건부와 기타 부서가 연합하여 Integrated Care and Support: Our Shared Commitment를 발표하였다. 참여기구로 보건복지청(Health and Wellbeing Boards), 지방정부(Local Authority), NHS, Care and Support Provider, 교육, 주택서비스, 공중보건, 기타(화재 구제 등)로 다양하다. 그리고 참여기구들과 협력을 통한 통합서비스 모형을 개발하기 위하여 Integrated Pioneers Program을 시작하였다.

2013년 11월에 1차 움직임(first wave)으로 14개의 시범활동 지역사회(pioneer site)를 선정하였고, 2015년 1월에는 잉글랜드 지역에 25개의 지역사회를 추가로 선정하였다. 의료와 사회서비스의 통합을 위하여 별도의 예산(Better Care Fund, BCF)이 배정되었다. Integrated Pioneers Program에서 개발된 정책 프레임이 인간중심의 통합·연계서비스 모형(person-centred coordinated care)이다.

영국은 통합케어를 실현하기 위하여 2018년에는 보건부(Dept. of Health)와 사회보장부(Dept. of Social Security)를 재통합하여 보건사회부(Dept. of Health and Social Care)로 개편하였다[11]. 그러나 Social Care와 Public Health는 지방자치단체(Local Authority)에서 담당하고 있어 통합서비스 제공은 여전히 뚜렷한 성과를 거두지 못하고 다시 시도하려는 단계에 머물고 있다. 2018년 3월 보건사회부장관은 영국의 Social Care

---

10) 영국 간호협회는 덴마크와 스웨덴 등의 북 유럽 국가들의 health and social care의 integration을 습득하기 위하여 방문단이 다녀와 다음과 같은 출장보고서를 발간한 바 있다.
① Royal College of Nursing (2013), Sweden's experience with shifting care out of hospitals, *RCN Policy and International Department Policy Briefing* 26/13, September.
② Royal College of Nursing (2014), Moving care to the community: an international perspective, *RCN Policy and International Department Policy Briefing* 12/13, March (updated December 2014).

11) 영국은 NHS를 도입할 당시의 보건사회보장부(Dept. of Health and Social Security, DHSS)를 1988년에는 보건부(Dept. of Health, DoH)와 사회보장부(Dept. of Social Security, DSS)로 분리하였으나, 2018년에는 보건사회부(Dept. of Health and Social Care, DHSC)로 합치고 명칭을 바꾸었다.

발전을 위한 7가지 원칙을 발표하여 향후 발간될 녹서(Green Paper)[12]의 방향을 제시하고 있다. 장관이 발표한 7가지 원칙에는 서비스의 질과 안전성 향상, 의료와 사회서비스의 통합 제공, 서비스를 이용하는 사람 스스로가 관리(control), 종사인력(workforce)의 가치를 존중, 돌보는 사람(carer)과 가족에 대한 지원, 인간중심의 care가 이루어질 수 있게 지속가능한 재정조달, 모든 사람에 대한 보장(security)의 증진으로 하고 있다.

4) 커뮤니티 케어가 필요한 사람(DoH UK, 1989)

사람은 생의 어떤 단계에서 질병이나 일시적인 장애가 발생하여 다른 사람들의 도움이나 지원을 필요로 하게 된다.

커뮤니티 케어에 대한 백서(Caring for People)는 needs의 다양성을 고려하지 않고 제공해야 할 커뮤니티 케어에 대하여 일반적인 메커니즘을 기술하지만, 정부는 다양한 계층 간의 필요도 차이를 인식하고 계층에 따른 필요도의 우선순위를 설정하여야 한다. 가장 취약한 계층으로는 고령자와 육체적, 정신적 그리고 감각 장애에 의하여 문제를 갖는 사람들이며, 정부는 그러한 사람들을 고려하여 커뮤니티 케어를 개발하고 필요도의 우선순위를 설정하여 케어를 제공하여야 한다.

예컨대, 고령자로서 일상생활을 독립적으로 하기 어려운 계층을 위하여 다음과 같은 정책을 우선적으로 실시할 수 있다.

첫째, 보건교육, 효과적인 건강에 대한 관찰, 검진 프로그램 등을 통하여 모든 연령 그룹에 대하여 적극적이고 건강한 생활 습관을 고취하고 가능한 한 입원이나 거주형 care의 필요도를 줄이는 것이다.

둘째, 보건당국, 1차 의사, 지방정부, 독립적인 기구 간의 협정을 통하여 가능하면 자기의 집에서 독립적인 생활을 할 수 있도록 지원하고, 서비스 간의 일관성이나 응집력을 갖도록 네트워크를 형성하는 것이 중요하다.

셋째, 필요도가 있는 사람들에게 급성기 병원의 입원, 노인전문과가 포함된 의료서비스, 완전한 범위의 사회서비스 뿐만 아니라 요법서비스를 포함하는 서비스를 공급할 수 있어야 한다.

넷째, 정밀한 필요도 사정(needs assessment)을 토대로 제공할 서비스를 결정할 때는 가급적 시설에서 제공하는 care는 피해야 한다.

---

12) 이 녹서는 2019년 5월에 발간되었다.

다섯째, respite care가 포함된 지역 및 중앙정부 시설에 관한 정보의 접근성을 개선하며, 서비스의 개발에는 환자와 서비스 제공자들이 더 많이 참여할 수 있도록 유의해야 한다.

정신적 장애(mental handicap)를 가진 많은 사람들이 지역사회에서 살고 있으며, 이들에게 의료보다는 사회서비스의 필요도가 더 높아지고 있다. 그래서 독립적으로 사는 사람들을 위한 패키지 형태의 사회서비스나 소규모 그룹 홈이나 주거형 시설에 있는 사람들을 지원하는 형태의 사회서비스가 필요해지고 있다. 정부는 가능한 자원의 범위 안에서 이와 같은 형태의 서비스를 발전시키고, 특히 정신 장애자들에 대한 필요도 사정을 다각적 차원으로 하여 정신 장애자와 그들의 가족이나 care giver의 적절한 참여를 통하여 개인에게 적합한 서비스 제공이 장려되어야 한다. 정신 장애자를 치료한 경험과 특별한 지식을 갖춘 정신의학의 컨설턴트와 같은 사람이 중요하며, 병원에 입원하거나 지역사회 시설에 입소한 장애자의 치료나 지원에 정신 장애 전문간호사의 역할이 중요해진다.

정신장애자와 다른 차원에서 정신병(mental illness)을 갖는 사람들도 커뮤니티 케어의 대상자가 되어야 한다. 정신병 환자의 경우, 치매를 비롯하여 모든 연령대에서 발생할 수 있기 때문에 정부는 다양한 연령대의 필요도 충족을 위하여 노력해야 하는데, 이들에게 제공할 적절한 서비스로는 다음과 같다.

첫째, 정신심리적인 문제를 갖는 아동청소년을 위한 서비스로 기본적으로 지역사회를 토대로 하여야 하며, 전문의 지원이나 병원 서비스(필요하면 입원까지)에 대한 접근이 용이하여야 한다.

둘째, 성인에 대한 정신질환의 평가와 치료를 위한 적정한 서비스가 제공되어야 한다. 여기에는 병원의 단기 입원과 장기적인 치료, 그리고 마땅한 대안이 없을 때는 정신병원(asylum)에 대한 입원(소)도 포함되어야 한다.

셋째, 성인에 대해서는 병원입원, 지방정부가 운영하는 호스텔, sheltered housing 혹은 병원 밖의 day care나 respite care가 제공될 수 있는 주거형 시설 서비스가 포함될 수 있다.

넷째, 1차 의료팀과 자원 조직(voluntary organization)에 의하여 의료와 사회서비스의 효율적인 협력이 있으면, 정신병을 갖는 환자도 자신의 집이나 주거형 시설에서 지낼 수 있다. 이 때 유의해야 할 점은 적절한 재가서비스의 제공, 돌봄자(carer)에 대한 적절한 지원, 커뮤니티에서 활동하는 사람들에 대한 교육과 훈련이 필요하다.

5) 커뮤니티 케어의 구성(DoH UK, 1989)

(1) Social care

커뮤니티 케어의 핵심 구성요소는 일상생활 속에서 social care와 실질적 도움이라 하겠다. 이러한 서비스의 제공이나 필요 시설은 사회서비스 당국의 책임으로 되어 있으며, 사람들이 커뮤니티 안에서 살아가는데 필수적인 개인적 일과 가사에 대한 도움으로 목욕, 세탁, 음식 장만, 장애에 대한 장치와 집안 정비, 교통, 회계 그리고 다른 일상생활에 필요한 일거리들이다. 적절한 양질의 주거는 일상의 돌봄을 위하여 필수적이다. 그리고 휴식, 여가시설이나 고용과 교육기회는 돌봄을 필요로 하는 사람의 삶의 질 향상에 기여한다. 정부는 간호양로원이나 주거형 서비스가 지속적으로 필요한 사람에게는 주거형 서비스를 제대로 제공해야 할 것이며, 고령이거나 심각한 정신질환이 있거나 질병이나 장애와 함께 심각한 정신적 장애가 있어 의료와 사회서비스의 필요도가 복합적으로 있는 사람들에게는 병원이 최적일 수 있다.

Renwick(1996)는 1993년에 새로운 방법(new arrangement)에 의한 커뮤니티 케어를 제안하고 있다. 여기에는 공식적인 needs assessment 과정과 각 개인을 위한 개별적인 care plan의 작성, 지방정부의 사회서비스과에서 제공하는 서비스는 물론 개인이나 자원단체에 의하여 제공되는 서비스의 결합 등이 포함된다. 구체적으로 커뮤니티 케어의 요소로 주거 개량(housing adaptation), 일상생활을 도우는 장비(equipment for daily living)지원, 전화와 응급경보장치, home care, meals, 임시 위탁 간병(respite care), 감각장애를 갖는 노인을 위한 서비스(시각장애나 청각장애자를 위한 재활훈련)가 있다. 특히 주목할 점은 1993년의 new arrangement가 도입된 이후 사회서비스과는 need assessment와 care plan 작성 그리고 적절한 서비스 제공을 보장하는 방법의 개발로 사업 내용이 전환되어 민간이나 자원기구로부터 서비스를 구매하는 기능에 중점을 두고 있다.

(2) Health care

Health care에는 의료(medical care)와 간호서비스(nursing care)를 포함함에 따라 사회서비스와 동일하게 중요하다. Health care의 제공에는 1차 의료팀이 결정적인 역할을 한다. 대부분의 경우, GPs(주치의)가 커뮤니티에서 사람들의 요구에 대한 첫 번째 관문이 되어 그들의 기본적인 의료요구를 충족시킬 것이다. Pushpangadan and Burns (1996)는 커뮤니티 케어 가운데 health 분야에서 제공되어야 할 내용으로, nursing services, palliative services, continence services(배변장애 서비스), mental health services for elderly people, hospital at home(뇌졸중 환자에 대한 재활서비스, 골절에 따른 일시적 의존환자, 가정 재활가능 환자), physiotherapy, occupational therapy, equipment services, optical services, dental services를 제시하고 있다.

커뮤니티 간호사(구역간호사, 방문간호사, 정신질환 간호사)들이 환자들을 가장 가까이에서 정기적으로 접촉하고 있어 매우 중요한 역할을 수행한다.

그리고 물리치료사와 같은 요법치료사의 기술, 다른 의료분야 전문인력과 2차 의료서비스는 지속적으로 가치를 유지할 것이다.

(3) Social security

정부는 돌봄을 필요로 하는 사람들과 care를 제공하는 사람들에게 재정적인 지원시스템을 구축해야 하는데 아마 사회보장제도가 다양한 방법으로 재정을 지원할 수 있을 것이다. 즉 커뮤니티 케어를 제대로 실행하기 위해서는 요양보험제도와 같은 사회보장제도가 갖추어질 필요가 있다.

3. 덴마크의 의료와 사회서비스의 통합[13)]

1) 의료제도의 개요

덴마크의 통합서비스에 관하여 구체적으로 알아보기 위해서는 덴마크 의료제도 및 장기요양제도 전반의 현황을 알아둘 필요가 있기 때문에 먼저 의료제도에 관하여 간략히 살펴보기로 한다.

덴마크는 행정조직이 중앙정부, 지방정부((Regional Council or Authority), 그리고 지역정부(Municipality)의 3단계로 구분되어 역할 분담이 이루어지고 민간분야도 큰 역할을 하고 있다. 중앙의 보건부(Ministry of Health)는 전반적인 규제나 입법, 의료분야에 대한 감시(surveillance), 모니터링과 의료계획의 수립, 그리고 지방정부 및 Municipality와 예산 협상을 하여 지방의 예산을 배정해준다. 지방정부는 현재 5개로 업무는 의료, 지

13) 이 부분은 이규식 외(2019)를 다시 정리하였다.

역개발 및 사회기관으로서의 활동을 주로 하며, 병원 관리(Hospital Administration)를 담당하고 있다. 지방정부는 정신과를 포함한 입원서비스, 의료보장, 일반의와 전문의 등에 대한 업무를 담당하며 모든 의사(일반의, 치과 포함)와 계약을 통하여 서비스를 제공하게 된다. 최하위 행정단위인 Municipality는 현재 98개로 사회서비스와 공중보건업무인 예방, 건강증진, 퇴원환자에 대한 재활서비스를 제공한다. Municipality는 그 외에도 Nursing home을 통합 입소서비스 제공, 그리고 Visitation 운영을 통한 Visiting nurse에 의한 방문간호, Home helper에 의한 돌봄 서비스 등을 제공한다.

민간분야에는 GPs(주치의), 약국, 개업 전문의, 물리치료사, 심리학자(요법사), 척추지압사 등이 있으며, 영리를 목적으로 하는 전문화된 민간병원이 있다(2010년 총 병상의 2.5%가 민간병원이 차지하고 있고, 500병상 규모의 대형병원도 있음). 민간병원의 진료비는 여러 Region과의 협약으로 결정되며 환자는 공공병원과 같이 무료로 이용 가능하다. 민간병원 가운데 극히 일부 병원만 자비부담 환자를 진료하고 있다(전체 병상의 0.2% 정도가 자비부담 민간병원임). 덴마크에서는 1개월 이상 입원 대기가 있으면 민간병원이나 외국병원(중앙정부와 협약을 맺은 외국병원)을 선택하여 입원이 가능하다.

덴마크는 세금으로 의료재정을 조달함과 동시에 서비스 제공은 지방정부가 담당하는 서비스 직접제공모형(direct delivery method) 국가이다. 중앙정부와 Municipality는 징세권이 있어 재정을 조달하여 지방정부(Regional Council)에 교부금을 이전해준다. 지방정부는 재정의 79%를 중앙정부로 부터 7%는 Municipality로부터 lump-sum으로 교부받고 있다.

1차 의료 부분은 자영하는 민간 개업 GPs(주치의)로 구성되며, 전문의(제한된 수의 전문의가 개업), 치과의사, 물리치료사, 척추지압사, 약사 등이 있다. GPs나 치과의사는 독립적으로 개업하여 Regional Council과 계약을 통하여 공중보건서비스도 제공한다. GPs 및 1차 담당 치과의사는 원칙적으로 민간 개업 형태이지만, 개업 위치와 일반의 수는 Regional Council에서 결정한다. GPs 진료비의 30%은 기본 진료비로서 인두제이며, 나머지 70%는 행위별수가제로 지불되고 있다. 개업의에 대한 인두정액은 만성질환관리에 따른 여러 가지 요소를 커버하는 비용과 고령자의 필요도 사정에 따른 수당 등이 포함[14]되어 지방정부(region)가 지불한다(Rudkjøbing et al., 2012). 진료수가는 GPs 협회와 Regional Council 연합회가 협상으로 결정하고 보건부 승인을 받아야 한다.

---

14) 커뮤니티 케어를 위한 주치의 기능에 따른 비용을 지불하고 있다.

전문의는 병원에 근무하며, 병원은 Regional Council에서 관리하는데 진료비의 50%는 예산제로 나머지 50%는 DRGs로 받고, 전문의에게는 병원이 월급제로 보수를 지불한다. 개업이 허용된 전문의는 환자로부터 진료비 전액을 받고 있다.

덴마크에서는 병이 나면 Gate keeper인 1차 의사를 찾으며, GPs가 진료하기 어려우면 병원으로 진료 의뢰(다만 응급환자는 곧 바로 병원 응급실로 갈 수 있음)한다. 1차 의사의 의뢰서가 있으면, 환자는 자기 지역(Region)의 병원이 제공하는 서비스가 마음에 들지 않거나 대기가 길 경우, 다른 지역의 병원을 선택할 수 있다. 지역병원이 의뢰된 지 1개월 이내에 서비스를 제공할 수 없을 경우, 다른 지역의 병원이나 민간병원(국내 및 국외)으로 보낼 수 있다. 병원은 이 때 환자에게 이용 가능한 의료기관에 대한 정보를 제공해야 할 의무가 있다.

2) 사회서비스의 제공(Schulz, 2010)

덴마크는 노인들에 대한 재가 및 지역사회중심의 서비스(home and community based services) 제공에서 지도적 위치의 국가로 전문가들 사이에 모델 국가로 평가 받고 있다(Stuart and Weinrich, 2001). 덴마크는 다른 북유럽 국가들과 마찬가지로 의료서비스는 지방정부의 책임이지만, 사회서비스로 알려진 장기요양서비스(long-term care)는 지역정부(Municipality)[15] 책임으로 재정이 조달되고 서비스가 제공되는 형태를 취하고 있었다. 간호양로원이나 홈케어는 Municipality에서 관장하고 있다. 장기요양서비스에 관한 규칙은 「사회서비스통합법」(Consolidation Act on Social Services, CASS)에 따르도록 하고 있다. 의료서비스와 마찬가지로 모든 형태의 장기요양서비스도 무료이며, 균등한 원칙을 적용하였다. 여기에는 간호양로원 서비스, 공동주거시설 서비스(modern close-care accommodation로 돌봄 인력을 갖춘 노인들의 집단거주지), 홈케어(personal home care) 그리고 가사도움 서비스(practical home help)가 있다. 공동주거시설 안에서 주거부분은 요양서비스 부분과 분리되어 있다. 공동시설의 거주자는 공동주거시설의 운영에 소요되는 비용 가운데 집세를 부담하고, 서비스에 따른 비용은 집세와는 별개로 소득에 비례하여 부담하였다. 홈케어나 가사도움은 자기 집에 있거나, 간병 주거지(nursing dwellings)에 있거나, 노인을 위한 특별 주거지에 있거나, 개인의 필요도에 따라 제공되

15) 덴마크는 2007년 1월 행정구역 개편을 통하여 16개 County를 5개 Region으로 하고, 275개 Municipality를 98개 Local authority로 전환하였다.

었다. 수혜자는 2002년부터 가사도우미 서비스에 대하여 민간사업자나 공공사업자 가운데 선택할 수 있도록 하였고, 2003년부터는 홈케어에 대해서도 선택이 허용되고 있다.

덴마크의 장기요양정책은 노인들의 필요도를 토대로 제공할 것을 목적으로 하고 있다. 이 정책의 원칙은 가능한 한 노인들이 병이 들거나 쇠약해지더라도 삶에 있어서 지속성(continuity)을 보장해야 한다는 것이다. 지속성 원칙이란 돌봄이나 개인적인 지원(personal assistance)을 필요로 하는 노인에게는 도움(help)을 제공하여 그 전과 같은 삶을 보장한다는 것이다.

가사도움에는 일상생활(ADL)에 대한 지원인 개인 서비스와 쇼핑이나 식사준비, 세탁이나 청소와 같은 가사서비스가 있다. 가사도움에는 임시도움(temporary assistance)과 영구도움(permanent assistance)이 있다. 임시도움은 일정 소득 이하의 저소득층을 제외하고는 비용을 부담해야 하며, 영구도움은 무료로 제공된다(그러나 인건비외의 비용은 지방정부에서 비용을 부과 : 세탁기 사용 동전, 식사 준비물 등).

장기요양서비스 수혜자는 덴마크의 법적 거주자이면 누구나 CASS 법에 의하여 도움을 받을 수 있다. 연령, 소득, 재산에 관계없이 개인적 돌봄(ADL 지원)과 일상적 가사일에 대한 도움이 포함된다. 여기에는 능력의 결여에 대한 최소한 기준은 없다. 개별적인 필요도 평가를 한 후에 필요로 하는 도움이 제공되는데 심지어 한 주에 두 시간 미만의 도움에 대해서도 서비스가 제공된다.

장기요양서비스의 필요도 사정은 지방정부가 CASS 규정에 따라 실시하는데, 덴마크 정부는 지역사회(community)에 거주하는 노인들을 위한 필요도 사정과 수혜자 관리를 위한 포괄적인 시스템을 갖추고 있다.

1996년부터 75세 이상의 노인에 대해서는 지방정부의 사례관리자(case manager)가 1년에 두 차례에 걸친 예방적인 방문을 하여 개인의 필요도를 사정하고 독립적인 생활을 위한 계획 수립을 도우고 있다(Schulz, 2010). 그런데 예방적 방문을 어떻게 수행해야 하는지에 대한 지침서가 없어 지방정부에 따라 필요도 사정에서 편차가 있다. 필요도 사정은 다차원적으로 진행되며 개인 생활의 모든 측면이 포함된다. 즉, 기능적인 능력, 복지, 생활의 만족도, 가정의 조건, 스스로 결정할 능력, 그리고 의약품 복약 내용, 재활지원, 필요시 일반 의사의 방문이나 전문의에 대한 의뢰 등이 포함된다. 기능적인 장애에 대한 사정은 Barthel index[16)]를 사용한다.

---

16) 일상활동이 정상적인지를 측정하기 위한 지표로 ADL과 mobility와 관련된 10가지 변수로 측정한다.

2007년부터 노인에 대한 방문을 통한 사정은 사례관리자에서 구역 간호사(district nurse)가 홈케어를 담당하는 가사도우미(home helper)의 도움으로 하게 되었다. 여기에는 의사의 의견도 청취하고 작업치료사, 물리치료사, 사회복지사(social worker)가 참여한다(Schulz, 2010). 공식적인 돌봄(formal care)을 필요로 하는 사람은 재가 사례관리자에 의하여 정밀 사정을 받아야 한다. 필요도 사정 결과에 따라 요양서비스 제공계획(care plan)이 작성되고 필요한 서비스에 관한 구체적인 계약이 이루어진다. 서비스 제공은 간호사와 가사도우미가 협력하여 수행하며 제공 과정에 대한 모니터는 홈케어 팀(간호사를 위시한 작업치료사, 물리치료사 등 포함)에 의하여 이루어진다.

수혜자 현황을 2007년 기준으로 보면 전 인구의 3.8%가 적용을 받았으며, 수혜자의 87%가 65세 이상 노인인데 80세 이상자가 수혜자의 56%를 차지하고 있었다. 수혜자의 80%가 자기 집에 거주하고 있고, 20%만 간호양로원이나 간호주거지(nursing dwellings)에 살고 있었다. 자기 집에 살고 있는 수혜자의 44%는 단지 가사 도움만 지원받고 있었다.

3) 의료와 사회서비스의 통합: 커뮤니티 케어의 제공

덴마크는 노인 인구는 증가하고 노동인구가 감소함에 따라 병원 중심의 의료체계로써는 국민 부담의 한계가 있음을 직면하고 1980년대부터 지역사회중심의 서비스 제공체계를 강구하기 시작하였다(RCN, updated 2014). 1970년대의 두 차례 오일 쇼크 이후 세계적인 경기 침체가 시작되었고, 1980년대 들어서면서 경제 침체로 복지비가 국민 부담이 되었다. 고령자들의 복지에 따른 국민 부담을 줄이기 위하여 고령화위원회(The Commission on Elderly)가 발족되었다. 이 위원회에서는 고령자들이 가급적 병원 입원을 줄이고 가정에서 필요한 의료 및 사회서비스를 받을 수 있도록 하는 시스템을 권장하였다[17].

1984년 지역사회를 기반으로 하는 통합서비스 체계 구축을 위하여 Skævinge Project를 시작하였다(Stuart and Weinrich, 2001). 이 사업은 미래지향적이며 혁신적인 통합서비스체계 모형으로 덴마크의 장기요양서비스 발전을 위한 토대가 되었다. 이 사업에서는 예방적이며 대상자 스스로가 자신을 돌볼 수 있는 자가 돌봄(self-care) 기술에 초점

17) 이러한 정책은 노인들을 위한 복지정책이라기보다는 후세대의 부담을 줄이기 위하여 노인들은 불편을 감수하라는 정책이라 볼 수 있다. 노인 입장에서는 병원에 입원을 하는 것이 가장 좋은 복지정책이 된다. 병원에 입원해있으면, 의식주 문제를 비롯하여 일상 생활상의 어려움도 해결될 뿐 아니라 겨울철에는 난방 걱정을 하지 않아도 되고, 병원에는 또래 친구도 많이 있기 때문에 노년의 외로움도 달랠 수 있는 이점도 있다.

을 두었으며, 간호양로원과 가정 사이의 간격을 서비스의 통합을 통하여 대처하였다. 시범사업이 실시된 Skævinge community에서는 모든 간호양로원을 없애고 간호양로원 시설은 지역사회 지원서비스의 중심센터로 활용하였다. 이 시설에서는 노인 센터, 낮 돌봄, 재활서비스, 24시간 홈케어(home care) 지원, 생활지원(assisted living)을 제공하였다. 이 시범사업을 통하여 덴마크형 24시간 홈케어 서비스를 개발하였다.

Skævinge Project의 핵심적 메시지는 가능하면 노인들을 시설(병원이나 간호양로원 등)에 입원시키는 것이 아니라, 자신이 지니고 있는 자원을 사용하여 독립적으로 살 수 있게 장려하는 자가 돌봄(self-care) 개념을 노인들이 받아들이도록 하는 것이었다. 가정에 있는 노인들이 스스로 할 수 있는 일에 대해서는 지역사회가 책임을 갖지 않으며, 만성질병으로 돌봄이 필요하면 생활지원 unit으로 옮겨 집에 돌아갈 수 있을 때까지 돌봄을 제공하고, 만성질병이 악화되어 병원에 입원할 경우도 퇴원하게 되면 생활지원 unit으로 옮겨 집에 돌아 갈 수 있을 때까지 돌봄을 제공하도록 하였다. 간호사는 치료, 돌봄 그리고 지도에 책임을 갖도록 하는 것이었다. 홈케어의 내용은 청소를 위시한 가사지원, 간호서비스(nursing care), 급성기 필요도에 대한 일과 후 서비스 제공, 정규적인 가정 방문 등이었다.

1980년대 중반부터 간호양로원 입소를 대신하는 다양한 형태의 생활지원(assisted living) 서비스를 개발하였다. 노인들이 돌봄서비스(care)를 간호양로원에 입소하여 받는 것이 재정적으로 유리하다는 잘못된 인센티브 구조를 고치기 위하여 입소자에게 주거비용을 부담시키고 지역사회가 시설 종류에 상관없이 의료와 요양서비스(health and social services) 비용을 부담하도록 하여 무료서비스의 개념을 불식시켰다(Stuart and Weinrich, 2001).

시설보다는 지역사회 서비스에 우선순위를 두고 있어 가급적이면 자기 집에서 요양서비스를 받도록 유도하고 있다. 그리하여 1987년 「노인 주거에 관한 법」을 제정하고, 새로운 간호양로원의 건립을 더 이상 하지 않도록 하였다[18]. 그 대신에 자기 집에서 살든 특별한 공동주거시설(care-close accommodation)에 살든, 가정간호(home nursing)나 홈케어 및 가사도우미 서비스를 받을 수 있도록 하였다. 홈케어에는 간호서비스(home nursing)와 도우미 서비스(home help) 개념이 등장하고 있다. 재가 간호서비스는 의사의 처방을

18) 새로운 간호양로원 건립을 1989년부터 중단하였다는 다른 자료(Stuart and Weinrich, 2001)도 있다.

받아 간호사가 가정을 방문하여 의료적으로 필요한 처치(주사, 부상 치료 포함)를 하며, 여기에는 건강증진과 재활서비스가 포함된다. 재가 도우미 서비스(home help)에는 일상생활(ADL)에 대한 지원으로 개인 서비스와 쇼핑이나 식사준비, 세탁이나 청소와 같은 서비스가 있다(Schulz, 2010).

1990년대 중반 의료와 요양서비스의 통합체계를 달성하였다. 그러나 의료는 지방정부(Region)가 요양서비스는 Municipality가 책임을 갖는 이원화된 조직으로 인하여 많은 불편이 있었다. 그러나 2002년 공급자 선택확대(greater choice of provider)라는 새로운 법을 제정하여 노인에 대한 재가서비스(home care)는 모두 Municipality 책임으로 하였다(Schulz, 2010). 이 법률에 근거하여 재가서비스를 공급하는 영리사업자가 등장하게 되었다. 영리사업자는 공공서비스에서 제공하지 않는 서비스를 별도의 비용을 받고 제공하였는데 매우 제한적이었다(Schulz, 2010). 그리고 두 조직의 통합을 위하여 사례관리시스템(case management system)이 도입되었다. 사례관리시스템은 대상자가 서비스 받을 시간, 요양시설, 전문인력에 의한 치료를 가장 효과적으로 사용할 수 있도록 care plan을 수립한다. 모든 서비스 팀은 서비스의 협력(coordinate)을 위하여 함께 일하도록 하였고, home-care team에 의하여 정기적으로 모니터링 되었다. 통합시스템은 의료 측의 지원을 받았는데, 대상자가 복합증상을 갖거나 입원이 필요하다고 판단되면 노인전문의의 자문(consultation)이 이루어졌다. 만성질환으로 입원한 환자는 가급적 빨리 퇴원시키며, 퇴원 시 병원의 간호사가 care plan을 작성하며, 병원 차원에서 care plan을 평가하여 일반 환자는 가정으로 돌려보내며, 이때 재활이 필요하면 지역사회의 재활센터로 연락을 하게 된다.

Municipality에 의한 의료와 사회서비스 제공에 있어서 중요한 개념은 self-care를 토대로 한다는 점이다(Colmorten, Clausen and Bengtsson, 2003). Self-care concept란 인간은 자신의 생에 대한 결정을 할 수 있는 능력을 갖는 개인으로써 자유롭고 독립적으로 사고하고, 행동한다는 것을 받아들인다는 것이다. 의료 전문인력의 역할은 커뮤니티 구성원 각자가 자신의 생에 대한 책임을 갖고 생을 지속하는데 도움이 되는 서비스를 보증해주기 위하여 전문적인 기술을 제공하고 자문을 하는 것이다. 보다 넓은 의미에서 덴마크의 고령화 정책에서 발견되는 점은 고령자는 자신의 자원을 사용하고, 자기 결정권(self-determination)을 유지하며, 자신의 조건에 영향을 미치고 그리고 자신의 삶의 지속성을 보증하게 한다는 점이다. Self-care concept은 nursing home에 입소자하고 있는 고령자들을 변화시켰다. Nursing home의 전문인력들이 입소자 개인의 생에 대한 책임을 갖는 것이 아니라 입소자 각 개인이 자신이 원하는 서비스를 결정하고, 전문인력들은 치료, care, 그리고 관리감독에 대한 책임만 갖게 된다. 1993년 이후 nursing home에 입소한 모든 사람들은 자신의 연금을 관리하여 입소료, 전기료, 식대, 머리손질, 면도와 같은 서비스 비용을 지불한다. 고령자가 이러한 비용을 직접 지불할 때, 자기 결정권뿐만 아니라 스스로 그러한 일을 할 인센티브가 생긴다는 것이다.

의료와 사회서비스의 통합 제공을 위하여 모든 Municipality에 Visitation이라는 기구가 설치되어 있다. 여기에는 visiting nurse, home care nurse(or district nurse), 물리치료사, 작업치료사, home helper 등이 근무하며, 자기 지역의 대상자를 관리한다. 덴마크는 visiting nurse와 home care nurse가 구분된다. 이들은 간호사로서의 대학교육·훈련 과정에는 차이가 없으나, visiting nurse 업무와 home care nurse의 업무가 구분되기 때문에 관련된 훈련에는 차이가 있다.

집에 있는 고령자가 돌봄이 필요(의료적 필요 포함)하여 Municipality에 도움을 요청하면, Municipality에서는 관할 Visitation으로 연락하게 된다. 그러면 visiting nurser는 주치의(GP)에게 연락한 후, 주치의의 지시를 받아 고령자의 가정을 방문하여 home care nurse 및 home helper와 함께 needs assessment를 하고 이를 토대로 care plan을 작성하여 의료와 사회서비스를 제공할 수 있게 한다[19]. 모든 서비스는 Visitation에 속한 visiting nurse를 중심으로 팀(home care nurse, home helper, 물리치료사, 작업치료사 등)이 구성되어 서비스가 조정되고 정기적으로 모니터링이 이루어지도록 하고 있다.

의료적인 필요도는 의사의 처방에 따라 home care nurse가 주사 및 드레싱 등 필요한 처치를 하며, home care nurse가 재량을 갖고 처치를 할 수 있다. home care nurse는 주치의의 처방에 따라 정맥주사를 놓고, 원격으로 부상을 치료하고, 튜브로 영양을 공급하고, 호흡요법을 실시하고, 암에 대한 화학요법, 환자교육, 가정투석과 같은 의료적인 서비스를 제공하고 있다. 그리고 home care nurse는 완화의료와 호스피스를 위한 사례관리나 홈케어 업무의 조정(coordination)과 같은 새로운 업무도 맡아야 한다. 그러나

19) Visiting nurse는 의료와 돌봄서비스에 대하여 지시를 하면 구체적인 care plan은 home care nurse와 home helper가 작성하고, 이에 대한 최종 결정 및 추가적인 서비스 제공, 감독 등은 visiting nurse가 담당한다.

많은 간호사들이 필요한 훈련을 제대로 받지 못하여 복잡한 간호업무 수행이 어려운 경우가 많다.

환자를 대리하여 home care nurse가 주치의와 연락은 전화나 인터넷[20]으로 하여 필요한 처방을 받으며, 의사가 왕진을 오는 경우는 극히 드물다. 돌봄서비스가 필요한 경우는 home care nurser가 home helper에게 의뢰한다. 재활서비스가 필요하면 Visitation에 근무하는 물리치료사 등에게 요청하여 재활서비스도 제공한다. 총 비용은 환자가 이용하는 care의 종류에 따라 달라진다.

4. 스웨덴의 의료와 사회서비스의 통합[21]

1) 의료제도의 개요

스웨덴은 1982년에 제정된 「의료법」에 근거하여 보건의료에 대한 국가 조직이 3단계로 나누어져 있다. 중앙에는 보건사회부(Ministry of Health and Social Affairs)가 전반적인 정책 방향 제시와 정책 결정, 법률 제정, 의료계획, 규제, 감독, 모니터링 등의 일을 맡고 있다. 지방정부(County Council)는 21개가 있으며 보건의료의 재정조달, 의료서비스 공급과 병원 관리를 맡고 있으며, 최하위 조직은 지역(Local)에 290개의 Municipality가 있어 사회서비스에 대한 재정조달, 사회서비스 공급, 노인을 위한 돌봄서비스를 제공하고 있다.

21개의 County council은 6개의 의료구역(medical care regions)으로 나누어지는데 한 의료구역의 인구는 평균 100만 명 정도이다. 각 의료구역 별로 1개씩의 의과대학과 대학병원이 있지만, 스톡홀름 의료구역만 의과대학과 대학병원이 각각 2개가 있어 전국에 7개의 의과대학과 대학병원이 있다. 병원은 County Council 소유로 되어 있는데, 민간병원은 전국에 6개가 있고, 이 가운데 3개는 영리병원이다.

예방이나 주민의 건강문제와 같은 공중보건 업무는 1차 의료와 통합되어 Primary health care center(1차 진료소)에서 담당하고 있다. 대부분의 산업화 국가에서 의료와 공중보건업무는 분리되어 관리되는데, 스웨덴은 진료소에 통합되어 있는 특징이 있다.

---

20) 인터넷 사용은 드물고, 필요하면 스마트폰으로 사진이나 동영상을 촬영하여 주치의에게 전하는 방식의 원격의료를 실행하고 있다.

21) 이 부분도 이규식 외(2019)를 다시 정리하였다.

그리고 덴마크는 주치의 제도가 있지만 스웨덴은 주치의 제도가 없다.

스웨덴 국민은 진료소를 찾아 무상으로 의료서비스를 제공받으며, 민간의사를 찾을 경우에는 사회보험에서 진료비를 지불한다. 진료소는 4~6명의 1차 의사[22]와 간호사, 조산사, 물리치료사, 심리학자, 부인과 전문의 등을 고용하여 1차 서비스와 예방서비스를 무료 제공(단독 개원하는 1차 의사는 찾기 어려움)한다.

진료소에서 제공하는 1차 의료서비스는 치료, 상담(advice), 예방이며, 공중보건서비스도 담당한다. 1차 의료에 종사하는 인력 가운데 district nurse(구역간호사)가 특별한 역할을 하며, 주민들이 의료체계와의 첫 접촉은 district nurse가 주로 담당한다. 즉, 구역간호사가 환자에 대한 첫 번째 평가를 시행한 후, 필요하면 진료소의 1차 의사에게 의뢰하든가 아니면 병원으로 바로 가도록 의뢰하는 케어매니저 역할을 수행한다. 구역간호사는 홈 케어 업무도 맡아, 의사의 지도 감독 하에 노인에 대한 정규적인 방문서비스를 제공하며, 제한된 범위에서 처방도 할 수 있다. 조산사도 제한된 범위에서 처방을 할 수 있다.

1차 진료소는 County 소유였는데 민영화가 허락되어 1/3 정도가 민영화 되었으며, 민영화 비율은 County 별로 차이가 있다. 스톡홀름의 1차 진료소는 과반 이상이 민간 소유로 되어 있다. 북부 지역으로 가면 1차 진료소의 민영화 비율이 낮다. 민간의사가 많아도 대부분은 사회보험 재정으로 진료가 이루어지며, 진료비 전액을 환자 본인이 부담해야 하는 순수 민간의료(민간의사 및 민간병원)는 극히 적다.

1995년 정부의 방침에 따라 1차 의료에 종사하는 모든 의사는 가정전문의가 되도록 하였고, 1차 의사 호칭은 일반의(GP), 가정의(family physician), 구역의사(district physician) 등으로 지방에 따라 다양하게 불린다. 민간병원은 극소수이지만, 민간의사는 상당수가 있다. County에서는 건강과 의료에 대한 정보 및 조언 등을 제공하는 연중무휴 24시간 전화 핫라인 서비스를 제공한다. 여기에는 간호사가 근무하여 필요한 서비스를 어디에서 받을 수 있는지 정보를 제공하며, 필요한 조언을 해준다(Healthcare Guide 1177)[23].

1차 진료소에서 필요한 자원(장비나 의료지식)을 얻기 어려우면 상급 시설로의 이송이

22) 진료소의 크기에 따라 고용되는 의사수는 차이가 있는데 큰 곳은 30~40명이 있다.

23) Healthcare Guide 1177(2019)은 스웨덴 전 지역에서 연중무휴 이루어지는 건강관련 상담 및 정보 제공서비스를 말한다. 의료 클리닉을 찾고, 전자서비스를 사용하여 진료예약 등도 가능하다. 자문 간호사가 전화 질문에 대한 답변을 하고, 추가 치료의 필요성에 대해 판단하며, 조언하거나 기타 건강관리 기관에 대한 정보를 제공한다.

이루어진다. 이송 절차는 County마다 차이가 있어 어떤 County에서는 1차 의사에게 문지기 기능을 부여하기도 한다. 환자는 1차 의사를 거치지 않고 바로 병원 외래로 갈 수 있는데, 이 경우 의뢰서를 지참한 환자에 비하여 대기 시간이 오래 걸린다.

2009년 기준으로 지방정부 의료재정의 71%는 County와 Municipality에서 징수하는 소득세로 조달하며 17%는 중앙정부가 내려 보내는 교부금, 그리고 3%는 보조금, 4%는 소비세 및 기타수입에서 충당한다. County Council 예산의 92%가 의료비 지출에 사용된다.

대부분의 의료 공급자는 공공에 속하여 의사, 치과의사, 약사 그리고 다른 인력들은 주로 월급제로 근무하고 있다. 민간의사나 치과의사에 대한 보수는 봉급제, 인두제, 행위별수가제가 혼합되어 지불되고 있으며, 이들에 대한 진료보수는 스웨덴 사회보험청이 지불한다.

의료기관에 대한 진료비 지불방법은 County에 따라 다양하다. 대부분의 지방은 분권화 원칙에 따라 구역(District) 단위로 진료비 총액을 예산으로 할당해준다. 병원이나 1차 진료소도 예산을 할당(global budgeting)받고 있다. 2008년 병원에 대한 예산배정은 건당진료비(per-case payment)의 일종인 DRGs를 기준으로 병원 예산의 약 55%를 배정하고, 45%는 예산할당제로 배정하여 병원의 생산성 향상에 노력하고 있다. 그러나 지방마다 독립적 분권화 원칙에 따라 병원 예산 배정 방법에 차이가 있어, 어떤 지방에서는 병원 예산 전액을 예산할당제로 배정하기도 한다.

7개의 대학병원들은 고도의 의료기술을 제공하며, 이 병원들은 거주 지역에 관계없이 의뢰된 환자를 받게 된다. 이들 병원은 행위별수가제로 진료비를 지불 받는다(병원 봉직의사는 봉급제).

지방정부가 1차 진료소에 예산을 배정하는 기준은 가중평균 인두제(등록자의 성, 연령, 지역 등을 감안)로 하지만, 진료소는 소속된 의사에게 인두제(fixed prospective payment for registered patients), 방문당 변동 지불제(일종의 행위별수가제), 그리고 성과에 따른 지불(P4P) 방법 등에 근거하여 지불하고 있다. 그러나 지방에 따라 지불방법이 다른데 스톡홀름 지역에서는 약 40%가 인두제, 55%가 방문당 변동 지불제, 나머지가 성과에 따른 지불제로 하고 있다. 다른 지방에서는 인두제가 80%(어떤 지역은 98%에 이름)를 차지한다. 1차 의사에게 다양한 지불방법이 적용되는 것은 1차 의사에 대한 선택권 보장과 민영화라는 개혁에 따른 결과이다.

지방정부와 계약을 한 민간 의사(private practitioner)에게도 지방정부가 진료비를 지불하고 있다. 민간 공급자는 지방정부에서 정한 수가에 따라 환자에게 진료비를 부과할 수 있으나, 진료비 지불에 대해서는 별도의 계약에 따른다.

2) 사회서비스(Long-term care)[24)]

1982년 Social Service Act, 1983년 Health and Medical Services Act, 1993년 Disability Act의 제정을 통하여 노인들에게 권리로써 의료와 사회서비스에 대한 접근성을 보장하고 있다. 공적 재정으로 사회서비스를 받고자 할 경우에는 자산조사를 통하여 자격을 입증하여야 한다. 자산조사를 통하여 공적 서비스를 받을 수 있는 대상자 선정이나 재정을 조달할 책임은 Municipality에 있으나, 노인이라도 의료에 관해서는 County Council 책임으로 되어 있다. 개인의 재정적 파탄을 방지하기 위하여 장기요양서비스에 대하여 개인이 지불할 수 있는 월간 최대액은 개인 소득을 기초로 중앙정부가 설정한다(Fukushima, 2010).

급속한 인구고령화 등으로 인하여 고령자의 care에 대한 부분적인 해결책으로 친척이나 친구의 도움과 같은 비공식 돌봄이 많이 거론되었지만 그래도 여전히 중요한 것은 공식적인 돌봄이다. Formal care로는 시설의 입소, 홈 케어 그리고 home nursing care 등을 들 수 있다.

간호양로원(nursing home)과 같은 시설에서의 돌봄(institutional care)은 1975년 80세 이상의 노인들의 30%가 혜택을 받음으로써 절정을 이루었으나 그 이후 점차 감소하여 2007년에는 16%로 떨어졌다. 2008년의 통계를 보면 시설 입소자의 약 80%가 80세 이상 노인이며, 이 가운데 70%가 여성이었다. 시설 입소를 위한 대기 기간은 2008년 평균 57일 이었는데 Municipality에 따라 10일에서 170일까지 대기 기간의 차이가 있었다.

Municipality에서 제공하는 재가 서비스로 home medical services, home nursing care, home help, 특별 주거(시설 입소), day activities, meals services, personal safety alarms, home adaptation, transportation services가 있다. 이외에도 Municipality는 장애를 갖는 사람이 자기 집에서 큰 불편 없이 살 수 있는데 필요한 장치를 설치하기

24) 이 부분은 Anell A, Glenngärd AH and Merkur S(2012), Sweden, Health Systems in Transition과 2019년 3월 현지 출장을 통하여 취득한 자료나 브리핑을 토대로 작성하였다.

위한 자금을 수혜자의 소득에 관계없이 제공하고 있다. 홈 케어는 1950년대 「빈민구제법」이 폐기된 이후에 도입이 되었으며, 1957년 「사회서비스법」에 Municipality는 노인이나 장애자에 대하여 자기 집에서 지원을 받을 수 있도록 해야 한다고 규정함에 따라 초기에는 가족이 하던 일을 일시적으로 대체하는 것이었으나, 현재는 personal care를 전적으로 지원하도록 되었다. 1990년대 이후 기술발전이 홈 케어나 home nursing care로 전환을 용이하도록 하여 많은 Municipality에서 시설 수용에서 홈 케어로 전환을 이루어 비용을 절감하였을 뿐만 아니라 노인들에게는 더 독립적인 삶을 유지할 수 있도록 하였다[25]. Home nursing care는 1992년 Ädel 개혁 이후 의사가 제공하지 않아도 되는 의료서비스(주사, 간단한 상처 치료나 시술 등)를 Municipality가 구역간호사(방문간호사 기능도 수행)[26]를 통하여 제공할 수 있게 함에 따라 중요해지게 되었다.

홈 케어의 특징적 추세는 지출의 감소와 시장화(marketisation)라 하겠다(Szebehely and Trydegård, 2012). 홈 케어에 대한 지출이 줄어들게 된 데에는 여러 가지 요인이 있으나, 인구 고령화가 공공지출이 따라 가기 어려울 정도로 빠르게 이루어져 홈 케어 적용률을 낮출 수밖에 없었다. 다른 요인으로는 Municipality의 자율화를 들 수 있다. 특히 1993년부터 중앙정부는 Municipality에 교부하는 교부금을 사업별 보조금(earmarked grant) 방식에서 일반적 정액보조금(block grant) 방식으로 전환시킴에 따라 자율성을 갖는 Municipality는 사업의 우선순위를 자기 지역에 적합하게 설정함에 따라 홈 케어에 대한 지출이 줄어들게 되었다. 더구나 1994년 Disability Act[27], 1995년 School Act의 제정으로 공공재정을 이 분야에도 배정해야 함에 따라 홈 케어에 대한 지출을 축소시키게 되었다. 많은 Municipality에서는 노인을 위한 홈 케어 관리를 엄격히 하기 위하여 care manager와 같은 문지기 제도를 도입한 것도 지출의 감소에 기여하였다.

스웨덴에서는 홈 케어에 대하여 투자를 하면서 institutional care를 할 수 있는 공간이 크게 감소된 이후, institutional care의 복귀와 투자가 다시 이루어지는 경향이 나타났다. Institutional care의 새로운 version(형태)은 'safety residents'로 불리고 있다. Safety residency의 목적은 가정에서 받게 되는 care에서 안전을 느끼지 못하거나 동시

25) 재가서비스의 이점은 앞에서 인용한 Gillbert(2019)의 논리와 같다.

26) 스웨덴에서 구역간호사(district nurse)는 방문간호사(home nurse) 역할 뿐만 아니라 건강증진 및 1차 의료에서 예방도 담당하고 있어 덴마크와는 다른 형태이다. 덴마크는 방문간호사(visiting nurse)와 재가 간호사(홈 케어 nurse)를 구분하는데 반하여 스웨덴은 단일 제도로 되어 있다.

27) 이법은 1993년에 제정되었으나 효력은 이듬해인 1994년부터 발생하였다.

에 institutional care를 받기에는 너무 건강하다고 여겨지는 사람들에게 대안적인 주거지를 제공하는데 있다. Safety residents란 자가 숙소(own-accommodation)의 대안으로 24시간 항상 대기하는 직원이 있고, 공동 lounge가 있어 같이 식사도 할 수 있는 곳을 의미하는데, semi-institutional care로 부르기도 한다.

3) 지역사회중심의 통합서비스 제공

스웨덴은 덴마크에 비하여 지역사회중심의 통합서비스 제공체계로 전환이 늦었다. 스웨덴에서 병원중심 의료체계를 지역사회중심의 의료와 사회서비스의 통합체계로 전환하게 된 배경은 덴마크와 거의 유사하다. 즉, 스웨덴도 인구고령화에 따라 새로운 패러다임이 필요하였다. 특히 스웨덴은 의료분야에서의 분업(division)과 전문화(specialization)가 서비스 제공의 분절화(fragmentation) 문제를 초래하였고, 이와 함께 서비스 공급자의 일관성(coherence)의 결여라는 문제가 제기되었다. 이와 같은 문제를 극복하기 위해서는 의료분야의 모든 참여자들 간의 관계를 새롭게 정립하기 위한 통합적인 기전(integrative mechanism)이 필요해지게 되었다(Andersson and Karlberg, 2000).

스웨덴도 전통적으로 의료는 지방정부(County Council)에서 담당하였으며, 요양서비스(social care)는 Municipality에서 담당하여 분업화 되었다. 그리고 지방정부뿐 아니라 Municipality도 징세권이 있어 별도의 재정을 확보할 수 있었다. 독자적인 재정 확보가 가능하였기 때문에 의료와 요양서비스가 따로 제공될 수 있었다. 즉, 의료는 지방정부가 담당하여 Municipality의 요양서비스와는 완전히 분리된 체계를 유지하였으며, 요양시설은 단지 병원과 1차 진료소와 협력할 것을 명기하였을 뿐 실질적인 협력이 이루어지지 못하였다. 만성질병을 갖는 고령자가 많았음에도 불구하고 사회적 패러다임(social paradigm)이 아니라 생의학 패러다임(biomedical paradigm)이 지배하여 고령자들의 의료이용이 과다해지는 문제가 있었다.

1980년대부터 경제가 침체되기 시작하여 1990년대에는 더욱 심각해져 병원도 구조조정(restructuring)을 하여 전문화와 집중화를 기할 수밖에 없었다(RCN, 2013). 응급의료는 대형병원에서 전담하고, 중소병원은 외래와 지역요양서비스를 전문적으로 제공하도록 하였다. 노인들에 대한 서비스는 지역사회로 넘기면서 1차 의료와 예방 의료를 중시하도록 하였으며, 병원서비스와 협력과 연계를 강조하였다.

1차 의료이용을 활성화시키고, 의료와 사회서비스간의 조정(coordination)을 개선하기 위하여 혁신적인 조치를 취하여 Jönköping 지역에서 Esther project가 시범적으로 실시되었으며, Stockholm 지역 안에 있는 Norrtälje 지역에서도 시범사업이 실시되었다.

Esther project에서는 연속적인 서비스 제공(continuum of care)을 위하여 서비스를 시작하는 진입과 다른 공급자에게 넘어가는 과정을 재설계하여 다음과 같은 프로그램들을 실시하였다(RCN, updated 2014; NHS Confedration website, 2017). ① 서비스 일정의 공개적 접근, ② 공급자와 공급을 지원하는 조직들 간의 협약이나 문서 그리고 소통의 통합, ③ 서비스 제공 팀별로 전화 상담의 도입, ④ 환자 스스로 사용할 수 있는 기구나 기술에 대한 교육의 실시 등이다. Esther project는 환자에 대하여 1차 의료, 병원 의료, 요양서비스(홈케어 포함) 간의 분절을 극복함으로써 연속적인 서비스 제공이 가능하도록 하였다. 그 결과 시범사업 3~5년 기간 중에 입원율의 감소, 재원일수의 단축, 진료대기일수의 단축과 같은 성과를 거두었다(NHS Confederation website, 2017).

2006년에는 Norrtälje 지역에서 세 연령 그룹(18세 이하, 19~64세, 65세 이상)에 대하여 의료와 요양서비스를 통합 제공하는 모형에 따라 계획, 재정조달, 서비스의 조직화에 초점을 둔 시범사업을 실시하였다. 시범사업을 추진하는 핵심적 요소는 Norrtälje 병원의 폐쇄에 있었다. 지역병원을 없애고 지역사회는 만성질환자에게 통합서비스를 제공하여 대상자들이 큰 불편을 느끼지 않고 생활할 수 있는가에 초점을 두었다.

이 시범사업에서는 지역의 이해당사자, 노동조합원, 지역사회 그리고 지방정부(County Council) 등의 자문과정을 거쳐 의료와 요양서비스를 제공하는 새로운 조직인 TiaHundra를 설립하고, 지역주민에게 서비스 제공을 지원하는 거버넌스 구조로 활용하였다. TiaHundra는 Norrtälje Municipality와 Stockholm County Council이 재정을 공동 부담하여 관련되는 사업요원, IT e-health 의무기록, 뇌졸중 환자에 대한 연계체계화된 환자의뢰체계, 홈케어와 개인 돌봄서비스 제공 등을 전부 새로운 조직으로 통합하였다. Norrtälje model이 정착되는 초기 단계에서는 의료진의 관심이 낮았으나, 시범사업이 진행되면서 점차 의료진들이 서비스 제공 과정(care pathway)을 결정하는데 보다 적극적인 자문을 하여 서비스의 협력 제공(coordination)을 개선할 수 있는 방법을 정립하고 예방적 서비스의 제공에 역점을 두도록 하였다.

의료와 요양서비스를 따로 제공하는 방식은 많은 단점이 있었다(Johansson and Borell, 1999). 특히 만성질병은 언제 의료적 처치가 완료되고 요양서비스가 시작되어야 할지 알기 어려운 문제가 있었다. 그리고 노인들은 의료와 요양서비스 두 가지를 모두 필요로 하는 경우가 많았다. 그런데 병원, 1차 진료소, 요양시설(nursing home), 가정으로 분화된 서비스 제공체계는 자원의 비효율적 활용, 협력의 어려움, 서비스 제공의 연속성 결여, 지방정부와 면 정부 간의 비용이나 책임의 전가 등의 문제를 야기하고 있었다. 예컨대 병원에서 의료적 처치가 완료된 노인이 퇴원하여 가정으로 왔을 경우, 노인 스스로 자신을 관리할 능력이 없다면 퇴원하지 못하고 어쩔 수 없이 병상을 장기 점유하고 있는 문제가 제기되었다. 그러나 1980년대 이후 유럽사회의 경제적인 장기 침체는 노인의료비 문제에 관용을 둘 수 없는 형편이 되었다. 그리하여 노인들을 어떻게 돌볼 것인가 하는 문제가 정치적인 이슈가 되었다.

4) Ädel 개혁에 의한 정책 전환

이와 같은 노인들의 의료이용문제를 해결하기 위하여 스웨덴은 1992년 Ädel 개혁(The Care for Elderly Reform)을 단행하였다[28]. 1992년 개혁을 하게 된 배경은 다음과 같이 세 가지를 들 수 있다(Andersson and Karlberg, 2000).

첫째, 병상 장기 점유자(bed blocker) 문제에 대한 해결책이 필요하였다. 이들은 의료적 처치가 필요한 것이 아니라 돌봄 기능이 필요하여 장기 입원하고 있으며, 이러한 노인 환자가 많아짐에 따라 전문적인 의료(고관절 수술, 심장수술 등)가 필요한 사람들이 장기 대기해야 하는 문제가 심각해지고 있었다. 특히 병상을 장기 점유하는 사람의 60%가 80세 이상의 노인들이었다.

둘째, 개혁에 대한 사회적인 압력이 심하였다. 고령으로 인한 장애를 고가의 장비나 집중적인 생의학적 처치로 완치할 수 있는 것도 아닌데 병원 입원은 비용만 들고 환자 개인의 요구에도 부합하지 못하는 문제가 제기되었다. 따라서 이와 같은 환자에게는 생의학적 패러다임이 아니라 자율적이고 생의 가치를 지향하는 관점의 지원 패러다임으로 전환시켜야 한다는 사회적 분위기가 있었다.

셋째, 경제적 측면이었는데 이 문제가 가장 절박한 배경이었다. 고령자들을 전문화된 병동에 입원시키는 것은 요양시설에 비하여 훨씬 비싸고, 병상 장기 점유자들에게는 병원이 단지 호텔 기능만 하는데도 불구하고 비싼 비용을 치러야 하는 문제가 제기되었다.

---

28) 노인 입장에서는 만성질병이라도 병원에 입원하여 생활하는 것이 가장 바람직한 방식이 된다. 병원 입원의 이점은 이미 앞에서 설명된 바와 같다. 그러나 만성질병을 갖는 노인이 퇴원하지 않고 장기 입원할 때 젊은 세대의 비용 부담이 만만찮기 때문에 스웨덴은 불가피하게 만성질병을 갖는 노인은 병원에서 퇴원시켜 지역사회에서 돌보도록 하는 개혁을 단행한 것이다.

이상과 같은 이유로 지역사회 안에서 노인을 위한 더욱 포괄적인 책임을 갖고 보다 비용-효과적인 방법을 개발할 필요성이 대두되어 1992년 Ädel 개혁을 단행하여 전문화(specialization)와 다양화(diversification)가 이루어지게 되었다(Johansson and Borell, 1999). 다양화는 Municipality 활동에서 이루어졌다. Municipality는 재가노인이나 요양시설의 노인들에 대하여 사회서비스만 전담하였는데, Ädel 개혁 후에는 의료적인 업무도 담당하게 됨에 따라 가정이나 요양시설에서도 의료적 서비스의 비중이 증가하게 되었다. 과거에는 노인들이 조금만 몸이 불편하면 병원에 입원하였기 때문에 가정이나 요양시설에서 의료적 업무는 거의 없었다. 그러나 Ädel 개혁 이후 만성적 질병을 갖거나 치매를 가진 사람들은 병원 입원이 허용되지 않았기 때문에 이러한 범주의 환자들은 지역사회에서 홈케어를 받도록 하였다. 제공되는 홈케어(home care)로는 청소, 쇼핑, 세탁, 요리와 같은 가사일과 목욕과 같은 개인 수발, 인슐린 주사나 부상 치료와 같은 의료적 처치, 그리고 정서적 및 사회적 도움(emotional and social support)과 같은 것들이 포함되었다(Szebehely and Trydegård, 2012).

반면 지방정부(County Council)에서는 의료서비스 제공에 집중하여 전문화가 이루어지게 되었다. 간호양로원은 개혁 전에는 지방정부 책임이었으나 Ädel 개혁으로 Municipality 책임으로 넘어가게 되었다. Ädel 개혁의 성과가 가장 잘 나타난 곳은 병원에서 병상 장기 점유자(bed blocker) 수의 감소와 그에 상응하여 병상 수를 줄일 수 있었다는 점이었다(Johansson and Borell, 1999). 이것은 재정 책임을 지방정부에서 Municipality로 넘김에 따른 직접적인 효과로써 의료영역의 종사자들은 가능한 한 자신의 환자를 빨리 퇴원시키고 Municipality에서는 보다 비용이 저렴한 주거 형태를 찾도록 하는 인센티브가 작동한 결과라 하겠다.

스웨덴은 1990~2000년 기간 중에 노인인구 증가에 비하여 노인을 위한 서비스 지출은 14%나 감소하였다. 그리고 2000~2009년 기간 중에 아동들에 대한 서비스 예산이 67%가 증가하고 장애인에 대한 예산이 66%가 증가함에 따라 노인들에 대한 서비스 지출의 희생은 불가피하였다(Szebehely and Trydegård, 2012). 이미 1992년 Ädel 개혁으로 병상 수를 줄이고 있었는데 2000년대의 노인에 대한 서비스 지출의 감소는 병상 수 감축을 더욱 촉진시켰다. 이와 같은 개혁의 결과 1992~2005년 기간 중에 병상 수는 무려 50%나 감축이 이루어졌다. 의료적 필요도가 남아있는 노인들도 만성질병을 갖는 경우에는 퇴원이 강요되는 지경에 이르게 되었다. 이와 같은 정책으로 인하여 Municipality

는 시설이나 재가노인들에 대한 요양서비스 제공으로 일거리가 많아지게 되었다.

Municipality 역시 재정 압박을 받고 있었기 때문에 노인들에 대한 서비스 제공을 위한 엄격한 가이드라인을 만들고 사례관리자(case manager)에게 문지기 기능을 분명하게 부여하였으며, 많은 Municipality에서는 고소득층 노인과 서비스 필요도가 낮은 노인에게는 높은 본인부담을 부과하기도 하였다(Szebehely and Trydegård, 2012). 그리고 1980년대 후반부터 세계적 추세가 된 신공공행정(New Public Management)의 영향을 받아 노인들의 서비스에 대하여 민영화(marketisation)를 도입하기에 이르게 된다.

5) 커뮤니티 케어의 등장

County Council과 Municipality간의 협력 부재와 의료와 사회(돌봄, 장기요양)서비스의 통합 제공을 위한 해결책으로 2010년 1월 1일부터 등장한 것이 care plan의 작성이다. 먼저 필요도 사정이 끝난 후에 care plan을 작성하는데 수혜자에게 필요한 서비스를 명확히 기술하고 어떤 기관이 제공해야 하는지를 명기하였다. 그리고 수혜자의 건강에 관한 주된 책임기관도 명기하였다.

돌봄이 필요하다고 느끼는 사람이 care를 Municipality에 요청하게 되면, 평가자(district nurse)는 가정의(family physician)의 지도하에 노인이 원하는 필요도를 파악하기 위하여 본인이나 가족을 면접하여, needs assessment를 하게 된다. 이때 노인이 집에서 care를 받을 수 있는지 여부도 조사하게 된다. 의료적인 처치가 필요한 경우 방문간호사에 의하여 가정에서 처치를 받을 수 있으며, 하루에 7회까지 방문이 가능한데 어떤 경우는 7회 이상도 방문하게 된다. 만약 가옥의 건축 구조 때문에 care가 제공되기 어렵다고 판단되면, 대안으로서 마지막 구원처인 시설 입소가 고려된다. Needs assessment를 하는데 활용되는 일반적인 평가 지침서는 없으며, 평가는 평가자의 재량 하에 이루어진다. 이때 평가자는 다양한 방법의 지표들을 활용하고 있다(ADL, EQ-5D, RAI, FIM, SF-36, CAN 등의 지표들이 있음).

2018년부터 의료와 돌봄의 통합서비스 제공을 위한 새로운 입법(Samordnad Individuell vardPlanering(SIP) Legislation)이 시행되었다(Ulfvarson, 2019). 이 법률에 따라 환자 가정에서 care plan 작성을 위한 모임을 갖게 되는데, 참석자들은 구역간호사(district nurse), MAS[29], home help workers와 같은 서비스 제공자와 재정을 담당하는 County

29) MAS(medically responsible nurse, Medicinskt ansvang sjukskoferska)는 Municipality 안

Council과 Municipality 대표, 그리고 환자 가족이나 친척으로 구성된다. 이때 의료와 관련된 care plan은 구역간호사(district nurse)의 책임 하에 작성되며, 돌봄과 관련된 care plan은 간호사인 MAS의 책임 하에 작성된다. Care plan은 6개월 또는 1년 뒤 follow-up meeting을 통해 평가되고 재조정 된다.

커뮤니티 케어는 덴마크와 달리 새로운 기구(Visitation)를 만들어서 하는 것이 아니라 1차 진료소에서 needs assesment, care plan 작성은 물론 서비스 제공도 담당한다.

제3절 일본의 지역포괄케어30)

일본의 지역포괄케어는 앞에서 본 유럽 국가들의 커뮤니티 케어와 여러 가지 측면에서 차이가 있다. 지역완결형을 추구한다는 점은 동일하지만 유럽형과 달리 지역포괄케어는 실행하는 주체가 불분명하며, 간호사의 역할이 다르다. 그리고 제공하는 서비스도 유럽의 커뮤니티 케어에 비하여 훨씬 다양하다. 이러한 이유로 일본의 지역포괄케어는 유럽 국가들과 별도의 절에서 다루도록 하였다.

1.「지역완결형」의료체계와「지역포괄케어시스템」

일본은 2012년부터 지역사회중심의 서비스 공급체계인 지역포괄케어를 구축하기 시작하였다.「지역포괄케어시스템」은 베이비붐 세대가 75세 이상이 되는 2025년까지 구축을 완료하는 것을 목표로 하고 있다(사회보장제도개혁국민회의보고, 2013). 이 제도는 만성질병이 중증이 되어 요양이나 간호가 필요한 상태가 되어도 병원에 입원시키지 않고 생활이 익숙한 지역에서 인생의 최후까지 지낼 수 있도록, 거주・의료・개호・예방・생활지원을 포괄적으로 제공하고자 한다. 특히 치매노인의 증가가 예상되기 때문에 치매노인이 지역사회에서 생활할 수 있게 하는 케이시스템의 구축이 중요하였다.

에서 최고위 간호사로써 home help workers들을 지휘감독하며(boss to the social care) 필요할 경우 의사에게 지원을 요청할 권리가 있다.

30) 이 절은 일본 지역포괄케어연구회(2013)를 참고하여 작성하였다.

2. 기본개념과 목표

지역포괄케어[31]라는 용어가 제도상 등장하게 된 것은 2003년 개호보험제도[32] 개혁에서 재가요양을 강조하기 시작할 때이다. 2003년 제시된 사업 방향은 2008년 '지역포괄케어 연구회'(후생노동성 사업의 일환으로)가 구성되면서 구체적인 정책으로 나아가는 계기가 되어 현재에 이르고 있다(2017년 3월, 지역포괄케어연구회는 여섯 번째 보고서를 발표). 2011년 6월 「개호보험법」 개정을 통하여 '지역포괄케어'의 법적 근거를 확보하고, 2012년 4월부터 본격적인 시행을 하였다. 이때 의료부문은 진료소(의원) 및 재가의료에 한정되었다. 2013년 '치료에서 치료・케어[33]로'라는 의료의 새로운 패러다임이 공표되면서 의료부문의 범위가 병원의료까지 확대되었다.

2013년 「사회보장개혁프로그램법」에서 지역포괄케어의 법적 정의를 다음과 같이 하였다. 지역포괄케어시스템은 만성질환이 중증이 되어 요양이나 간호가 필요한 상태가 되어도 병원에 입원시키지 않고 생활이 익숙한 지역에서 인생의 최후까지 지낼 수 있도록, 의료・개호・예방・생활지원・거주를 포괄적으로 제공하는 것을 말한다. 특히 치매노인의 증가가 예상되기 때문에 치매노인이 지역사회에서 생활할 수 있게 지역포괄케어시스템 구축을 강조하고 있다. 지역포괄케어시스템은 개호보험의 보험자인 시・정・촌이나 도・도・부・현이 지역의 자주성이나 주체성에 기초하여, 지역의 특성에 따라 시스템을 만들도록 하였다.

지역포괄케어시스템에서 강조하는 것은 ① 치매지원책에 충실, ② 의료와의 연계, ③ 고령자의 거주와 관련된 시책과의 연계, ④ 생활지원서비스의 충실이다. 지역포괄케어시스템은 고령자의 존엄과 자립생활지원을 목적으로 지역 기반(community based)과 통합적 케어(integrated care)를 축으로 하고 있다. '지역 기반'이란 지역 특성에 맞는 시스템을 강조하는 것으로 지자체(개호보험의 보험자인 시・정・촌)의 역할을 중시하고 있다.

재가요양에 치중하여 등장한 지역포괄케어는 의료와 개호, 입원 및 입소를 모두 포함하는 내용으로 하였고, 처음에는 고령자를 대상으로 추진되었으나 뒤에는 장애인, 아동,

---

31) 지역포괄케어라는 용어는 1984년 히로시마현 공립 미츠키종합병원에서 입원환자의 반복적인 재입원을 막기 위해 간호 및 의료의 재가 방문서비스를 시작하면서 명명한 것이 시초라고 알려지고 있다.

32) 일본에서의 개호란 우리말로는 요양을 의미하기 때문에 개호는 사회서비스에 속한다. 일본의 개호보험은 우리나라의 장기요양보험과 동일하다.

33) 치료・케어라는 의미는 유럽에서의 의료와 사회서비스의 통합 제공과 같은 의미이다.

생활이 곤란한 사람 등, 누구나 필요한 지원을 받을 수 있도록 한다는 보편화된 '지역공생사회'[34]로 연결되는 개념의 확대가 이루어졌다. 지역공생사회는 사회 전체가 실현해야 할 비전이라 할 수 있다. 고령자 분야에서 축적해온 지역포괄케어의 심화 및 진화는 지역공생사회 실현을 위한 필수적인 시스템이 되었다(지역포괄케어연구회, 2017). 따라서 지역포괄케어에서도 대상을 고령자로 한정하지 않고, 장애인, 아동 등을 포함한 지역주민 모두를 위한 것으로 제시되었다(지역포괄케어연구회 2013 및 2016).

3. 지역포괄케어시스템의 구성요소

1) 지역포괄케어시스템의 구성요소(지역포괄케어연구회, 2016)

지역포괄케어시스템을 구성하는 요소로서 「개호」, 「의료」, 「예방」, 「생활지원서비스」, 「주거」의 다섯 가지가 있다. 이를 구체적으로 표현하면 「개호・재활」, 「의료・간호」, 「보건・복지」, 「개호예방・생활지원」, 「주거와 주거 방식」이 된다. 이러한 구성요소는 각각의 역할에 기초하여 상호 관계를 갖고, 또한 서로 제휴하면서 재택생활을 지원한다.

다섯 가지 구성요소를 지역포괄케어연구회(2016)에서는 병렬적으로 이해하지 않고 [그림 8-1]과 같은 화분에서 식물을 키우는 화분, 흙, 그리고 꽃(잎)에 비유하여 네 단계의 수직적인 층화 연계 관계로 설명하고 있다[35].

첫째, 기본 대전제(화분 받침) : 지역에서의 지속적인 생활을 선택하는 것은 대상자 본인이기 때문에 본인의 선택과 본인 및 가족의 마음가짐이 중요함을 나타낸다.

둘째, 화분은 「주거와 거주방식」으로 고령자의 프라이버시와 존엄성이 충분히 지켜질 수 있도록 본인의 희망과 경제력에 맞는 생활기반으로써 주거 양식의 확보가 된다.

셋째, 화분의 「흙」으로 각자 거주지에서의 생활을 구축하기 위한 「개호예방」과 「생활지원」을 "흙"에 비유하고 있다[36]. 화분의 「흙」은 주민이나 다양한 활동 주체에 의하여 제공

34) 지역공생사회라는 용어는 2016년 '일본 1억 총활약 플랜'에서 처음 등장하게 되었다.

35) 화분도는 지역포괄케어의 다섯 가지 구성요소를 병렬관계가 아닌 수직적 층화 연계관계를 제시하고 있다는 것은 지역포괄케어연구회에서 발간한 자료에서 언급한 것이 아니고 필자가 이해한 내용이다. 일본 후생노동성 홈페이지에 수록된 지역포괄케어에 대한 설명 자료는 뒤에 나오는 [그림 8-2]와 같다. 이 그림은 구성요소가 병렬적으로 수록되어 지역포괄케어에서 어떠한 서비스 제공에 주력하는지 이해하는데 어려움이 있다.

36) 2012년의 화분도에서는 화분의 흙으로 복지서비스와 생활지원을 제시하였고, 꽃(잎)으로 「개호・재활」, 「의료・간호」, 「보건・예방」을 제시하였다. 그러다 2015년 화분도에서는 예방을 흙으로 복지를

된다. 생활지원은 지역사회의 다양한 주체들의 자발적 활동을 통해 이루어진다. 다양한 지역사회 활동은 고령자의 사회참여 기회를 제공하며, 개호예방 기능을 발휘할 수 있게 한다. 고령자의 사회참여를 통한 개호예방과 이웃 주민에 의한 생활지원이 충실하게 이루어지면 전문직들은 전문적 서비스에 집중할 수 있어, 재가 케어의 한계점을 해결할 수 있다. 즉, 「개호예방」과 「생활지원」이라고 하는 「흙」이 없다면 전문직이 제공하는 「개호」, 「의료」, 「보건」이라는 서비스는 충분한 힘을 발휘할 수 없고, 시들어 버린다는 것이다.

넷째, 화분에서 자라는 「꽃(잎)」 세 개는 각각 「개호・재활」, 「의료・간호」, 「보건・복지」를 나타낸다. 대상자들은 재가 생활이 확보되면, 개개인의 욕구에 따라 전문직이 제공하는 「개호・재활」, 「의료・간호」, 「보건・복지」 서비스를 받을 수 있다. 의료와 요양의 연계는 재가의료기관, 방문간호스테이션, 케어매니저, 지역포괄지원센터 등의 협동을 필요로 한다. 보건・복지는 독거, 빈곤 등의 문제를 지니는 고령자에게 신체적 자립만이 아니라, 사회적 고립 등의 지역생활 과제에 대응할 수 있게 한다.

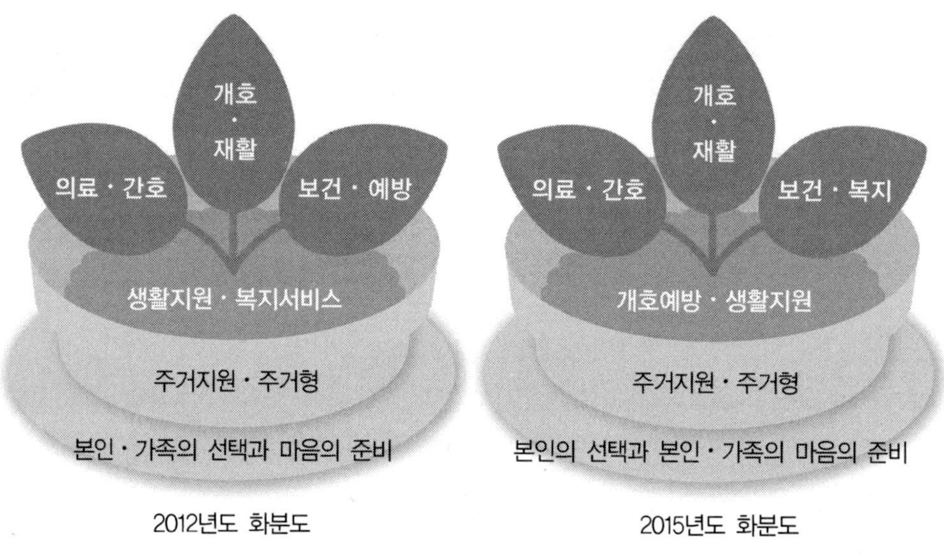

출처: 지역포괄케어연구회(2016)

[그림 8-1] 지역포괄케어시스템의 개념도

꽃(잎)으로 위치를 바꾸었고, 화분의 밑받침에 나오는 선택도 본인의 선택을 강조하고 있다.

[그림 8-1]과 같은 화분도가 제시되기 이전에는 병렬 관계로 다섯 가지 구성요소를 이해하게 되지만, 이제는 지역포괄케어시스템에서 「개호」, 「의료」, 「보건」이라는 전문적인 서비스 제공을 위하여 「개호예방」·「생활지원」이 필요하고 이것을 뒷받침하기 위하여 「주거」가 있어야 한다는 네 단계의 층화 연계 관계로 이해하는 것이 중요하다. 병렬 관계로 이해할 경우, 지역포괄케어가 추구하는 목적이 아니라 단순하게 사업내용만 보게 되는 문제가 있다. [그림 8-1]과 같이 다섯 가지 구성요소를 네 단계의 층화 연계 개념으로 이해하면 지역포괄케어가 추구하는 목적이 아름다운 꽃(통합서비스 제공)을 피우는 것이며, 생활지원이나 주거 지원과 같은 사업은 어디까지나 아름다운 꽃을 피우기 위한 지원수단임을 이해하게 된다. 지역포괄케어에서 주안점을 두는 것은 의료와 개호의 통합 제공에 관한 것이며, 생활지원이나 주거지원은 부차적인 것이다.

2) 지역포괄케어에서 갖추어야 할 기본적인 네 가지 지원요소

지역포괄케어에서 갖추어야 할 지원요소는 자조(自助), 호조(互助), 공조(共助), 공조(公助)의 네 가지이다. 먼저 자조(自助)란 자신의 일을 스스로 할 수 있도록 하는 것이다. 건강관리는 본인이 스스로 하도록(셀프케어) 하고, 서비스 이용은 본인의 경제 능력에 따라 가능하면 본인이 부담하도록 장려하는 것이다. 호조(互助)란 대상자들이 서로 도움을 통하여 생활하도록 장려하는 것으로써 관련 사업단체와 연계하여 노인들 상호간에 자원봉사 및 생애 취업을 통하여 서로 도우는 생활을 하는 것을 의미한다. 공조(共助)란 고령자가 필요로 하는 서비스는 개호보험이라는 사회보험서비스를 이용하는 것을 의미한다. 마지막으로 공조(公助)란 공적재정에 의한 도움으로써 생활보호 및 인권보호를 지원하는 것을 의미한다.

지역포괄케어시스템의 큰 변화는 시대 및 지역에 맞는 서비스 제공을 위한 것으로 우선 베이비붐 세대가 75세 이상이 되는 2025년까지 독거노인이 증가할 것이 예상되기 때문에 자조(自助) 및 호조(互助)에 대한 대비가 필요하다는 것이다. 향후 시골지역의 노인 수는 감소하고 도시지역의 노인이 증가할 것으로 예상됨에 따라 노인들 상호간에 도움을 주는 호조(互助)가 어렵게 될 수 있다. 이러한 상황에 대처하기 위하여 민간서비스 시장을 통하여 자기 스스로 대처할 수 있도록 자조(自助)를 위한 준비가 필요할 것이다. 마지막으로 후기 고령자 세대가 증가함에 따른 비용 부담에 대한 변화에 맞춰 공조(公助) 및 공조(共助)에 대한 설계가 중요하다고 할 수 있다.

3) 지역포괄케어의 서비스 제공 체계

(1) 지역포괄케어시스템의 서비스 제공 원칙

지역포괄케어는 30분 이내에 서비스가 제공되는 일상생활권역(인구 1만 정도)을 재가 고령자에 대한 통합 서비스 제공 단위로 상정하고 있다[37]. 여기서 주목해야 할 점은 지역포괄지원센터나 케어매니저는 서비스 구매자도 공급자도 아니며, 다만 대상자에 대하여 상담이나 care coordination을 담당할 뿐이다. 지자체(시・정・촌)는 서비스 구매자인데 일본은 구매자 개념이 없다. 그러다 보니 지자체는 지역매니지먼트를 통하여 지역포괄케어시스템이라는 네트워크만 유지하고 있는 셈이다[38].

(2) 주거・생활 지원의 방향

지역포괄케어가 가능해지기 위한 가장 기본이 되는 전제가 거주지의 확보이다. 앞으로 단독세대 고령자가 급증될 것이 예상되는 도시지역에서는 거주지의 확보가 가장 시급한 과제가 되고 있다. 시・정・촌과 도・도・부・현의 사이에서 주택 정비에 관한 계획이 차질을 빚는 일이 없도록 개호 및 거주지에 관한 요구를 정확하게 파악하여, 각각의 목표가 정합하도록 계획을 수립해야 한다.

소득이 적고, 재산상태가 빈약한 고령자들의 거주지 확보를 위하여 현재 갖고 있는 거주 가옥을 민간 사업자의 협력을 통하여 활용할 필요가 있다. 단독세대 고령자를 예상하여 현재 갖고 있는 거주 가옥의 보수비용에 대한 새로운 보조와 함께, 일정한 생활 지원을 고려(사회복지법인이나 NPO 등에 의한 지원이나 제휴 포함)해야 한다. 거주 지원과 생활 지원을 조합해서 실현할 수 있는 사업을 구상하거나 기존의 양호노인홈 또는 케어하우스의 활용을 검토할 필요가 있다.

생활 지원의 방향은 재택 생활을 계속하기 위하여 주거지의 확보를 전제로 의료・개호에 앞서, 「생활 지원」 기반이 필요하다. 여기에는 「관심」이나 「교류의 기회」 등도 중요하

37) 일본에서는 중학교 학군을 community로 고려하고 있다. 그러나 유럽에서는 커뮤니티 케어에서 커뮤니티 범위를 구체화하지 않고 통합서비스를 home-and community-based services (HCBS)로 칭하면서 가정이 community안에 있기 때문에 가정을 community와 동격으로 간주하고 있다.

38) 앞에서 본 바와 같이 영국은 지자체의 사회서비스과, 덴마크는 Municipality산하의 Visitation, 스웨덴은 Primary Health Care Center가 서비스 구매자 및 공급자 기능을 하는데 일본은 지자체가 네트워크만 형성해 준다는 것이 특징이다.

다. 생활 지원의 수요는 다양하고 지역차이도 크기 때문에, 「자조」, 「호조」를 기본으로 하여 다양한 주체가 다양한 서비스를 제공해야 한다. 다양한 서비스를 제공하기 위해서는 시・정・촌에 의한 지역 진단과 자원봉사자의 발굴 등 지역자원의 확보가 중요하다.

(3) 의료와 개호의 연계

복합적인 지원으로 생활을 지탱할 수 있게 하는 지역포괄케어시스템은 여러 지원 주체 간, 그리고 지원에 참여하는 전문 직종간의 연계(네트워크)가 중요하다. 지역포괄케어를 위한 연계를 위해서는 참여하는 다양한 직종들 간의 상호 이해가 꼭 필요하다. 이러한 직종 가운데 특히 간호직은 의료와 개호 사이에 있으며 여러 지원주체 및 다양한 직종 간의 제휴・협동을 촉진하는 중심적인 역할을 맡게 된다.

그리고 재택의료를 담당하는 의사에 대하여 다직종 협동(inter-professional work, IPW)을 교육할 필요가 있다. 재택의료 제휴 거점의 정비를 위해 시・정・촌이 타 지역 의사회 등의 전문직 단체 등과 협력하는 것도 중요하다. 다직종이 함께 배워 실천을 공유하는 다직종 교육(inter-professional education, IPE)의 실시도 중요하다. 가능한 한 의료 의존도를 줄이기 위해서 예방이 가능한 시점에서 개호와 케어매니저 등의 개호직에 대하여 재활・간호직의 전문가들이 초기에 적절한 조언을 해주는 것이 중요하다.

(4) 의료 : 통원 및 입원 서비스

일상적인 의료서비스는 지역의 병원, 진료소(의원), 치과진료소, 약국, 지역의 연계병원 등에서 제공하고, 급성기, 회복기, 만성기에 따른 입원서비스는 병원에서 제공한다.

(5) 개호 : 통소(재가) 및 입소 서비스

재가 서비스에는 방문요양, 방문간호, 통소요양, 소규모다기능형거택요양, 단기입소, 복지용구, 24시간 대응 방문서비스, 복합형서비스(방문간호+소규모다기능형) 등을 포괄하여 분류한다. 특히, 재가에서의 생활 한계점을 최대한으로 높이기 위해서는 1일 수회에 걸쳐 단시간 방문하는 케어(24시간 정기순회와 수시 대응형 방문요양 및 방문간호)를 보급하고 확대하고 있다.

시설이나 거주형 서비스 제공자로는 개호노인복지시설, 개호노인보건시설, 치매공동생활개호 등이 있다.

(6) 지역포괄케어의 서비스 제공체계

지역포괄케어의 서비스 제공체계를 보면 [그림 8-2]와 같이 질병이 생기면 의료를, 돌봄이 필요하면 개호로 연결되고 있다. 의료서비스의 경우는 입원과 통원서비스가, 개호서비스는 재가형과 시설주거형 서비스로 나누어진다. 그리고 커뮤니티 내에서 건강하게 살도록 생활지원과 개호예방이 이루어지고, 안정된 생활을 뒷받침하기 위하여 주거가 모형도의 가운데 위치하고 있다.

[그림 8-2]의 모형도는 앞의 [그림 8-1]의 화분도와는 달리 지역포괄케어의 다섯 가지 구성요소가 병렬적으로 나열되어 있어 지역포괄케어를 통하여 각 주체 간, 직종 간 연계를 시도하는 것이 가능한지, 그리고 연계의 궁극적인 목표가 재택 대상자에게 의료와 개호(사회)서비스의 통합 제공을 시도하는 것인지 알기 어렵게 하고 있다.

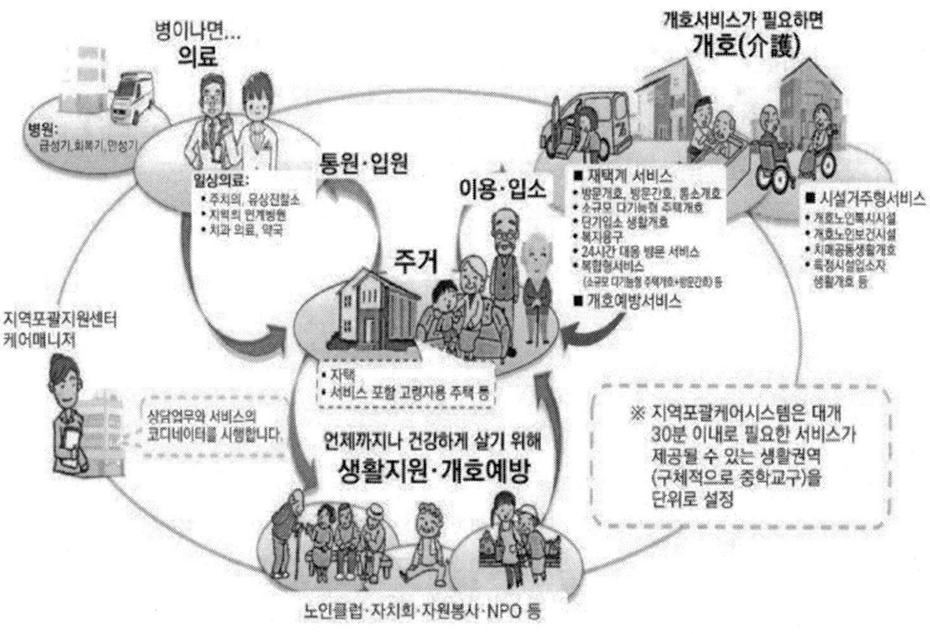

출처: 후생노동성 홈페이지

[그림 8-2] 지역포괄케어의 서비스 제공체계 모형도

4) 지역포괄케어의 추진을 위한 조직과 관리

(1) 지역포괄지원센터(2006년, 개호보험법)

지자체는 지역포괄지원센터를 설치하여 보건사(간호사), 사회복지사, 주임케어매니저의 3직종을 배치한다. 지역포괄지원센터는 팀 어프로치로 주민의 건강유지 및 생활안정을 포괄적으로 지원하는 상담기관이다. 지자체에 따라 설치 상황은 다르지만, 대체로 일상생활권역별로 설치되고 있으며, 전국적으로 지역포괄지원센터 수는 2016년 기준 6,792개소(지소 등 포함)에 달한다. 이 가운데 지자체 직영이 약 30%이며, 나머지는 민간 위탁으로 하고 있다.

지역포괄지원센터의 주요 업무는 개호예방 케어매니지먼트, 폭넓은 주민상담지원, 권리옹호(성년후견세도, 고령자학대 대응 등), 포괄적 · 지속적 케어매니지먼트 지원(지역케어회의, 케어매니저의 개별 지도 및 상담, 복합적 사례에 대한 지도 및 조언)이다. 특히, 지역포괄지원센터가 지역케어회의를 주최하여, 다양한 직종이 통합적 서비스를 제공할 수 있도록 연계 및 네트워크화 등, 지역포괄케어의 거점 기능을 하고 있다.

지역포괄지원센터는 개호보험의 등급을 받은 인정자에게 요양서비스를 받을 수 있는 시설이나 재가시설 및 재가개호지원사업소에 관한 정보를 제공하여 인정자들이 요양서비스를 받는데 지장이 없도록 상담해주고 있다. 또한 지역포괄지원센터는 개호예방을 위한 상담센터로서 기능하며 개호 대상자의 개호보험 신청도 도와주고 있다. 원래 지역포괄지원센터의 주된 서비스 대상은 개호보험의 요지원 1, 2 등급과 건강한 고령자들이었다.

(2) 지역케어회의

시 · 정 · 촌 단위로 구성되는 지역케어회의는 고령자 개인에 대한 개별지원과 지역과제를 파악하여 지자체의 기반정비(주거지원, 생활지원)를 효율적으로 추진하기 위한 지원주체가 된다. 즉, 지역케어회의는 개별지원(개호 및 의료)과 지역단위지원(주거지원, 생활지원)을 원활하게 추진하기 위하여 활용되고 있다. 회의의 목적은 개별 사례의 지원 내용을 검토하여 ① 케어매니저의 케어매니지먼트 지원(개별 사례의 과제 해결), ② 지역포괄지원의 네트워크 구축, ③ 지역 과제를 파악하여 지자체의 기반 정비로 연결하는 것이다. 회의는 지자체의 의뢰로 지역포괄지원센터가 주최하며, 참석자는 공무원, 지역포괄지원센터 직원, 개호서비스 사업자, 의료 관계자, 민생위원, 케어매니저 등이 된다. 현장의 케어매니저 등이 지역포괄지원센터 등과 협력하여 지역케어회의를 적극 활용하는 것이 중요하다.

(3) 지자체에 의한 지역매니지먼트(지역포괄케어연구회, 2016, 2017)

지역포괄케어의 실현을 위해서는 지역 단위에서 다양한 관계기관 간의 조정은 불가피하며, 지역 전체를 내다보고 중립적인 입장에서 지역매니지먼트를 할 수 있는 지자체가 중심적 역할을 하여야 한다. 지역매니지먼트는 지역포괄케어를 위한 지자체의 주요 역할이 된다.

지역매니지먼트란 지역의 실태파악 및 과제 분석을 통해서 지역의 공동 목표를 설정하고 관계자 간에 공유하며 계획의 PDCA(수립 → 실행 → 평가 → 수정) 사이클을 반복하면서 목표 달성을 위한 활동을 지속적으로 개선하는 것이다. 2018년 개정된 「개호보험법」은 지자체에 의한 PDCA 사이클의 추진을 강화하도록 하고 있다. 여기에는 개호보험사업계획을 수립, 집행, 실적 평가를 포함하고 있다.

지역매니지먼트는 준시장체제(quasi market)에서 서비스 제공자의 자유로운 진입과 경쟁을 추진했던 이제까지의 노선과 달리, 지자체 주도의 협력을 추구하는 새로운 전환으로 평가된다(二木立, 2017). 그 배경에는 자유 진입과 경쟁에 따른 지자체간의 격차, 또는 동일 지자체 내의 지역 간 격차 문제가 자리 잡고 있다.

(4) 의료와 요양의 연계에서 케어매니저의 역할

케어매니저는 고령자에게 개호보험서비스나 그 외 서비스를 조합한 케어 플랜을 작성하여, 이용자의 삶의 질 향상을 위해 지원한다. 개호인정자는 가정, 병원이나 시설에 입소, 다시 재가 복귀 등과 같이, 건강상태에 따라 다양한 생활지원과 서비스를 조합한 시기적절한 지원이 필요하다. 이때 의료와 요양 등의 다 직종 연계가 요구되며, 거택개호지원사업소의 케어매니저와 시설의 케어매니저 등의 연계도 중요하다.

2013년 현재, 거택개호지원사업과 지역포괄지원센터 등을 합하여 4만여 사업소에 13만 5천 명 정도의 케어매니저가 활동하고 있다(배치기준 : 이용자 35명당 케어매니저 1명). 케어매니저는 거택개호지원사업소를 통하여 거택서비스(방문요양, 방문목욕, 방문간호 등)를 받고자 하는 인정자에 대하여 needs assessment를 하며, 이를 토대로 care plan도 작성한다. 거택서비스를 받고자 하는 인정자 대부분이 거택개호지원사업소를 통하여 거택서비스를 이용하지만, 일부 인정자는 본인이나 가족이 스스로 거택서비스를 제공하는 기관에 연락하여 서비스를 이용하기도 한다.

시설 이용을 원하는 인정자들은 지역포괄지원센터가 제공하는 정보를 토대로 자신이 이용할 요양기관을 선택하며, 이때 요양기관에는 케어매니저가 고용되어 있어 시설 입소자의 needs assessment와 care plan 작성을 한 후 케어를 제공하게 된다.

(5) 의료와 요양의 연계에서 간호사의 역할

의료의존도가 높은 고령자의 재가생활을 지원하기 위해서는 다 직종 연계가 필요하며 이를 위해서는 간호사의 역할이 중요하다. 생활을 지원하는 방문간호에는 질병, 투약, 신체적인 증상을 이해하는 간호사가 이용자의 상태에 따른 적절한 케어만이 아니라, 다 직종 전문인력과 연계하여 필요한 생활지원 서비스를 연결하는 역할을 할 필요가 있다(斎藤訓子, 2016). 방문간호사는 주로 방문간호스테이션에서 일하고 있다.

병원에서 근무하던 간호사가 지역사회에서 방문간호사로 바로 활동할 수 있는 것은 아니다. 재가에서의 의료 및 개호 등의 요구사항, 응급상황 등에 대한 적절하고 유연한 대응 및 빠른 판단력뿐만 아니라 병원에서 환자를 보는 시각과 달리 재가 환자를 보는 시각이 필요하기 때문에 방문간호사로 활동하는데 필요한 교육이 요구된다.

지역포괄케어의 방문간호 추진 형태로 방문간호와 소규모다기능형개호를 통합 제공하는 복합형 서비스 보급을 추진하고 있다(정기순회・수시 대응형 방문간호・개호 : 등록된 집을 하루에도 여러 번 방문하여, 등록자에게 방문간호・방문개호・통소・숙박의 네 가지 서비스를 제공하는 것이 가능함). 복합형 서비스는 포괄수가로 네 가지 서비스의 이용 횟수에 관계없이 1개월 치의 수가가 적용되어 일정 수입이 안정적으로 확보될 수 있다는 점에서 일본간호협회도 적극 찬성하고 있다.

지역포괄케어에서의 코디네이터 역할도 방문간호사로써는 중요하다. 의료 의존도가 높은 고령자의 경우, 방문간호사는 의사・약사・물리치료사・사회복지사 등을 통하여 치료・개호서비스를 받을 수 있도록 조정하고, 의료지식이 부족한 케어매니저가 다양한 서비스를 관리할 수 있게 다 직종 연계의 코디네이터 역할도 하게 된다.

4. 유럽의 커뮤니티 케어와 일본 지역포괄케어의 차이점

1) 기본 원칙

일본은 자국의 실정에 부합하는 「지역완결형」 의료체계로서 지역포괄케어를 구축하고 있다. 그러나 이 모형은 유럽의 커뮤니티 케어와는 다양한 측면에서 차이가 있다.

유럽지역에서는 인구고령화와 함께 완치가 어려운 만성질환을 갖는 노인들이 병상을 장기간 점유함으로써 국민 부담을 증가시키는 문제를 해결하기 위하여 지역사회 중심의 의료와 사회서비스를 통합하는 모형을 1980년대부터 실행하여 왔다. 즉, 덴마크나 스웨덴의 경우 1990년대에 비하여 급성기 병상수와 함께 입원일수도 크게 단축시켜 병상 장기점유자(bed-blocker) 문제를 해결할 수 있었다. 이 모형은 대상자인 노인층의 복지를 증진시키려는 의도보다는 이용자인 노인층에게 불편을 끼쳐 병원 입원을 줄이고, 대신 가정에서 의료와 돌봄을 받음으로써 고령사회가 주는 경제적 부담을 줄이는데 목적을 두고 있다.

일본도 지역포괄케어를 통하여 고령자가 병원에서 생을 마감하는 것이 아니라 지역사회자원을 활용하여 가정에서 의료와 개호서비스를 받으면서 지역사회에서 케어를 완결함으로써 서비스 이용경로(care pathway)를 바꾸고자 하는 것은 거의 같다고 할 수 있다. 그러나 일본은 노인층의 복지를 축소시키는 장치가 없어 고령사회가 주는 경제적 부담을 줄이기보다는 어떤 측면에서 복지의 방향만 바꾸는 것으로 인식될 수 있다.

일본의 지역포괄케어에서 제공하는 세 가지 사업내용으로 ① 생활지원/복지서비스 제공, ② 의료・개호・예방서비스의 통합 제공, ③ 대상자 본인 및 가족의 마음가짐으로 하고 있었다. 덴마크나 스웨덴은 일본의 세 가지 사업내용 가운데 두 번째인 서비스의 통합 제공을 중심으로 커뮤니티 케어가 전개되는데 반하여, 일본은 서비스의 통합 제공보다는 다른 두 가지 내용을 중점으로 하고 있어 큰 차이가 있다. 특히 지역공생사회 문제가 같이 제기됨에 따라 서비스의 통합 제공은 후 순위가 되고 오히려 노인층과 함께 장애인, 아동, 생활이 곤란한 사람 등, 누구나 필요한 지원을 받을 수 있도록 하는 등으로 새로운 복지서비스를 추가하고 있는 느낌이 든다.

일본의 지역포괄케어가 새로운 형태의 복지제도가 추가되었다는 생각이 드는 것은 처음에는 진료소만 대상이던 것이 병원의료까지 확대된 것과 주치의 제도가 확립되지 못하여 방문간호가 입원서비스를 대체하기 어려운 점 등을 들 수 있다. 그리고 덴마크나 스웨덴에서는 점진적으로 축소시키는 거주 지원(양노노인홈, 케어 하우스 등)을 그대로 존속시키고 있는 점도 차이가 있다.

그리고 유럽에서는 재가 노인에게 의료서비스를 제공하는데 있어서 주치의의 처방만 있으면 방문간호사가 주사는 물론 마취가 필요 없는 수술도 할 수 있어 주치의의 왕진은 거의 생각할 수 없는 수준으로 되어 의료비 절감에도 기여하고 있다. 그런데 일본은 방문간호사의 역할이 유럽과 달리 크게 제한적이다 보니 병원에 봉직하는 의사의 왕진도 이루어져 의료비 감소에도 크게 기여하지 못하는 문제가 있다.

2) 커뮤니티에 대한 개념의 차이

북유럽의 덴마크나 스웨덴은 커뮤니티를 특별히 정의하지 않고, 전통적으로 내려온 지역사회공동체를 Commune으로 부르고 있었고, Commune의 행정을 Municipality에서 담당하고 있었기 때문에 Municipality가 자연스럽게 커뮤니티가 되었다.

일본은 최하위 행정단위인 시・정・촌을 커뮤니티로 여기지 않고 지역포괄케어의 관리 단위를 인구 10,000명을 기준으로 하는 중학교 학군을 커뮤니티로 인위적으로 구분하였다.

커뮤니티 케어라 하여 커뮤니티를 인위적으로 구분할 필요는 없다. 대상자의 가정이 지역에 있기 때문에 가정이 있는 지역사회를 커뮤니티로 간주하면 될 일이다. 즉, 커뮤니티를 굳이 구분하지 않아도 지역포괄케어를 수행하는데 장애가 되지 않는다. 일본도 지역포괄케어를 주도하는 지역케어회의가 시・정・촌 단위로 운영되고 있으며 회의의 소집과 같은 일을 행정기관의 요청으로 하는 등으로 이루어지고 있어 중학교 학군과 같은 임의적인 구분은 의미가 없어졌다.

3) 케어의 내용과 제공방법

일본은 유럽 국가들과 비교할 때 케어를 제공하는 방법이 전혀 다르다고 하겠다. 일본은 건강보험에서 보험자는 구매자 기능만 하고 서비스 공급은 공공 및 민간의료기관과 계약을 맺어 제공하는 것과 같이 지역포괄케어인 의료와 개호서비스도 보험자는 구매기능만 하고 서비스 공급은 공공 및 민간사업자와 계약을 맺어 하고 있다.

그러나 유럽의 덴마크나 스웨덴은 재정을 조달하는 구매자가 Municipality가 되고 서비스의 공급도 Municipality가 직접 제공하는 특징이 있다. 즉, 덴마크는 Municipality

에 속한 Visitation이 스웨덴은 Municipality별로 설치되어 있는 1차 진료소(Primary health care center)에서 의료와 돌봄서비스를 제공하고 있다.

제공되는 서비스에도 차이가 있다. 일본은 지역포괄케어라는 용어를 사용함으로써 문자 그대로 지역사회에서 포괄적인 케어를 제공하겠다는 뜻으로 의료와 개호서비스는 물론, 개호예방, 생활지원 그리고 주거문제까지 다룸으로써 덴마크나 스웨덴의 통합서비스보다 훨씬 복합적 개념을 띄고 새로운 복지제도의 형태가 되고 있다.

덴마크나 스웨덴도 고령자를 위한 생활지원이나 주거서비스와 같은 서비스는 Municipality의 업무에 속하지만 이것을 의료와 요양의 통합서비스와 묶어서 다루지 않고 커뮤니티 케어는 불필요한 입원을 줄이되, 그 대안으로 가정에서 방문간호사와 Home helper의 도움으로 케어를 받도록 하고 있다. 그리고 덴마크나 스웨덴은 간호양로원과 같은 시설도 새로 짓지 않고 가급적 노인이 가정에서 커뮤니티 케어로 지내도록 하고 있다. 물론 덴마크나 스웨덴도 주거 지원을 하지만 주로 housing adaptation이라 하여 주택개량(장애를 가진 사람이 생활할 수 있도록 문지방을 없애거나 화장실이나 침상에 손잡이 설치 등)에 치중하고 있다.

덴마크나 스웨덴은 지역사회의 다양한 자원(1차 의사, 방문간호사, 물리치료사, home helper, 가족 및 친지)을 활용하여 가정에서 의료와 요양서비스를 통합적으로 이용할 수 있도록 하는 의료나 케어의 이용경로(care pathway) 변경을 강조하는데 반하여 일본은 자원 활용과 서비스 제공까지 포함하여 지역포괄케어로 하고 사업이 다양하게 전개되어 새로운 형태의 복지제도가 추가되었다고 볼 수 있다.

덴마크나 스웨덴은 대상자를 고령자 위주로 하는데 반하여 일본은 '지역공생사회'를 강조하여 장애인, 아동, 생활이 곤란한 사람까지 모두 포괄함에 따라 사업의 범위가 확대되어 북유럽국가들의 커뮤니티 케어와는 다른 양상을 보이고 있다. 덴마크나 스웨덴에서도 고령자 위주로 하되 정신적이거나 육체적인 장애를 가지면 자연스럽게 대상자가 되고 needs assessment를 통하여 장애를 가진 고령자에게는 해당 전문인력(예컨대, 물리치료사, 작업치료사, 정신과 의사 등)이 서비스를 제공하는 단순한 시스템으로 운영한다.

4) 통합서비스 제공과 서비스 제공 경로(care pathway)의 변화

덴마크나 스웨덴은 1차 의료와 사회(돌봄)서비스가 지역사회자원을 활용한 방문간호활동을 통하여 원활하게 제공되고 있으며 의료와 사회서비스의 통합이 이루어지고 있기에 지역사회 중심의 통합서비스 제공체계가 확립되어 있다. 특히 덴마크나 스웨덴은 통합서비스의 제공 목적을 만성질환에 대해서는 가급적 병원 이용을 억제시키고 1차 의료 중심의 홈 케어를 통한 서비스 제공경로(care pathway 혹은 referral pathway)의 변경에 초점을 두고 있다.

그러나 일본의 통합서비스 제공은 그러한 단계에 까지는 이르지 못하고 있으며 2013년 「사회보장제도개혁국민회의보고」에서 지역포괄케어를 통하여 지역완결형 의료체계라는 서비스 이용경로의 변경을 추구하고 있으나, 이 문제에 대하여 그렇게 효과적인 정책이 이루어지지 못하고 있는 실정이다. 즉, 지역포괄케어의 핵심목표는 [그림 8-1]에서 볼 수 있는 「꽃」인 의료와 개호의 통합 제공인데 이러한 목표가 화분도를 보면 명확히 이해되지만 [그림 8-2]에 나타난 후생노동성의 지역포괄케어 설명 자료를 보면 지역포괄케어의 목적이 오히려 모호해지는 문제가 있다.

제4절 우리나라의 통합서비스 제공모형39)

우리나라에서 지역사회를 중심으로 통합서비스(이하 커뮤니티 케어)를 제공하기 위해서는 매우 정교한 설계가 필요하다. 정교한 준비가 없는 가운데 지역사회중심으로 할 경우, 병원을 퇴원하여 가정으로 돌아간 환자는 가족이 돌봐야 하는 문제가 생겨 다시 병원이나 요양시설을 찾게 되어 국민들만 불편하게 하고 의료비 관리도 어려워지는 문제가 생긴다.

이 절에서는 병원중심의 의료체계를 지역사회중심의 커뮤니티 케어 제공체계로 전환하기 위한 준비에 관하여 서술하기로 한다. 여기서는 우리나라에서 커뮤니티 케어 제공체계의 대략적인 윤곽만 제시할 뿐 구체적인 설계까지 하는 것은 한계가 있다.

---

39) 이 부분은 이규식 외(2017; 2019)를 토대로 수정・보완하였다. 우리나라가 2019년 6월부터 커뮤니티 케어를 위한 선도사업을 실시하였으나 제대로 작동되지 않아 실패를 하였기 때문에 이 절에서 커뮤니티 케어에 대한 이론에서부터 실행을 위한 필요한 조치까지 새로 다루었다.

1. 커뮤니티 케어 제공모형의 검토

지역사회중심의 커뮤니티 케어를 제공하기 위해서는 세 가지 모형을 검토할 수 있다. 첫째는 제7장에서 설명된 미국의 통합의료모형인 ACO 모형이다. 둘째는 북유럽에서 도입하여 운영하는 지역사회중심의 의료와 사회서비스를 통합 제공하는 커뮤니티 케어 모형이다. 셋째는 일본의 의료・복지・요양・예방을 통합하는 지역포괄케어 모형이다. 이 세 가지 모형을 중심으로 우리나라에 적용하는데 적합한 모형을 모색할 필요가 있다.

먼저 주목해야 할 점은 미국의 통합의료모형인 ACO 모형과 유럽에서 도입된 공적재정으로 운영되는 지역사회중심의 의료와 사회서비스 통합제공모형이 다른 관점에서 운영(Nolte and McKee, 2008)되는 점을 염두에 두어야 한다. 먼저 미국의 ACO 모형은 보험조직에 가입한 제한된 인구집단(defined population)을 대상으로 연계된 연속적 서비스(coordinated continuum services)를 제공하는 것을 목표로 한다. 이 모형은 가입인구의 건강상태나 건강산출물을 제고하기 위하여 임상적 및 재정적인 책무를 질 것을 원하는 공급자 조직의 네트워크라 할 수 있다(Shortell et al., 1994). 미국 ACO 모형은 관리의료(managed care)의 관점을 반영한 것인데 두 가지 점을 강조하고 있다. 첫째는 대상자가 보험의 가입자(매월 정해진 보험료를 납부하는 사람)라는 점이고, 둘째는 재정조달과 서비스의 통합이라는 점이다. 미국의 통합의료는 재정조달과 서비스 제공이라는 별개 기능의 통합(integration of financing and delivery)과 의료기관의 수직적 통합이라는 두 가지 점에 초점이 놓여있다(Nolte and McKee, 2008).

반면 북유럽 국가의 통합서비스 모형은 다른 영역, 즉 치료와 돌봄(cure와 care)의 통합을 의미한다. 미국은 통합의료체계(integrated delivery system)의 개념인 반면에 유럽은 통합서비스(integrated care)의 개념인 커뮤니티 케어이다. 따라서 다른 관점에서 운영되는 제도를 비교하기는 쉽지 않다. 그리고 미국은 대상자가 보험조직의 가입자로 한정되는데 반하여 북유럽 국가들은 지방정부인 Community가 주민의 신청을 받아 needs assessment를 통하여 사전에 대상자를 선정하는 점이다. 그러나 미국의 통합의료는 보험회사가 CMS로부터 ACO 모형을 승인받고, 메디케어나 메디케이드 적용자가 해당 ACO를 선택하면 적용 대상이 된다. 그러나 북유럽의 지역사회중심 통합서비스(커뮤니티 케어) 적용 대상자는 지역사회에 거주하는 주민으로서 특정 조건– 즉, 만성질병/ADL 상의 문제/장애(발달 및 인지장애)를 갖는 사람–을 갖는 사람의 신청으로 필요도 사정을 통하여 선정[40]되기 때문에 미국의 ACO 모형과는 대조가 된다(Nolte and McKee, 2008). 북유럽형의 통합서비스는 지역사회의 Municipality 예산으로 제공하기 때문에 제도 전환이 용이한 특징이 있다.

그러나 미국의 관리의료에서 채택하고 있는 여러 가지 요소, 예컨대 사례관리(case management)와 같은 요소는 유럽의 통합서비스 접근(integrated care approaches)의 필수적인 부분이 되기도 한다. 그래서 유럽의 통합서비스를 미국의 관리의료와 연결시키려고 하거나 동일하게 간주하려는 연구자들도 있다(Nolte and McKee, 2008). 2017년에는 영국의 국영의료제도(NHS)에서 ACO 도입 의향을 밝힘으로써 논쟁이 되고 있다[41](Burki, 2017).

한편 일본의 지역포괄케어는 대상자가 개호보험의 요 보호자나 요 개호자로 선정된 사람들이다. 따라서 대상자 측면에서는 북유럽의 커뮤니티 케어모형과 유사하다. 그러나 일본형은 의료와 요양서비스의 통합에 이르지 못하고 아직도 대부분의 시・정・촌은 통합의 1단계인 linkage에 머물고 있고, 일부 시・정・촌만 2단계인 coordination 단계에 머물고 있으며, 유럽의 커뮤니티 케어와는 다소 다른 모형이다. 따라서 일본의 모형을 따르기는 검토되어야 할 과제가 많이 남아 있다. 일본의 지역포괄케어를 우리나라에 적용할 경우 우리나라도 일본과 유사하게 지역사회에서 제공할 수 있는 모든 서비스를 커뮤니티 케어에서 포괄적으로 제공해야 하는 새로운 복지제도로 인식할 것이기 때문에 노인의 복지나 삶의 질 향상에 목적을 둔다면 몰라도 의료와 사회서비스의 통합을 통하여 입원일수를 단축하고 병상수를 줄이는 것을 목표를 설정할 경우에는 실패할 것이다.

우리나라의 많은 연구자들은 미국 ACO 모형의 도입을 제안하고 있다. 그러나 필자의 견해로는 미국형 ACO 모형의 도입은 용이하지 않을 것으로 판단된다. ACO 모형은 CMS라는 정부 기관이 재정을 갖고 민간 보험회사가 ACO 모형을 채택할 때 ACO 가입자 수에 해당하는 재정을 인두정액으로 이전하여 ACO가 재정과 서비스를 통합 운영하는 형태이다. 따라서 민간 보험회사에 따라 채택하는 ACO 모형도 다양하고 ACO 안에서 공급자

40) 커뮤니티 케어 대상자 선정은 Municipality에서 본인이나 가족의 신청을 받아 needs assessment라는 심사절차를 통하여 보호대상자로 확정을 받아야 한다.

41) NHS England는 2014년 가정의와 병원 간에, 신체건강과 정신건강 간에, 그리고 의료와 사회서스 간에 서비스 제공에 장벽이 있기 때문에 이를 깨기 위한 결정적인 조치가 필요하다는 발표를 하였다. 그 후 GPs와 의료체계의 다른 부분 간의 예산을 결합하고 서비스 연계를 강화하기 위한 통합의료(integrated care)가 추진되었는데, 그 일환으로 ACO가 거론되었다.

에게 진료비를 지불하는 방법도 다양하다. 미국은 병원이 개방형으로 되어 의사서비스와 병원서비스는 분리되어 통합의료의 필요성이 있지만 우리나라는 폐쇄형 병원이라 의사서비스와 병원서비스는 이미 통합되어 있기 때문에 미국식 통합의료의 필요성이 크지 않다는 점도 유의하여야 한다. 그리고 ACO 모형은 재정과 서비스 제공의 통합으로 구매자와 공급자가 통합된 모형이다. 1990년대 이후 서유럽 국가의 의료개혁의 핵심 과제의 하나가 구매자와 공급자의 분리를 통한 구매자의 전략적 활동을 통한 의료체계의 효율화와 함께 반응성을 제고하는 것이었다. 우리나라는 이미 구매자와 공급자가 분리되어 있고, 구매자를 어떻게 전략적 구매자 기능을 할 수 있도록 스튜어드십을 정립하느냐가 개혁과제가 되고 있는데 ACO 모형은 이와 같은 정책방향과 맞지 않는 문제도 있다.

북유럽에서 채택하고 있는 지역사회중심의 커뮤니티 케어는 우리나라와 같이 병상이 과다하고 병원입원이 많은데다, 요양병원이라는 특별한 형태의 의료기관이 입원의료를 조장하는 현실을 감안할 때, 건강보험의 지속가능성을 위해서도 유럽모형인 커뮤니티 케어를 채택하는 것이 바람직 할 것이다. 북유럽 국가들은 1980년대 이후 경제상황의 악화에 대비하여 자국 경제가 감내할 수 있고 미래세대에 부담을 주지 않는 범위의 의료체계를 유지하기 위하여 커뮤니티 케어를 도입하게 된 것이다. 앞에서도 언급한 바와 같이 북유럽국가들이 도입한 커뮤니티 케어는 노인복지를 향상시키는데 있는 것이 아니라 완치가 어려운 만성질병에도 불구하고 장기 입원하여 의료비부담만 높이는 문제를 해결하기 위한 대안으로 병원 입원 대신에 노인들을 가정에서 방문간호와 홈 헬퍼로 대처하도록 한 방식이다. 노인층의 입장에서 볼 때 병원 입원보다 재가 서비스가 훨씬 불편하지만 미래를 위하여 이를 감내해야만 하는 제도인 것이다. 북유럽국가들은 커뮤니티 케어의 도입으로 병상 수의 감축과 함께 병원 입원을 줄였고, 심지어 간호양로원과 같은 시설도 줄여 미래를 대비할 수 있게 되었다.

우리나라에서 유럽형의 커뮤니티 케어를 당장 도입하기는 사정이 허락되지 않는다. 그렇다고 출산율이 세계에서 가장 낮아 고령화 문제가 갈수록 심각해지는데 미래를 생각하지 않고 노인층의 새로운 복지정책의 형태로 통합의료를 도입하였다가는 의료재정의 파탄으로 건강보험제도는 물론 의료공급체계도 파탄을 면치 못할 것이다. 지금부터라도 노인층의 의료비 지출을 관리하기 위한 유럽식의 커뮤니티 케어를 도입하는 것이 타당해 보인다[42].

---

42) 필자는 이 책의 개정판(2018)에서 일본의 지역포괄케어가 우리나라에서 적합한 모형이 될 것이라는

2. 커뮤니티 케어 모형의 설계[43)]

북유럽의 커뮤니티 케어 모형을 택하여 지역사회중심의 통합서비스 체계를 설계할 경우 대전제는 이 제도가 새로운 복지모형이 아니라 노인층들에게 다소 불편함을 끼치더라도, 의료의 과다이용을 억제하여 장차 닥쳐 올 의료재정 위기를 극복하고 미래세대의 부담을 줄이기 위한 불가피한 정책임을 인식하는 것이 중요하다.

1) 지역사회중심의 의료와 요양서비스의 통합 제공

커뮤니티 케어는 가정에 거주하는 대상자를 상대로 제공하여 불필요한 입원을 차단하는 효과를 가져야 한다. 소위 사회적 입원이란 의료적 측면에서 꼭 필요하지 않지만 가정에서 돌보는 것이 쉽지 않아 병원(요양병원 포함)이나 요양시설(간호양로원 포함)에 입원하는 것을 의미한다. 사회적인 입원이 이루어지는 것은 세 가지 요인이 있다.

첫째, 만성질병을 지니고 있으며, 일상활동이 불편한 고령자를 가정에서 돌보는 것이 어려워 병원이나 요양시설을 이용하는 경우이다. 고령자 입장에서는 병원이나 요양시설에 입원하게 되면 식사, 청소, 세탁과 같은 일상의 가사활동을 할 필요가 없어지고, 시설에는 다른 입원자가 있기 때문에 외로움도 달랠 수 있는 이점이 있다.

둘째, 입원에 따르는 대부분의 비용이 건강보험(병원 입원)이나 요양보험(요양시설 입소)에서 조달되고 본인은 일부만 부담하게 되는데 본인부담분을 해결할 능력이 있으면, 입원이 편리한 방법이 된다.

셋째, 장기입원은 요양병원이나 요양시설의 서비스가 질적으로 보장될 경우, 많이 선호 된다. 만약 본인이 부담하는 비용으로 가정에서와 같은 편리함이나 안락함이 유지된다면 입원이 장기화될 수 있다.

만약 사회적 입원이 장기화된다면 이러한 현상이 병상 장기 점유자(bed blocker) 문제가 된다. 병상 장기 점유 현상은 입원하는 고령자 입장에서는 편리하겠지만, 고령인구가 전체 인구의 20% 이상이 되는 초고령사회가 되면 건강보험료(요양보험료 포함) 부담이 높아져 이를 부담해야 하는 젊은 인구층의 부담이 과중해지는 문제가 있다.

주장을 하였으나, 일본 제도는 자칫 새로운 노인복지정책으로 인식될 수도 있어, 의료의 과다이용을 관리해야 할 우리의 입장에서는 부적합하다고 입장을 바꾸었다.

43) 이 부분은 이규식 외(2017; 2019)의 내용을 수정・보완하였다.

사회적 입원의 장기화를 막기 위해서는 만성질병을 갖고 일상생활이 어려운 고령자를 지역사회에서 수용할 수 있는 시스템을 만들어야 한다. 이때 유의해야 하는 것은 고령자가 요양병원이나 요양시설에 입원하는 비용(보험부담과 본인부담을 합한 비용)에 비하여 지역사회에서 의료와 돌봄을 통합 연계하여 제공하는 커뮤니티 케어의 비용이 적어야 한다. 그리고 돌봄서비스를 간호양로원에 입소하여 받는 것이 가정에서 받는 것보다 재정적으로 유리하다는 잘못된 인센티브가 작동하여서는 병상 장기점유 문제를 해결할 수 없다[44]. 결국 고령자의 불편함과 사회보험의 비용이 교환(trade-off) 되어야 통합서비스인 커뮤니티 케어가 실행 가능해질 것이다.

가정에서 생활하는 대상자에게 필요한 의료서비스 제공은 지역사회에 개업하고 있는 1차 의사가 담당을 해야 한다. 그런데 일상활동이 불편한 고령자가 의료적 필요가 있을 때마다 1차 의원을 방문한다는 것은 매우 어려운 일이다. 이러한 문제는 방문간호사를 동원하여 해결하여야 한다. 방문간호사는 대상자 가정을 방문하다 문제를 발견하면 대상자의 주치의에게 연락하여 의료적 개입을 받도록 한다. 이 때 방문간호사는 대상자의 주치의에게 보고하고 주치의의 지도(처방)에 따라 간단한 처치(주사, 상처 치료 등)를 하고 의사의 처방에 따라 필요한 의약품의 구매도 할 수 있어야 한다. 이때 주치의와 환자 간에 원격의료를 통하여 의사가 지시를 하거나 처방을 한다면 매우 쉽게 의료적 서비스가 제공될 수 있다. 원격의료를 도입하더라도 의사의 지시나 처방을 환자가 이해할 수 없기 때문에 원격의료는 의사와 환자를 대리하는 방문간호사 간에 이루어지는 것이다. 이와 같이 가정에서의 의료적 필요도를 원활하게 충족하기 위해서는 대상자가 1차 의사를 주치의로 정해 놓고 이용해야만 의사와 대상자 간에 원만한 소통이 이루어져 편리하게 의료적 욕구를 해결할 수 있다[45].

가정에 있는 고령자는 의료적 필요 외에 일상적인 활동이 불편하기 때문에 돌봄(요양)서비스를 필요로 한다. 따라서 방문간호사는 요양보호사에게 연락하거나 요양보호사가 독자적으로 고령자 가정을 방문하여 돌봄서비스(personal care)를 제공하게 된다. 그리고 방문간호사가 물리치료와 같은 특별서비스가 필요한 대상자를 발견하면 역시 주치의의 처방을 받아 물리치료사에게 연락하여 서비스를 제공하게 된다. 대상자가 기능적인

44) 덴마크는 잘못된 인센티브 구조를 고치기 위하여 간호양로원에 입소하는 경우, 입소자에게 시설의 본인 주거비용을 받음으로써 가정에서 요양서비스를 받는 사람과 비용부담에서 형평을 기하도록 하였다.

45) 모든 국민에게 주치의를 두도록 하지 않고 커뮤니티 케어 이용자에게 한정하여 적용한다.

재활 훈련이 필요하다고 판단되면 역시 주치의의 처방전을 받아 물리치료사나 작업치료사에게 연락하여 기능 회복 훈련을 제공하게 된다.

고령의 대상자가 회복 불능의 생의 마지막 단계에 이르면 호스피스를 통하여 완화의료(palliative care) 서비스도 제공할 필요가 생긴다. 이러한 가운데 폐렴과 같은 급성기 질병에 이환될 경우, 방문간호사는 주치의에 연락하여 급히 병원으로 이송해야 한다. 물론 급성기 질병이라도 병원에 입원하지 않고 개업의사(주치의 또는 개업전문의)의 처치로 치료가 가능한 경우에는 지역사회가 제공하는 교통수단을 이용하여 지역사회 개업의사의 진료도 제공받도록 해야 한다.

그런데 고령자가 의료적 필요와 돌봄적 필요가 별개로 생긴다면 1차 의사 따로, 방문간호사 따로, 물리치료사 따로, 요양보호사 따로 서비스를 제공하여도 무방할 것이다. 그러니 대부분의 경우, 의료적 필요와 돌봄적 필요가 동시에 일어나기 때문에 어느 한 직종의 전문인력(방문간호사)이 이러한 다양한 서비스를 계획을 세워 제공하도록 포괄적인 책임을 갖고 하는 것이 서비스를 받는 고령의 대상자도 편리할 것이며, 서비스를 제공하는 제공자 입장에서도 효율적일 것이다. 가정에서 생활하는 고령자에게 의료와 돌봄서비스를 계획을 갖고 다양한 제공자를 연결해 주는 기능을 발휘할 수 있는 전문가는 방문간호사가 될 수밖에 없다.

지역사회중심의 커뮤니티 케어 제공과 관련하여 중요한 원칙은 대상자가 병원이나 간호양로원과 같은 요양시설에 입원하지 않고 스스로 가정에서 생활할 수 있도록 지원하는 것이다. 따라서 환자가 병원이나 요양시설에 입원하지 않고 스스로 생활할 수 있도록 자가 관리(self-care)하는 방법을 교육시키는 것도 중요하다. 대상자에 대한 자가관리의 교육은 병원이나 요양시설에서 퇴원하는 경우는 병원이나 요양시설에서 담당하고, 가정에 있는 환자는 방문간호사가 담당하여야 한다.

고령사회에서 지역사회중심의 커뮤니티 케어 제공 체계는 [그림 8-3]과 같이 구상할 수 있다. 즉, 급성기 의료는 병원과 개업한 전문의가 제공하고, 특히 병원은 급성질병으로 입원하는 환자를 가급적 단기에 완치시킬 수 있도록 더욱 전문화되어야 한다. 만성질병은 지역사회에서 개업하고 있는 주치의가 담당하도록 한다. 지역사회에서 제공되는 사회서비스(돌봄서비스)는 1차 의사와 긴밀한 협력 하에 방문간호사, 물리치료사, 영양사, 요양보호사, 가사도우미 등에 의하여 생활상의 기능(ADL)에 장애를 갖는 사람이나 당뇨나 고혈압과 같은 만성질병을 갖는 사람들이 가정에서 불편 없이 의료와 돌봄이라는 사

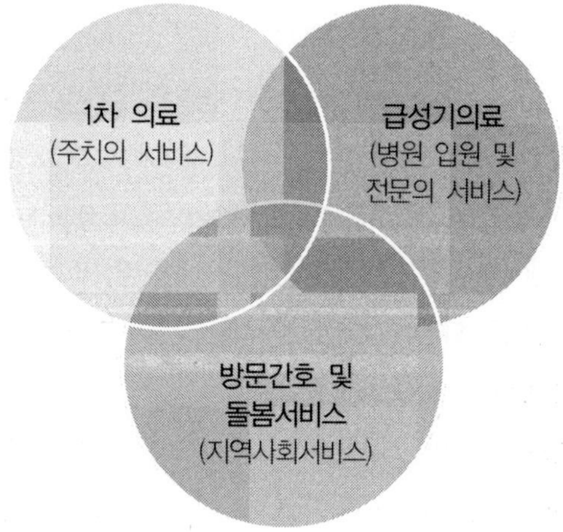

출처: 이규식 외(2017)

[그림 8-3] 지역사회중심 통합서비스(커뮤니티 케어) 제공 체계

회서비스를 받도록 한다.

2) 서비스 제공자

가정에서 받을 수 있는 커뮤니티 케어는 의료와 요양서비스가 통합 제공되기 때문에 서비스 제공자들도 다양할 수밖에 없다.

(1) 1차 의료 제공자로서의 의사

지역사회중심의 통합서비스 제공에서 가장 중요한 인력은 지역사회에 개업하고 있는 1차 의사가 되어야 한다. 따라서 커뮤니티 케어 대상자는 지역사회에서 개업하고 있는 1차 의사 가운데 한 사람을 주치의로 정하여 지속적인 관계를 유지해야만 효율적인 서비스 제공 체계가 시작될 수 있다.

1차 의사는 사전에 대상자의 가정을 방문[46]하여 방문간호사 등과 협의하여 필요도 사정을 먼저 하고 케어 매니지먼트(care management)를 위한 케어 플랜(care plan)을 작성한다. 이 계획에 따라 방문간호사가 환자의 집을 방문하여 주치의의 원격처방에 따라

46) 주치의사가 가정방문을 방문간호사에게 위임하여 needs assessment를 실시할 수도 있다.

필요한 처치를 제공하게 된다. 주치의는 환자가 찾아오면 당연히 외래 진료를 제공하고 급성질병으로 전문의 진료가 필요하다고 판단되면 지역사회에서 개업하고 있는 전문의나 병원으로 후송 의뢰한다.

지역사회에서 커뮤니티 케어를 제공하는데 있어서 핵심 역할을 1차 의사가 하기 때문에 1차 의사의 숫자도 많아져야 할 뿐만 아니라 1차 의사의 수준도 가정전문의 수준은 되어야 할 것이다. 1차 의사의 훈련이나 자격은 제9장에서 상세히 다루도록 한다.

지역사회중심의 커뮤니티 케어를 제공하는 유럽 국가들의 경우, 1차 의사의 자격을 의과대학을 졸업하고 의사 면허만 취득한 사람으로 하지 않고 2~3년의 실습교육을 시키는 것도 모두 이와 같은 이유 때문이다. 일본도 지역사회완결형 의료체계로 가기 위하여 지역포괄케어가 시작되기 이전인 2003년부터 1차 의사가 되기 위해서는 면허 취득 이후 2년간의 임상 수련을 요구하고 있는 것도 이와 같은 이유가 있다. 특히 가정에서 커뮤니티 케어가 필요한 대상자들은 주로 노인임을 감안하여 노인병에 대한 임상적인 수련이 중요하다.

지역사회중심으로 커뮤니티 케어를 제공하기 위해서는 먼저 1차 의사 양성 방법부터 개선하여 가정전문의로 전환하거나, 최소 2년간의 임상 수련을 통하여 만성질병(특히 노인병) 관리에 차질이 없도록 해야 할 것이다. 또한 1차 의사가 통합서비스 제공의 중심이 되어야 하기 때문에 1차 의사의 숫자도 대폭 늘리도록 의료인력 양성 계획을 수립하여야 할 것이다. 반면에 개업하는 전문의 숫자는 대폭 줄여야 할 필요가 있다. 1차 의사의 증가와 전문의 감축이 얼마나 필요한지는 정부가 의료계획을 수립하여 대처할 필요가 있다.

동시에 고려되어야 할 사항은 주치의사가 원격으로 환자에게 내리는 처방은 방문간호사가 실행하여야 한다. 그런데 의사의 지도감독을 현재와 같이 동일 공간 내에서만 유효하다고 고집할 경우, 커뮤니티 케어는 실행 불가할 것이다. 덴마크나 스웨덴 같이 주치의사가 처방을 내면 방문간호사는 간단한 수술, 주사, 삽관 등과 같은 의료행위가 가능하여야 커뮤니티 케어가 실행될 수 있다.

(2) 커뮤니티 케어 제공 팀 구성

커뮤니티 케어 제공과 관련되는 인력(의료 및 요양서비스)으로 팀을 구성하여 케어를 제공하는 것이 효율성도 높고 대상자의 만족도도 높일 수 있다. 커뮤니티 케어 제공 팀에는 주치의인 1차 의사, 방문간호사, 물리치료사, 작업치료사, 영양사, 요양보호사 등이 포함되어야 한다. 커뮤니티 케어 제공 팀은 모두 한 장소에서 같이 일하는 것이 아니라 각자 속한 기관에서 근무하면서 케어 제공을 네트워크 개념으로 접근하는 것이 보다 효율적이다.

커뮤니티 케어 제공 팀에서 가장 중요한 전문인력은 방문간호사라 하겠다. 방문간호사는 현재 병원에 근무하는 활동 간호사를 활용하는 것이 아니라 병원에서 근무하다 결혼 등의 사유로 퇴직하여 집에서 가사 일을 하고 있는 비 활동 간호사를 활용한다면 간호사 확보는 충분히 가능할 것이다. 다만 이들을 방문간호사로 활용하기 위해서는 방문간호에 관한 보수교육이 필요하다. 방문간호사는 뒤에 설명하는 「지역통합서비스관리소」에서 근무(상근이 아니라도 상관없음)하면서 통합서비스 제공을 관할하도록 임무를 부여하면 좋은 성과를 기대할 수 있을 것이다.

방문간호사는 등록된 대상자의 가정을 방문하여 의료적 문제가 생기면 바로 주치의에게 연락을 취하여 원격(전화, 스마트 폰으로 환자 상태의 촬영 등)으로 환자의 상태를 설명하여 주치의의 처방을 받아 환자에게 필요한 의료적 처치를 하게 된다. 또한 방문간호사는 필요하면 요양보호사에게 연락하여 돌봄서비스도 제공하도록 조치를 취해야 한다. 따라서 요양보호사에 대한 감독 등의 책무를 갖도록 해야 한다.

이와 같이 주치의와 방문간호사가 소통하는 것이 원격의료가 되며, 원격으로 소통이 어려울 경우에는 환자와 동행하여 주치의에게 직접 진료를 받도록 조치해야 한다. 커뮤니티 케어가 발전된 북유럽국가에서 원격의료를 이와 같은 방법으로 하기 때문에 주치의사가 왕진진료를 하지 않아도 재가 환자의 진료에 어려움이 없다. 그 뿐만 아니라 우리나라에서와 같이 비대면 진료를 누가 담당해야 하느냐 등의 논쟁도 없다.

(3) 기존의 요양사업자와 관계

기존의 요양사업자는 통합서비스인 커뮤니티 케어 제공 팀과 계약을 통하여 필요한 서비스를 제공하는 것이 효율적이다.

3) 케어 매니지먼트(care management) 도입

만성질병과 일상생활에 불편을 갖고 있는 고령자에게 지역사회에서 커뮤니티 케어를 원활하게 제공하기 위해서는 케어 매니지먼트가 필요하다. 케어 매니지먼트란 의사와 방문간호사가 중심이 되어 대상자에 대한 케어 플랜(care plan)을 작성(필요시 요양보호사도 참여)하고, 이 계획에 따라 네트워크를 이루어 대상자에게 필요한 서비스를 체계적으로 제공하는 시스템을 의미한다.

케어 플랜은 의사가 대상자의 건강상태를 진단하고 이를 토대로 필요한 서비스 제공에 대하여 방문간호사와 협의하여 작성하게 된다. 이 계획표에는 방문간호사의 주기적인 방문계획, 기능회복을 위한 물리치료사나 작업치료사의 방문계획, 요양보호사의 방문계획 등의 의료와 돌봄서비스의 종합적인 제공 계획이 포함된다. 1차 의사와 대면진료는 방문간호사와 주치의가 원격으로 소통이 어려울 때, 방문간호사가 환자를 대동하여 주치의 사무실로 방문하여 이루어지도록 한다. 그렇지 않으면 1차 의사의 업무가 과중해진다. 전문적인 서비스가 아닌 가사 지원은 가사도우미와 가족이나 친지와 같은 비전문가(informal care giver)에 의하여 제공되기 때문에 케어 플랜에는 포함시키지 않아도 될 것이다.

4) 커뮤니티 케어와 예방서비스

커뮤니티 케어가 성공하기 위해서는 가능한 한 의료에 대한 의존도를 줄여야 하기 때문에 예방서비스의 제공이 중요하다. 예방서비스는 의료적 차원과 요양적 차원의 서비스로 나누어진다. 의료적 차원의 예방서비스로는 건강증진사업, 건강검진사업, 예방접종 그리고 건강검진 결과를 토대로 하는 건강지도 등을 열거할 수 있겠다. 이러한 예방사업은 방문간호사가 지역보건소와 협력하여 제공할 수 있을 것이다.

요양적 측면의 예방서비스는 고령자의 기능 악화를 방지하기 위한 간편한 운동, 그리고 운동을 할 수 있는 에너지 공급을 위한 영양의 섭취와 같은 기초적 예방서비스가 있고, 신체적 기능이 취약한 고령자에 대해서는 기능 재활과 같은 적극적인 서비스 제공이 있다.

3. 커뮤니티 케어 실시와 거버넌스

커뮤니티 케어(통합서비스) 실시를 위한 거버넌스에는 서비스 제공을 위한 재정조달과 관리 조직을 어떻게 설정하느냐가 핵심 과제가 될 것이다. 이와 아울러 커뮤니티 케어를 위한 법적 사항, 그리고 서비스 제공 인력의 양성 등이 보완적으로 따라야 할 것이다.

1) 통합서비스(커뮤니티 케어) 관리 조직

커뮤니티 케어는 건강보험에서 제공하는 의료서비스와 장기요양보험에서 제공하는 요양서비스가 중심이 된다. 따라서 통합서비스는 건강보험공단에서 제공하도록 관리조직을 설계해야 한다. 우리나라는 일본과는 달리 건강보험과 요양보험을 건강보험공단이라는 동일 기구에서 동시에 관리하기 때문에 관리 조직의 재편은 매우 용이하다[47].

건강보험공단은 현재 건강보험료와 함께 요양보험료를 부과・징수하여 재정 조달은 단일화되어 있지만 서비스는 의료와 요양서비스 제공이 완전히 분리되어 있다. 통합서비스 제공을 위하여 건강보험과 요양보험을 별도로 관리할 필요가 없을 것이다. 건강보험만 필요한 젊은 인구층에 대해서는 의료서비스만 제공하면 될 것이고, 요양서비스가 필요한 고령자는 요양만이 아니라 의료서비스도 필요하기 때문에 통합서비스를 제공할 수 있도록 건강보험공단의 조직을 개편하면 된다. 이 조직은 현재 요양서비스를 전담하는 이사를 통합서비스인 커뮤니티 케어 담당 이사로 직제를 개편한다면 필요한 역할을 충분히 해낼 수 있을 것이다.

건강보험공단이 통합서비스인 커뮤니티 케어를 원활하게 제공하기 위하여 건강보험공단의 하부조직을 개편해야 할 것이다. 하부조직으로는 공단지사에 통합서비스를 관리할 수 있는 기구로써 「지역통합서비스관리소」를 신설하여야 한다. 「지역통합서비스관리소」는 고령자들이 필요로 하는 의료 및 요양서비스를 통합 제공하기 위한 케어 매니지먼트 기능을 수행할 필요가 있다. 건강보험공단의 하부 조직으로 「지역통합서비스관리소」를 설치하기 위해서는 법 개정이 필요할 것이다. 「지역통합서비스관리소」는 지방자치단체와 협력할 수 있는 시스템을 구축한다면 보다 사업을 원활하게 추진할 수 있을 것이다. 이 관리소는 덴마크에서 커뮤니티 케어를 담당하는 Visitation을 벤치마킹하여 조직을 구성하고 기능을 부여하는 것이 좋을 듯하다.

「지역통합서비스관리소」의 이용자는 요양보험의 수급자들을 대상으로 하는 것이 원칙적이다. 「지역통합서비스관리소」가 제대로 기능을 발휘하려면 방문간호사 인력을 상근(대상 인구가 적을 경우 비상근이라도 무방)으로 하여 다른 인력과는 네트워크를 구성하여 케어를 제공하는 방법이 사업관리 등을 위하여 합리적인 방안이 될 것이다.

---

47) 일본도 지역주민에 대해서는 시・정・촌에서 건강보험과 개호보험을 동시에 관리하고 있다. 고령자는 대부분 현직에서 퇴직하여 시・정・촌이 관리하는 지역조합에 소속되기 때문에 의료와 요양서비스를 동시에 제공받을 수 있어 지역포괄케어 제공에 문제는 없다고 봐야 하겠다.

2) 커뮤니티 케어와 진료비 지불

통합서비스 제공을 위한 재정은 현재 건강보험공단이 관리하는 보험료와 정부의 재정지원을 사용하면 무난할 것이다. 통합서비스란 공단에서 이미 제공하고 있는 의료서비스와 요양서비스를 제공하는 방법만 바꾸면 되기 때문에 별도의 재정조달은 필요하지 않다.

통합서비스(커뮤니티 케어)는 원격으로 제공한다. 원격으로 의료서비스를 제공하기 위해서는 환자는 자기 집과 가까운 장소에 개업하고 있는 의사를 주치의사로 지정하여야 한다. 그리고 방문간호사가 환자의 가정을 방문하여 원격으로 서비스를 제공하는 방법은 앞에서 설명한 바와 같다.

커뮤니티 케어를 실시할 때의 진료비는 주치의인 1차 의사와 1차 의료팀(간호사, 물리치료사, 요양보호사 등)에 대한 것을 분리하는 것이 타당하다. 대상 환자가 주치의가 개업하고 있는 의원으로 와서 진료를 받게 될 경우에는 1차 의사에게 행위별수가를 적용하고, 대상 환자에 대해서 원격으로 진료를 할 경우에는 환자 1인당 정액(인두제)을 적용하는 것이 관리에 용이할 것이다[48]. 1차 통합의료팀에 대해서는 환자 1인당 정액을 별도로 지불하는 것이 좋을 듯하다. 정액은 「지역통합서비스관리소」에서 방문간호사와 요양보호사, 물리치료사 등에게 각자의 참여 시간 등을 고려하여 배분하는 것이 타당하겠다. 미국의 사례를 보면 CMS가 ACO에 가입자 1인당 정액으로 지불하고 있다. 여기서 CMS는 행위별수가제를 기준으로 1인당 정액지불액의 상한액(CMS-estimated benchmarks)을 지불한다. 또 다른 사례는 독일의 질병관리프로그램(DMPs)에서 사용하는 지불방법이다. 이 방법은 DMPs에 등록한 환자들의 morbidity-based risk를 기준으로 1인당 정액을 설정하여 지불하는 것이다. 이와 같은 각국의 사례를 연구한다면 적절한 지불방법을 고안할 수 있을 것이다.

3) 커뮤니티 케어 제공에 따른 조치사항

통합서비스 제공에 가장 큰 걸림돌은 의사가 진료하는데 참여하는 다른 직종의 인력에 대한 지도·감독과 관련된 문제이다. 현재와 같이 참여인력이 같은 공간 안에서만 활동하는 것만 지도·감독으로 인정할 경우에는 통합서비스를 제공할 수 없게 된다. 현재도

---

48) 통합의료대상자라도 주치의사의 의원을 찾거나 병원으로 의뢰될 경우에는 행위별수가를 적용하고, 원격의료가 가능하여 주치의사의 처방에 따라 가정에서 방문간호사 등의 의료를 받는 경우는 행위별수가의 적용이 어렵기 때문에 환자 1인당 정액으로 진료비를 지불하는 방식이 좋을 것이다. 이 방법은 덴마크의 커뮤니티 케어에서 사용하고 있는 방식이다.

가정간호사업을 수행하고 있는 가톨릭 서울성모병원의 경우를 보면, 방문간호사가 환자 가정을 방문하게 되면 의사와 같은 공간 안에서 활동하는 것이 아니기 때문에 의사의 처방이 소용없게 된다. 따라서 방문간호사가 재가환자에게 할 수 있는 의료행위가 거의 없어 의료적인 도움을 주지 못하고 있는 실정이다. 그리고 2019년 6월부터 정부가 커뮤니티 케어 선도사업을 추진하였으나, 방문간호사를 고용하여도 제대로 활용할 수 없으니 커뮤니티 케어는 의료가 빠진 채로 통합돌봄이라는 노인들을 위한 새로운 복지제도가 되고 말았다. 따라서 덴마크나 스웨덴과 같은 모형의 커뮤니티 케어를 실행하려면 먼저 「의료법」을 개정하여 의사의 지도·감독에 대한 해석을 포괄적으로 하여 방문간호사가 주치의의 처방만 있으면, 주사행위는 물론 간단한 처치도 할 수 있어야만 한다.

통합서비스인 커뮤니티 케어를 받을 수 있는 대상자를 현재의 「노인장기요양보험법」(이하 「요양보험법」)에 의한 수급자로 한정할 것인지 예방적 서비스 제공을 위하여 등급외자도 포함시킬지에 따라 「요양보험법」의 개정 범위는 달라질 것이다. 여기서는 일단 등급외자는 제외하는 것이 타당하다. 왜냐하면 커뮤니티 케어를 새로운 노인복지정책이 아니라 기존제도에서 노인층들의 과다 입원을 줄여, 건강보험의 지속가능성을 높이고 미래세대의 부담을 줄이도록 하는 것이 중요하기 때문이다.

한편 지역단위로 통합서비스 제공을 위해서 보건소의 협력이 중요하다. 보건소의 진료실 및 보건지소는 「지역통합서비스관리소」와 계약을 통하여 주로 노인들의 만성질병을 관리하는 업무를 수행할 수 있을 것이다.

4. 통합서비스 제공에 따른 고려 사항

북유럽의 통합서비스를 도입한 국가들은 우리나라와 다르게 의료를 규범적 차원의 공공재로 간주하여 지방정부(county)가 담당하여 병원들도 지방정부 소유로 되어 있었으나, 우리나라는 아직도 정책당국이나 의료공급자들은 건강보험 의료를 "공공성이 강한 사적 재화"로 인식하여 입원을 제한하고, 병상 수를 줄이는데 많은 저항을 할 수 있다. 이러한 문제에 대처하기 위해서는 건강보험 의료는 공공재라는 인식을 갖고 지금부터 의료계획을 수립하고 그 계획에 맞추어 서서히 입원을 줄이고, 병상 수도 줄이는 정책을 도입하여야 할 것이다.

다음으로 통합서비스인 커뮤니티 케어의 대상을 누구로 하느냐의 과제가 있다. 우리나라에서 이 문제는 간단하다. 장기요양보험의 등급자를 대상자로 하면 된다. 유럽에서도 모든 국민을 대상으로 하지 않고, Municipality에서 신청을 받아 1차 의사와 방문간호사가 필요도 사정(needs assessment)을 통하여 대상자를 선정하고 있다. 그리고 요양보험의 등급외자를 비롯한 일반 국민들도 만성질병으로 자주 입원하는 경우가 있으면, 입원기간을 2~3일로 단축하고 퇴원시켜 가정에서 방문간호사의 관리를 받을 수 있도록 하되 이 경우는 본인이 건강보험공단에 일정액의 본인부담비용을 부담시키도록 할 필요가 있겠다.

노인인구의 비율이 낮아 노인의료비를 걱정하지 않아도 되던 시대에는 북유럽 국가들은 노인들의 복지 천국이었다. 몸이 조금만 불편하여도 병원에 입원하여 의·식·주는 물론 외로움 문제까지 모두 해결되었다. 1980년대 이후 경제가 침체기에 접어들고 인구고령화가 심각해지면서 완치가 되지 않는 만성질병으로 무한 입원하는 노인(bed blocker)들 문제는 국가 전체로 큰 짐이 되었다. 이에 덴마크를 필두로 북유럽 국가들은 불필요한 입원(낫지 않는 만성질병으로 입원하는 경우를 말함)을 줄이고 입원일수를 단축시키기 위하여 지역사회중심의 통합서비스(커뮤니티 케어) 제공체계를 개발하여 병상수도 대폭 줄일 수 있게 되었다.

우리나라는 2025년이면 초고령사회로 접어들기 때문에 지금부터라도 의료계획을 수립하여 의료체계의 발전 방향을 정하여 병원 중심체계에서 지역사회중심의 통합서비스 제공체계로 개편하여 초고령사회를 대비해야 한다.

그런데 실망스러운 것은 정부는 의료와 요양서비스를 통합 제공하는 커뮤니티 케어의 실행은 어렵다고 판단하고, 기능이나 목적도 불확실한 통합재가센터를 확충하여 통합 돌봄을 강화겠다고 주장하는데 있다. 이 센터에서 통합 제공하겠다는 통합 돌봄이란 요양서비스에 속하는 서비스를 통합하겠다는 것인데, 이러한 내용을 정책목표로 한다는 것 자체가 우스운 일이다. 통합 돌봄은 요양보험을 운영하는 건보공단의 업무효율화를 통하여 가능한 것이다. 지금 필요한 것은 고령화가 가속되면서 만성질병으로 입원하는 사람의 수가 늘어나고, 이로 인하여 병상수요가 증가하는데 이러한 요구를 전부 병원에서 수용하려고 할 때, 미래세대가 과연 부담을 할 능력이 있느냐를 따져 정책을 수립하여야 한다. 이미 앞의 [표 8-1]을 보면, 불과 10년 후인 2035년이 되면 15~64세 인구 2명이 65세 이상 인구 1명을 부양해야 할 정도로 미래세대의 부양부담이 커지고 있다. 미래세대는 연금제도를 뒷받침하는 것만도 벅찬데, 노인계층의 만성질병에 따른 의료비 부담까지 감내할 수 있겠는지를 따져보아야 한다. 덴마크나 스웨덴과 같은 국가가 1980년대 후반에 커뮤니티 케어를 개발하게 된 연유를 따져, 우리나라도 커뮤니티 케어를 실행하여야 한다. 당장 지금부터 커뮤니티 케어를 도입하여도 한참 늦었는데, 통합 돌봄을 강화하겠다는 태평스런 소리나 하고 있음을 볼 때, 2030년대에 들어서면 「의료대란」이나 「요양대란」과 같은 문제가 불가피해 보인다.

참고문헌

이규식 (2016), 한국의 노인 의료 및 장기요양 서비스 제공체계의 발전과 개혁방향, 제11회 한일정기심포지움, 연세대학교 원주캠퍼스, 11월 12일.

이규식 (2017), 지역사회중심 통합서비스 제공체계의 도입, 『의료개혁 누가 어떻게 할 것인가』, 이규식 편, 청년의사: 89-122.

이규식 외 (2017), 『고령사회를 대비한 노인의료비 효율적 관리방안』, 국민건강보험공단, 건강복지정책연구원.

이규식, 사공진, 한민경, 박유미 (2019), 커뮤니티 케어- 이론과 정책, 건강복지정책연구원.

일본 사회보장제도개혁국민회의보고, 2013. 8. 6.

일본 전국방문간호사협회(www.zenhokan.or.jp/) (2018. 12. 14 열람)

일본 지역포괄케어연구회 (2009), 「지역포괄케어연구회보고서-금후의 검토를 위한 논점 정리」, 미스비시 UFJ 리서치 및 컨설팅 팀.

일본 지역포괄케어연구회 (2013), 「지역포괄케어 시스템 구축을 위한 금후의 검토를 위한 논점」, 미스비시 UFJ 리서치 및 컨설팅 팀.

일본 지역포괄케어연구회 (2016), 「지역포괄케어 시스템과 지역 매니지먼트」, 미스비시 UFJ 리서치 및 컨설팅 팀.

일본 지역포괄케어연구회 (2017), 「지역포괄케어연구회보고서-2040년을 향한 도전」, 미스비시 UFJ 리서치 및 컨설팅 팀.

통계청 (2021), 장래인구추계.

二木立 (2017), 『地域包括ケアと福祉改革』勁草書房.

斎藤訓子 (2016), 「専門看護師が地域を変える」『訪問看護と介護』 医学書院,21(12), 942-944.

足立正樹 (1998), 各國の 介護保障, 日本 京都: 法律文化社.

Andersson G and Karlberg I (2000), Integrated care for the elderly, the background and effects of the reform of Swedish care of the elderly, *International Journal of Integrated Care*, 41(1): 1-10.

Anell A, Glenngård AH and Merkur S (2012), Sweden health system review, *Health*

Systems in Transition 14(5), European Observatory on Health Systems and Policies, Copenhagen: WHO Europe.

Armitage GD et al. (2009), Health systems integration: state of evidence. *International Journal of Integrated Care*, 9(2): e82.

Burki T (2017), Towards introducing ACOs in the NHS, *The Lancet*, vol, 390, 18 Nov: p. 2231.

Colmorten E, Clausen T and Bengtsson S (2003), *Providing Integrated Health and Social Care for Older Persons in Denmark*, The Danish National Institute for Social Research.

DoH UK (1989), *Caring for People: Community Care in the Next Decade and Beyond*, London: HMSO.

DoH UK (1989), *Working for Patients*, London: HMSO.

Fukushima N, Adami J and Palme M (2010), The Swedish Long-term Care System, *ENEPRI Research Report* No. 89/June.

Gillbert N (2019), Challenges of caring for children and the elderly in Korea: demography. public expenditure and social policy, 1st 2026 Vision Forum Community Care, 주체: 보건복지부, 한국보건행정학회, 한국장기요양학회, 주관: 국민건강보험공단, 대한상공회의소 국제회의장, 5월 21일.

Healy J and McKee M (2002), The evolution of hospital systems, In: McKee M and Healy J eds. *Hospitals in a Changing Europe*: 14-35, European Observatory on Health Care Systems Series, Buckingham: Open University Press.

HRB (Health Research Board) (2014), *The Integration of Health and Social Care Services*.

Hunter D and Fairfield G (1997), Managed care: disease management, *British Medical Journal*, 315: 50-3.

Johansson R and Borell K (1999), Central steering and local networks: old-age care in Sweden, *Public Administration*, 77(3): 585-598.

Leichsenring K (2004), Developing integrated health and social care services for older persons in Europe, *International Journal of Integrated Care*, 4: 1-15.

Levitt R and Wall A (1992), *The Reorganized National Health Service*, London: Chapman & Hill.

Longo F (2008), Forewords, *Home Care in Europe, The Solid Facts*, Copenhagen: WHO Europe.

Maynard A and Bloor K (1998), *Managed Care: Panacea or Palliation?* London: Nuffield Trust.

Means R and Smith R (1994), *Community Care, Policy and Practice*, London: The Macmillan Press Ltd.

MoH Denmark (2017), *Healthcare in Denmark - An Overview*. København.

National Audit Office(NAO) (1987), *Community Care Developments*, London: HMSO.

Nolte E and McKee M (2008), Integration and chronic care: a review, In: Nolte E and McKee M eds. *Caring for People with Chronic Conditions, A Health System Perspective*: 64–91, European Observatory on Health Systems and Policies Series, Berkshire, England: Open University Press.

Ovretveit J (1998), *Integrated Care: Models and Issues*, A Nordic School of Public Health, Briefing Paper, Goteborg: Nordic School of Public Health.

Pushpangadan M and Burns E (1996), Community care: health, *British Medical Journal*, 313: 805–808.

Renwick D (1996), Community care and social care, *British Medical Journal*, 313: 869–872.

Royal College of Nursing (2013), Sweden's experience with shifting care out of hospitals, *RCN Policy and International Department Policy Briefing* 26/13, September.

Royal College of Nursing (updated 2014), Moving care to the community: an international perspective, *RCN Policy and International Department Policy Briefing* 12/13, March (updated December 2014).

Schulz E (2010), The long–term care system for the elderly in Denmark, *ENEPRI Research Report* No. 73/May.

Shortell S, Gillies R and Anderson D (1994), The new world of managed care: creating organized delivery systems, *Health Affairs*, 13: 46–64.

Starfield B, Shi L and Macinko J (2005), Contribution of primary care to health systems and health, *Milbank Quarterly*, 83: 457–502.

Strauss A and Corbin JM (1988), *Shapping A New Health Care System*, The Jossey–Bass Public Administration Series, San Francisco: Jossy–Bass Inc.

Stuart M and Weinrich M (2001), Home– and community–based long–term care: lesson from Denmark, *The Gerontologist*, 41(4): 474–480.

Szebehely M and Trydegård GB (2012), Home care for older people in Sweden: a universal model in transition, *Health and Social Care in the Community*, 20(3): 300–309.

Thane P (2009), Memorandum submitted to the house of commons' health committee inquiry: social care, *History and Policy*, Centre for Contemporary British History, Institute of Historical Research, University of London.

Tarricone R and Tsouros AD eds, (2008), *Home Care in Europe, The Solid Facts*, Copenhagen: WHO Europe.

Torrens PR (2002), Historical evolution and overview of health services in the United States, In Williams SJ and Torrens PR eds. *Introduction of Health Services (6th)*: 2–17, Albany, New York: Delmar Publisher, Inc.

Ulfvaren J (2019), The Healthcare System in Sweden, Briefing(2019.3.8. 스웨덴 간호협회).

Vondeling H (2004), Economic evaluation of integrated care: an introduction, *International Journal of Integrated Care*, 4: e20.

WHO (2003), *The World Health Report 2003: Shaping the Future*, Geneva.

Wikipedia (2019), Community Care (2019. 4. 3. 열람)

http://www.mhlw.go.jp/stf/seisakunitsuite/bunya/hukushi_kaigo/kaigo_koureisha/chiiki-houkatsu/ (일본 후생노동성 홈페이지 2016. 10. 01 접속)

http://www.nhsconfed.org/resources/2015/04/esther-model (NHS Confedration website, 2017. 1. 10 접속)

제9장

의료체계 개편과 1차 의사 양성의 혁신

제1절 의료체계 개편과 1차 의료의 중요성

1. 1차 의료의 중요성

1) 의료개혁과 1차 의료

유럽에서는 1차 의료에 대한 기대감이 크다는 주장을 Boerma and Kringos(2015)가 하고 있다. 1차 의료가 기대되는 이유로 크게 세 가지를 들고 있다. 첫째, 1차 의료는 의료체계가 변화하는 환자요구에 대한 반응성을 높이는데 도움이 될 수 있다는 점이다. 둘째, 1차 의료는 의료체계를 통합적 공급체계(more integrated delivery)로 전환시키는데 중요하다는 점이다. 셋째, 1차 의료는 의료체계 전반의 효율성을 높이는데 기여한다는 점이다. 그래서 유럽 국가들의 의사결정자들은 앞의 세 가지 기대에 부응하도록 1차 의료체계를 재조직(redesign)할 수 있는 모형을 찾는데 골몰하고 있다는 것이다.

1차 의료의 중요성은 의료개혁과 연관하여 생각할 수 있다. 의료체계가 직면하는 도전과제로는 재정적인 제약, 건강상 위협 요인과 상병구조의 변화, 의료인력의 개발과 의료기술의 발전가능성이다. 이러한 발전은 수요와 공급측면에 다양한 영향을 미치고, 의료체계의 즉각적인 적응력을 높이고 건강필요도에 대한 반응성을 개선하게 된다(Boerma and Kringos, 2015).

(1) 수요측면의 변화

수요측면은 인구고령화가 변화를 주도한다. 인구가 고령화되어 평균수명이 길어지면 건강수명도 길어지기 때문에 과거의 추세를 그대로 연장하여 볼 수는 없다. 수요측면의 가장 중요한 변화는 역학적 구조와 인구구조 변화의 간접적 효과와 관련을 맺고 있다. 이것은 비전염성 질병(non-communicable disease, NCD)의 현저한 증가와 이것이 초래하는 복합 상병의 높은 비율(higher rates of multi-morbidity) 문제이다. 지금까지의 의료체계는 단일의 급성질병의 관리에 주로 초점을 두었는데 이제는 커뮤니티에서 뿐만 아니라 의료기관에서 서비스의 통합제공(integrated provision)이 더욱 필요하게 되었다. 그리고 예방이나 건강증진은 건강수명을 연장하는데 매우 중요해진다. 만약 1차 의료가 환자와 지속적인 관계를 유지하고 지역사회 지향적이 된다면 예방이나 건강증진 서비스의 제공이 훨씬 용이해질 것이다.

1차 의료의 수요는 병원의 역할에도 변화를 일으킬 수 있다. 의료기술의 혁신에 의하여 지원을 받게 된다면, 병원은 지역사회 안에서 치료가 어려운 질병의 처치에 전념하게 되고 입원일수의 단축을 기할 수 있을 것이다. 기술혁신은 의료에 대한 욕구에서 환자는 수동적인 의료의 수혜자가 아니라 정보를 제대로 갖춘 능동적인 소비자로 변화시킬 수 있을 것이다. 나아가 환자의 권리신장은 사람들로 하여금 자신의 건강이나 질병관리에 더욱 적극적인 역할을 할 수 있도록 한다. 환자의 권리, 새로운 전자 자원 그리고 인터넷은 의사와 환자 간 정보의 비대칭성을 줄이게 될 것이다.

(2) 공급측면의 변화

공급측면의 변화는 1차 의료의 역할변화와 의료인력의 발전으로 나타난다. 향상된 1차 의료는 연계된 의료공급구조로 이행하기 위한 전문의사의 능력과 새로운 기술을 요구하게 된다. 새로운 서비스 공급모형의 필요에 대응하여 다학제적 팀의 의료가 등장하게 된다. 의료기술발전의 큰 추세는 공급자의 네트워크 형성이나 임무의 공유에서 1차 의료팀의 확장과 간호사 역할의 향상으로 나타난다. 1차 의료팀은 전문간호사(nurse practitioner)나 지역사회보건에 대한 새로운 전문가(community health practitioner, CHP)와 같은 새로운 기능의 인력을 포함하도록 확장될 수 있다. 예컨대 만성질병을 갖는 환자를 위한 협력적인 네트워크는 다양한 범위의 의료서비스의 통합 제공과 함께 1차 의료팀에 다양한 의료인력을 포함시킬 수 있게 한다. 일반의(GPs)가 1차 의료팀에서 일할 수 있는 더 많은 가능성은 공급측면의 인력부족(shortage) 문제를 해결하는데 도움을 줄 것이다. 많은 국가에서 앞으로 GPs의 충분한 가용성에 주목을 하고 있다. 특히 앞으로 의사들도 고령화되는데도 불구하고, 일반의는 의과대학생들에게 그렇게 매력적이지 못한 문제가 있다. 젊은 의사들은 일과 개인의 생활 사이의 균형을 희망하여 단독개업을 선호하지 않는다. 1차 의료에서 팀을 토대로 하는 서비스 제공체계를 만들 때, 일반의를 하겠다는 의과대학생들이 많아 질 수 있어 의사부족에 하나의 대응책이 된다. 의사부족에 대한 다른 처방은 해외 의사를 받아들이는 이민정책을 들 수 있다. 독일은 체코로부터 프랑스는 루마니아, 서부 아프리카 및 마그레브(모로코, 알제니, 튀니지, 리비아 등 북서부 아프리카 지역)로부터, 영국은 인도, 파키스탄으로부터 의사를 이민으로 받아들이고 있다(OECD, 2008).

(3) 의료기술의 발전

의료분야의 새로운 도전과제는 의료기술의 발전과 연관된다. 지난 수십 년간의 ICT분야의 발전이 의료분야에서 획기적인 변화를 일으켜 의료인력의 변화 가능성을 높였다. 정보기술의 발전은 의무기록에서 인구를 토대로 하는 database를 형성하여 의료분야를 예방이나 공중보건 분야와 더욱 협력을 할 수 있도록 하였다. 의료기술의 영향력은 병원에서 압도적이지만, 1차 의료와 홈 케어분야에서도 큰 영향력을 미치고 있다. 의료기술의 편익은 사용자인 의료공급자에게만 한정되지 않고, 환자들도 새롭고, 소형의 그리고 스마트한 기술의 사용으로 편익을 얻게 되었다. 기술의 발전으로 제공할 수 있는 의료서비스의 종류가 다양해짐에 따라 의료비 지출의 증가를 압박하게 되었다. 의료정책결정자들은 지출 증가를 통제할 수 있는 조치를 고안할 필요성이 생겼다. 1차 의료에서는 일반의 서비스에서 사용될 특별한 검사, 즉 개업의가 신속히 할 수 있는 검사와 같은 기술의 개발이 요구되었다. 나아가 휴대용 폐 기능 검사(pulmonary function testing)는 만성 호흡기 질환에 대한 지속적 치료와 사후 추적(follow-up) 치료의 질을 향상시킬 가능성이 있다. 소형 초음파검사기는 환자에게 어떠한 피해도 없이 실시간 영상 평가를 가능하게 한다. 이전에는 병원에서만 할 수 있었던 검사, 예컨대 24시간 ECG monitoring과 같은 서비스도 이제는 환자가 가정에서 받을 수 있게 됨에 따라 1차 의료의 영역이 확대되었다. 통원진료를 하는 의료기관에서 사후 추적 진료를 위한 강화된 진단법이나 가능성은 1차 의료의 자율성을 더욱 증가시켰다. Telemedicine의 발전은 원격으로 진료기술이나 임상적인 협력적 진료를 할 기회를 제공하고 있다. Telemedicine은 1차 의사가 실시간으로 전문의의 자문을 받을 수 있도록 하여 농촌지역이나 자원이 희소한 지역에서 서비스 공급을 향상시킬 수 있도록 하고 있다.

2) 1차 의료의 개념과 중요성

(1) 1차 의료의 개념

1차 의료란 의료행위 가운데 환자가 치료 및 예방적 필요도 만족을 위하여 처음 마주치는 의료로 정의할 수 있다. Boerma and Kringos(2015)는 1차 의료(primary care)를 조직화 개념(organizational concept)으로 볼 때 환자가 접하는 1차적 수준의 의료서비스를 의미한다고 정의하면서, 광범위한 의미를 갖는 정치적 개념의 PHC(primary health care)와는 구분되어야 한다고 주장하고 있다[1]. PHC란 의료에서 제외되는 환자를 감소(reduction of exclusion of patients)시키고, 의료자원에 대한 평등한 접근(equal access)과 같은 목표를 달성시키기 위한 이해당사들 간 대화와 리더십의 역할에 따르는 개념으로 정의할 수 있다. 또한 PHC란 의료서비스만이 아니라 사회적 서비스인 다른 자원도 커버하는 것이다.

반면 1차 의료는 사람들이 살고 있는 가장 가까운 곳에서 접근에 장애가 없을 때 최선으로 제공된다고 할 수 있다. 1차 의료는 일반의(generalist)가 제공하는 의료로 인체의 특정 조직이나 특정 건강문제를 다루는 것이 아니라 인체 전체에 초점을 두는 것이다. 수준 높은 1차 의료에 대한 접근성을 높이는 것이 의료체계의 작동을 원활하게 하는 필수적인 요소이다. 전문의 의료에 대한 의존성을 줄이는 것이 국민에게 제공되는 의료의 질과 효율성을 제고하는 길이라는 것이 많은 연구를 통하여 밝혀지고 있다. 1차 의료에 종사하는 의료인력을 구성하는 원칙은 국가마다 다르지만, 대체적으로 일반의 또는 가정전문의를 1차 의료의 핵심 인력으로 간주하고 있다. 유럽지역에서는 일반의나 가정전문의가 아닌 인력 가운데 보편적인 1차 의료 제공자로 일반내과 전문의, 소아과 전문의, 약사, 1차

1) 필자는 1984년에 이미 PHC란 단순히 1차 의료가 아니라 국가 보건정책의 기본적인 전략을 의미한다고 밝혔다(이규식, 1984). 당시 우리나라에서는 농어촌지역에 보건진료원(CHP)을 양성하여 파견하는 것을 PHC로 정의하고 있어 필자는 우리나라에서 사용하고 있는 PHC 개념의 오류를 지적하였다. 1982년에 Hollnsteiner는 PHC를 기존 보건의료체계의 한 말단 사업조직(periphery of a health system)으로 해석해서는 안 되며 기존 체계에 대한 새로운 체계 또는 새로운 보건의료접근 전략으로 파악해야 한다고 주장하였다. 말단 사업조직으로 해석을 하게 되면 PHC는 저비용의 지역사회보건사업(low cost community health care program) 또는 빈민층을 위한 열등한 의료(second class medicine for the poor)가 된다는 경고를 하였다. 그러나 불행하게도 아직까지도 많은 보건분야 전문가들이 1차 의료(primary care)와 PHC(primary health care)를 구분하지 못하고 있다.

의료 간호사(primary care nurses), 물리치료사, 발치료사(podiatrists), 홈 케어 종사자(home care workers), 정신보건 전문의(mental health care professionals) 등을 간주하고 있다(Starfield, 1994; Health Council of the Netherlands, 2004; Kringos et al., 2010).

(2) 1차 의료의 중요성

강한 1차 의료란 주로 GPs의 문지기 기능과 결합되어 몇 가지 특성이 있다. 그러나 강한 1차 의료는 문지기 기능이라는 단일 특성 보다 더 많은 특성에 기초를 두고 있다. 1차 의료의 필수 역할은 의료체계의 관문이며, 사람들이 살고 있는 지역사회 안에서 물적, 심리적, 기타 재정적 장벽 없이 쉽게 이용될 수 있어야 한다. 그리고 필요하면 후송 의뢰하는데 1차 의사가 의뢰 과정과 의료체계를 통하여 환자를 지도할 수 있어야 한다. 즉, 환자가 다양한 서비스의 조합을 1차 의사의 지도 아래 이용 가능하여야 하며, 보건교육이나 예방 프로그램도 제공되어져야 한다. 그리고 1차 의료에서 연속적 의료의 제공이 중요해진다. 환자가 의료체계를 따라 가면서 진료와 사후 관찰 등이 조화되어야 하며 1차 의사가 모든 과정을 지켜 볼 수 있는 시스템이 되어야 한다. 이러한 과정이 잘 지켜질수록 1차 의료는 더욱 강해진다.

비록 근거가 결정적이지는 않지만, 1차 의료가 잘 개발될수록 비용통제가 용이하며, 건강산출물의 성과가 좋아 의료체계 전체에 큰 편익을 주는 것으로 알려지고 있다(Boerma and Dubois, 2006; Rechel and McKee, 2009). 전문 의료에 대한 의존성이 높아 인구 대비 전문의의 비중이 높은 지역일수록 의료비는 많이 지출되는데 반해 의료의 접근성, 질, 건강산출물(health outcome), 환자 만족도에서 개선은 이루어지지 않고 있음이 지적되고 있다(ACP, 2008; Kravet et al., 2008). Starfield et al.(2005)은 미국을 대상으로 한 연구에서 1인당 1차 의사의 수가 많은 주(州)일수록 건강산출물이나 성과지표가 높아짐을 입증하고 있다. 유럽지역에서 1차 의료에 대하여 연구한 PHAMEU project[2] 결과에 의하면 1차 의료가 잘 개발된 국가들은 1차 의료와 전문 의료 간의 협력이나 의료의 연속성도 제대로 이루어지고 비용통제도 비교적 잘 되고 있었다. 그리고 이러한 국가

---

2) PHAMEU project는 2009/10 기간 중에 EU 27개 국가와 터키, 스위스, 노르웨이, 아이슬란드가 추가된 31개 국가를 대상으로 primary care activity를 monitor한 것인데 기존의 OECD Health Data, WHO Health for All D/B, Eurostat, World Bank MHPStat's, EUPHIX에서 필요한 지표를 찾아 정리한 내용이다.

들은 국민의 건강수준도 높고, 사회경제적인 불평등도 적으며, 불필요한 입원도 적었다는 것이다(Boerma et al., 2015).

의료분야의 여러 가지 도전과제에 직면하여 많은 국가에서 개혁과제로 1차 의료의 강화를 추구하고 있다. 그러나 문제는 1차 의료가 얼마나 강한지 그리고 개혁과제로 적절히 대처가 가능한지에 있다. 예방과 건강증진에 보다 초점을 맞추는 전략과 관련하여, 서비스가 더 잘 통합되고 의료 제공자가 보다 예방적인 태도를 취한다면 1차 의료가 잠재적인 역할을 할 수 있을 것이다. 그러나 현재의 유럽을 보면 1차 의료가 개혁과제와 잘 맞지 않는 문제가 있다. 유럽지역은 여전히 치료적인 의료에 초점이 맞추어져 있으며, 1차 의료내의 통합이라든가 1차 의료와 지역사회와의 협력은 여전히 빈약한 수준에 있다. 결론적으로 말하자면 1차 의료체계는 비전염성 질환(NCD)의 예방이나 치료를 포함할 잠재력은 있으나, 이것이 현실의 의료에서 실현되기는 어렵게 되어있다(Boerma and Kringos, 2015).

1990년대 초반 유럽지역에서 1차 의료는 소규모로 분화되어 있었고 병원에 대한 접근은 비교적 쉬웠다. 여러 국가에서 1차 수준에서 서비스의 성과 향상을 위한 끊임없는 노력을 기울였음에도 불구하고 1차 의료는 기대만큼 제대로의 역할을 하지 못하고 있음을 지적하고 있다.

2. 질병구조 변화와 1차 의사의 역할 변화

1) 급성질병과 1차 의료의 문지기 기능

급성질병이 지배하던 시기에 환자들은 계층적 지역주의 모형(hierarchical regionalism)을 따라 1, 2, 3차로 이동하면서 의료를 이용하는 것이 효율적이었으며, 이와 같은 진료체계를 환자의뢰체계(referral pathway 혹은 patient pathway)라 불렀다.

계층적 지역주의 모형에서 1차 의료는 의료체계의 문지기(gate keeper) 기능을 하였다. 이 모형에서 1차 의사는 의원을 개설하고 간단한 의료장비로 환자를 초기에 진료하고, 자신의 능력과 구비된 장비로 진료가 어려우면 2차 전문의에게 진료 의뢰를 하였다. 1차 의사의 임무는 일상에서 발생하는 비교적 단순한 질병의 치료에 한정했기 때문에 의과대학을 졸업하고 면허를 취득하면 누구나 개업하여 1차 의사가 될 수 있었다. 급성질병은 완치가 가능하기 때문에 1, 2, 3차의 단계를 거치면서 질병의 경중에 따라 필요한 수준의 의료를 이용하는 것이 매우 효율적이었다(Fox, 1998).

1948년 영국이 중앙정부 공영의료제(NHS)를 도입하면서 모든 환자는 강제로 1차 의사를 거치도록 하면서 1차 의사는 의료체계의 문지기가 되었다. 계층적 지역주의 모형을 택한 국가들의 관심사는 1차 의사를 의료체계의 강제적인 문지기로 하느냐는 것이었다(Kringos et al., 2015). [표 9-1]에 의하면 1차 의사에게 강제적으로 문지기 기능을 부여한 국가로는 영국, 이탈리아, 포르투갈, 스페인과 같은 중앙정부 공영의료제(NHS)를 갖는 국가와 노르웨이, 스웨덴과 같은 지방정부 공영의료제(RHS)를 갖는 국가, 그리고 건강보험국가로 네덜란드가 있다.

1차 의사를 문지기로 활용하기 위하여 인센티브제도를 유지하는 국가로는 NHS 형의 그리스, RHS 형의 덴마크와 핀란드, 그리고 건강보험형의 독일, 프랑스가 있다. 1차 의사에게 문지기 기능을 부여하지 않고 전문의를 바로 찾아갈 수 있도록 환자에게 자유 선택권을 부여하는 국가로는 오스트리아, 벨기에, 룩셈부르크가 있다.

2) 1차 의료와 만성질병의 서비스 조정기능

급성질병이 중심일 때, 1차 의료는 의료체계의 문지기 기능으로 중요성이 인정되었으나 만성질병이 중심이 되면서 다른 차원에서 1차 의료의 중요성이 강조되고 있다. WHO(2002)에서는 21세기 의료체계가 직면하는 가장 큰 과제의 하나로 만성질병으로 인한 부담 증가를 들고 있다. 고령화, 현대화되는 생활양식, 만성질병 위험요인에 대한 노출의 증가, 과거에는 손도 대지 못하고 사망에 이르게 하였던 질병으로부터 인간을 살리게 하는 능력(의료기술) 향상 등이 복합적으로 어우러져 만성질병이 증가되고 있다.

그러나 지금까지의 의료체계는 한 가지 질병의 급성 증상(acute episodes of one illness)을 집중적으로 치료(cure)하는 개념으로 체계화되어 있어, 돌봄(care)이 필요한 만성질병에 적합지 못한 문제가 있다(Boerma and Kringos, 2015). 따라서 만성질병에 대해서는 의료기관이든 지역사회든 치료와 돌봄서비스를 통합 제공하는 공급행태가 요구되어 새로운 의료체계의 등장이 요구되었다. 또한 예방이나 건강증진을 통한 건강한 삶을 지속시키는 것도 중요하게 되었다.

이러한 상황에서 1차 의료는 환자와 지속적인 관계를 유지하면서 예방이나 건강증진을 위하여 매우 중요하게 된다. 특히 1차 의료를 지역사회 중심으로 운영한다면 환자의 편의성 측면에서 그리고 의료비 관리측면에서 큰 이점이 있다. 만성질병을 연속적으로 관리하기 위해서 1차 의료는 급성질병 시대의 1차 의료와는 다른 측면에서 강화될 필요성이 제기되고 있다. 강화된 1차 의료는 연계된 구조(coherent structure) 속에서 새로운 과제를 수행해 낼 전문가들과 새로운 기술의 혼합을 요구하고 있다. 이와 같은 과제를 수행하기 위해서는 다양한 전문가들로 팀을 구성할 필요가 있다.

현재의 1차 의료는 지나치게 진료 위주로 단절적(discrete)이 되어 만성병 시대의 요구를 수용하지 못하는 문제가 있다. 만성질병의 관리를 효과적으로 하기 위해서는 1차 의료의 연속성이 요구되는데, 연속성(continuity)에는 관계의 연속성과 관리의 연속성(relationship and management)이라는 두 가지 속성이 필요하다(Wilson et al., 2015). 관계의 연속성(relationship continuity)은 특정 질병을 넘어서 환자가 1차 공급자와 연속적인 관계를 맺을 때 편익이 커진다는 것으로 단골의사 개념과 연결된다. 관리의 연속성(management continuity)은 1차 의료와 관련되는 조직 경계를 넘나들면서 서비스 제공자 간의 협력과 팀워크를 이루어 연계·협력의료를 제공하는 것을 의미하며, 여기에는 환자와 관련된 여러 의료기관으로부터의 의무기록정보(medical record) 취합도 포함된다.

3. 주요 국가의 1차 의료 현황과 문제점

일본은 1차 의료를 강화하기 위하여 1989년부터 의료구역을 정하고 병상수를 통제하였고, 1차 의사의 능력을 향상시키기 위한 노력도 기울이고 있다. 개업하는 1차 의사의 임상경험을 훈련시키기 위하여 의과대학을 졸업하고 최소 2년간 임상경험을 쌓아야만 개업을 허용하는 제도를 2003년부터 실시하고 있다. 1차 의료의 기능을 강화하기 위하여 환자의뢰체계를 2000년부터 도입하였다. 환자의뢰체계에 따라 200병상 이상의 큰 병원에 가려면 반드시 1차 의사의 진료의뢰서(일본에서는 소개서로 부름)의 지참을 의무화하여 의료이용을 관리하고 있다. 만약 진료의뢰서 없이 200병상 이상 규모의 병원을 바로 방문하게 되면 특정요양비(보험 외 병용 요양비)로 환자에게 추가 부담시켰는데 2018년 현재 3,240엔으로 되어 있다. 이 제도를 더욱 강화하기 위하여 2015년 5월 「건강보험법」을 개정하여 2016년 1월부터 500병상 이상의 병원이나 특정기능병원에 진료의뢰서 없이 바로 갈 경우에는 선정요양비를 환자에게 추가 부담시켰는데 2021년 제도를 개혁하였다. 명칭은 특별요금으로 하고 특정기능병원과 일반병상이 200개 이상인 지역의료병원, 그리고 일반병상의 200개 이상인 소개진료중점의료기관은 소개장 없는 경우 외래초진은

7,000엔, 외래재진은 3,000엔을 징수하게 된다. 그리고 대상 의료기관도 환자부담이 증가하는 액수로 인하여 그에 상응하게 보험에서 상환 받는 진료비가 줄게 된다[3].

미국에서도 1차 의료의 중요성이나 긍정적인 기여에 대해서는 인식을 하지만 현실에서는 그 가치가 과소평가되어 공급이 충분하지 못한 문제가 있다. 미국 의과대학 졸업생들의 선택을 보면 다방면을 다루는 가정의보다는 오히려 내과 전문의를 택하는 실정이다(Bodenheimer, 2006). 미국 의회 자문보고서는 1차 의료를 강화하기 위하여 상대가치 수가를 조정하여 1차 의료를 제공하는 의사에 대한 지불을 개선하라고 권유하고 있다. 그리고 1차 의료에서 제공하는 서비스를 명확히 할 필요가 있다고 하였다. 여기에는 환자의 내원서비스, 가정방문서비스, 장기요양시설에 입소하고 있는 환자를 위한 방문서비스를 포함시키고 있다. 업무의 명확화가 1차 의료의 이용을 증진시킬 것이다. 그리고 미 의회 자문보고서는 가정의료(Medical Home)[4]에 대한 시범사업을 Medicare에서 시행하도록 권유하고 있다(MEdpac, 2008).

서유럽 지역의 1차 의료 현황을 PHAMEU project 결과를 토대로 [표 9-1]에서 살펴보기로 한다. 이 표는 PHAMEU project 결과의 일부를 필자가 정리한 것이다. 대부분 국가에서 1차 의류를 강화하고 있는데 먼저 1차 의사를 의료체계의 문지기로 공식화시키고 있는 국가가 7개국에 이르며, 문지기형 인센티브(gate-like incentive) 국가들이 상당수 있다. 문지기 제도가 없어도 서유럽 국가들은 1차 의사를 거쳐 의료를 이용한다고 보아야 할 것이다. 특히 독일은 문지기 제도를 사용하지 않지만 진료의뢰서를 필요로 하고 있는 점을 주목해야 한다.

1차 의사에 대하여 전화 상담은 룩셈부르크와 그리스(가끔 허용)를 제외하고는 모두 허용하고 있다. 그러나 E-mail 상담은 까다로워 덴마크만 유일하게 허용하고 있고 가끔

---

3) 수가가 10,000엔인 초진외래의 특별요금에 따른 비용부담을 보면, 제도 개혁 전에는 본인부담 3,000엔(30%), 보험자 부담 7,000엔(70%), 특별요금 5,000엔 총 진료비가 15,000엔으로 되어 있던 것을, 제도 개혁 후 총 진료비 15,000엔은 변동 없도록 하고 특별요금 7,000엔을 제외한 8,000엔을 본인부담 2,400엔(30%)과 보험자 부담 5,600엔(70%)으로 나누고 있다.

4) 가정의료(Medical Home)가 해야 할 기능으로 미 의회 자문보고서는 다음과 같이 제안하고 있다(MEdpack, 2008). 가정의료는 제7장에서 다루었지만 여기서 7가지 기능만 기술하기로 한다. ① 1차 의료의 제공(적절한 예방서비스, 건강유지, 급성기 의료의 연계・조정을 포함), ② care management의 실시, ③ 용이한 임상적 판단을 지원하기 위한 보건의료정보기술의 활용, ④ 공식적인 의료 질 개선 프로그램의 유지, ⑤ 환자와 24시간 소통 가능한 정보체계를 갖추고 빠른 접근을 가능케 해야 함, ⑥ 보험가입자들에 대한 사전 지시의 최신 기록을 유지, ⑦ 보험가입자가 가정의료를 의료공급자로 정하였다는 서약을 하는 것으로 되어 있다.

허용하는 국가로는 이탈리아, 노르웨이 포르투갈, 스페인, 영국이 있다. GP가 단독 개원하는 비율이 75% 이상인 국가로는 오스트리아, 벨기에, 이탈리아이며, 50~75%인 국가로는 독일, 룩셈부르크, 스위스가 있고, 나머지 국가들은 단독 개원이 50% 미만이다. 따라서 서유럽 국가들의 사례는 단독 개원보다는 여러 분야 사람들이 공동으로 팀을 이루고 있음을 알 수 있다.

PHAMEU 연구결과에 따른 1차 의료에서의 문제점으로는 1차 의사의 보수가 전문의에 비하여 적고, 1차 의사가 부족(특히 농촌지역)하여 접근성이 제약된다는 점이다. 그리고 단독 개원이 많아 팀 접근이나 다학제적 연계・협력이 부족한데 특히 전문의료와 공중보건서비스와 협력이 부족하여 체계화된 예방서비스 제공이 어려운 문제가 제기되었다. 그리고 1차 의료에 관한 연구가 부족하여 제공되는 서비스의 효율성이나 질에 관한 지표가 부족하다는 점이 지적되고 있다(Boerma et al., 2015).

[표 9-1] 서유럽 국가들의 1차 의료 현황

국가	GP 단독 비율	문지기 제도			진료의뢰서		전화상담		자영 GP 비율	만족도(%)		평가 순위
		공식화	인센티브	없음	거의 항상	통상적	허용	안됨		가격	접근성	
오스트리아	95			0		가끔	0		49.5	92	94	10
벨기에	76			0		0	0		99.7	86	97	11
덴마크	36		0		0		0		100	99	82	5
핀란드	1		0		0		0		0	83	92	7
프랑스	46		0		0		0		60.0	92	93	13
독일	62			0	0		0		87.0	90	94	12
그리스	40		0			안함		가끔	50.0	57	78	14
이탈리아	78	0			0		0		100	84	83	6
룩셈부르크	70			0		0		0	90.0	96	89	15
네덜란드	42	0			0		0		85.0	91	92	2
노르웨이	–	0			0		0		93.0	–	–	8
포르투갈	0	0			0		0		0	63	67	4
스페인	0	0				0	0		20.0	93	94	3
스웨덴	3	0			0		0		소수	96	63	9
영국	21	0			0		0		73.0	96	86	1

주 : 비율은 단위가 % 이며, 평가순위는 구조적 측면의 13개 평가요소를 종합하여 순위를 정한 것을 여기서는 수록한 15개 국가의 순위로 만들었음(원 자료에는 유럽 31개국을 평가하였음)
출처 : Kringos et al.(2015)에서 제2장에서 제4장의 조사결과를 종합하였음

4. 1차 의료의 강화방안

1) 1차 의료 강화를 위한 개념적인 틀

1차 의료란 의료체계의 하부 시스템으로 인구집단의 건강이라는 편익을 위하여 조정된 의료의 접근성과 이용을 활성화하는데 초점을 두고 있는 것으로 이해할 수 있다. 유럽 지역에서 1차 의료를 강화하려는 의도에서 연구된 보고서(Boerma and Kringos, 2015)에서는 1차 의료와 관련하여 [그림 9-1]과 같이 10개의 요소로 분류하여 설명을 하고 있다.

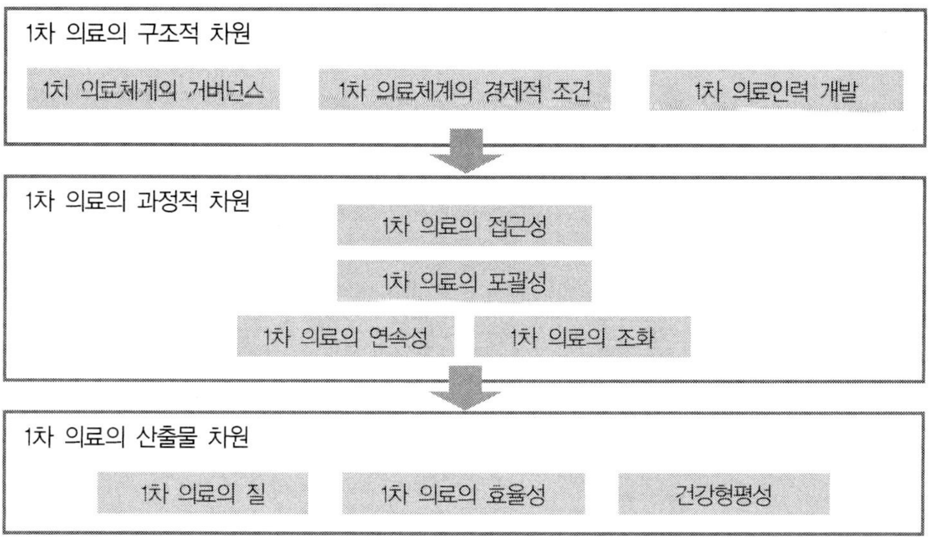

출처: Boerma and Kringos(2015)

[그림 9-1] 1차 의료의 체계적 접근

2) 1차 의료의 강화를 위한 구조적 측면(Lember et al., 2015)

1차 의료의 체계적 접근을 [그림 9-1]에서 살펴보면 구조적 측면은 거버넌스/스튜어드십[5], 경제적인 조건, 인력개발이라는 세 가지 요소가 있다. 구조적 측면의 세 가지 요소는 결국 1차 의료를 강화하기 위하여 반드시 고려되어야 할 내용이라 하겠다.

5) Lember et al.(2015)은 거버넌스로 표기하고 있으나, WHO(2008)에서 두 용어를 같은 의미로 다루고 있어 여기서 두 용어를 병용하여 기술하였다.

(1) 거버넌스

거버넌스 또는 스튜어드십과 관련되는 내용들로는 원칙, 규범, 역할, 의사결정 과정의 설정이며 가장 중요한 것은 비전과 목표의 설정이다(Lember et al., 2015). 1차 의료의 중요성은 대부분의 국가에서 인식하고 있으며, 구체적인 비전으로써 다학제적인 협력(multidisciplinary collaboration)과 1차 의료의 균형적인 분포를 제시하고 있다.

1차 의료의 비전으로 등장하고 있는 내용들을 보면 다음과 같이 매우 다양하다(Lember et al., 2015). 첫째가 접근성 제고이다. 일반적인 접근성은 물론 오지지역에 대한 접근성이나 만성질병 보유자에 대한 접근성이 중요하다. 둘째는 1차 의료의 특성을 중시하는 것이다. 1차 의료의 특성으로 다학제적 협력, 1차 의료의 포괄적 제공(comprehensiveness of primary care), 연속적 의료(continuity of care), 연계된 의료(coordination of care) 그리고 ICT의 활용을 들 수 있다. 셋째는 시장 구조에서 경쟁적인 시장, 집단 개원(group practices), 문지기 제도, 환자 중심 또는 환자 참여 서비스 제공이 포함되어야 한다는 것이다. 넷째는 제공되는 서비스의 내용으로 예방, 보건교육 및 건강증진, 정신보건, 간호서비스 그리고 필요한 처방 의약품의 제공이 포함되어야 한다. 다섯째는 의료체계가 1차 의료에 주도되도록 개혁되어야 한다. 여섯째는 의료계획의 수립이다. 1차 의료인력 수용능력에 대한 계획과 인력 개발 그리고 공급계획이 포함되어야 한다. 일곱째는 기타 사항으로 서비스 질의 모니터링, 서비스 질 향상, 의사나 환자의 만족도, 1차 의료인력의 과제 목록 및 1차 의료인력의 훈련과 인증제가 포함되어야 한다.

거버넌스에서 또 다른 중요한 과제는 분권화이다. 즉 1차 의료에 대한 의사결정이나 실행에 대하여 중앙정부가 모든 권한을 행사하느냐, 지방정부가 하느냐, 아니면 중앙과 지방이 권한을 나누어 하느냐가 중요한 과제이다. 분권화는 지역주민과 밀착된 정책을 수행하는 이점이 있는 반면에 1차 의료의 접근성이나 서비스 질에서 지역 간의 불균형 문제가 발생할 위험성이 있음을 명심하여 분권화를 취할 때 지역 간의 불균형 문제가 일어나지 않도록 유의해야 한다.

거버넌스와 관련된 다른 과제는 의료체계의 반응성과 서비스 질에 관한 과제이다. 의료체계의 반응성은 정책 개발에 이해집단(stakeholders)이 관여하거나 또는 서비스의 조직화와 제공에 지역사회가 참여할 수 있도록 함으로써 활성화될 수 있다. 반응성에서는 치료에 대한 환자 동의(informed consent)와 같은 환자 권리로 자신의 의무기록에 대한 접근, 의무기록의 비밀 유지에 관한 규제, 그리고 1차 의료시설에서 환자 불만을 수용할 법적 근거의 마련 등이다. 한편 1차 의료의 질 보장은 1차 의료를 제공하는 의사 교육에 대한 충족 요건의 강화, 의료시설을 운영할 수 있는 자격의 허가, 1차 의료에 대한 근거를 토대로 하는 임상진료지침의 설정 등으로 이루어질 수 있다.

(2) 경제적 조건

경제적인 조건은 국민의료비에 대한 1차 의료비의 비중과 환자들이 1차 의료에 접근할 수 있는 재정적 조건에 의하여 설명될 수 있다. 환자에게 1차 의료 이용에 대한 비용을 일부 부담(cost-sharing and co-payment)시키는 정책은 1차 의료 접근에 대한 재정적 형평성을 위협할 수 있다. 1차 의료에 종사하는 인력에 대한 재정적 인센티브가 경제적 조건의 중요한 역할을 하게 된다. 1차 의사의 고용형태나 보수지급 방법은 1차 의료에 대한 의사의 애착심과 결부된다.

1차 의료비에 대한 비중은 1차 의료를 어느 범위로 하느냐에 좌우된다. 1차 의료를 1차 의사(가정의 수준 포함)의 진료와 관련시킬 수 있고, 지역사회 방문간호, 1차 정신보건, 치과, 그리고 응급의료까지 포함시킬 수 있다. 1차 의료를 1차 의사의 진료로 제한할 경우에도 처방의약품을 포함하느냐에 따라 비용부담이라는 경제적 조건이 달라진다.

유럽 국가들의 1차 의사의 고용형태는 매우 다양하다. 유럽에서 가장 흔한 고용형태는 1차 의사에게 자유 개업을 허용하고 건강보험이나 정부(공영의료제인 경우)와 계약을 맺어 서비스를 주민에게 제공하는 방법이다. 이 경우 1차 의사에 대한 보수는 인두제와 행위별수가를 혼합하는 경우가 대부분이고, 행위별수가제만 택한 국가도 있다. 공영의료제도를 택한 국가들 가운데는 정부(중앙 또는 지방)가 의사를 고용하여 월급제로 보수를 지불하기도 한다. 이들 국가 가운데 일부 국가는 업무가 끝난 후에는 민간 영역에서 시간제로 일하는 것을 허용하기도 한다.

(3) 1차 의료인력 개발

1차 의료에 종사할 수 있는 인력으로는 의사와 다른 인력으로 구분하여 살펴볼 수 있다. 먼저 의사의 경우, 대부분은 일반의나 가정의가 되며, 그 외 전문의로 산부인과, 소아과, 내과, 안과, 이비인후과, 심장병, 신경과, 외과가 될 수 있고, 치과의사도 될 수 있다. 의사 외 인력으로는 간호사, 전문간호사, 방문간호사, 조산사, 물리치료사, 작업치료사, 언어치료사가 될 수 있다.

대부분의 유럽 국가들은 1차 의사의 업무를 명세화(job description)하고 있으며, 일부 국가는 업무를 법에 명기하기도 한다. 유럽의 상당수 국가들은 간호사에 대하여 지역사회간호사(community nurse)나 1차 의료간호사(primary care practice nurse)를 전문화시키기도 한다.

3) 1차 의료 발전을 위한 과제

유럽지역에서 1차 의료를 강화하기 위하여 다음과 같은 방안들이 제안되고 있다(Boerma et al., 2015). 첫째, 의료서비스 제공자 간의 협력이 잘 될 수 있도록 거버넌스 구조의 개혁이 필요하다. 그렇게 함으로써 1차 의료와 전문의료 그리고 공중보건서비스가 조화를 이루어 제공되도록 한다. 1차 의료 발전 전략에는 포괄적인 서비스 제공과 서비스 간의 연계·조정(coordination)이 명기되어야 한다. 그러기 위하여 1차 의료 수준에서 제공되는 예방과 치료, 그리고 전문적 서비스 수준 간의 역할이 명확히 구분되어야 한다. 그리고 1차 의료에 관한 명확한 발전계획이나 규제가 없을 경우에는 건강성과나 의료비 절감과 같은 이점을 살리기 어렵다.

둘째, 지불제도를 고쳐 1차 의료가 포함되는 통합의료와 지역사회 중심의 의료가 실행될 수 있도록 해야 한다. 전문인력이 이와 같은 태도를 갖추기 위해서는 올바른 인센티브를 만들어낼 수 있는 규제나 재정 조달이 이루어져야 한다. 의료체계 안에서 여러 서비스 간의 연계·조정, 그리고 공급자에 대한 인센티브와 같은 사항들이 명기되어야 한다.

셋째, 서비스 제공에서 협력과 팀에 의한 제공이 장려되어야 한다. 특히 복합만성질병 구조에서는 의사 단독보다는 다양한 전문인력들의 긴밀한 협력(collaboration)에 의하여 효과적으로 대처가 가능하도록 업무가 재편되어야 한다. 그 가운데 1차 의사가 조정자 기능을 할 수 있도록 해야 한다. 복합만성질병을 위한 예방적인 의료에서 중심적인 역할을 하는 것은 통합된 1차 의료이며, 특히 지역사회 서비스와 작업장 서비스의 제공에서 통합된 1차 의료가 중요하다. 따라서 1차 의사가 단독 개원하는 경우에 직면하는 도전 과제가 바로 전문인력간의 긴밀한 협력이다.

넷째, 다소 전문화된 진단기법을 1차 의료 팀이 사용할 수 있도록 투자가 필요하다.

다섯째, 새로운 기술의 혼합(new skill-mix)이 필요하다. 특히 만성질병 중심의 건강문제에 대처하기 위해서는 1차 의료 수준에서 예방을 포함한 통합의료가 요구되며, 인력면에서는 전문간호사(nurse practitioner)와 같이 자격을 갖춘 사람이 팀에 포함되어 기술의 혼합이 이루어지도록 해야 한다. 전문인력 교육은 새로운 기술이나 새로운 기술의 혼합, 그리고 팀워크 기술의 습득에 주어져야 한다. 지속적 교육은 새로운 기술의 개발과 서비스의 변화하는 수요에 초점을 두어야 한다.

여섯째, 1차 의료에 대한 접근성 제고와 환자들의 편의를 위하여 원격의료의 도입이 필요하다. 그리고 1차 의사에 대한 주민들의 선택권 부여도 1차 의료의 강화에 도움이 되었다.

제2절 의료체계 개편과 의사인력 정책

1. 의사인력 정책의 중요성6)

의료인력 가운데 의사인력은 의료자원의 사용이나 배분에 있어서 의사결정을 하는 직종이기 때문에 의료서비스 생산에서 가장 중요한 역할을 수행한다(Dubois, Nolte and McKee, 2006). 의료인력을 양성하는 정책에는 인력을 선발하고, 훈련하고, 보상하고, 규제하고, 관리하는 방법이 모두 포함되어야 한다. 현재 의료인력 정책의 문제점은 의료수요는 급속히 변화하고 있는데 인력 양성 제도가 변화하는 수요를 제대로 수용하지 못하고 있다는데 있다. 의료는 다른 분야에 비하여 노동집약적이기 때문에 의료인력이 변화하는 수요를 제대로 수용하느냐에 따라 의료체계의 성과가 좌우된다.

의료체계에서 스튜어드십의 목적은 의료체계의 성과를 향상시키는 것이다. 의료인력(health care workers)의 효과적인 활용이 스튜어드십의 핵심적 과제가 되며, 건강향상과 반응성 향상이라는 의료체계의 목표 달성을 위하여 필수적인 조건이 되고 있다(WHO, 2000). 동시에 조직 측면에서 그리고 환자의 건강이라는 차원에서 의료인력의 효과적인 관리가 주는 잠재적인 편익에 대한 근거는 점점 많아지고 있다. 특히 병원에서 효과적인 인력관리가 환자 사망률을 낮추는데 기여한다는 점을 많은 연구에서 지적하고 있다. 그럼에도 불구하고 의료인력에 관한 정책은 의료정책의 우선순위에서 밀려나 있었던 것이다(Narashimhan et al., 2004). 이렇게 된 연유는 의료인력에 대한 투자를 미래를 대

6) 이 부분은 Dubois, Nolte and McKee(2006) 및 Dubois, Singh and Jiwani(2008)을 참고하여 정리하였다.

비하는 자본재 투자[7])로 여기지 않고 의료서비스 생산의 경상비용으로 간주하였기 때문이다. 그 결과 대부분의 국가에서 의료인력의 지역 간 불균형, 수요와 공급 간의 불균형, 작업 환경의 악화, 인력관리 및 규제의 빈약성과 같은 고질적 문제에 직면하고 있다.

의사들은 필요한 진단과 치료방법을 결정하고 어떠한 치료과정이 필요한지 그리고 어떠한 자원이 소요될지를 결정함으로써 변화하는 과제에 대응하는데 중심적인 역할을 맡고 있다. 동시에 의료인력들도 새로운 역할은 발전시키고 옛날 역할은 버리는 변화를 하고 있으며, 새로운 영역의 인력이 등장하여 기존의 영역과의 구분을 모호하게 만들고 있다. 환자들도 자가진단 가이드나 인터넷을 통하여 의료지식을 습득하는 등의 변화가 일어나고 있으며, 폭넓은 환자 문화의 성장과 함께 환자들의 기대감은 높아지고 그들은 치료의 대상이 아니라 치료의 파트너로서 자신을 생각하고 있다.

이와 같은 변화는 의료인력, 특히 의사를 운용하는 전통적인 방법에 대한 도전 과제로 다가오고 있다. 의료인력의 양성에 대한 도전 과제들을 정리하여 보면 다음과 같다. 첫째, 2차 의료와 1차 의료(또는 사회적 돌봄) 간의 전통적인 상호 접촉을 넘어서는 협력의 강화가 과제가 되고 있다. 둘째, 질병예방과 서비스 제공에서 인구집단 중심 관점(population-based perspectives)이 과제가 되고 있다. 셋째, 새로운 형태의 다학제적 팀워크의 설정이 과제가 되고 있다. 넷째, 임상적 거버넌스 시스템의 도입이 새로운 과제가 되고 있다.

인력의 중요성이 명백함에도 불구하고 많은 보고서들은 현재 인력 양성시스템은 의료체계의 발전과 조화를 기하지 못하는 문제를 지적하고 있다(Kohn et al., 1999; NHS, 2000). 의료에서 중요시 하는 영역의 하나가 의료의 질에 대한 것이다. 많은 국가에서 전문가적 자유를 의료행위의 특징으로 간주함에 따라, 이러한 독립성이 소비자나 구매자들의 반응성을 무시하고, 고삐 풀린 비용의 원천이 되고 있다는 것이다(Light, 1997). 의료과오에 관한 보고서는 현재의 규제시스템이 대중을 효과적으로 보호하지도 못하고 지속적인 능력 향상도 보장하지 못한다는 문제점을 지적하고 있다(Smith, 1998; Beecham, 2000). 목적에 부합하는 의료인력 관리나 새로운 인력정책은 서비스 제공의 개선에 기여하여 대중을 보다 더 잘 보호할 수 있으며, 유연하고 비용-효과적인 의료체계를 만들어 내며, 의료체계의 성과를 최적화하고 공급자, 소비자, 구매자 간의 조화를 잘 이끌어 낼 수 있게 할 것이다.

---

7) 의료인력은 비용이 아니라 미래의 투자라는 점을 보여줄 목적으로 WHO, ILO 그리고 OECD가 협동 작업단(alliance)을 2016년에 구성하였다(Editorial of Lancet, 2016).

2. 만성질병과 인력 양성의 변화 방향

질병구조의 변화, 고령화, 의료에 대한 기대감, 의료기술의 발전, 새로운 시술 행태나 재정조달 방법의 변화는 의료서비스 공급에서 기존 방법을 바꿀 것을 요구하고 있다. 그러기 위해 의료진의 구성(staffing)이나 의료인력이 만성질병을 제대로 관리(chronic care)할 수 있도록 변화되어야 한다는 것이다(Dubois, Singh and Jiwani, 2008). 의료와 같은 노동집약적 분야에서 만성적 조건(chronic condition)에 있는 사람들에게 필요한 서비스 제공을 위해서는 적절한 기술을 갖춘 조직화된 인력이 매우 중요하다. 즉, 다양한 분야의 사람들로 팀을 이루어 통합서비스를 제공할 수 있는 체계로 전환을 하는 것이 필요한 사람들에게 필요한 시점에 필요한 형태의 서비스를 이용할 수 있게 보장할 수 있을 것이다(Norris et al., 2003; Singh, 2005).

만성질병에 대처하기 위하여 만성질병 관리방법을 바꾸거나, 환자가 자신의 질병을 스스로 관리하는 방법을 지원한다거나, 근거중심의 접근법을 택한다거나, 재정의 조달 방법을 바꾼다거나 그리고 서비스 공급체계를 재편한다든가 하는 여러 가지 요소가 있지만 이러한 전환의 중심에 의료인력이 있기 때문에 인력양성의 방법 개선에 초점을 두어야 한다.

만성질병을 관리하기 위한 모형으로 미국에서 제시된 것으로 만성질병 관리모형(chronic care model, CCM)이 있다[8]. CCM은 6가지의 구성요소를 갖추고 있는 바, 그 가운데 하나가 공급체계(delivery system)이며 공급체계에서 가장 중요한 부분이 인력에 관한 것이다(Dubois, Singh and Jiwani, 2008). 만성질병의 관리에서 인력에 중요한 영향을 미치는 것으로 다음의 네 가지의 요소가 있다. 첫째가 통합과 다학제적 접근(increased integration and multidisciplinary approaches)이며, 둘째가 이용자의 관점을 강조한 환자중심 관리(person-centered)이며, 셋째가 인구집단 접근(population-based approach)이며, 넷째가 질 향상에 초점(focusing on quality improvement)을 두어야 한다는 것이다.

8) 만성질병 관리를 위한 모형으로 만성질병 관리모형(CCM)과 질병관리 프로그램(disease management program, DMP)이 있다(Leeman and Mark, 2006).

1) 통합과 다학제적 접근

급성질병이 중심이었던 시기에는 단일 건의 질병을 치료하기 위하여 서비스는 단절적인 개별 공간에서 의사 한 사람이 제공하는 시스템으로 충분하였다. 그런데 만성적 조건은 회복되지 않고 영구적(permanent and non-reversible)이며 서서히 악화되어 장기화되기 때문에 장기간에 걸쳐, 관찰과 관리, 그리고 여러 종류의 시설이나 공급자들에 의한 지원이 요구되는 특성이 있다(Nodhturft et al., 2000). 예컨대, 고혈압 환자의 경우 뇌졸중으로 쓰러지면 우선은 급성기 병원에서 치료를 받고, 재활훈련을 위하여 별개의 거주지 인근의 시설을 찾으며, 지역사회 홈케어 서비스를 받게 된다. 즉, 뇌졸중의 경우 다양한 시설을 거치면서 가정의, 지역사회간호사, 다양한 지원조직으로부터 사회서비스의 지원을 받게 된다. 이와 같은 장기적인 조건의 만성질병의 경우 가장 효과적인 관리체계(care pathway)는 통합적 접근이라는 것이다(Wagner et al., 2001). 따라서 의료인력에 있어서도 핵심적인 과제는 환자를 서비스 내 및 서비스 간의 원활한 이동(transition of service users)이 가능하도록 관리하는데 있다.

다양하고 복합적인 필요도를 갖는 개개 환자의 욕구를 충족시키기 위하여 여러 가지 서비스를 사정하고, 계획을 세우고, 서비스를 연결시키고, 모니터링을 하는 포괄적이고 체계적 과정은 개인 관리와 서비스 연계・조정(coordination)의 형태로 나타난다. 이것은 단일 문제 위주의 접근에서 통합적 제공으로 방향을 바꾸어야 함을 의미한다. 그러다 보니 의료인력은 매우 광범위한 영역의 기술을 보유해야 한다. 개인 관리는 단순히 형식화된 사례관리 직원이 아니라 시스템 전체를 보면서 연계(linkage)를 할 수 있는 능력을 갖추고 있는 인력이어야 한다. 그런데 만성질병은 다양한 측면을 갖고 있을 뿐만 아니라 복합적 증상을 갖는 만성질환자가 흔하기 때문에 다양한 전문인 간의 협력이나 연계・조정(interprofessional coordination)이 필요하다. 그리하여 만성질병을 갖는 사람을 위해서는 다양한 기술, 지식 및 경험을 갖춘 다른 분야의 인력들로 팀을 구성하여 제공하는 것이 중요하다.

복합만성질병을 갖는 사람을 돌보기 위해서는 병원이 중심이 되어 제공하는 시스템에서 벗어나 공식적인 의료 및 요양서비스를 제공하는 그룹만 아니라 지역사회 자원도 포함되어 서비스가 연속적으로 제공될 수 있도록 패러다임을 바꾸어야 한다(Dubois, Singh and Jiwani, 2008). 여기에서 핵심적인 과제는 참여하는 인력이 기존의 직업적 또는 조직적인 경계를 뛰어 넘어 새로운 형태의 업무를 통하여 서비스를 제공하는 역할을 이끌어내는 데에 있다. 이러한 일이 가능하도록 하는 시스템이 「지역사회중심의 통합서비스 체계」라 하겠다.

서비스의 통합을 위한 의료체계의 개편이 제대로 이루어지기 위해서는 인력 간의 직업적 경계를 넘어야 하는데 그 방안의 하나가 업무 위임이다. 업무 위임은 훈련을 많이 받은 인력(예: 의사)이 적게 받은 인력에게 하는 것이다. 왜냐하면 의사, 간호사 등의 인력은 현장에서 자신들이 습득한 지식을 모두 활용하지 못하기 때문이다(Richardson et al., 1998).

2) 환자 중심의 접근

급성질병에서는 의사가 환자의 질병을 가장 잘 알고 치료 과정을 결정하게 되지만, 만성실병에서는 환자가 진행 중인 치료에 참여하고, 생활습관을 바꾸고, 만성질병이 초래하는 기능장애와 같은 부작용에도 적응해야 한다. 따라서 환자는 서비스 이용자(caretaker)이면서 질병관리를 위한 인력(work force)으로 참여도 해야 한다.

이 접근법에서 의사의 역할은 환자에게 조언과 컨설팅 이외에 의료서비스 기술을 교육하고, 정서적 및 심리적 지원(support)을 하고 의료 및 사회서비스 자원에 대한 접근을 도우고, 건강생활을 지원하는 등의 업무를 수행해야만 한다(Stubblefield and Mutha, 2002). 이 접근법은 공급자가 시스템을 이끄는 것이 아니라 서비스 이용자의 관점에서 개인에게 맞춤형 지원을 할 수 있도록 시스템을 바꾸는 것이다(Dubois, Singh and Jiwani, 2008).

3) 인구집단 중심의 접근

이 접근법은 인구집단의 건강증진, 예방, 검진, 진단, 진료, 재활, 완화의료와 같이 의료의 범주를 넘어 1차, 2차 및 3차를 가로지르는 연계된 서비스 제공을 위한 포괄적인 시스템을 만드는 것(Dubois, Singh and Jiwani, 2008)으로 환자 중심의 접근법에 대한 보완책에 속한다. 환자 중심의 접근은 개인의 선호나 개인의 특정한 필요도에 대한 치료의 반응성을 강조하는데 반하여 인구집단 중심의 접근법은 건강에 관련된 광범위한 요소(사회경제적 위치, 주거, 물리적 환경, 생활습관)와 서비스의 연속적인 모든 과정을 고려하는 특징이 있다.

이 접근법은 개인 단위로 서비스를 제공하기 위한 인력을 생각하는 것이 아니라, 주어진 인구집단에 대하여 계획을 세워 효과적인 서비스를 제공하도록 하는 접근전략이다. 따라서 의료인력은 인구집단을 관리할 능력을 갖추고, 광범위한 인구집단의 건강상 필요도를 평가하고, 적절한 수준의 의료 및 요양서비스를 계획하여 제공할 수 있어야 한다.

이 접근전략을 따르자면 전통적인 공식적 의료 및 요양서비스 제공기관의 경계를 넘어 인력을 배치하고 활용해야 한다. 예를 들면, 이 접근법은 기존의 1차나 2차 의료기관에 배치하였던 인력을 지역사회 기관이나, 요양서비스 또는 자원분야(voluntary sector)에 배치하여 지역사회라는 인구집단이 접근할 수 있게 해야 한다.

4) 의료 질의 향상

만성질병 관리의 새로운 모형은 의료인력이 질 향상에 관심을 갖도록 하고 있다. 환자 안전을 포함하는 질 향상은 만성질병 관리에서 매우 중요하다(Dubois, Singh and Jiwani, 2008). 의료과오나 안전에서 실수는 만성질병을 갖는 사람에게 치명적인 위해가 된다. 만성질병으로 의료이용이 많거나 의약품을 많이 복용하는 사람은 의료체계와 접촉이 많기 때문에 의료과오나 의료에서의 다른 실수에 노출될 위험성도 높다(Corcoran, 1997). 특히 만성질병을 갖는 사람들은 건강이 허약하며 여러 가지 기능 장애를 갖고 있어 위험으로부터 자신을 보호하기 어려워 조금의 실수에도 건강에 치명상을 입을 수 있다. 그런데 만성질병 관리의 복잡성으로 연계·협력(collaboration) 시스템에서 결함이 생긴다면 의료과오를 낳게 할 위험성이 있다(IOM, 2001).

안전과 질 향상과 같은 목적을 달성하기 위해서는 의료인력에게 안전문화를 교육하고, 의료과오를 체계적으로 관리하고 공개하는 것을 장려하고, 질 향상을 위한 개인이나 조직의 행동에 대하여 보상하는 것이 중요하다. 의료인력에 대해서는 임상적인 기술을 훈련하고, 환자와의 관계를 전문가적 능력으로 설정하는 새로운 모형을 정립하여야 한다. 그리하여 의료인력의 전문성을 높이는 새로운 기술과 재능의 개발이 중요하며, 또한 조직에서의 재능(관리 능력을 변화시키고, 거버넌스를 개발) 관리도 중요하다.

3. 1차 의사교육에 대한 외국의 사례

세계 여러 국가들은 1차 의료의 중요성을 깨닫고 1차 의사 양성 방법부터 바꾸어 1차 의사의 임상적인 경험과 자질 향상에 유의하고 있다. 우리와 가장 유사한 제도를 운영하는 일본의 경우, 2003년 4월 이후부터는 의과대학 졸업 후 2년간의 임상훈련을 거쳐야 개업을 할 수 있도록 강제화하였다(Tataro and Okamoto, 2009). 우리나라와 달리 의과대학을 졸업하자마자 바로 환자를 진료하는 것을 허락하지 않고, 일반의사의 임상경험과 자질 향상을 위한 다양한 방법을 동원하고 있으며, 심지어 전문의사와 일반의사의 수련기간에 큰 차이를 두지 않는 국가도 있다.

우리나라 전문의들이 가장 많이 훈련을 받고 오는 미국을 보면 이미 1970년대 초반에 1차 의사의 양성방법을 가정전문의로 바꾸었다. 일반의(general practitioner)라는 용어를 1971년부터 가정의(family physician)라는 전문의로 바꾸었고 학회 명칭도 같은 해에 일반의학회(American Academy of General Practice)에서 가정의학회(American Academy of Family Practice)로 바꾸었다.

캐나다는 미국보다 앞서 1967년 일반의학회(The College of General Practice of Canada)를 가정의학회(College of Family Physicians of Canada)로 바꾸고 가정의라는 전문의가 되기 위해서는 일정의 수련과정을 요구하고 있다.

스웨덴은 의과대학이 5년 반 과정이며, 의과대학 졸업 후 21개월간의 임상훈련을 거쳐야 일반진료를 할 자격을 부여한다. 그리고 전문의가 되기 위해서는 5년의 수련을 요구하고 있다(Anell, Glenngård, Merkur, 2012).

노르웨이는 의과대학 6년을 마친 후 18개월의 인턴 과정(내과: 6개월, 외과: 6개월, 1차 의료 현장: 6개월)을 거쳐야 일반의가 되며(Johnsen, 2006), 5년의 수련과정(1차 의료기관: 4년, 종합병원: 1년)을 거쳐야 1차 전담의사가 될 수 있다.

덴마크도 의과대학 6년을 마친 후 1년의 임상을 거쳐야만 일반의가 될 수 있다(Strandberg-Laersen et al., 2007).

독일은 의과대학 교육 기간은 6년이며 1997년부터 일반의의 전문 수련기간을 3년에서 5년으로 늘려 미래의 가정전문의로서의 자질을 갖추도록 하고 있다(Busse and Blümel, 2014).

네덜란드는 4년제 의과대학 과정(석사)을 거친 후 2년제의 박사과정을 거치면서 임상훈련을 받게 되는데 이 과정을 이수하여도 완전한 의사 기능을 부여하지 않고 약 치방과 사망진단서 발급 정도의 임상만 허락하고 있다. 그 이후 중간과정(interim period)을 거쳐 전문의 과정에 들어갈 수 있는데 GP 전문 과정은 3년, 사회의학(social medicine, 3개 전공) 전문 과정은 2년, 일반적인 전문의 과정은 4년이 소요된다(Schäfer et al.,

2010).

벨기에는 의과대학 7년(첫 3년은 기초 과정의 학사, 후기 4년은 임상적 연구와 진료에 대한 훈련)을 거쳐 전문의 과정으로 4~6년이 소요되는데 일반의사(general medicine)로 개업하려면 2년의 훈련을 필요로 한다(Corens, 2007).

프랑스는 먼저 2년의 예과과정을 거쳐, 엄격한 시험에 합격해야만 4년제의 본과 과정에 진학하여 이론과 임상훈련을 배우며, 그 이후 4~5년의 전문의 과정에 들어갈 수 있는데 GP diploma는 4년간의 인턴 과정을 거쳐야 얻을 수 있는 과정이다(Chevreul et al., 2010).

영국(England 지역)[9]은 5년제 의과대학(다른 영역에서 동등 자격의 공부를 한 사람은 4년의 속성 과정 가능)을 졸업하고 2년간의 기초과정(Foundation Programme: 2005년 8월에 도입된 제도)을 이수해야 전문의 과정에 입문이 가능하며, 여기서 4~5년간의 훈련을 받은 후에 전문의(General Medical Council Specialist) 또는 GP Register가 될 수 있다(Boyle, 2011).

여기서 주목되는 점은 네덜란드, 벨기에, 프랑스, 영국, 미국, 캐나다 등에서는 일반의(General Practitioner)를 거의 전문의 수준으로 교육시키고 있다는 사실이다.

제3절 우리나라의 1차 의사 양성의 문제와 개혁방안[10]

1. 1차 의사 양성 현황

1) 1차 의사의 정의

1차 의사란 의료체계의 관문으로 환자가 의료를 필요로 할 때 제일 먼저 찾고, 환자의뢰체계(patient pathway)에서 입구 기능을 하는 의사를 말한다. 그러나 우리나라는 환자의뢰체계가 작동되지 않고, 환자는 병이 나면 3차에 해당되는 상급종합병원을 제외하고는 종합병원도 바로 갈 수 있기 때문에 1차 의료와 1차 의사를 정의하기 어려운 문제가

9) 영국에서는 England, Scotland 등 지역에 따라서 의사 교육방법에 약간의 차이가 있다.
10) 이 부분은 이규식, 조희숙(2017)의 내용을 보완하였다.

있다. 따라서 의료체계의 입구로써 1차를 따지면 일반의, 개업전문의는 물론 종합병원도 의료체계의 입구 기능을 하여 전부 1차 의료를 담당하고 있다고 볼 수 있다. 특히 전문의 개업을 허용함에 따라 실질적으로 1차 의료를 담당하는 의사를 구분하기 어려움이 있다. 가정의학과 전문의는 성격상 1차 의사로 구분할 수 있으나, 2010년 현재 개원의의 90%가 전문의로 되어 있어 1차 의료 전담의사가 누군지 정의하기 어렵고, 개원전문의의 1/3이 전문과목을 표기하지 않고 있는 실정이다(선우성, 2015).

여기서는 향후 의료정책의 발전을 위한 개혁 과제로 일반의(GP) 및 가정전문의를 1차 의사로 한정하여 논의하고자 한다. 이 장의 목적이 1차 의료를 강화하기 위하여 1차 의사의 교육 훈련을 논의하는데 있기 때문에 전문의 자격을 갖고 있는 개업의를 대상으로 하기는 어렵다[11]. 우리나라에서 1차 의료 강화를 위한 목적으로 1차 의사에 대한 교육이나 훈련을 논의할 때, 현재 개업하고 있는 전문의를 고려하여 이들을 위주로 교육, 훈련을 논의하였기 때문에 지금까지 논의가 실효성이 없었다고 본다.

전문의가 되기 위하여 레지던트 과정에 입문하면 병원에서 전문의로 활동하는 것을 주 내용으로 수련을 하게 된다. 이들이 설령 수련이 끝나고 전문의 자격을 획득한 후에 개업을 하더라도, 수련 과정은 전문의로서 임상적인 훈련에 치중할 뿐, 이들에게 1차 의료에서 맡아야 할 지역사회의료나 통합의료에 대한 교육은 전혀 하지 않는다. 따라서 이들 개업전문의에게 통합의료에 대한 교육이나 의료의 조정자로서의 교육은 불가능한 일이다.

전문의에게 주어지는 역할이 있는데 1차 의사가 해야 할 기능을 수련과정에 훈련시킨다는 것은 불가능하다. 따라서 향후 1차 의료 강화를 위한 1차 의사에 대한 교육과 훈련은 일반의나 가정전문의를 중심으로 하고, 이들이 우리나라 의료체계에서 1차 의사로서의 역할을 제대로 할 수 있도록 체계화시키는 것이 중요하다.

2) 1차 의사의 훈련

1차 의사로서 일반의(GP)에 대한 수련은 별도로 하는 제도가 없고, 의과대학을 졸업하고 국가가 실시하는 의사면허 시험에 합격하면 누구나 1차 의사가 될 수 있다. 국가고시에만 합격하면 바로 개업이 허용된 일반의사의 자격에 대해서는 검토가 필요하다. 전문

11) 내과전문의는 1차 의사로 간주하자는 의견이 있으나, 여기서는 이상적인 모형만 제안하기 때문에 전문의는 제외하였다. 그러나 실행 단계에서는 현실을 감안해야 하기 때문에 개업한 전문의사가 1차 의사가 되기를 원한다면 일정한 교육을 이수한 후에 활동할 수 있도록 뒤에서 제안하였다.

의사는 소정의 수련과정을 거쳐 일정한 임상적인 훈련을 받을 기회를 갖기 때문에 큰 문제가 없으나 일반의의 경우는 전혀 임상적인 훈련을 거치지 못한 상태에서 면허만 취득하면 개업을 할 수 있는 문제가 있다. 의료기술이 크게 발전하지 못하였고, 질병이 주로 급성질병이어서 증상이 뚜렷하여 진단이 용이하던 1970년대에는 의과대학을 졸업한 일반의사가 의사 면허를 취득하자마자 개업을 하여도 큰 문제가 없었다. 그러나 오늘날은 만성질병이 중심인데 증상이 명확하지 못하여 진단이 용이하지 못한데다 합병증도 흔히 발생하고 있어 임상훈련을 전혀 거치지 못한 의사에게 개업을 허락하는 것은 바람직하지 못한 일이다.

가정전문의가 1차 의사가 되어야 한다는 취지에서 1985년 2월에 우리나라에서 23번째 전문의로 인정을 받아 1년의 인턴과 3년의 레지던트 과정을 이수하고 전문의 자격시험에 합격하면 가정전문의가 된다. 가정전문의가 되기 위해서는 내과, 외과, 소아과, 산부인과, 응급의학과, 정신과, 신경과, 재활의학과, 피부과, 안과, 비뇨기과, 이비인후과 등을 순회하면서 임상적인 수련을 받고 있다. 2017년 현재 127개 병원에서 가정의학과 수련을 실시하고 있으며, 2017년에 배출한 가정전문의수는 299명에 이르고 있다(대한가정의학회 홈페이지). 그러나 이들은 1차 의료가 요구하는 연계된 의료내지는 통합의료의 제공을 위한 훈련에는 취약한 문제가 있다.

2. 1차 의사 양성의 문제점

1) 1차 의료 역할의 미 정립

우리나라에서는 1차 의료의 역할 조차 제대로 정립되어 있지 못한 문제가 있다. 1차 의료의 역할 정립은 두 가지 각도에서 살펴볼 수 있다. 한 가지는 만성질병과 의료의 역할이며 다른 한 가지는 만성질병과 1차 의사의 역할이다. 먼저 만성질병과 의료의 역할은 앞에서 살펴본 바와 같이 통합, 환자중심, 인구집단 중심, 질 향상 그리고 접근성이 중시되어야 한다.

만성질병을 관리할 1차 의사는 급성질병 시대의 의료체계의 문지기가 아니라 다음과 같은 역할을 수행할 수 있어야 한다. 다학제적 협력, 의료의 연속성, 연계된 의료(coordination of care)가 요구되기 때문에 1차 의사는 의료체계의 문지기가 아니라 의료의 조정자 역할을 수행하여야 한다. 1차 의료에 요구되는 내용은 1차적인 진료서비스 외에 예방서비스,

보건교육 및 건강증진, 1차 정신보건, 지역사회 방문간호, 치과, 응급의료 등이 포함되어야 하며, 특히 노인성 질환에 대한 임상적인 경험이 중요하다. 이상과 같은 1차 의료의 범위에서 서비스를 공급하기 위해서 1차 의료기관은 단독개원보다는 팀 접근이 중요하다. 팀에는 의사들의 공동개업(group practice)도 중요하지만 다양한 직종(방문간호사, 물리치료사, 보건교육사, 영양사 등)들이 공동 참여하는 1차 의료팀을 구성하는 것이 중요하다.

그리고 만성질환자를 급성기병원에 입원시켜 치료 위주로 하는 「병원중심체계」는 비용관계로 적합지 못하고, 유럽국가처럼 의료와 요양서비스가 통합 제공되는 「지역사회중심 통합서비스체계」로 전환되어야 하며, 이때는 다양한 직종에 의한 1차 의료팀 구성이 중요하다. 또한 원격의료가 도입되어 의료와 요양서비스가 용이하게 제공될 수 있어야 할 것이다.

2) 1차 의사 양성체계의 부재

만성질병과 1차 의료의 역할을 토대로 할 때 우리나라에서 1차 의사의 양성체계는 없다고 하여도 과언이 아니다. 최근에 제안되고 있는 1차 의사 양성 방안들은 개업하고 있는 전문의들을 전부 1차 의료를 담당하는 1차 의사로 간주하는 문제가 있다[12]. 현재의 개업 전문의는 의료체계에 처음 접하는 환자를 진료하고 있어 형식적으로는 1차 의사로 간주할 수 있다. 그러나 이들은 수련 과정에서 1차 의료를 담당할 수 있도록 교육을 받은 것이 아니라 병원을 찾는 환자에게 전문적인 진료를 하도록 수련을 받았기 때문에 이들을 1차 의사로 간주하여서는 합리적인 대안이 나올 수 없다. 기존의 제안은 바람직한 1차 의료의 역할을 정립하고 1차 의사 양성체계를 제안한 것이 아니라 개업 전문의를 포함하여 1차 의료 활성화를 논의하였기 때문에 바람직한 1차 의사 양성체계를 정립하기는 어렵다.

실제 개업 의사를 대상으로 조사한 내용을 [표 9-2]에서 보면, 접근성은 의사들이 이해하는 정도와 실제 이루어지는 정도가 거의 유사하지만 앞으로 1차 의료의 역할로 중요하게 다루어져야 할 포괄성, 연계·조정기능(coordinated care 제공), 지역사회중심의 의료체계 실현을 위해서는 현재의 개업 의사 역할로는 미흡함을 알 수 있다.

---

12) 2015년 11월 3일, 의협, 의학회, 의과대·의전원협회 공동주최로 의학교육 개선을 통한 1차 의료 역량강화 공동심포지움이 개최되었고, 2017년 6월 20일 의과대·의전원협회 주최로 국민건강을 위한 1차 의료와 의학교육이라는 정책포럼이 개최되는 등 1차 의료에 대한 관심이 높아지고 있다.

[표 9-2] 개원의 대상 1차 의료 속성과 진료에서의 실제 구현 차이 (5점 만점 척도)

	1차 의료의 속성	동의 여부	실제 구현
접근성	어렵지 않게 진료 받을 수 있음	4.5	4.3
최초 접촉	질병발생시 최초 환자-의사 관계	4.5	4.0
지속성	꾸준히 환자-의사 관계 유지	4.6	4.1
책무성	진료전반의 중심역할(주치의 개념 내포 가능)	4.3	4.0
포괄성	치료-예방-교육 등을 포함	4.4	3.8
조정기능	다른 의사(의료기관)와의 연계	4.2	3.6
지역기반	지역사회 의료요구/특성에 부응	4.1	3.5

주 : 포괄성, 조정기능 및 지역사회 중심의 의료서비스 제공은 현실적으로 어려워 보임
출처 : 강석훈(2017)

이렇게 된 것은 1차 의료를 담당하는 일반의를 보면 1차 의사의 역할이나 그에 부합하는 양성시스템을 통하여 배출되는 것이 아니다. 의사 면허만 취득하면 아무런 임상경험이 없어도 개업이 가능하며, 일반의들로서는 1차 의료 이상은 제공할 권한이 없기 때문에 1차 의사라 부르고 있을 뿐이다. 즉, 이들에게 1차 의료의 중요성이나 역할을 교육시키지 않고 배출한데서 문제가 있다. 1차 의료에서 가장 핵심이 되는 일반의(GP)는 임상적인 수련과정이 전혀 없이 의과대학에서 학습한 내용으로 환자를 진료하고 있어 지역사회에서의 역할이나 1차 의료가 담당해야 할 역할은 생각조차 할 수 없다. 그리고 전문의는 1차 의료를 담당하겠다고 훈련을 받은 것이 아니라 개업이 허용되기 때문에 병원 봉직의의 길을 택하지 않고 개업하다 보니 불가피하게 1차 의사의 역할을 하게 된 것일 뿐 이들 역시 1차 의료의 중요성이나 역할, 그리고 그에 부응하는 훈련을 받은 바 없는 문제가 있다.

이와 같은 문제점은 지금까지 1차 의료에 대한 중요성을 이야기하고, 1차 의료 강화 정책을 논의하였지만 어디까지나 탁상공론에 그쳤다는 것을 의미한다. 이것은 건강보험제도를 도입하고서도 의료를 '공공성이 강한 사적 재화'로 간주하였기 때문에 의사 훈련에 정부가 개입하는 것은 오직 의과대학 입학정원 수에만 집중되었을 뿐이고 어떤 인재를 어떻게 훈련하느냐는 것은 대학 자율에 맡기다 보니 나타난 결과라 하겠다.

한편 1차 의사의 역할을 수행하고 있는 가정전문의의 경우는 일반의에 비하여 다소 체계적으로 수련을 받고 있으나 이들이 1차 의료를 제대로 담당하고 있다고 간주하기도 어렵다. 가정전문의는 수련과정에서 여러 진료과를 순회하여 1차 의료를 담당할 수 있는 임상적인 능력은 갖추고 있으나, 가정전문의는 1차 의료가 담당해야 할 역할과 같은 점에

대한 수련은 부족한 편이다. 다양한 임상과를 순회하면서 수련을 받지만, 이 분야 역시 대학이나 수련병원의 자율에 수련을 맡기다 보니 병원에서 임상적으로 환자를 진료하는 것은 용이하겠지만, 지역사회의료나 통합의료에 대한 교육이나 의료의 조정자(care coordinator)로서의 교육도 거의 받지 못하여 앞으로 요구되는 1차 의사의 역할을 수행하기에는 한계가 있을 것으로 판단된다.

3. 1차 의사 양성을 위한 개혁방향

1) 1차 의료의 중요성 인식

의사의 중요한 부분의 하나인 1차 의사 양성 방안을 개혁하기 위해서는 1차 의료의 중요성을 인식할 필요가 있다. 현재 우리나라 의료체계는 고령화와 만성질병의 시대가 되어 의료비가 급증하고 있는데 경제는 저성장이라는 위기에 부닥치고 있다. 이러한 위기에 대응하기 위해서는 「병원중심체계」에서 「지역사회중심 통합서비스체계」로 전환한 북유럽 국가들의 사례를 참고할 필요가 있다. 특히 덴마트나 스웨덴은 급성기 질병이 아니면 병원 입원을 시키지 않고 지역사회에서 의료(cure)와 요양서비스(care)를 통합하여 받을 수 있게 하였다.

우리나라도 병원 의료를 지역사회 의료로 바꾸려면 1차 의료가 강화되고, 1차 의료를 중심으로 의료와 요양서비스가 통합 제공되어야 한다. 통합서비스 제공을 위하여 1차 의사를 중심으로 방문간호사, 물리치료사 등이 팀(primary care team)을 이루어 만성적 조건에 처한 사람들을 관리할 수 있어야 한다. 의료체계를 개편하기 위해서 절대적으로 중요한 인력은 1차 의사이며, 1차 의사는 통합적인 의료와 연속적 의료의 조정자 역할과 함께 환자가 스스로를 자신의 질병을 관리할 수 있도록 교육도 시키는 등의 역할을 수행하여야 할 것이다.

2) 1차 의료 강화 방안

우리나라는 1989년 7월 전국민에게 건강보험을 적용하면서 진료권을 설정하고 단계석 진료를 강제로 적용하였다. 그러나 이 제도는 1차 진료를 받을 수 있는 곳을 3차 병원을 제외한 모든 의료기관(의원은 물론 종합병원도 포함)으로 함으로써 1차 의사에 의한 문지기 제도는 당초부터 고려의 대상이 아니었다. 우리도 1차 의료의 중요성을 인식하고 2006

년 주치의 등록제를 시도하였으나 의료계의 반발로 무산되었다. 2009년부터는 보건소를 중심으로 고혈압·당뇨병 등록관리사업이 제한된 범위에서 실시되었고, 2012년부터 국민건강보험공단에서 의원급 만성질환관리제를 실시하고 있으며, 2014년에는 한국보건의료연구원이 전국의 4개 지역에 대하여 지역사회 1차 의료시범사업을 실시하고 있다.

이 가운데 시범적 성격이 아닌 전국적 사업은 건강보험공단에 의한 만성질환관리제이지만 국민들의 이용도가 낮아 1차 의료는 거의 발전하지 못하고 있다. 우리나라에서 1차 의료를 강화하여 의료이용을 줄이려면 다음과 같은 정책이 요구된다. 첫째, 의료에 대한 이념의 정립이 중요하다. 우리나라에서 단계별 진료체계가 정립되지 못함에 따라 1차 의료가 강해질 수 없다. 단계별 진료체계는 자유로운 의료이용을 제약하는 제도이기 때문에 국민들에게 의료를 기본권으로 보장하려면 자유 이용의 제한이 불가피함을 인식시키지 않고는 도입하기 어렵다. 국민들에게 이러한 인식을 심기 위해서 필수적 전제가 건강보험의료에 관한 이념 정립이다.

둘째, 진료권 제도의 부활과 단계별 진료체계의 정립이다. 의료에 관한 이념 정립의 바탕 위에서 진료권 제도가 설정되고 단계별 진료체계가 확립되어야 1차 의료가 정립될 수 있다. 현재의 상태에서 진료권 부활은 불가능하다. 진료권을 새롭게 정립하기 위해서는 건강보험의 거버넌스 구조 개혁과 함께 추진해야만 실효성이 있다. 진료권을 건강보험의 보험급여관리 단위와 일치시키고 주민이 건강보험 급여관리자를 선택할 권리를 부여할 때 실질적인 진료권 설정이 가능할 것이다.

셋째, 1차 의사에 대한 임상훈련의 강화와 함께 질 관리 프로그램이 필요하다. 의과대학을 졸업하면 바로 개업이 가능해서는 주민들이 만족하는 1차 의료 제공자 기능을 하기 어렵다. 일본에서 하는 것과 같이 최소 2년의 임상훈련을 이수한 의사라야 개업을 할 수 있도록 제도적 개선이 요구된다. 그리고 1차 의료에 대한 질 관리를 할 수 있는 시스템도 갖추어야 한다.

넷째, 상대가치수가의 개혁을 통하여 행위료에 대한 적정한 보상이 필요하다. 건강보험 수가의 상대가치를 보면 행위료는 상대가치가 낮고 검사료나 영상검사료는 상대가치가 높다. 이러한 수가구조에서는 1차 의료를 강화시킬 수 없다.

다섯째, 상대가치의 개혁에 한발 더 나아가서 진료비 지불제도의 개혁을 생각해야 한다. 지불제도는 수입이 진료량에 비례하지 않도록 하여 진료행위에 작용하는 경제적 동기를 약화시켜 환자의 신뢰를 얻을 수 있도록 바꾸어야 한다(한달선, 2005).

여섯째, 1차 의료의 정의와 범위를 확립하여야 한다. 단순히 환자를 처음 진료하는 것으로 1차 의료를 정의하여서는 1차 의료가 기대하는 효과를 거두기 어렵다. 1차 의료는 보건교육을 포함한 건강증진, 그리고 예방 프로그램이 포함되어야 하고 1차 의사에게 환자가 이용하는 서비스 전반을 조정할 수 있는 기능을 부여하여야 한다.

일곱째, 1차 의료를 단순하게 일반의들에 의한 1차 진료서비스 제공으로 생각하는데서 벗어나야 한다. 영국의 1차 의료단(primary care trust)이나 네덜란드나 독일의 질병관리 프로그램(disease management program) 운영처럼 생각하여 일반의를 중심으로 하여 간호사, 물리치료사, 영양사, 운동처방사 등의 다른 인력을 포함시키는 팀 접근을 생각하여야 한다. 그리고 1차 의료에서 일반의와 환자간의 원격의료가 가능하도록 허용해야 한다.

3) 1차 의사 양성 방법의 개혁

(1) 1차 의료를 담당할 의사의 지정

1차 의료를 활성화하기 위해서는 먼저 1차 의료를 담당할 의사의 자격을 정립할 필요가 있다. 현재와 같이 의사면허를 갖고 있는 사람이 개업을 한다고 무조건 1차 의사로 간주해서는 곤란하다. 우리나라는 전문의가 병원에도 근무하고 있고, 개업도 하고 있어 의료 현장에서는 개업전문의와 병원 전문의가 경쟁하는 시스템이다. 이러한 현실에서 개업하는 모든 전문의를 1차 의사로 간주한다면 병원 전문의도 역시 1차 의사로 간주해야 하는 난제에 부닥친다.

따라서 1차 의료를 담당할 1차 의사를 먼저 정의하여야 한다. 1차 의사는 원칙적으로 일반의(GP)와 가정전문의로 할 필요가 있다. 그리고 현실적으로 개업하고 있는 전문의 가운데 일정 조건을 갖추는 의사에 한정하여 1차 의사로 지정하는 보완적 조치가 필요하다.

(2) 일반의 양성방법의 개혁

일반의는 현재와 같이 의과대학을 졸업하고 국가시험에만 합격하면 의사로 개업하는 제도는 하루 빨리 고쳐야 할 것이다. 먼저 향후에 배출되는 신규 일반의는 의사면허를 취득하여도 2년간의 임상훈련과 함께 1차 의사로서의 역할에 대한 훈련을 거친 다음에 1차 의사로 개업이 가능하도록 법제화할 필요가 있다. 2년간의 임상훈련은 공공병원에서 인턴으로 채용하여 1차 의사로서 수행하여야 할 기능과 주요 전문과를 순회하면서 임상적인 훈련을 받도록 해야 할 것이다.

1차 의사로서 갖추어야 할 지식은 앞에서 언급한 바와 같은 내용으로 통합적인 의료나 연속적 의료를 제공할 때 의료의 조정자 기능을 하고, 다른 직종의 인력과 팀을 구성하여 활동할 수 있는 업무 위주로 훈련을 하여야 한다. 이들이 향후「지역사회중심 통합서비스체계」에서 핵심적인 역할을 할 수 있도록 양성해야 한다. 이들을 훈련시키는데 소요되는 비용은 정부가 부담하는 방향으로 검토되어야 한다.

장기적으로는 일반의 제도는 없애고 모두 가정전문의로 전환하는 방안을 적극 검토해야 할 것이다.

(3) 가정전문의 양성방법의 개혁

이미 가정전문의는 1차 의사로서 임상적 지식에 대한 수련이 이루어지고 있어 임상훈련은 더 이상 언급할 필요성이 없다. 그러나 1차 의사로서의 훈련은 매우 미흡하기 때문에 여기에 대한 훈련이 필요하다. 연속적이거나 통합적 의료에서의 조정자 역할과 지역사회조직과의 연계 등에 대한 추가적인 훈련이 필요할 것이다. 또한 앞으로의 1차 의료는 팀 중심으로 접근해야 한다는 점에서 팀 구성과 팀 리더로서의 소양이나 지역사회자원과의 연계를 위한 관리나 거버넌스 등에 대한 훈련을 할 필요가 있다.

(4) 기존 개업 의사들에 대한 재교육 실시

지금까지 언급한 내용은 신규로 배출될 1차 의사의 양성방법이며, 기존의 개업의들도 1차 의사로 활동할 사람은 새로운 교육을 통하여 1차 의사로 지정하여야 한다. 기존 개업 의사의 활용은 소정의 보수교육을 이수시켜 1차 의사로서의 역할을 제대로 할 수 있도록 만들어야 한다. 한 분야의 전문 훈련을 받은 의사를 1차 임상의사로서 자격을 갖추었다고 보기는 곤란하다. 따라서 1차 의사의 역할에 대한 보수교육을 이수시킨 후에 1차 의사로 지정하는 것이 올바른 정책방향이 될 것이다.

기존의 개업 일반의가 실질적으로 1차 의사의 기능을 하는 것은 불가피할 것이다. 이것은 환자의뢰체계가 확립되지 않아서 종합병원의 전문의가 1차 기능을 하는 것과 동일하다. 따라서 개업 전문의사가 1차 의사로 지정을 받지 못한다면, 향후의 통합의료나 지역사회중심 의료체계로 전환이 될 때, 1차 의사의 부족 현상이 일어날 수 있을 것이다. 따라서 향후 의료체계의 발전 방향을 생각할 때, 개업 전문의사도 본인이 희망한다면 1차 의사의 역할에 대한 보수교육을 이수시킨 다음에 1차 의사로 지정하는 것이 바람직할 것이다.

(5) 1차 의사 양성을 위한 단계별 전략

1차 의사의 양성은 대상자별로 단계적으로 접근할 필요가 있다. 먼저 1차 의사로서 적임자는 일반의(GP)와 가정전문의로 하는 원칙을 정할 필요가 있다. 그리고 기존의 전문의 가운데 1차 의사의 역할을 하고 있는 사람들을 고려하지 않을 수 없기 때문에 이들에 대해서도 1차 의사의 기능을 할 수 있는 조치가 필요하다. 1차 의사 양성을 위한 대상자별 단계적인 접근 전략을 정리하면 [표 9-3]과 같다.

먼저 의과대학 졸업 후 국가시험에 합격하여 전문의 과정을 이수할 의사를 제외한 일반의에 대해서는 바로 개업을 허용할 것이 아니라 2년 정도의 임상훈련을 시키면서 1차 의료에 대한 교육을 강화한 후에 개업을 허용하며, 장기적으로 일반의사는 가정전문의로 전환하도록 하는 방안을 강구할 필요가 있다.

가정전문의는 이미 1차 의료에 대처하기 위하여 다양한 전문과를 수련하고 있으니 큰 문제는 없으나 지역사회의료나 연계된 의료의 공급행태는 아직 수련이 미흡한 실정이니 부족한 부분에 대한 보수교육으로 대처할 필요가 있다. 그리고 중기적으로는 전공의 수련과정을 개편하여 1차 의료가 미래 지향적인 역할을 담당할 수 있도록 할 필요가 있다. 앞으로 지역사회중심의 의료체계가 될 때를 대비하여 조정된 의료의 제공은 물론, 의료와 요양서비스의 통합제공을 위한 대비, IT를 활용한 원격의료의 제공, 환자 스스로 만성

[표 9-3] 대상자별 단계적인 1차 의사 양성 전략

	단기	중기	장기
의과대학 교육	통합과정(가정의학, 지역사회의학) 설치	1차 의료에 대한 교과과정	의학교육 전반에 대한 개혁
일반의(GP)	1차 의료와 1차 의사 교육후 개업 의무화	–	가정전문의로 전환
가정전문의	일부 과정 보수교육	전공의 수련과정 개편	가정전문의 양성 확대
개업전문의	일부 과정 보수교육	1차 의료 교육 후 개업 의무화	1차 의료 담당 가능한 전문과 지정(소아과, 내과, 외과, 산부인과, 안과, 이비인후과, 신경과 등)

출처 : 조희숙(2017)의 내용 일부를 수정하였음

질병을 관리할 수 있는 방법에 대한 교육과 같은 다양한 내용들이 수련과정에서 습득할 수 있도록 유의해야 할 것이다.

개업전문의에 대해서는 앞에서 언급한 바와 같이 1차 의사로서의 기능을 하겠다는 의사에 대해서는 보수교육으로 보완을 하되 중기적으로는 전문의 개업을 앞두고 1차 의료에 관한 교육을 의무화하는 것도 검토되어야 한다. 그리고 장기적으로는 전문과목 가운데 1차 의료가 합당한 전문과를 선정하여 해당 전문과에 대해서만 1차 의료 교육을 통하여 1차 의사로 인정하는 방안을 검토하여야 한다.

4) 1차 의사 양성을 위한 정부의 조치

이상에서 제안한 1차 의사 양성 방안을 실천에 옮기기 위해서는 정부가 적극적으로 개입할 필요가 있다. 먼저 정부는 1차 의사 양성을 관리하는 기구를 만들어 의과대학을 졸업하고 일반의(GP)로 되는 사람에 대한 인턴교육의 관리, 가정전문의나 기존 개업의에 대한 1차 의사의 역할에 대한 보수교육과 같은 업무를 담당하도록 해야 한다. 의료체계가 개편될 때 1차 의사를 의료 제공의 조정자로 활용하고, 1차 의료 팀 육성과 같은 제도의 정착을 위한 연구와 훈련을 담당하여야 할 것이다. 그리고 정부는 1차 의사가 해야 할 일에 대한 구체적인 업무를 명세화할 필요가 있다.

4. 지역사회중심 의료체계와 1차 의료

우리나라에서 지금까지 1차 의료를 논의할 때는 항상 현실성 없는 논의를 하여 시간을 허송하였다. 우리나라는 이미 계층적 지역주의에 입각한 환자의뢰체계가 붕괴되었고, 1차 의료를 일반의나 가정전문의가 담당하는 것이 아니라 개업 전문의는 물론 종합병원의 전문의도 담당하고 있어 1차 의료가 문지기 기능을 할 수 있는 구조가 아니다. 그럼에도 불구하고 주치의 제도와 같은 문지기 제도를 강조하여 실효성을 상실하고 있다.

우리나라는 고령화, 만성질병, 저성장경제라는 3각 파도가 밀려오고 있어 현재와 같은 「병원 중심체계」를 유지할 경우, 의료체계의 붕괴는 물론 건강보험제도도, 장기요양보험제도도 붕괴될 위기를 맞이할 것이다. 이러한 위기에서 벗어나기 위해서는 우리도 유럽 국가들과 마찬가지로 「병원 중심체계」를 「지역사회중심 통합서비스체계」로 전환시켜야 할 것이다.

의료체계를 「지역사회중심 통합서비스체계」로 전환시킬 때, 급성질병을 갖는 사람들은 병원을 중심으로 입원을 하고, 만성적 조건을 갖는 사람은 가정에서 지역사회 자원을 활용하여 만성질병을 관리하고, 기능상(ADL)의 장애를 훈련으로 극복하거나 도우미의 지원으로 생활하여야 할 것이다. 이와 같이 지역사회 중심으로 의료와 사회서비스를 통합적으로 제공하기 위해서는 1차 의사를 중심으로 방문간호사, 물리치료사, 보건교육사, 요양보호사 등이 팀을 이루는 서비스 제공체계가 수립되어야 한다. 1차 서비스 제공 팀에는 1차 의사가 핵심이 되며, 1차 의사의 지도하에 방문간호사가 환자 가정을 방문하여 다른 인력과 함께 서비스 제공 계획(care plan)을 마련하여 서비스를 체계적으로 제공하여야 할 것이다.

미래 의료체계의 모습을 이렇게 그릴 때(이미 유럽은 실행하고 있는 모습임), 1차 의사는 어느 때 보다 중요한 역할을 하며, 1차 의사는 1차 의료만이 아니라 요양서비스나 병원서비스까지 연속적으로 연계·조정하고, 환자 개인은 물론 지역사회라는 인구집단을 관리할 수 있는 능력을 갖추어야 한다. 이와 같은 1차 의사의 역할을 놓고 볼 때, 현재 우리나라의 1차 의료와 관련하여 의학교육이나 의사훈련은 너무나 비현실적이다. 따라서 우리나라의 의료체계를 개편하기 위하여 1차 의료와 관련된 의학교육과 의사훈련의 개혁이 시급하다고 하겠다.

참고문헌

강석훈 (2017), 1차 의료 강화를 위한 의학교육 개선방안, 국민건강을 위한 1차 의료와 의학교육, 한국의과대학의학전문대학원협회, 서울의대 국제관, 6월 20일.

선우성 (2015), 1차 의료를 위한 학부교육 강화 방안, 의학교육 개선을 통한 1차 의료 역량강화 공동심포지움, 대한의사협회, 대한의학회, 한국의과대학·의학전문대학원협회, 11월 3일, 대한의사협회 3층 회의실.

이규식 (1984), 도시 1차 보건의료전략의 기본방향과 그 과제, 『도시 1차 보건의료 자문회의 보고서』, 한국인구보건연구원: 1-25.

이규식 (2016), 『의료보장론』, 서울: 계축문화사.

이규식, 조희숙 (2017), 의료체계 개편과 1차 의사 양성의 혁신방향, 『의료개혁, 누가 어떻게 할 것인가 (이규식 묶음)』, 청년의사: 154-190.

조희숙 (2017), 새로운 공급체계를 뒷받침할 의사 양성체계 개선방안, 『한국 의료체계, 새판을 짜자』, 청년의사 25주년 기념 그랜드 포럼, 프레스센터 국제회의장, 10월 13일.

한달선 (2005), 『의료체계 탐색』, 서울: 한학문화.

ACP (American College of Physicians) (2008), *How is a Shortage of Primary Care Physicians Affecting the Quality and Costs of Medical Care, A Comprehensive Evidence Review*, A White Paper of American College of Physicians.

Anell A, Glenngård AH and Merkur S (2012), *Health Systems in Transition: Sweden*, European Observatory on Health Systems and Policies, Copenhagen: WHO Europe.

Beecham L, (2000), Milburn sets up inquiry into Shipman case, *British Medical Journal*, 320:401.

Bodenheimer T (2006), Primary care– will it survive? *New England Journal of Medicine*, 355(9): 861–864.

Boerma W and Dubois CA (2006), Mapping primary care across Europe, In: Saltman RB, Rico A, Boerma W eds. *Primary Care in the Driver's Seat? Organisational Reform in European Primary Care*, Maidenhead: Open University Press.

Boerma W et al. (2015), Overview and future challenges for primary care, In: Kringos DS, Boerma WGM, Hutchinson A and Saltaman RB eds. *Building Primary Care in a Changing Europe*: 119–134, European Observatory in Health System and Policies, Copenhagen: WHO Europe.

Boerma W and Kringos D (2015), Introduction, In: Kringos DS, Boerma WGM, Hutchinson A and Saltaman RB eds. *Building Primary Care in a Changing Europe*: 27–40, European Observatory in Health System and Policies, Copenhagen: WHO Europe.

Boyle (2011), *Health Systems in Transition: United Kingdom(England)*, European Observatory on Health Systems and Policies, Copenhagen: WHO Europe.

Busse R and Blümel M (2014), Germany, health system review, *Health Systems in Transition*, 16(2), Copenhagen: WHO Europe.

Chevreul K et al. (2010), *Health Systems in Transition: France*, European Observatory on Health Care Systems and Policies, Copenhagen: WHO Europe.

Corcoran M (1997), Polypharmacy in the older patient with cancer, *Cancer Control*, 4: 419–428.

Corens D (2007), *Health Systems in Transition: Belgium*, Observatory on Health Systems and Policies, Copenhagen: WHO Europe.

Dubois CA, Nolte E and McKee M (2006), Human resources for health in Europe, In: Dubois CA, McKee M and Nolte E eds. *Human Resources for Health in Europe*: 1–14, European Observatory on Health Systems and Policies Series, Copenhagen: WHO Europe.

Dubois CA, Singh D and Jiwani I (2008), The human resource challenge in chronic care. In: Nolte E and McKee M eds. *Caring for People with Chronic Conditions*: 143–171. European Observatory on Health Systems and Policies Series. Berkshire, England: Open University Press.

Editorial of Lancet (2016). Human resources for health–investing in action. *The Lancet*, 387(26): 1531.

Fox DM (1986). *Health Policies Health Politics: the British and American Experience 1911–1965*. Princeton: Princeton Univ. Press.

Fox DM (1998). Health Policy and the History of Welfare State: a Reinterpretation. *Journal of Policy History*, 10(2): 239–256.

Health Council of the Netherlands (2004). *European Primary Care*. The Hague.

Institute of Medicine(IOM) (2001). *Crossing the Quality Chasm: A New Health System for the 21th Century*. Washington DC: National Academy Press.

Johnsen JR (2006). *Health Systems in Transition: Norway*. European Observatory on Health Systems and Policies. Copenhagen: WHO Europe.

Kohn L et al. (1999). *To Err is Human: Building a Safer Health Care System*. IOM. Washington DC: National Academy Press.

Kravet et al. (2008). Health care utilization and proportion of primary care physicians. *American Journal of Medicine*, 121(2): 142–148.

Kringos DS et al. (2010). The breadth of primary care: a systematic literature review of its core dimensions. *BMC Health Service Research*, 10(1): 65.

Kringos DS et al. (2015). Diversity of primary care systems analysed. In: Kringos DS, Boerma WGM, Hutchinson A and Saltaman RB eds. *Building Primary Care in a Changing Europe*: 103–118. European Observatory in Health System and Policies. Copenhagen: WHO Europe.

Leeman J and Mark B (2006). The chronic care model versus disease management program: a transaction cost analysis approach. *Health Care Management Review*, 31(1): 18–25.

Lember M et al. (2015). Structure and organization of primary care. In: Kringos DS, Boerma WGM, Hutchinson A and Saltaman RB eds. *Building Primary Care in a Changing Europe*: 41–66. European Observatory in Health System and Policies. Copenhagen: WHO Europe.

Light DW (1997). The rhethorics and realities of community health care: the limits of countervailing powers to meet the health care needs of the twenty–first century. *Journal of Health Politics, Policy and Law*, 22(1): 105–145

MEdpac (2008). *Report to the Congress: Reforming the Delivery System*. Washington DC: Medicare Payment Advisory Commission.

Narasimhan V et al. (2004). Responding to the global human resources crisis. *The Lancet*, 363: 1469–1472.

National Health Service (2000), *The NHS Plan, A Plan for Investment, A Plan For Reform*, London: NHS.

Nodhtruft V et al. (2000), Chronic disease self-management: improving health outcomes, *Nursing Clinics of North America*, 35(2): 507–518.

Norris SL et al. (2003), Chronic disease management. A definition and systematic approach to component interventions, *Disease Management Health Outcomes*, 11: 477–488.

OECD (2008), *International Migration Outlook: SOPEMI - 2008 edition*, Paris: Organisation for Economic Co-operation and Development.

Rechel B and McKee M (2009), Health reform in central and eastern Europe and the former Soviet Union, *The Lancet*, 374(9696): 1186–1195.

Richardson G et al. (1998), Skill mix changes: substitution or service development? *Health Policy*, 45: 119–132.

Schäfer W et al. (2010), *Health Systems in Transition: the Netherlands*, European Observatory on Health Systems and Policies, Copenhagen: WHO Europe.

Singh D (2005), *Which Staff Improve Care for People with Long-term Conditions? A Rapid Review of Literature*, Birmingham: University of Birmingham and NHS Modernization Agency.

Smith R (1998), All changed, changed utterly, British medicine will be transformed by the Bristol case, *British Medical Journal*, 316: 1917–1918.

Starfield B (1992), *Primary Care: Concept, Evaluation, and Policy*, New York: Oxford University Press.

Starfield B, Shi L and Macinko J (2005), Contribution of primary care to health systems and health, *Milbank Quarterly*, 83(3): 457–502.

Strandberg-Larsen M (2007), *Health Systems in Transition: Denmark*, European Observatory on Health Systems and Policies, Copenhagen: WHO Europe.

Stubblefield C and Mutha S (2002), Provider-patient roles in chronic disease management, *Journal of Allied Health*, 31(2): 87–92.

Tataro K and Okamoto E (2009), *Health Systems in Transition: Japan*, European Observatory on Health Systems and Policies, Copenhagen: WHO Europe.

Wagner EH et al. (2001), Improving chronic illness care: translating evidence into action, *Health Affairs*, 20: 64–78.

WHO (2000), *The World Health Report 2000– Health Systems: Improving Performance*, Geneva: WHO.

WHO (2002), *Innovative Care for Chronic Conditions: Building Blocks for Action*, Geneva: World Heath Organization.

WHO (2008), Stewardship/Governance of Health Systems in the WHO European Region, Regional Committee for Europe Fifty-eighty session, Tbilisi, Georgia,

15–18 September 2008, WHO Europe.

Wilson et al. (2015), The delivery of primary care services, In: Kringos DS, Boerma WGM, Hutchinson A and Saltaman RB eds. *Building Primary Care in a Changing Europe*: 67–102, European Observatory in Health System and Policies, Copenhagen: WHO Europe.

대한가정의학회 홈페이지(www.kafm.or.kr) (2017. 7. 2 접속)

제10장 스튜어드십과 규제

제1절 의료체계와 스튜어드십[1)]

1. 스튜어드십의 등장

공공행정관리를 의미하는 스튜어드십(stewardship)은 의료정책에서 비교적 새롭게 등장한 용어로써 WHO에서는 거버넌스(governance)와 같은 의미로 사용하고 있다(WHO Europe, 2008). WHO Europe은 2008년 9월 조지아(Georgia)의 트비리시(Tbilisi)에서 개최된 제58차 유럽지역위원회에서 Stewardship/governance of Health Systems in the WHO European Region을 주제로 스튜어드십을 다루었다. 트비리시 회의는 스튜어드십을 주제로 하였으나 거버넌스라는 의미를 내포하고 있다. WHO는 스튜어드십이라는 웹사이트에서 스튜어드십은 때로는 거버넌스로 협의적으로 정의되기도 한다고 서술하고 있다. 2008년 트비리시 회의 이전에 발간된 Travis et al.(2002)의 논문 'Towards better stewardship: concepts and critical issues'에서 "스튜어드십은 공공 거버넌스(public governance)라는 표현과 유사"하며, "WHO는 국민의 건강과 복지에 책임을 갖고 의료체계 전반을 이끄는 정부의 역할에 더욱 초점을 두기 위하여 스튜어드십을 사용"하고 있다고 밝히고 있다. 이와 같은 WHO의 시각에 맞추어 이 책에서는 스튜어드십이라는 용어를 사용하였다.

WHO는 정부를 국민을 위한 청지기(steward)로 간주하면서 스튜어드십을 강조하고

---

1) 스튜어드십에 관한 설명은 이규식(2016), 의료보장론, 계축문화사의 제6장의 내용을 일부 이곳으로 옮겼다.

있다. 제2차 세계대전 이후 유럽 국가들은 복지제도를 확대하면서 정부의 기능도 확대하여 큰 정부가 등장하게 되었다. 그러다 1990년대에 등장한 신자유주의에 따라 의료개혁이 일어나고 이 과정에서 정부의 역할에 대해서도 새롭게 조명하게 되었다. 과거에는 정부가 명령과 통제를 통하여 정책 방향 설정은 물론 의료체계의 운영에까지 직접 개입하였으나 의료개혁 과정을 거치면서 오늘날 정부는 의료체계의 운영과정에는 구매자를 통한 개입 또는 구매자 간의 경쟁을 통한 간접적인 방식으로 전환하고 주로 정책 방향의 설정에만 전념하게 되었다.

1990년대 이후 영국의 내부시장이나 네덜란드의 데커 개혁은 시장 경쟁원리를 통한 관리시스템을 만들어내는 개혁이었고, 공산주의 체제에서 시장경제 체제로 전환하게 된 구 공산권의 CEE 국가나 CIS 국가들은 공산주의 배급경제를 유지하기 위한 무상의 Semashko 모형에서 건강보험으로 전환하기 위한 급진적인 개혁이 추진되었다. 이러한 개혁과정에서 관리구조는 관료제에서 시장경쟁형으로 전환이 되었다. 여기에는 소유권과 경영관리(control)의 분리, 공정한 계약, 성과 측정, 사업 이행에 대한 모니터링이 포함되었다(Forder, Robinson and Hardy, 2005). 이와 같은 변화는 의료분야에 있어서도 정책 방향과 비전의 설정, 서비스의 제공, 자원의 개발, 재정운영 등을 위하여 스튜어드십이 중요한 개념으로 대두되는 계기가 되었다.

2. 정부 역할과 스튜어드십의 등장

1990년대는 의료분야에서 정부의 역할에 대하여 많은 관심을 갖게 된 시기였다. 정부 역할에 대한 관심은 관리기술적인 측면에서부터 정치적인 영역에 이르기까지 다양하게 제기되었다. 즉, 정책의 결정 과정에서부터 집행에 이르기까지, 규제에서 기업가적 혁신에 이르기까지, 재정적인 효율성에서 사회적인 형평성에 이르기까지, 의료기관의 공공 소유에서 민간 소유에 이르기까지 다양한 분야에서 정부 역할이 새롭게 조명되었다. 이와 같은 관심의 공통적인 흐름은 더 나은 건강 결과를 얻기 위하여 정부의 행태를 어떻게 변화시키느냐에 있었다. 대부분의 사람들이 생각한 것은 원하는 의료정책의 목표를 달성하기 위해서는 정부가 실행하고 편성하는 권한을 재조정할 필요가 있다는 것이었다(Saltman and Ferroussier-Davis, 2000).

의도한 결과를 얻는다는 것은 좋은 거버넌스(good governance)가 함축하는 '정책결정이란 대중의 이익을 위하여'라는 것과 같은 의미가 된다. 즉, 정부의 역할이란 구체적인 결과(건강상 이득과 비용 통제)를 얻도록 하는 제도적인 과정들(효율성과 투명성)을 잘 융합시키는 것이다. 의도한 결과를 얻기 위한 정부의 새로운 역할은 전통적인 정부 조직이나 행태에 내재하는 한계를 넘어서도록 설정되어야 하는 것이다. 예를 들어 조직화된 국가 기관은 관료주의와 아마추어 사이의 선택밖에 없다는 베버(Weber)의 격언을 넘어서야 한다는 것이다. 또한 규제의 경제이론에서는 공직자들은 공공의 이익을 위하여 일하는 것이 아니라 자신의 합리적인 이기심을 위하여 일한다고 비판을 하고 있다. 공직자들이 이러한 비판에서 벗어날 수 있어야 좋은 거버넌스가 되는 것이다. 정부의 역할은 공직자가 대중의 이익을 대변하는 대리자로서의 기능을 제대로 하느냐라는 비판에서 벗어나 국민들의 진정한 대리인으로서 국민의 신뢰를 받도록 하는 것이다. 가장 의미 있는 정부의 역할이란 국민 개개인의 의료문제 뿐만 아니라 국민들의 건강상 이득을 극대화할 수 있도록 하는 기전을 설계하고 이를 실행에 옮기도록 할 때 의미가 있는 것이다(Saltman and Ferroussier-Davis, 2000). 전통적인 계층적 관료제가 지배하는 관료 국가와 스튜어드십에 의하여 운영되는 포스트모던 국가의 차이는 [표 10-1]과 같다.

[표 10-1] 전통적 관료국가와 포스트모던 국가의 차이

베버형 관료국가	포스트모던 국가
정부	거버넌스
계층제(베버형)	네트워크 등 수평적(heterarchy)
power(1): 제로 섬 게임	power(1): 포지티브 섬 게임
power(2): 집중	power(2): 분산
엘리트주의자	다원주의자(pluralist)
일원화, 중앙집중, 획일적 국가	분권, 다원화, 드러난(hollowed-out) 국가
강한 중앙집중 행정	분권화된 행정
분명한 책임 라인	불분명한 책임 라인
국가 중심 통제(control)	국가 중심 조종(steering)
단일한 동질적 공공서비스 정신(ethos)	이질적(heterogeneous) 서비스 문화

출처 : Richard and Smith(2002) quoted in Saltman, Durán and Dubois(2011)

제2절 스튜어드십의 중요성

1. 스튜어드십의 정의와 중요성

1) 스튜어드십의 정의

스튜어드십이란 의료정책의 목표를 달성하기 위하여 정부가 수행하는 광범위한 영역의 기능으로 정의할 수 있다. WHO가 발간한 *The World Health Report 2000*에서 "스튜어드십이란 국민 복지를 위한 정교하고 책임 있는 경영(management)으로써 훌륭한 정부의 본질을 이루는 것"으로 정의한다고 Hunter, Shiskin and Taroni(2005)는 해석하고 있다. Saltman and Ferroussier-Davis(2000)는 "국민들의 입장에서 스튜어드십이란 국민의 복지를 책임지는 정부의 기능으로 합법성과 신뢰성을 바탕으로 하는 것"이라고 정의하고 있다.

WHO에서는 스튜어드십을 때때로 거버넌스로 협의적으로 정의하기도 하지만, 국가 의료정책의 목표를 추구하기 위하여 정부가 추구하는 광범위한 영역의 기능으로 정의하고 있다. 국가 의료정책에서 추구하는 가장 보편적인 목표는 국민 건강의 향상(수준 및 형평)이지만 의료보장의 적용 확대, 의료의 접근성, 의료의 질, 이용의 형평성, 환자 권리와 같은 목표가 추가될 수 있다. 의료정책은 의료서비스를 제공하고 재정을 조달하는데 있어서 공공, 민간 그리고 시민사회의 자원 영역(voluntary)의 상대적인 역할과 책임으로 이루어진다. 따라서 스튜어드십이란 경쟁적인 영향력과 요구간의 균형이 포함되는 정치적인 과정이라 할 수 있다. 스튜어드십에는 정책 개발과 집행의 전략적 방향을 유지하는 일, 바람직하지 않은 방향으로 가는 흐름이나 왜곡을 찾아내고 바로 잡는 일, 국가 발전에서 건강의 중요성을 분명하게 부각시키는 일, 보험자에서 의료공급자에 이르는 다양한 참여자들을 규제하여 확실한 책무 메커니즘(accountability mechanism)을 만들어내는 일을 포함한다.

스튜어드십은 의료체계를 넘어 다른 분야의 국가 정책이나 입법이 국민의 건강을 향상(최소한 악화는 방지)시키도록 보장하는 기능도 포함한다. 스튜어드십은 중앙정부 차원에서 극대화될 수 있지만 지방정부의 운영에서도 중요하다. 많은 국가들이 갖는 가장 핵심적인 관심 사항은 스튜어드십을 효과적으로 수행하는데 필요한 역량을 어떻게 갖추는가에 있다. 즉, 어떻게 국가적인 리더십을 갖추고 스튜어드십에서 가장 좋은 방법을 어떻게 구성하는 것인가를 이해하는데 있다(www.who.int, 2015).

2) 스튜어드십의 중요성[2)]

(1) 청지기(steward)로서 정부

의료분야에서 정부의 역할을 재설정하기 위한 스튜어드십의 역할에 대하여 WHO에서 발간한 *The World Health Report 2000*에서는 [그림 10-1]과 같이 정리하고 있다. 의료체계의 기능을 수행하기 위한 투입요소로 관리(스튜어드십), 자원개발(투자와 훈련), 서비스 제공, 재정관리(조달, 위험 분산, 구매)의 네 가지로 하고 있다. 스튜어드십은 서비스 제공, 지원개발, 재정관리에 비하여 훨씬 중요한 의료체계의 기능이다. 그 이유는 스튜어드십이 국가 의료체계의 전반적인 성과를 좌우하는 역할을 가지며, 성과에 대한 궁극적 책임은 정부에 있기 때문이다(Hunter, Shiskin and Taroni, 2005). 즉, 스튜어드십이란 다른 투입요소에 영향을 미치고, 의료체계의 목표인 건강향상, 반응성 제고, 재정조달의 공정성을 달성할 수 있도록 작용한다는 의미이다. 정부는 의료체계가 목표하는 바를 최대로 달성할 수 있도록 시스템의 모든 요소들을 원활하게 작동시키고 관리를 해야 할 책임이 있다. 이러한 측면에서 스튜어드십은 공공 거버넌스의 개념과 유사하다.

스튜어드십에서 요구되는 것은 비전 설정, 지적 능력과 영향력으로 보건부가 정부를 대표하여 국가 의료계획의 발전과 그에 따른 업무를 감독하고 주도해 나가는 일이다. 의료분야에서 스튜어드십의 어떤 부분은 전적으로 정부에 의하여 수행되어야 한다. 정부 밖에서의 스튜어드십은 의료서비스의 구매자와 공급자의 책임으로 주어진 의료비 지출을 통하여 가급적 건강상의 이득을 많이 얻도록 하는 것이다. 후진국이나 개발도상국가에서는 외국 원조를 통하여 국민의 건강을 향상시킬 수도 있다. 이때에는 관리에 국제적인 측면도 포함된다. 그러나 스튜어드십은 정부가 주도자(prime mover) 역할을 하는 것이다. 오늘날 대부분의 국가에서 건강과 관련된 정부의 역할은 변화하고 있다. 국민들이 의료에 대하여 기대하는 정도는 옛날에 비하여 높아졌는데 정부가 소달할 수 있는 재정이나 제공할 수 있는 서비스는 제한되고 있다. 그렇다고 증가하는 국민들의 기대감 앞에서 정

2) 이 부분은 WHO(2000), *The World Health Report 2000*의 제6장의 내용을 요약 정리하였다.

부가 가만히 있을 수는 없고, 어느 방향으로 움직여야 할지 고민에 빠지게 된다. 그러나 효과적인 관리를 위한 정부의 핵심적인 역할은 감독자로서의 역할이다.

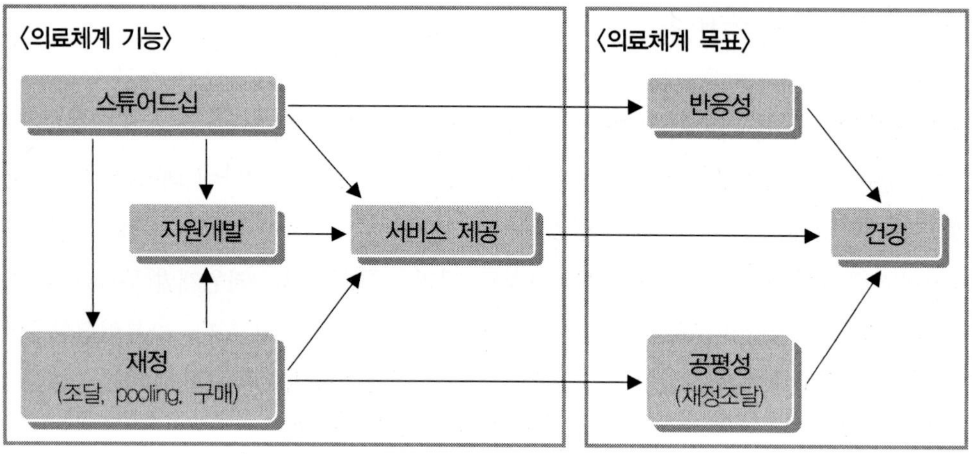

출처 : WHO(2000)

[그림 10-1] 의료체계의 기능과 목표 간의 관계

(2) 잘못된 스튜어드십이란 무엇인가?

오늘날 많은 국가들은 스튜어드십에서 다음과 같은 문제들에 직면하고 있다.

첫째, 보건부가 근시안적이라는 점이다. 보건부가 너무 근시안적이라 가장 중요한 대상자가 국민인 것을 잊게 된다는 점이다. 소비자인 환자의 불만이 쌓여 이것이 폭발할 즈음이 되어야 겨우 보건부가 신경을 쓸 뿐 평소에는 가까이 있는 의료분야의 이해관계자(stakeholder)만 눈에 들어온다는 점이다. 그리고 보건부가 단견적이 되어 비전을 설정하더라도 먼 미래를 내다보고 하는 것은 아니라는 점이다. 그래서 투자 결정(건물, 장비 구입 등)도 바로 눈에 띄는 것에 치중할 뿐 투자와 경상적인 재정 간의 균형을 개선하기 위하여 장기간이 요구되는 필요도에 대한 투자는 외면하게 된다는 점이다.

둘째, 스튜어드십의 비전이 좁아(tunnel vision in stewardship) 의료정책의 수단으로 동원되는 법령 제정을 비롯한 규제, 시행령, 공공질서의 정립에서 배타적인 시각을 갖는 문제가 있다. 성문화된 규제는 스튜어드십이 성과를 발휘하는데 중요한 역할을 하게 되는데 규제를 만들어 내는 것은 상대적으로 쉽고 비용이 적게 든다. 그런데 규제의 결과를 모니터할 보건부의 능력이 결여되어 규제가 매우 비효과적으로 작동된다는데 문제가 있다. 예컨대 식품위생의 경우, 보건부가 모든 식품업소(제조사, 판매상, 식당)를 일일이 찾아가서 규제를 제대로 지키는지 확인하기 어렵다. 위반업소에 대한 처벌도 약하여 불법적인 행동을 멈추게 하기 힘들어 결국에는 규제가 있으나 마나 해진다. 제대로 된 스튜어드십은 의료체계 내의 다양한 참여자들의 행동에 영향을 미칠 몇 가지 전략이 필요해진다. 필요한 전략으로써는 충분한 정보의 확보, 다른 그룹으로부터 협력이라는 지원을 받아내는 능력, 직접적으로 인센티브를 설정하거나 조직을 설계할 때 인센티브를 내재시키는 능력과 같은 것이다. 정부는 의료체계의 다양한 참여자에게 권한을 분산, 이양, 위임 또는 분권화하는 방법을 통하여 스튜어드십이 명령과 통제에 의존하지 않고 인센티브 구조를 통하여 다양한 참여자를 지원할 수 있게 만들어야 한다.

셋째, 보건부는 대중의 이익을 보호하기 위하여 만들었던 규제가 원래 목적에서 벗어나는 행위에 대해 못 본채 하는 경우도 있다. 예컨대 규제를 어긴 업소에 대하여 벌금을 제대로 징수하지 못하고 공무원이 불법적으로 징수하여 뇌물이 되는 경우를 들 수 있나. 이와 같은 불법적인 행동을 눈감는 것은 스튜어드십의 신뢰를 붕괴시키고 부패가 제도적으로 자리 잡게 만들게 된다. 공무원의 불법적인 징수를 못 본채 하는 것은, 대중의 이익을 침해하는 결과를 빚게 한다. 예컨대 동료 의사가 무능하고 안전하지 못한 의료행위를 하는데도 못 본채 하는 경우가 허다하다. 1999년 미국에서 조사된 바에 의하면 예방석 의료나 급성 또는 만성질병의 치료에서 전문적 표준(professional standards)을 충족시키지 못하는 경우가 많아도 동료 의사가 눈감아 주는 일이 허다하였음을 밝히고 있다. 그리고 자본재 구매나 의료장비 및 의약품 구매 등을 결정할 때 뇌물이 개입되면 제대로 된 스튜어드십이 이루어지기 어렵다.

최근에는 비전을 올바르게 설정하고 혁신적인 스튜어드십의 발전이 이루어지고 있다. 스튜어드십의 발전은 중앙정부가 갖는 책임을 지방정부로 이양한다든가, 의료서비스의 구매와 공급에 대하여 많은 자율성을 부여하거나, 서비스의 구매와 공급이 의료정책의 전반적인 틀 속에서 이루어지는지 등의 과제를 정부가 제대로 감독함으로 이루어지고 있다. 또한 계약과 같은 실천적인 경험이 축적되고 기술 진보에 힘입어 대량의 정보를 저비용으로 빠르게 처리할 수 있게 됨에 따라 의료체계 전반을 모니터하고 관리할 수 있는 능력이 배양됨에 따라 스튜어드십 원칙이 더 쉽게 적용되고 있다.

2. 스튜어드십에 관한 이론[3)]

1) 스튜어드십의 전통적인 정의

스튜어드십 개념은 구약성서에 나오는 이집트에 노예로 팔려갔다가 후일 파라오의 대신(steward)이 된 요셉의 이야기에서 기원한다. 이 이야기는 스튜어드십의 다양한 내용을 보여주고 있다. 요셉의 예에서 보면 청지기(steward)는 사심이 없는 신하(혹은 관리자)로 주인의 자산을 관리하고, 미래의 흐름을 예견하고 원대한 계획을 그려내는 사람이다. 신약에서는 다른 사례가 설명되는데 주인이 세 명의 하인에게 재산을 5 달란트씩 나누어준 후, 그들의 능력을 시험하는 일화가 소개되고 있다. 이것은 스튜어드십 개념의 다른 측면을 강조하는 것이다. 신약성서에 나오는 일화는 어떤 가치 있는 일을 맡겼을 때 이것을 향상시키는 의무를 강조하고 있다. 여기서는 기독교도나 유태인의 마음에 자리잡게 된 것으로 스튜어드십이란 주어진 자산을 보호하고 이것을 증식시키는 책임으로 간주하고 있다.

스튜어드십의 원칙은 사유재산과 계급구조를 정당화하는 기독교 교리에 내포되었고 19세기 말에는 이러한 개념이 사유재산을 당연한 권리(natural right)라는 이념을 뒷받침하였다. 하나님은 모든 인간에게 자기의 운명을 완수하는데 사용할 얼마의 재산을 부여하였다는 것이다. 인간은 하나님이 부여한 자신의 재능(talent)을 발휘하여 재산을 지킬 수 있어야 한다는 것이며 이것이 스튜어드십의 출발점이라 하겠다.

2) 국가 중심의 스튜어드십 정의

종교적인 측면에서 제기된 권력의 역할을 정부에 적용하면 상당히 의미 있는 결과를 얻을 수 있게 된다. 이론적인 차원에서 스튜어드십은 국가의 행태를 설명하기 위한 목적에서 발전하였는데, 세 가지의 사례가 이론 발전에 도움이 되었다. 첫째는 소비에트연방의 붕괴와 새로운 국가의 재건, 둘째는 북아프리카 등에서 일어난 시민혁명으로 인한 독재 정권의 붕괴, 셋째는 세계화에 따라 국가 간 민간의 교류와 협력에 의한 준 정부(semisovereign)의 등장이 스튜어드십의 이론 발전과 관련이 된다. 이 몇 가지 사례는 사회경제적인 목표 달성을 위하여 정부가 제대로 기능을 발휘하는 것이 매우 중요하다는

---

3) 이 부분은 Saltman and Ferroussier-Davis(2000)의 내용 일부를 요약 정리하였다.

점을 시사한다.

정부와 관련한 스튜어드십이라는 용어는 여러 가지 방법으로 정의될 수 있다. WHO는 *World Health Report 2000*에서 국민건강의 효과적인 관리업무로써 스튜어드십을 압축적으로 정의하였다. 이러한 정의들은 스튜어드십을 대리인 이론(agency theory)과 연계된 거버넌스와 다른 특수한 형태가 됨을 지적하고, 정부의 역할을 국민들의 대리인으로 간주한다는 점이다. 가장 기본적인 접근은 정부에 의한 가장 공정한 성과를 낼 수 있는 업무 수행을 스튜어드십으로 정의한다는 점이다.

먼저 스튜어드십과 대리인 간의 관계를 보다 심층적으로 살펴보기로 한다. 대리인 이론은 주로 효율적이고 윤리적 행태의 의사결정과 행동 간의 균형에 초점을 두고 스튜어드십을 설명하고 있다. Kass(1988)는 스튜어드십을 대리인으로서 공무원의 역할과 직접 연계시켜 "정부의 업무를 수행하는데 있어서 효과적이며 윤리적인 대리인이 되어 대중의 신뢰를 얻을 수 있는 행정적 의지와 능력"으로 정의하고 있다. Kass의 견해에 따른나면 신뢰, 윤리적인 행동, 올바른 의사결정이 스튜어드십 개념에 내재하는 것이다. Armstrong(1997)도 스튜어드십에 대하여 Kass와 유사하게 윤리적이며 효율 위주의 개념을 제시하고 있다. Armstrong은 전통적인 대리인 이론에 비하여 더 광범위하고 포괄적으로 스튜어드십을 정의하고 있다. Armstrong은 경제적인 효율에만 집착하는 대리인 이론의 행정가와는 다르게 자신의 잠재력을 최대로 발휘할 수 있는 공직자 개념을 스튜어드십에 부여하고 있다.

Armstrong은 스튜어드십을 대리인 이론보다 더 광범위한 토대 위에서 신뢰를 바탕으로 하는 윤리적인 정책결정에 시장의 효율성과 같은 행태를 결합시킬 수 있는 능력으로 간주하고 있다. 이것은 경제학적 대리인 이론으로는 달성할 수 없는 능력이다. 그래서 Armstrong의 광의적 개념의 스튜어드십은 윤리에 바탕을 둔 정책결정의 틀에 시장지향적인 개혁을 가능하게 한다. Kass나 Armstrong은 스튜어드십에 대한 궁극적인 이해를 조직 운영의 효율화, 윤리와 신뢰를 바탕으로 하는 대표성을 함께 묶을 수 있는 것으로 정의를 히고 있다.

정부가 Steward(봉사자, 청지기 또는 집사)의 역할을 수행한다는 기본 개념을 갖추게 되면 사회정책의 수립에서 정부의 역할을 논의하는 것이 용이해진다. 여러 가지 측면에서 스튜어드십은 윤리적 거버넌스 또는 제대로 된 거버넌스(good form of governance)로 표현될 수 있다. 거버넌스는 스튜어드십과 거의 유사한 기능을 하는 것으로, 즉 국가의 권위가 공익을 위하여 행사되는 전통이나 제도와 같은 것으로 정의될 수 있다.

스튜어드십은 규제와 강한 관계를 갖는다. 규제는 신뢰, 합법성, 그리고 공익 추구에 초점을 둔다는 것이다. 또한 스튜어드십은 조율(modulation)이라는 표현의 단선적인 모습이다. 조율은 윤리적으로 바라는 결과를 얻기 위한 효율적인 정책결정 권한을 반영하는 개념이다. 스튜어드십은 권력의 자연적인 원천으로써 정부의 주권에 암묵적으로 좌우되는 것이다. 결국 스튜어드십은 단순히 과정에 토대를 둔 정부를 의미하는 것이 아니라 대중의 의지와 공익을 위한 윤리적 동기를 갖춘 대표자라는 실질적인 토대를 바탕으로 하는 효율적 조직체가 정부라는 것이다.

스튜어드십 개념을 어떻게 복지국가와 연결시키느냐 하는 문제가 대두된다. 유럽 복지국가는 사회정책에 강한 규범적인 성격을 부여하고 있다. 유럽 복지국가의 규범은 사회연대(solidarity)와 정의의 바탕위에서 잘 사는 사람으로부터 못 사는 사람에게 소득재분배를 강조하고 있다. 이러한 의미에서 복지국가는 Kass나 Armstrong이 주장하는 봉사하는 청지기로서의 정부 기능이 바로 윤리적인 이행을 하는 '선한 대리인(good agent)'과 일치한다.

그러나 전통적인 복지국가 모델은 경제적인 효율의 영역에서는 스튜어드십 개념과는 다르다. 비록 복지국가가 경제성장에 미친 영향에 대하여 치열한 논쟁이 지속되지만, 대부분의 분석가들은 복지국가의 경직화된 기술은 전문가 위주의 서비스와 잘 맞지 않고 가끔은 역효과를 낳기도 하였다는 것이다. 이러한 문제는 특히 의료분야에서 심하여 스튜어드십이 추구하는 윤리와 효율적 구조를 동시에 갖춘 정부를 모든 복지국가가 달성한 것은 아니고 일부 국가만 충족시키고 있다.

3. 스튜어드십과 거버넌스[4]

WHO는 이미 거버넌스보다 광의의 개념으로 스튜어드십을 설명하고 있지만 거의 같이 다루고 있다. 따라서 두 용어를 굳이 구분할 필요는 없다. 그러나 학자에 따라 구분을 하기도 하고 세계은행 등에서는 Preker et al.(2007)의 논리에 따라 구분하여 설명하고 있다. 여기서 스튜어드십에 대한 이해를 좀 더 넓히기 위하여 거버넌스와 차이점을 살펴보기로 한다. 스튜어드십이란 의료정책의 목표를 달성하기 위하여 정부에 의하여 수행되는

4) 이 부분은 WHO web site(2016)에서 요약·정리하였다.

광범위한 기능으로 설명한다. 의료정책의 목표에는 건강수준 향상 이외에 반응성, 재정 조달의 공정성이 있다. 의료정책은 의료서비스의 공급과 재정의 조달에 있어서 공공부문, 민간부문 그리고 시민사회를 위시한 자원 영역(voluntary)의 참여자들의 상대적인 역할과 책무로 이루어진다.

Travis et al.(2002)은 스튜어드십을 공공 거버넌스와 유사하게 간주하면서도 큰 차이점으로 거버넌스는 공공행정의 효율성을 강조하여 건강향상과 관련이 없는 행동들(actions)도 포함하는데 비하여 스튜어드십은 관련된 모든 행동들은 건강향상과 관련이 된다는 측면에서 구분한다. 스튜어드십은 효율성은 물론이거니와 효율성 이전에 정책에 대한 국민들로부터의 신뢰를 얻어야 하며 정책의 윤리성이 강조된다.

Armstrong(1997)은 거버넌스에 경제학적 접근법을 접목시켜 인간을 *homo economicus* (경제적인 합리성을 갖는 인간)로 간주하여 개인적이며 기회주의적으로 자신에게만 헌신하는 것으로 묘사하고 있다. 이에 비하여 스튜어드십은 거버넌스에 사회적 심리적인 접근법을 접목시켜 인간을 집단적이며 조직화되고 신뢰할 수 있는 대상으로 묘사한다. 그리하여 스튜어드십을 신뢰를 바탕으로 하는 윤리적인 정책결정에 시장의 효율성과 같은 행태를 결합시킬 수 있는 능력으로 간주하고 있다. 따라서 거버넌스도 스튜어드십과 거의 유사한 기능을 하는 것으로, 국가의 권위가 공익을 위하여 행사되는 전통이나 세도와 같은 것으로 정의될 수 있으나 스튜어드십은 윤리적인 거버넌스 또는 제대로 된 형태의 거버넌스(good form of governance)로 구분할 수 있다.

Preker et al.(2007)은 [그림 10-2]를 통하여 스튜어드십과 거버넌스 관계를 설명하고 있다. 스튜어드십은 주로 거시적인 정책 수행에 적용되며 중간 수준(meso) 내지는 조

경영관리의 형태	경영관리 적용수준			
	거시적	Meso/organization	미시적	개인적
Stewardship	적합	일부 적합		
Governance	일부 적합	적합	일부 적합	
Operational Management		일부 적합	적합	일부 적합
Case Management			일부 적합	적합

출처: Preker et al.(2007)

[그림 10-2] 경영관리형태와 적용수준

직 관리적 수준(organizational level)에 적용 가능한 측면이 있다. 그런데 거버넌스는 거시적인 정책 수행에는 일부 적용 가능할 뿐 주로 중간 수준 내지는 조직 관리수준에 적합하다. 이 그림을 보면 스튜어드십은 거버넌스에 비하여 거시적인 측면이 강하다는 점을 알 수 있다.

4. 스튜어드십의 의료분야 적용[5)]

앞에서 스튜어드십의 배경, 이론 등에 관하여 살펴보았다. 이제 스튜어드십이 의료분야에서 어떻게 적용되는지를 살펴보기로 한다. 스튜어드십은 다음과 같은 세 가지 영역에서 이루어진다. 첫째, 정책의 결정이다. 여기에는 비전을 설정하고 정책의 방향을 제시하는 것이 중요하다. 둘째, 영향력의 행사이다. 여기에는 규제라는 전략이 필요하다. 셋째, 정보를 수집하고 사용하는 일이다.

1) 정책과 스튜어드십

의료정책에서 가장 중요한 것은 비전 설정이다. 비전은 전략적 계획 수립을 통하여 설정된다. 비전 설정은 다양한 정책 수단들의 기대되는 역할과 우선순위의 대체적인 윤곽을 그린다. 비전 설정을 통하여 국민적 합의(consensus)를 모으고 거버넌스의 중요한 역할을 수행하도록 만든다. 많은 국가들이 의료정책과 전략계획을 수립할 때 공적재정에 의한 의료체계의 비현실적인 확장에 중점을 두거나 국가 경제의 성장을 과장하여 비전을 설정하기도 한다. 이러한 정책이나 계획은 실현되지 못하고 단지 서류 작업으로 끝나게 된다.

의료정책의 틀은 다음과 같은 점에 유의하여야 한다. 첫째, 정책 목표를 설정하고 이에 관련된 과제를 찾아내야 한다. 둘째, 재정조달과 서비스 공급에서 공공과 민간영역의 역할을 정립하여야 한다. 셋째, 공공과 민간영역에서 정책 목표를 충족시키기 위하여 요구되는 정책 수단들을 정립하여야 한다. 넷째, 의료체계의 수용능력(capacity)을 확충하고 조직 운영의 발전을 위한 과제를 정립하여야 한다. 다섯째, 지출의 우선순위 정립을 위한 지침을 만들고, 자원배분의 결정과 연관되는 문제를 분석한다. 이와 같은 틀로 정책을 수행할 수 있을 것이다.

---

5) 이 부분은 WHO(2000), *The World Health Report 2000*의 제6장의 내용을 요약·정리하였다.

정책 목표로 WHO는 건강수준, 반응성, 공정한 재정조달이라는 세 가지 목표와 이러한 목표를 달성하기 위한 의료체계의 네 가지 핵심적인 기능(그림 10-1에 제시된 자원개발, 재정, 서비스 공급, 스튜어드십)의 개선을 제시하고 있다. 이 가운데 스튜어드십은 다른 세 가지 기능이 정책 목표의 달성을 위하여 잘 작동하는지를 모니터하고 규제하도록 설계하였다. 또한 소비자와 공급자의 이해가 균형을 이루도록 하는 것도 스튜어드십에 포함하고 있다.

보건부의 고위층이 자주 바뀌거나 정치적인 환경이 자주 바뀌면 스튜어드십이 제대로 작동하기 어려워진다. 따라서 잘 작동하는 스튜어드십은 특정 정책의 방향이 사람에 의하여 쉽게 바뀌지 않도록 해야 한다. 그러기 위해서는 의료체계 관련자들의 꾸준한 후원과 이해의 보장, 특정 정책을 유지하는데 필요한 기술과 지식의 광범위한 확산과 활용이 필요해진다.

2) 영향력 행사와 스튜어드십

스튜어드십의 중요한 요소는 규제를 통하여 정책의 영향력을 행사하는 것이다. 규제는 보건복지부와 국민건강보험공단, 건강보험심사평가원 등을 통하여 이루어진다. 그 외에도 여러 국가 기관이나 정부 산하의 특수 조직에 의하여 이루어진다. 규제는 의료체계에 관여하는 모든 사람들의 행동을 다스리는 규정으로 관련자들이 모두 따르도록 하고 있다. 규제의 역할을 살펴보면 다음과 같다.

첫째, 규제는 관련자들의 행동을 촉진시키거나 제한한다. 의료분야에는 많은 민간 영역의 사람들이 참여하기 때문에 이들의 행동을 촉진시키기 위하여 공공자산의 판매, 우선적인 대출, 토지의 기부나 조세 감면과 같은 인센티브가 있다. 민간영역의 활동을 규제하기 위하여 시장 진입을 제한할 수 있다. 우리나라는 건강보험의 요양기관을 강제로 지정함에 따라 민영의료를 원천적으로 금지하는 규제를 택하고 있다.

둘째, 규제에는 자원이 소요된다. 규제적인 감독이나 계약과 같은 전략은 정부나 공급자 그리고 보험자에게 높은 거래비용(transaction cost)을 발생시킨다. 그래서 규제는 의료정책이 추구하는 비용 절감효과를 떨어뜨리게 한다. 이와 같은 비용을 인식한 영국과 뉴질랜드는 구매자와 공급자 역할을 분리시키는 정책을 실시하였다. 규제에 따른 비용을 줄이기 위해서는 이 분야의 종사자들에게 기술지원이나 훈련을 하고 또한 전문성을 갖춘 인력을 채용하도록 한다. 또한 환자, 공급자, 대중, 미디어가 의료분야 규제를 이해하는 것도 중요하다.

셋째, 효과적인 공공서비스는 그 자체가 규제 도구가 된다. 만약 정부가 원치 않는 시장실패가 나타나는 것을 방지해야 하는데 자원이 부족하거나 민영 의료시장의 발전을 제한할 필요성이 있을 때는 효과적인 공공 공급시스템과 재정시스템을 갖추는 것이 매우 중요하다. 공공영역은 소비자의 변화하는 필요도에 반응하고, 새로운 의료기술을 도입하고, 의료전문가들의 합리적인 기대에 부응하여야만 한다. 만약 공공영역이 민간영역에 비하여 가격이나 질에서 경쟁력을 갖추고 있다면 강한 공공영역이 소비자 보호와 민간 공급자들을 규제하는 좋은 전략이 된다. 그런데 문제는 공공영역이 정부의 보조를 받는데도 불구하고 질이나 반응성에서 경쟁력이 떨어지는데 있다. 만약 공공영역이 낙후되거나 계속 개선되지 못하면 불필요한 자원이나 감시가 암거래 시장의 범법자를 잡기 위해 낭비되고, 제대로 된 서비스를 받기 위하여 음성적 지불(under the table payment)이 형평성을 훼손시키는 문제를 야기하기 쉽다. 개인의 이기심과 구분되는 전문가의 자율규제가 양질의 서비스 제공에 도움을 준다. 의료인력들이 각자의 영역에서 전문가 협회를 설립하게 되면 이들은 스튜어드십의 몇 가지 기본 업무를 맡게 된다. 협회는 회원의 자격을 정하고, 서로의 경험을 공유하고, 회원에게 서비스에 관련되는 훈련도 맡아하게 된다. 민간 공급자들이 필요로 하는 기본 정보를 보증하기 위하여 정부가 협회에 약간의 재정 지원을 하는 것도 매우 중요하다.

넷째, 규제를 위해서는 소통이 중요하다. 민간영역에 대한 감독이 강한 나라에서는 정부 규제 조직의 상당한 부분을 규제 대상 민간 공급자가 손쉽게 접촉할 수 있는 범위(arms-length) 안에 배치하고 있다. 만약 그렇게 하지 않으면 민간 공급자들은 규제의 포로가 된 시스템을 와해시키려 한다. 즉 규제가 자기들에게 유리하게 작용하도록 규제를 담당하는 공무원이나 다른 담당자를 끌어들이는 전략을 택하게 된다. 규제기구를 손쉬운 곳에 둔다고 소통을 하지 않아도 된다는 것은 아니다. 규제자와 규제대상자 간의 소통은 규제가 잘 작동되기 위하여 필수적인 요소이다.

3) 정보의 활용과 스튜어드십

의료체계 전반에 대하여 어떠한 일이 발생하였는지를 제대로 이해하지 못한다면, 보건부는 다양한 이익집단들이 정책에 반대하는 것을 막기 어렵게 된다. 정보와 이해라는 두 가지 측면에서 좋은 정보시스템은 최고 의사결정을 하는데 필요한 요소가 된다. 정보는 의료체계의 가장 밑바탕으로부터 얻게 된다. 정보의 내용을 예시하면, 누가 서비스의 공급자인지? 공급자들이 의료정책의 목표에 던지는 과제는 무엇인지? 생산요소 생산의 애로 사항 또는 생산요소 간의 불균형은 무엇인지? 그리고 생산요소와 관련된 가장 적합한 정책 대안은 무엇인지? 주 재정 원천은 어디에 있고 어떠한 전략이 보다 더 형평적이고 좋은 성과를 얻게 되는 보험정책이 되는지? 재정은 주로 어디에 사용되고 어떤 정책이 더욱 효율적인 자원배분을 달성할 수 있는지? 등에 대한 것이다.

의료체계는 막대한 양의 정보를 수집하게 된다. 의료시설이나 환자기록 등을 통하여 회계, 인사, 재고, 활동보고서(일상, 프로그램별, 과별, 병동별, 처방기록, 환자기록)와 같은 정보들을 얻게 된다. 그러다 보니 전혀 활용되지 않는 정보를 수집하고 축적하는데 쓸데없이 많은 인력과 시간이 소요되어 일상 업무를 방해할 정도가 되는 문제가 있다. 스튜어드십을 위해서는 지역 간 차이나 일시적인 변동과 같은 정보들을 기간별로 요약한 것만 필요해진다.

정보와 관련하여 스튜어드십에서 제기되는 또 다른 문제는 필요한 정보가 없는 경우이다. 대부분의 국가에서 의료체계에 대한 국민들의 기대나 복잡한 민간영역의 의료시장 구조에 대한 정보가 거의 없다는 점이다. 이러한 정보가 없으면 반응성, 재정조달의 공정성이나 서비스의 질이나 접근성과 같은 의료체계의 목표를 평가할 수 없게 된다. 정보에 대한 전반적인 그림 없이 좋은 스튜어드십은 기대할 수 없다.

스튜어드십은 국민들의 행동을 변화시키기 위하여 정책 결정과 규제를 지원하는 정보를 필요로 한다. 정보의 기술적 확산은 의료체계의 능력향상(capacity building)을 위한 전략적 프로그램의 일부가 된다. 정보 확산은 스튜어드십을 공개적으로 알리고, 자문하기 위한 가장 어려운 업무 수행에 초점을 두어야 한다. 몇몇 국가에서는 의료분야의 우선순위를 공개적 토론을 통하여 결정하는데 토론을 위한 질병의 부담, 질병에 대한 치료의 비용-효과, 문제해결을 위한 기존 정책의 규모와 같은 정보가 뒷받침되어야 하기 때문에 정보의 확산이 중요하다.

많은 국가에서 환자의 권리를 보호하기 위한 조치를 취하기 시작하였다. 비록 환자 권리에 관한 법률이 없어도 활발한 스튜어드십에 의하여 환자 권리나 공급자의 의무와 같은 개념이 정립되고 중요해지고 있다. 여러 가지 의료행위가 제공됨에 따라 유해한 활동도 많이 이루어질 수 있다. 청지기로서 정부는 공적 정보를 갖고 이러한 유해한 활동을 퇴치해야 한다. 무면허 약국에 의한 의약품의 판매, 항생제의 과잉 처방, 정해진 용법

(recommended dosage)의 무시와 같은 행위는 대상별로 특화된 정보를 토대로 공공 스튜어드십이 해결해야 할 대상이 된다.

제3절 스튜어드십과 규제[6)]

1. 규제와 경쟁

정부의 규제는 모든 산업분야에서 다양한 형태로 일어난다. 규제의 형태는 공공요금의 가격통제에서부터 진입제한, 생산할당제, 관세제도, 면허제도, 표준제도 등 다양하다. 규제는 경제적 규제와 사회적 규제로 구분할 수 있다. 일반적으로 경제에 대한 규제는 비효율을 초래하는 원인으로 지목되어 시장경제의 발전을 저해하는 것으로 평가를 받고 있다. 그래서 많은 국가들이 경제에 대한 규제는 철폐 내지 완화하는 방향으로 정책이 나아가고 있다. 그러나 외부비효과로 시장의 실패를 초래하는 공해 산업의 경우에는 공해부담금이나 공해저감조치의 실행과 같이 규제를 불가피하게 받아들인다. 그러나 안전을 위한 규제나 표준과 관련된 규제는 사회적 규제라 하여 시장경제 체계에서도 불가피한 규제로 받아들인다.

정부의 규제를 보는데 두 가지 대립된 견해가 있다(Santerre and Neun, 1996). 한 가지는 규제가 공공의 이익을 위하여 등장한다는 공공 이익론(public interest theory)이며 다른 한 가지는 특정그룹 이익을 위하여 규제가 등장한다는 특정그룹 이익론(special interest group theory)이다.

1) 규제와 공공 이익론

전통적 관점에서의 공공 이익론에 따르면 정부는 사회전체의 일반적인 이익을 증진시

---

6) 이 절은 이규식(2017), 의료분야의 규제와 스튜어드십에 게재된 내용을 재정리하여 수록하였다. 스튜어드십과 규제를 별도의 절로 다루었다고 스튜어드십과 규제를 동일하게 취급하는 것은 아니다. 스튜어드십과 관련하여 정책목표로 반응성이란 주제도 있으며, 정책목표를 달성하기 위한 영향력 발휘를 위한 규제가 있다. 그리고 스튜어드십의 중요한 요소로 의료계획, 전략적 구매와 같은 요소가 있는데 이것은 다른 장에서 다루었다.

키고, 효율과 형평을 높이기 위한 정책을 선택한다는 것이다. 사회적 편익과 사회적 비용이 일치하는 점에서 생산이 이루어질 때 자원배분의 효율이 극대화되기 때문에 이를 달성하기 위하여 정부가 노력한다는 것이다. 소비자의 정보 결핍이나 독점과 같이 시장이 불완전할 경우 시장은 자원배분의 효율성 달성에 실패하기 때문에 정부가 개입하여 효율성을 높이게 한다는 것이다. 그리고 공공재나 외부효과가 존재하거나 소득의 불균형이 심할 때도 정부가 개입하여 재분배정책을 통하여 분배구조를 개선하고 시장실패를 보완하여 효율성을 높일 수 있다는 것이다. 즉, 공공 이익론은 정부가 법률, 규제, 기타의 행동이 효율과 형평을 제고할 것으로 예측하고 있다(Santerre and Neun, 1996).

2) 규제와 특정그룹 이익론: 규제의 경제이론

특정그룹 이익론은 전통적 관점의 공공 이익론과는 정반대의 설명을 하고 있다. 전통적인 경제이론은 규모의 경제로 인한 자연독점이 성립할 경우 독점기업의 횡포로부터 소비자를 보호하기 위해 정부가 개입하여 가격을 통제하고 독점 이윤을 통제하는 것이 타당하다는 것이다. 반면에 규제의 경제이론[7] 또는 규제기구(regulatory agency)의 행태에 관한 이론에서는 전통 경제이론이 주장하는 규제의 타당성을 비판한다. 규제의 경제이론에 의하면 규제는 산업을 독점화하기 위한 명백한 목적에서 개발된다는 것이다. 전통적 관점에서 규제란 독점기업의 가격이나 이윤에 대해 간섭함으로써 규제를 통해 경쟁기업과 같은 성과를 거둘 수 있다고 하는 반면에 규제의 경제이론에서는 정반대로 규제는 경쟁기업을 독점기업과 같이 행동할 수 있게 만든다는 것이다. 즉 규제는 규제대상 기업의 가격을 높이고, 산출물의 생산을 제한하고, 이윤을 증가시키고, 잠재가능 경쟁자로부터 규제대상 기업을 보호하도록 이루어진다는 것이다.

2. 규제이론

1) 규제의 정의

규제를 단일하게 정의하기는 어려움이 있다. 규제는 학문적인 관점, 정치적 과세(political agenda), 가치관 등에 따라 다양하게 정의되고 있기 때문이다.

---

7) 규제의 경제이론은 1971년 Stigler에 의하여 처음으로 제시되었다.

(1) Baldwin 등의 학문적인 관점에서 본 세 가지 범주

Baldwin et al.(1998)은 규제를 학문적 관점에서 규제의 범위를 기준으로 다음과 같이 세 가지 범주로 구분하였다.

① **협의적인 정의** : 규제란 국가 기관에 의하여 강제적으로 설정되는 규칙(rule)으로 주로 사회경제적인 성격으로 규정하며, 법에 의한 처벌이나 행정적인 제재는 제외하고 있다.

② **중간 범주의 정의** : 정부가 경제를 운용하기 위하여 설정하는 규제로 정치경제학의 관점에서 조세나 공시 의무(disclosure requirements)는 물론 국가 소유권이나 계약도 포함시키고 있다.

③ **포괄적인 정의** : 의도하던 의도하지 않았던 규제를 사회적 통제라는 모든 메커니즘으로 정의하며, 규제의 환경에 영향을 주는 정책에 관련되는 사회적 규범이나 가치를 포함시키고 있다.

(2) Altman 등의 연속성의 관점에서 네 가지 모형

Altman et al.(1999)은 연속성의 관점에서 개입의 정도를 기준으로 네 가지 모형의 규제를 제시하고 있다.

① **최소개입** : 선택적인 개입으로 정부는 시장실패를 보완하기 위하여 최소 수준에서 규제를 실행하는 모형이다.

② **지시적 모형** : 제공되는 의료서비스의 표준을 추구하기 위하여 정부가 구매자(보험자)나 규제기구를 활용하는 모형이다.

③ **제한적 모형** : 시장에서 통용할 수 있는 것을 제한하기 위하여 정부가 내리는 조치가 이 모형에 속한다.

④ **규범적 모형** : 시장에서 제공되는 의료서비스의 기준을 정부가 규범적으로 정의하는 것을 규제에 포함시킨 것이다.

(3) 규범적인 규제

경제 활동에 영향을 미치는 규제를 규범적 가치라는 용어로 정의하여, 규범적 가치를 규제의 출발점으로 하고 효율은 규범적 가치 다음으로 취급한다.

① **Selznick(1985)** : 규제란 사회적으로 가치 있는 활동을 하는 공공기관에 의하여 이

루어지는 지속적이고 핵심적인 통제로 정의하고 있다.

② Colton et al.(1997) : 경제 주체에 대한 두 가지 수준의 국가 규제를 규범적 규제로 정의하고 있다. 먼저 최소수준의 규제로 소비자 보호를 위한 안전에 대한 최소 충족 조건, 근로자의 건강과 안전, 그리고 환경적 보호가 여기에 속한다. 다음으로는 강한 규제가 있다. 이 규제는 공공의 이익에 영향을 미치는 산업에 대한 법적인 조치를 의미한다.

2) 규제가 일어나는 원인

(1) 일반적 이론

일반적으로 규제가 일어나는 원인은 경제적 및 정치적 측면에서 살펴보고 있다. 먼저 경제적 측면에서의 원인이다. 규제는 자본주의 경제의 시장실패 내지 시장불완전성에서 그 요인을 찾는다. 시장실패는 자연독점, 외부경제, 공공재 및 정보의 비대칭성에 기인하여 발생하며 이 때 정부가 시장실패의 문제점을 보완하기 위하여 개입하게 된다(Feldstein, 1993).

정치적 측면에서 산업의 내외적 환경이 기존 기업들에 대해 경쟁을 요구할 경우, 경쟁에 따른 불이익을 막아내기 위해 기존 기업은 규제라는 형식을 통해 보호막을 치게 된다(Peltzman, 1976; Stigler, 1971). 보호막으로써 규제로는 신규 기업에 대한 진입 제한으로 자회사 제품에 대한 가격통제나, 높은 이윤율을 누리기 위한 생산량 제한과 같은 조치가 있으며 더욱 적극적인 경우에는 정부에 대해 규제 입법이나 규제 절차를 마련토록 영향력을 행사하는 것이다. 다른 사례로는 정부에 대하여 농업생산자들은 생산량 제한, 자동차 기업들은 외국차에 대한 수입 규제, 수송회사들은 운송료 규제를 요청하는 경우가 있다(Greenberg, 1991).

(2) 의료분야의 규제

의료서비스는 수요의 불확실성과 정보의 비대칭성이라는 특성이 있다(Greenberg, 1991). 수요의 불확실성과 관련하여 Arrow(1963)는 의료분야를 다른 분야와 특별히 구분 지을 수 있다고 보았다. 환자는 자신의 병이 얼마나 지속되고, 어느 정도의 깊이로 치료되어야 할지 모른다. 만약 보험제도가 도입된다면 환자는 무조건 많은 진료를 받고자 하는 도덕적 해이(moral hazard)가 일어날 수 있어 적절한 규제가 필요하다는 것이다.

Pauly(1988)는 의료서비스는 공급자와 구매자간에 정보의 비대칭성이 존재하여 의사는 환자의 질병을 치료하기 위하여 어느 정도의 서비스가 필요한지 판단을 할 수 있으나 환자는 판단하기 어렵다고 설명한다. 이와 같은 정보의 비대칭성으로 인하여 공급자가 과잉공급이라는 도덕적 해이에 빠질 수 있어 이를 막아 환자를 보호하기 위해서는 적절한 규제가 필요하다는 것이다. 의료서비스는 병원과 같은 비영리조직에 의해 제공되어 비용최소화의 유인이 없어 효율성이 떨어지는 문제가 있다. 의료의 효율성을 향상시키기 위하여 규제가 일어날 수 있다는 것이다(Feldstein, 1993). 의료서비스에서 의사의 역할은 타 산업의 공급자와는 큰 차이가 있다. 의사는 의료시스템 내에서 문지기 역할을 하게 된다. 의사의 승인 없이 환자는 입원할 수도 없으며, 의약품을 구매할 수도 없고 각종 검사 같은 것도 받을 수 없다. 따라서 의사의 자격은 다른 산업의 공급자와는 다르기 때문에 의사의 자격에 대하여 규제가 당연히 존재한다는 것이다(Pauly, 1988).

3) 규제의 이론

(1) Feldstein의 이론

Feldstein(1993)은 보건경제학(*Health Care Economics*) 저술에서 규제에 대하여 경제학적 관점에서 이론을 잘 정리하였다[8]. 정부가 산업에 대해 규제정책을 채택하는 목적은 시장실패로 인한 문제점을 극복하기 위한 것으로써 시장실패 가운데 공공재나 외부효과가 나타날 경우에 정부 개입에 대해서는 논란이 거의 없으나 자연독점의 경우와 정보의 비대칭에 기인하는 정부 개입에는 논란의 여지가 있다는 점이다.

규제에 대한 전통 경제이론은 규모의 경제가 작용하여 자연독점이 성립할 경우 독점에 따른 불이익을 보게 될 대중을 보호하기 위해 정부가 개입하는 것을 타당하다고 보았으며, 소비자가 상품이나 서비스에 대한 정보가 부족하여 질을 판단하지 못할 경우 소비자 보호를 위해 정부가 개입하는데 대한 타당성을 인정하고 있다.

전통 경제이론에서는 규제기구가 소비자의 이해를 대신하여 규제대상기업(독점기업)에 의해 생산되는 재화나 서비스의 가격을 규제 입법이 없을 때 보다 낮은 가격에 공급케 한다는 것이다. 이를 위해 규제기구는 독점기업의 가격이나 이윤에 대해 엄격한 통제를 가하

8) Feldstein은 보건경제학 초판(1979년 발간)에서부터 규제를 다루어 이론을 조금씩 발전시켰다. 여기서는 주로 제4판(1993)의 이론을 중심으로 설명하였다.

며 이러한 통제의 전형이 전기, 가스, 수도와 같은 공공설비나 철도, 전화에 대한 규제라는 것이다. 이러한 이론을 규제의 공공 이익론(public interest theory)으로 부르기도 한다.

그러나 규제기구(regulatory agency)의 행태에 관한 이론 또는 규제의 경제이론(economic theory of regulation)에서는 전통 경제이론의 규제 타당성을 두 가지 측면에서 비판하고 있다. 철도, 전화 그리고 공공설비와 같은 자연독점으로부터 소비자를 보호하기 위해 규제가 이루어지는 것은 이해가 가지만 운송, 항공, 택시사업과 같은 경쟁기업들에 대하여 왜 정부가 규제를 하는지에 대해서는 전통 경제이론은 설명을 하지 못하고 있다는 점을 들어 규제를 비판하게 된다.

만약 규제정책의 의도가 규제대상 기업의 가격과 이윤을 낮추도록 통제하는 것이라면 왜 이윤도 없는 운송이나 택시와 같은 산업에 다른 기업들이 진출하려고 애를 쓰는지에 대해서 전통 경제이론은 제대로 설명을 하지 못하고 있다는 것이다. 이와 같은 산업에 대하여 규제를 하려는 것에 대한 설명을 규제의 경제이론 또는 특정그룹 이익론(interest group theory)으로 설명을 하게 된다.

규제의 경제이론은 이러한 질문에 대한 답을 통하여 전통 경제이론이 갖는 규제의 타당성을 반박하고 있다(Stigler, 1971; Posner, 1974). 규제의 경제이론에 의하면 규제란 산업을 독점화하기 위한 명백한 의도를 갖고 개발된다는 것이다. 전통 경제이론은 독섬기업에 대해 규제를 통해 경쟁기업과 같은 성과를 거둘 수 있다고 하는 반면에 규제의 경제이론은 정반대로 규제는 경쟁기업을 독점기업과 같이 행동할 수 있도록 만들어 규제대상기업을 보호한다는 것이다.

규제의 경제이론에 의하면, 규제를 통하여 규제대상 기업은 가격을 높이고, 산출물의 생산을 억제시키고, 이윤을 증가시켜 잠재적 경쟁자로부터 규제대상 기업을 보호하게 된다는 것이다. 규제의 경제이론은 규제를 수요와 공급이라는 시장 이론을 사용하여 분석하고 있다. 규제에 대한 수요자는 규제를 통해 이득을 보게 되는 기업이며 규제의 공급자는 입법가(정치가)가 된다. 규제의 경제 분석에 의하면 규제는 입법을 통하여 이루어지는데 다른 서비스와 마찬가지로 규제 입법은 수요와 공급이라는 틀 속에서 이루어진다는 것이다. 규제 입법에 대한 수요자는 규제를 통해 이득을 보는 기업이나 특정 그룹으로서 수요자는 부의 극대화(wealth-maximizing)를 추구한다는 것이다. 규제의 공급자는 선거로 선출되는 정치인(국회의원이나 단체장)으로서 규제를 입법하는 사람들이다. 규제의 수요, 공급을 균형시키는 시장가격은 바로 정치적 지지(political support)이다. 규제로 이득을 보는 수요자(특정 이해 그룹)는 그러한 이득을 얻기 위해 표(votes)와 정치헌금, 선거 자원봉사와 같은 가격을 지불키를 원하며, 규제의 공급자인 정치가들은 정치적 지지자들을 최대화(vote-maximizing)하는 것을 목표로 하여 규제 입법에 따른 반대급부로 재선 가능성을 극대화시킬 정치적 지지를 요구한다(Santerre and Neun, 1996).

규제의 경제이론에서는 규제 목적을 '정부의 힘을 사용하여 정치적인 영향력이 약한 사람이 갖는 부를 정치적 영향력이 큰 사람으로 이전시키는 것'으로 보고 있다. 규제 수요자는 규제로부터 이득을 취할 수 있는 소수의 기업인데, 규제 대상기업은 규제를 통하여 '농축된 이득(concentrated interest)'을 얻을 수 있기 때문에 적극적인 로비 활동을 하여 규제를 법제화 하려고 한다. 소수의 특정 기업이 규제로 인하여 농축된 이득을 취하게 되면, 규제에 따른 비용은 그 기업의 제품을 이용하는 수많은 소비자에게 전가된다. 그러나 소비자에게 전가되는 '분산된 손실(diffuse interest)'은 크기가 작기 때문에 소비자는 규제에 따른 손실을 깨닫지 못하여 규제에 대하여 무관심하게 된다. 규제로 손실을 보는 소비자가 규제 움직임에 대항키 위해서는 규제기업에 관련되는 정보를 취합하고 이를 분석하고, 소비자를 묶어야 하는데 이러한 활동에 소요되는 비용(information and transaction cost)이 규제를 방치했을 때 입게 되는 손실보다 더욱 크기 때문에 일반 대중은 규제정책의 입안 과정에 큰 관심을 기울이지 않는다는 것이다. 즉, 규제로 손해를 보는 집단의 손실은 분산되기 때문에 정치적 반대가 그렇게 심각하지 않을 것으로 계산하여 정치인은 규제 공급자가 된다.

규제를 통하여 독점적인 지위를 얻는 대표적인 집단은 노동조합, 낙농가, 전문가집단 등으로 이들이 규제의 주요 수요자이며, 규제 공급자는 정치가가 되는데 이들은 규제를 공급하고 반대급부로 규제 수요자로부터 정치적 지지를 얻게 된다. 규제 공급자는 규제로 이득을 보는 집단이 보내주는 정치적 지지의 크기와 규제로 손해를 보는 집단에 의해 잃게 되는 정치적 반대의 크기를 계산할 수 있다는 전제가 밑바탕에는 깔려 있다.

(2) Baldwin 등의 이론

Baldwin et al.(1998)은 규제의 이론을 세 가지로 설명하고 있다. 첫째는 공공 이익론으로서 Feldstein의 설명과 거의 같다. 정부는 공공의 이익을 대변하여 시장의 불안전성을 보완하기 위하여 규제를 한다고 설명한다. 민주사회에서 정부는 항상 좋은 정부라는 규범적 가정 위에서 규제가 이루어진다고 본다. 스튜어드십이 윤리적인 차원만이 아니라 효율성도 고려하지만 정부를 스튜어드(steward)로 간주하게 되는 합리적 이유는 바로 정부가 공공의 이익을 대변한다고 간주하기 때문이다.

둘째, 특정그룹 이익론(interest group perspective)인데 Feldstein과는 다소 다르게 설명하고 있다. 규제란 다원화된 사회에서 다양한 이해 그룹들이 경쟁을 통하여 가장 강력한 그룹에 흡수되는 정치적인 투쟁의 결과로 나타나는 결과라는 것이다. 이러한 관점에서 규제란 다원화 사회에서 정상적인 정치적 활동의 한 가지 형태로 나타난다는 것이다.

셋째, 미시경제학적 이론으로 개인이 규제에 대하여 갖는 행동이나 의사결정과 관련하여 이기심(self-interest)으로 규제가 일어나는 원인을 규명하고 있다. 즉, 개개 의사결정자로서 개인적 선호라는 이기심으로 규제를 설명하고 있다. 경제적인 힘이 있으면 규제를 구매하는 이기심이 작동하게 되고, 더 많은 부를 얻기 위하여 규제를 사용한다는 것이다. 이러한 측면에서 개인은 규제와 관련하여 세 가지의 다른 입장을 취한다는 것이다.

① **포획 이론가**(capture theorists) : 정부 규제기구는 규제 대상 기업이나 산업의 이익을 우선적으로 생각하여 규제를 발동하는 행동을 취한다는 것이다.

② **지대추구 이론가**(special interest and rent-seeking theorists) : 개인이나 기업은 독점적 이윤이나 지대(rent)를 추구하기 위하여 신규 진입을 제한하는 등의 규제를 취한다는 것이다.

③ **공공 선택 이론가**(public choice theorists) : 공직자들은 쉽게 일자리를 얻고, 높은 임금을 받고, 자신의 캐리어를 쌓을 수 있는 지배권을 우선적으로 생각하여 규제를 취한다는 것이다.

이상의 관점에서 Bladwin 등은 규제는 본질적으로 경제의 효율을 왜곡시키기 때문에 최소화하거나 없애도록 해야 한다는 주장을 하고 있다.

(3) 최근의 동향

Saltman and Busse(2002)는 최근 유럽에서는 규제의 공공 이익론의 합리적 논리가 의료분야에서 등장하고 있음을 설명하고 있다. 국민들에게 기본적 서비스를 직접 제공하거나 제공을 보상하는 복시국가로부터 새로운 규제 국가(new regulatory state)의 등장을 설명하고 있다. 새로운 규제 국가는 전통적인 복지서비스(human services)를 보장하는 역할(반드시 국가가 직접 제공할 필요는 없음) 뿐만 아니라 과거에는 정부가 관리하던 다양한 영역(교통, 통신, 전기나 가스와 같은 공익사업 등)이 번성할 수 있도록 새로운 시도로써 시장의 영역을 인정하고 있다. 이와 같은 전환에 대하여 규범적 관점이든 현실적 관점이든 새로운 국가 구조를 출현시키는 핵심에 규제 기능이 자리한다는 논리가 타당성을 갖게 되었다.

신 규제 국가에서 나오는 규제는 그 영향력에서 친 경쟁적(pro-competitive)인 것도 있고, 반 기업가적(anti-entrepreneurial)인 것도 있다는 것이다. 이와 같이 과거의 규제 국가에서 새로운 규제 국가로 전환됨에 따라 규제에 대하여 규범적이고 실증적 관점에서 여러 가지 설명이 있지만, 공공 이익론의 타당성을 적용하는데 의료분야가 가장 적합한 영역이 되고 있다는 것이다.

(4) 규제 메커니즘

규제를 위한 메커니즘은 규제의 도구(tool)와 전략(strategy)으로 나누어진다. 그리고 도구와 전략의 다양한 조합을 통하여 규제가 이루어진다(Saltman and Busse, 2002). 규제 도구는 매우 직선적(straightforward)으로 정부 결정에 강제적으로 따르게 하는 입법, 정부 명령, 사법적인 질서가 있다.

기본적인 도구의 사용은 전략적인 영역에 속하며, 정부 기구는 전략의 선택 범위를 확대하여 왔다. 1990년대 규제제도에서 큰 변화는 바라는 행동을 유도하기 위하여 경제적 효율성을 고려한 soft-market-style의 인센티브를 개발하는 것이었다(Majone, 1996). Baldwin and Cave(1999)는 잠재적인 규제 전략의 틀로 다음을 열거하고 있다.

① 명령과 통제(command and control)
② 자율 규제(self-regulation)와 강제된 자율 규제(enforced self-regulation)
③ 인센티브를 토대로 하는 규제(세금이나 보조금)
④ 시장을 활용하는 통제(market-harnessing control)
⑤ 공개를 통한 규제(disclosure regulation)
⑥ 정부의 직접적 통제(direct government control)
⑦ 법적인 권리와 책임(legal rights and liabilities)
⑧ 공적 보상과 사회보험제도(public compensation and social insurance scheme)

이러한 다양한 전략의 논리를 생각할 때 규제는 전혀 다른 두 가지 배경을 갖고 있다. 하나는 순응(compliance)과/또는 공개(disclosure)이며, 다른 하나는 제지(deterrence)

와/또는 처벌(institute sanction)이다. 규제의 도구나 전략을 넘어서 규제의 실행은 매우 어렵지만, 반드시 거쳐야 할 과정이다. 올바른 규제를 개발하는 것과 이를 성공적으로 실행하는 것은 전혀 다른 차원의 이야기가 될 수 있다.

규제 실행을 위해서는 전략적 평가(strategic assessments)와 정치기술(political skills)은 별도의 장치가 필요하다. 성공적인 실행을 위해서는 규제기구 안에 잘 훈련된 규제자와 유능한 관리자가 필요하며, 관료적인 타성이나 제도적 부패가 없어야 한다.

3. 의료분야와 규제

1) 스튜어드십과 규제

의류분야의 규제는 스튜어드십과 밀접하게 관련이 있다. 앞 절에서 본 스튜어드십의 역할에서 첫 번째 중요한 것이 의료정책의 비전 설정과 방향 제시에 있다. 다음으로는 정책 실행을 통하여 영향력을 행사하기 위한 규제전략의 수립이다. 따라서 스튜어드십에서 규제는 의료정책의 집행을 위한 핵심전략이 된다.

의류분야의 규제에 대한 관심[9)]은 1990년대 유럽지역에서 일어난 의료개혁에서 기업가적 주도권 내지는 진취성(entrepreneurial initiatives)의 등장에 기인하고 있다(Saltman and Busse, 2002). 우리나라도 2008년 이명박 정부가 집권하면서 기업친화(business friendly) 정책이 강조되면서 의료분야의 규제에 대한 검토가 반짝 등장하기도 하였다.

제2차 세계대전 이후 세계인권선언에 따라 의료가 인간의 박탈할 수 없는 기본권리(inalienable right)의 하나가 되면서 모든 산업화 국가들이 의료보장제도를 실시함에 따라 의료분야의 규제는 당연한 것으로 생각되었다. 그러다, 1989년 영국의 NHS제도에서 내부시장(internal market) 모형과 네덜란드의 건강보험제도에서 관리된 경쟁모형(managed competition)이라는 개혁방안이 제시됨에 따라 1990년대 의료분야는 획기적인 재편성과 함께 기업가적 활동이 강조되는 변화가 이루어졌다.

유럽의 경험은 기업가주의(entrepreneurialism)가 의료분야의 재구조화를 유도하는 지렛대가 되었음을 보여주고 있다. 기업가적 행태가 혁신을 자극하고, 서비스나 새로운 생산물을 찾아내어 개발하고, 산업화하는데 촉매제 역할을 한다는 것이다. 기업가주의의

---

9) 여기서 규제라 함은 협의적 의미의 정부에 의한 통제만이 아니라 의료분야를 정부 의도대로 유도하기 위한 인센티브나 육성과 같은 개입(intervention)을 모두 포괄하는 개념으로 받아들여야 한다.

교훈을 공공이나 비영리민간 분야에 적용하려는 사람들은 비록 사회적 기업의 목표가 영리기업과는 다르지만 혁신을 자극하고 새로운 서비스를 창출하는 등의 역할은 적용 가능할 것이라는 점이다(Saltman and Busse, 2002).

그러나 공공영역의 정책가들은 조금 다르게 생각하고 있다. 즉, 이들은 기업가 정신의 거시적인 장점을 인정하고, 투자된 자원에서 얻게 될 산출물의 극대화를 위하여 'better value for money'를 강조하지만, 정부에 의한 효과적인 규제가 없다면 기업가 정신의 긍정적인 효과가 제한된다는 점을 들고 있다. 민영보험이 통제받지 않을 경우, 더 많은 가입자 확보를 추구하면서 고위험군은 배제시키는 문제를 나타낼 것이라는 점을 예로 들고 있다. 또한 정부 규제가 없을 경우, 능력 없는 외과 의사가 수술하거나, 처방전 없는 임의조제가 이루어지고, 시효가 지난 의약품의 유통과 같은 문제가 생기게 된다는 것이다.

이러한 부작용을 제거하기 위하여 규제가 불가피해지고, 규제의 범위는 포괄적이고 복잡해져 다양한 규제 메커니즘이 등장하게 될 수밖에 없다. 의료분야에서 시장에 의존하는 정도가 커질수록 규제가 증대하고, 투입물 중심에서 산출물 중심으로 규제가 이루어지는 경향이 있다는 것이다. 그리고 의료개혁으로 정부의 역할도 '노는 적게 젓고 방향타는 확실히(row less and steer more)'라는 방식으로 바뀌고 있다. 방향타를 잡는 것은 스튜어드십과 같은 의미로 전략적인 정책방향과 비전을 설정하는 것이며 노를 젓는 것은 서비스를 제공하고 비전을 수행하는 운영 업무(operational)와 같다고 하겠다(Osborne and Gaebler, 1993). 또한 정부의 역할에서 운영업무를 적게 하는 대신에 감독 책무(supervisory responsibility) 기능이 중요해진다. 정부의 감독 책무가 스튜어드십이라는 용어로 진화되어 의료분야의 정책이나 관리(management)에서 의무적으로 적용되고 있다(Saltman and Busse, 2002).

스튜어드십의 개념은 정부로 하여금 의료체계가 전반적으로 윤리적인 바탕에서 작동하도록 하고, 재정적인 효율성을 추구하도록 만드는데 있다. 그리고 스튜어드십의 중심 도구인 규제는 윤리성과 효율성을 전제하고 있다는 것이다. 우리나라에서는 의료를 기본권 개념으로 인식하는 것이 아니라 '공공성이 강한 사적인 재화'로 인식하는 이념을 지니면서, 의료분야는 시장 경쟁이 허용되기 어려운 영역으로 간주하여 규제를 당연시하고 있다. 사적 재화인데 경쟁을 허용할 수 없다는 정부의 입장은 모순된 것으로 결국 규제가 행정적 편의에 따라 이루어짐을 자인하는 꼴이다. 서유럽의 경우, 의료보장제도가 제공하는 의료란 공공재(규범적 차원)라는 암묵적인 인식하에 정부의 감독 책무(supervisory responsibility)라는 스튜어드십의 내용으로 규제가 일어나고 있다.

의료가 국민들에게 보다 안전하고, 양질의 서비스로 제공되기 위해서는 먼저 건강보험 의료에 대한 이념 설정을 한 후에 규제 이론과 원칙을 정하고 규제를 해야 할 것이다.

2) 의료분야에서의 규제정책

의료분야의 규제는 목적에 따라 다음과 같이 두 가지의 방법으로 접근해야 한다(Saltman and Busse, 2002). 첫째는 정책 목표(policy objectives)를 달성하기 위한 규제이며, 둘째는 경영 메커니즘(managerial mechanism)으로써의 규제이다.

(1) 정책목표의 달성을 위한 규제

정책목표는 사회경제적 목표에 관한 것으로 그 성격은 규범적이며 가치 중심적이다. 의료와 같이 기본권 개념으로 제공되는 경우에는 사회적인 방위 영역을 조직화하고 입법활동을 주도하기 위하여 핵심적인 정책 목적(core policy goals)은 헌법에 명기하고 있다. 이러한 사회적인 결정은 공영의료제도(NHS 또는 RHS)로 반영되거나 강제 가입에 기초하는 사회의료보험제도(SHI)로 반영되어 나타난다(Saltman and Busse, 2002).

이러한 새로운 가치관의 등장이나 변혁은 자주 일어나는 것이 아니라 전쟁의 끝(1948년 영국의 NHS 등장)이나 독재체제의 붕괴(1980년대 포르투갈이나 스페인의 건강보험을 NHS로 전환), 그리고 정치적인 혁명의 결과(1990년대 CEE 국가들이 Semashko모형에서 건강보험으로 전환)로 등장하게 되었다(Saltman and Busse, 2002).

사회경제적인 목표라는 관점에서 의료정책의 목표는 제6장에서 본 [표 6-1]과 같이 전 인구를 대상으로 하며 영리의료기관까지 포함하여 의료분야의 모든 참여자(actors)들이 강제적으로 따르게 하는 국가적 요구(mandatory national requirements)라는 점이다. 이와 같은 정책 목표를 달성하기 위해서는 교육, 교통, 고용, 주택, 농업과 같은 다른 영역에서의 역할도 중요하며, 의료정책의 목표 달성을 위한 노력은 다른 영역의 정부 결정에도 영향을 미치게 된다.

(2) 관리 측면에 관한 규제

의료분야의 관리 메커니즘(management mechanism)에 관한 규제는 제6장에서 본 [표 6-2]와 같다. 이것은 앞에 제시된 정책목표를 달성하기 위한 실천적인 규제에 관한 것으로 기술적이며 인적 및 물적 자원을 효율적으로 사용하는데 초점을 두고 있다. 관리 측면의 규제는 민간/공공의 혼합적 성격이 될 수도 있으며, 의료분야의 다양한 공급자들에 대한 미시적 규제로 개별 의료기관의 활동과 관련된다(Saltman and Busse, 2002).

이러한 규제들은 1990년대 유럽의 의료개혁 과제로 등장하였던 것들로 의료분야의 새로운 거버넌스로서 신공공행정(new public management, NPM) 운동을 촉발하게 되었다.

3) 규제의 주요 내용

관리 메커니즘에 관하여 여러 국가에서 중점적으로 다루어지는 규제들 가운데서 Chinitz (2002)가 제시하고 있는 규제의 내용을 소개한다.

(1) 의료의 공급능력(capacity)에 관한 규제

공급능력에 대한 개입은 제6장에서 설명한 의료계획으로 사실상 구체화된다. 대부분의 정부가 공급능력에 대하여 개입하는 이유는 정부가 공급에 대하여 규제를 하지 않을 경우 희소한 자원의 낭비는 물론 공급 과잉에 기인하는 공급자 유인 수요가 초래될 가능성이 있기 때문이다. 이러한 현상은 현재 우리나라에서 벌어지고 있다. 제1장에서 설명한 바와 같이 1970년대 이후 대부분의 유럽 국가들이 병상 수를 줄이는 노력을 하는데 우리나라만 공급능력에 대한 규제가 없다 보니 매년 병상 수가 증가하여 인구 1,000명당 병상수가 이미 세계 제2위로 늘어나 유인수요 문제를 위시한 많은 문제를 야기하고 있다.

공급능력 확충과 관련된 계획을 위하여 대부분의 국가가 취하는 전형적인 방법은 입법을 통하여 새로운 인프라와 같은 공급능력 확충 제안에 대한 타당성을 검토하는 기구를 설치하는 것이다. 공급능력의 확충을 방지하는 규제가 쉽게 작동하기 어려운 측면이 있기 때문에 중앙정부는 확충에 대한 기준(criteria for expansion)을 설정하는 등의 노력을 한다. 그러나 확충기준 자체를 비판하기도 하여 논쟁이 벌어진다.

특히 병상 수 확충이 지역 경제에 긍정적이라는 판단이 서면 중앙정부가 병상을 통제하기란 거의 힘들게 된다. 그리고 개별병원 입장에서 병상 수 확충이 병원의 경제적 이해가 걸리거나 명성과 관련될 경우 정부의 규제와 상충되는 갈등을 초래하기도 한다. 병상 수 확충을 제한하는 근거가 정부의 직접적 지시에 의한 것이라면, 이 문제는 정치적인 영역으로 넘어가 버리고 공급자나 이해단체 등의 저항에 부딪치기도 한다(Schut, 1995; Rodwin, 1997).

중앙정부가 강력한 힘을 갖고 있는 경우는 병상 수 확충에 관한 원칙을 적용하기 용이해진다. 그러나 중앙정부가 강력한 힘이 없는 경우 병상 수 제한에 대한 관료들의 기술적인 지시는 병상 확충을 부추기는 지역의 이해에 의하여 좌절된다(Berg, 1999). 의사 집단은 강력한 헤게모니를 갖는데 정부가 의료체계의 재원조달과 의료계획에 대한 통합된 통제력을 갖추지 못한 경우, 병상 수 통제는 어려워진다(Saltman and de Roo, 1989; Schut, 1995). 특별한 계획 기구로써 규제 메커니즘의 성공은 규제 조직의 정치적 및 경제적인 힘과 기술적 측면에서의 전문성에 좌우된다.

정부가 구매자 역할을 직접 수행하는 공영의료제도(NHS 또는 RHS)에서는 정부가 의료 예산을 갖고 있기 때문에 병상 수 통제가 매우 용이하지만, 사회의료보험제도(SHI)를 갖는 국가에서는 정부가 병상 수 통제에 강력한 힘을 발휘하기 어려워지는 문제가 있다.

(2) 의료수가의 통제

의료서비스의 가격에 대한 통제는 건강보험 국가에서는 당연히 존재한다. 여기에는 행위별수가의 가격만이 대상이 되는 것이 아니라 DRGs와 같은 다른 지불제도의 가격도 포함된다. 가격통제의 목적이 의료비를 통제하는데 있다면 서비스 양의 통제도 같이 수반해야만 정책 효과를 얻을 수 있다. 경쟁을 지향하는 시스템에서도 정부에 의한 가격 설정은 매우 중요한 수단이 될 수 있다. 정부가 수가를 통제하면 모든 구매자(보험자)들은 단일 가격에 직면하게 되기 때문에 정부는 경쟁적인 인센티브를 사용하여 공급자 간의 경쟁을 유지해야 한다.

의료수가는 의료공급자에게 매우 중요한 기능을 하게 된다. 비록 필요도를 기준으로 의료계획에 의하여 의료체계가 운영되고 있지만 서비스 생산에 소요되는 다른 투입물은 시장에서 구매되기 때문에 수가 결정에 매우 신중을 기해야 한다. 의료수가가 지나치게 통제되면 자원이 의료분야로 배분되기 어려워 의료의 질 문제가 일어날 수 있다. 행위별수가제를 택하든 DGR제도를 택하든 상대적인 가격이 균형적이지 못하면 상대가격이 낮은 서비스로는 자원이 몰려들지 않아 서비스 제공이 왜곡되는 문제가 있다. 따라서 가격통제를 위해시는 매우 정교한 전문적 기술이 요구된다.

가격통제는 의료서비스에만 한정되는 것은 아니고 의약품에도 적용하게 된다. 의약품의 가격통제를 위하여 참조가격제(reference price)를 택하는 국가도 있고, 의약품 지출액에 대한 상한을 설정(cap)하기도 한다. 그 외에도 의약품 유통 단계별로 유통마진을 통제하는 방식이나 이윤율을 통제하는 방식 등 다양한 규제 수단이 동원된다. 건강보험에서 상환하는 의약품의 사용량과 종류를 통제하기 위하여 보험의약품 목록에 등재하는 것을 규제하기 위하여 선별등재(포지티브) 방식을 택하기도 한다.

(3) 서비스 질 관리를 위한 규제

정부는 의료서비스의 질을 보증하기 위하여 규제를 실시하고 있다. 모든 국가에서 질 유지를 위한 규제가 가장 다양하고 많은 편이다. 의료가 정보의 비대칭이라는 점 때문에 소비자를 보호하기 위하여 면허와 같이 시장 진입에 대한 제한으로부터 의료기관의 인력, 시설, 장비에 대한 규제를 위시하여 의료행위에 대한 규제에 이르기까지 질 유지를 위한 방법은 다양하다.

의료의 질은 Donabedian(1966)이 분류한 바와 같이 구조, 과정, 산출물의 세 가지 영역이 있는 바, 질에 대한 규제는 대부분 구조적 측면의 규제에 속하여 생산 요소간의 대체성(substitute of inputs)을 제약하여 효율성을 떨어뜨린다는 비판을 받고 있다. 그 대안으로 구조적 측면보다는 산출물 중심의 규제가 필요하다는 이론이 제시되고 있다(Feldstein, 1993).

1980년대까지는 구조적인 측면에서의 다양한 규제가 거의 받아들여졌으나, 의료개혁 과정을 거치면서 산출물 중심의 질 규제가 대두되었고, 이와 같은 측면에서 의료공급자의 성과(provider performance)에 관한 정보를 수집하고 유통시키는 규제를 하고 있다. 공급자의 성과에 관한 정보를 유통시키는 것은 의료 이용자가 보다 질 높은 의료서비스를 공급하는 의료기관을 찾을 수 있도록 도움을 주기 위한 것이다.

이러한 규제 정책은 가용 자료가 얼마나 충분한가에 성패가 좌우되는데 의사 개인들이나 의료단체가 의료공급자의 성과에 관한 정보의 수집과 유통에 얼마나 잘 협력하느냐가 중요하다. 많은 나라에서 공급자들은 병원이나 의사 개인의 성과에 대한 비교 정보에 관하여 문제를 제기하고 있다. 단순한 비교는 의료서비스 case mix의 적정성을 저해한다는 것이다(Edward, Hensher and Werneke, 1998). 비록 방법론이 비판의 대상에서 벗어나더라도 공급자들은 질을 모니터링하는 것을 폄훼하거나 모니터링에 대한 협력을 꺼리고 있다. 그래서 의료 질 관리에서는 규제기구에서 사용할 수 있는 규제범위가 매우 제한될 수 있다. 그래서 질을 평가하는 기구에서는 산출물에 토대를 둔 정교한 질 관리 프로그램을 개발하는 것이 중요하다.

의료 질의 다른 측면에서의 규제로 환자권리에 대한 것을 들 수 있다. 많은 국가에서 환자권리가 입법화되기도 하고 환자권리장전이 선포되기도 하였다. 환자권리가 처음 언급되었을 때의 회의적인 시각에 비하여 현재는 크게 인식이 개선되었다. 환자권리장전을 제정하여 기준에 미치지 못하는 의료기관에 대하여 제재가 가능하다면 시민의 권리 보호에 매우 유용한 기능을 할 것이다. 이렇게 되기 위해서는 환자권리장전을 실천할 수 있는 수단들이 매우 구체화되어야 한다. 그리고 법적으로 환자권리를 규정하고 제재에 대하여 구체적으로 명기하게 될 때 환자권리의 현실적인 실행이 가능할 것이다.

(4) 시장구조와 서비스 수준에 관한 규제

의료체계의 참여자들을 위한 게임의 법칙(rules of game)을 세우는 형태의 규제를 하여 시장의 진입과 서비스 수준을 설정하게 된다. 서비스 수준에 대한 규제의 핵심은 다양한 보험자 가운데 하나를 선택적으로 가입하여도 접근성이 같아야 한다는 것이다. 이 문제를 해결하기 위하여 정부는 중앙기금을 설치하고 모든 보험자가 이 기금에 자동적으로 소속되도록 하여, 어떠한 보험자를 선택하더라도 접근성에는 차등을 두지 않도록 규제하고 있다.

국민들에게 보험자를 선택하도록 허용함에 따라 'cream skimming' 문제가 생길 수 있다. 모든 보험자는 재정 보호를 위하여 기본적으로 고위험을 피하려고 할 수 있다. 이러한 위험 회피 행동을 규제하기 위하여 보험자는 가입자를 선택할 수 없도록 규제하고, 보험자에 대한 중앙기금의 배분을 조정된 1인당 정액방식(성, 연령, 지역, 이용률 등을 감안)으로 가입자 수에 비례하여 배정함으로써 어떠한 가입자를 받아들여도 보험자가 재정적으로 피해를 보지 않도록 유의하고 있다. 이와 같은 규제를 하고 있지만 'quality skimping(만성질환자나 노인들이 제대로 서비스를 받지 못하는 현상)' 방지를 위한 모니터링에는 성공하지 못하고 있다(Schut, 1995).

(5) 건강보험 수급권 및 급여에 관한 규제

건강보험의 수급권이 규제 대상이 되면 모든 국민들은 건강보험에 적용을 받게 된다. 이렇게 되면 쟁점 과제는 건강보험에서 제공하는 보험급여 패키지 구성에 놓이게 된다. 그리고 건강보험이 커버하지 않는 서비스의 보충적인 공급을 위한 보충적 보험(supplementary insurance)에 대한 규제 문제가 남는다.

수급권과 관련되는 다른 측면의 규제는 건강보험과 의료기관 간의 관계 설정에 관련되는 규제이다. 우리나라는 모든 의료기관을 건강보험 환자를 보도록 당연지정하는 규제를 실시하고 있다. 당연지정방식을 유지하는 국가로는 일본과 네덜란드가 있다. 네덜란드는 모든 의료기관이 건강보험 환자를 보되 보험자와 개별적으로 계약을 하는 특징이 있다. 그러나 대부분의 사회보장국가는 계약방식을 통하여 의료기관이 보험환자를 진료할 것인지 여부를 판단하여 계약을 하게 된다. 공영의료제도를 택한 영국도 민간의료기관은 NHS 환자를 진료할 지 여부를 결정하여 계약을 할 수 있다. 이 경우 구매자인 보험자도 의료기관과 계약을 할 조건을 내세워 조건을 충족시키지 못하는 의료기관은 계약에서 배제할 수 있다. 이때 계약조건은 보험자가 일방적으로 정하는 것은 아니고 의료기관 단체와 협의하여 결정하도록 하여 보험자가 독점자로서 역할을 할 수 없도록 유의한다.

건강보험 운영의 책임을 위하여 진료비 지불을 위한 준비적립금(reserve or solvency margin)에 대하여 규제를 하게 된다(Finsinger, 1986). 적립금은 제공하는 서비스 질하고도 관련을 갖게 된다. 이 문제는 특별히 민영의료보험에서 중요하다.

일단 건강보험이 정착되면 급여 대상 서비스를 어떻게 급여 패키지 속에 포함시키느냐 문제가 제기된다. 건강보험에서 필수적으로 제공해야 할 서비스는 법정급여(guaranteed health care package, GHCP)로 하고 보험자의 사정에 따라 제공할 급여는 부가급여로 하고 있다. 보험급여와 관련하여 정부가 어떠한 급여부터 제공할지 우선순위를 놓고 고민할 수 있다. 그러나 건강보험의 중요한 원칙은 공적재정으로 운영되는 의료체계는 모든 국민에게 임상적으로 유효한 서비스는 포괄적으로 제공하는데, 서비스의 질과 형평성 그리고 서비스의 반응성을 지속적으로 향상시켜야 하는 원칙이 있기 때문에 보험급여와 관련하여 정부가 이러한 원칙을 지키는지 여부만 감시하면 된다.

의료분야에서 끊임없는 연구 개발로 새로운 기술이나 의약품이 등장하고 있다. 그러나 새로운 기술이나 의약품을 보험급여로 하는데 명확한 우선순위는 없다. 다만 새로 개발된 의료기술을 보험급여로 할 것인가 여부는 많은 국가에서 신의료기술(의약품 포함)의 비용-효과를 분석하여 비록 임상적인 유효성이 입증되어도 비용-효과면에서 기존의 기술과 큰 차이가 없으면 보험급여로 채택하지 않게 된다. 이러한 규제는 기술적 측면의 규제에 속한다. 많은 국가에서 규제 노력은 국민들이 새로운 기술에 대한 접근성 제한에 대하여 양해를 구하는데 있다. 우리나라도 신의료기술을 보험급여로 할 것인지 여부는 기술적인 검토(임상적 유효성과 비용-효과성)를 통하여 결정하게 된다.

한편 보험급여로 제공되는 서비스의 수준은 최소수준 원칙을 요구한다(Beveridge, 1942). 최소수준은 값비싼 특별 서비스가 아니라 통상적으로 임상적인 효과가 있는 서비스로 정의하면 될 것이다. 쉽게 정의할 수 있는 최소수준의 서비스란 특실의 입원서비스나 선택진료와 같은 특별서비스를 배제하는 것이다. 이러한 서비스는 환자 본인의 부담으로 제공할 수 있도록 여백을 둘 것을 베버리지 보고서는 제안하고 있다. 그래서 영국은 자비부담병상을 두어 특별서비스나 특실 입원을 원하면 진료비를 전액 환자에게 부담시키는 제도를 도입하고 있다. 일본은 혼합진료를 보험급여에서 배제하여 영국과 유사하게 제도를 운영하고 있다. 우리나라는 건강보험급여서비스와 특별서비스는 비급여로 혼합하여 제공하고 있지만 일본은 비급여와 급여서비스를 혼합하여 제공하지 못하게 규제하며, 비급여에 속하는 특별서비스를 환자가 원하면 그 서비스만 환자에게 본인 부담시키는 것이 아니라 모든 서비스를 환자에게 부담시켜 급여와 비급여가 혼합하여 제공할 수 없게 규제하고 있다.

4) 규제 전략

1990년대의 의료개혁 과정을 거치면서 유럽에서 규제 전략은 선택의 범위(scope of strategic options)가 확대되었다. 이것은 경제의 다른 분야에서 채택되고 있는 접근법(예컨대 수도, 가스와 같은 공공설비 분야에서 독립적인 규제기구의 등장)을 반영한 결과이다(Saltman and Busse, 2002).

오늘날 선택할 수 있는 규제 전략은 정부의 강력한 개입에서부터 약한 개입에 이르기까지 연속적으로 전개된다. 가장 강력한 정부의 규제 전략은 명령과 통제(command and control)이며 약한 개입은 간접적 규제(steer and channel) 방식이다. [표 10-2]는 의료개혁을 거치면서 정부의 규제 전략의 형태가 변화된 것을 보여주고 있다. 대부분 국가들이 의료개혁 이전에는 주로 명령과 통제 방식의 전략을 택하고 있었으나, 의료개혁을 통하여 간접적 규제방식(steer-and-channel)으로 전환하고 있음을 보여주고 있다.

간접적인 통제 방식으로는 분권화, 자율규제, 신임제도, 독립적인 규제기구, 부문 간의 협력 등의 새로운 전략의 규제를 볼 수 있다. 이러한 규제는 각기 장점과 단점이 있으며, 다양한 전략이 단독으로 또는 몇 가지가 조합을 이루어 사용되기도 한다.

분권화와 관련된 네 가지 전략인 권한 분산(deconcentration), 권한 이양(devolution), 권한 위임(delegation), 민영화(privatization)는 의료개혁을 위하여 선택할 수 있는 전

[표 10-2] 의료분야의 규제 전략

	Strategies	
	Command-and-control(의료개혁 전)	
Social and economic policy dimension	Steer-and-channel(의료개혁 후) *Decentralization* - deconcentration - devolution - delegation - privatization *Enforced self-regulation* *Accreditation* *Independent regulatory agencies* *Intersectoral cooperation*	Institutional management dimension

출처 : Saltman and Busse(2002)

략이다. 분권화에 관한 네 가지 다른 전략은 다른 규제 전략과 함께 결합되어 활용되며, 이것은 규제기구의 조직 변화나 의사결정 권한의 변화를 반영하여 이루어진다. 권한 분산은 법률을 제정하여 규제의 힘을 중앙정부에서 독립적인 정부 기구로 이양하는 것을 의미한다. 권한 이양은 중앙정부의 규제 권한을 지방정부로 이양하는 것을 의미한다. 권한 위임은 힘을 비 정부 조직에 실어주는 것으로 통상 법적인 뒷받침을 통하여 이루어진다. 규제 권한의 위임은 보험자나 공급자에게 하게 되는데, 이것은 전형적인 자율 규제(정부의 지도 감독 하에) 내지는 강제된 자율 규제의 형태이다.

자율 규제(self-regulation)는 정부가 전문가 집단에 대하여 회원들의 행동을 위한 기준을 설정하도록 권한을 부여하는 것이다. 이러한 자율 규제는 정부가 위임하는 권한의 정도에 따라 순수 민간 조직 형태(정부 위임이 없는)부터 정부가 공적으로 위임한 형태까지 다양하다. 한편 자율 규제는 장점과 함께 단점도 있다.

자율 규제의 장점으로는 자신들의 규칙에 대한 높은 책무, 사정에 부합하는 규칙의 제정, 정부의 비용 절감, 몸에 꼭 맞는 규제 기준으로 참여자의 합리적인 행동, 규칙의 포괄성, 빠른 적응성, 효과적인 강제화와 불만 처리, 외부 감독과의 결합의 잠재력 등을 거론할 수 있다. 자율 규제의 단점으로는 자기들의 잇속 차리기, 관리 의사결정에 관여, 규칙의 복잡성, 규칙 승인 비용의 과다, 폐쇄적인 규칙 제정 절차, 강제화의 어려움, 대중의 낮은 신뢰성, 법적 감독의 어려움, 대중의 정부 책임을 희망하는 여망을 버리는 문제 등이 있다.

정부 재정에 의하여 의료를 보장하는 공영의료제도(NHS 또는 RHS)에서는 의료개혁을 통한 규제 전략이 권한 분산과 권한 이양을 주로 활용하고 있으며, 건강보험제도(SHI)에서는 권한 위임을 주로 활용하는 특징이 있다. 민영화는 공공에서 갖고 있던 힘을 민간에게 넘기는 근본적인 힘의 이동을 의미한다.

질을 위한 규제 전략으로 인증제도와 면허제도가 활용되고 있다. 두 제도의 공통점은 외부 검토와 고정된 기준을 갖추는 것이다(Saltman and Busse, 2002). 우리나라는 시장 진입을 결정하기 위해서는 면허제도를 도입하고 있으며, 진입된 의료기관의 서비스 제공의 표준과 안전성을 평가하기 위하여 인증제도를 도입하고 있다. 인증제도는 자율을 기본으로 시작되었기 때문에 비용은 인증을 받고자 하는 기관이 부담하고 있으나, 일부 유럽 국가들(벨기에, 프랑스)은 인증제를 국가가 비용을 부담하면서 강제적 규제로 만들었다.

정부의 규제 권한을 독립적인 규제기구에 분산(deconcentration)시키는 방법은 의료분야에서는 거의 사용하지 않는 방법이다(Saltman and Busse, 2002). 독립적 기구는 전문가 집단과 사법적 의사결정 기능이 결합되는 공공 영역에서 볼 수 있는 형태이다. 대부분 의료 관련 규제 활동은 중앙정부 차원에서 보건부가 하거나 반 자율적인 정부기구(semi-autonomous national boards)에서 하고 있다.

그러나 의료를 기본권으로 간주하여 필요도 접근을 하는 의료체계에서는 정부 규제는 불가피할 수밖에 없다. 필요도를 토대로 함에 따라 의료계획은 불가피하며 의료 질의 확보나 소비자 보호와 같은 목적을 달성하기 위한 정부 역할은 의료개혁이 있다고 달라질 수 없다. 특히 네덜란드나 독일과 같이 사회보험제도를 택한 국가의 개혁은 어디까지나 관리된 경쟁임을 명심한다면 의료체계의 관리에서 경쟁원리는 시장형 체계가 아니라 제한된 경쟁을 통하여 효율성을 제고시키는데 한정된다고 할 수 있다.

5) 규제 활동의 틀

대부분 국가에서 의료분야의 규제 활동은 다음과 같은 네 가지의 기본 틀 속에서 이루어지고 있다(Saltman and Busse, 2002).

(1) 기업가적 기회의 자극

의료기관이나 전문 의사들 간의 경쟁 환경을 개발하기 위한 규제로써 재정의 조달과 진료비 지불 방법에 관한 규정과 같은 조치들이 있다. 이와 관련된 규제로는 고정된 예산을 지급하는 방식에서 제공하는 의료서비스 양이나 성과 기준으로 진료비를 지불하도록 방식을 전환하거나, 의료공급자에게 이윤 보유(retain surplus)를 허용하거나, 어떤 서비스에 대하여 보조나 조세 감면을 하는 방식을 취하고 있다.

더 급진적인 개혁은 의료공급자에게 가격 설정권을 부여하고, 환자들에게는 병원 선택권, 보험자 선택권, 그리고 중요하지 않은 서비스에 대해서는 별도의 비용을 부담하고 선택적으로 이용할 수 있도록 부가급여(supplementary benefits)를 설정하는 방법을 취할 수도 있다.

(2) 지속가능한 경쟁시장의 촉진을 위한 규제(단기적으로는 기업가적 기회를 제한)

일반 경제에서 반 독점이나 경쟁의 촉진법과 유사하게 의료분야에서도 경쟁을 촉진하는 정부 개입(규제)을 취하기도 한다. 이를 위하여 정부가 개입하여 의료체계를 개혁하거나 의료분야의 조직 구조를 바꾸는 등으로 경쟁 친화적인 환경을 유도할 수 있다.

경쟁을 촉진하기 위한 의료체계의 개혁으로는 통합의료(integrated care)와 같은 관리된 의료(managed care)의 도입이나 서유럽의 의료개혁의 주제였던 관리된 경쟁(managed competition) 모형의 도입을 생각할 수 있을 것이다. 경쟁적인 행동을 촉진하기 위해서는 보험자나 의료공급자의 역 선택을 방지하기 위한 규제, 보험자(구매자) 재정의 강제적인 재분배, 관리된 경쟁에서 가입자는 보험자를 선택할 수 있지만 보험자가 가입자를 선택하는 것을 금지하는 조치가 있다.

조직 구조적인 과제로는 면허, 인증 또는 자격을 위한 요구를 최소 기준으로 설정하거나, 의료기관 소유를 용이하게 하거나, 수직적 및 수평적인 합병에 대한 제한을 통한 독점방지와 같은 조치를 생각할 수 있다.

(3) 규범적 및 사회적인 목적을 달성하기 위한 규제

이것은 일반 국민이나 근로자를 보호하기 위하여 기업가적 행동에 대한 규제가 될 수 있다. 건강보험의 사회연대를 달성하기 위하여 의료분야의 공급능력에 대한 규제, 건강보험의 수급권, 재정조달, 진료비 지불에 관한 규제가 여기에 속한다.

이 범주에 속하는 규제는 매우 다양하다. 모든 국민에게 차별 없는 의료서비스를 필요도를 기준으로 공급하기 위하여 의료공급자의 지역 간 균형이 중요하다. 의료공급능력(capacity)의 과소를 방지하고 의료공급자의 지역 간 균형배치를 위한 의료계획의 수립, 보험료를 위험이 아니라 소득 비례로 하거나 지역사회 전 주민에게 균등액(community rating)으로 부과하는 방식의 도입, 누구에게나 동일하게 적용되는 보험급여 패키지 설정과 같은 방법 등을 열거할 수 있다. 국민의 건강과 안전을 위하여 의약품에 대한 규제로 의약품 광고 규제, 부작용에 대한 공개, 의료공급자의 지속적인 질 보장을 위한 조치, 새로운 기술의 보험급여화를 위한 의료기술 평가의 실시, 의료기술의 적정 사용을 보증하기 위한 보상적 절차나 진료지침서(protocol and guideline)의 사용 등이 있다.

의료재정의 보호를 위하여 의료서비스 가격의 설정(의약품의 경우에는 제약산업의 적정 이윤율 설정), 보험자의 진료비 지불을 위한 적립금 규정, 공급자의 적립금의 투자에 대한 규정 등이 있다.

(4) 기업가적 자유에 대한 규제

이 규제는 특정한 사회적 및 경제적인 목적과 직접 연관되지 않는 규제에 속한다. 정부의 규제를 보완하거나 대체하는 자율 규제로 대중의 건강이나 안전에 속하지 않는 범위에서 접근성, 질, 재정의 지속성 측면을 고려한 규제가 있다.

4. 우리나라의 의료분야 규제

1) 규제의 문제점

(1) 건강보험 의료에 대한 이념 부재와 규제의 모순

우리나라는 앞에서 언급한 바와 같이 건강보험의료에 대한 이념적인 성격을 정하지 못한 상황에서 경쟁이 지배하기 어렵다는 단순한 생각에서 규제를 실시함에 따라 규제의 가장 큰 대상자인 의료공급자가 승복하지 못하는 문제가 있다. 서유럽의 경우, 건강보험에 적용하는 의료는 기본권 개념에 의하여 공공재로써 규제를 하기 때문에 공급자들이 의료정책에 순응하며, 건강보험에 적용하지 않는 의료에 대해서는 최소의 규제(면허제도나 최소 시설 기준)에 그치고 있다.

그런데 우리는 모든 의료기관이 건강보험요양기관으로 당연 지정되어 있어 건강보험

환자를 진료하지 않는 곳이 없다. 그렇다면 건강보험의료는 필요도 기준에 의한 공공재로 간주하는 이념을 먼저 정립하고 그에 합당한 지원과 규제라는 정부 개입을 하여야만 공급자들이 승복하고 의료이용자들도 환자의뢰체계와 같은 규제에 승복할 것이다. 그런데 건강보험 환자를 진료하는 의료기관이 민간기관이면 공공의료에서 배제하는 등으로 차별을 하면서, 규제는 모든 의료기관에 동일하게 적용하는 등의 모순된 행동이 규제에 대한 순응도를 떨어뜨리는 문제가 있다.

그리고 의료이용자가 구매자가 아닌데도 불구하고, 구매자로 착각하여 수요 접근 전략에 의료체계 운영을 맡김으로써 환자의뢰체계와 같은 규제를 사용할 수도 없게 되었다. 의료이용자에게는 거의 무한에 가까운 자유를 허용하면서 공공의료로 취급도 안하는 민간공급자들에 대해서 규제를 하겠다는 정책이 쉽게 수용되기 어려운 것이다.

(2) 규제에 대한 이론적 틀의 부재

건강보험의료에 대한 이념의 부재는 규제에 대한 이론적인 토대를 갖추지 못하게 만들었다. 규제는 의료정책을 실행하는데 필수적인 조치로써 스튜어드십의 핵심을 이루고 있으며 규제는 윤리와 효율이라는 원칙이 중요한데 우리는 이러한 원칙이 무시되고 있다. 여기서 규제라는 것은 정부 개입을 포괄적으로 나타내는 것인데 이와 같은 규제의 범위에 대한 인식도 없는 형편이다. 그리고 규제의 필요성에 대한 이론적인 틀도 제시하지 못하고 있으며, 어떠한 규제가 국민들에게 편익이 가는지 아니면 공급자와 같은 이해 당사자에게 편익이 가는지 등에 대한 고려도 없다.

예컨대 요양기관 당연지정제의 경우, 규제가 처음 도입된 1979년만 하여도 의료기관이 부족하여 만약 의료기관이 저수가를 핑계로 요양기관 계약을 기피할 경우 국민들의 의료접근성 문제가 우려되어 당연지정의 논리적인 타당성이 있었다. 그러나 의료기관(병원 및 의원을 포함)이 도시만이 아니라 농어촌의 면소재지에도 개업을 할 정도로 많으며, 수가도 초기와는 달리 의료기관이 계약을 기피할 정도로 낮지 않기 때문에, 계약제로 전환하여도 거의 문제가 없는 환경이 되었다.

이러한 환경에서 당연지정제의 유지는 의료공급자를 보호하는 장치로 작용하여 국민들의 편익을 오히려 저해하는 문제가 있다. 그럼에도 불구하고 규제의 효과에 대한 분석을 하지 않아 당연지정제라는 공급자 보호 규제를 지속시키고 있다. 만약 계약제로 한다면 의료기관은 건강보험 환자를 진료할 것인지 여부를 선택할 수 있으며, 보험자인 건강보험공단은 의료기관을 선택할 수 있을 것이다.

건강보험공단은 의료기관이 지켜야 할 원칙을 의료기관 단체와 협정을 맺고, 이러한 원칙을 지키지 않는 기관과는 계약을 하지 않을 수 있다. 원칙 가운데는 의료사고율이나, 진료비 부당 내지는 과잉 청구율, 의료기관 인증 여부 등을 생각할 수 있을 것이다. 그리고 의료기관은 독자적으로 계약 여부를 판단하여 계약을 하지 않을 경우는 영리병원으로 간주하고 높은 수가를 받게 하는 대신에 세금은 일반 기업들과 같은 세율을 적용하면 될 것이다. 이렇게 할 때 의료체계의 목표 가운데 하나인 반응성을 높이는데 기여할 수가 있을 것이다. 다만 계약제를 악용하여 의료공급자들이 수가 인상을 목표로 담합하는 행위나 보험자가 원칙에 벗어난 계약 거절 행위는 공정거래법에 의하여 처벌하도록 해야 한다.

또 다른 예는 원격의료에 대한 규제를 들 수 있다. ICT가 발전하면 이러한 기술을 국민들의 생활에 응용하는 것이 당연하며, 이때도 국민들의 편익과 공급자의 편익을 따져 규제를 결정하면 되는데 원격의료는 의료민영화라는 낙인을 찍어 이론적 분석조차 막고 있는 문제가 있다. 의료분야의 규제는 국민의 편익과 공급자의 편익을 이론적으로 따져 국민들의 편익이 더 크다면 실행해야 함에도 불구하고 걸핏하면 의료민영화라는 실체도 없는 이념으로 낙인찍어, 규제 이론과는 상관없는 이념적 규제를 하는 문제가 있다.

(3) 의료정책의 사회적 및 경제적 목표의 미흡

규제는 거시적인 측면에서 정책의 이념이나 목표와 관련되어 설정되어야 하지만, 우리는 건강보험제도를 국민의 기본권 보장이란 이념을 실현한다는 개념이 없음에 따라 [표 10-2]에서 제시한 의료정책의 사회적 경제적 차원의 목표가 부재하여 제대로 된 규제도 못하는 문제가 있다.

특히 건강보험제도를 도입하면서 의료계획마저 수립하지 않음에 따라 거시적 차원의 명시적인 규제는 거의 도외시되고, 단지 암묵적으로는 전국민을 의료보장에 적용함으로써 사회적 연대와 형평을 강조하고 있는 실정이다. 이와 같은 암묵적인 목표를 달성하기 위해서는 수단적 정책이 보험료 부담의 형평성인데, 보험료 부과체계가 2원화 되어 있는 등으로 형평을 이룰 수 있는 규제가 없는 문제가 있다.

거시적 차원의 또 다른 정책목표를 보면 경제적 효율로써 의료체계의 지속가능성인데 급속한 고령화에 대비하는 정책이 거의 전무한 실정이다. 고령화에 대비하는 수단으로써는 의료이용의 억제가 중요하다. 고령화가 되면 대부분이 완치가 어려운 만성질병을 앓게 되어, 의료이용을 자주하게 되는데 이와 같은 만성질병에 대응하여 의료체계를 병원중심에서 지역사회중심으로 전환시키고 의료이용을 억제하는 규제를 도입하는 것이 무엇보다도 중요하다. 그런데 현실에서는 의료체계를 전환하려는 노력보다는 의료이용을 부추기려는 정책이 더욱 일반화되어 있는 문제가 있다.

건강과 안전에 관하여도 산업장에 대한 규제는 있지만, 의료의 안전성에 대한 규제는 부족한 실정이다. 병원에서 의료사고가 빈번하게 발생하며, 낙상과 같이 간호과정에서 예방 가능한 사고도 간병을 전문 간호인력이 하지 않고 가족이나 간병인에게 맡김에 따라 빈번하게 발생하고 있다. 병원에서 의료사고가 발생하거나 감염 문제가 일어나는 것은 그만큼 안전에 대한 규제가 부실함을 의미한다.

시민의 의식개선과 관련하여 국민 스스로가 자신의 건강을 지키기 위하여 의료나 약에 의존하기보다는 본인이 건강행태를 조성하도록 하는 개인의 책임의식을 강조하기 위한 규제 등은 거의 생각도 못하고 있다. 개인의 자유로운 의료이용에 대한 규제는 생각도 못하고 있는 실정이다. 환자에게 자유를 허용하는 것을 최선으로 생각하여 의료기관 선택에 거의 무한에 가까운 자율을 허용하여 진료권을 폐지하고, 환자의뢰체계도 무력화시켰다. 그러한 결과 만성질병구조에서 대형 종합병원에 장기 입원하는 등의 행태에 대한 규제도 전혀 없다. 그리고 구매자를 선택하는 것과 같은 정책은 생각하지도 못하여 구매자인 보험자가 제대로의 역할을 발휘하지 못하고 있다. 우리는 규제라 하면 정부의 통제만을 생각하고 있다. 규제는 통제나 벌칙만 있는 것이 아니라 의료의 질을 높이고, 반응성을 높이는 정책 목표 달성을 위한 유인책과 같은 정부 개입도 포함되어야 하는데 이러한 측면은 고려하지도 못하고 있다.

(4) 관리 메커니즘에 대한 규제의 부실

규제에 대한 이론적인 분석 틀이 없다보니 [표 6-2]에서 제시한 관리 메커니즘도 부실한 문제가 있다. 의료의 질을 향상시키기 위한 규제가 지나치게 구조적인 측면에 치중함에 따라 규제를 지키기 위한 비용은 많이 소요되는데 비하여 질 향상은 그렇게 개선되지 못하고 있다. 이러한 현상은 의료의 질에 대한 이론적인 틀이 빈약하다 보니 규제를 하기 쉬운 구조적인 측면에 치중하여 나타나는 현상이다.

질에서 중요한 측면인 감염관리, 환자안전과 같은 문제는 규제에 따른 비용보상이 없으니 현장에서 거의 도외시 되고 있다. 의료계에서는 의료 질에 대한 규제가 과다함을 주장하는데 현재 이루어지는 규제가 행정 편의적이 되어 실질적인 질 향상에는 기여하지 못하는 규제가 대부분이 아닌지 전면적인 검토가 필요하다.

의료의 질과 효과성을 향상시키기 위한 산출물 위주의 규제는 없거나 미약하여 규제의 실질적 효과가 제약되는 문제가 있다. 임상적 치료의 비용-효과성을 분석하기 위한 진료지침서와 같은 제도의 실행에 대한 규제가 뚜렷하지 못하여 학회 수준에서 개발 단계에 놓여있는 실정이다. 의사의 훈련도 전문의 훈련에만 규제가 작동하고 있고 일반의의 경우는 의사면허만 있으면 개업이 허용되어 1차 의사에 대한 훈련도 제대로 안 되고 있다.

의료기관 인증제는 자율적인 인증으로 인증제 활용에 관한 규제가 명확치 못하여 실효성이 제한적이다. 요양기관계약제로 전환한다면 계약 조건의 하나로 의료기관 인증 여부를 활용하여 환자안전이나 질 향상에 기여를 할 수 있겠지만 요양기관 당연지정제를 유지하여 질 향상이나 환자안전의 실질적 수단을 제한하고 있다.

환자의 접근성에 대한 규제는 의료이용의 억제를 위한 것이 아니라 오히려 의료이용을 부추기는 측면에서 규제를 하지 않는 특성이 있다. 건강보험제도하에서는 의료의 구매자는 보험자인데, 구매자를 환자로 착각하다 보니 보험자가 해야 할 역할이 명시되지 못하여 의료이용만 늘어나는 문제가 있다. 환자의 접근성을 규제하는 정책으로 유일한 제도가 진료비 본인부담제도인데, 이것도 의료이용을 부추기기 위한 예외적 조치가 많아 규제로써의 효과가 제한되고 있다. 의료이용에서 문지기제도나 1차 의사에 대한 리스트를 통한 규제는 생각할 수도 없다. 접근성에 대한 규제가 고안되기 어려운 것은 의료공급자들의 이해와 상충되어 규제에 반대하여 제한되는 측면도 있다.

공급자 행위에 대한 규제는 이해단체의 힘이 강하여 실행이 어려운 측면도 있다. 공급자에 대한 규제가 어려운 것은 앞에서 설명한 바와 같이 정부가 민간의료기관이 생산하는 의료는 공공의료에서 배제함에 따라 민간의료기관은 규제의 타당성을 인정하지 못하는데 따른 문제도 있다. 즉 규제와 건강보험의료의 정합성에서 문제가 있기 때문에 규제가 어려우며, 규제가 이루어지더라도 기존 공급자의 이해를 높이기 위하여 존재할 가능성이 높다.

공공병원이 생산하는 의료만을 공공의료로 간주하는 오도된 이론으로 인하여 공공병원을 민영화한다는 것은 생각할 수 없는 규제에 속한다. 병원 자본에 대한 차입 규제나 병원/의원/돌봄서비스의 통합과 같은 규제는 공급자들의 이해와 맞지 않기 때문에 도입되기도 어렵다. 건강보험의료를 공공재로 간주하지 않고 '의료를 공공성이 강한 사적 재화'

로 간주하는 한 공급자 행위의 규제는 불가능한 규제에 속한다고 볼 수 있다.

보험자(구매자) 규제로는 계약원리, 규제된 시장, 수가통제, 민간보험회사 규제 등이 있으나 현실적으로 우리나라에서는 수가규제만 작동하고 있다. 보험수가는 매년 공급자와 보험자(구매자)가 협상을 통하여 인상률을 결정하는 방법으로 규제를 하고 있다. 건강보험이 통합되어 단일 지불자가 되었고, 요양기관은 당연지정제로 운영되기 때문에 계약원리와 규제된 시장은 고려될 필요가 없는 규제에 속한다.

의약품에 대한 규제로는 대체조제, 등재제도, 가격통제 등의 방법이 있는데, 우리나라는 대체조제가 엄격히 통제되고 있으며, 선별등재 방식을 택하고 있다. 가격에 대한 통제는 실거래가 제도를 통하여 가격을 통제하고 있다. 대체조제에 관해서는 소비자인 국민들의 입장이 아니라 약사와 의사간의 이해 대립으로 대체조제가 엄격히 통제되는 형편이다. 보험의약품을 선별등재 방식으로 하여 보험에서 상환되는 의약품 수를 통제하고 있으나 매년 등재되는 의약품 수가 증가하여 선별등재의 의미가 퇴색되는 문제가 있다. 의약품에 대한 실거래가 제도는 의약품을 소비하는 환자들이 의약품에 대한 거래에 참여하는 것이 아니라 도매상과 환자를 대리하는 의약품 소비자(약국이나 병의원)간의 거래로 인하여 담합의 가능성이 있는 시장 구조이기 때문에 실거래가가 성립되기 어려운 규제가 되고 있다.

의사에 대한 규제로 면허제도, 임금수준 결정, 의료사고 범위 설정과 같은 것이 있으나 우리나라에서 실효성 있는 규제는 면허제도에 불과하다.

한편 Chinitz(2002)가 언급한 다섯 가지 규제를 보면 수가에 대한 규제만 제대로 작동할 뿐 그 외 규제는 거의 없다고 하는 것이 타당하겠다. 우리나라에서 의료분야 규제가 거의 무의미해진 것은 건강보험의료를 사적 재화로 간주함에 따라 의료를 필요도 접근이 아니라 수요 접근으로 하여 거의 자유방임적 상태로 관리하기 때문이라 볼 수 있다.

2) 규제제도의 개혁방향

건강보험은 국민의 기본권 보장을 위한 헌법적 장치로 수요 접근이 아니라 필요도 접근에 의하여 의료를 제공하는 제도로 정부의 규제는 불가피하다. 의료분야의 정책적인 측면에서 강화되어야 할 규제는 다음과 같다.

첫째, 의료체계의 스튜어드십이란 올바른 정책 비전과 목표를 설정하고, 규제를 통하여 정책목표를 달성하는 것이다. 따라서 규제의 역할을 제대로 이해하고 건강보험 의료의 이념과 정책방향을 설정하는 노력이 강화되어야 한다.

둘째, 규제를 협의적 의미에서 통제로만 생각하지 말고, 광범위한 개념으로 의료정책의 목표를 달성하기 위한 정부의 개입으로 간주하여야 한다. 따라서 규제에는 이해관계자들의 행위를 유도하는 인센티브와 같은 정책도 포함시키는 등으로 규제의 논리적인 틀을 개발해야 할 것이다.

셋째, 현재의 고령화와 만성질병을 감안할 때, 필요한 의료의 종류와 양을 측정하여 이를 토대로 인력과 시설에 대한 계획을 수립하는 등의 규제가 필요하다. 보건의료에 관한 기본법에서는 의료계획을 규정하고 있으나 이를 실행에 옮기지 못하기 때문에 공급능력에 대한 규제는 생각도 못하고 있다.

건강보험제도를 유지하는 한 의료자원의 공급능력(capacity)에 대한 계획을 수립하여 자원 수급의 불균형을 해결하여야 한다. 이 문제가 해결되지 않는다면 의료수가를 아무리 통제하더라도 의사인건비 상승이라는 가격인상 요인을 통제할 수 없는 문제가 있다. 예컨대, 의과대학 입학생은 통제하는데 병상 증설에 대한 통제가 없다 보니 인력의 부족이라는 현상이 생겨 의사 인건비가 상승하는 문제가 발생한다.

넷째, 의료이용을 억제시킬 수 있는 규제가 필요하다. 건강보험에서는 수요 접근이 아니라는 점을 깨닫고 의료이용의 억제를 본인부담제도로 해결해서는 의료의 과다이용을 결코 해결할 수 없다. 건강보험수가는 시장가격이 아니라 통제가격이라서 낮을 수밖에 없다. 이렇게 낮은 수가를 토대로 본인부담률을 결정하기 때문에 본인부담률이 높다 하더라도 결코 의료이용을 억제하는 장치가 될 수 없다.

의료이용을 본인부담제도외의 방법으로 억제하지 못한다면 고령화와 만성질병이라는 환경에서 의료의 과다이용에 기인하여 의료체계가 붕괴될 우려가 있다. 의료이용을 억제하기 위하여 관리 메커니즘을 강화하는 규제가 필요하다. 여기에는 환자의 접근성에 대한 규제, 공급자 행위에 대한 규제, 보험자(지불자)에 대한 규제 등의 다각적인 규제가 고려되어야 할 것이다.

다섯째, 의료의 질 관리를 위한 규제가 지나치게 구조적인 측면이 강조되는데, 구조적 측면의 강조는 의료서비스 생산의 효율성을 떨어뜨리는 문제가 있다. 질 관리를 위한 이론의 틀을 정립한 후에 산출물 중심의 규제가 되어 실질적인 질 향상이나 환자안전이 보장되도록 유의하여야 할 것이다.

여섯째, 의료의 질이나 환자안전을 향상시키기 위해서는 의료공급자의 공급행태를 변화시키는 가격 설정이 필요하다. 건강보험제도 아래서 의료가격은 환자에게는 무의미하지만 공급자에게는 서비스 생산과 직결되어 매우 중요하다.

우리나라는 서유럽 국가들에 비하여 의료이용은 2~3배 정도 높고 의사 인건비도 높은데 비하여 경상국민의료비가 GDP에서 차지하는 비중은 3/4 수준에 불과하다. 이것은 그만큼 의료서비스의 수가가 낮기 때문에 적은 의료비 지출을 하고도 세계에서 가장 서비스 이용을 많이 할 수 있게 된 것이다. 의료수가가 낮다는 것은 의료서비스 생산비를 낮추어 그만큼 질적인 측면(감염관리나 환자관리 등)에서 문제를 나타내게 되었다. 앞으로 의료이용을 줄이고 수가는 높여, 의료기관에서 환자관리나 감염관리를 제대로 하여 의료의 안전성을 높이고, 고품격의 의료를 공급할 수 있는 시스템으로 전환할 필요가 있다.

일곱째, 요양기관 당연지정제와 같은 이념적 규제는 철폐하여 계약제를 도입하여 보험자가 구매자로서 행동할 수 있도록 유도하여야 한다. 현재와 같이 보험자가 단순히 진료비를 지불하는 기능만 하여서는 의료체계의 반응성은 엄두도 내지 못하고, 의료의 질 관리도 형식적 수준에 그치고 말 것이다. 요양기관계약제가 의료민영화를 초래할 것이라는 논리에 맞지 않는 이념적인 낙인으로 일관할 것이 아니라 계약제를 통하여 보험자를 전략적 구매자로의 육성이 필요한 시점이다.

참고문헌

이규식 (2013), 『의료보장과 의료체계(제3판 수정본)』, 서울: 계축문화사.

이규식 (2016), 『의료보장론』, 서울: 계축문화사.

이규식 (2017), 의료분야 규제제도 개혁, 『의료개혁, 누가 어떻게 할 것인가(이규식 엮음)』: 298-330, 서울: 청년의사.

Altman SH, Reinhardt UE and Shactman D (eds.) (1999), *Regulating Managed Care*, San Francisco, CA: Jossy-Bass.

Armstrong JL (1997), *Stewardship and Public Service*, Ottawa: Canadian Public Service Commission (quoted in Saltman and Ferroussier-Davis, 2000).

Arrow K (1963), Uncertainty and the welfare economics of medical care, *American Economic Review*, 53: 941-73.

Baldwin R and Cave M (1999), *Understanding Regulation: Theory, Strategy and Practice*, Oxford: Oxford University Press.

Baldwin R, Scott C and Hood C eds. (1998), *A Reader on Regulation*, Oxford: Oxford University Press.

Berg O (1999), The organization of the Norwegian health care system: the rise and decline of a public iatrocracy, In: Molven O ed. *The Norwegian Health Care System*, Oslo: University of Oslo.

Beveridge WH (1942), *Social Insurance and Allied Services*, Macmillan Company, reproduced in 1969, New York: Agathon Press, Inc.

Chinitz D (2002), Good and bad health sector regulation: an overview of the public policy dilemmas, In: Saltman RB, Busse R and Mossialos E eds. *Regulating Entrepreneurial Behavior in European Health Care Systems*: 56–72, European Observatory on Health Care Systems, Copenhagen: WHO Europe.

Colton R, Frisof KB and King ER (1997), Lessons for the health care industry from America's experience with public utilities, *Journal of Public Health Policy*, 18: 389–400.

Donabedian A (1966), Evaluating the quality of medical care, *The Milbank Memorial Fund Quarterly*, 44(3): 166–206.

Edward N, Hensher M and Werneke U (1998), Changing hospital systems, In: Saltman RB, Figueras J and Sakellarides C eds. *Critical Challenges for Health Care Reform in Europe*: 236–260, European Observatory on Health Care Systems Series, Copenhagen: WHO Europe.

Feldstein PJ (1979), *Health Care Economics*, New York: A Wiley Medical Publication.

Feldstein PJ (1993), *Health Care Economics* (4th), Albany, NY: Delmar Publishers Inc.

Finsinger J (1986), A state controlled market: the German case, In: Finsinger J and Pauly MV eds, *The Economics of Insurance Regulation*: 111–162, New York: St. Martin's Press.

Forder J, Robinson R and Hardy B (2005), Theories of purchasing, In: Figueras J, Robinson R and Jakubowski E eds. *Purchasing to Improve Health Systems Performance*: 83–101, European Observatory on Health Care Systems and Policies Series, Copenhagen: WHO Europe.

Greenberg W (1991), *Competition, Regulation, and Rationing in Health Care*, Ann Arbor, Michigan: Health Administration Press.

Hunter DJ, Shishkin S and Taroni F (2005), Steering the purchaser: stewardship and government, In: Figueras J, Robinson R and Jakubowski E eds. *Purchasing to Improve Health Systems Performance*: 164–186, European Observatory on Health Care Systems and Policies Series, Copenhagen: WHO Europe.

Kass HD (1988), Stewardship as a fundamental element in images of public administration, *Dialogue*, 10(2): 2–48.

Majone G (1996), *Regulating Europe*, London: Routledge.

Osborne D and Gaebler T (1993), *Reinventing Government*, New York, NY: Plume.
Pauly MV (1988), Is medical care different? old questions and new answers, *Journal of Health Politics, Policy and Law*, 13(2): 227–237.
Peltzman S (1976), Toward a more general theory of regulation, *The Journal of Law and Economics*, 19(2): 211–240.
Posner RA (1974), Theories of economic regulation, *Bell Journal of Economics and Management Sciences*, 5(2): 335–358.
Preker AS, Haslinger RR, Busse R and Rosenmöller M (2007), Stewardship, governance, and management, In: Preker AS, Liu X, Velenyi EV and Baris E eds. *Public Ends, Private Means, Strategic Purchasing of Health Services*: 125–147, Washington DC: The World Bank.
Richards D and Smith MJ (2002), *Governance and Public Policy in the UK*, Oxford: Oxford University Press.
Rodwin VG (1997), The rise of managed care in the US: lessons for French health policy, In: Altenstetter C and Bjorkman JW eds. *Health Policy Reform, National Variation, and Globalization*: 39–58, London: Macmillan.
Saltman RB and Busse R (2002), Balancing regulation and entrepreneurialism in Europe's health sector: theory and practice, In: Saltman RB, Busse R and Mossialos E eds. *Regulating Entrepreneurial Behaviour in European Health Care System*: 3–52, Buckingham: Open University Press.
Saltman RB and de Roo AA (1989), Hospital policy in the Netherlands: the parameters structural stalemate, *Journal of Health Politics, Policy and Law*, 14: 773–795.
Saltman RB and Ferroussier-Davis O (2000), The concept of stewardship in health policy, *Bulletin of the World Health Organization*, 78(6): 732–739.
Saltman RB and Figueras J (1998), Analyzing the evidence on European health care reform, *Health Affairs*, 17(2): 85–108.
Saltman RB, Durán A and Dubois HFM (2011), Introduction: innovative governance strategies in European public hospitals, In: Saltman RB, Durán A and Dubois HFM eds. *Governing Public Hospitals*: 1–11, European Observatory on Health Care Systems and Policies Series, Copenhagen: WHO Europe.
Santerre RE and Neun SP (1996), *Health Economics: Theories, Insights, and Industry Studies*, Chicago: Irwin.
Schut FT (1995), *Competition in the Dutch Health Care Sector*, Ridderkerk: Ridderprint.
Selznick P (1985), Focusing organizational research on regulation, In: Noll RG ed. *Regulatory Policy and the Social Sciences*: 363–364, Berkely, CA: University of California Press.
Stigler GJ (1971), The theory of economic regulation, *Bell Journal of Economics and Management Science*, 2(1): 3–21.

Travis P, Egger D, Davis P and Mechbal A (2002), *Towards Better Stewardship: Concepts and Critical Issues*, Evidence and Information for Policy, WHO/EIP/DP/02.48 Distribution: General Original: English, Geneva: WHO.

WHO (2000), *The World Health Report 2000-Health Systems: Improving Performance*, Geneva: WHO.

WHO Europe (2008), Stewardship/Governance of Health Systems in the WHO European Region, Regional Committee for Europe Fifty-eighty session, Tbilisi, Georgia, 15-18 September 2008, WHO Europe.

WHO (2016), Health Systems Responsiveness (http://www.who.int/responsiveness/hcover/en/). (2016. 01. 18 접속)

http://www.who.int/healthsystems/stewardship/en/ (2015. 06. 15 접속)

제11장

의료의 발전과 병원

제1절 의료발전과 병원

1. 병원의 중요성

병원은 의료체계에서 매우 중요한 위치를 차지하고 있다. 그럼에도 불구하고 우리나라에서 병원을 독자적인 정책 대상으로 다룬 것은 병상 수가 부족할 때 지원 대상으로 다룬 것이 전부라 하여도 과언이 아니었다. 2000년대 들어서서 권역별 전문질환센터 지정, 전문병원 지정제도나 연구중심병원 지정 등 일부 병원을 대상으로 하는 정책이 실시되고 있고 병원 전체를 대상으로 해서는 의료기관 인증제도가 실시될 정도에 그치고 있다.

병원이 중요한 이유는 다음과 같다(McKee and Healy, 2002). 첫째, 병원은 전체 의료비에서 차지하는 비중이 매우 크다. 우리나라는 2016년 총 진료비 64조 6천억 원 가운데 병원(치과, 요양, 한방병원 포함)에 지출되는 진료비가 32조 1천억 원으로 49.7%나 차지하고 있다. 대부분 서유럽 국가의 병원 진료비가 약 50% 수준임을 감안하면 우리나라의 병원진료비 비중이 결코 낮다고 할 수 없겠다. 둘째, 병원은 의료체계의 정점에 있다. 병원 정책에 따라 전문의 서비스의 접근성이 결정되고, 전반적인 의료서비스에 큰 영향을 미친다. 셋째, 병원에 근무하는 전문의들이 전문가적 리더십을 발휘한다. 넷째, 의료기술이나 의약품의 발전, 그리고 근거중심의 의료에 대한 관심도 등에 따라 병원이 제공하는 의료가 국민의 건강에 심대한 영향을 미친다. 만약 병원이 비효율적으로 조직화되면 병원의 잠재적인 긍정적 영향이 줄어들 수 있고, 심하면 부정적인 영향으로 변할 수 있다.

병원은 성장에 대한 압박과 끊임없는 변화에 대한 요구를 받고 있어 병원에 대한 정책은 시의적절해야 한다(McKee and Healy, 2002). 병원이 변화되어야 한다는 요구가 나오는 이유는 인구구조의 변화, 상병구조의 변화, 그리고 새로운 의학지식과 의료기술의 변화에 따른 국민들의 기대감이 변화하기 때문이다. 병원은 이러한 환경변화에 따른 압력요인에 대응해야 하기 때문에 꾸준한 변화가 요구되는 것이다. 병원을 둘러싼 이러한 환경의 변화는 병원이 어떻게 의료서비스를 제공해야 하는지에 대한 논의에 중요한 영향을 미친다. 환경변화에 기인하는 새로운 형태의 의료는 병원 건물, 시설 그리고 인력에서 새로운 구성(new configuration)을 요구하기 때문이다. 예컨대 병원을 둘러싼 환경변화는 병원과 1차 의료간의 경계를 허물고 지역사회를 바탕으로 하는 대안적 서비스의 개발과 같은 요구를 받게 되는 것이다. 그런데 병원은 이러한 변화된 요구에 제대로 대응을 하지 못하고 있어 비판을 받고 있다.

병원은 의료와 간호를 제공하면서 입원 환자에게는 식사를 제공한다. 이러한 과정을 거치면서 환자의 건강을 회복시키는 역할을 하는 것이다(Miller, 1997). 병원[1]은 30~50병상을 갖추고 단순히 환자 진료만 하는 지역사회의 소형병원에서부터 의학 연구를 수행하고, 학생을 교육하는 1,000병상이 넘는 대학병원에 이르기까지 종류가 다양하다. 특히 대학병원과 같은 대형병원은 고도의 의료기술을 제공함으로써 높은 수준의 의료발전을 견인하는 역할도 하지만 의료비 증가를 유발하기도 한다.

병원이 이렇게 막중한 역할을 함에도 불구하고 병원에 대한 연구나 정책은 매우 미흡한 실정에 있다. 병원에 대한 연구가 미흡한 것은 우리나라만이 아니라 유럽 국가들도 비슷한 사정에 있다. 즉, WHO 유럽 본부에 의하면 의료체계에서 차지하는 병원의 중요성이나 국민의료비의 35~70%가 병원 부문에서 사용되는 것을 감안할 때 병원에 대한 연구가 너무 적다고 할 수 있다(Rechel et al., 2009).

2. 의료발전과 병원

Dowling(2002)은 미국에서 병원이 오늘날처럼 발전하게 된 요인으로서 의과학의 발전, 전문화된 의료기술의 발전, 의학교육의 발전, 전문적인 간호의 발전, 의료보험제도의 확대 적용, 정부의 역할, 이렇게 여섯 가지를 열거하고 있다. 이 책에서는 의과학의 발전에서부터 의학교육의 발전까지를 하나로 묶어 의료의 발전으로 표현하였다.

---

1) 우리나라는 의료법 제3조의2에 의하여 30병상 이상을 갖춘 의료기관을 병원으로 규정하고 있다.

1) 의료의 발전

원시시대 이래 근대에 이르기까지의 의료의 발전에 대해서는 제3장에서 살펴보았다. 오늘날에는 의료(medical care)와 공중보건(public health)이 분화되어 다루어지지만 근대사회에 이르기 전까지는 공중보건이나 위생의 발전이 바로 의료의 발전이라 할 수 있었다.

그러다 산업혁명이 일어난 이후인 1842년 영국의 채드윅이 위생개혁보고서를 발간한 것이 계기가 되어 1850년대 위생개혁기를 거치면서 의료분야의 근대화가 시작되었다. 위생개혁 이전에는 감염병이 만연하여 개인의 질병 치료에 사회적 관심이 주어지기 어려웠다. 그러다 위생개혁을 통하여 생활환경이 개선되고 위생문제가 해결됨에 따라 급성전염성 질병이 집단으로 발생하는 일이 줄어들면서 새로운 의과학의 관심은 더 훌륭한 외과수술, 폐렴치료를 위한 혈장의 발견, 더 정확하고 빠른 진단을 위한 검사 기법의 개발에 주어졌다(Torrens, 2002). 의과학의 발전은 의과대학의 번성과 병원의 급성장을 가져왔다.

위생개혁 이후 공중보건과 의료는 다른 각도에서 다루어지기 시작하였다[2]. 의료는 주로 개인을 대상으로 하는 질병 치료와 관련하여 진단, 검사, 수술, 치료술 등으로 발전하게 되었고, 공중보건은 일반대중의 질병 예방에 중점이 주어졌다. 위생개혁 이후 의료는 개인의 질병에 집중하면서 본격적인 발전의 길로 들어서게 된다. 이미 원시시대에 천공두개술(穿孔頭蓋術)이라는 외과적 뇌수술이 이루어졌다는 기록(DuBos, 1969)이 있고, 그리스시대에는 유명한 히포크라테스 선서가 나올 정도로 인류와 함께 의술도 등장하였다. 그러나 의료도 위생개혁 이전에는 초보 단계(embryonic form)에 불과하였고, 산업혁명과 위생개혁을 거치면서 사회 전반에 걸쳐 다양한 변혁이 이루어지고 자연과학자들의 헌신[3]으로 공중보건 분야의 찬란한 발전과 개인의 질병을 치료하는 의료가 발전하는데 길을 열게 되었다.

병원의 발전에 큰 영향을 미친 기술은 마취술의 개발과 외과수술의 급속적인 발전, 그리고 세균설의 등장과 소독 및 멸균기술의 발전이라 하겠다(Dowling, 2002). 1800년대

2) 중세시대에 비록 공중보건이 오늘날과 다르지만 주로 행정적인 면을 다루었기 때문에 일반인(layman)들이 종사하였고, 의사는 가난한 사람이나 형무소 수용된 사람, 나병환자 등을 위한 의료적 돌봄이라는 특수 업무를 위하여 고용되었다는 기록이 있다. 11세기부터 일반인들이 의료진(medical profession)으로 진입하기 시작하였다(Rosen, 1993).

3) 커셔(Kircher), 스노우(Snow), 파스퇴르(Pasteur), 버쵸(Virchow), 리스트(Lister), 코흐(Koch) 등의 자연과학자들이 세균을 찾아내고, 감염병에 관한 이론을 정립하였다. 자연과학자들의 기여는 이미 제3장에서 다루었다.

초반 해부학과 생리학에 대한 충분한 지식은 외과의로 하여금 복잡하고 다양한 과정의 수술을 수행할 수 있도록 하였다. 19세기 후반부터 의료기술은 급속적으로 발전하게 된다. 병원은 무균기술이나 소독기술의 발전으로 더 효과적인 마취기술, 수술기술과 같은 다양한 분야의 기술혁신으로 현재와 같은 확고한 위치를 굳혔고(McGrew, 1985), 병원의 전반적인 특성이 바뀌었다. 세균설의 등장으로 감염병 관리가 가능해져 병원, 특히 외과 및 산과에서 감염은 감소되었다. 외과의들은 높은 성공률로 복잡한 수술을 할 수 있었고, 1900년경에는 병원 입원환자의 40%가 외과환자였다(Dowling, 2002).

1896년 X-ray 필름이 처음으로 사용되었고, 1901년 혈액형이 발견되어 안전한 수혈이 가능해졌으며, 1903년 EKG가, 1929년에는 EEG가 사용되었다. 1930년대 설파제(sulfa drugs), 1940년대 항생제의 사용은 사망원인을 전염성 질환에서 심장질환, 암, 뇌졸중과 같은 질병으로 바꾸게 하였다. 영상의학의 발전과 최소 범위의 신체 열개(裂開)수술이 20세기 후반의 2대 의료기술의 특징으로 꼽을 수 있다. 많은 형태의 임상적 기술 – 외과적 레이저, 복강경, 쇄석술, CT, MRI, 정신질환에 대한 약물 요법 – 등의 등장은 외래 진료의 영역을 넓혔고, 입원 일수를 단축시키도록 하였다(Dowling, 2002).

의료기술 발전은 의료의 효능을 제고시켰을 뿐만 아니라 의료의 조직화에도 영향을 주었다. 미국에서 격리소 같은 곳에 수용된 환자가 아닌 개인 환자를 진료 한 첫 번째 병원이 1906년 뉴욕의 성누가병원이라는 기록이 있다. 과거에는 환자들은 집에서 의사들의 왕진진료를 받았으나 의료기술의 발전으로 이제는 환자들이 병원을 찾게 되었고, 병원은 이러한 환자를 위하여 개인 병동(private patient pavilion)을 개설하게 되었다(Torrens, 2002). 의료기술의 발전으로 진단이나 치료를 위한 장비가 등장함에 따라 이제는 의사의 왕진가방에 들어가는 기구만으로 환자를 진료할 수 없게 되었고, 병원이 현대 의학이 요구하는 장비, 시설, 인력 등을 갖추게 되었다. 동시에 의사는 의료의 모든 영역에서 유능해질 수가 없게 되어 전문화가 일어나게 되었고, 새로운 전문인력과 기술적 직업이 등장하게 되었다(Dowling, 2002).

임상기술의 발전은 진료 전문화뿐만 아니라 병원행정의 변화도 이루어졌다. 병원에서 정교한 경영정보시스템의 도입을 통한 비용분석, 의료이용행태 분석, 또 다른 성과분석 그리고 진료과정에 대한 모니터링 등이 도입되었다(Dowling, 2002). 특히 새로운 임상기술이 개발됨에 따라, 많은 진료가 입원 후 수술에서 외래 수술로 변화되었다.

20세기에 들어와 의학의 발전은 의학교육이 제도화(formalize)됨에 따라서 더욱 발전하게 되었다. 미국에서는 1910년 Flexner report가 발표되면서 의학의 과학적인 근거를 강조하게 되었으며, 의학교육의 표준화가 이루어졌으며, 대학원 중심의 교육으로 이행되었다. 의학교육이 대학원 중심으로 되었다는 것은 의과대학이 교육만이 아니라 연구도 강조하게 되었음을 의미한다. 이와 같은 의학교육의 변화는 병원에서도 연구를 강조하는 계기가 되었다.

2) 병원의 발전

의료의 발전은 병원의 발전으로 연결되었다. 병원은 고대 이집트 시대 교회에 귀속되었던 생명의 집(house of life)에서 그 기원을 찾을 수 있다. 그리스에서도 환자, 하층민 또는 빈자들을 돌보는 교회에 소속된 아스크레피아(Asclepieia)라는 일종의 병원이 있었다(Raffel and Raffel, 1989). 이곳은 환자들이 신으로부터 치료를 받거나 위안을 받는 장소로 교회의 보조 사제가 환자를 돌보았다. 당시 이러한 형태의 시설은 환자 치료가 주목적인 오늘날의 병원과는 달리 가난한 사람들이나 환자를 수용하고 기도를 통해 육신의 고통을 호소하는 집합소였다.

로마시대에 병원이라고 불릴 수 있는 독립적인 의료시설이 처음 설립되었고 초기 병원은 7세기 비잔티움(Byzantium)이며(Miller, 1997), 12세기경 까지 많은 아랍지역의 도시에 작은 병원이 건립되었다. 병원이라는 용어가 처음 사용되었던 것도 중세시대인 12세기였다(Raffel and Raffel, 1989). 12세기까지 대부분 병원들은 소형이었고, 의료를 제공하는 곳은 거의 없었다. 병원은 가난하고 병든 사람들의 피난처로써 주로 감염병에 걸린 사람들을 격리하는 장소로 활용되었다. 중세시대 의료를 제공하는 대부분의 병원들은 수도원에 부속되어 있었다.

중세시대 병원의 건립이 활발하던 시대는 13세기였고, 비록 대중은 병원을 페스트 격리소나 정신 이상자의 수용소로 인식하고 있었지만 16세기에 이르러 병원의 진료적인 기능이 있음을 알게 되었다. 그러나 병원은 살아나기 위한 장소가 아니라 죽으러 가는 곳이나 혹은 가난한 노인들의 수용소로 알려졌다(Healy and McKee, 2002a).

병원 건립의 제2의 물결은 17세기 도시화와 함께 이루어졌고, 18세기 프랑스 혁명 이후 민간 기부에 의한 비종교 민간병원(voluntary non-religious hospital)이 출현하였으며, 효과적인 의료가 발전되면서 많은 병원들은 치료가 가능한 환자와 치료 불가능한 환자를 구분하였다(Healy and McKee, 2002a). 19세기에 들어 정부의 역할이 중요해졌다. 중세시대만 하여도 병원은 주로 교구에 속한 수도원에 부속된 기구였는데, 산업혁명을 거치면서 병원은 정부 특히 지방정부 소유로 바뀌게 되었다. 산업화를 통하여 산업자본가가 출현하고 지방에도 많은 기업들이 등장함에 따라 지방정부는 징세권을 갖게 된 반면, 교회는 상대적으로 경제력이 취약해짐에 따라 병원은 점차 지방정부에 귀속되기 시작하였다(이규식, 2013). 20세기에 들어서는 많은 병원들이 정부로 귀속되었는데 자선기부금이나 환자가 지불하는 진료비만으로는 증가하는 병원의 비용(의료공급원가)을 충분히 충당하기 어렵게 되었기 때문이었다(Healy and McKee, 2002a).

영국에서는 1854년 나이팅게일(Nightingale)이 38명의 간호사들과 함께 크리미아전쟁에서 활동한 이후 간호에 대한 인식을 새롭게 하였고, 1860년 간호학교를 개설하면서 전문적인 간호술이 도입되어 병원 발전에 기여하게 되었다(Dowling, 2002). 그러나 이 당시에도 병원은 치료를 하는 곳이 아니라 죽으러 가는 곳으로 인식되었다. 1860년에만 하여도 런던에서 병원 사망률은 90%를 초과하였다(Komesaroff, 1999).

의료기술의 변화는 병원 조직에도 큰 변화가 일어나게 하였다[4]. 의사들은 전통적으로 자영업에 속하여 초기 수 세기 동안에는 병원 밖에서 개업하여 환자 집을 왕진하여 진료를 하였다. 그리하여 19세기 이전까지 병원에 속한 인력은 간호사, 잡일꾼, 노동자 등이었다. 병원은 격리소에 가까웠기 때문에 의사를 고용하여 충분한 보수를 지급하기도 어려웠다. 감염병이 유행하면 지방정부에서 의사를 일시적으로 고용하여 병원 환자를 돌보게 하였다. 따라서 이 당시 병원은 개방형(open staff)이라 볼 수 있다(Glaser, 1987). 의료기술의 발전으로 병원은 자유개업의사들이 갖추기 힘든 장비나 시설(특히 전기시설)을 갖추게 되자 의사들은 현대적인 기술을 실험하는 장소로 병원을 선호하게 되었다. 그리하여 자유개업의사들은 병원에서 무료로 일해주고 대신에 병원의 현대적인 장비 이용을 통하여 새로운 기술을 습득할 수 있게 되었다. 20세기에 들어와서 의사는 병원 환자를 무보수로 치료해 주는 대신에 자신의 진료실(clinic)에 온 환자를 병원의 시설을 이용하여 돈을 받고 치료해 주는 교환의 방법으로 나아갔다(Glaser, 1970). 많은 비영리병원들에서 각 전문 분과의 책임자는 병원과 계약을 맺어 병원 밖에서 개업을 하였고 병원 전임의사들은 주로 수련의들로 구성된 형태를 보였다. 이러한 형태는 2차 세계대전 직후까지 유럽 각국에서 흔히 볼 수 있는 모습이었다. 그러나 도시지역의 일부 병원들은 최소 1명의 의사를 전임의사로 두게 되었으며, 병원이 발전하여 여러 전문과를 두게 될 경우

4) 이하의 개방형에서 폐쇄형으로 전환되는 과정에 대한 기술은 이규식(2013)을 참고하여 재정리하였다.

각 전문과 마다 최소 1명의 전문의를 두는 형태로 발전하면서 점차 폐쇄형 구조로 변환되어 갔다.

19세기 초반만 하여도 병원은 주로 가난한 사람들이 찾는 곳이었고, 19세기 후반에는 중산층도 병원을 찾게 되었다. 병원은 고객에 반응(more responsive to their clientele)하는 기업형 태도(business-like manner)로 변화하였다. 이때부터 병원은 전문화로 나아갔고, 전문병원이 설립되기도 하였다. 20세기에 들어오면서 전문화의 급속적 진행과 함께 의료의 중심이 지역사회에서 병원으로 전환됨에 따라 전문의 수가 급격히 증가되었다. 19세기 후반부터 병원은 입원 환자뿐만 아니라 통원이나 외래(ambulatory and outpatient) 치료를 하게 되어 외래가 병원 활동의 큰 부분이 되었다. 20세기에는 병원에서 돌봄(care) 서비스보다는 치료(cure) 서비스를 제공하기 시작하였다(Healy and McKee, 2002a). 그러나 1950년대에 이르기까지 여전히 병원은 휴식과 요양이 주로 이루어지는 곳이었고, 의료적 처치는 매우 제한적이었다(Hillman, 1999). 20세기 중반의 제2차 세계대선은 군내 외과술의 발전을 이끄는 계기가 되었고, 안전한 수혈, 항생제와 외상치료의 발전을 촉진시켰다.

병워이 오늘의 모습으로 되는 시기는 1950 및 1960년대로 이 기간 중에 병원에 대한 대규모 자본 투자가 이루어졌으며, 미국이나 서유럽에서 병원 건립이 붐을 이루었다(Rechel et al., 2009). 병원이 새로운 장비들로 재정비됨에 따라 전문분과의 책임급 의사들도 개업보다는 병원을 선호하여 폐쇄형으로 발전하는 계기가 되었다. 이러한 과정에서 몇몇 국가는 전임의사들이 병원 밖에서 개인 환자를 보는 것을 허용하기도 하였다[5]. 그러나 농촌지역에서는 전문의사를 구하기가 어려워 여전히 개방형 병원제도를 택하고 있다(Glaser, 1987). 유럽 대부분 국가들의 병원이 폐쇄형으로 전환되었지만 아직도 네덜란드를 위시한 베네룩스 3국은 개방형을 택하고 있으며 미국과 캐나다도 개방형을 택하고 있다. 폐쇄형 병원의 경우 의사에 대한 보수는 봉급제 방법을 택하게 된다. 반면 개방형 병원의 경우 의사에 대한 진료비지불은 병원과는 별개로 보험자나 정부가 행위별수가로 지불하는 것이 통상적이다[6].

---

5) 우리나라도 건강보험제도가 도입되기 이전인 1970년대까지만 하여도 병원의 전임봉직의사들이 개인의원을 개설하여 개인 환자를 볼 수 있었다.

6) 개방형이든 폐쇄형이든 보험자가 병원 진료비를 지불하는 방식은 DRGs로 하든, 일당진료비로 하든, 총액예산제로 하든 다양한 방법이 있다. 그러나 의사에 대한 지불은 폐쇄형일 경우는 병원이 고용한 의사에게 봉급제로 지불하고 개방형일 경우에는 보험자가 개업의사에게 직접 진료비를 지불

이와 같은 과정을 거치는 동안 의과대학병원(teaching hospital)이 현대 의학의 중심에 있게 되었다. 비록 의료기술이 지속적으로 발전을 해왔지만 1950년대 이전만 하여도 병원에서 제공하는 의약품은 매우 단순하였고, 외과적 수술도 제한적이었으며, 환자들은 대부분의 시간을 병상(bed rest)에서 보내야 했다. 이때는 병원을 두 종류로 구분할 수 있었다. 한 종류는 대도시에 주로 위치하면서 전문과목이 많고 매우 기술 집약적인 병원으로서 주로 의과대학에 부속된 병원이며, 다른 한 종류는 제한된 전문과목과 덜 기술적인 의료를 주로 제공하는 대도시 외곽에 위치하는 구역병원(district hospital)으로 복잡한 시술을 필요로 하는 환자는 3차 병원으로 후송하는 역할을 담당하는 병원이었다. 1970년대 들어 의료기술의 확산이 대학병원의 범위를 벗어나서 급속히 이루어지고, 세부 전문화(subspecialization)가 구역병원에서도 이루어지면서 구역병원들도 교육이나 연구를 수행하게 되어 2차 병원과 3차 병원의 경계가 모호해지고 있다(Healy and McKee, 2002a).

3) 병원의 특징

(1) 병원의 활동 현황

오늘날 미국이나 유럽 지역에서 병원의 활동 현황은 다음과 같이 정리할 수 있다. 첫째, 급성기 병상의 수는 감소하는 추세에 있다. 그리고 미국도 같은 경험을 하고 있다. 병상 수가 줄어드는 것은 이미 앞에서 설명한 바와 같이 새로운 임상기술의 등장으로 종래 입원하던 환자들이 통원 치료나 통원 수술이 가능해진 것에도 원인이 있다. 미국은 Medicare에서 병원에 대한 진료비 지불제도를 DRGs로 바꾸자 병원의 입원일수가 단축됨에 따라 병상 수가 감축하게 되었다.

둘째, 입원일수 단축 현상이다. 이렇게 된 원인은 종래에는 장기간 입원하여 병원의 간호서비스 등에 의존하던 행태에서 이제는 가급적 일찍 퇴원하여 지역사회를 토대로 하는 의료 및 사회서비스(health and social care services)를 받기 때문이다. 그리고 병원에서도 수술 후 회복을 빨리시키기 위하여 환자를 움직이게 하여 조기 퇴원이 이루어지기 때문이다. 그리고 많은 경우는 1일 입원(one day admission)이 이루어지기도 한다. 그러나 특이한 점은 병상가동률이 EU 국가들에서는 75% 수준으로 안정적이라는 점이다

하는데 통상적으로 행위별수가로 하고 있다(이규식, 2013 참조).

(Healy and McKee, 2002a). 이것은 그만큼 급성기 병상이 감소하였기 때문으로 여겨진다.

셋째, 급성기 병상 수는 감소하고, 입원일수는 단축되었지만 전체 의료비 가운데서 병원 의료비의 비중이 가장 큰 몫을 차지하고 있다. 그리고 병원은 기술집약적 서비스 중심으로 발전하고 있다. 특이한 것은 동일한 분야의 서비스라도 병원 규모에 따라 제공되는 서비스가 다르다는 점이다. 예컨대 산과서비스에서 150병상 내외의 중소병원은 주로 출산 서비스가 중심인데 반하여 대형 대학병원에서는 고위험 임신이나 신생아 집중치료실 서비스가 중심이 되고 있다(Feldstein, 2005).

(2) 병원의 추세

유럽 지역 병원의 특징은 급성기 병상과 정신병상의 감소를 들 수 있다. 미국도 유럽에서와 같이 급성기 병상, 정신병상, 결핵병상 및 장기병상은 감소하는 추세에 있는 반면 간호시설은 증가하고 있다. 급성기 병상의 감소가 의료기술의 변화에 기인한다는 것은 이미 본 바와 같다. 그러나 정신병상 수가 감소한데는 정신질환과 관련된 의약품의 개발에서 원인을 찾을 수 있다(Healy and McKee, 2002a). 정신병원에서 비인도적 또는 비인격적 문제가 끊이지 않았으나, 정신질환에 대한 의약품의 개발로 입원하는 환자가 감소하게 됨에 따라 정신병원이 폐쇄되는 등의 변화를 겪으면서 이러한 문제는 많이 해결되었다. 정신병상에 입원하던 환자들도 이제는 지역사회에서 서비스를 받을 수 있게 되었다. 미국에서 정신병상과 결핵병상이 감소하는 것은 의약품 개발의 영향이라고 보고 있다(Feldstein, 2005).

급성기 병상이나 정신병상의 감소는 반대로 간호양로원(nursing home) 시설의 증가를 초래하였다. 간호양로원의 성장은 노인인구의 비중에 따라 국가마다 차이가 있다. 그런데 현재는 많은 국가들이 간호양로원에 대한 대안을 찾고 있다. 대안으로는 가능한 한 가정에 있으면서 지역사회를 토대로 돌봄서비스를 받도록 하는 것이다. 20세기 초반만 하여도 지역사회로부터 병원으로 환자들이 모여들었으나, 이제는 병원에서 장기요양시설로 또 다시 지역사회로 환자들을 돌려보내고 있는 추세에 있디(Healy and McKee, 2002a).

한편 급성기 병상에 대한 수요가 줄어들자 여러 국가들은 다양한 정책으로 급성기 병상수를 줄여나갔다. 독일은 급성기 병상의 수요가 줄어도 병원을 폐쇄하는 것이 용이하지 않았기 때문에 병원은 그대로 두고 병상 수를 줄이는 정책을 택하였지만 비용절감효과는 거의 없는 것으로 나타났다. 왜냐하면 병원은 그대로 두었기 때문에 고정비용이 줄지 않았기 때문이다(Mossialos and Le Grand, 1999).

영국은 강제적으로 병원을 폐쇄하였으며, 벨기에는 총 병상수에 제한을 두었고, 급성기 병상과 간호병상을 구분하여 진료비를 별도 보상하였다. 그리고 보험과 계약할 수 있는 병원은 최소 150병상 이상으로 하여 그 이하 병원은 문을 닫도록 유도하였다(Kerr and Siebrand, 2000). 프랑스는 의료계획을 수립하여 26개 지역보건청에서 24,000 병상을 감축하는 계획을 수립하여 1994~98년 기간 중에 17,000 병상을 감축시켰다. 대신에 신장투석, 치매, 암 치료와 같은 수요가 많은 병원들은 새로 건립하였다(Swingedau, 2000).

미국은 1980~90년대에 걸쳐 대규모의 합병이 이루어졌는데 주로 세금면제 비영리민간병원이 대상이 되었다(Arnould et al., 1997). 미국은 규제된 경쟁(regulated competition) 방식인 관리의료(managed care)를 통하여 병원비용의 절감과 의료수가의 인하를 유도하였는데, 이것은 보험자와 HMOs가 보다 효율적인 공급자에게 환자를 유도할 수 있었기 때문이다. 관리된 경쟁을 통하여 미국에서는 많은 병원결합체(multi-hospital system)가 등장하였다. 참여 병원들이 약한 연대(weak affiliation)의 결합을 한 경우는 병원들이 자율성을 유지하여, 공동구매와 같은 분야에서 규모의 경제를 찾게 되었다. 반면에 강한 연대(strong affiliation)는 하나의 거대한 조직체로 재탄생하여 참여 병원들은 자율성을 상실하는 통합의료(integrated care)로 발전하였다. 미국에서 강한 연대의 결합체 병원이 등장하게 된 배경은 DRGs 제도의 실시로 건당 입원일수가 줄어들면서 병상가동률이 낮아지고, 병원의 이윤율이 줄어들었기 때문으로 분석되고 있다(Feldstein, 2005).

그리고 많은 국가들은 대체서비스를 개발하여 병상 수의 감축을 유도하고 있다. 대표적인 대체서비스는 외래 및 통원의료(ambulatory care), 재활서비스를 그 예로 들 수 있으며 이러한 서비스는 점차 증가하는 추세에 있다. 한편, 독일은 입원과 외래의 철저한 구분을 철폐하여 서비스의 대체를 용이하게 만들었다(Busse, 2000).

특이한 점은 의료의 구매자와 공급자가 통합된 NHS 형의 국가에서 구매자와 공급자를 분리하여 공급자에게 자율권을 부여[7]한 시장형 개혁을 이룬 국가의 병상 수 감축이 상대

7) 건강보험은 이미 구매자(보험자)와 공급자(의료기관)가 분리되어 있었고, 병원은 자율적으로 운영되고 있는 특징이 있다. 반면 공영의료제도(NHS 등)에서는 정부가 병원을 직접 운영하는 구매자와 공급자 기능을 동시에 가져 병원은 자율성이 없었다.

적으로 부진하였던 점이다(Healy and McKee, 2002a). 그 이유는 시장형 개혁이 의료체계를 안정시키지 못하였으며, 자율성을 부여받은 병원 경영자들이 병원 폐쇄에 저항하였으며, 폐쇄가 아닌 병상수의 감축은 자칫 적자의 누적을 초래하는 위험에 있었고, 정치적으로 병원 폐쇄가 받아들여지기 어려웠기 때문이었다. 그리고 유럽에서는 시장 원리에 기초한 개혁정책이 종래의 통제중심 정책에 비하여 비용절감 측면에서는 성공하지 못하였다는 점이다(Mossialos and Le Grand, 1999).

4) 병원 소유권과 종류

병원은 중앙 또는 지방정부가 소유한 공공병원(public hospital)과 민간이 소유한 민간병원이 있다. 종교단체가 소유한 병원도 민간병원으로 분류된다. 민간병원은 비영리병원(non-profit private hospital)과 영리병원(investor owned or profit private hospital)으로 나누어진다. 영리병원이란 병원이 이윤을 얻게 되면 투자자들에게 배당금으로 이윤을 돌려주는 병원을 말한다.

미국의 민간병원은 비영리병원이면 공공병원이나 거의 같이 취급된다. 대부분의 비영리민간병원은 지역사회병원(community hospital)으로써 자본조달은 지역사회 주민이나 지역사회 유지들의 힘으로 이루어진다. 이와 같은 병원들은 정부로부터 세 가지의 보조금이 제공된다. 재산세에 대한 세금 감면, 소득세에 대한 세금 감면, 지역사회로부터 받는 기부금에 대한 세금 감면이며, 이러한 민간병원들은 가난한 사람들에게 무상의 자선의료(charity care)를 제공한다(Feldstein, 2005). 미국에서는 일반시민들이나 의사들이 이러한 비영리민간병원을 선호한다. 그 이유는 시민들은 의료의 질에 대하여 평가할 능력이 없기 때문에 비영리병원이 영리병원에 비하여 제공하는 의료서비스의 질이 높을 것이라는 막연한 기대감에서 선호한다는 것이다(Arrow, 1963). 미국 병원은 의사들이 상근하는 우리나라 제도와 달리 개업하고 있는 의사들과 계약을 맺어 의료서비스를 제공하기 때문에 의사들과의 계약이 중요하다.

그런데 의사들도 비영리민간병원과 계약을 선호한다. 그 이유는 병원들이 정부로부터 받는 보조금이 계약의사에게 많이 돌아가기 때문이다. 비영리병원은 투사자가 없기 때문에 각종 보조금을 통하여 이윤이 나면 배당금으로 지출되지 않고 모두 병원 안에 지출되기 때문에 의사의 이득이 많아진다(Feldstein, 2005). 그리고 미국에서 대학병원은 Medicare 및 Medicaid에서 직접 및 간접적인 교육비 지불 형태의 보조금이 많다는 점도 비영리병원을 의사가 선호하는 이유의 하나가 된다(Dowling, 2002).

유럽지역에서도 건강보험 환자를 보는 병원은 공공병원이냐 민간병원(주로 비영리병원)이냐를 따지지 않고 같은 취급을 하고 있다. 이미 제4장의 [표 4-2]에서 살펴본 바와 같이 많은 유럽 국가들의 경우, 수련의 훈련비나 자본비용을 정부가 별도로 보상하여 건강보험 환자를 돌보는 병원에 대해서도 정책적인 배려를 하는 것을 보았다.

3. 병원의 변화와 도전과제

지금까지는 주로 의료발전과 관련하여 병원의 변화 과정을 살펴보았다. 다른 분야와 마찬가지로 병원도 지난 100여 년간 이룩한 발전보다 훨씬 많은 변화가 예상된다. 병원 변화를 주도하는 요인을 살펴보고 병원 변화와 도전과제들을 살펴보기로 한다.

오늘날 병원이 직면하는 도전과제는 독립적인 것도 있지만 복합적인 과제도 많다. 이미 앞에서 언급한 고령화, 상병구조 변화, 의료기술의 진보(의약품 포함), 대중의 기대감과 같은 요인 외에도 다른 측면의 도전과제가 있다. 지불제도의 변화가 의료기술 변화와 어울려 입원일수의 단축이 지속적으로 진행될 것이며, 통원 서비스와 재가 서비스(home care)의 사용이 늘어날 것이다. 그리고 질 향상에 대한 요구와 감염관리를 위시한 환자의 안전에 대한 요구는 지속적으로 증가할 것이다.

병원을 둘러싸고 시장 혹은 준 시장 기구의 응용이 전망되며 경쟁에 대한 요구도 강해진다. 대부분의 산업화 국가들에 있어서 공공의료(publicly funded health care)는 임상적으로 유효한 의료서비스는 모두 제공해야 한다는 포괄성(comprehensive), 전국민을 커버해야 한다는 보편성(universalism), 지속적으로 의료의 질과 형평성 그리고 의료의 반응성(responsiveness)을 향상시켜야 한다는 목표를 갖고 있다. 이러한 목표 달성을 위하여 의료시설을 계획할 수 있는 메커니즘이 필요하다(Ettelt et al., 2009).

이러한 목표 달성을 위하여 대부분 국가는 병원분야에 대한 계획과 새로운 자본투자 그리고 병원간 경쟁의 유도와 같은 과제에 당면하고 있다.

1) 변화의 주도 요인

McKee et al.(2002)은 병원이 변화하는 요인을 [그림 11-1]과 같이 수요측면, 공급측면 그리고 정치적, 사회적 환경 변화 측면으로 나누어 구체적으로 여덟 가지의 요인을 열거하고 있다.

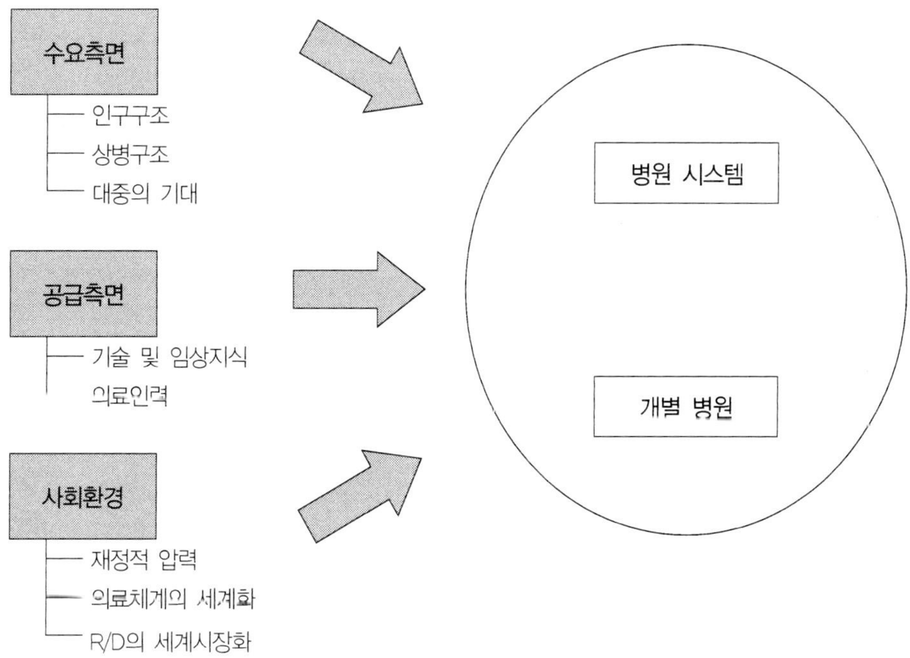

출처: McKee et al.(2002)

[그림 11-1] 병원의 변화요인

(1) 수요측면의 변화

수요측면에서는 인구구조, 상병구조, 대중의 기대 변화를 꼽고 있다. 인구구조의 변화는 출산율 변화와 고령화에 기인하고 있으며, 출산율 변화는 산과와 소아과의 수요변화를 야기한다. 대부분의 산업화 국가들은 저출산 현상이 지속되고 있어 병원에서도 산과 및 소아과의 축소가 불가피하다. 고령화는 노인인구 증가를 초래하며 병원 이용률을 증가시킨다. 노인 인구층은 입원이 많으며, 평균 재원일수가 길다. 그러나 입원 1일당 병원의 업무량은 다른 환자에 비하여 적다. 미래에도 고령인구의 증가가 병원의료의 수요를 증가시키고, 의료비를 증가시킬 것이라는 견해가 지배적이지만 여기에 대해서는 논쟁이 있다[8].

상병구조 변화가 병원의 변화를 초래하게 된다. 병원의 핵심 기능은 질병 치료에 있기 때문에 상병구조 변화에 적절히 대응하여야 한다. 식생활을 포함한 생활습관의 변화, 화석연료 사용이나 지구온난화와 같은 환경변화가 상병구조 변화를 일으킨다. 인간과 미생물 환경과의 상호관계가 질병 패턴 변화의 원천이 된다. 병원에서 환자의 구성이 미래 20년 후에 달라질 수 있을 것이며 이러한 전망이 미래 병원의 환경 설정이나 병원의 설계에 중요한 의미를 지니게 할 것이다. 그리고 질병 패턴의 변화에 병원이 직접적인 역할을 하게 되는 하나의 중요한 영역이 병원에서의 감염이며 그리고 더욱 중요한 영역이 항생제 내성 감염(antibiotic-resistant infection)이다. 이것은 두 가지 이유로 정책입안자들에게 중요한 고려사항이 되고 있는데, 첫째는 병원의 비용과 생존에 감염이 심각한 영향을 미칠 것이라는 점과 둘째는 이것은 피할 수 있는 영역이라는 점이다.

20세기 들어와서 병원이 주목을 받게 된 것은 병원 밖에서 치료하는 것보다 감염의 통제가 가능하다는 점 때문이었다. 19세기 후반 소독과 무균기술의 도입, 그리고 항생제는 병원이 감염으로부터 안전한 곳으로 인식하게 되었다. 그런데 병원 감염률이 다시 높아짐에 따라 병원이 감염에서 안전하다는 보장이 어렵게 되었다. 병원 감염률이 약 10% 정도에 이른다는 사실과 특히 ICU, 화상, 신생아 치료, 면역억제반응 치료에서 더 높다는 점이 밝혀지고(Ayliffe et al, 1999), 병원 감염은 환자에게 심각한 위해를 줄 뿐 아니라 병원 치료비도 증가시키는 문제가 있다. 영국에서는 병원에서 감염으로 사망한 환자가 교통사고로 사망한 사람 수보다 많다는 점이 밝혀지기도 하였다(Plowman et al., 1997).

병원에서 항생제 내성 박테리아(antibiotic-resistant bacteria)에 이어 다제내성 결핵(multi-resistant tuberculosis)의 증가는 20세기 의료의 발전에 큰 위협이 되었고, 내성 감염(resistant infections)에 대한 통제가 병원 정책에 높은 우선순위를 두게 되

---

8) 첫째는 미래 노인들의 병원 이용 추세가 현재와 같을 것이라고 보기 어렵다는 견해이다. 미래의 노인들은 전 생애에 걸쳐 좋아진 영양상태와 사회적 조건의 변화에 따른 편익으로 만성질병이 감소할 것이라는 점이다. 미국의 경우 만성질병의 위험요인이 교육 요인으로 인하여 개선되어 매년 1.5% 정도씩 감소한다는 사실을 들고 있다(Singer and Manton, 1998).
둘째는 노인들이 단순히 늙기 때문에 의료비를 더 지출하는 것은 아니라는 점이다(Fuchs, 1984). 나이가 들면 치료 강도(intensity)가 약해지기 때문에 생의 마지막 해의 의료비는 통상적인 노인 의료비에 비하여 적어진다. 가장 높은 의료비를 사용하는 환자는 젊어서 죽을 때이다(Scitovsky, 1988). 노인들의 의료비 지출이 많아 보이는 것은 사회적 돌봄 비용이 의료비와 혼재되어 나타나기 때문이라는 점이다. 의료비는 늙는다고 증가하지는 않지만 사회적인 돌봄(요양) 비용은 증가하게 된다.
셋째는 앞의 두 가지 주장과는 반대로 미래 병원들은 노인들의 특별한 수요에 직면하여 의료비 증가를 초래할 것이라는 점이다. 즉 노인의료시설의 증설, 이동이 자유스럽지 못한 노인의 접근성 제고, 시야가 좋지 못한 노인들을 위한 명료한 표지판 부착과 같은 수요에 직면하게 된다.

었다[9].

대중의 기대감 변화도 병원에 큰 영향을 미치게 되었다. 의료에 대한 대중들의 지식이 넓어지고, 의료 질의 향상에 대한 기대감이 병원으로 하여금 더 많은 진단과 치료를 하고 제공하는 서비스를 개선하라는 압력으로 작용하고 있다. 의료에서 의사의 편의가 아니라 환자의 편의가 강조되며, 인터넷을 통한 임상정보에 대한 접근성 향상으로 의사보다 자신의 병에 대하여 더 많은 정보를 갖는 환자가 등장하고 있는 실정이다(Neuberger, 2000).

(2) 공급측면의 변화

의료기술(의약품, 의료기기, 장비, 기술)과 임상지식의 발전은 가능한 서비스의 영역을 급속히 확대시켰으며, 특히 노인 계층에 적용될 수 있는 서비스가 크게 증가하였다. 새로운 기술의 도입에는 상당한 가변성이 있지만 신기술의 도입속도가 가속화된 것은 명확하다. 고관절 치환수술(hip replacement)은 무릎, 어깨, 손가락 관절의 대체 수술을 동반하게 되었으며, 신장이식 수술은 심장, 간, 췌장이식 수술로 이어지게 하였다. 마취기술과 덜 침습적 수술의 향상은 노인 환자들에 대한 수술 위험을 감소시켰고, 전 연령층에 대하여 1인당 제공 가능한 서비스의 비율을 높였다. 앞날을 전망할 때 병원으로서는 이러한 변화가 매우 심대하고 복잡한 의미를 가질 것이다(Wilson, 1999).

새로운 신약의 등장은 병원 입원의 필요성을 줄이도록 하였다. 죽상동맥경화증과 같은 만성질병에 대해서는 위험요인을 차단하는 의약품이 등장하고, 위궤양에 대한 치료약의 등장은 수술 대신 통원 치료가 가능하도록 하였다. 어떤 의약품은 치료기간을 단축시키는데 기여하였다. 항암제와 같은 의약품의 개발은 종래에 치료를 포기하던 환자에게 치료의 기회를 주면서 입원을 늘리기도 하였다.

외과 수술의 발전은 주로 세 가지 분야에서 일어나고 있다. 수술 부위를 최소화하는 기술은 기존의 수술 방법을 대체하는 변화를 야기하였다. 표적항암치료제와 같은 치료약제와 연관된 발전은 미래의 가능성을 더욱 넓히고 있다. 인체 조직에 고에너지 입자 빔을 쏘는 방사선 외과는 주로 뇌의 문제를 다루고 있지만 앞으로는 인체의 다른 부분으로 확

9) 미국 UCLA 메디컬 센터는 환자 179명이 항생제 내성을 지닌 슈퍼박테리아인 '카바페넴내성 장내세균(CRE)'에 집단 감염된 것으로 보도되었는데 감염 원인은 내시경의 살균과 관련되었을 것으로 보고 있다(동아일보 2015.2.20일자).

산될 것이다. 이러한 분야의 발전은 의사의 훈련이나 병원의 장비 및 병원 시설의 배치나 설계에도 많은 영향을 주고 있다.

미래의 의료장비 발전은 실시간으로 정보를 제공할 수 있는 정교한 센서를 사용하여 환자를 보다 집중적으로 모니터할 수 있도록 할 것이다. 이러한 기술은 병원 입원 환자의 중증도 변화를 감지함으로써 기존의 단일 상병 중심의 중환자실(ICU)에 많은 변화를 줄 것이다. 대신에 기존의 전문과별로 이루어진 병동은 현재보다 더 집중적 치료(intensive care)가 가능해질 것이다. 현재는 검사실에서만 할 수 있는 여러 가지 검사들을 앞으로는 병상에서도 할 수 있는 소형 장비가 개발될 것이기 때문에 병동에서 일하는 요원들은 새로운 기술을 습득해야 할 것이다. 진보된 영상검사나 임상검사는 진단의 발전을 이끌고, 질병의 영역에 대한 변화를 불러올 것이다. 경우에 따라서는 완전히 새로운 전문 과목을 출현시킬 수 있을 것이다. IT 기술의 발전은 병원 정보의 흐름을 바꾸어 '종이 없는 사무실'이 되면서 의무기록이나 X-ray 등은 하드 카피로 보관하는 것이 아니라 디지털로 유지되고 있다. 인공지능의 활용은 진단이나 수술에서 의사의 기능을 대체할 가능성마저 있을 것이다.

이와 같은 기술의 변화는 2차와 3차 병원간의 관계를 변화시킬 것이다. 과거에는 매우 전문화된 센터에서 제공하던 내시경이나 신투석이 자유로운 통원센터와 같은 장소에서 전문화가 다른 의사(staff)에 의하여 제공되고 있다. 원격의료(telemedicine)의 발전은 먼 거리에서 전문의가 진단하거나 상담하는 새로운 작업 방법을 개발하였고, 인터넷으로 의료지식을 얻을 수 있도록 하고 있다. 반면에 선형가속기나 양전자방출단층촬영스캔과 같은 새로운 기술은 특정 시설에 더욱 집중적으로 설치해야 한다. 병원 안에서 환자 치료는 통합된 병원정보시스템으로 관리되고 환자에 관한 정보가 공동으로 활용되어 협력적인 치료로 발전하는데 기여할 수 있게 되었다(McKee et al., 2002).

이와 같은 새로운 기술의 발전이 병원 의료비를 크게 증가시킬 것인가? 라는 문제는 논쟁적이다. 새롭게 대체되는 기술이 그 전의 기술에 비하여 항상 비용이 높아지는 것은 아니다. 그런데 신기술은 그렇게 높은 비용이 소요되지 않지만 치료방법이 바뀜에 따라 병원의 다른 파트가 재편성되어야 한다면 비용이 증가될 것이다. 예를 들어 위궤양 치료 방법이 수술에서 약물치료로 바뀔 경우, 환자는 반복적으로 치료를 받아야 하기 때문에 병원비용은 증가될 수 있다(Murphy, 1998).

공급측면에서 생각할 수 있는 또 다른 변화는 의료인력에 있다. 인구구조 변화는 의료

수요의 변화만이 아니라 병원으로서는 인력 충원에서 변화가 요구된다. 고령화는 의료수요의 증가를 초래하는 반면에 병원에서 일할 수 있는 인력의 감소를 초래시킨다. 그리고 병원에서 일하는 여성들은 직무와 가사의 병행을 희망한다. 병원이 증가하는 의료수요를 감당하기 위해서는 가사일로 병원을 떠나려는 유능한 인력을 잡아두기 위해서 분권적인 인력관리와 유연한 고용계약이 필요하다. 그런데 유연한 고용계약이 자칫하면 인력의 안정적 고용을 해치고 전문화를 해칠 수 있는 문제가 될 수 있다.

인력과 관련해서는 면허나 자격증 보다 능력을 위주로 업무를 대체하는 것이 중요한데 대체 범위를 어떻게 하느냐의 문제가 있다. 현재 의사들이 수행하는 여러 가지의 많은 업무의 일부는 다른 인력이 대체할 수 있지만 의사의 진료 업무를 대체하는 일은 쉽지 않다. 특히 의사나 간호사와 같은 전문직의 어떤 업무는 권리로써 강제되어 있기도 한다. 그런데 업무 대체를 단순히 비용만 따져서는 곤란하고 업무 수행의 질을 따져야 한다. 그리고 병원에서 일하는 전문인력으로 하여금 변화하는 환경에 적응할 수 있도록 재교육시키고, 그들의 유능한 능력이 지속되고 있음을 입증시키도록 하는 것으로 일종의 재 면허와 같은 제도의 도입이 검토되어야 한다.

병원 인력과 관련된 주 이슈는 변화하는 환경에 적응하기 위하여 유연성과 다양성(flexibility and diversity)을 어떻게 유지하느냐이다. 사용자는 변화하는 의료의 필요도에 잘 적응하기 위한 유연성을 원하는데 반하여 피용자들은 더욱 복잡해지는 환경에서 안정성을 추구하고자 한다(McKee et al., 2002).

(3) 정치사회적인 변화

정치사회적인 변화로는 재정적인 압력, 의료체계의 세계화, 연구개발(R/D) 시장의 세계적 변화를 들 수 있다. 전반적인 보건의료재정에서 병원이 중요한 것은 정부가 공공재정 지출의 총액을 정하고 지출증가를 억제시키는데 병원이 주요 목표(target)가 되기 때문이다. 보건의료에 배정되는 총액은 경제적 문제가 아니라 정치적 문제이다. 병원 의료비 통제와 관련해서는 기술적인 효율성 제고 및 의료의 질 향상을 위한 여러 가지 조치들이 포함된다. 특히 국민 의료비가 지속적으로 증가하여 왔기 때문에 산업화된 국가들은 의료비 통제에 많은 노력을 기울이고 있으며, 이것이 병원에 대한 재정적 압박 요인이 되고 있다.

의료분야도 세계화를 추구하는 경향이 있다. 의료분야의 세계화는 전통이나 언어의 영향으로 제약을 받지만 FTA의 확산으로 환자와 공급자의 이동을 포함하여 서비스 제공에서 세계화는 불가피하며 특히 미국이 주도하고 있다. 그러나 모든 산업화 국가들이 사회연대(solidarity)를 토대로 의료보장정책을 택하고 있기 때문에 이 분야의 세계화는 제약을 받고 있다.

병원의 변화하는 환경으로 R/D 시장의 세계적인 변화는 주목할 만하다. 기초과학의 진보는 학제간 연구를 위한 새로운 기회를 창출하고 있다. 학제간 연구는 여러 전문 분야로 구성된 대규모 연구팀을 요구하며 이러한 팀 활동은 하나의 단독 병원이 아니라 대규모 환자 집단을 필요하게 되었다. 대규모 팀은 연구비와 연구진을 놓고 글로벌 시장에서 경쟁을 벌이고 있다. 특히 미국의 국립보건원(NIH), 영국의 의학연구원(Medical Research Council), 프랑스의 국립보건원(INSERM)과 같은 기관을 통하여 집행되는 생의학 연구의 공적 자금을 얻기 위하여 대학들이 치열한 경쟁을 하고 있다.

더욱 중요한 것은 기업에 의하여 지원되는 연구 활동이 활발해지고 있다는 것이다. 기업에 의한 연구비는 대학에 한정되지 않고 영리적인 연구조직에도 지원하여 대학병원과 경쟁을 시킨다는 점이 특징이다. 많은 국가에서 R/D 전략이 특정 프로젝트 중심의 지원에서 대규모의 계획적인 재정지원으로 강조점이 바뀐다는 점에 주목할 필요가 있다. 이와 같은 배경으로 대학병원들은 더 많은 자본과 더 많은 유능한 의사, 정교한 연구 관리팀, 다양한 환자 군을 갖는 국내외의 경쟁자들에게 뒤쳐질 수 있는 위험을 갖게 되었다. 지금까지 많은 대학병원들은 전통적으로 환자 진료에서 연구비를 보조받는 방식이었다. 그러나 이 방식은 경쟁적인 의료 환경에서 더 이상 지속 가능할 수 없다. 연구비의 안정적인 획득 여부가 향후 대학병원의 미래를 결정할 것이다.

2) 병원(급성기)의 기능(Healy and McKee, 2002b)

병원의 핵심적 기능은 환자의 진료에 있지만 여기에 더하여 교육과 연구가 수반되어야 하며, 의료체계를 지원하는 기능도 있다. 지역에 위치한 병원은 그 지역의 고용에 주요한 원천이 되며 다양한 사회적 기능도 수행한다.

(1) 환자 진료

병원에서 제공하는 환자 진료는 입원 진료와 외래(통원) 진료, 질병치료와 재활서비스, 응급의료와 일반적 의료(elective care)로 구분할 수 있다. 입원 진료는 병원의 주 기능인데, 유럽지역에서 병상 수는 1970년대 이래 꾸준히 감소하고 있다. 병원 입원은 꾸준히 증가하고 있지만 입원일수가 줄기 때문에 병상 수 감축은 불가피하였다. 병원의 재원일수 단축과 인구 고령화가 의미하는 것은 병원에 입원하는 사람은 더 많아지지만 새로운 의료기술로 더 복잡한 치료로 입원일수를 단축시킨다는 것이다. 새로운 의료기술로 병원에서 필요로 하는 치료 방법이 바뀜에 따라 병원 구조의 변화를 초래하였다. 병상 수는 줄이는 대신에 방사선실, 내시경실, 수술실의 수는 늘리고 있다. 그리고 의료기술의 발전이 병원 직원 구성에도 변화를 일으키고 있다. 의사가 아닌 자격 있는 내시경 기사나 복잡한 치료를 요하는 환자를 지원하는 관리기술을 갖춘 직원이 더욱 필요해지는 것이다.

환자 중심의 병원은 병원 시설의 설계에도 영향을 주고 있다. 많은 환자들이 1인실을 희망하고 있고 1인실에 대한 수요가 공급을 초과하고 있다(Jolly, 2005). 과거에는 하나의 큰 병동에 다수의 환자들을 입원시켰지만, 현재는 대부분 국가에서 4인실 중심으로 병실을 운영하고 있고, 소득이 높은 국가에서는 1인실을 희망하는 환자가 늘고 있다[10].

통원(또는 외래)의료의 범위는 매우 넓다. 통원의료의 종류를 보면 외래, 응급실, 신투석이나 항암치료와 같은 복합적인 처치, 낮 수술(day surgery) 등과 같다. 외래 진료에서 복합적 증상의 어려운 질병에 대한 진단과 치료가 가능해 짐에 따라 외래부분이 팽창되고 있다. 미국의 경우 입원 진료에 DRGs 제도가 도입됨에 따라 입원에서 얻을 수 있는 병원 수입이 제한을 받게 되자 환자들을 통원서비스로 전환시키는 일이 벌어졌고, 특히 관리의료에서 이러한 현상이 더욱 심해졌다. 통원서비스의 증가는 병원의 구조와 직원 조직에도 영향을 주어, 외래 클리닉은 새로운 모형의 통합의료(integrated care)를 지원하도록 설계될 필요가 생겼다. 예를 들어 유방암의 적정관리를 위해서는 외과 전문의, 방사선 전문의, 세포병리 전문의가 한 팀이 되어야 하며, 수술실의 수요가 늘었기 때문에 전통적인 병동은 낮 병동으로 전환되어야 했다. 새로운 형태의 통원센터는 응급환자를 받기 위한 같은 수준의 응급실을 필요로 하지 않게 되었다.

급성기 병원에서는 응급의료와 일반적 의료(elective care)를 구분해야 한다. 응급의료

10) 1인실 제도를 택하고 있는 국가는 다음과 같다. 이미 미국은 잘 알려져 있고, 유럽에서는 스페인과 북유럽 국가(nordic countries)에서도 환자의 사생활 보호를 이유로 1인실 중심으로 병원을 운영하고 있다. 1인실은 환자의 사생활 보호 외에 스트레스 감소, 병원 감염에의 대처, 간호사나 다른 병원 직원들이 일하는 것을 용이하게 하고 가족을 위한 공간의 제공과 같은 이점이 있다. 그 외에도 환자 옮기는 비용(transfer cost)의 감소, 식사와 투약 오류와 같은 실수 확률을 낮추고 병상가동률을 높이면서 인건비를 절감시킬 수 있어 전반적으로 비용절감을 가능케 한다(Chaudhury et al., 2006).

는 급성기 병원의 핵심 기능이다. 응급환자가 빠른 시간 안에 안정된 상태로 병원에 도착하면 응급의료를 통하여 살릴 수 있어야 한다. 중요한 것은 사고로 인한 응급환자를 어떻게 병원으로 빨리 이송하느냐는 것이다. 이 문제와 관련하여 여러 가지 방안이 있는데, 미국에서는 외상센터(trauma center)를 지정하여 대처하고 있다. 외상센터는 거의 전 분야의 전문의가 24시간 활용 가능해야 하고, 이송서비스와 연결되어야 하며, 1주일에 10~20명의 아주 심한 부상을 입은 환자(seriously injured patients)를 볼 수 있어야 한다. 그러나 미국형의 외상센터가 서유럽 지역에서는 적절한 기능을 발휘하지 못하고 있는 것 같다.

많은 병원의 응급실이 중증 외상 환자보다는 경증 환자(minor ailment)를 더 많이 취급하고 있다. 그래서 응급실이 부적절하게 1차 의료를 대체하고 있는 문제점이 지적되고 있다(Lang et al., 1996). 이와 같이 1차 의료를 응급실에서 대체하는 현상에 대하여 병원 근무자들은 부적절한 것으로 보고 있다. 그래서 응급실에 1차 의사를 고용하는 방법이 대두되고 있다. 영국에서는 이와 같은 경증환자들을 병원시스템 밖에서 간호사가 전화로 경증 문제를 상담하거나 진료를 하는 제도를 만들었다[11].

중요한 것은 병원에 도착하기 전 또는 병원 도착 직후에 죽게 되는 중증 외상 환자를 살릴 수 있는 효과적인 방안을 찾는 것이다. 그래서 중증 외상으로 인한 사망에 대한 평가를 통하여 사망의 원인을 찾아서 대처하는 것이다(Yates et al., 1992). 효과적인 방안으로써는 병원의 환자 진료 프로토콜의 수정, 다학제 외상전문의 팀의 운영, 오지 지역에서의 전화 상담(또는 원격의료)의 접근도 개선 등을 고려할 수 있다.

마지막으로 급성기 병원에서도 재활서비스를 제공하는 것이다. 재활서비스는 장기간이 소요되기 때문에 입원에서만 제공한다는 개념에서 벗어나 통원을 하면서 낮 병원(day hospital)을 통하여 받을 수도 있도록 하는 것이다.

(2) 교육과 연구

교육, 연구 그리고 환자에 대한 임상 치료는 연계성이 매우 높다. 의료체계는 좋은 의사와 연구를 통한 의료지식의 향상 없이는 존재할 수 없다. 교육과 연구는 임상적 치료를

11) 영국이 경증 환자를 위하여 간호사들이 전화 상담해주는 NHS Direct 제도는 1997년에 설립되어 2004년 4월부터 현재의 모습으로 되었고, 주로 간호사들이 경증의 부상이나 질병에 대하여 초기 대응하는 NHS walk-in center 제도는 2000년에 도입되었다.

하는 적절한 의료시설을 필요로 한다.

교육수련 병원(대학병원 포함)은 어떠한 의료체계에서도 핵심요소이다. 교육병원은 직접적으로 신규 진입의사들의 질에 영향을 미치고 간접적으로는 의료체계 전반에 영향을 준다. 서유럽에서 의과대학 교육에서 1차 의료의 중요성을 강조하지만 병원에서의 수련교육은 주로 병원 환자가 대상이 되고 있다. 그러나 병원 입원일수가 단축되고, 병원 외부에서 제공되는 의료서비스가 점차 많아지는 상황에서 병원이 의학교육의 주 근거지로 부적합하다는 비판이 제기되고 있다(Hunt et al., 1999).

교육장소의 하나로 통원시설에 대한 중요성이 대두되지만 교육병원의 외래에서 건 당 이루어지는 진료시간이 고작 5~10분에 지나지 않아 교육장소의 적합성 문제가 제기된다(Waghorn and McKee, 1999). 통원서비스 교육의 질 향상을 위하여 특별한 클리닉이 있어야 하며, 학생들을 위한 장비나 공간, 그리고 교육방법이 별도로 고안되어야 한다는 점이다.

교육과 연구와 관련되는 이슈는 비용 부담 문제이다. 교육, 연구, 임상은 서로 공존하는 관계이다. 전통적으로 임상에서 교육과 연구에 보조금을 주는 형태로 되어왔는데 이것은 암묵적 보조금이라 할 수 있다(Clack et al., 1992). 그런데 교육병원의 교육과 연구와 관련되는 추가비용은 DEA 분석을 통하여 분리하여 추계될 수 있다(Sherman, 1984). 영국의 NHS에서는 교육 및 연구비용을 임상진료비용과 분리하여 투명성을 높이기도 한다. 그런데 건강보험의 구매자들은 병원의 '핵심 업무인 진료'에서의 효율성을 강조하기 때문에 교육수련과 연구를 보호하기 위한 명확한 메커니즘에 대한 관심이 높아지고 있다. 그리하여 앞에서 본 [표 4-2]에서와 같이 많은 국가들이 교육과 연구에 관한 비용은 보험진료비의 상환과는 별도로 하고 있다.

3) 병원의 분류(Healy and McKee, 2002b)

병원은 기능면에서 다른 양태를 보인다. 어떤 병원은 임상적인 진료 외에 교육과 연구를 수행하기도 하며 지역사회의 소규모 병원은 진료 외에 사회적인 역할도 수행한다. 병원은 계층적인 분류에 의하여 그룹화 할 수 있는데 계층의 최상층에 3차 병원(tertiary hospital)이 있고 그 외는 2차 병원(secondary hospital)으로 분류한다. 다른 차원에서는 전문병원과 일반병원으로 분류할 수 있다.

그런데 의료기술의 발달로 소득이 높은 국가일수록 2차 병원과 3차 병원의 분류는 점차 어려워지는 측면이 있다. 그리고 전문화의 진전은 단일 인구집단에 하나의 3차 병원만을 정의하기 어렵게 하고 있다. 즉 전문과의 종류에 따라 진료권의 범위가 달라지는 것이다. 예컨대 신장이식은 많은 병원들이 할 수 있으나 간이식과 같은 수술은 한두 개 병원만이 할 수 있다. 교육병원과 비교육병원 간의 구분도 허물어지고 있다. 전통적으로 교육병원은 주로 대학병원이 담당하였는데, 대학병원은 3차 병원으로써 주로 중증도가 높거나 희귀하게 일어나는 질병을 치료하게 된다. 그런데 수련을 끝낸 의사들은 1차 의료에 종사하는 수가 훨씬 많다. 그래서 의사들로서는 수련이 광범위한 범위의 진료에서 이루어지는 것이 바람직하다.

(1) 3차 병원

3차 병원은 2차 병원이 의뢰하는 환자를 받는 병원으로 정의를 내릴 수 있다. 3차 병원은 어렵고 기술적으로 정교한 서비스를 제공하며, 주로 의과대학과 연계되며 광역지역 단위로 설립된다. 3차 병원은 희소한 전문가와 비싼 장비를 소수의 시설에 집중시켜 의뢰되는 환자만 진료하는 것이 필요하다는 전제에서 성립된다. 전문병원도 3차 병원이 될 수 있다.

그러나 3차 병원의 역할에 대하여 도전을 받고 있다. 3차 병원이란 임상과 연구를 위한 어울리지 않는 장이 되었기 때문에 3차 병원이 교육과 연구를 독점하는 문제가 도전을 받고 있다. 환자의 집 인근의 지역병원에서 진단과 처치를 받을 수 있는 사람에게도 3차 병원은 복잡하고 비싼 서비스를 제공하는 문제로 비판의 대상이 되고 있다. 또한 진단을 위한 장비 등이 소형화됨에 따라 비싼 장비 등을 한곳에 집중시켜 기술의 독점화를 이루는 3차 병원의 논리가 도전을 받고 있다.

(2) 전문병원

전문병원은 의사들이 전문화됨에 따라 19세기 후반 유럽에서 번성하기 시작하였다 (Porter, 1997). 이러한 병원들은 이름난 전문의사들을 병원에 고용함으로써 의료적 및 사회적인 명성을 얻게 되었다. 대부분의 유럽 국가들은 1940년대부터 일반병원들이 전문병원들의 모형을 보고 전문의를 채용하여 전문화의 길로 나가게 되었다. 이러한 과정의 사례는 런던의 많은 전문병원이 1990년대 인근의 일반병원과 통합한데서 볼 수 있다. 구소련연방 국가들은 전문병원이 3차 의료를 담당하기도 하였다.

(3) 종합병원

종합병원(유럽에서는 district hospital로 부름)은 인구 15만 명에서 1백만 명을 진료권으로 설립되고 있다. 종합병원은 통원시설이나 1차 의료시설에서 제공하는 의료보다는 더 난해한 의료를 요하는 환자를 주로 대상으로 한다. 이러한 병원들은 유럽에서 200~600병상 정도를 갖고 입원과 외래서비스, 낮 수술(day surgery), 그리고 응급의료를 제공한다. 종합병원은 거의 전 분야에 걸친 전문과목의 의료를 제공하며 영상의학이나 임상병리와 같은 분야의 지원을 받고 있다. 종합병원은 또한 수련의들을 위한 교육장소로서의 기능도 갖는다.

(4) 중소병원

중소병원(유럽이나 미국에서는 community hospital로 부름)은 통상 50개 내외의 병상을 갖고 기본적인 진료와 간단한 외과수술 그리고 간호서비스를 제공한다. 중소병원은 인구밀도가 낮아 의료시설이 산재할 수밖에 없는 지역의 주민들을 위하여 필요하였다. 그러나 2차 의료를 필요로 하는 환자들에 대하여 먼 거리를 이송하는 수단이 용이해지고(항공편 이용 등), 응급서비스 제공이 항공편을 이용한 의사들의 왕래나 air ambulance의 등장으로 용이하게 제공 가능해짐에 따라 중소병원의 필요성이 점차 사라져 문을 닫는 경우가 많아지고 있다. 그래서 많은 중소병원들이 간호양로원(nursing home)으로 전환하였다.

최근에는 많은 중소병원들이 급성기 병원에서 퇴원하는 환자들에게 집으로 돌아가기 전에 회복기 병원 또는 재활서비스를 제공하는 병원으로서의 역할이 주어지고 있다. 문제는 중소병원의 이와 같은 역할이 급성기 병원의 입원을 줄이는데 기여하느냐는 점이다.

4) 자본투자와 의료인력

의료인력은 의료산업에서 가장 큰 투입요소로써 자본투자의 성공 여부를 따질 때 가장 핵심적 요소가 된다. 의료서비스의 질을 향상시키기 위해서는 병원에 적절한 수의 잘 훈련된 의료인력을 확보하는 것이 필수적 요소가 된다(Dieleman and Hammeijer, 2006). 의료에 대한 자본투자계획에는 미래 의료인력의 가용성과 능력 향상을 위한 투자로 중시할 필요가 있다(Dechter, 2004).

유럽의 많은 국가들이 간호사와 기타 인력의 부족 문제에 직면하고 있는데, 간호사를 채용하고 이들을 유지하는데 중요한 문제는 근무환경이다. 그래서 근무환경 개선은 병원 직원의 채용, 유지, 동기부여를 위하여 중요한 투자가 된다. 디자인이 오래된 병원들은 병원직원을 채용하고 유지시키고 근무성과를 올리는데 부정적인 작용을 한다. 병원 디자인의 변경은 근무환경이나 직원의 안전을 개선하고, 직원의 업무 성과를 높이는데 기여한다. 병원 디자인에서 중요한 고려 사항은 자연, 채광, 신선한 공기, 정숙이다. 병원 디자인의 혁신은 병원 감염, 의료사고, 환자 낙상을 줄이고 환자를 돌보는 사람들의 생산성을 높인다. 그리고 환자 이동에 들어가는 시간을 줄이며, 에너지 사용을 줄이고 미래의 배치 수정을 위한 비용을 줄이는데 기여한다(Guenther and Vittori, 2008).

병원의 장비(equipment)도 근무환경에 중요하다. 아무리 동기화된 숙련된 직원이라도 깨끗한 물 공급, 적절한 조명, 적절한 온도, 운반수단, 의약품, 작업 장비와 기타 소모품이 갖추어지지 못하면 그들의 직무를 수행하기 어렵다(WHO, 2006). 좋은 장비는 업무상 부상이나 재해를 줄일 수 있다.

제2절 우리나라의 병원

1. 우리나라의 병원 발전

우리나라도 유럽과 같이 구료기능에 초점을 둔 기관이 역사적으로 등장한다. 고려 광종 14년 제위보(濟危寶)와 같은 기관을 정부가 설립하여 빈민이나 병자를 구료하였다(김두종, 1993). 여기에 의원(醫員, 즉 의사)을 배치하여 질병 치료는 물론 감염병이 유행할 때는 예방적 조치도 취하였다. 고려 후기에는 혜민국(惠民局)이나 동서대비원(東西大悲院)과 같은 자선적인 구료기관을 정부가 운영하였다. 이러한 기구는 조선시대에도 이어져왔으며, 태조 6년에는 제생원(濟生院)을 설립하여 연고가 없는 백성들을 구료하였다.

근대적인 병원이 설립되기 시작한 것은 1876년 병자수호조약을 계기로 외부세계에 문호를 개방한 이후라 할 수 있다. 1877년 일본인 거류민들을 위하여 부산에 제생병원(1884년에는 일본거류민단 공립병원으로 1914년에는 부산부립병원으로 됨)을 1880년에는 서울에 일본관의원을 개설하였다. 일본인이 건립한 병원은 일본거류민들을 위한 것이었기 때문에 우리나라의 본격적인 근대병원으로서의 역할에는 한계가 있었다(조우현 외, 2002).

우리나라 사람들을 위한 근대적인 병원은 미국 선교사들에 의하여 건립되기 시작하였다. 선교사에 의하여 설립된 첫 번째 의료기관은 1885년 서울에서 문을 열게 된 광혜원(廣惠院)이었다. 광혜원은 설립 2주 만에 제중원(濟衆院)으로 이름이 바뀌었고, 오늘날 연세의료원(세브란스병원)의 토대가 된다(조우현 외, 2002)[12]. 1887년에는 이화학당에서 의료기관을 동대문 인근에 개설하였으며 명성황후로부터 보구여관(保救女館)이라는 명칭을 하사받게 되었다. 이 기관이 오늘날 이화여대병원의 전신이 되었다. 선교사들에 의하여 설립된 의료기관은 전국에 걸쳐 있었다. 인천에는 성누가병원(1890), 평양에는 연합기독병원(1892), 부산에는 전킨메모리얼병원(1892), 원산에 구세병원(1896), 부산에 나환자수용소(1897), 전주에 전주예수병원의 전신인 부인환자진료소(1898), 대구에 제중원(1899) 등이 이미 1900년 이전에 설립되었다(손영규, 1998).

한편 당시 정부는 1895년 콜레라 유행에 대비하여 피병원(避病院)을 설립하였으며, 1899년 내부병원, 1905년 적십자병원, 1907년 대한의원 및 대구동인의원-경북대전신이 설립되었다. 1909년에는 감염병 전문기관으로서 순화원(順化院)을 개설하였으며, 청주와 전주에 자혜의원(전주 자혜의원이 전남대병원의 전신)을 설립하였다. 1910년에는 함흥에도 자혜의원을 관립으로 설립하였다(전종휘, 1987).

선교사들에 의하여 설립된 의료기관은 의원과 병원의 구분이 없었으며, 오늘날 개념의 병원이라기보다는 선교 의사 1~2명이 환자를 진료하는 형태였다. 그러나 관립 의료기관은 선교 의료기관에 비하여 규모가 크고 역할도 특별하였다. 먼저 내부병원을 보면 일반환자만이 아니라 감옥에 있는 죄수들에 대한 구료와 감염병 환자들을 격리시키는 피난처병원의 역할(避病院)도 하였다. 내부병원은 전통적인 한의(韓醫)인 전의(典醫)들에 의하여 운영되어 양한방 의료가 동시에 제공되었다. 근대적인 형태의 의료기관으로 등장한 곳이 대한의원이었다(조우현 외, 2002). 내부병원이 대한의원으로 이어지면서 오늘의 서울대병원으로 연결되고 있다. 초기의 의료기관들은 서양의학을 가르치는 의사 양성기관으로의 역할을 수행한 점도 특징적이다. 한의라는 전통적인 의료체계에서는 공식화된 서양의학을 교육시킬 능력이 없었기 때문에 새로 등장하는 병원들이 진료서비스의 제공과 함께 의료인력의 양성을 담당하였다(기창덕, 1995).

---

12) 광혜원이 세브란스의 전신이냐 서울대병원의 전신이냐를 놓고, 한쪽에서는 미국 선교사 알렌이 고종황제에게 요청하여 설립된 선교 의원이며, 이 병원이 선교사인 세브란스로 이어졌기 때문에 오늘의 세브란스병원의 전신으로 보는 반면에 다른 쪽에서는 광혜원이 고종의 하사금으로 설립되었다는 이유로 왕립기관으로 간주하여 서울대병원의 전신으로 간주해야 한다는 주장을 펴기도 한다.

조선 말기에 출발한 많은 선교 병원 및 관립 병원들은 오늘날까지 이어져 우리나라의 의료발전을 견인하고 있다. 일제 강점기 우리의 민간자본으로 최초로 설립된 병원은 1932년 서울에 개설한 백인제 외과병원을 들 수 있다. 이 병원은 오늘날 인제대의료원으로 성장하여 병원 그룹을 형성하고 있다. 1935년에는 가톨릭재단에서 성모병원을 설립하여 현재의 가톨릭의료원으로 발전하였으며, 1941년 설립된 경성여의전[13] 부속병원이 오늘의 고려대의료원으로 발전하였다.

일제 강점기를 벗어난 이후 대형병원으로서는 1958년 국립의료원이 설립되었고, 1960년대 이후에는 서울과 지방에 많은 의과대학이 설립되면서 대학병원들이 대형병원으로 자리 잡았다.

2. 병원 현황

1) 종류별 병원 현황

우리나라 병원의 종류별 현황은 [표 11-1]에서 볼 수 있다. 종류별 병원 수를 보면 의료보험이 도입되기 전인 1970년과 도입 직후인 1980년 사이에 새로운 종합병원이 대거 신설되었음을 볼 수 있다. 즉, 1970년에 12개 이던 종합병원이 1980년에 거의 13.7배가 증가된 164개로 되었다. 1980년에서 1990년 사이에는 병원 급은 줄어든 반면에 종합병원 급은 69개가 증설되었다. 오늘날 1,000병상을 상회하는 대형병원은 서울아산병원이 1989년, 삼성서울병원이 1994년에 개설되면서 시작되었다. 아산병원이 1,159개의 병상으로 개원을 한 후 2008년에 1,931개 병상으로 증설하게 되자, 서울삼성병원은 1,989개 병상으로, 신촌 세브란스병원은 2,510개 병상으로 증설을 하게 된다.

특수병원으로는 감염병 전담병원(결핵, 나병원), 정신병원, 요양병원, 한방병원 및 치과병원이 있다. 현대적인 한방 의료가 일본에서는 1874년 의제(医制)의 공포로 사라진 것과는 대조적으로 우리나라는 1950년대 한의학교육을 시작으로 새로운 한의학(韓醫學)이 등장하게 되었다. 한방병원은 1974년부터 등장하여 1980년에 3개소이던 것이 2020년에 411개로 급성장하였다. 요양병원은 「의료법」 제3조제2항제3호에 의거하여 설립되었는데, 「장애인복지법」 제58조제1항제4호에 따른 의료재활시설로써 「의료법」 제3조의2(병원)의 요건을 갖춘 의료기관도 포함한다. 요양병원은 1994년 1월에 의료기관 종별에서

13) 경성여의전은 1938년에 설립되었다.

별도 분류되었으며, 2010년 849개소이든 것이 2020년에는 1,471개소로 급성장하였다. 요양병원은 「국민건강보험법」의 적용을 받는데도 불구하고 명칭에 요양이란 단어가 사용됨에 따라 노인요양보험과 관련을 맺는 것으로 생각하여 2008년 7월 노인장기요양보험이 도입된 이후 급성장하였다. 물론 노인장기요양보험의 도입도 영향이 있지만 인구고령화로 인하여 입원수요가 높아지는 가운데 병원보다 입원료가 낮았기 때문에 이용이 증가하였던 것이다. 특히 요양병원은 진료수가를 1일당 진료비로 책정하였기 때문에 병원에 비하여 입원비를 낮출 수 있었다.

감염병을 전담하는 결핵병원은 1970년에 7개에서 2020년 2개로 줄었고, 나병원은 1960년에 36개이던 것이 1990년에 이래 1개로 줄어들었다. 이것은 그만큼 결핵환자와 나환자가 줄었기 때문이라 할 수 있겠다. 한편 정신질환자는 줄어들지 않는데 정신병원의 수가 줄어드는 특이성도 발견할 수 있다. 이것은 정신질환에 대한 접근전략의 변화에 기인한다. 과거에는 정신질환자는 시설 수용으로 접근하였지만 1995년 「정신보건법」이 제정되고 2000년대에 들어서서는 지역사회 단위로 '정신보건센터'가 설립되어 정신질환이 있는 사람들도 지역사회에서 일반인과 같이 생활하면서 정신질환을 극복하려는 방향으로 정책이 전환되면서 정신병원 수가 감소하게 되었다.

[표 11-1] 종별 병원 수의 변동 추이 (단위: 개)

연도	종합병원	병원	요양병원	정신병원	결핵병원	나병원	한방병원	치과병원
1953	45	70		0	4	18	0	0
1960	22	128		0	5	36	0	0
1970	12	220		0	7	6	0	0
1980	164	446		0	4	6	3	11
1990	233	364		25	5	1	6	33
2000	288	662		79	3	1	136	56
2010	318	1,315	849	143	3	1	159	188
2020	361	1,513	1,471	112	2	1	411	235

주: 요양병원은 1994년 1월 의료기관 종별 '요양병원'으로 분류됨
출처: 이규식(2022)

2) 민간자본 중심의 병원

우리나라의 의료공급자의 큰 특징 가운데 하나가 민간자본에 의하여 주로 운영된다는

점이다. 개업의원은 어느 나라 없이 거의 민간이 운영하는 것이기 때문에 우리나라도 예외 없이 민간이 개업을 하고 있다. 병원은 공공자본으로도 설립되었다. 우리나라는 초기에는 공공병원이 많았다. [표 11-2]에서 병상 수를 중심으로 보면 1949년 공공부문의 병상이 75.1%를 차지하였다. 그 후 공공병상의 비중은 점차 감소되었다. 1960년대에 들어서 정부는 경제개발에 투자를 집중하는 바람에 공공병원에 투자할 여력이 없어 주로 민간자본에 의존하였다. 그 결과 1960년만 하여도 공공병원의 병상이 63.7%나 되었으나 1970년에 공공병원의 병상 수는 43.3%로 민간병상에 비하여 열세에 그치게 되었다. 그 이후 1977년 의료보험이 도입되면서 민간병원은 새로 설립되는 등으로 성장을 거듭하지만 공공병원에 대한 정부 투자가 정체되어 민간병원이 압도하는 방향으로 발전하였다. 즉, 의료보험제도가 도입된 직후인 1980년의 민간병상 수가 전체 병상의 68.5%, 전국민의료보험을 달성한 직후인 1990년에 80.3%, 그리고 2000년에 84.5%, 2020년에는 무려 90.6%에 이르고 있다. 정부는 공공병원을 육성하기 위하여 2000년에 『공공보건의료에 관한 법률』이라는 유럽의 건강보험국가에서 볼 수 없는 한국형 법률을 제정하고, 노무현 정부에서는 공공병원의 병상 비중을 30% 수준으로 높이려 하였지만 여러 가지 제약여건으로 불발로 끝났다. 여기에는 정부의 투자가 적었던 것도 요인이지만, 이미 전체 병상 수가 인구규모에 비하여 과다하여 공공병상을 추가로 건립하기 어려운 것도 요인이 되었다.

[표 11-2] 소유주체별 병상 수 및 비중의 변화 추이

	공공부문	민간부문	계
1949	2,095(75.1)	963(24.9)	3,868(100.0)
1960	6,335(63.7)	3,616(36.3)	9,951(100.0)
1970	7,157(43.3)	9,381(56.7)	16,538(100.0)
1980	11,988(31.5)	26,108(68.5)	38,096(100.0)
1990	19,637(19.7)	80,206(80.3)	99,843(100.0)
2000	35,044(15.5)	191,712(84.5)	226,756(100.0)
2010	40,461(13.3)	262,039(86.7)	302,500(100.0)
2020	58,722(9.4)	564,063(90.6)	622,785(100.0)

주: 공공부문 : 국립, 시립, 도립, 군립, 공립, 지방의료원, 특수법인, 국립대학(단: 군병원은 제외)
민간부문 : 학교법인, 사단법인, 재단법인, 사회복지법인, 회사법인, 의료법인, 개인, 기타법인
출처: 이규식(2022)

3) 병원의 성장요인

우리나라에서 병원이 성장하게 된 요인으로 다음 몇 가지를 열거할 수 있겠다.

첫째는 의과대학이 설립되면서 대학병원으로 출발하여 성장을 하였다. 1950년대까지 전국의 의과대학은 8개에 지나지 않았으나, 1960년대 4개, 1970년대 7개, 1980년대 12개, 1990년대 10개가 추가 설립되면서 병원 발전을 견인하게 된다.

둘째, 1977년 건강보험제도의 도입이다. 건강보험제도는 의료수요를 증가시키기 때문에 병원이 발전할 수 있는 계기가 된다. 특히 우리나라는 건강보험제도가 도입된 지 만 12년 만에 전국민을 적용함에 따라 단기간에 의료수요를 폭발적으로 증가시키는 계기가 되었다. 앞서 언급한 의과대학도 건강보험제도가 도입됨에 따라 늘어나는 의료수요를 흡수하기 위하여 증설되었던 것이다.

셋째, 건강보험제도의 불합리한 급여구조가 병원을 발전시키는데 큰 역할을 하는 아이러니를 보이고 있다. 건강보험을 기본권 개념으로 접근하지 않았기 때문에 보험급여에서 포괄성과 최소수준 원칙은 당초부터 고려조차 되지 않았다. 선택진료, 상급병실제도와 같이 최소수준원칙을 벗어나는 서비스가 건강보험서비스와 같이 혼합적으로 제공됨에 따라 병원이 수지를 맞추어 성장을 할 수 있었던 것이다. 그리고 수가구조가 기술료는 원가에 미달이 되었으나 검사료나 고가의 의료기기를 사용하는 행위료는 원가를 상회하는 수가의 불균형이 기술료의 원가 미달을 보상할 수 있어 저수가라는 논란 속에서도 병원이 성장할 수 있었던 것이다. 특히 2000년 7월에 건강보험을 통합하면서 비급여서비스를 「국민건강보험법」에서 공인함에 따라 의료기관의 영리화가 가능[14]하여 병원 성장에 기여할 수 있었다. 그리고 실손보험이라는 보완형 민간보험의 성장도 병원으로 하여금 비급여서비스 제공을 유인할 수 있게 되어 영리화가 가속되었다.

넷째, 의료체계가 미국을 닮아 거의 자유방임시장으로 방치되어 민간자본의 투자가 활발하였던 것도 한 요인이 되었다. 건강보험제도를 도입한 국가들은 의료를 개인의 기본권으로 인식하여 서비스 배분을 시장이 아닌 필요도를 토대로 배급제(rationing)를 택하여 배분하였기 때문에 자유로운 이용이 제한되었으나, 우리는 건강보험제도하에서도 의료를 자유재로 인식한 관계로 의료체계는 자유방임에 가까웠나. 따라서 우리니리는 의료

---

14) 건강보험의 원칙은 보험급여서비스 제공을 통하여 영리를 얻을 수 없도록 급여서비스의 가격은 정부가 통제하게 된다. 그러나 비급여서비스는 가격을 의료기관이 자율적으로 책정할 수 있어 영리화가 가능해진다.

공급에 정부가 거의 관여하지 않았다. 이에 민간의료기관들은 비급여나 선택진료(2018년 1월부터 폐지됨), 상급병실 등을 통하여 수익을 얻게 됨에 따라 의원이 병원으로 성장하고 또 다시 종합병원으로 성장하는 길을 밟음으로써 민간자본 중심으로 병원이 발전하게 되었다. 보험제도가 도입되던 1977년에만 하여도 민간병상 수가 전체 병상의 46.8%에 불과하던 것이 전국민의료보험을 달성한 1989년에 74.4%, 그리고 1999년에 80%, 그리고 2020년에는 90.6%에 이르게 되었다.

다섯째, 꾸준한 경제성장으로 인하여 의료수요가 증가하는데 의료이용을 자유로운 접근(free access)이 가능하도록 방임하여 병원이 성장하는데 밑거름이 되었던 것이다. 경제성장에 따라 의료수요의 증가는 한계를 모르고 지속되어 우리나라의 의료이용횟수가 이미 2013년 기준으로 세계에서 외래 의사방문횟수는 1위이며 입원은 일본 다음으로 높아 이것이 병원 성장에 지대하게 기여하였던 것이다.

여섯째, 보험급여 의약품에 대한 가격관리제도가 불합리하여 의료기관이 의약품 사용에 따른 유통마진을 남겨 병원의 성장에 기여할 수 있었다. 보험제도 도입과 함께 채택된 의약품 가격에 대한 고시가제도는 의료기관이 고시가격과 구매가격 간의 차액을 남길 수 있어 병원의 자본축적에 기여하게 되었다. 보험자가 고시하는 가격은 의료기관이 사용한 의약품에 대하여 보험자가 보상하는 가격이기 때문에 의료기관이 고시된 가격 이하로 의약품을 구매할 경우에는 그 차액을 잉여수익으로 이용할 수 있어 의료기관이 성장하는 밑거름의 하나가 되었다. 이 제도는 1999년 11월 15일부로 실거래가 제도로 바뀌었지만, 여전히 제도상의 문제로 인하여 다른 형태로 의료기관은 의약품으로부터 잉여수익을 올리고 있다. 그 외 1970년대의 인플레이션 경제도 병원의 성장에 영향을 미쳤다[15].

일곱째, 신의료기술의 급속적인 유입이 병원의 발전에 기여하였다. 미국은 신의료기술의 개발을 통하여 병원이 발전하였지만, 우리나라는 2019년 기준으로 병원들에 도입된 CT는 세계 7위, MRI는 4위에 이르게 될 정도로 급속히 보급되어(이규식, 2022) 병원의 발전을 견인하게 되었다.

15) 인플레이션은 특히 토지와 같은 부동산 소유자의 불로소득의 증가에 기여하였다. 의원이나 소규모 병원이 여유자금으로 부동산 매입을 해두면 몇 년 후에 가격이 올라 이를 매각하여 의료기관의 성장에 활용할 수 있었다.

3. 병원정책의 현황

우리나라는 병원에 대한 특별한 정책은 없었다. 다만 전국민의료보험의 실시를 앞두고 의료기관의 지역 간 불균형을 개선하기 위하여 1985년 1월 「지역별 의료기관 개설허가 제한 등에 관한 규칙」을 발표하여 대진료권별로 병상 수에 대한 관리정책을 실시하였다(이규식, 2015). 이 규칙에 따라 1985년부터 몇 년간 의료시설의 균점을 위하여 시설이 부족한 지역에는 차관 주선과 같은 정책을, 의료시설이 과잉된다고 판단한 대도시(서울, 부산, 대구, 인천) 지역에서는 병상 규제정책이 이루어졌었다. 이러한 대도시 병상 규제정책으로 인하여 1989년 전국민의료보험이 달성되자 증가된 의료수요를 충족시키는 것이 어려워 1990년 대도시에 병상 부족이라는 의료대란이 일어남에 따라 정부는 병상부족 문제를 해결하기 위하여 병상증설을 위한 규제완화 정책을 실시하게 되었다. 1990년 2월 대진료권별 병상수 상한제를 폐지하였고, 「지역별 의료기관 개설허가 등에 관한 규칙」도 2000년에 폐지하였다. 그리고 2000년에는 지역별 병상증설에 대한 허가권을 지자체에 부여하였다. 병상증설에 대한 규제완화에 이어 정부는 병상확충을 위하여 다양한 지원정책을 사용하였다(이규식, 2015).

특히 김영삼 정부가 집권한 이후 1995년부터 세계화정책으로 경제의 개방화가 가속되고 신자유주의의 바람이 불어옴에 따라 의료분야에 관한 규제정책도 거의 사라지게 되었다. 즉 정부는 제7차 경제사회발전 5개년수정계획을 마지막으로 정부의 경제계획을 종결하고 시장에 맡김에 따라 그렇잖아도 위축되던 병원정책도 거의 손을 놓게 되었다.

그러다가 2008년부터 의료기술의 발전을 위하여 권역별로 대학병원을 대상으로 권역별 전문 질환센터의 지정을 시작하였고, 2013년 4월부터는 역시 대학병원을 대상으로 연구중심병원을 지정하여 매우 제한된 범위에서 병원에 대한 지원정책을 시작하게 되었다.

2011년 1월부터 의료기관 인증제도를 도입하여 희망하는 병원을 대상으로 인증이 이루어져 최소한의 의료의 질 보장과 환자안전을 위하여 정부가 개입하고 있다. 같은 해 11월부터 11개 질병 9개 진료과목에 대하여 전문병원제도를 도입하여 의료수준의 발전을 도모하는 정책을 펴고 있다.

그러나 병원정책은 의료기관 인증제도를 제외하고는 전체 병원에 영향을 미칠 수 있는 뚜렷한 정책이 없는 실정이다. 병원 경영에 영향을 미치는 정책은 별도로 수립되기 보다는 다만 건강보험 급여정책을 통하여 병원의 수요에 영향을 미치는 방향에서 수립되고 있다.

4. 병원이 직면하는 문제점

우리나라 병원은 체계적인 정부의 지원으로 발전한 것이 아니라 제도의 허점(보험급여제도, 약가제도)을 통하여 성장하였고, 의료에 대한 사회적 인식이 사적 재화로 간주되었기 때문에 유럽이나 미국의 병원과 같은 행태를 보일 수 없는 문제가 있다. 특히 정부가 모든 병원을 건강보험 요양기관으로 강제 지정하고는 가격통제나 진료행위를 심사하는 규제만 하였지 지원정책이 없는 정책의 부정합으로 병원의 불만만 낳았다. 즉 유럽 지역은 건강보험 요양기관으로 계약된 병원이면 비영리병원이냐 영리병원이냐를 따지지 않고 공공병원과 동일한 지원을 하고 있으며, 의사 수련비용을 정부가 지원하고 연구비를 별도로 보상하고 있다. 미국은 민간비영리병원이면 공공병원과 동일하게 간주하여 세제상의 혜택을 부여하고 있다. 이에 반하여 우리나라는 법인이 아닌 개인병원은 건강보험 요양기관으로 지정되어 있음에도 불구하고 아예 지원 대상에서 제외하고 있고, 법인 병원에 대해서만 약간의 세제 혜택을 부여하여 공공병원과 차별하고 있다.

정부는 의료보장제도를 시행하고 있음에도 불구하고 공공의료에 대한 정의를 잘못하여 공공병원이 생산하는 의료만 공공의료로 하는 바람에 병원의 지원에 관해서는 민간병원을 차별하는 정책을 사용하고 있다. 그럼에도 불구하고, 병원이 수행해야 할 의무적 사항에 이르면 공공병원과 같은 공공성 유지를 강조하고 있어 정책의 정합성에 문제를 낳고 있다. 이것은 정부의 정책만이 아니라 시민단체들도 민간병원을 대할 때 정부와 거의 같은 태도를 취하고 있다. 민간병원에 대한 지원을 정부에 요청하면 민간병원의 영리성을 따져 반대하면서 반대로 민간병원이 해야 하는 일에는 공공병원과 동일한 수준의 규제를 요구하고 있다. 나아가서 민간병원에 다소 유리한 정책적인 조치[16)]를 취하고자 하면 의료민영화란 뜬금없는 낙인을 찍어 어떠한 정책도 취하지 못하게 하고 있다.

이와 같이 민간병원은 정책에서의 차별과 일반 시민단체 등의 의료민영화 낙인으로 건전한 발전을 기하기가 매우 어렵게 되었다. 이제 우리나라 병원이 직면하는 문제점을 살펴보기로 한다.

첫째, 사회의료보험제도 도입 초기의 지나친 저수가 제도에서 의료기관은 생존을 위하

---

16) 2014년 정부가 내놓은 의료서비스 분야의 투자활성화 정책과 같은 조치는 의료민영화와 전혀 관련이 없고, 민간의료기관에 대한 지원이 없는 현실에서 약간의 규제 완화정책마저 실행에 옮길 수 없도록 하고 있다.

여 불가피하게 박리다매형 진료라는 영리적 경영이 이루어졌는데, 이러한 행태가 오늘날까지 지속되고 있다. 1977년 사회의료보험을 처음 시작할 때 보험의료 수가를 비현실적으로 낮게 책정하고 최소수준의 의료(national minimum)를 정하지 않음에 따라 처음에는 병원들이 자구책으로 상급병실이나 선택진료를 활용하여 수지를 맞추고 자본 축적을 하다 보니 이제는 보험급여 구조의 불합리를 통한 진료가 관행으로 굳어져 병원은 영리적 행태에 빠져 들고 있다. 특히 병원은 다른 병원과 경쟁에 이기기 위해서는 시설이나 장비 등에 많은 투자가 필요하기 때문에 이를 확보하기 위하여 과잉진료도 서슴치 않는 단계에 이르고 있다. 이와 같은 행태가 민간병원에만 한정되는 것이 아니라 서울대병원과 같은 공공병원도 같은 행태를 보이는데 문제의 심각성이 있다. 심지어 병원들은 수익의 확대를 위하여 수익성 높은 진료를 많이 하는 의사들에게 성과급을 지급하고 있는 실정이다. 이와 같은 병원의 경영행태는 행위별수가제라는 진료비 지불제도와 맞물려 공급자 유인수요를 유발하고 의료비 증가를 부채질하는 문제가 있다. 병원의 이러한 경영행태가 우리나라를 의료이용에서 세계 1위 국가로 만드는데 기여하고 있다.

둘째, 정부의 지원책은 거의 없는 반면, 병원에 대한 규제만 강화하는 문제가 있다. 앞에서 본 바와 같이 서유럽 지역의 건강보험 국가들을 보면 건강보험과 계약을 맺고 의료서비스를 제공하는 병원이면 비록 영리병원이라도 공공병원과 같이 취급하여 규제와 지원이 서로 교환(trade-off)되도록 하고 있다. 그러나 우리나라의 민간병원은 건강보험환자만을 진료함에도 불구하고 공공의료 생산자로 취급하지 않고 정부가 간섭만 하는 우를 범하고 있다.

셋째, 병원을 둘러싼 급속적인 환경 변화에 제대로 부응하지 못하고 있다. 병원이 영리성을 앞세우다 보니 인구구조, 상병구조 및 의료기술 변화에 따른 수요의 변화에는 민감하게 반응하지만, 수익성이 불투명해 보이거나 의사들의 이해가 걸리는 문제에는 거의 변화를 하지 않는 문제가 있다. 노인들의 의료수요 증가에 대응하기 위한 요양병원의 등장이라든가, 의료기술변화에 대응하기 위한 통원수술이라든가, 고가장비의 도입이라든가, IT기술의 활용과 같은 측면에서는 어느 국가들보다도 빠르게 대응하여 왔다. 그러나 수익이 불투명해 보이는 만성질환 프로그램(disease management program)이나 통합의료(커뮤니티 케어)와 같은 영역에서는 변화를 거의 외면하고 있다. 더 나아가서 의사들의 이익이 침해될 것이라고 여겨지는 변화는 거의 외면하고 있다. 의료기술의 발전과 전문화의 가속화로 의사업무가 점점 많아져 업무의 일부를 다른 직종에 위임하기 위한 보조의사(physician assistant)제도의 도입과 같은 변화는 거론 조차할 수 없도록 하여 병원이 환경변화에 느린 반응을 보이는 문제가 있다.

넷째, 중소병원이 과잉 설립된 문제가 있다. 의료계획이 없는 데다 병원정책 또한 없다 보니 병원이 너무 빠르게 증가하여 자원 낭비가 심해지는 문제가 있다. 「의료법」에 의하여 30병상 이상을 갖춘 의료기관이 시/도지사에게 병원 개설 허가를 신청하면 시/도지사는 시행규칙에서 정하는 시설 규정 등을 지킨다면 지체 없이 허가하도록 되어있어 병원 개설이 용이하다. 100병상 이상이면 「의료법」에서 정한 진료과목과 전문의사를 확보하고 시행령이 규정한 시설 등의 요건을 갖추고 시/도지사에게 개설 허가를 신청하면 바로 허가를 받을 수 있다. 의료계획이 없으니 어느 지역의 병상이 과잉되어 있는지를 따지지 않고 요건을 갖춘 신청이 들어오면 허가를 하고 있다. 유럽 국가들은 1970년대 후반부터 병상수를 줄이는 정책을 사용하였는데 우리나라는 병원이 늘어나고 병상수가 증가하였는데[17]도 어느 누가 이를 통제하지 못하고 오늘에 이르고 있다. 이렇다 보니 2013년 4/4분기 기준으로 병상가동률을 보면 병원이 43%, 요양병원은 58%에 불과하다. 종합병원은 가동률이 71%, 3차 병원은 95%의 가동률을 보이는데 반하여 병원 및 요양병원의 가동률이 너무 낮아 병원 경영이 어려운 문제가 있다.

다섯째, 병원이 지역적으로 편중되고 몇몇 대형병원은 너무 비대해지고 있다. 의료계획의 부재는 병원의 지역 간 편재를 불가피하게 초래하고 있다. 많은 병상이 수도권에 집중하고 있고 특히 서울의 몇몇 대형병원이 비대해지고 있다. 소위 Big 5로 불리는 대형병원이 등장하였으며, 대형병원들이 분원까지 만드는 문제가 있다. 민간병원은 정부의 통제권 밖이니 분원을 설치하여도 의료계획이 없는 정부로써는 통제할 수 없지만 정부의 지원을 받는 국립대학병원들이 분원을 만들어 대형화에 나서는 것마저 정부는 손 놓고 있으니 문제가 된다. 정부의 지원정책이 주로 대형병원 중심으로 이루어지는 것도 문제라 하겠다. 의료수준의 발전을 위한 연구지원 정책인 권역별 전문 질환센터 지정이나 연구중심병원 지정도 모두 대학병원이 대상이 되고 있다. 유럽이나 미국에서는 임상 진료가 교육 및 연구와 병행할 수 있도록 병원에 연구비를 지원하고 수련병원에 훈련비를 지

---

17) 2003년 기준으로 병원 병상수는 119,125개에서 10년 뒤인 2013년에는 195,028개로 기간 중에 64%가 늘어났다. 같은 기간 중에 종합병원 병상수는 10%, 3차 병원 병상수가 5% 증가한 것과 비교하면 병원 병상수가 얼마나 급속히 증가하였는지 알 수 있다. 요양병원은 2008년 7월에 노인장기요양보험제도가 시행됨에 따라 급속히 증가하여 2008년에 병상수가 65,208개이던 것이 2013년에 159,506개로 불과 5년간에 무려 144.6%나 증가하였다.

원하는데 우리나라는 이것을 모두 진료비에서 충당하도록 구조화 되어 있는 문제가 있다. 연구비와 수련비용을 진료비에서 충당하도록 할 경우 보험의료수가를 높여주지 않으면 병원은 경영난으로 인하여 연구도 제대로 수행하지 못하고 의사 수련도 교육이 중심이 되는 것이 아니라 고용을 위주로 하는 문제가 생긴다.

여섯째, 병원간 기능조정이 거의 없다. 특히 중소병원의 기능, 공공병원의 기능에 대한 정체성이 없다. 우리나라에서 정부가 기능을 정한 것은 3차 병원인 상급종합병원과 전문병원에 한정하고 있다. 상급종합병원의 경우는 하위급 의료기관의 진료의뢰서가 있어야 진료가 가능하니 구분이 된다 하지만 대형 종합병원과 역할 구분이 어려운 것도 사실이다. 이렇게 의료환경이 변화하는데 진료권을 폐지함에 따라 전국의 병원들이 경쟁하는 상황이 되어 서울의 대형 종합병원과 지방 상급종합병원 간의 진료능력의 구분도 힘들어지고 있다. 특히 전문의 수련을 위한 레지던트의 배정이 기존의 레지던트 수를 기준으로 함에 따라 지방의 3차 상급종합병원은 레지던트 배정도 받기 어려워 교육수련병원으로서의 기능에도 한계를 보이고 있다. 외국에서는 의료기술의 발전으로 통원의료의 범위가 확대되고 가정으로 방문의료(home care)가 가능해짐에 따라 병원에서 장기 입원보다는 조기 퇴원하여 지역사회에서 돌봄이 가능해짐에 따라 중소병원은 조기 퇴원자들을 위한 재활서비스나 회복기 의료에 중점을 두고 있다. 그런데 우리나라는 재활의학 전문의가 부족하고, 회복기 재활병동이 지역 간에 불균형적으로 분포되어 있기 때문에 각 지역에 있는 중소병원이 조기 퇴원자(재활난민 포함)들의 재활서비스를 제공하는 기능을 맡기 어렵다. 지역의 중소병원들이 재활기능을 할 수 있다면 장애를 갖는 사람들을 최소화시킬 수 있음에도 불구하고, 이를 제대로 해결하지 못하고 있다. 그리고 회복기 의료는 요양병원과 기능이 중복되는 문제도 발생하고 있다. 일본은 병상을 급성기, 회복기, 만성기 등으로 구분하여 지역의료계획을 수립하고 있는데 우리는 이와 같은 측면에서 대비책도 없다.

일곱째, 국가 전체로 의료계획이 없다 보니 의료인력 특히 의사인력과 병상 수가 조화(matching)를 기하지 못하는 문제가 있다. 의과대학 정원은 2003년 3,058명으로 고착화 되어 있음에도 불구하고, 병원은 건강보험통합 후에 비급여의 허용으로 수익성이 높아지자 병상을 증설시키는 등의 확대가 이루어졌다. 병원의 수익성은 수도권의 대규모병원을 중심으로 높아짐에 제2병원(분원)이 건립되어 병상 수가 급증하는 일이 벌어졌다. 병상의 증가는 의사나 간호사 인력의 증가가 요구되는데 [표 11-3]에서 볼 수 있는 바와 같이 의료자원의 증가가 불균형적으로 이루어져 지방병원은 의사 구하기가 힘들어지고

[표 11-3] 의료인력 및 병상 수의 시기별 증가율 (단위: %)

연도 구간	면허 의사증가율	면허 간호사 증가율	병상 수 증가율	입원진료비 증가율
1980~90	88.6	120.5	162.1	1,036.8
1990~00	70.2	80.0	119.0	263.3
2000~10	40.0	68.6	98.0	158.1
2010~18	21.4	46.0	49.1	81.2

출처: 이규식(2022)

있다.

여덟째, 병원의 환자안전, 직원안전, 감염대책 등이 취약하다. 그러다 보니 병원에서의 사고나 병원에서의 감염이나 내성감염에도 취약하다. 특히 2015년 6월의 메르스 사태를 보면 병원 안에서 감염이 일어나 전국으로 확산되었다는 점은 병원에서의 감염관리의 중요성을 일깨운다. 이러한 문제에 대처하는 방안으로 의료기관 인증제도가 2011년부터 도입되었다. 그러나 중소병원들은 인증에 따른 비용 문제로 인증을 외면하고 있다. 2022년 6월 말 기준으로 인증을 받은 병원의 비율을 보면 45개 상급종합병원은 100%이지만, 종합병원은 61.3%, 병원은 10.1%에 불과하다. 치과병원은 12개 병원이, 한방병원도 20개 병원만 인증을 받았다[18]. 병원들은 인증제도의 취지를 이해하지만 비용을 이유로 인증을 신청하지 못하고 있다. 이에 정부는 인증에 따른 비용을 일부라도 지원을 하여 모든 병원들이 인증을 받도록 분위기를 조성할 필요가 있다. 의료기관 인증을 받았다고 환자안전이나 직원안전, 그리고 병원 감염에 만전을 기하였다고 보기 어렵다. 감염에 제대로 대처하기 위해서는 의료수가를 적정 수준으로 인상하여야 할 것이다.

아홉째, 병원의 여러 가지 변화를 주도할 수 있는 촉매제는 건강보험의 수가라 하겠다. 그런데 우리나라는 의료에 대한 종합적인 계획이 없다 보니, 보험수가는 병원의 변화라던가 의료의 발전 방향과는 전혀 연계하지 못하고 단순하게 보험재정을 최소화하는데 초점을 두어 병원이 국민의 기대에 부응하기 어렵게 만들고 있다. 참고로 일본에서 2014년도 진료수가 개정을 위한 기본방침(일본사회보장심의회 의료보험부회 및 의료부회, 2013. 12.6.)을 보면 목표(기본인식)를 "입원의료/외래의료를 포함한 의료기관의 기능분화와 강화와 연계, 재가의료의 충실 등을 도모하고 의료제공체계의 재구축, 지역포괄케어시스템

18) 의료기관평가인증원(2022), 내부자료

의 구축을 도모한다"라고 설정하고 있다. 그리고 향후 과제로 "초소자녀고령사회(超少子女高齡社會)의 의료필요도에 부합하는 의료제공체계의 재구축, 지역포괄케어시스템의 구축을 단기간 끝내려 하기 보다는 2014년 진료수가 개정 이후에도 계속하여 추진하고..." 라고 표현하고 있다. 이것은 건강보험수가의 결정이 단순하게 의료가격의 결정으로 진료비의 규모를 결정하는 것에만 만족하지 않고, 의료수가가 의료자원의 배분을 좌우할 수 있다는 점을 염두에 두고 보험정책을 수립하고 있음을 알게 한다. 시장경제에서 가격은 자원을 배분(resource allocation)하는 역할을 하기 때문에 가격 설정이 매우 중요하다. 그런데 우리나라는 의료의 가격이 되는 건강보험수가를 결정함에 있어서 자원배분에 미칠 영향은 전혀 고려하지 않고 결정하는 문제가 있다. 그러다 보니 보험수가에 반영되지 않는 호스피스가 발전할 수 없었으며[19], 통합의료의 필요성이 학계에서 그렇게 강조되어도 진전이 없다. 2001년 상대가치수가제도를 도입하면서 진료행위간의 상대가치를 왜곡시킴에 따라 의료자원이 외과계열에서 안과, 피부과 같은 특수과로 몰려 외과 및 흉부외과의사 부족문제가 2007/8년에 사회적인 이슈로 되었다[20]. 2014년도에는 선택진료제도를 개선하기 위하여 그 범위를 축소하면서 선택진료가 많은 부분의 수가를 올리도록 하였다. 2023년에는 소아청소년과의 의사부족문제라든가 필수의료의 공급문제가 등장하고 있다. 이에 따른 해결책도 수가의 조정에서 찾고 있어 결국 상대가치를 뒤틀리게 만들게 될 우려만 커지고 있다.

5. 병원정책의 발전방향

의료는 국민들에게 양면성이 있다. 한 가지는 국민들이 병이 났을 때 건강을 관리하는데 매우 중요한 기능을 한다. 건강관리 측면만 따진다면 의료기술은 발전할수록 좋고, 발전된 의료는 우리의 삶의 질을 향상시키는데 기여한다. 예컨대 백내장수술이나, 고관절치환수술(hip replacement)의 경우, 사망률 저하에는 큰 기여를 하지 못하지만 삶의 질 향상에는 큰 기여를 한다. 그래서 소득이 높은 국가일수록 사망률 저하와는 무관하지만 의료비가 많이 지출된다(Figueras et al., 2004). 병원은 국민들이 병이 났을 때 건강을

19) 앞에서 언급한 바와 같이 2015년 7월부터 보험급여에 호스피스가 포함되었다.

20) 이에 복지부는 2009년 2월 27일 건강보험정책심의회에서 흉부외과는 201개 처치 및 수술 의료행위에 대하여 수가를 100%, 외과는 322개 행위에 대하여 수가를 30% 인상하여 대처하기로 결정하였다.

관리하는데 매우 중요한 의료기관이다. 이와 같은 측면만 따진다면 병원은 좋은 시설과 장비를 갖추고 찾아오는 환자에게 수준 높은 의료와 쾌적한 서비스를 제공하는 것이 좋다.

그러나 의료는 비용부담이라는 다른 측면이 있다. 의료가 건강 유지에는 긍정적인 기능을 하지만 비용이 많이 소요됨으로 문제가 있다. 그리고 의료가 조기사망률을 떨어뜨리는데 기여하는 정도도 생활습관의 개선이나, 환경(사회적 환경 포함)개선보다 떨어지는 점이다. 이러한 측면에서 의료비 지출의 증가를 억제하는 정책을 택하게 된다. 의료비의 증가를 통제하기 위해서는 의원급보다도 병원에 대하여 시설이나 장비를 통제하는 것이 효과적이다.

최근에는 의료의 생산적 측면이 강조되기도 한다(Henke and Braeseke, 2012). 이것은 앞의 소비적 측면과 상반되는 논리로써 의료를 산업적인 측면에서 바라본다는 것이다. 의료산업은 고용을 촉진시키고, 새로운 전문직 생애의 기회를 부여하며, 건강에 대한 투자가 생산성을 향상시키고 경제성장에 영향을 준다는 것이다. 이러한 측면에서 해외환자 유치라던가 의료산업의 수출과 같은 국가전략이 나오며 우리나라에서도 이러한 생산적 측면을 강조하기 위하여 복지부에 보건산업국을 설치하였다. 이제 우리나라에서 필요한 병원정책의 방향을 정리하면 다음과 같다.

첫째, 정부는 병원정책을 수립함에 있어서 앞에서 살펴본 세 가지 관점의 조화가 필요하다. 먼저 의료가 삶의 질을 향상시킨다는 측면에서 보아야 한다. 이를 위해서 의료발전을 위한 병원의 역할과 병원에서의 쾌적함을 위한 시설 및 장비의 현대화가 지속적으로 이루어져야 한다는 점이다. 두 번째는 소비적인 측면을 감안할 때 의료발전에 적절한 통제가 필요하다는 점이다. 마지막으로 생산적 측면을 감안할 때 해외환자 유치나 의료산업화에 유의해야 한다는 점이다. 그런데 이와 같은 세 가지 관점을 모든 병원에 요구할 수는 없을 것이다. 첫 번째 관점의 의료의 지속적 발전에 대한 요구는 주로 상급종합병원을 중심으로 하여야 하며, 두 번째 관점의 소비적 측면에서의 요구는 병원을 포함하는 모든 의료기관이 대상이 될 수밖에 없다. 세 번째 관점의 생산적 측면의 요구는 요양기관계약제를 통하여 비계약병원을 활용하거나 전문병원이나 특수 의원 중심으로 충족될 수 있을 것이다. 유의할 점은 어떠한 정책을 수립하더라도 기본적인 전제는 건강보험 의료는 국민의 기본권 보장을 위하여 존재한다는 점은 명확히 하여야 한다. 따라서 우선은 전국민에게 임상적으로 효과가 입증된 의료서비스는 포괄적으로 제공한다는 원칙과 함께 국민이 부담하고자 하는 수준에 부합하는 최소수준을 정하여 그 원칙 위에서 서비스를 제공하여야 한다. 예컨대 국민이 보험료 부담의 최소화를 원하면 기준병실은 4인실이 될 것이며, 최근 유럽 국가에서 볼 수 있는 것처럼 국민들이 프라이버시를 이유로 1인실을 원한다면 보험료를 올려 1인실을 기준병실로 정하는 정책을 택하도록 하여야 한다. 국민이 높은 보험료 부담을 싫어한다면 자비부담병상제도나 영리병원제도를 두어 프라이버시를 원하는 사람에게 자비로 의료를 이용하도록 하는 정책이 필요하다.

둘째, 건강보험의 급여정책과 병원정책은 반드시 연계되어야 한다. 우리나라가 건강보험제도를 유지하지만 시장경제를 토대로 하는 국가이기 때문에 모든 자원은 시장가격에 의하여 배분된다. 건강보험 급여정책에서 정하는 급여범위와 의료서비스의 가격이 의료분야의 자원 배분에 중요한 영향을 미친다는 점을 인지하여 보험의료의 가격을 적절히 설정하여야만 의료자원의 적정성을 유지할 수 있다는 점에 유의하여야 한다.

셋째, 병원의 영리성을 배제하기 위한 합리적인 보험급여정책이 요구된다. 병원이 정상적 진료(과잉진료를 배제)만 하여도 생존이 가능하다면 영리적 행태는 사라질 것이다. 먼저 급여의 포괄화와 수가 수준의 적정화를 통하여 상급병실이나 비급여를 제공하지 않고도 생존 가능하다면 영리성은 배제 가능하다. 우리나라와 같이 민간자본 중심으로 운영되는 일본을 보면 건강보험의 급여정책이 합리적으로 운영되기 때문에 민간병원이라도 영리적인 행태를 보일 수 없다.

넷째, 병원에 대한 합리적인 지원책이 필요하다. 국민 기본권 충족을 위한 건강보험 의료를 생산하는데 개인병원에 대해서는 재산세와 소득세를 부과하는 등의 차별적 정책은 하루 빨리 고쳐져야 한다. 국가의 매우 중요한 사회보험 정책을 집행하는 기관에 대하여 세금을 부과한다는 것은 잘못된 정책이다. 조세 감면과 함께 의사수련비를 정부가 지원하여야 한다. 미국도 Medicare 및 Medicaid 예산에서 의사수련비를 지원하고 있음을 감안하여 의사수련비부터 먼저 정부가 지원하는 방안을 마련하여야 한다.

다섯째, 합리적인 병원정책을 위해서는 진료권의 설정과 의료계획의 수립이 필요하다. 건강보험제도를 통하여 의료를 제공하는 제도는 의료를 필요도에 의하여 접근하는 것이다. 필요도 접근에서는 추정된 필요도를 생산하기 위한 자원계획은 필수적이다. 즉, 모든 사회보험국가가 의료계획을 수립하는 것은 의료를 필요도 접근으로 배분(배급)하기 때문에 필요의료의 배급을 충족시킬 수 있을 정도의 공급이 이루어져만 의료체계가 제대로 작동한다. 따라서 필요도를 충족시킬 서비스 공급을 위하여 의료자원의 확보 등을 위한 의료계획이 필연적으로 요구된다. 의료계획은 전국단위 계획과 진료권을 토대로 하는 지역단위 계획이 있어야만 적정한 수의 병상이나 지역 간의 배분이 합리적으로 유지될 수 있을 것이다. 필요도로 추정되는 의료를 생산하기 위한 자원은 적정한 가격 설정을 통하여 확보하고, 확보된 자원을 지역 간에 배분하기 위해서는 지역단위 의료계획이 필요하다.

여섯째, 병원의 급(종)별 기능을 제대로 정립하여야 한다. 이렇게 하기 위해서는 제10장의 스튜어드십에서 본 바와 같이 미래 환경변화에 부응하는 의료의 발전 전망에 대한 확실한 비전을 갖고 구체적인 전략이 수립되어야 한다. 병원의 기능 정립은 제7장의 의료체계의 정립과 괘를 같이 하여야 한다. 종합병원과 상급종합병원의 허물어지는 경계에 대하여 정책적인 지침 등이 있어야 할 것이다. 고가장비의 활용이나 의료발전을 위한 지도적 역할을 상급종합병원이 하도록 정리하여야 한다. 지방의 중소병원은 상급종합병원 및 종합병원과 연계시켜 퇴원 후의 재활서비스를 집중적으로 하는 병원이나 회복기 병원으로 역할을 부여하여야 할 것이다.

일곱째, 병원이 임상과 함께 연구, 교육이 병행될 수 있도록 계획이 수립되어야 한다. 모든 병원이 연구와 교육을 병행하기는 어렵겠지만, 대학병원을 중심으로 연구비를 지원하는 정책에서 벗어나 대형 종합병원도 연구가 가능하도록 해야 한다. 특히 현재의 수련병원들에 대하여 연구기능을 강화하는 정책이 필요하다.

여덟째, 병원이 환자 및 직원에 대한 안전과 감염에 대비하도록 유의하여야 한다. 앞에서 언급한 우리나라의 메르스 전염사태나 미국 UCLA 메디컬 센터의 감염 사례를 볼 때 병원 감염은 우리가 생각하는 것보다 훨씬 심각하다. 이러한 병원 내에서의 문제에 대하여 병원정책이 합리적으로 대처할 수 있어야 할 것이다. 감염관리는 병원의 청소 및 세탁물 관리에서부터 병실관리까지 포함되는 개념이다. 감염관리를 위하여 환자 간병은 반드시 간호사가 하도록 제도화되고, 환자 면회도 정해진 시간 안에서만 가능하도록 해야 한다[21]. 응급실과 중환자실도 구조를 바꾸어야 한다. 특히 중환자실은 1인실 내지는 2인실 구조로 바꾸고 응급실도 전염성이 있는 환자는 격리실로 수용하고 경증환자가 응급실에 입원하는 시스템에 대한 개혁이 필요하다. 우리나라보다 경제력이 뒤떨어진 베트남도 환자 간호는 간호사가 하고 중환자실은 2인실로 되었음을 보았다. 병원에 입원하는 것이 의사의 왕진진료를 받는 것보다 나은 점은 병원은 감염관리가 가능하다는 데 있음을 유의하여 감염관리가 제대로 이루어 질 수 있어야 할 것이다.

아홉째, 의료기술의 변화에 대하여 병원이 제대로 대응할 수 있도록 병원정책을 통하

---

21) 환자 면회는 COVID 19(코로나) 사태를 겪으면서 상당한 수준으로 개선되었다.

여 유도하여야 한다. 새로운 기술의 도입에 따라 병원 조직의 변화는 물론 새로운 인력(예: PA)의 양성이나, 병원 밖으로 의료기사를 배치하는 문제 등이 일부 전문가 집단의 이해로 가로막혀서는 곤란하다. 이와 같은 문제의 해결도 결국은 병원정책을 통하여 해결되어야 할 것이다.

열째, 공공병원에 대해서는 앞에서 언급한 바와 같이 정책의료기관으로 별도 지원하는 방안을 수립하여야 한다. 공공병원만 공공의료를 생산한다는 잘못된 인식으로 인하여 민간병원과 거의 같은 업무를 수행하는 공공병원을 특별한 의료기관으로 간주하는 우를 범하고 있다. 공공병원을 별도로 간주하기 위해서는 공공병원의 정체성(identity) 확립과 함께 정책의료에 대한 개념을 확립하여야 할 것이다.

참고문헌

기창덕 (1995), 『한국근대의학교육사』, 서울: 아카데미.

김두종 (1993), 『한국의학사』, 서울: 탐구당.

손영규 (1998), 『한국의료선교 어제와 오늘』, 서울: 한국 누가회 문서출판부.

이규식 (2013), 『의료보장과 의료체계』(제3판 수정본), 서울: 계축문화사.

이규식 (2015), 『보건의료정책』, 서울: 계축문화사.

이규식 (2022), 『국민건강보험의 발전과 과제』, 서울: 계축문화사.

전종휘 (1987), 『우리나라 현대의학 그 첫 세기』, 서울: 최신의학사.

조우현, 박종연, 박춘선 (2002), 우리나라 근대 병원의 등장, 『의사학』, 11(1): 20-48.

Arnould RJ, DeBrock LM and Radach HL (1997), The nature and consequences of provider consolidations in the US, In: Ferguson B, Sheldon T and Posnett J eds, *Concentration and Choice in the Healthcare*, London: Royal Society of Medicine Press.

Arrow KJ (1963), Uncertainty and the welfare economics of medical care, *American Economic Review*, 54(1): 941-943.

Ayliffe GAJ, Babb JR and Taylor LJ (1999), *Hospital-acquired Infection: Principle and Prevention*, Oxford: Butterworth-Heinemann.

Busse R (2000), *Health Care Systems in Transition: Germany*, European Observatory on Health Systems and Policies, Copenhagen: WHO Europe.

Chaudhury H, Mahmood A and Valente M (2006), Nurse's perception of single-occupancy verse multioccupancy rooms in acute care environments: an exploratory assessment, *Applied Nursing Research*, 19: 118–125.

Clack GB, Bevan G, Peters DJ and Eddleston AL (1992), King's model for allocating service increment for teaching and research(SIFTR), *British Medical Journal*, 305(6845): 95–96.

Dechter M (2004), *Health Capital Planning Review Report*, Toronto: Canadian Council for Public–Private Partnerships.

Dieleman M and Hammeijer JW (2006), *Improving Health Worker Performance: in Search of Promising Practices*, Geneva: WHO.

Dowling WL (2002), Hospitals and health systems, In: Williams SJ and Torrens PR eds, *Introduction to Health Services* (6th): 203–233, Albany, NY: Delmar Thomson Learning.

DuBos R (1969), *Man, Medicine and Environment*, New York: Mentor.

Ettelt S, McKee M, Nolte E Mays N and Thompson S (2009), Planning health care capacity: whose responsibility? In: Rechel B, Wright S, Edwards N, Dowdeswell B and McKee M eds, *Investing in Hospitals of the Future*: 47–66, European Observatory on Health Care Systems and Policies, Copenhagen: WHO Europe.

Feldstein PJ (2005), *Health Care Economics*(6th), Clifton Park, NY: Thomson Delmar Learning.

Figueras J, McKee M, Cain J and Lessof S (2004), *Health Systems in Transition: Learning from Experience*, European Observatory on Health Systems and Policies, Copenhagen: WHO Europe.

Fuchs VR (1984), Through much is taken: reflections on ageing, health, and medical care, *Milbank Memorial Fund Quarterly*, 62: 143–166.

Glaser WA (1970), *Paying the Doctor*, Baltimore: The Johns Hopkins Press.

Glaser WA (1987), *Paying the Hospital*, San Francisco: Jossey–Bass Publishers.

Guenther R and Vittori G (2008), *Sustainable Health Care Architecture*, Hoboken: John Wiley & Sons.

Healy J and McKee M (2002a), The evolution of hospital systems, In: McKee M and Healy J eds, *Hospitals in a Changing Europe*: 14–35, European Observatory on Health Care Systems Series, Buckingham: Open University Press.

Healy J and McKee M (2002b), The role and function of hospitals, In: McKee M and Healy J eds, *Hospitals in a Changing Europe*; 59–80, European Observatory on Health Care Systems Series, Buckingham: Open University Press.

Henke KD and Braeseke G (2012), *Stimuli to Innovation in the Healthcare Industry*, Berlin: Federal Ministry of Economics and Technology Public Relations.

Hillman K (1999), The changing role of acute–care hospitals, *Medical Journal of Australia*, 170: 325–328.

Hunt CE, Kallenberg GA and Whitcomb ME (1999), Trends in clinical education of medical students: implication for paediatrics, *Archives of Paediatrics and Adolescents Medicine*, 153: 297–302.

Jolly S (2005), Single rooms and patient choice, *Nursing Standard*, 20: 41–48.

Kerr E and Siebrand V (2000), *Health Care Systems in Transition: Belgium*, European Observatory on Health Systems and Policies, Copenhagen: WHO Europe.

Komesaroff PA (1999), Is the hospital obsolete? *Medical Journal of Australia*, 170: 17–19.

Lang T et al. (1996), Non-urgent care in the hospital medical emergency department in France: how much and which health needs does it reflect? *Journal of Epidemiology and Community Health*, 50: 452–462.

McGrew RE (1985), *Encyclopaedia of Medical History*, London: Macmillan.

McKee M and Healy J (2002), The significance of hospitals: an introduction, In: McKee M and Healy J eds, *Hospitals in a Changing Europe*; 3–13, European Observatory on Health Care Systems Series, Buckingham: Open University Press.

McKee M, Healy J, Edward N and Harrison A (2002), Pressure for change, In: McKee M and Healy J eds, *Hospitals in a Changing Europe*; 36–58, European Observatory on Health Care Systems Series, Buckingham: Open University Press.

Miller TS (1997), *The Birth of the Hospital in the Byzantium Empire*, Baltimore: Johns Hopkins University Press.

Mossialos E and Le Grand J (1999), Cost containment in the EU: an overview, In: Mossialos and Le Grand eds, *Health Care and Cost Containment in the European Union*, Aldershot: Ashgate.

Murphy S (1998), Does new technology increase or decrease health care costs? The treatment of peptic ulceration, *Journal of Health Services Research and Policy*, 3: 215–218.

Neuberger J (2000), The educated patient: new challenges for medical profession, *Journal of Internal Medicine*, 247: 6–10.

Plowman RM, Graves N and Roberts JA (1997), *Hospital Acquired Infection*, London: Office of Health Economics.

Porter R (1997), *The Greatest Benefit to Mankind: A Medical History of Humanity from Antiquity to the Present*, London: HarperCollins.

Raffel MW and Raffel NK (1989), *The US Health System, Origin and Functions* (3rd), Albany, New York: Delmar Publishers, Inc.

Rechel B, Wright S, Edwards N, Dowdeswell B and McKee M (2009), Introduction : hospitals with in a changing context, In: Rechel B, Wright S, Edwards N, Dowdeswell B and Mckee M eds, *Investing in Hospitals of the Future*; 3–26, European Observatory on Health Care Systems and Policies, Copenhagen: WHO Europe.

Rosen G (1993), *A History of Public Health* (expanded ed.), Baltimore: The Johns Hopkins University Press.

Scitovsky AA (1988), Medical care in the last twelve months of life: the relation between age, functional status, and medical care expenditures, *Millbank Memorial Fund Quarterly: Health and Society*, 66: 640–660.

Sherman DH (1984), Hospital efficiency measurement and evaluation, *Medical Care*, 22: 922–938.

Singer BH and Manton KG (1998), The effects of health changes on projections of health service needs for the elderly population of the United States, *Proceedings of the National Academy of Sciences*, 95(26): 15618–15622.

Swingedau O (2000), The French health care system: a report, *Official Journal of the European Association of Hospital Managers*, 2(1): 30–34.

Torrens PR (2002), Historical evolution and overview of health services in the United States, In: Williams SJ and Torrens PR eds, *Introduction to Health Services* (6th); 2–17, Albany, NY: Delmar Thomson Learning.

Waghorn A and McKee M (1999), Surgical outpatients: are we allowing enough time? *International Journal of Quality Health Care*, 11: 215–219.

WHO (2006), *World Health Report 2006, Working Together for Health*. Geneva: WHO.

Wilson CB (1999), The impact of medical technologies on the future of hospitals, *British Medical Journal*, 319: 1287.

Yates DW, Woodford M and Hollis S (1992), Preliminary analysis of the care of injured patients in 33 British hospitals: first report of the United Kingdom major trauma outcome study, *British Medical Journal*, 305: 737–740.

제12장 의료의 질 관리

제1절 의료 질의 정의

1. 의료 질 관리의 중요성

사회보장제도에 의하여 국민들의 의료를 보장하는 모든 국가들과 마찬가지로 우리나라에서도 의료의 질 관리는 매우 중요하다. 특히 우리나라와 같이 의료계획이 없고, 진료권 제도가 붕괴되어 자유방임형 의료체계를 유지하는 국가는 의료 질 관리가 다른 어떠한 의료정책에 우선하여야 한다. 어느 나라에서든 의료기관의 의료 질에 대한 믿음이 없으면 국민들은 대형병원을 선호할 수밖에 없다. 의료의 질에 대한 환자의 믿음은 두 가지 요인이 좌우한다. 첫째는 의료기관이 어떻게 의료의 질을 잘 관리하느냐 이며, 둘째는 의료 질에 대한 정책 방향과 구체적인 정책 내용이 어떻게 정립되어 있느냐이다(Lawrence, 1997).

대형병원은 새로운 전문의를 채용할 때 수련과정을 이수한 신규 전문의나 다른 병원에 근무하는 기존 전문의 가운데서 선발한다. 신규 전문의는 주로 자기 병원에서 수련과정을 밟을 때 신뢰가 가는 사람을 중심으로 선발하며, 기존 전문의 가운데 선발할 때는 그 사람이 현재 취업하고 있는 병원에서의 능력이나 환자 진료에 임하는 태도 등을 종합적으로 평가하여 선발한다. 그리고 신규 채용 전문의에 대한 평가는 대형병원으로 갈수록 엄격해지는 성향이 있다. 의사를 평가할 능력이 없는 환자들은 대형병원을 가면 안심할 수 있어[1] 경증환자들도 대형병원으로 몰려들게 된다.

---

1) 미국에서는 병원이 개방형이기 때문에 환자들은 병이 나면 개업 의사들을 찾게 된다. 이 때 경증의

중증 환자가 대형병원으로 집중하는 것은 의료체계상 당연한 일이지만 경증 환자까지 3차의 대형병원으로 집중하게 되면 의료자원 사용의 비효율 문제를 야기한다. 즉, 경증 환자들이 대형 3차 병원으로 집중하게 되면 의사들이 진료해야 할 환자수가 많아져 대형 병원에서 진료를 꼭 받을 필요가 있는 환자들은 그만큼 의사들로부터 충분한 진료를 받기 어려워지는 문제가 있다.

이와 같은 문제에 대처하기 위해서 유럽의 많은 국가들은 환자의뢰체계를 정립하고 단계적인 진료를 거치도록 하고 있다. 그런데 우리나라는 3차 병원을 제외하고는 자유롭게 모든 병원을 이용할 수 있고, 3차 병원 이용을 위한 진료의뢰서 발급도 그렇게 어렵지 않게 받기 때문에 다른 대안적 조치가 필요하다. 이때 대안적 조치의 하나로 1차나 2차 의료기관의 의료 질 보장이 중요하다. 즉 중소병원이나 의원급에 가더라도 의료 질에서 문제가 없다면 굳이 큰 병원을 선호하지 않아도 되기 때문이다. 의료 질 관리는 의료에 대한 환자들의 신뢰를 얻기 위해서는 물론 대형병원으로의 환자 집중을 막기 위해서도 중요하다.

다른 한편에서는 환자의 생명을 다루는 의료기관으로써는 의료의 질을 지속적으로 향상시켜 보다 좋은 서비스를 제공하기 위한 의료의 질 관리는 매우 중요하고 의료기관이 지켜야 할 의무에 속한다. 그러나 의료의 질은 정의하기도 어렵고, 평가하기도 쉽지 않은 문제가 있다.

OECD(2012)에서는 우리나라의 의료 질에 관한 보고서를 발간하여 의료 질 관리의 필요성을 강조하였다. 이 보고서는 우리나라의 의료 질에 관하여 1차 의료의 취약, 병원에서의 과도한 서비스 제공의 가능성, 질 향상 프로그램의 부재, 의료 질 향상 정책의 낮은 우선순위, IT 기술로 생산되는 많은 자료가 사장되는 문제 등을 지적하고 있다.

환자라면 단독 개업의를 찾지만 중증 질병이라 생각되면 집단 개원한 의사들을 선호하는 경향이 있다. 의사들이 집단 개원할 때 실력이 있다고 판단되는 의사들끼리 집단으로 개업하기를 선호하기 때문에 의료에 대한 정보가 없는 환자들은 집단 개원하는 의사를 찾으면 의사 선택에 큰 고민을 하지 않아도 된다. 특히 집단개원은 가정의와 같은 경증 질병을 다루는 분야보다는 중증 질병을 다루는 전문과목에서 더욱 선호되고 있다(Feldstein, 2005). 우리나라의 병원은 미국식으로 따지면 의사들이 집단으로 개원하고 있는 것과 동일한 의미가 있다. 환자들은 자신의 질병을 중증으로 생각하는 경향이 있기 때문에 단독 개원한 의사를 찾는 것보다 집단개원의 일종인 병원을 선호하고 대형화된 병원일수록 의사가 많기 때문에 선호가 더욱 심해진다.

2. 의료 질 관리의 역사

의료의 질에 대한 관심은 의료 자체만큼 오랜 역사를 갖고 있다. 그러나 질에 관한 관심을 갖는다 하여 신뢰할 만한 자료를 토대로 과학적인 평가가 이루어진다는 것은 아니다. 그리고 의료의 질은 공업에서 적용되는 것처럼 사전에 정해진 표준을 적용하는 질 관리와는 같을 수 없다(Maxwell, 1984).

의료 질에 대하여 과학적 평가를 한 선구자로 Nightingale을 꼽는다. Nightingale은 영국의 간호사로서 크리미아 반도에서 전쟁이 일어나자 1854년 간호단을 이끌고 의사들을 도와 부상병을 돌보는 역할을 수행하였는데 야전병원의 위생시설 등이 열악한데 놀랐다. 크리미아 전쟁에서 죽는 병사들이 전투로 인한 것보다 병원에서의 감염으로 죽는 병사가 훨씬 많다는 것을 밝히고 불결한 병원 환경의 개선을 통하여 사망을 대폭 감소시켰다(Maxwell, 1984).

미국에서는 1910년에 발표된 Flexner 보고서가 의료의 질 향상에 획기적으로 기여한 것으로 알려지고 있다. Flexner는 카네기재단의 연구비로 미국 의과대학 및 병원 실태를 조사한 결과 그 상태가 개탄스럽게 열악함을 보고하였다. 같은 해에 보스턴에 소재하는 매사추세츠 종합병원에 근무하던 Codeman은 병원 조건을 개선하고 의사들은 자신의 진료가 효과가 있었는지를 검증하기 위하여 환자를 추적 조사할 필요가 있음을 주장하였다 (Luce et al., 1994). Codeman은 의료 질 평가 역사에서 매우 중요한 인물로 등장한다. Codeman은 자기에게 수술 받은 모든 환자를 퇴원 1년 후에 다시 오도록 하여 건강상태를 수술 전과 비교 평가하였다. 이 평가에서 자신의 진단이 옳았는지, 수술은 성공적이었는지, 환자는 수술로 건강을 회복하였는지, 수술에 따른 심각한 부작용은 없었는지 등을 확인하였다(Maxwell, 1984). 비록 당시에는 Codeman을 따르는 의사들은 거의 없었으나 1917년 미국외과학회(American College of Surgeons)가 병원표준화 프로그램(Hospital Standardization Program)을 설계하는데 있어 Codeman의 기여는 지대하였다. 이때 제시된 표준은 병원내의 진료에 초점을 두어 다음과 같은 5가지 항목을 평가하도록 하였다(Scrivens, 1995).

① 의사들은 병원에서 환자를 진료하기 위한 명확한 그룹으로 조직화되어야 한다. 이때부터 개방형 병원이든 폐쇄형 병원이든 관계없이 의사그룹을 Staff(의료진)로 부르게 되었다.

② 의료진은 첫째, 의과대학에서 정규 교육을 받고 면허를 가져야 하며, 둘째, 자기의 전문영역에서 유능해야 하며, 셋째, 전문가로서의 윤리를 갖추어야 한다.
③ 의료진들은 병원의 공식적인 승인 하에 규칙과 규제를 다음과 같이 정해야 한다. 첫째, 의료진들은 최소 월 1회 정규적 회합을 갖고, 둘째, 의료진들은 각과에서 이루어진 임상적인 내용을 정해진 간격으로 검토(review)해야 한다.
④ 환자 병력, 의사의 진단, 검사 결과를 포함하여 진료와 관련된 모든 사실을 문서로 정확하게 기록한 의무기록을 구비해야 한다.
⑤ 임상검사실 및 방사선실과 같은 진단이나 치료 시설은 연구나 환자의 진단 및 치료에 활용할 수 있도록 만족할 만한 수준으로 감독을 해야 한다.

다섯 가지 항목의 기준을 선정한 원칙 그리고 기준에 대한 설명 등을 포함시켜 병원표준화의 조사 매뉴얼이 18쪽이나 되었으며 시간이 지남에 따라 조사의 초점은 확대되었다. 의료기관의 조직・개인・시설・과정은 물론 진료에서 더 나은 협력과 조정 그리고 환자 진료에서의 최종적 결과의 개선이 강조됨에 따라 조사 항목들이 추가되어 1949년에는 조사 매뉴얼이 무려 118쪽에 이르게 되었다. 그리고 평가 방법으로 점수로 순위를 매기는 방법(point rating system)이 사용되었다. 조사 항목의 추가는 조사비용 증가로 연결되어 1950년 외과학회가 회비로 지불한 조사비용이 2백만 달러에 이르렀다. 이에 미국외과학회는 미국내과학회, 미국병원협회, 미국의사회 및 캐나다 의사회가 운영하던 유사한 프로그램을 통합하여 병원인증기구인 JCAH(Joint Commission on Accreditation of Hospitals)의 구성을 제안하여 1951년 새 조직이 출범하였다(Scrivens, 1995).

병원인증기구의 질 평가는 주로 급성기 병원에 집중되었지만 1965년에는 장기요양병원이, 1973년에는 지역사회정신병원이, 1975년에는 통원의료가, 1983년에는 호스피스병원이 신임대상에 포함되어 병원인증기구의 명칭도 1987년에는 의료기관 인증기구인 JCAHO(Joint Commission on Accreditation of Healthcare Organization)로 바뀌었다. 2007년에는 이 기구의 명칭을 JC(The Joint Commission)로 줄여 부르게 된다. JC에서는 환자안전 척도의 사용, 정보의 확산, 성과의 평가, 정책적인 권고 등을 포함하였다. JC는 1994년 부속기구로 JCI(Joint Commission International)를 설립하여 외국 의료기관에 대한 인증 및 관련 업무를 전개하고 있다(www.jointcoomission.org, 2015). 미국에서 의료기관 인증제도가 탄력을 받게 된 것은 1965년 사회보장법 개정으로 Medicare

제도가 도입되고 Medicare와 계약을 원하는 의료기관은 인증이 필요조건이 되고 난 이후부터이다.

한편 캐나다에서 초기에는 미국외과학회가 주도하는 인증평가에 동참하였으나 1953년부터 독자적인 캐나다 병원 인증기구인 CCHA(The Canadian Council on Hospital Accreditation)를 설립하였다. 이 기구는 1988년도에 CCHFA(The Canadian Council on Health Facilities Accreditation)로 이름이 바뀌었고, 1995년에는 CCHSA(The Canadian Council on Health Services Accreditation)로 다시 명칭이 바뀌었다. 2000년부터는 외국의 병원에도 신임을 주는 CCHSA International을 부속기구로 개설하였다. 2008년에는 명칭을 단순화하여 Accreditation Canada로 하여 오늘에 이르고 있다(www.accreditation.ca, 2015).

오스트레일리아에서는 독자적으로 병원인증제도를 개발하여 운영하고 있다. 1974년에 병원신임기구인 ACHS(The Australia Council on Hospitals Standards, 곧 명칭을 The Australia Council on Healthcare Standards로 변경)가 설립되어 오늘에 이르고 있다. ACHS도 2005년에는 외국의 병원들에 대하여 인증을 하는 ACHSI(ACHS International)를 설치하였다(www.achs.org.au, 2015).

이상 3개국에서의 의료기관 인증사업은 민간 비영리조직에 의하여 수행되고 있다. 한편 유럽은 미국, 캐나다와 다르게 의료기관의 질을 평가하는 인증사업이 늦게 시작되었다. 영국에서는 1980년대 들어와서 NHS에서의 관리의 질을 향상하기 위한 목적으로 설립된 King's Fund가 미국 JCAHO에 다학제 팀을 파견하면서 인증평가의 기준을 배워 두 개의 병원에 시범 평가를 하였으나 그 뒤에는 큰 진척이 없었다. 그 뒤에 오스트레일리아 ACHS에서 사용하는 기준[2)]을 채택하여 소수의 병원에 대하여 동료 전문의 심사(peer review)를 할 수 있는 King's Fund Organizational Audit Scheme을 만들고 1989년부터 병원에 대하여 인증평가를 시작하게 된다. 그러다 2004년 의료기관 인증기구인 Healthcare Commission(HC)을 설립하였고, 2009년에는 사회서비스 감사기구(Commission for Social Care Inspection), 정신보건 인증기구(Mental Health Act Commision), HC의 세 개 기구를 통합하여 Care Quality Commission(CQC)를 설립하

2) 미국 JC가 사용하는 인증평가 기준과 오스트레일리아 ACHS에서 사용하는 기준은 매우 다르다. 미국 JC의 기준은 객관식에 가깝다면 오스트레일리아 ACHS 기준(EQIPs)은 주관식에 가까운 형태이며 따라서 조사 방법도 많은 차이가 있다.

여 인증평가 업무를 부여하였는데 실제 인증조사는 Health Quality Improvement Partnership(HQIP)라는 조직을 통하여 하고 있다. HQIP는 CSA(Clinical Service Accreditation) 프로그램을 운영하는 형태이다[3](www.hqip.org.uk, 2018). 영국 인증제도의 특징은 앞의 세 나라와 달리 모든 병원(NHS 병원 및 NHS에 참여하는 민간병원)에 대하여 강제 적용하고 있으며, 정신병원이나 사회서비스에도 적용하고 있다.

각국에서 이루어지는 의료 질에 대한 논의와 평가를 위한 인증제도와 관련하여 국제적인 모임이 결성되었다. 1984년 스웨덴에서 처음으로 전문가들이 모여 The International Society for Quality in Health Care(ISQua) 국제 컨퍼런스를 개최하고, 이어 같은 해에 이탈리아에서 제2차 ISQua 컨퍼런스를 개최하고 ISQua를 국제적인 기구로 설립하게 되었다. ISQua는 환자안전과 의료 질의 향상을 목표로 활동하고 있으며 2015년 현재 100여개 국가가 참여하고 있다. ISQua는 세계 각국의 인증제도의 타당성을 검증해주고 있는데 세 가지 영역(인증기구의 조직, 인증기준, 조사원 훈련)에서 별도의 인증을 하며, 학술지 발간과 국제 컨퍼런스를 매년 개최하고 있다(www.isqua.org, 2015).

3. 의료의 질에 대한 정의

1) 정의

의료의 질에 관한 문헌은 광범위하여 체계화하기가 매우 어렵다. 학문적인 패러다임에 따라 질은 다른 용어, 다른 명칭, 다른 모형으로 이해되고 있다. 의료 질 관리시스템을 이해하기 위해서는 질에 대한 핵심 개념, 다양한 시각, 측정 도구, 그리고 의사결정 참여자에 대한 이해가 필요하다(Legido-Quigly et al., 2008).

1966년 의료 질에 관하여 Donabedian은 유명한 논문을 발표하여 의료의 질을 정의하고, 구조(환자를 진료하기 위한 인적, 물적인 특성), 과정(서비스의 제공 방법), 산출물(서비스 제공의 결과)의 세 가지 영역을 제시하였다. 의료기관 신임기구는 이 논문의 제안인 구조, 과정, 산출물의 모형을 받아들여 오늘날에 이르고 있다(Luce et al., 1994).

---

3) 2017년에는 Clinical Service Accreditation을 집행하는 조직으로 CSAA(Clinical Service Accreditation Alliance)가 있었으며, 이를 이끌고 있는 조직으로 HQIP가 있었는데, 2018년에는 CSAA website가 없어지고, HQIP website에 CSAA에 대한 설명이 나오고 있어 아마 HQIP의 내부조직으로 통합되었을 것 같다.

1980년에는 Donabedian은 자신의 정의를 발전시켜 "질은 합법적인 수단에 의하여 원하는 목표를 달성하는 능력"으로 "의료의 질은 의료 제공의 모든 과정에서 기대 손실과 기대 이득의 균형을 고려하여, 환자 후생의 포괄적 척도를 극대화하는 의료"로 정의하였다. 그는 의료 질 평가에 앞서 금전적 비용을 얼마만큼 고려할지 여부가 필요하다고 하였다. 이러한 고려에 따라 그는 의료의 질을 최적주의(optimalist specification)와 극대주의(maximalist specification)로 구분하였다. 극대주의는 금전적 비용은 무시하고 건강을 가장 많이 개선할 수 있을 것으로 기대되는 수준의 의료를 최고의 질로 정의하였다. 반면에 최적주의에서는 건강을 크게 개선시키지 못하는 비싼 의료는 배제해야 한다고 정의하였다. 당초 Donabedian은 극대주의 관점에서 의료의 질을 정의하였으나, 훗날에는 가치 개념을 도입하여 의료의 질은 주어진 투입물이 가용할 때 최대가 되는 최적주의로 정의하였다(Legido-Quigly et al., 2008).

Donabedian을 비롯한 다양한 의료의 질에 대한 정의는 [표 12-1]에 수록하였다. 미국에서 광범위한 영향력을 갖는 의학연구원(Institute of Medicine, IOM)이 1990년에 의료 질에 관하여 정의를 내린 바 있다. IOM이 내린 정의는 미국의 보건부(DHHS), 의료기관 인증기구(JACHO, 후에 JC가 되었음), 의료 질 보장 국가위원회(National Committee for Quality Assurance) 및 사회의료보험청(Center for Medicare and Medicaid Services, CMS)에서 채택하고 있다(Edinger, 2000). 1974년에 이미 IOM에서 질 보장

[표 12-1] 다양한 의료의 질 정의

저자/기관	정의
Donabedian(1980)	의료의 질은 의료 제공의 모든 과정에서 기대 손실과 기대 이득의 균형을 고려하여, 환자 후생의 포괄적 척도를 극대화하는 의료
IOM(1990)	의료의 질은 현재의 의료지식으로 개인이나 집단이 원하는 건강수준을 달성할 수 있는 정도
Dept. of Health, UK (1997)	의료의 질은 필요한 것(what)을, 필요로 하는 사람(to whom)에게 필요한 시간(when)에 바로 시행하는 것(doing thing right first time)을 의미
Council of Europe (1997)	의료의 질은 현재의 의료지식으로 환자들이 바라는 결과는 증가시키고 바라지 않는 결과는 최소화시킬 수 있도록 제공하는 의료
WHO(2000)	의료의 질은 인간들의 합리적인 기대에 반응하면서 건강수준 향상이라는 의료체계의 본질적인 목표를 달성할 수 있는 의료

출처: Legido-Quigly et al.(2008)

의 제1차적 목표는 “개인이나 사회가 사용할 수 있는 자원의 범위 내에서 사람들의 만족과 건강을 향상시키는데 유효한 의료서비스를 만드는 것”으로 서술하였다. IOM은 18개 관점에 따라 의료 질에 관한 100개의 매개변수(parameters)를 검토하여 의료 질에 관하여 정의하였다. Donabedian의 정의와 비교할 때 IOM은 의료 질 보장의 목표를 환자 후생의 극대화에서 건강수준의 향상으로 좁혔다는 것이 중요하다(Evans et al., 2001).

수년에 걸쳐 미국외과학회와 병원신임기구에서 질을 평가하기 위하여 의무기록을 검토하였다. 비조직적이고 주관적인 동료들의 검토(peer review)로부터 1970년대 의료 질에 대한 검사(audits)가 발전하여 표준적인 산출물 조사에 외과수술 건수, 수혈 사용, 항생제 사용, 지원적 서비스 사용 등이 포함되었다. 병원신임기구에서는 의사들을 신임하고 임상적인 특권을 묘사하는데 이러한 조사가 사용되어야 하는지에 대하여 의문을 표하였다. 1979년에 병원신임기구는 몇 가지 검사 요구(audit requirements)를 삭제하고 병원에 널리 적용할 수 있는 질 보장 프로그램(hospital-wide quality assurance programs)으로 대체하였다. 병원신임기구에서는 그 후 질 보장에서 질 평가 및 개선 프로그램(quality assessment and improvement program)으로 범위를 확대하였으며, 새로운 질 평가 도구들을 개발하여 사용하였다. 병원신임기구는 일반 기업에서 사용되는 CQI (continuous quality improvement)를 채택하여 다학제적인 접근을 시도하였다(Luce et al., 1994).

2) 의료 질의 다면적 관점

의료 질은 어떠한 관점(dimensions)에서 보느냐에 따라 달리 정의할 수 있다. 다양한 문헌에 등장하는 질의 관점을 보면 효과성(effectiveness), 효율성(efficiency), 접근성(access), 안전성(safety), 형평성(equity), 적절성(appropriateness), 시의성(timeliness), 수용성(acceptability), 반응성(responsiveness) 혹은 환자 중심성(patient-centeredness), 만족감(satisfaction), 건강향상(health improvement), 지속성(continuity) 등이 있다. 이러한 다면적 관점들은 포괄적이지도 않지만 상호 배타적이지도 않다. 의료 질을 정의하는 다면적 관점들을 정리하면 [표 12-2]와 같다.

효과성과 효율성은 의료 질을 정의하는 모든 자료에서 언급하는 관점이다. 효과성은 환자에게 제공된 의료서비스가 의도하는 결과를 나타내느냐의 관점이다. 효율성은 최소자원을 사용하고 효과를 얻는 정도를 의미한다. 접근성은 IOM(2001)을 제외하고는 모두 언급하는 질의 관점인데, 접근성은 필요한 서비스를 얻게 된 사람의 비율로 측정한다. 즉

[표 12-2] 의료 질의 다면적 관점 (×는 해당됨을 의미)

질 관점지	Donabedian (1988)	Maxwell (1992)	DOH, UK (1997)	Council of Europe (1997)	IOM (2001)	JCAHO (2006)
효과성	×	×	×	×	×	×
효율성	×	×	×	×	×	×
접근성	×	×	×	×		×
안전성	×			×	×	×
형평성	×	×	(×)		×	
적절성	×	×		×		×
시의성			×		×	×
수용성		×		×		
반응성		주 1)			주 2)	
만족도			(×)	×		
건강향상	×		×			
기타		주 3)		주 4)	주 5)	주 6)

주: 1) 선택을 위한 정보(choice information)
2) 환자 중심(patient-centered)
3) 기술적 능력, 적절성(relevance)
4) 효험(efficacy)
5) 위험의 지속적 감소
6) 가용성(availability), 예방과 조기 발견(prevention/early detection)

출처: Legido-Quigly et al.(2008)(필자가 일부 수정하였음)

필요한 시점에서 필요로 하는 사람에게 서비스가 제대로 제공되었는지 여부로 접근성을 측정하고 있다.

안전성은 의료서비스 제공에 따른 위험의 감소와 관련되는 것으로 의료 질 정의에 중요한 요소가 된다. IOM에 의하면 환자안전은 의료서비스 제공에 따른 우발적 사고나 의료과오(medical error)에서 벗어나는 것을 의미한다. 환자안전은 전통적으로 의료 질의 다면적 관점의 하나로 간주되어 왔는데 점차 중요성이 커져 전반적인 질의 결정적 요소가 되었다. 그 결과 최근에는 환자안전에 관한 정책 논쟁이 의료 질의 본류를 형성하게 만들었다. 형평성도 의료 질을 설명하는 하나의 관점으로 간주되기도 한다. 그런데 형평(equity)은 균등(equality)과 다른 개념인데 혼동하여 사용하는 경우가 많다.

균등은 누구나 동일해야 하는 것이지만 형평은 공평(fairness)과 관련이 된다. 형평이란 어떤 개인이 다른 사람보다도 더 많은 의료를 누릴 수 있어도 된다는 것이다. 이 경우는 그 사람의 특정한 필요도(needs)나 혹은 편익에 대한 능력의 차이가 인정될 경우이다(Legido-Quigly et al., 2008).

이상에서 언급한 관점 이외의 것은 주로 환자들의 의료적, 사회적 및 열망하는 필요도를 충족시키려는 정도와 관련이 된다. 즉 적절성은 의료서비스가 환자의 필요도에 얼마나 잘 부응하느냐에 관한 것이다. 시의성은 합당한 시간 내에 의료서비스가 제공되느냐에 관한 것이다. 수용성은 제공된 서비스가 얼마나 인간적이며 사려 깊게 제공되느냐에 관한 것이며, 반응성 또는 환자중심은 개인 및 사회의 선호와 가치관이 고려된 정도에 관한 것이다. 만족도는 의료서비스나 건강향상이 환자의 기대에 부응하느냐와 관련되며, 연속성은 환자가 후송되는 단계에서 의료서비스가 끊어지는 일 없이 제공되느냐에 관한 것이다(Legido-Quigly et al., 2008).

이와 같이 의료 질의 다면적인 측면에 대한 이해가 매우 중요하다. 왜냐하면 어떤 국가가 의료정책을 수립함에 있어서 의료 질의 다양하고 합리적인 기대들을 이해하고 다면적인 측면을 조화시켜 균형적이고 반응성이 빠른 의료체계로 만드는 것이 중요한 정책과제가 되기 때문이다(Shaw and Kalo, 2002).

3) 의료 질 수준의 분류

의료 질의 수준(levels)을 분류하는데 네 가지의 접근방법이 있다. 질의 수준은 완벽하고 포괄적인 분석을 통한 수준 분류에서부터 환자안전에 적용되는 규제 수준에 따른 분류에 이르기까지 다양하다(Legido-Quigly et al., 2008).

먼저 Saturno et al.(1997)은 의료서비스의 제공과 관련하여 [그림 12-1]에서 볼 수 있는 바와 같이 세 가지의 수준으로 분류하였다. 첫 번째 수준은 질의 일반적 개념과 관련하여 의료체계 내의 모든 서비스, 사용되는 여러 가지 물적 투입물(의약품, 의료장비 등), 그리고 모든 의료기관에 적용되는 질 개념이다. 두 번째 수준은 특정 서비스군에 적용되는 질 개념이다. 세 번째 수준은 의료기관 내에서 생산되는 특정 서비스 또는 생산물에 적용되는 질 개념이다.

Council of Europe(1997)은 의료체계의 행정적 계층을 고려하여 [그림 12-2]에서와 같이 네 가지 수준의 분류를 택하고 있다. 첫째는 중앙(정부) 수준에 적용되는 질 개념이다. 둘째는 병원, 재가 의료(home care)를 위한 지방 또는 지역조직체, 연계・협력의료

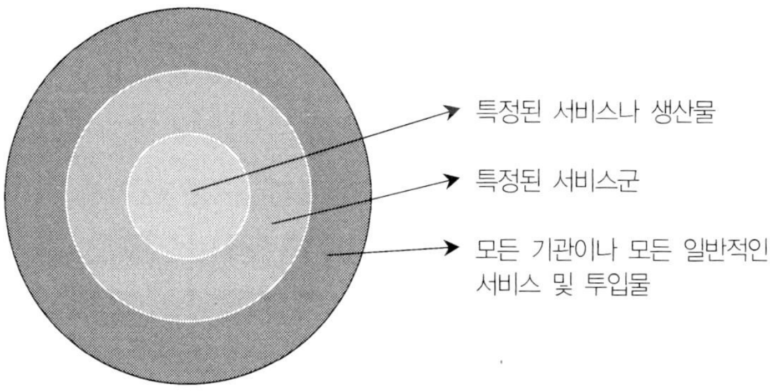

출처: Saturno et al.(1997)

[그림 12-1] 질이 개념에서 세 가지 수준

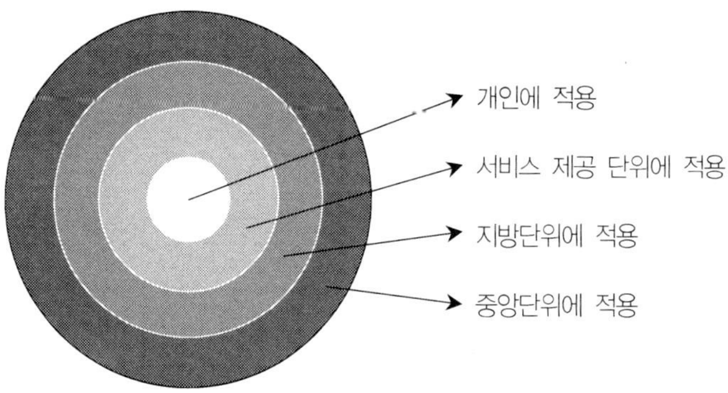

출처: Council of Europe(1997)

[그림 12-2] 의료체계의 행정적 계층을 고려한 질의 수준

(collaboration practices) 등에 적용되는 질 개념이다. 셋째는 서비스 제공 단위(practice team, hospital unit)에 적용되는 질 개념이다. 넷째는 의료서비스 제공자 개인에게 적용되는 질 개념이다.

Donabedian(1988)은 의료서비스를 제공하는 의료기관(settings)이나 의료서비스 제공 과정에 관련되는 참여자(환자, 제공자, 지역사회)를 고려하여 질의 수준을 [그림 12-

3]에서와 같이 네 단계로 분류하였다. 첫째는 의사나 다른 제공자에 의하여 제공되는 서비스를 핵심으로 하는 질의 개념이다. 여기에는 기술적인 성과와 인간관계의 관리라는 두 가지 성과(performance) 요소로 정의된다. 기술적 요소란 필요한 서비스를 제공하기 위하여 지식과 판단력이 제대로 수행되었는지에 대한 기술로 최고의 의료행위(best practice)와 비교되어 평가되는 질의 개념이다. 인간관계 요소란 기술적 의료가 수행되는 방법 및 성공 여부와 관련되는 것으로 질의 평가에서 흔히 놓치고 있는 요소이다. 둘째는 서비스를 제공하는 의료기관(settings)의 바람직한 속성과 관련한 쾌적성(amenity)에 대한 질의 개념이다. 셋째는 의료서비스의 실제 제공 과정에서 환자와 제공자 간에 함께하는 책무에 관한 것이다. 넷째는 지역사회에서 받아들여지는 의료 전반에 관한 것으로 의료 질 수준의 사회적인 분배 문제와 관련된다.

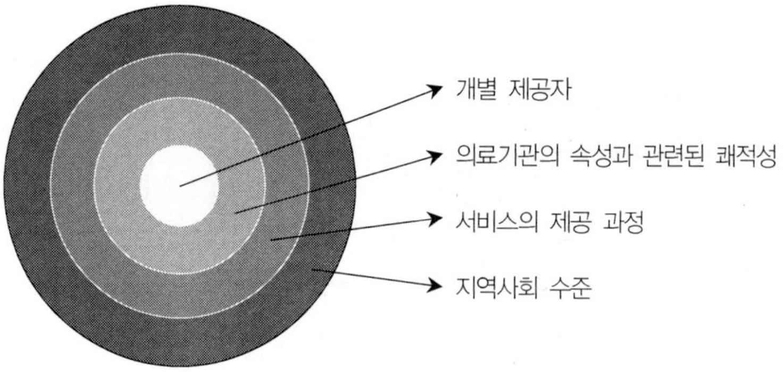

출처: Donabedian(1988)

[그림 12-3] 질 개선의 조직화된 수준

마지막으로 Braithwaite et al.(2005)은 환자 안전에 적용될 규제의 수준과 관련하여 [그림 12-4]에서와 같이 피라미드 형태로 하여 네 가지로 분류하였다. 피라미드의 제일 아래 단계에는 시장 메커니즘에 의한 규제로 의료의 질을 유도하는 지불제도가 있으며, 두 번째 단계에는 임상적 절차(clinical protocol)와 같은 자발적 순응 또는 표준화(industry standards)에 의한 자율적 규제에 의한 질 관리이며, 세 번째 단계는 더 강한 규제(meta-regulation)를 통한 질 관리(compulsory incidence reporting)이다. 마지막 단계는 명령과 통제(command and control) 방식에 따른 형사적 처벌에 의한 질 관리(criminal penalties)이다.

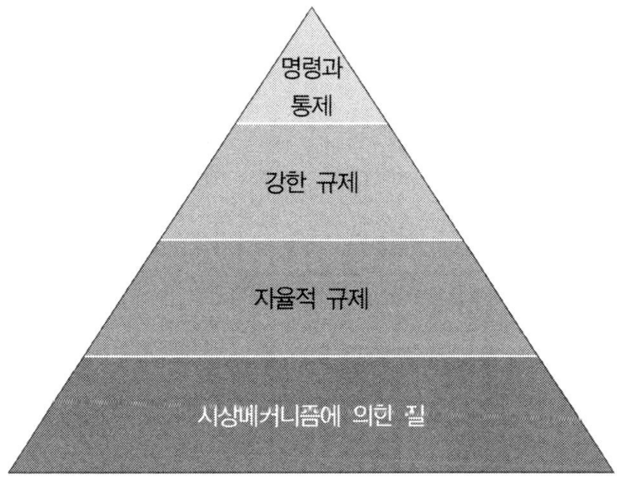

출처: Braithwaite et al.(2005)

[그림 12-4] 규제 피라미드와 의료의 안전 및 질

4) 질 평가의 틀

Donabedian은 의료의 질을 평가함에 있어서 구조, 과정, 산출물이라는 틀을 개발하여 이 분야의 선구적 역할을 하였다. 그는 '좋은(good)' 구조는 좋은 과정으로 이끌 확률을 높이고, 좋은 과정은 좋은 산출물로 연결될 확률을 증가시킨다고 주장하였다(Donabedian, 1988). Donabedian이 이야기하는 구조란 의료를 제공하는 의료기관의 속성으로써 투입물(input)과 같은 것으로 물적 자원(시설, 장비, 자본, 의약품 등), 지적 자원(의학지식과 정보시스템), 인적 자원(의료인력)을 내포하는 것이다. 과정이란 의료서비스를 제공하고 서비스를 받기 위하여 자원을 사용하는 것을 말하며 여기에는 환자와 관련되는 과정(의료서비스 제공 비율과 환자 의뢰 비율)과 조직의 측면(의약품 제공, 환자 대기 관리, 의사 지불방법, 재정 조달 등)이 있다. 산출물은 의료서비스의 효과로써 즉시적 산출 효과로는 혈압, 체중, 개인의 안녕, 신체적인 능력, 대항 능력(coping ability), 지식의 향상 등이 있으며, 최종 산출 효과로는 사망률, 유병률, 장애, 삶의 질을 포함하는 건강향상을 들 수 있다.

Shaw and Kalo(2002)는 Donabedian의 세 가지의 틀을 보다 구체화하여 [표 12-3]에

서 볼 수 있는 바와 같이 의료 질 평가를 위한 세부적인 측면을 제시하였다. Donabedian의 정의는 매우 포괄적이어서 현실에 적용하는데 한계가 있다. 전통적으로 의료 질의 평가는 주로 구조적인 측면에 중점을 두어, 의사의 자격이나 경험, 의약품이나 의료장비 사용의 승인 여부 그리고 방사선 노출의 감소와 같은 점을 평가하였다. 최근에는 서비스의 적절성이나 환자안전과 같은 서비스 제공 과정을 평가하는데 주력하고 있다. 그리고 질의 최종적인 목표인 산출물을 평가하기 위한 척도 개발에 노력을 기울이고 있다.

[표 12-3] 의료 질 평가의 세부적 측면

질의 요소	의료 질의 세부적 측면
구조(투입물)	• 의료자원이 필요한 시점에, 필요한 장소에서 필요로 하는 사람에게 어떻게 배분되느냐(접근성) • 비용과 편익 분담의 공평성(형평성)
과정	• 어떻게 의료자원이 활용되느냐(stewardship) • 시간과 자원의 사용(효율성) • 낭비 방지(절약) • 위험 감소(안전) • 근거 중심 서비스(적절성) • 환자 중심 의료(지속성) • public/patient information(선택, 투명성, 책무성)
산출물	• population health(건강향상) • 임상적 결과(효과성) • 대중과 직원의 기대 충족(비용-편익)

출처: Shaw and Kalo(2002)

그러나 과정과 산출물 측정의 상대적인 장점에 대해서는 논란이 있다. Brook et al.(2000)은 과정 평가가 산출물 평가에 비하여 의료 질의 측정에 보다 직접적이라는 점을 주장한다. 왜냐하면 의료서비스 제공의 결과(산출물)가 나쁘다는 것은 반드시 서비스 제공이 잘못됨으로써 초래되는 것만은 아니기 때문이다. 그래서 의사들은 과정 평가를 더욱 중시한다. 결과(산출물) 지표인 건강향상의 경우, 의료서비스 제공의 과정이 좌우하기 보다는 영양, 환경, 생활습관과 같은 요인이 더욱 크게 작용[4]하기 때문에 결과(산출물)로 의료의 질을 평가하는 것은 한계가 있다. 그리고 의료서비스를 제공받고 이것이 건강향

4) 건강수준에 의료가 제한적인 역할 밖에 하지 못한다는 점은 이미 제6장에서 밝힌 바가 있다.

상으로 연결되기 까지는 상당한 시간이 소요되는 점도 산출물을 의료 질의 지표로 하는데 한계로 작용한다(Legido-Quigly et al., 2008).

4. 의료 질과 관련된 과제

1) 질 측정의 표준화

의료 질 분야에서 매우 중요한 과제의 하나는 성과 측정의 표준화 문제이다. 만약 의사집단이 의료 질에 관한 수없이 다양한 조사에 응답을 해야 할 경우, 편익보다는 조사에 들어가는 비용부담이 더 커질 수 있다. 이렇게 되면 환자 진료에 들어가야 할 값비싼 자원이 의료 질 조사에 들어가게 되어 오히려 의료 질에 역행하는 문제가 발생한다. 이러한 일은 의료 질을 평가한 노력이 환자 진료의 편익으로 기록되지 않을 때 일어난다. 그리하여 미국에서는 1990년 NCQA(The National Committee for Quality Assurance)가 설립되어 보험회사들이 제공한 의료 질의 척도로 HEDIS[5](The Healthcare Effectiveness Data and Information Set)를 개발하는 업무를 하고 있다. 즉 NCQA는 광범위한 영역의 의료기관이 제공하는 의료의 질의 표준적인 척도와 의료기관의 성과 척도를 개발하는 업무를 수행하고 있는데 2015년 현재 미국 보험회사의 90% 이상이 HEDIS 자료를 사용하고 있다. HEDIS 척도는 주로 임상의사와 질에 관한 통계방법론 전문가들에 의하여 개발되었으며, 초기에는 외래 진료 과정에 초점을 두었으나 점차 범위를 확대하여 산출물 평가척도를 포함시켰고, 현재는 환자의 만족도 및 건강상태에 대한 척도도 포함시켰다(Weingarten, 2002).

2) 환자안전과 의료 질

환자안전 문제는 전반적인 의료 질에 있어서 핵심적 요소로 부각되어 왔다. 환자안전 문제에 대해서는 미국이 선구적 위치에 있으며, 두 가지 보고서가 중요한 역할을 하였다. 첫째는 하버드 의과대학의 Leape et al.(1991)이 펴낸 Harvard Medical Practice Study 결과를 다룬 논문이다. 이 논문은 병원 입원 환자의 3.7%가 부작용(adverse events)을 경험하였고, 부작용의 27.6%가 의료과오에 기인한다는 내용이었다.

---

5) HEDIS를 문헌에 따라서는 Health Plan Employer and Data Information Set으로 부르기도 한다(Weingarten, 2002).

두 번째로 더욱 충격적인 것은 미국 의학연구원에서 발간한 의료과오에 관한 보고서였다. 1999년 미국의 의학연구원(Institute of Medicine, IOM)에서는 의료과오에 관한 보고서(To Err is Human: Building a Safer Health System)를 발간하면서 예방 가능한 의료과오로 매년 병원에서 사망하는 사람이 44,000명에서 98,000명이나 된다고 하면서 이 숫자는 자동차 사고, 유방암, AIDS로 사망하는 숫자보다도 많다는 것이다. 이 보고서에 뒤이어 영국 보건부(Department of Health, UK)는 2000년 NHS 병원에 입원하는 환자의 약 10%가 부작용을 경험하는데, 환자에게 위해를 주는 부작용 경험자가 연간 85만 명에 이르는 것으로 추산하였다(Legido-Quigly et al., 2008).

그리하여 EU에서는 2005년도의 주요 주제로 환자안전을 채택하였고, 2006년에는 환자안전에 대한 권고사항을 발표하였다. 이러한 행동은 2004년 WHO가 환자안전에 관한 범세계적 협력을 위한 행동강령을 발표한 것에 근거하고 있다. 환자안전에 대한 정책 아젠다는 점차 가시화되었으나 실천에는 여전히 한계가 있는 것 같다. 의료의 부작용을 방지하는 정책적 개입이 성공하기 위해서는 의료체계 전반에 걸친 행동이 필요하다. 환자안전을 위한 최근의 논점은 개인 의료공급자의 부주의나 낮은 성과보다는 의료공급체계상의 다양한 문제점들이 부작용을 일으키는 원인이 된다는 점이다. 따라서 환자안전을 위한 대책들도 의료과오에 대한 보고시스템의 확립, 의료과오에 관한 데이터베이스 구축 운영, 위험 관리자(risk manager)의 고용, 내부 고발자의 보호 등이 제시되고 있다(Legido-Quigly et al., 2008).

또 다른 환자안전과 관련된 주제는 Health IT와의 관계이다. Health IT가 적절히 설계되어 사용된다면 의사들의 성과를 향상시키고, 관리운영비를 절감하며, 환자안전을 더 강화시킬 수 있다는 것이다. 그러나 미국 의학연구원(IOM)의 연구로는 Health IT가 환자안전을 향상시킨다는 확정적인 결론은 내리지 못하지만, 투약과 같은 영역에서의 환자안전은 Health IT가 기여한다고 보고 있다. Health IT가 부실하게 설계된 경우(poorly designed)에는 오히려 환자에게 위해가 된다는 것이다. IOM에서는 IT가 환자안전에 기여하기 위해서는 IT 기술 한 가지만 보지 말고 진료 과정, 환자, 외부환경, 의료기관의 조직 등을 모두 포함하는 시스템으로 접근해야 하며, 부작용에 관한 보고 등을 통하여 자료를 공유하고, 환자안전에 대한 기준, 척도 등을 개선하며, 안전에 대한 책임소재 등을 명확히 하는 조치 등이 수반되어야 한다는 것이다(IOM, 2011).

3) 진료지침서(Practice Guideline)와 의료 질

의료에 관한 연구들이 다룬 의료서비스 제공의 문제점들로는 의료서비스 제공 방법이 너무 다양하여 부적절한 서비스가 제공되거나 제공되는 서비스가 최적의 서비스와 거리가 멀어 질이 보장될 수 없다는 것이다. 이러한 문제는 진료지침서(practice guideline)와 임상적 절차(clinical protocol)가 없기 때문에 발생한다는 것이다. 진료지침서란 의사에게 체계화된 의료지식을 제공하여 적절한 진료를 할 수 있도록 개발되는 참고서라 할 수 있다. 즉 진료지침서는 특정 진료 환경에서 의사가 적절한 치료 방법을 결정할 수 있게 체계적으로 개발된 설명서로 정의할 수 있다(Field, 1990). 지침서는 통상적인 질병이나 조건을 갖춘 환자에게 가장 최적의 치료를 할 수 있는 가용한 과학적 지식을 집적한 설명서가 된다(Weingarten, 2002).

진료지침서를 만드는 방법은 다양하지만 가장 선호되는 것이 가용한 의료지식을 모두 모아서 만드는 근거 기반 지침서(evidenced-based guidelines)이다. 어떤 지침서들은 전문의사의 의견만 듣고 과학적 근거는 입증하지 못한 것도 많다. 근거 기반 지침서는 많은 임상의사들이 받아들이고 있으며, 또한 의사, 간호사, 약사들의 교육에도 활용되고 있다. 근거 기반 지침서가 갖추어야 할 바람직한 속성은 다음과 같다(Weingarten, 2002).

① 지침서를 만드는 목적을 명확히 해야 한다.
② 지침서 내용은 자주 검토하여 개정해야 한다.
③ 지침서는 임상에서의 미묘한 차이를 충분히 감안하여 융통성(flexibility)이 있어야 한다.
④ 지침서는 누구든지 따라할 수 있도록 쉽게 만들어야 한다.
⑤ 지침서는 의료기관이나 지역에 따라 다르게 활용할 수 있도록 만들어야 한다.
⑥ 지침서는 진료의 산출물에서 개선이 이루어질 수 있는지를 보여줄 수 있어야 한다. 산출물은 유병률, 사망률, 건강수준, 삶의 질, 환자만족도, 의료비 등이다.

근거 기반 진료지침서가 많은 의사들로부터 환영을 받고 있지만 여전히 많은 임상진료는 과학적 근거로 뒷받침하기 어려운 것도 있어 지침서도 한계가 있다. 진료지침서를 지지하는 사람들은 진료지침서가 임상적 의사결정을 도우고, 적절치 못한 진료를 줄이고, 의료 질을 향상시키며 의료비 절감에도 기여한다고 믿고 있다.

그러나 비판도 많다. 지침서에 대한 열망으로 진료의 내용을 너무 단순화시켜 의료의 다원적인 기술을 평가 절하시키고, 의사의 자주성(autonomy)과 진료의 자유(clinical freedom)

를 제약한다는 것이다. 많은 진료지침서가 있어도 수용성, 신뢰성, 지침서의 질이 너무 다양하다는 문제가 있다. 그 가운데서 의사들의 신뢰가 가장 높은 것은 전문 의학회에서 만든 지침서이며, 보험회사가 만든 것이 신뢰성이 가장 낮다(Weingarten, 2002).

이러한 비판에도 불구하고 진료지침서는 가용한 과학적인 근거를 기반으로 진료에서 원치 않는 변이를 줄이고 효과적인 방법으로 사용하여 의료 수준을 향상시키고 진료에서의 의사들의 책무성을 높이는데 기여한다는 것이다.

제2절 의료 질 관리와 전략적 구매6)

1. 의료체계의 성과 향상과 전략적 구매

의료 질 관리에 중요한 것은 건강보험의 구매 기능을 통한 전략적 구매이다. 더 좋은 질의 의료서비스를 제공할 수 있는 열쇠는 구매 메커니즘이며, 그 중심에 계약이 있다. 정책 수립자들은 구매를 단순하게 의료비를 보상하는 수단으로만 사용하지 않고 의료체계의 성과 향상에 활용하여 의료의 질과 효율을 제고하도록 활용해야 한다. 그러기 위해서 구매라는 도구를 사회가 원하는 목적이나 가치와 연결시킬 필요가 있다(Figueras, Robinson and Jakubowski, 2005).

1) 구매이론

이론적으로 구매제도의 도입이란 의료체계가 당면하는 다양한 과제들을 충족시키기 위함이다. 구매의 기능은 첫째, 전통적인 기획가들이 직면하였던 어려움인 계획과 자원의 배분을 어떻게 맞춰 나가느냐의 문제에 대한 해결책이 된다. 그리하여 대중들의 필요도, 계획, 우선순위와 재원의 배분에 대하여 구매를 통하여 연결시킬 수 있다. 둘째, 구매제도의 도입으로 명령과 통제형의 의료체계가 갖는 문제점인 관료제도의 경직성을 해결하

---

6) 이 절은 Figueras, Robinson and Jakubowski(2005)를 참고하여 정리하였다. 전략적 구매이론은 이미 제6장에서 필요도 관리 차원에서 설명하였다. 제6장에서는 전략적 구매이론의 등장 배경과 필요도 관리를 위한 전략계획, 구매예산, 보상의 규제, 계약의 규칙 등을 설명하였다. 여기서는 질 관리를 위하여 전략적 구매를 활용하는 방안을 중심으로 다루었다.

고 분권화, 병원의 자율경영, 성과에 따른 지불, 질 향상과 효율성의 제고와 같은 성과로 연결시킬 수 있다. 셋째는 구매제도의 도입은 구매자와 공급자간의 시장 경쟁을 가능하도록 만들어 시장 개념을 심었다(Figueras, Robinson and Jakubowski, 2005).

구매제도는 의료에서의 주인-대리인 관계(a principal-agent relationship)라는 대리인 이론에서 출발하는데 주인-대리인 관계는 세 가지 종류로 구분될 수 있다(Robinson, Jakubowski and Figueras, 2005). 첫째는 소비자(보험 가입자)와 제3의 지불자(보험자) 관계로 제3의 지불자가 대리인이 되며, 둘째는 구매자와 공급자간 간의 관계이다. 여기서는 제3의 지불자가 구매자로서 주인(principal)이 되며, 공급자가 대리인으로서 적정한 의료를 공급한다. 이 관계에서 중요한 것은 계약이다. 계약은 구매와 공급 활동을 조정하는 중심적 메커니즘이 되는데 여기에는 거래비용(transaction cost)이라는 대가가 필요하다. 셋째는 구매자가 정부를 대리하여 의료를 구매한다는 것이다. 정부는 국가의 의료정책에서 우선순위를 정하고 이를 충족시키는 것을 목표로 하는데 대리인인 제3의 지불자(구매자)를 앞세워 이러한 목표를 달성하게 되는 것이다. 이 관계에서 의료체계의 관리자 기능(stewardship 혹은 governance)을 하는 정부의 역할이 주목을 받는다.

구매와 관련되는 각 주체 내지는 구성 요소들이 갖추어야 할 내용을 간략히 살펴보기로 한다(Figueras, Robinson and Jakubowski, 2005). 첫째, 구매에서 중심 요소는 의료 이용자인 일반 대중이다. 구매자는 의료 이용자의 필요도나 원하는 바를 충족시키기 위하여 대리인이 된다. 대리인이 기능을 제대로 발휘하기 위해서는 이용자들의 필요도를 사정(assess needs)하여야 하며, 이용자들의 가치나 관점을 파악(ascertain the views and values)하여야 한다. 그리고 구매자의 책무성을 강화(enforce purchasers' accountability)하여야 하고 이용자들의 선택을 늘려(increase citizen choice)주어야 한다.

둘째, 구매에서 정부의 역할이다. 정부의 의료체계 관리자 기능(stewardship 혹은 governance)을 강화하기 위해서는 의료정책을 구매 결정으로 전환시킬 수 있어야 하며, 규제의 틀을 통합적으로 설정하고, 정부의 역량과 신뢰성을 강화시켜야 한다.

셋째, 구매의 중앙에 있는 계약을 비용-효과적으로 할 수 있어야 한다. 그러기 위해서는 계약을 계획(planning)과 연계시켜야 하며 계약이 근거 중심(evidence-based)으로 이루어져야 한다. 계약은 비용과 서비스 공급량을 토대로 하되 지불은 성과 중심(paying for performance)으로 할 수 있도록 해야 한다. 그리고 계약을 통하여 질을 향상시킬 수 있어야 하며 만성질병 및 공중보건과 관련해서는 계약범위를 별도로 설정해야 한다. 그리고 공급자들의 경쟁 여부도 검토되어야 한다.

2) 전략적 구매와 계약

WHO(2000)에서는 전략적 구매(strategic purchasing)를 의료체계의 성과 향상을 위한 중요한 대안으로 간주하고 있다. 그리하여 WHO는 구매자를 갖는 의료체계[7]에서는 수동적 구매(단순히 사후적으로 공급자에게 진료비를 지급하는 역할)에서 전략적 구매(누구로부터 어떻게 의료를 구매하는가에 대한 결정을 통하여 상황을 주도하는 구매)로 전환해야 함을 주장하였다. 전략적 구매의 핵심 역할을 하는 것이 계약이다. 계약은 구매자가 공급자를 움직이게 하는 핵심 수단이 된다. 계약은 제공해야 할 서비스가 무엇인지, 그리고 제공조건은 어떻게 되는지를 명확하게 할 수 있다. 계약은 공급자 측이든 구매자 측이든 예상하지 못한 사건에 직면했을 때 위험을 분산시킬 수 있는 방법도 된다(Robinson, Jakubowski and Figueras, 2005).

2. 구매자와 공급자 간의 계약

1) 계약의 역할

구매자(보험자)와 공급자(의료기관) 간의 관계를 정립하는데 중요한 수단이 계약이다. 건강보험제도(SHI)를 도입하고 있는 국가에서 계약은 다음과 같은 기능을 수행하여 의료공급의 기초가 된다(Duran et al., 2005). 첫째는 의료재원을 의료서비스의 산출물(output) 내지는 결과(outcome)로 연결하는 기능을 갖는다. 둘째는 구매자와 공급자가 져야 할 책임(responsibility)을 분명하게 하고 이것이 각 주체의 책무성(accountability)을 높이게 한다. 셋째는 구매자와 소비자에게 절실히 관련되는 서비스를 제공하는데 초점을 두게 된다. 넷째는 기간을 정하여 수요에 맞추어 의료공급이 이루어질 수 있도록 조정과 재협상이 주기적으로 이루어져야 한다.

---

7) 사회건강보험(SHI)은 구매자와 공급자가 분리(purchaser-provider split model)되어 있다. 국가공영제 의료(NHS나 RHS 모형)는 정부 재정으로 의료를 공급하기 때문에 구매자가 별도로 없고 구매자와 공급자가 정부로 통합(purchaser-provider integrate model)되어 있는 모형이다. 구매자가 별도로 없던 영국형의 공영제 국가들도 1990년대 의료개혁을 통하여 구매자와 공급자를 분리하는 모형으로 전환하였다.

2) 계약의 종류

(1) 시장 진입에 대한 계약

시장 진입에 대한 계약은 통상 장기 계약으로 한번 진입이 허용되면 특별한 사유가 없으면 장기적으로 유용하다. 진입을 위한 계약은 면허와 신임제도 등이 있다. 진입을 위한 계약은 의료 질의 최소수준을 보장하기 위하여 필요하며 이것은 서비스 제공에 관한 계약(process contract)을 위해서는 선행적으로 이루어져야 한다. 시장 진입 계약은 서비스에 대한 지불과 연계하지 않고 서비스 제공에 따른 의무적 사항에 대한 계약이다. 시장 진입 계약을 선택적으로 하면 이것이 요양기관계약제가 된다.

(2) 서비스 과정에 대한 계약

서비스 제공 과정에 대한 계약은 서비스 생산에 필요한 투입물(input)에 대한 계약, 성과(performance)에 대한 계약, 서비스(service)에 대한 계약으로 나누어진다. 투입물 계약은 의사나 간호사와 서비스 제공을 위한 시간 계약 등인데 이러한 것을 보험자와 공급자간에 명시적으로 하는 경우는 드물다.

투입물 계약의 대표적인 것이 성과에 대한 계약이다. 이를 위해서는 성과를 측정할 수 있는 지표를 설정하고, 의료의 안전성 지표를 포함시켜야 한다. 성과의 향상과 안전성을 위하여 임상적 절차(clinical protocol)를 따르도록 계약을 하면 된다.

서비스 계약은 매우 중요하며 이것은 앞에서 언급한 성과에 대한 계약으로 하면 된다. 서비스 계약형태로서는 일괄 계약(block contract), 비용과 서비스 총량 계약(cost and volume contract) 그리고 건당비용계약(cost-per-case contract)이 있다. 일괄 계약은 예산할당제나 총액계약제와 유사한 것이다. 비용과 서비스 총량 계약은 일괄 계약에 건당비용계약을 결합시킨 정교한 총액예산제로 간주할 수 있겠다. 건당비용계약은 미국에서 유행하다 2000년대에 와서는 유럽에서도 성행하는 DRGs 제도가 여기에 해당한다.

(3) 경쟁과 선택적 계약

구매자가 경쟁적인 공급자들 가운데 선택하여 계약하는 선택 계약제를 하게 되면 계약의 잠재 능력을 크게 향상시킬 수 있다. 유럽의 많은 국가들이 선택적 계약을 할 수 있도록 법에서는 명기하고 있으나 현실적인 장애가 많아 네덜란드를 제외하고는 선택 계약보다는 단체 계약을 하고 있다[8]. 네덜란드는 1992년 이후 보험자는 의료기관을 선택적으로 계약하고 있다. 그러나 보험의료 수가에 관해서는 정부의 통제를 받는다. 네덜란드의 선택 계약 경험은 의료자원이 과잉된 국가에서는 유용하다. 그래서 대기가 이루어지는 서비스에 대해서는 계약을 거부하기가 현실적으로 불가능하다. 선택 계약이라 하여 의료공급자들의 시장 진입을 막는 것은 아니다. 독일도 2003년부터 선택 계약을 시도하였지만 의사 단체의 반대로 시행은 되지 못하고 있다.

단체 계약은 의사 협회와 보험자간의 구매자–공급자 관계를 규제하게 된다. 공급자 단체와 보험자 간의 계약은 정부의 개입으로 개별 계약의 근거로 작용한다. 이것이 건강보험의 기본 계약(framework contract)이 된다. 기본 계약은 계약이 초래하는 사회적인 거래비용을 줄이면서 안전한 계약관계를 위한 관리의 틀이 된다. 그 대신에 쌍방독점(bilateral monopoly)의 위험은 증가된다(Duran et al., 2005). 계약에 의한 서비스 공급이 원활하게 제공되려면 인센티브와 벌칙이 필수적으로 따르게 된다.

3. 의료 질 향상과 계약[9)]

1) 구매에서 의료 질의 중요성

앞에서는 의료서비스의 구매자와 공급자의 분리된 의료시스템에서 구매에 관하여 주로 살펴보았다. 여기서는 의료서비스의 질을 향상시키기 위한 구매라는 또 다른 중요한 측면을 살펴보기로 한다. 의료 질 향상을 위한 구매의 우선적 목표는 경제적인데 있다. 즉 질 높은 의료서비스 구매의 목표는 의료체계의 효율성을 제고하고 행정적(또는 관료적)인 경직성을 제거하는데 있다. 여기서 잊지 말아야 할 중요한 사실은 의료의 질이 효율성의 한 구성 요소라는 점이다(quality is an integral component of efficiency).

대중들의 건강수준을 향상시키는 목적으로 의료 질을 구매하기 위해서는 새로운 개념적인 틀을 개발해야 한다. 의료 질을 효율성과 연관시키지 않고는 효율성을 측정할 수 없다. 만약 의료체계의 성과를 향상시키는 것이 구매의 목적이라면 의료의 질을 반드시 향상시켜야 하며 이것이 의료서비스의 최종 산출물로 나타나야만 한다. 의료 질이 투입물

---

8) 이것은 구매자가 의료기관을 선택하여 계약하지 않는다는 의미이지, 의료공급자가 무조건 보험자(구매자)와 의료공급을 계약해야 한다는 의미는 아니다. 즉 의료기관은 보험환자를 받지 않고도 생존이 가능하면 자비부담병원(이것이 진정한 의미의 private practice 임)으로 남을 수 있다. 유럽의 영리병원 가운데 상당수는 보험환자를 받지 않고 자비부담 환자만 받고 있다.

9) 이 항은 Velasco-Garrido et al.(2005)을 주로 참고하였다.

과 산출물을 연결시키는 핵심적인 지표인 것이다. 건강 산출물을 향상시키기 위해서 구매는 의료서비스의 질을 향상시키는데 초점을 두어야 한다.

유럽 여러 나라에서도 의료 질 향상을 위하여 다양한 수단들이 동원되는데 대표적인 수단을 보면 의료기관 인증제도, TQM(total quality management)과 같은 병원에서의 질 관리 프로그램 등이 있다. 그러나 가장 핵심적인 질 향상 수단은 구매를 통하여 달성할 수 있다. 구매를 통한 질 향상은 이미 앞에서 언급한 바와 같이 전략적 구매의 핵심적 기능이었다. 먼저 구매를 위하여 의료 질의 지표를 설정하고 계약을 통하여 질 향상을 실천하는 것이다.

2) 구매와 관련된 의료 질의 기본 틀

구매와 관련된 의료 질의 기본 틀이란 건강 산출물의 향상과 의료 질의 향상이 같은 개념이라는 점을 인식하는 것이다. 여기에는 의료 질의 중요한 측면인 효과적인 의료서비스는 과학적인 지식과 연계되고 있다는 점이다. 질 높은 의료란 의료서비스가 필요한 사람에게 필요한 시점에 필요한 장소에서 제공되는 것을 의미한다. 질의 향상이란 '최상의 임상서비스'를 정의하고, 정의된 최상의 서비스를 따르기 위하여 근거 중심 서비스를 일상적으로 제공하는 것을 의미한다. 최상의 서비스란 근거 중심의 임상적인 진료지침(clinical practice guidelines)이나 근거 중심의 권장(recommendations)을 따르는 것이다. 의료 질의 향상은 연구결과가 임상서비스(from research into practice)로 제공된 후 이 서비스가 효과적이라는 근거를 가질 때 이루어진다. 이와 같은 접근전략이 의료서비스 제공의 변이를 줄이고, 의료서비스의 적정성(과잉 사용, 과소 사용, 과오 사용을 없앰)을 제고시킬 것이다.

그런데 제공되는 의료의 질이란 단순히 과학적 근거가 있는 의료를 일상의 임상서비스로 전환한다고 향상될 수 있는 것은 아니다. 의료체계의 조직이나 시스템의 디자인과 같은 서비스 제공과정(process)의 문제로 제대로 성과를 내지 못하거나 원하는 결과를 산출하지 못하는 경우도 있다. 예컨대 의료과오는 서비스를 담당한 진료 의사의 잘못보다 의료기관의 구조적 문제나 시스템 디자인의 잘못으로 발생하는 경우도 많다(Cubanski and Kline, 2002). 그래서 TQM 이나 CQM(continuous quality improvement)과 같은 방법을 적용하여 마취에서의 사고를 획기적으로 줄이는 성과를 보이기도 하였다(Berwick, 2001).

의료체계가 단절적(discrete)으로 이루어지면 의료 질에 위협요인이 된다. 의료서비스의 연속성 결여는 피할 수 있는 만성질병에서의 합병증 인지를 늦추고, 중복적인 검사, 협력적인 진료의 결여는 물론 상치되는 진료마저 일으키게 된다. 장기 대기는 의료체계가 주는 의료 질에 대한 또 다른 위협이다. 이와 같이 의료 질은 다면적 개념을 지닌다. 의료의 구매를 위해서는 다면적 성격의 의료 질에 대한 측정이나 지표가 요구된다.

3) 구매를 통한 질 향상

(1) 계약을 통한 질 향상

구매자는 소비자와 공급자간의 중간 매개인 기능을 한다. 구매자는 공급자가 더 나은 건강을 생산하도록 유도하여 소비자(수요자)가 믿을 수 있도록 소비자를 대신하여 자원배분을 할 책임[10)]을 갖고 있다. 그래서 구매자는 공급자와 함께 의료 질을 향상시킬 책임이 분담되어 주어진다. 공급자의 의료 질에 대한 구매자로서의 책임은 계약을 통하여 실행되며, 질을 강화하는 방법이 사용된다. 계약에는 다음의 일들이 포함된다.

첫째, 계약을 체결하기 위하여 협상을 진행한다. 여기에는 적절한 수준의 질에 대한 충족 요건(접근성 및 가용성 포함)을 구체화하고, 의료 질에 대한 정보 수집에 있어서 공급자의 책임을 협의하여 정하는 것을 포함한다.

둘째, 계약을 모니터한다. 여기에는 공급자들의 의료 질에 대한 보고서를 접수하여 그 타당성을 검토하고, 검토 결과 질이 나쁜 의료 공급자에게는 적절한 조치를 취하는 일들이 포함된다. 또한 소비자들로부터 의료의 부작용(complaints)에 대한 불평을 직접 받고, 서비스 만족도에 대하여 소비자들로부터 피드백 받는 것들이 포함된다.

셋째, 계약을 검토한다. 여기에는 질 성과의 검토, 질 향상을 위한 공급자들의 행동 변화를 협의하고, 만약 공급자들의 질 향상이 받아들이기 어려운 정도라던가 다른 대안적 서비스가 있다면 계약을 변경하는 일들이 포함된다.

한편 계약을 위해서는 의료 질의 정의에 따른 구체화가 필요하다. 의료 질은 Donabedian이 제시한 세 가지 측면에서 앞의 [표 12-3]에서 설명한 바와 같이 질의 세부적인 측면을 구체화할 필요가 있다. 계약을 위하여 의료 질의 구조, 과정, 산출물(결과)에 대한 구체화는 [표 12-4]로 설명할 수 있다.

---

10) 시장경제에서는 자원배분 기능이 가격에 주어지기 때문에 자원배분 책임이 수요자에게 있다고 볼 수 있으나 의료보장에서는 구매자가 수요자 기능을 하여 자원배분의 책임을 갖는다.

[표 12-4] 계약을 위한 질의 구체화

질의 속성	질의 구비요건과 구체화
구조(structural)	내부 질 관리시스템의 작동 구체적인 의료기관 구조에 대한 요구 자료 수집 시스템의 작동
과정(process)	임상기반 표준의 설정(임상진료지침) 지표의 목표 설정(치료받은 환자 비율 등) 제공서비스의 최소량 설정
산출물(outcome)	건강 산출물의 목표 설정(몇 %의 환자에게 라는 목표) 환자 만족도 목표 설정

출처: Velasco-Garrido et al.(2005)

(2) 계약의 선행조건

계약에 선행하여 계약의 자격을 얻을 수 있는 조건들이 있다. 여기에는 면허(licensing), 자격(certification), 인증(accreditation) 등의 세 가지 제도가 있다. 이것은 공급자가 구매자와 계약의 자격을 얻기 위한 선행적인 조건이다. 계약의 선행조건이 되는 시장진입의 지격에 대하여 설명하면 [표 12-5]와 같다.

면허제도는 의료 공급자의 시장 접근에 대한 규제정책의 하나이다. 이것은 계약에 참여할 수 있는 최소한의 조건이다. 면허제도는 의료 질의 구조적 측면에 초점을 둔 조치로

[표 12-5] 계약의 선행적인 자격

구 분	면허(licensing)	자격(certification)	인증(accreditation)
적용 대상	의료기관, 의료인력	의료인력	의료기관
용도	진입 조건	전문적 신분 상환에도 적용 가능	의료기관의 상태 상환에도 적용 가능
목적	진입 제한	진입 제한과 기간 설정	원하는 수준의 질에 대한 소비자 확인
유효기간	없음	일정 기간	일정 기간
표준	구조의 최소 수준	구조 및 과정의 최소 수준	구조, 과정 및 결과의 달성 가능 최적 수준
성과 중심	없음	가끔	성과 중심
높은 질 지표	없음	제한적 범위	전부

출처: Velasco-Garrido et al.(2005)를 일부 조정하였음

국가의 관리기능(stewardship function)을 반영한 접근방안이다. 면허는 모니터 시스템에 사용되는 것은 아니며 의료 질 지표가 되는 것도 아니다. 의사가 되고자 한다면 면허가 조건이 된다.

자격제도는 법적으로 자율적 조건이며 단지 공급자가 특정 전문분야의 서비스를 제공하기를 원한다면 계약을 위한 선행조건이 된다. 자격은 교육이나 훈련의 표준적인 기준(구조 및 과정)을 토대로 주어진다. 자격은 일정기간 허용되는 것으로 기간이 지나면 자격을 갱신하여야 한다. 자격은 최소 수준의 요건에 초점을 두는 것으로 전문의제도는 자격에 속한다.

인증은 계약을 위한 좀 더 높은 단계의 요구조건이 된다. 이것은 구조적인 기준 외 성과(performance)에 관한 기준이 요구되고 있다. 인증제도는 의료기관의 성과 향상에 목적을 두고 있다. 인증에서는 기존의 자원으로 달성할 수 있는 최적 수준을 반영하는 기준에 따라 과정과 산출물이 평가된다. 인증을 위한 평가에서 강조하는 것은 무엇이 향상되었느냐, 지속적인 향상을 위한 공급자의 접근방법은 어떤 것이냐에 있다. 인증제도가 미국에서 시작될 때에는 독립적인 인증기구에 자율적 신청으로 인증평가가 이루어졌다. 그리하여 인증은 최적의 의료 질의 수준을 달성한데 대한 일종의 명예 또는 의료기관의 우수성에 대한 사회적 공인으로 간주되었다. 그런데 유럽으로 넘어와서 많은 나라들이 인증을 국가에서 담당하면서 강제적 제도로 전환하였고, 공적 구매자와 계약하기 위해서는 반드시 갖추어야 할 조건이 되면서 추가적인 면허제도(extra licensing)가 되었다.

의료기관들은 많은 투자를 하고, 수 개월간의 노력을 쏟고, 기준에 따른 과정을 수행하여 개선이 이루어졌다는 인증을 받았음에도 불구하고 장기적인 관점에서 이와 같은 개선이 의료의 질이나 산출물을 향상시켰다는 근거는 찾기 어렵다는 인증제도에 대한 비판도 있다.

4. 전략적 구매와 P4P

1) P4P의 등장 배경

P4P(pay for performance, 성과에 따른 지불) 프로그램은 대부분 국가에서 기존의 지불체계를 재정비하고 성과를 향상시키기 위한 전략적 구매에서 사용된다(Cashin et al., 2014). 비록 나라마다 다양한 형태로 사용되지만 P4P 프로그램의 공통적인 특성은

근거 중심의 진료지침서를 토대로 하는 질 높은 진료 과정, 예방적 서비스의 증가, 만성 질병에 대한 더 나은 관리, 환자의 치료성과 향상과 같은 구체적인 목표의 설정과 함께 지불의 인센티브를 명확하게 연결시키는 것이다.

P4P가 등장하게 된 배경은 기존의 건강보험 지불제도가 의료서비스의 과잉, 과소 또는 과오적인 사용을 줄이도록 유도할 수 있는 효과적인 방법이 없는 문제가 지적되었다. 이러한 문제를 줄이도록 촉진하는 방법이 양질의 서비스를 효율적으로 더 제공하여 공급자에게 보상을 하자는 것이다(IOM, 2006). 그런데 임상적인 산출물은 생존의 연장인데, 이것을 측정하기는 사실상 어렵기 때문에 P4P에서는 주로 서비스 제공 과정(process)에서의 성과를 대상으로 사용한다. P4P는 원래 이윤이 최종 산출물이 되는 기업에서 사용한 경영 전략인데, 이를 의료분야에서 원용하였다. 그러나 의료에서 산출물이나 과정(process)은 환자와 보내는 시간인데 이것을 이윤의 시각에서 성과로 계량화하는 것은 무리라는 P4P에 대한 비판도 있다.

P4P의 시작은 민간차원에서 2001년 미국 캘리포니아 주에 있는 IHA(Integrated Healthcare Association, 8개 보험회사가 참여)에서 시작하였다. P4P를 도입한 목적은 비용통제와 가격의 적정화, 의료 질의 지속적 향상, 보험회사들의 효율 측정과 지불의 표준화, 의사들에 대한 인센티브 제공 등이다(www.iha.org, 2015). IOM은 2001년 Crossing the Quality Chasm: A New Health System for 21th Century라는 보고서를 발간하면서 의료서비스가 진료지침서와 최선의 의료와 크게 벗어나고 있음을 지적하고 공급자에 대한 지불 인센티브가 질 향상과 일치하도록 조정되어야 한다는 정책제언을 하게 된다.

정부 차원의 P4P는 영국 NHS에서 GP들에 대하여 지불을 진료 성과와 결부시키기 위하여 QOF(quality and outcome framework) 제도를 도입한데서 연유된다. 영국이 2004년 새로운 GMS(general medical services) 계약에 제도를 도입하였는데 그 목적은 GP 서비스의 수준을 향상시키기 위함이었다. QOF에 참여 여부는 GP들의 자발적 의사에 따르며, 10개의 만성질환에서 146개의 질 지표(4개 영역으로 구성)를 놓고 평가하여 의사들의 보수가 지불되었다. 대상 질병은 그 후 점차 늘어 2015년에는 임상에서 천식, 당뇨 등 주로 만성질환 19개 질병, 공중보건에서 비만, 흡연, 자궁경부검진 등 6개 항목으로 확대되어 25개가 되었다. 평가지표의 선정은 전문가 패널에서 담당하였으나 2009년부터는 NICE[11]에서 QOF의 임상지표와 건강향상지표를 개발하는 업무를 담당하고 있

11) 1999년 4월 설립 당시에는 The National Institute for Clinical Excellence였으나 2005년 Health

다. 영국이 이 제도를 도입한데는 GPs 부족 문제를 해소하기 위해 GP들의 생산성을 높이고 GP들에게 경제적 유인동기를 통해 질을 높이려는 부차적 목표도 있었다.

미국 CMS는 Medicare 적용자를 대상으로 2005년 4월에 처음으로 가치기반구매(Value Based Purchasing)에 대한 시범사업을 실시하였으며, 2006년에 제1차 평가보고서를 의회에 제출하였다. 가치기반구매의 도입 목적은 Medicare에서 더 좋은 서비스를 저렴한 비용으로 공급하는데 있었다. 이 제도는 2003년에 제정된 MMA(The Medicare Prescription Drug, Improvement, and Modernization Act) 법을 토대로 하여 CMS가 전문가 집단의 지원으로 만든 P4P 모형이었다. P4P 모형은 여러 가지의 서비스가 다양한 의료기관에서 제공될 수 있도록 표준화된 성과지표를 토대로 하고 있다. 그리고 CMS는 이 제도를 위하여 의료기관 인증기구인 JC나 의료 질 연구기구인 AHRQ(The Agency for Healthcare Research and Quality), 노동조합연맹인 AFL-CIO, 의료보험회사 대표, 의료전문가 대표 그리고 병원 자료를 위시한 진료 자료의 표준화와 정교화를 담당하고 있는 NQF(The National Quality Forum) 등을 참여시키고 있다.

CMS에서는 2003년부터 병원 질 계획(Hospital Quality Initiative)을 운영하였으며, 처음에는 10개의 질 지표를 설정하여 Medicare에서의 병원 지불에 연결하였다. CMS는 병원이 Medicare에서 요구하는 자료를 제출할 경우 추가적 지불을 하였는데, 2005년에는 98.3%의 병원이 자료를 제출하여 추가 지불을 받았다. 또한 CMS는 2004년부터 Premier 회사라는 의료 질 향상을 지원하는 병원 연합체와 협력하여 P4P를 통한 입원의료의 질 향상에 관한 시범사업도 하였다. CMS는 의사들에 대하여 P4P를 실시하기 위하여 2004년 Medicare fee-for-service[12)]에 대한 시범사업도 전개하였으며 2005년에는

Development Agency와 통합하면서 명칭이 Clinical Excellence에서 Health and Clinical Excellence로, 2012년 Heath and Care Act 제정에 따라 2013년에는 Health and Care Excellence로 바뀌었다.

12) Medicare는 4가지 종류의 급여(benefit) Plan이 있다. Plan을 이해하기 위해서는 먼저 미국 병원의 구조를 이해해야 한다. 미국의 병원은 개방형이라 의사들은 병원 외부에서 개업하고 있으며, 병원과는 계약을 맺어 필요한 경우 자기 환자를 계약병원에 입원시킨다. 따라서 보험회사나 Medicare에서 진료비를 지불할 때 입원 환자는 병원과 의사에 대하여 진료비를 각각 따로 계산하여 지불한다. 환자가 병원에 입원하면 Plan A는 입원서비스에 대한 병원비용만 지불하고 의사 진료비는 Plan B에서 지불한다. 의사진료비를 전통적인 행위별수가를 적용하는 Plan을 택하면 이것은 Medicare fee-for service라 부르고, 의사서비스를 Medicare와 계약한 민간보험회사를 골라 이곳을 통하여 이용할 경우 일명 Medicare Advantage 또는 Plan C로 부른다. Plan C의 대상이 되는 민간보험은 주로 관리의료(managed care)를 다루는 민간보험회사이다. 그리고 Plan D는 처방약에 대한 것이다.

집단개원 전문의에 대한 시범사업을 확대하였다. CMS에 의한 P4P는 주로 만성질병으로 고통 받는 환자들을 대상으로 만성질병관리나 연계・협력의료 분야로 확대되고 있다.

2) P4P의 정의

P4P에 대하여 국제적으로 통용된 정의는 없다. P4P라는 용어는 성과 기준 재정(performance-based funding), 결과에 따른 지불(paying for results), 결과 기준 재정(result-based financing) 등의 용어로 불리기도 한다. [표 12-6]에서 P4P에 관한 다양한 정의를 살펴보기로 한다. 먼저 AHRQ, CMS 그리고 RAND의 정의는 P4P 운동의 기원을 반영한 미국의 관점에서 모두 의료의 질 향상에만 초점을 둔 것이다. 단지 RAND 연구소의 정의에서만 효율성을 추가한 특징이 있다. 후자의 3개 정의는 개발도상국가에 관심을 둔 보다 광범위한 내용을 담고 있는 특징이 있다. 이상의 정의를 보면 P4P는 의료의 질을 포함하여 의료체계의 목표 달성을 촉진시키기 위해 암묵적인 인센티브를 제공하는 모든 종류의 지불 메커니즘을 뜻한다는 것을 알 수 있다. 따라서 기존의 전통적인 지불체계도 특별한 질 매트릭스 없이 질 향상을 위한 인센티브를 갖춘다면 P4P에 적용 가능하다는 것을 알 수 있다(Cashin et al., 2014).

[표 12-6] P4P에 대한 정의

기관	정의
AHRQ (미국 DHHS 산하)	질 매트릭스를 토대로 성과에 따라 지불하는 것
CMS(Medicare 및 Medicaid 당국)	환자에 대한 높은 가치의 의료나 질 향상을 장려하기 위하여 사용되는 지불방법이나 다른 인센티브
RAND	의료 질이나 효율성에 관한 성과 기준을 충족시키는 공급자(의사, 클리닉, 병원)에 대하여 보상을 통한 질 향상의 일반적 전략
World Bank	인센티브를 토대로 하는 지불을 통하여 의료체계의 성과를 제고시키도록 설계된 일련의 메커니즘
미 국제개발처(USAID)	원하는 건강 결과의 달성을 보상하기 위한 인센티브(주로 재정적)
Center for Global Development	사전에 정한 성과 목표를 달성하거나 측정 가능한 행동을 취하는데 대한 금전적 또는 물질적인 지원

출처: OECD(2010), p.110

3) P4P의 이론적 배경

P4P의 이론적 배경은 앞의 구매이론에서 본 경제학의 주인-대리인 관계(a principal-agent relationship)를 토대로 한 대리인 이론에서 찾을 수 있다(Robinson, 2001; Robinson, Jakubowski and Figueras, 2005). 구매이론에서 주인-대리인 관계를 세 가지 모형으로 설명하였는데, 두 번째 모형인 주인이 구매자(소비자 또는 보험자)가 되고 대리인이 공급자(의사 및 병원)가 되는 관계에서 계약의 중요성을 설명하였는데, P4P에서도 이 모형이 응용된다. 즉 주인(구매자인 보험자)이 대리인과 계약을 통하여 최소비용으로 최고 수준의 질을 추구한다는 것이 P4P의 이론적 배경이다. 여기서 가정하는 것은 질이나 효율을 제고하기 위해서는 대리인 측의 노력을 필요로 하는데 이러한 노력의 결과 효율이 이루어졌을 때 재정적 보상(혹은 벌칙)이 필요하다는 것이다. 그러면 대리인인 의료공급자는 재정적으로 기대되는 보상과 질 향상에 소요되는 노력(비용)을 비교하여 얼마나 많은 노력을 쏟을 것인가를 결정하게 된다는 것이다. 여기서 주인인 구매자는 기대되는 질 향상과 보상으로 지불되는 손실의 균형을 취하는 것이 중요하다.

이 모형에서 고려해야 할 요소는 다음과 같다(Cashin et al., 2014). 첫째, 측정이 핵심 역할을 한다는 점이다. 질 향상을 위한 대리인의 노력은 통상 측정하기 어렵다. 그러나 질 향상이라는 성과는 측정되어야 한다. 따라서 P4P 프로그램에서 성과 매트릭스가 중심이 된다.

둘째는 재정적인 보상(혹은 벌칙)을 설계하는 것이다. 보상 메커니즘에는 인센티브의 규모(등급), 질 향상에 맞추어 어떻게 인센티브를 높일지, 성과를 다른 공급자와 비교하여 설정할지, 성과를 개인 단위로 할지 혹은 의료기관을 단위로 측정할지, 성과 향상을 절대지표로 할지 그 전의 수준과 비교하여 평가할지 등이 포함되어야 한다.

셋째는 P4P 프로그램의 효과는 개인 의사나 병원 전체의 내적 동기에 크게 영향을 받는다. 즉 P4P를 통한 질 향상이 의사들이 지향하는 목적과 같고, 프로그램이 의사나 의료기관을 장려하는데 초점을 둔다면 P4P는 원하는 결과를 얻을 수 있는데 반대로 의사들의 동기를 무시하거나 역행하게 되면 오히려 나쁜 결과를 초래하게 된다는 것이다(Cassel and Jain, 2012).

제3절 우리나라 의료 질 관리의 문제와 향후 방향

1. 질 관리에 대한 관심과 평가

1) 의료 질에 대한 관심

최근 의료관련 경영 환경이 변화됨에 따라 의료의 질 관리에 대한 관심이 높아지고 있다. 먼저 생활권내에 있는 의료기관들 간의 경쟁이 심화됨에 따라 의료의 질이 경쟁의 우위를 점할 수 있다는 생각들이 등장하게 되었다. 그리고 소비자들의 욕구도 단순히 치료만이 아니라 질 높은 의료기관을 선택하겠다는 경향이 나타나고 있다. 그리고 의료분쟁이 증가하고 있는 현실에서 2015년 6월에 발생한 메르스 사태는 병원의 감염관리 및 환자안전관리의 중요성을 깨닫게 해주어 의료 질 관리가 중요하다는 사회적 인식을 대두시켰다.

우리나라에서 의료 질에 대한 관심은 일찍부터 있어 1963년 대한병원협회가 수련병원 지정을 위한 실태조사를 하게 되었다. 그러다 1981년부터 대한병원협회가 수련병원을 평가하기 위한 병원표준화심사를 매년 실시하면서부터 의료 질의 평가 문제가 대두되기 시작하였다. 이 제도는 병원의 진료 윤리, 건물 및 기능의 안전도, 의사 업무의 조직화, 진료 수준, 시설·장비 및 경영 관리 등에 대하여 일정한 기준을 설정하고, 수련병원들이 그 기준에 도달하였는지를 평가함으로써 병원 수준을 향상·발전시켜 환자에게 최선의 진료를 제공하는 것을 목적으로 하였다.

이 제도는 어디까지나 수련병원 지정을 위한 것으로 의료 질 향상을 위한 본격적인 조치라 보기 어렵다. 의료 질에 대한 본격적인 관심이 대두된 것은 1994년 이후라 할 수 있겠다. 1994년도에 학계에서는 한국의료QA학회가 설립[13]되었고, 정부 차원에서는 의료보장개혁위원회에서 개혁과제의 하나로 의료기관 서비스 평가제도의 도입을 채택하게 된다. 이때의 결정에 따라 2002년 의료법에 의료기관 평가에 관한 조항을 삽입하게 되었고 2004년부터 질의 구조적 측면이 강조된 병원 평가에 들어가게 된다.

그러나 의료기관 평가를 위한 진담기구의 부재, 평가를 위한 예산의 부족으로 평가조사는 단시일로 한정되는데 반하여 구조적 측면이 강조된 평가를 준비하는 병원으로서는

13) 2013년 한국의료질향상학회로 명칭이 변경되었다. 그리고 2000년 7월에는 한국QI간호사회가 실무적 차원에서 설립되었고, 2013년에는 환자안전연구회가 설립되었다.

비용부담이 과다해짐에 따라 불평이 끊이지 않았다. 이에 정부는 병원평가제도의 개선책으로 2011년부터 의료기관 인증제도로 전환하였다.

2) 의료 질 평가 현황

우리나라에서 질 관리를 위한 프로그램은 매우 다양하다. 가장 대표적인 것이 의료기관 인증제도이다. 인증제도 이외 [표 12-7]에서 보면 수련병원에 대한 병원신임평가가 별도로 운영되고 있고, 정부에 의한 응급의료기관 평가, 검진기관 평가, 공공병원 운영평가, 암 검진기관 평가 등이 따로 운영되고 있다. 가장 대표적인 인증제도는 2011년에 도입되어 의료 질의 과정적 측면과 약간의 산출물 지표를 넣어 의료기관의 성과 향상에 초점을 두고 있다.

건강보험심사평가원(이하 심평원)에서는 2001년부터 요양급여 적정성 평가를 실시하고 있는데 2018년 34개 항목을 선정하여 61개 세부항목에 대하여 평가결과를 공개할 예정에 있다. 심평원에서는 적정성 평가를 P4P로 연계시키는 진료비 가감지급을 2007년부터 시범사업으로 실시하였다[14]. 진료비 가감지급사업을 심평원은 'Value Incentive Program'이라 칭하고 있다[15]. 심평원은 2007년부터 진료비 가감지급을 시범사업으로 하여 급성심근경색과 제왕절개 두 가지를 대상으로 하였다. 2018년에는 가감지급의 대상을 확대하여 의원급에서는 약제급여 3항목(항생제처방률, 주사제처방률, 6품목 이상 처방비율) 및 당뇨병, 고혈압에 대하여, 의원급 이상에서는 혈액투석, 병원급 이상에서 수술의 예방적 항생제, 종합병원급 이상에서는 급성기 뇌졸중에 대해 실시하고 있다. 가감지급은 8개 항목의 적정성 평가결과 상하위 또는 개선기관에 따라 진료비의 1~5%를 가감산할 예정에 있다.

한편 심평원은 인센티브사업으로 의원급에 한정하여 고혈압, 당뇨병에 대한 적정성 평가결과에 따라 만성질병관리 인센티브를 지급하고 있다(www.hira.or.kr, 2018). 한편

---

14) 진료비 가감지급사업을 할 수 있는 근거는 국민건강보험법 제43조 및 보건복지부 고시 제2010-13호에 의거 요양급여 적정성 평가결과를 가감지급으로 연계하고 있다.

15) 이 시범사업의 대상은 43개 상급종합병원을 대상으로 급성심근경색(acute myocardial infarction)과 제왕절개술을 대상으로 하였다. 2007년 기초조사 결과를 토대로 병원을 각 질병별로 5개 등급을 분류하고 1등급은 진료비에 대하여 + 1%의 인센티브를 하위 5등급은 - 1%의 페널티를 주겠다고 하였다. 2008년에 페널티 분기점(threshold)을 폐지하고, 2009년부터는 + 1%의 인센티브만 주었고, 2010년에는 2009년의 5등급에 대하여 - 1%의 페널티도 병행하였다. 2007~08 년간 시범사업을 평가한 결과 심근경색에서는 1.55%의 지표 총점이 증가하였고, 제왕절개는 0.56% 감소하였다(OECD, 2010).

질 향상을 위한 임상진료지침의 개발에 대한 필요성이 지속적으로 제기됨에 따라 근거중심의학(evidence based medicine)에 대한 관심이 높아졌다. 이에 2006년 대한의학회는 임상진료지침 개발 사업을 추진하여 2008년 1월 임상진료지침정보센터를 설립하게 되었다. 2016년 말 현재 국내에서 개발 등록된 진료지침은 291개에 이르고 있다(www.guideline.or.kr, 2018).

[표 12-7] 의료 질 관련 평가 현황

구 분	도입 시기	평가대상	평가주체
응급의료기관평가	2003	응급의료기관 (2014년 기준 419개소)	중앙응급의료센터, 지방자치단체
지역거점공공병원(지방의료원)운영평가	2006	지역거점공공병원 (총 38개소)	국립중앙의료원 공공보건의료사업단
건강검진기관평가	2010	국가검진시행 요양기관 (2015~17년 평가대상 11,136개소)	국민건강보험공단
요양급여적정성평가	2003	전체 요양기관	건강보험심사평가원
상급종합병원평가		43개 종합병원 (2015년 기준)	건강보험심사평가원
전문병원 평가	2011	20개 분야 전문병원 (총 111개소)	건강보험심사평가원
암검진기관평가	2008	암조기검진 실시 의료기관 (2012~2014년 평가대상 5,509개소)	국립암센터
완화의료전문기관평가	2012	60개소	국립암센터
산재보험 의료기관평가		산재보험 의료기관	근로복지공단
산재보험 재활의료기관인증	2009	2009~2014년까지 30개소 인증	근로복지공단
특수건강진단기관평가	2002	특수건강진단기관	한국산업안전보건공단 산업안전보건연구원
연구중심병원평가	2013	10개 기관	한국보건산업진흥원
의료기관인증	2011	병원급 의료기관	의료기관평가인증원
수련병원신임평가	1981	수련병원 및 수련기관 (2015년 기준 263개)	대한병원협회 병원신임평가센터

2. 의료 질 관리의 문제점[16)]

의료 질에 대한 관심은 일찍부터 있었지만 질 관리 정책은 아직 초보 단계라 여러 가지 문제점이 있다. 가장 큰 문제는 의료의 질 향상이라면 비용 증가라는 생각을 하는 사람이 많은 점이다. 이와 같은 사고는 의료의 질은 효율의 중요한 구성요소라는 점에 대한 인식이 없기 때문이다. 이러한 인식의 결과로 의료기관의 자발적 신청을 토대로 하는 인증제도에 대하여 의료기관의 참여율이 낮은 문제를 낳고 있다.

그리고 정부에도 의료 질을 전담하는 부서가 없는 문제가 있다. 의료 질을 평가하는 전담기관으로서 의료기관평가인증원(이하 인증원)이 있고, 인증원 업무를 뒷받침하는 부서가 보건복지부에 있으나 전반적인 의료의 질에 대한 국가전략을 수립하고 실행하는 일을 전담하는 부서로 보기는 어려운 측면이 있다.

그리고 [표 12-7]에 있는 기관들의 기능 중복도 문제이다. 의료기관 인증평가와 그 외 각종 지정평가(상급종합병원, 전문병원, 연구병원, 한방전문병원)가 유사하며 다양한 평가(노동부가 주관하는 평가를 제외하고 보건복지부가 주관하는 평가만 10여종이 있음)가 있어 서로의 기능이 중복되고 있다. 이렇게 다양한 평가가 있으나 평가지표의 타당성 논란, 평가방식의 타당성과 객관성 논란, 중증도나 위험도의 보정미흡, 충분히 검증되지 않은 평가결과의 공개와 정책 활용 등의 문제가 지적되고 있다.

질 관리 평가와 타 정책과의 연계가 제대로 되지 못하여 평가결과가 활용되지 못하는 문제가 있다. 인증제도와 보험수가의 연계가 안 되니 의료기관들이 인증을 기피하고, 평가기준과 보험심사기준과의 불일치 등의 문제도 지적되고 있다.

의료의 질을 향상하고 병원에서의 감염이나 환자의 안전과 관련된 정보를 수집하여 데이터 베이스를 구축하는 업무도 전담하는 조직이 없다. 특히 환자안전을 위해서는 의료과오가 발생하면 즉각적으로 보고하는 시스템이 갖추어져야 하는데 의료과오가 발생하면 보고하기 보다는 숨기기 바쁜 실정이다.

그리고 의료 질 향상을 위한 수단(tools)이 다양하지 못하다. 인증제가 겨우 실행되고 있으나 의료기관의 참여율이 저조한 문제가 있고, 심평원이 시행하는 요양급여 적정성 평가를 토대로 일종의 P4P에 속하는 가감지급이나 인센티브 지급도 그렇게 광범위하지

16) 이 항의 평가의 문제점과 다음 항의 질 관리 정책의 방향은 이화여자대학교 이선희(2015)의『질 평가 정책 동향과 당면과제』라는 PPT 발표자료를 참고하여 작성하였다.

못하다. 또한 적정성 평가는 다양한 지표 평가들과 결과 공개를 통해 의료의 질에 대한 사회적 관심을 높이는데 기여한 반면, 적정성 지표들의 타당성 문제, 병원들에 대한 과도한 행정 부담, 현장과 괴리된 과잉 평가와 같은 과제들이 제기되고 있다. 대한의학회가 추진하고 있는 진료지침서의 개발도 의사들의 반발로 크게 발전하지 못하고 겨우 291개에 머무르고 있다. 물론 진료지침서는 더욱 확대될 것으로 예상되고 있지만 속도가 느린 편이다.

3. 질 관리의 정책방향

앞에서 열거한 문제점을 개선하는 방향으로 정책이 전개되면 의료 질 향상에 도움이 될 것이다. 현재 의료기관정책과에서 인증제에 대한 업무를 담당하고 있는데 여기에서 질 관리에 관련되는 업무를 전담할 수 있도록 할 필요가 있다. 이것이 어려우면 복지부 안에 의료 질 전문가와 평가 관련 팀을 아우르는 '의료 질 평가 협의체'를 구성하여 기획관리실 산하에 두고 단기적으로는 동일 내용의 평가에서는 정보를 공유하도록 하고 장기적으로는 유사한 평가를 통합 조정하는 일을 하여야 할 것이다.

의료 질 관리에 대한 국가의 장기발전계획을 수립하여 실천하여야 하는데 계획은 의료기관정책과에서 수립하고 '의료 질 평가 협의체'에서 논의하여 계획을 확정하여 실천하도록 할 필요가 있다. 장기계획의 수립은 의료 질 관리 정책의 예측성을 높여 의료기관들이 사전에 질 관리를 위한 인프라 준비에 도움을 줄 것이다.

질 관리를 할 수 있는 수단을 제대로 구비하여야 하며, 의료 질 및 환자안전과 관련된 자료를 수집하여 D/B로 관리하는 업무도 추진하여야 한다. D/B 구축은 현재 심평원이 시범적으로 하는 사업을 확대시켜 의료과오나 병원의 감염 사례 등에 관련된 보고도 취합하여 운영할 필요가 있다. 2015년도의 메르스 사태나 2017년 12월의 이대목동병원의 신생아 사망사건에서 드러난 것이 우리나라 의료기관들이 감염관리에 취약하다는 것이었다. 감염에 대한 정보를 취합하여 D/B를 구축하는 일도 중요하다.

의료 질에 대한 전문가 집단과 '의료 질 평가 협의체' 간의 파트너십 구축과 의사소통을 통하여 각종 평가의 타당성, 평가지표의 타당성, 중증도 및 위험도 보정방안, 자료 수집의 객관성 등을 논의하여 평가의 질을 향상시키도록 노력하여야 한다.

질 향상을 실행할 수 있는 가장 효율적인 방법은 구매자와 공급자간의 계약을 통하여 질을 향상시키는 전략을 추진하는 방법이다. 현재 보험자와 공급자간의 계약은 수가계약(상대가치의 점수계약) 밖에 없다. 이제는 계약의 범위를 확대하여 보험자와 공급자간의 구매가 수동적인 계약으로 진료비를 지불하는 선에서 나아가 전략적 구매의 개념을 도입하여 의료의 질 관리로 확대되어야 할 것이다.

참고문헌

이선희(2015), 질 평가 정책동향과 당면과제, PPT발표자료(미발간).

Berwick DM(2001), Not again! preventing errors lies in redesign, not exhortation, *British Medical Journal*, 322: 247-48.

Braithwaite J, Healy J and Dwan K(2005), *The Governance of Health Safety and Quality*, Canberra: Commonwealth of Australia.

Brook R, McGlynn E and Shekelle P(2000), Defining and measuring quality of care: a perspective from US researchers, *International Journal for Quality in Health Care*, 12(4): 281-295.

Cashin C et al. (2014), Health provider P4P and strategic health purchasing, In: Cashin C et al. eds. *Paying for Performance in Health Care*: 3-22, European Observatory on Health Systems and Policies Series, Copenhagen: WHO Europe.

Cassel C and Jain S(2012), Assessing individual physician performance: does measurement suppress motivation, *Journal of American Medical Association*, 307(24): 2595-2596.

Council of Europe(1997), *Draft Recommendation of the Committee of Ministers to Member States on the Development and Implementation of Quality Improvement Systems (QIS) in Health Care*, European Health Committe (CDSP), 41st Meeting, 24-25 June, Strasbourg, Council of Europe.

Cubanski J and Kline J(2002), Improving health care quality: can Federal efforts lead the way?, *Issue Brief*, No. 539, New York: The Commonwealth Fund.

Department of Health, UK(1997), *A First Class Service: Quality in the New NHS*, London.

Department of Health, UK(2000), *An Organization with a Memory: Report of an Expert Group on Learning from Adverse Events in the NHS*, London.

Donabedian A(1966), Evaluating the quality of medical care, *The Milbank Memorial Fund Quarterly*, 44(3): 166-206.

Donabedian A (1980), *Explorations in Quality Assessment and Monitoring, The Definition of Quality and Approaches to its Assessment*, Ann Arbor, MI: Health Administration Press.

Donabedian A (1988), The quality of care: How can it be assessed? *Journal of the American Medical Association*, 260: 1743–1748.

Duran A, Sheiman I, Schneider M and Øvretveit J (2005), Purchasers, providers and contracts, In: Figueras J, Robinson R and Jakubowski E eds, *Purchasing to Improve Health Systems Performance*: 187–224, European Observatory on Health Systems and Policies Series, Copenhagen: WHO Europe.

Edinger S (2000), *The Definitions of Quality of Care: Measurement and Applications to the Clinical and Public Health Laboratories*, 128th Annual Meeting of American Public Health Association 12–16 November, Boston, MA.

Evans DB, Edejer TT, Lauer J, Frenk J and Murrey CJL (2001), Measuring quality: from the system to the provider, *International Journal of Quality Health Care*, 13(6): 439–446.

Feldstein PJ (2005), *Health Care Economics* (6th), Clifton Park, New York: Thomson Delmar Learning.

Field MJ (1990), Medical practice guidelines: current activities and future directions. *Annals Internal Medicine*, 113(9): 709–714.

Figueras J, Robinson R and Jakubowski E (2005), Purchasing to improve health systems performance: drawing the lessons, In: Figueras J, Robinson R and Jakubowski E eds, *Purchasing to Improve Health Systems Performance*; 44–82, European Observatory on Health Systems and Policies, Copenhagen: WHO Europe.

Institute of Medicine, USA (1990), *Medicare: A Strategy for Quality Assurance*, Vol 1, Washington DC: National Academy Press.

Institute of Medicine, USA (1999), *To Err is Human: Building a Safer Health System*, Washington DC: National Academy Press.

Institute of Medicine, USA (2001), *Crossing the Quality Chasm: A New Health System for the 21st Century*, Washington DC: National Academy Press.

Institute of Medicine, USA (2006), *Rewarding Provider Performance: Aligning Incentives in Medicare*, Washington DC: National Academy Press.

Institute of Medicine, USA (2011), Health IT and patient safety, building safer systems for better care, *Report Brief*, November, Washington DC: National Academy Press.

Lawrence DM (1997), Quality lessons for public policy: a health plan's view, *Health Affairs*, 16(3): 72–76.

Leape L et al. (1991), The nature of adverse events in hospitalized patients, results of the Harvard Medical Practice Study Ⅱ, *New England Journal of Medicine*,

324: 377-384.

Legido-Quigly H, McKee M, Nolte E and Glinos IA (2008), *Assuring the Quality of Health Care in the European Union: A case for action*, European Observatory on Health Systems and Policies, Copenhagen: WHO Europe.

Luce JM, Bindman AB and Lee PR (1994), A brief history of health care quality assessment and improvement in the United States, *Western Journal of Medicine*, 160(3): 263-268.

Maxwell RJ (1984), Quality assessment in health, perspective in NHS management, *British Medical Journal*, 288: 1470-1472.

Maxwell RJ (1992), Dimension of quality revisited: from thought to action, *Quality in Health Care*, 1(3): 171-177.

OECD (2010), *Value for Money in Health Spending*, OECD Health Policy Studies, Paris: OECD Publishing.

OECD (2012), *OECD Reviews of Health Care Quality: Korea-Raising Standards*, Paris: OECD Publishing.

Robinson J (2001), The theory and practice in the design of physician payment incentives, *Milbank Quarterly Ⅲ*, 79: 149-177.

Robinson R, Jakubowski E and Figueras J (2005), Introduction, In: Figueras J, Robinson R and Jakubowski E eds, *Purchasing to Improve Health Systems Performance*: 3-10, European Observatory on Health Systems and Policies Series, Copenhagen: WHO Europe.

Saturno J, Gascón J and Parra JP (1997), *Tratado de Calidad Asistencial en Atención Primaria (Treaty on Quality for Primary Health Care)*, Madrid: Du Pont Pharma.

Scrivens E (1995), *Accreditation, Protecting the Professional or the Consumer*, Buckingham: Open University Press.

Shaw CD and Kalo I (2002), *A Background for National Quality Policies in Health Systems*, Copenhagen: WHO Europe.

Velasco-Garrido M, Borowitz M, Øvretveit J and Busse R (2005), Purchasing for quality of care, In: Figueras J, Robinson R and Jakubowski E eds, *Purchasing to Improve Health Systems Performance*: 215-235, European Observatory on Health Systems and Policies Series, Copenhagen: WHO Europe.

Weingarten S (2002), Assessing and improving quality of care, In: Williams SJ and Torrens PR eds, *Introduction to Health Services (6th)*: 373-391, Albany, NY: Delmar Thomson Learning.

WHO (2000), *The World Health Report 2000 – Health Systems: Improving Performance*, Geneva.

http://www.jointcommission.org/ (2015. 3. 25 접속)

http://www.accreditation.ca/our-history (2015. 3. 25 접속)

http://www.achs.org.au/achs-international/overview/ (2015. 3. 25 접속)
http://www.isqua.org/home (2015. 3. 27 접속)
http://www.iha.org/p4p_california.html (2015. 4. 2 접속)
http://www.hira.or.kr/co/search.do?collection (2018. 2. 13 접속)
http://www.guideline.or.kr/evaluation/sub3.php (2018. 2. 13 접속)
https://www.hqip.org.uk/national-programmes/accreditation-of-clinical-services/ (2018. 2. 15 접속)

제13장

의료기술평가와 신의료기술 관리

제1절 의료기술평가의 개요

1. 의료기술평가의 중요성

건강보험의 원칙 가운데 하나가 임상적으로 안전하고 유효한 서비스는 모든 국민에게 포괄적으로 제공되어야 한다는 것으로 산업화된 국가가 공통적으로 갖고 있는 비전이다. 임상적으로 유효하다는 의미는 새로운 의료기술을 응용하여 치료를 하였을 때 질병을 완치하거나 병의 악화를 예방하여 건강상의 이득(health gain)이라는 편익을 얻을 수 있다는 뜻이다.

최근 모든 산업화 국가들은 새로운 의료기술의 도입과 활용에서 기하급수적인 성장을 경험하고 있다. 여기에는 새로운 약, 진단 수단, telemedicine, 수술 기술과 같은 것들이 포함된다. 이와 같은 기술혁신은 정부, 공급자 및 환자들에게 의료서비스의 수준 향상과 의료서비스의 산출물에서의 이득이 되는 큰 기회를 제공하게 된다(Sorenson, Drummond and Kanavos, 2008).

그리고 의료서비스와 관련하여 접근성, 형평성, 선택이라는 안전판과 의료비가 관리 가능하다는 전제위에서 의료기술의 급속적인 확산이라면 의료체계의 수용성이 높아진다. 즉, 높은 의료의 질과 국민의 의료 필요도 충족을 위하여 가장 효율적으로 제공할 수 있는 새로운 의료기술이라면 이를 수용하는 것이 하나의 도전이 될 것이다. 따라서 정부는 최선의 산출물을 달성할 수 있는 새로운 서비스 제공을 위하여 전략적인 투자를 요구받게 된다. 전략적 투자란 제한된 자원의 효율적 사용이 전제되는 새로운 서비스 제공을 위한 투자를 의미한다. 이렇게 함으로써 새로운 기술에 의한 서비스는 의료의 제공 가능성, 효과성, 안전성, 환자 중심이라는 원칙을 따르게 된다(Sorenson, Drummond and Kanavos, 2008).

새로운 의료기술(의약품 및 의료기기 포함)의 제공에 아무런 제약조건이 없다면 임상적으로 유효한 모든 서비스를 포괄적으로 제공하는 것은 아무런 문제가 없다. 그러나 새로운 기술을 제공하기 위해서는 값비싼 자원이 소요되기 때문에 이것이 새로운 기술을 제공하는데 제약조건이 된다. 따라서 새로운 의료기술을 건강보험에서 제공해야 하느냐는 문제에 부딪치게 된다. 이때 새로운 의료기술이 우리에게 가져다 줄 편익과 새로운 의료기술의 제공에 소요될 자원소모에 따르는 비용을 따져 보고 건강상의 이득이 더 크다면 새로운 기술을 제공하게 될 것이다. 여기에서 새로운 의료기술에 대한 평가가 당연히 대두하게 된다.

의료보장제도를 운영하는 국가에서 새로운 의료기술에 대한 편익과 비용을 따지는 것이 의료재정의 보호를 위하여 매우 중요한 일이 된다. 그리고 의료보장제도를 적용하지 않는 국가라도 국민들이 부담해야 할 의료비를 생각한다면 의료기술의 평가는 의료정책에서 중요한 역할을 하게 된다.

그리고 2008년 6월 WHO Europe 본부가 에스토니아 Tallinn에서 발표한 '건강과 부(wealth)를 위한 의료체계'라는 Tallinn 헌장도 의료기술평가[1](health technology assessment, HTA)에 관하여 "의료정책과 의료체계 연구를 장려하고 의료기술이나 제약에서 혁신이 윤리적이고 효과적으로 사용되기 위하여 HTA는 현명한 의사결정을 지원해야 함"을 선언하고 있다.

2. 의료기술평가의 정의

HTA에 대한 정의에 앞서 HTA를 가장 먼저 시작한 미국에서 '의료기술'을 어떻게 정의하는지 의학연구원(IOM) 자료를 통하여 살펴보기로 한다. IOM(1985)은 미 의회에 설치되어 있던 OTA(Office of Technology Assessment)에서 사용하던 용어인 '의료기술'을 다음과 같이 소개하고 있다. "의사들이 환자에게 의료서비스를 제공하기 위하여 사용한 기술, 의약품, 장비, 서비스 제공 과정 및 그러한 서비스가 제공되는 시스템"이라고

1) 우리나라에서는 HTA를 보건의료기술평가라는 용어로 주로 사용하고 있다. 학회의 명칭도 한국보건의료기술평가학회(KHTA)로 되어 있다. 여기서는 편의상 의료기술평가로 사용한다.

하였다. 그리고 HTA라는 용어는 "의료에서 사용되는 의료기술의 속성인 안전성, 유효성(efficacy), 실현가능성(feasibility), 사용법, 비용, 비용-효과성, 그리고 의도된 것이든 의도되지 않은 것이든 사회적, 윤리적, 경제적인 결과를 검토하고 보고하는 과정"으로 정의하고 있다.

IOM 보고서(1985)에서는 "이상적으로 HTA는 종합적이어야 하고 기술의 즉각적인 결과만이 아니라 장기적인 결과도 평가(evaluation)에 포함"하는 것으로 서술하고 있다[2]. 종합적인 HTA란 의료기술의 즉각적인 효과에 대한 평가에 이어 기술을 사용할 인력의 훈련과 면허, 기술의 도입에 따른 건물이나 장비에 대한 새로운 자본 지출, 사회보장제도나 민간의료보험 시장에 미칠 영향에 이르는 모든 문제를 검토하여 평가(appraisal)를 내린다는 것이다. 그래서 HTA는 의료기술에 관하여 기초 연구, 개발과 실질적 응용을 연결하는 역할을 하게 된다.

Banta and Luce(1993)는 "HTA를 기술 응용에 따른 단기 및 장기에 걸친 사회적인 결과(사회적, 경제적, 윤리적, 법적 등)를 검토한 정책 연구의 형태"로 정의하고 있다. HTA는 정책 담당자에게 정책 대안들에 대한 정보를 제공하는 것을 목적으로 하고 있다. 여기서 중요한 것은 HTA와 의료기술의 차이를 분별할 수 있어야 하는 것이다. 먼저 의료서비스의 목적은 사람들의 건강을 향상시키는 것이다. 나아가서 의료기술은 산업, 국방, 에너지 분야 등과 비교할 때 규모도 작고 단절적으로 이루어진다. 의료기술이 건강향상에 미치는 영향은 기술의 흡수성에 좌우되기 때문에 모든 사람들은 일상생활에서 의료기술을 직면하게 된다. 그래서 의료기술 평가의 초점은 의료기술이 주는 건강상의 편익에 놓여 있는데 시간이 지나면서 기술에 따른 비용문제에 대한 관심도 점점 높아져왔다. HTA의 응용은 기술의 라이프 사이클과 관련하여 다음과 같은 다섯까지 정책영역에서 구체적인 결정으로 이루어져야 한다.

(1) **미래의 기술**: 아직 개발되지 않은 기술

(2) **새로 등장하는 기술**: 채택하기 이전의 기술

(3) **신 기술**: 채택 단계에 있는 기술

---

2) 우리말에는 assessment, evaluation, appraisal이 전부 평가로 표현되지만 assessment는 과학적 판단을 전제하는 것으로 recommendation과 같은 것은 없다. evaluation은 정성적인 부분이나 정책의 결과도 평가의 대상이 된다. appraisal은 정책적인 판단이 포함되는 것으로 평가 후에 recommendation이 포함되어야 한다. assessment와 appraisal의 개념은 뒤에 다시 상세히 설명하기로 한다. 세 가지 다른 개념을 우리말로 평가로만 표현하면 개념상 혼동이 있을 수 있기 때문에 영어도 같이 병기하기로 한다. 이 장에서 영어 표기가 없는 평가는 모두 assessment를 뜻한다.

(4) **실행 중인 기술** : 일반적으로 사용되는 기술

(5) **폐용 기술** : 사용에서 배제되어야 할 기술

Velasco-Garrido and Busse(2005)에서는 Hensall et al.(1997)이 정의한 내용을 채택하여 "HTA는 의료기술, 관련된 일련의 기술 또는 기술 관련 이슈의 응용에 따른 자원의 사용, 건강에 미치는 장·단기적인 결과를 체계적으로 검토하는 정책연구의 형태"로 정의하고 있다. 즉, HTA란 의료기술 혹은 의료서비스 제공으로 인한 의학적, 경제적, 사회적 및 의료조직에 미치는 영향에 관련된 것이다. HTA는 의료기술이 건강, 자원의 가용성과 분배 그리고 의료체계 성과의 다른 측면(형평, 반응성)에 미치는 영향을 체계적으로 분석하는 다학제적(multidisciplinary) 성격을 갖는다.

HTA를 위한 국제기구에서는 "HTA란 정책분석의 다학제적 영역으로서, 의료기술의 사용, 확산, 개발에 대한 의학적, 사회적, 윤리적, 경제적인 영향을 연구하는 것"이라고 정의하고 있다.

유럽 지역의 HTA 국제 네트워크인 EUR-ASSESS(1997)에서는 HTA를 "정책결정의 요소(input)를 검토하기 위한 목적으로 수행되는 의료기술 및 관련 기술, 그리고 기술 관련 문제에 관한 구조화된 분석으로 정의하고, 의료기술에는 의약품, 의료기기, 의료서비스 과정과 조직화된 접근"을 포함하는 것으로 정의하고 있다. 여기에 더하여 HTA란 그 전에 이루어진 연구에서 도출된 문제에 대한 과학적 접근으로 설명하고 있다. HTA에서는 고도의 투명성이 중요하기 때문에 방법론 선택에 따른 전제나 설명은 명확하게 문서로 잘 정리되어야 한다. 그렇지만 HTA에는 다양한 연구가 고려되어야 하고 정책결정과 연계되어야 하는 관계로 Banta(2003)는 "HTA는 많은 측면에서 넓은 개념이며 경계선이 모호하여 HTA 보고서의 범위와 내용은 국가마다 다르다"고 설명하고 있다. 즉 어떤 국가에서는 HTA를 임상적 효과성, 조직 문제, 윤리적 문제 등의 다면적인 면에 초점을 두고 있으나 어떤 국가는 비용-효과성이라는 단일 측면에만 관심을 두고 있다.

Kristensen(2006)은 "HTA는 의료기술의 사용과 관련된 의학적, 사회적, 경제적, 윤리적 문제에 대한 정보를 요약하는 다학제적 과정으로 체계적이고 투명하며 공정하고 뛰어난 방법을 사용해야 한다"고 주장하고 있다. HTA의 목적은 의료기술의 안전성, 유효성 그리고 환자 중심적인 최상의 가치를 추구하여 정책 형성에 영향을 주는데 있다. 이러한 정책적 목적을 추구함에 있어서 HTA는 항상 과학적 방법에 확고한 뿌리를 둔 연구가 되어야 한다고 주장하고 있다.

한편 INAHTA(International Network of Agencies for Health Technology Assessment)에서는 의료기술에 대한 정의를 "예방과 재활, 백신, 의약품과 의료기기, 의료 과정, 수술 과정 그리고 건강이 유지되고 보호될 수 있는 시스템"으로 하고 있다. 그리고 의료에서의 기술평가는 '정책분석의 다학제적 영역'으로 정의하고 있다. 따라서 HTA를 "의료기술의 개발, 확산, 사용에 대한 의학적, 사회적, 윤리적 그리고 경제적인 결과를 연구하는 것"으로 정의하고 있다(www.inahta.org, 2015).

지금까지 HTA에 관한 많은 정의를 소개하였는데 공통적인 내용은 다음과 같다. 첫째, 과학적 근거에 뿌리를 둔 정책연구로 정책담당자에게 대안을 제시하는 역할이 강조되고 있다. 여기에서 과학적 근거로 근거중심(evidence-based)이 강조되고 있다. 둘째, 의료기술의 임상적 효과성(치료의 개선, 건강상의 이득 등)이 입증되어야 한다. 셋째, 의료기술이 임상적으로 효과성이 있더라도 사회적, 윤리적, 법적, 경제적인 결과도 검토하여야 하기 때문에 다학제적 접근이 필요하다. 넷째, 의료기술의 효과는 즉각적인 효과만이 아니라 장기적인 효과도 검토되어야 한다.

3. HTA의 등장 배경

1) 의료기술 발전의 역사(Banta and Luce, 1993)

현대 의과학과 의료기술의 발전 역사는 3기로 구분한다.

제1기는 서술이나 경험적 관찰을 통해 의학적 지식의 축적이 매우 느리게 진행되던 시기로 고대 그리스 이전부터 시작하여 데카르트의 현대적 과학 사상이 등장하기까지의 기간으로 볼 수 있다.

제2기는 지식이 비교적 빠르게 발전하던 시기로 주로 1800년대와 1900년대 초반까지의 기간으로 볼 수 있다.

제3기는 현대로 생물학의 혁명적 발전, 기기를 토대로 하는 기술의 발전, 장수 사회와 만성질병이 중심이 된 시기로 볼 수 있다.

제1기의 발전은 이미 제3장 공중보건의 역사에서 대부분 설명되있다. 현대 과학의 원칙은 1627년 데카르트에 의하여 시작되었다. 데카르트는 정신과 육체를 분리하여 보도록 하였고, 생물학적 조직을 구조 또는 기계와 동일시하여 연구하였다. 데카르트 체계(Cartesian paradigm)에 의하여 17세기는 인간 주도의 잠재력에 대한 새로운 믿음이 분출하는 시기로 간주되었다. 데카르트 체계는 질병을 포함하여 인간이 재해에 대하여 신에 의존하는 것이 아니라 인간이 개입하여 해결책을 찾도록 만들었다.

제2기에서는 물리적 환경을 안전하게 만들기 위한 체계적 개입을 이끈 1850년대의 위생개혁으로 질병예방에 과학적 접근을 가능하게 하였다. 파스퇴르, 코흐와 같은 학자에 의하여 감염병의 원인을 밝히게 됨에 따라 위생이 더욱 효과적이 되도록 하였다. 제너에서 시작된 질병에 대한 백신의 개발은 수많은 감염병을 퇴치하는데 기여하였다. 세균학에 힘입어 외과적 수술도 발전하게 되었다. 그리고 화학의 발전이 현대 약리학의 출발을 자극하였다. 제약기술의 발전도 고대에는 느렸지만 19세기에 와서 가속화되었다. 모르핀과 같은 유기화학물질은 식물에서 채취하였고 용법, 부작용, 질병 치료 효과에 관한 연구가 이루어졌다. 1860년 코르타르에서 살리실산이 합성되었다.

제3기인 현대에 들어서는 1911년에 에르리히가 매독 치료에 요술 탄환이라고 불리는 살바르산을 개발하였고, 1943년부터 페니실린의 실용화와 뒤이어 스트렙토마이신을 개발함으로써 현대 의약품 개발을 통하여 의료에서 혁명이 일어났다. 의약품의 사용법도 이 기간 중에 발전되었다. 17세기에 정맥주사법이 처음으로 실시되었고, 알약 만드는 기계가 18세기에 개발되었다. 그리고 알약에 코팅하는 기법이 19세기에 시작되었다. 좌약이 1762년에 처음 만들어졌다. 1852년에 주사기가 개발되어 근육주사나 피하주사가 이루어졌고, 에어로졸 생산물은 1950년에 시판되었다. 1975년에 경피기법(피부에 붙여 약물을 주입)이 시작되었다.

이와 같은 긴 역사에도 불구하고 효과적인 치료법의 개발은 최근까지 미미하였다. Beeson(1980)이 1927년에 발간된 의학교과서에 수록된 치료술과 1975년의 치료술을 비교한 결과 1927년 교과서에 수록된 치료술의 60%가 인체에 해롭거나, 미심쩍거나 단순히 증상을 나열하는 정도였고, 3%만이 치료나 예방에 효과적이라고 밝혔다. 1927년에서 1975년 기간 중에 효과적인 치료법은 7배가 늘었고, 미심쩍은 치료법은 2/3가 감소되었다고 Beeson은 밝히고 있다.

의료기술은 제2차 세계대전이 끝난 1950년 이후 의학지식의 발전에 힘입어 급속적인 발전을 하게 된다. DNA 구조를 발견하여 생의학이나 유전적 요인의 규명이 손쉬워졌고, 1972년 CT 개발 이후 MRI나 PET 등의 영상기술의 발전은 진단에 큰 도움을 주고 있다. 수술기술도 발전하여 비교적 안전한 심장 열개수술이 이루어지고, 외과술이 면역학 등 다른 분야와 같이 발전하여 장기이식 시대를 열게 되었다. 생체기능의 모니터링과 같이 인간의 행동을 기계로 측정하는 기술이 발전되었고, 이러한 기술발전은 전자공학과 바이오소재와 같은 분야의 기술과 결합되어 심장박동기와 같은 기계를 만들게 되었다. 향후의 기술발전은 현재보다 훨씬 빠른 속도로 이루어질 것이다.

2) 기술 중심 의료의 역사적 배경(Banta and Luce, 1993)

오늘날의 의료체계에 나타나는 기술 중심의 의료가 형성되는 역사적인 배경은 다음에서 찾을 수 있다.

(1) 데카르트 사상(Cartesian thought)

데카르트의 실증적 사상이 현대의 기술적인 의학을 낳는 뿌리가 되었고, 오늘날 우리에게 많은 편익을 주었다. 반면에 기계적인 데카르트적 관점은 많은 노력과 금전을 낭비하게 만들었고, 병원을 중심으로 전문화된 의료체계로 이끌었다. 데카르트의 실증주의 접근은 눈에 보이고 우리가 이해할 수 있는 기술에 초점을 맞추다 보니, 사회적이고 행태적인 계측 불가능하고 더 복잡한 기술은 무시되는 결과를 초래하게 되었다. 예컨대 심장질환을 예방하는 프로그램보다는 관상동맥 집중치료실이나 관상동맥 바이패스 수술(우회술)과 같은 접근방법이 발전되었다.

(2) 의료의 전문화

의료기술이 발전함에 따라 의료의 효과가 높아지면서 의사의 전문성도 높아지고 소득이나 권위도 함께 높아졌다. 오늘날에는 의료가 전문화에서 초전문화(subspecialized)로 나아가고 있다. 의료의 전문화가 필요하지만 의사로 하여금 환자 치료에서 너무 기술적인 측면에만 집중하고 환자의 내부 세계는 외면하도록 만들었다. 이것은 전통적으로 의료가 객관적인 방법을 지나치게 강조함에 따른 결과라 할 수 있다. 그러다 보니 오늘날 의료는 질병의 의미를 이해하여 환자의 정신적인 문제나 고민을 해결하려는 노력이 점차 사라지는 것 같다.

(3) 의학교육

1910년 미국에서 Flexner 보고서가 발간되어 의학교육의 표준이 된 이후, 의학교육은 병원 중심이 되었고, 학생들은 생의학 연구와 전문의가 된 전임교수들에 의하여 생의학과 기술에 초점을 둔 교육을 받게 되었다. 의과대학생들은 과학적 방법이 아니라 의심하고 질문하는 것을 위주로 하여 신념(belief)을 배우고 있다.

(4) 의료의 조직화와 자본조달

의료기술이 발전함에 따라 기술이 집중화될 필요가 생겨 환자가 가정에서 진료받기는 어려워지고 병원을 중심으로 의료가 조직화되었다. 또한 의료기술의 발전은 거대한 자본비용을 필요로 하게 되어 병원 중심의 의료가 될 수밖에 없었다.

(5) 의약품과 의료기기 산업의 출현

의약품 분야의 기술도 발전함에 따라 의사가 환자에게 투약하는 약을 스스로 생산할 수 없게 됨에 따라 약을 전문으로 생산하는 제약회사가 등장하게 되었다[3]. 제2차 세계대전 이후부터는 의약품 생산도 벌크 통 단위 생산에서 알약이나 캡슐 단위로 생산하게 되었고, 제약회사는 거대한 자본이 소요되는 기업이 되어 제약산업이 의료체계에 큰 영향력을 갖게 되었다. 의약품 산업만이 아니라 의료기기 산업도 발전하였는데 많은 의료기기가 전자공학을 토대로 하고 있어 큰 전자기기 회사들이 의료기기를 제작하는 경우가 많다.

(6) 생의학 연구에 대한 정부 지원

제2차 세계대전 이전까지 생의학 연구는 전적으로 연구자 개인의 노력 또는 사설 재단의 지원으로 이루어졌다. 제2차 세계대전 이후 미국의 국립보건원을 필두로 정부가 생의학에 대한 연구비를 지원하기 시작하였다. 영국은 Medical Research Council에서, 프랑스는 INSERM과 같은 기관을 통하여 생의학 연구에 정부가 적극 지원하고 있다. 이러한 연구비 지원으로 의과대학은 더 많은 교수를 확보하게 되었고, 의과대학은 연구에 더욱 집중하게 되었다.

3) 의료의 평가에 대한 역사적 고찰(Banta and Luce, 1993)

의료분야에서 평가의 역사는 치료방법의 선택에 관한 의사의 평가로부터 시작되었는데, 주로 개인 정보나 일화를 중심으로 이루어졌다. 이와 같은 개인 정보나 일화를 토대

---

3) 19세기 중반까지만 하여도 의사는 환자에게 투약할 약을 의원에서 직접 만들었다.

로 하는 평가는 비교 그룹이나 통제 그룹이 없는 연구로서 관찰된 치료 효과를 검증할 방법이 없는 문제가 있었다.

1747년에 처음으로 Lind에 의하여 대조군 임상시험(controlled clinical trial)이 시작되었다. 그는 괴혈병의 예방과 치료에 대하여 레몬과 오렌지 주스의 효과성을 비교하는 실험을 하였다. 18세기에 와서 통계와 확률 기법이 공중보건과 의료의 기술발전을 뒷받침하기 위하여 활용되었다. 1721년 Mather는 보스턴 지역의 천연두 예방접종을 받지 않은 사람은 16명 가운데 1명이 사망한데 비하여 예방접종을 받은 사람은 60명 가운데 1명만 사망한다는 사실을 밝혔다.

1800년대 후반의 정량적 평가(evaluation)는 많은 치료방법이 효과적이지 못하다고 밝혀 의료에 대한 대중들의 신뢰를 크게 떨어뜨렸다. 파스퇴르의 연구로 많은 새로운 치료방법이 등장하게 되었고, 새로운 치료방법의 채택 여부는 평가를 통하여 판정되었는데 특히 공중보건 분야에서 일어났다. 그러나 초기의 평가는 정교하게 고안되지는 못하였다. 20세기 초 보스턴에서 Codeman은 환자의 진료 결과에 대한 추적 관리를 요구하였다(Neuhauser, 1990). 1930년대 Glover는 잉글랜드와 웨일즈 지역에서 편도선 수술이 지역 간 10배의 차이를 보인다는 연구결과를 발표하여 오늘날의 의료서비스 연구(health services research)의 기틀을 마련하였다(Glover, 1938). 1930년대 중반 Hill에 의하여 무작위 대조군 임상시험(randomized controlled clinical trial, RCT)의 원칙이 정리된 이후 과학적인 평가방법이 확립되었다. Hill은 처음으로 백일해 백신에 대하여 평가를 하였다. 그 후 Daniels와 협력하여 1948년 결핵치료제인 스트렙토마이신에 대한 RCT 방법을 개발하였다.

의약품과 생물학적 생산물의 발전은 의료의 평가에 자극이 되었다. 1938년 미국은 FDA법을 제정하여 새로운 의약품(백신 포함)은 시판하기 전에 안전성 입증을 요구하게 되었다. 1962년 FDA 수정법은 새로운 약의 효과성 입증을 추가하였다. 모든 서유럽 국가들은 현재 미국 FDA와 같은 수준의 효과성과 안전성을 요구하고 있다. 의료관련 기술에 대한 효과성과 효율성 개념의 확립에는 오늘날 근거중심의학(evidence-based medicine, EBM)이 기여한 바가 크다. 최근에는 치료성과(outcome)에 대한 연구가 주목을 받고 있다.

비용에 관한 관심은 평가에서 중요한 사항이 되었다. 1667년 Petty는 런던 시민을 여름철 동안에 런던 밖으로 이동시키면 생존율을 높일 것이라고 제안하면서 이동 비용 1파운드 당 84파운드의 사회적인 수익이 생긴다고 보고하였다. 약 2세기 후인 1850년대 Shattuck은 위생개혁운동을 보급시키기 위하여 메사추세츠에서 동일한 투자-수익 방법을 사용한 연구를 수행하였다.

비용을 고려한 평가기법(evaluation technology)인 비용-편익분석(cost benefit analysis)이나 비용-효과분석(cost effectiveness analysis)은 1950년대 후반부터 도입되었다. 이 방법론들은 시장에서 제대로 평가(evaluation)하기 어려운 프로그램에 적용하기 위하여 시작되었다. 의료기술을 시장에서 제대로 평가하기 어려운 문제들은 다음과 같다. 의료기술은 의도하지 않던 부작용이 나타나고, 의료지식이 불완전하여 시장 평가에 어려움을 주고 있다. 그리고 면역과 같은 예방 기술은 개인을 대상으로 하는 것이 아니라 집단을 대상으로 하기 때문에 효과가 매우 광범위하게 나타나 계측의 어려움을 낳기도 한다. 또한 정부의 의료보장제도에 의해 환자 개인이 직접 의료비를 지불하지 않는 경우는 시장가격으로 평가하기가 더욱 어려운 문제도 있다.

4) 의료기술평가(HTA)의 역사

HTA는 앞에서 살펴본 의료에 대한 평가에서 이룩한 RCT 분석 방법이나 Cochrane 연구에 뒷받침된 데이터베이스의 구축 그리고 비용과 관련된 비용-편익분석 및 비용-효과분석들이 기초가 되어 의료기술과 그 효과에 대한 사회적인 관심을 불러 일으켰다. 1960년대 중반 기술이 사회에 미치는 여러 가지 영향(긍정적 영향과 함께 의도되지 않는 위해를 주기도 함)에 대한 대응으로 기술에 대한 평가라는 개념이 개발되었다. 그리고 HTA라는 용어는 1967년경 미국 의회에서 처음으로 사용되었다(Banta, 2003).

미국 하원에서는 1965년부터 '과학 및 우주항공분과위원회'에서 기술평가 문제를 정식으로 다루기 시작하여 청문회를 거쳐 자체적인 연구를 하였다. 이 위원회는 1972년 기술평가법을 통과시키고, 의회의 업무를 지원하기 위한 기구로 기술평가단(Office of Technology Assessment, OTA)을 설치하였다. 이제 HTA는 의료기술의 응용에 따른 즉각적이며 장기적으로 나타나는 사회적 결과(사회적, 경제적, 윤리적, 법적)를 검토하는 포괄적인 정책 연구의 형태가 되었다(OTA, 1976). 그리고 HTA는 기술적인 과제보다는 사회적인 과제를 분석하는데 우선순위를 두었다. 특히 HTA는 의도되지 않았던, 간접적이고 지연된 사회적인 영향(impact)을 분석하는데 관심이 주어졌다. HTA의 목표는 정책결정자에게 연구개발비의 배분, 연구와 관련된 규제의 제안 및 법안의 개발과 같은 정책대안에 관하여 정보를 제공하는 것이다(Banta and Luce, 1993). 1973년 미국 과학원(National Academy of Science)에서 4가지 의료기술(체외 수정, 태아 성 감별, 노화지연술, 인간행동 조정술)에 대한 평가보고서를 발표하였으며, 국립보건원(National Institute of Health)에서 인공수정에 대한 기술평가를 시행하였다. 그러나 OTA는 1995년 9월 29일로 문을 닫았다.

유럽에서도 미국과 비슷한 시기에 미국과는 무관하게 일단의 연구자들이 의료기술도입에 따른 정책적 응용과 의료기술의 경제적, 사회적 결과에 대하여 관심을 두기 시작하였다(Jonsson, 2002). 그리하여 유럽에서는 1970년대 후반부터 경제적 관점에서 의료기술에 대한 관심이 등장하고 의료서비스의 평가(evaluation)에서 과학적 활동을 HTA라는 용어로 구분하기 시작하였다(Velasco-Garrido and Busse, 2005). 1980년대 들어 프랑스와 스페인에서 지역차원에서 의료기술을 평가(evaluation)하는 기구가 설립되었다. 프랑스는 1982년 병원 중심의 평가기구인 CEDIT를 설립하였다[4]. HTA에 대한 국가 기구로는 1987년 스웨덴이 처음으로 SBU를 설립하였다. 현재는 대부분의 유럽 국가들은 HTA 기구를 국가차원이든, 지역차원이든, 병원차원이든 설립하였다. 유럽에서 HTA 발전을 이끈 요인으로 세 가지가 설명되고 있다. 첫째는 새로운 의료기술의 효과가 평가될 필요가 있다는 인식의 등장이다. 둘째는 이미 사용하고 있는 기술의 효과성에 대한 관심이 일어났다. 셋째는 의료기술의 비용이 너무 높다는 인식의 등장이다(Banta, 2003). 유럽 각국의 국가적 차원의 HTA 기구를 [표 13-1]에서 정리해보았다.

각 기구의 성격이 동일하지 않고 국가에 따라 의료체계가 갖는 전통이나 사회경제적 의미에 차이가 있기 때문에 의료기술의 평가에서도 다른 시각을 보이고 있다. 그리고 영국은 국가적 수준의 HTA와 관련된 조직이 세 개나 있고 독일도 두 개의 조직이 있다. 이 문제는 뒤에서 의료기술의 평가와 관련하여 학술적 평가(assessment)와 정책적 평가(appraisal)에 대하여 설명하면서 복수의 기구의 성격을 설명하기로 한다. HTA 결과를 활용하는 것도 국가에 따라 다르다. 어떠한 국가는 공급능력 확충 계획에 활용하고, 다른 국가는 건강보험의 급여 범위 설정이나, 의료서비스 제공을 재편하는데 활용하기도 한다(Velasco-Garrido and Busse, 2005).

4) CEDIT(Canité d'Evaluation et de Diffusion des Innovations Technologiques)는 정부가 설립하지 않았기 때문에 [표 13-1]에 포함시키지 않았다.

[표 13-1] 유럽의 국가 차원 HTA 기구 현황

설립연도	국가	HTA 기구	
		약칭	기구명
1987	스웨덴	SBU	Swedish Council on Health Technology Assessment in Health Care
1990	오스트리아	ITA	Institute of Technology Assessment, Austrian Academy of Sciences
1992	스위스	MTU	Medical Technology Unit, Swiss Federal Office for Public Health
1994	스페인	AETS	Agencia de Evaluación de Technologías Sanitarias
1995	핀란드	FinOHTA	Finnish Office for Health Technology Assessment
1996	영국	NCCHTA	National Coordinating Centre for Health Technology Assessment
1997	덴마크	DACEHTA[1)]	Danish Institute for Evaluation and Health Technology Assessment
1998	영국	NHSC	National Horizon Scanning Centre
1999	영국	NICE	National Institute for Health and Care Excellence
2000	독일	HAHTA	German Agency for Health Technology Assessment
2001	네덜란드	ZonMW	The Netherlands Organization for Health Research and Development
2002	벨기에	KCE	Belgian Health Care Knowledge Centre
2003	노르웨이	NOKC[2)]	The Norwegian Knowledge Centre for Health Care
2003	핀란드	ROHTO	The Centre for Pharmacotherapy Development
2004	독일	IQWiG	Institute for Quality and Efficiency in Health Care
2005	프랑스	HAS[3)]	The Haute Autorité de Santé (French National Authority for Health)
2006	캐나다	CADTH[4)]	Canadian Agency for Drugs and Technologies in Health
2007	아일랜드	HIQA	Health Information and Quality Authority

주: 1) 과거의 DIHTA에서 명칭 변경
2) 1998년에 설립되었던 SMM과 통합하여 새로 설립된 조직임
3) 1989년 설립되었던 ANAES와 다른 조직이 통합되어 새로 설립된 조직임
4) 1989년에 설립된 CCOHTA가 CADTH로 전환되었음

출처: INAHTA 홈페이지(www.inahta.org)와 해당 기관의 홈페이지

제2절 HTA와 의료정책

1. HTA의 역할

1) HTA의 역할

Battista and Hodge(1995)는 HTA의 역할을 연구와 의사결정을 연결하는 다리(bridge)로 규정하고 있다. 이것은 IOM(1985)에서도 이미 강조하였던 점이다. HTA와 정책결정간의 관계는 [그림 13-1]에서 잘 나타나 있다. 이 그림에서 보면 HTA와 정책결정이 상호 의존적인 관계이지만 연구를 기반으로 하는 평가와 정책결정은 분리됨을 보여주고 있다. [표 13-1]에서 본 바와 같이 대부분의 유럽 국가들은 국가적 차원의 HTA 기구가 있어 의사결정이나 정책결정을 위한 정보를 제공하고 있다. HTA 기구는 HTA 보고서를 작성하고 배포하는 임무를 목적으로 운영되고 있다. 국가에 따라 HTA 보고서에 정

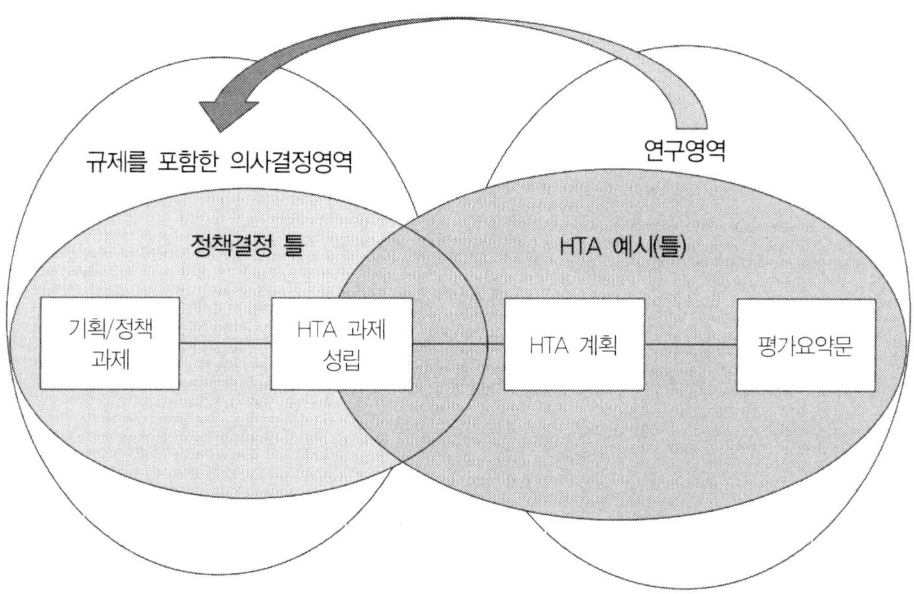

출처: Kristensen(2002) recited from Kristensen et al.(2008)

[그림 13-1] HTA와 정책과제 설정

책적인 제안을 포함하는 것도 있고, 단순히 종합적인 분석만 하고 결론을 수록하는 것도 있다(Kristensen et al., 2008).

2) HTA와 정책적 이슈(Velasco-Garrido et al., 2008)

HTA는 의료기술의 사용과 확산에 대하여 효과적인 규제를 알릴 수 있는 매우 중요한 수단이 된다. HTA와 관련된 정책적 과제는 세 영역으로 나눌 수 있다. 첫째는 HTA 기구, 정책결정자, 그리고 이해관계자를 설정하는 일이다. 둘째는 HTA에 사용되는 방법과 절차에 관한 것이며 세 번째는 HTA에서 얻은 결과를 활용하는 문제이다.

만약 이해관계자(환자, 공급자, 산업체)가 적절히 관여하고, 정책결정자가 HTA 보고서 사용에 적극성을 보이고, HTA 결과를 이행하는데 필요한 자원이 가용해지며, 이 세 가지 과정이 투명하고, 협력, 지식, 기술이 영역을 넘어 교류가 이루어진다면 HTA의 영향력(impact)은 향상될 것이다.

HTA의 진행 과정에서 이해관계자의 적극적인 참여는 의료서비스의 제공 혹은 산업현장의 가치와 응용성을 파악하도록 도움을 주어 새로운 기술의 활용도를 높이는데 기여할 것이다. 이때 주의해야 할 것은 이해관계자의 참여가 HTA의 목표를 흔들지 않도록 잘 관리되어야 하고 투명성이 유지되어야 한다는 점이다. HTA는 의사결정과 관련하여 시의 적절하게 이루어져야 한다. 간결한 연구, 조기경보시스템, 조건부 승인과 같은 방법은 불확실한 환경에서 새로 등장하는 기술을 적극 이용할 수 있는 메커니즘이 될 것이다. HTA 기구 간의 국제적인 협력은 평가 과정의 효율화와 평가방법의 발전에 기여할 것이다.

HTA에서 고려되어야 할 점은 신의료기술의 생산자와 HTA 사용자(정책결정자 등) 간에 공식적인 연결체계가 있다면 기술 평가를 활용하는데 따른 많은 문제들이 줄어들 것이라는 점이다. 그리고 HTA 경험을 서로 교환하고 협력을 한다면 HTA 실행에서 부딪치는 여러 가지 장애를 극복하는데 도움이 될 것이다. 또 다른 문제는 HTA나 경제성 평가를 하면 비용이 적게 소요되는 기술만 채택되어 R&D에서의 투자 인센티브를 낮추고 혁신적인 신의료기술 개발에 장애가 되는 문제도 있다는 점을 염두에 두어야 한다. 또한 HTA나 비용-효과분석(cost-effectiveness analysis, CEA)을 하는데 너무 오랜 시간이 소요된다면 신의료기술의 접근성을 지연시킬 우려도 있다.

2. HTA 과정

HTA를 활용하는 정책기획 과정은 [그림 13-2]와 같이 반복적인 순환과정을 거친다. 기획은 질병부담의 평가, 효과성과 안전성 평가, 필요성에 대한 정확한 판별, 지역사회 전체의 효과성 평가, 경제성 평가(효율성 분석), 평가의 종합, 질병부담의 재평가와 성공지표의 선정과 응용, 질병부담의 평가로 반복적 과정을 거친다. 반복적인 평가의 과정을 거치는 것은 기술이 꾸준히 변화하기 때문이다.

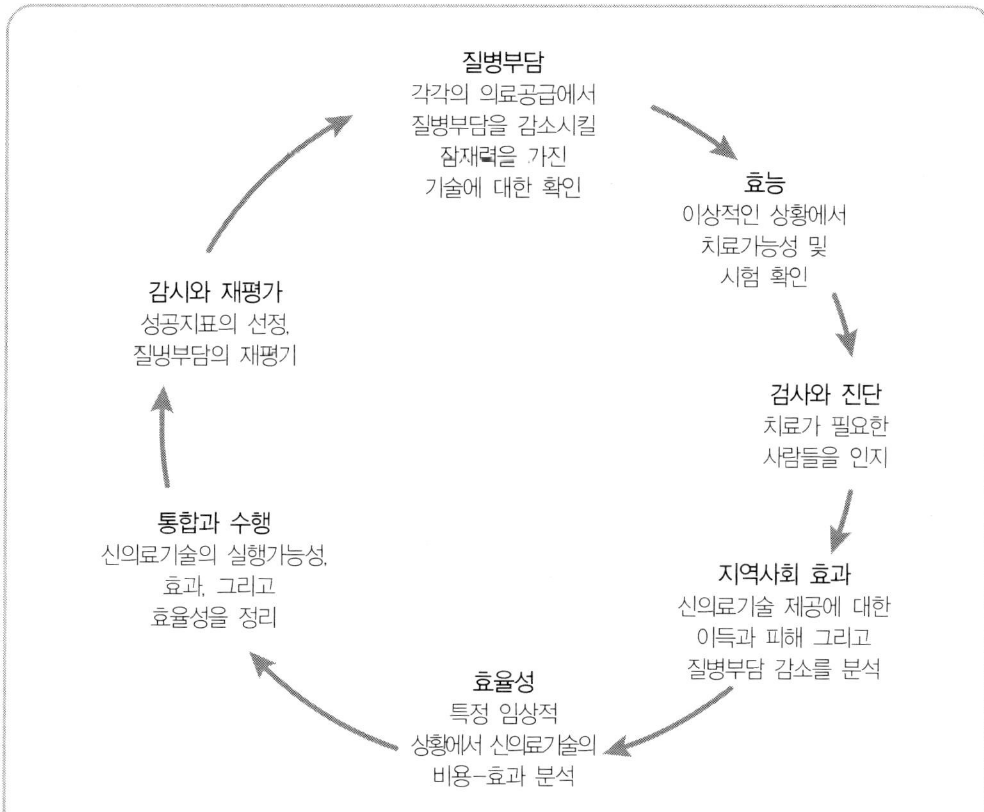

출처: Banta and Luce(1993)

[그림 13-2] HTA의 순환적 반복과정

1) 질병부담의 평가

HTA는 새로운 기술의 도입으로 질병부담이 얼마나 경감될 수 있을 것인가로 부터 시작한다. 이것은 1차, 2차, 3차 의료 수준별로 따져 부담을 가장 크게 경감시킬 잠재적 기술을 구분하는 것이다. 기술의 평가는 통제된 환경에서 이루어진다. 이 과정은 일종의 정책 과제의 선정과 유사하다. 여기에서 전통적인 정책평가 분석과 HTA 분석은 큰 차이가 있다. 전통적인 정책평가 분석은 사후적(retrospective)으로 이루어지는데 반하여 HTA는 사전적(prospective)으로 이루어지는 점이다(Kristensen et al., 2008).

2) 효과성 및 안전성 평가

다음 단계는 잠재적 기술로 선정된 신의료기술의 효과성과 안전성 분석이다. 효과성과 안전성은 의료기술을 적용하기 위한 평가(evaluation)의 기초가 된다. 만약 새로운 기술이 효과가 없다면 사용하지 말아야 하며, 더 이상의 평가가 필요하지 않다. 과거에는 효과성에 대한 평가 없이 의료기술이 널리 사용되었다(Banta and Luce, 1993).

효과성은 주어진 의료 문제를 해결하는데 이상적인 조건 하에서 의료기술을 시술하였을 때 제공받은 사람이 편익을 누릴 확률로 정의한다(OTA, 1978). 의료적 편익은 결국 치료 성과(outcome)로 측정되는데 전통적으로 사망률이나 유병률이 가장 손쉽게 사용되는 지표였고, 조금 덜 주목받은 것이 기대 여명이나 심리적, 기능적인 요소였다. 최근에는 삶의 질(quality of life)이 중요한 요소로 간주되고 있다. 그리고 의료서비스 기술만을 고려할 경우, 치료 성과의 범위가 매우 다양해지기 때문에 편익을 평가하는 것이 매우 어렵지만 다섯 가지 수준에서 검토될 수 있다(Banta and Luce, 1993).

① **기술적인 가능성** : 신의료기술은 믿을 수 있고 정확한 정보를 제공할 수 있느냐?

② **진단의 정확성** : 새로운 기기의 사용으로 정확한 진단을 도출할 수 있느냐?

③ **진단의 영향** : 새로운 기기의 사용이 기존의 진단 과정을 대체할 수 있느냐? 예컨대 외과적 검사나 조직검사를 대체할 수 있느냐?

④ **치료의 영향** : 새로운 기술로부터 얻은 결과가 치료의 계획이나 치료에 영향을 미치느냐?

⑤ **환자 건강** : 새로운 기기 사용이 환자의 건강향상에 기여하느냐?

새로운 의료기술의 효과성 평가가 어려운 점은 특정한 의료적 문제에 국한되기 때문에 효과의 일반화가 어렵기 때문이다. 즉, 많은 기술은 단지 하나의 증상에만 유효하고 다른 증상에는 효과가 없다. 그리고 신의료기술은 주로 대학병원과 같은 우수한 조건을 갖춘 곳에서 연구 차원에서 시술이 이루어진다. 따라서 효과성 평가를 위해서는 신의료기술의 사용 조건이 중요하다.

안전성도 매우 중요한데, 신의료기술이 꼭 안전한 것은 아니기 때문이다. 안전성이란 위험을 받아들이는 판단을 의미하게 된다. 위험성이란 이상적인 조건에서 의료기술을 시술하였을 때 제공받은 사람에게 원하지 않는 위해가 발생한 심각한 정도 그리고 부작용이 발생할 확률로 정의할 수 있다. 그리고 효과성과 안전성은 거의 같은 차원에서 평가할 수 있다. 새로운 기술은 효능(efficacy)이라는 편익을 제공하는 반면에 안전성(safety)이라는 위험이 수반될 수 있다(Banta and Luce, 1993).

효과성 평가를 위하여 근거중심의학(EBM)이 요구된다. EBM은 19세기 임상의학의 과학적인 방법(Koch, Pasteur 등의 연구)에서 시작되었으며, 1972년 Cochrane이 *Effectiveness and Efficiency: random reflections on health services*라는 보고서를 발간한 것이 계기가 되어 오늘날의 EBM이 시작되었다. EBM을 위하여 조직된 국제적인 학자 그룹은

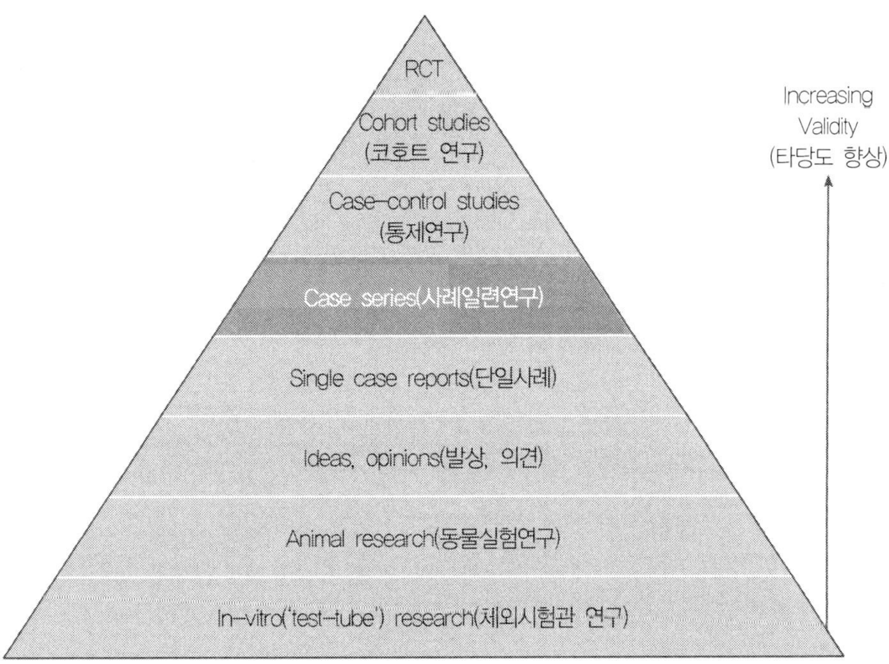

출처: Velasco-Garrido and Busse(2005)

[그림 13-3] EBM을 위한 위계적 연구설계(내부 타당도를 기초로)

Cochrane의 업적을 토대로 1989년 *Effective Care in Pregnancy and Child Birth*를 발간하였고 1993년에는 Cochrane Collaboration을 설립하여 유럽지역의 EBM을 이끌고 있다. EBM이란 "환자 치료를 위한 의사결정에서 양심적으로 명확하게 그리고 분별력을 갖고 최선의 근거를 갖는 기술을 사용하는 것"으로 정의하고 있다(Kristensen et al., 2008). EBM의 정의에 따라 최선의 근거를 갖는 방법들은 연구설계의 위계적(hierarchy) 특성과 연구 수행의 질을 중요시 한다(Velasco-Garrido and Busse, 2005). EBM을 토대로 하는 위계적인 연구설계는 [그림 13-3]과 같다.

3) 경제성 평가

경제성 평가는 크게 비용-편익분석(cost-benefit analysis, CBA)과 비용-효과분석(cost-effectiveness analysis, CEA)의 두 가지 유형이 있다. 비용-편익분석은 건설이나 교통 등과 같은 산업 분야에서 많이 사용되는 기법이다. 그런데 보건의료분야의 경우는 편익이 주로 사람의 생명이나 행복과 같은 산출물로 표현되기 때문에 이를 화폐가치로 환산하는데 많은 비판이 있다. 이러한 비판에서 벗어나기 위하여 편익을 화폐가치로 환산하지 않고 다른 방법으로 표현하는 비용-효과분석 혹은 비용-효용분석(cost-utility analysis)이 사용되고 있다. 최근 보건의료의 성과를 보편적으로 측정하는 방법이 질 보정 생존연수(quality-adjusted life years, QALYs)이다. 성과를 QALYs로 측정한 비용-효과분석을 비용-효용분석으로 부르기도 한다.

평가란 항상 상대적이다. 그래서 평가할 신의료기술을 어떤 특정 성과기준을 놓고 비교하거나 기존의 기술과 비교해야 한다. 그래서 비교대상 기술의 선정은 임상적 성과나 경제성을 분석하는데 매우 중요하다. 핀란드와 스웨덴에서는 세 개의 잘 정의된 기술과 비교하는 방법을 택하고 영국은 관련된 모든 기술과 비교하는 방법을 사용하고 있다. 그러나 가장 보편적인 기술(약의 경우 판매량이 가장 큰 의약품)이나 가장 비용이 적게 드는 치료법과 신의료기술을 비교하는 방법이 실용적이다. 비교 대상기술을 선정하는 방법은 국가마다 다양하다. 국가에 따라 평가기구와 의료기술의 제조업체가 협의하는 경우도 있고 네덜란드는 생산물의 광고주와 같은 후원자와 비교 대상기술을 협의하기도 한다(Sorenson, Drummond and Kanavos, 2008).

다음으로는 치료 성과 변수의 선정이다. 보편적으로는 신의료기술 적용에 따른 장기적 효과를 반영하는 지표로 사망률 변화, 이환율 변화, 삶의 질 변화가 선호된다. 치료 성과 지표의 선정은 국가마다 절차도 다르고 치료 성과를 구체적으로 정의하는 과정(specification process)도 다르다. 네덜란드는 평가기구에서 이러한 모든 것을 선정하는데 반해 대부분 국가에서는 의료기술의 제조업체가 이를 구체화하는 역할을 맡고 있다.

비용의 산정은 효과에 비하여 상대적으로 쉬운 과제이지만 여기서도 비용은 의료기술을 생산하는데 사용된 간접비를 모두 포함하느냐 직접비만 따져야 하느냐의 문제가 있다. 스웨덴은 모든 비용을 포함시키는데 영국은 직접비만 포함시킨다. 간접비를 포함할 경우 생산성 손실(loss)을 어떻게 측정할 것인가 등의 여러 가지 문제가 대두된다. 그리고 비용을 계산할 때 미래의 비용을 현재의 가치로 전환하기 위한 할인율을 어느 수준에서 적용할 것인가 하는 문제가 대두된다. 유럽 국가들은 통상 2.5~10%의 할인율을 적용하고 있다(Sorenson, Drummond and Kanavos, 2008).

CEA 결과는 비용-효과비(cost-effectiveness ratio, CE ratio)로 요약된다. 건강수준의 향상을 QALYs로 측정하기 때문에 비용-효과비는 통상 QALY당 비용으로 표시된다. 따라서 CE ratio 값이 상대적으로 작은 것이 가장 비용-효과적이라 할 수 있다. CE ratio는 어떠한 기술이 건강향상에 가장 효과적으로 기여하고 있는지를 나타내는 지표가 된다(Garber, 2000). CE ratio를 해석하는 데도 여러 가지 과제가 있다. 그래서 어떤 특정 신의료기술을 채택하느냐 여부를 결정하는 것이 어려워진다. 결과 CE ratio 임계치 혹은 지불의사(willingness-to-pay)의 기준치(threshold)가 화폐가치(value for money)를 보증하는 일반적인 규칙이 될 수 있다. 비용-효과분석의 결과를 활용하여 해당 의료기술의 보험급여 등재 여부를 결정할 경우, 대상 기술의 CE ratio를 비교하게 된다. 이때 기준치가 중요하다. 그런데 보험급여 결정에서 비용-효과성만이 중요한 것이 아니라 질병부담이나 건강형평성과 같은 요소도 고려해야 한다. 그래서 기준치가 만족스럽지 않아도 보험급여 항목으로 채택되는 경우도 있다(Sorenson, Drummond and Kanavos, 2008). 그래서 많은 국가들이 기준치를 고정시키거나 공식화시키지 않는다. 예컨대 영국의 NICE에서는 공식적인 기준치는 없으나 대개 QALY당 어느 정도의 비용이라는 지침은 유지하고 있다(Delvin and Parkin, 2004). 영국의 보건경제학자인 Rawlins and Culyer(2004)는 QALY당 20,000 파운드 아래를 기본선으로 제시하였다(Sorenson, Drummond and Kanavos, 2008).

CEA의 이러한 문제를 해결한 것이 건강의 향상을 QALYs에 기초하는 모형으로 정립하여 QALYs 증가분과 비용의 증가분을 비교하는 점증적 비용-효과비(incremental cost effectiveness ratio, ICER)를 지표로 사용하는 방법이다(Poulsen et al., 2007). 대부분 국가들이 ICER를 산출하여 신의료기술 채택 여부에 활용하고 있다. ICER의 활용에 있어서 임계치(threshold)의 설정이 중요하다. 여기서 ICER 임계치(ICER threshold) 값을 단일의 명백한 지표로 하느냐의 문제가 제기된다. 이론적으로 ICER 임계치란 주어진 예산(혹은 보험재정)의 제약 속에서 건강향상을 극대로 할 수 있는 ICER값을 뜻하는 것이다. 그런데 정책결정자는 신의료기술을 채택할 때 건강향상(health gains)만을 정책목표로 하고 있지는 않다. 예컨대 제약산업에 신약개발의 인센티브를 주어야 할 필요성이 생기면 신약의 가격을 높여 ICER 임계치를 최대로 높일 수도 있기 때문이다.

4) 종합 및 실행(synthesis and implementation)

신의료기술에 대한 유효성과 안전성에 대한 확신을 바탕으로 경제성 평가가 끝나면 다른 요인들에 대한 검토가 필요하다. 고려되어야 할 요인은 [표 13-2]에서 정리해 보았다. 여기에는 안전성, 효과성, 경제성 이외의 요인으로 사회, 심리 및 윤리적 요소, 의료조직에서의 변화나 전문직업적 요소가 망라되어 있다.[5)]

[표 13-2] HTA의 평가 요소별 산출물에 관한 예시

평가 요소	산출물(outcomes)
안전성	• 사망률 • 이환율/장애율
효과성	• 모든 원인 사망률/특정 원인 사망률 변화 • 이환율/장애/무병기간 변화 • 삶의 질 변화 • 질 보정 수명연수(QALYs) 변화
심리적/사회적/ 윤리적 요소	• 순응(compliance) • 수용(acceptance) • 만족 • 수요 • 선호(preference) • 정보/환자 의견(information/patient advice requirements)
의료조직 또는 전문직업적 요소	• 재원기간 변화 • 요구되는 인력 및 병상 수 변화 • 훈련필요조건 • 서비스 이용
경제성	• 현재 기술과 비교한 비용의 변화 • 비용-효과, 비용-효용(utility), 비용-편익

출처: Busse et al.(2002)

5) 최근에는 이런 요인 외에 질병위중도, 근거의 타당성 등 다양한 요인이 추가된 다기준분석(multiple criteria decision analysis, MCDA)이 등장하고 있다.

이와 같은 여러 가지 측면에서의 종합적인 평가가 이루어진 후에는 HTA 실행을 하게 된다. HTA 실행은 [그림 13-4]와 같은 절차를 거친다. 이 절차는 Busse et al.(2002)이 제안한 것으로 대부분의 유럽 국가들이 채택하고 있다. HTA 보고서 작성의 방법론적 접근에서 중요한 것은 기존의 연구된 내용에 대한 체계적인 검토이다. 이 검토를 통하여 정책과제에 대한 정의, 연구과제의 정의 그리고 보고서 작성의 종합적인 검토도 가능해진다. 문헌 검토에는 1차 연구와 2차 연구가 있다. 1차 연구에는 기본적인 자료 수집과 분석이 되며 2차 연구에서는 특정 사안에 대하여 수행한 분석을 종합하고 정책 제언을 포함한다.

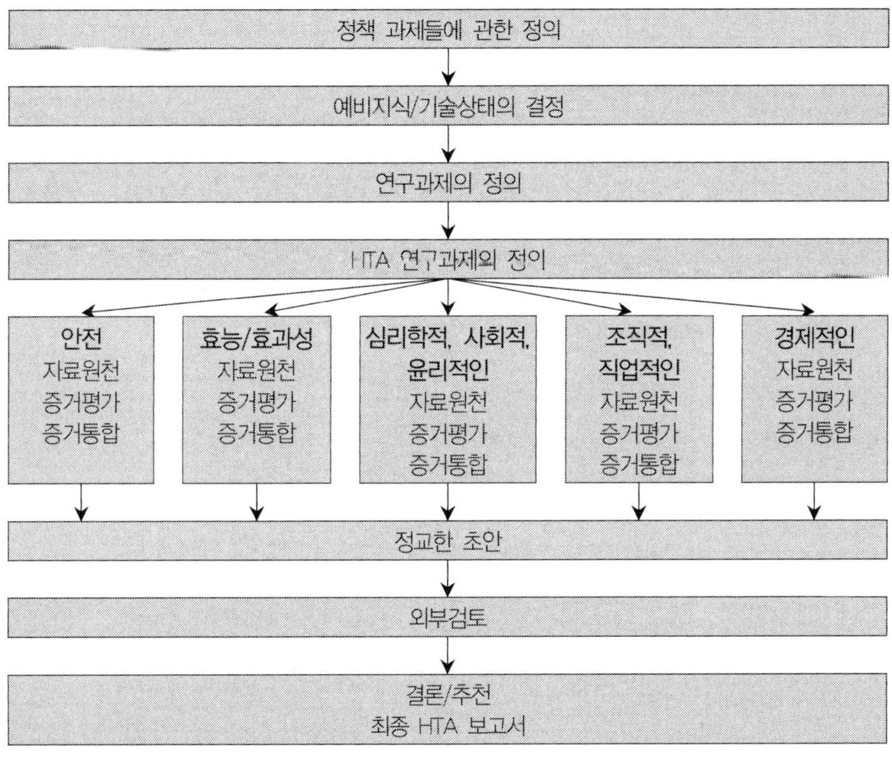

출처: Busse et al.(2002)

[그림 13-4] HTA 과정

3. HTA와 의료체계

HTA의 목적은 의료정책이나 서비스 결정을 위한 정보 제공에 있다. 그 의도는 정책 형성이나 결정을 위한 과정에서 신의료기술이 포함되는 경우, 연구로 얻은 지식을 잘 활용하라는 것이다. 그래서 HTA는 [그림 13-4]에서 볼 수 있는 것처럼 정책과제의 설정(definition of policy question)으로 시작하여 종합적 분석을 토대로 한 정책제언이 포함되는 보고서 작성으로 끝을 맺는다(Velasco-Garrido et al., 2008).

의료체계에서 신의료기술과 관련된 의사결정이란 결국 의료체계 안에서 제공 가능한 기술(보험급여 항목)의 범위에 대한 결정이라 볼 수 있다. 1990년대 이후 HTA가 건강보험의 급여범위 결정을 위한 방법을 개선하는데 크게 기여하였다(Cranovsky et al., 1997).

1) 의료체계와 의료기술

의료체계의 목표는 이미 제7장에서 [그림 7-2]로 설명한 바와 같이 크게 세 가지로 사람들의 건강수준을 향상시키고 형평성을 제고하며, 사람들의 기대를 적절히 충족시킬 수 있는 반응성을 높이는 것이며, 병이 생겼을 때 치료비 부담에 따른 재정문제를 보호하는 것이다. 이와 같은 목표를 달성하기 위하여 모든 국가들이 의료서비스를 제공하며, 서비스를 원활하게 제공하기 위하여 의사, 간호사, 약사, 의료기사 등을 교육/훈련시키고, 의약품을 생산 보급하고 의료기기를 사용한다.

서비스 제공을 원활히 하도록 의료계획을 수립 실행하고 규제도 한다. 또한 재정적 보호를 위하여 의료보장제도를 도입하여 재정을 조달하고 보험급여의 범위를 정하여 서비스를 제공하고 진료비를 심사하여 상환한다. 이러한 모든 것이 의료체계의 범위에 포함된다. 어떤 의료체계이든 의료기술에 관한 의사결정은 서비스의 설계와 제공에서 중요한 부분이 된다.

기술이란 실용적(일반적인 의미에서 도구)인 목적을 위한 지식의 조직화로 의료기기에서부터 언어적 및 지적인 도구인 의료서비스를 포함하는 것으로 정의된다. 이와 같은 일반적인 정의에 입각하여 의료기술은 "의약품, 의료기기, 의료서비스에 사용되는 의학적 또는 외과적 과정, 그러한 서비스 제공을 위한 조직이나 지원시스템"으로 정의되고 있다(Banta et al., 1997). 이러한 정의는 의료기술은 건강향상과 의료에 사용되는 모든 기술을 포함하는 것으로, 의료체계는 의료 그 이상의 것을 내포하는 것을 의미하게 된다.

따라서 의료기술이 응용되는 영역은 다음과 같이 3가지로 분류할 수 있다(Velasco-Garrido et al., 2008).

① 의료서비스를 제공하는 의료체계 안에 있는 모든 범위의 의료기술
② 의료서비스의 제공, 접근성, 공급자에 대한 지불을 조직화하기 위하여 의료체계에 응용되는 의료기술
③ 의료체계 밖에서 건강을 증진시키고 보호하기 위한 수단(tools)

2) 의사결정의 단계(Velasco-Garrido et al., 2008)

일반적으로 의사결정과 관련된 의료조직은 거시적 수준, 중간 수준, 미시적 수준의 세 단계로 구분된다. 의사결정과 관련된 단계별 수준에 따라 어떤 의료기관이 속하고 어떤 의사결정이 필요한지에 차이가 있다. 그리고 이 계층적 수준은 지리적 특성에 초점을 두느냐 아니면 조직화 수준에 초점을 두느냐의 차이로 구분할 수 있다. 지리적 관점에서 본다면 거시적 수준은 국가적 차원이나 국제적 차원이 되며 중간수준은 행정적 수준을 강조하는 것으로 주로 도 단위나 지역 단위가 되며, 미시적 수준은 지방 기관이 해당된다.

조직적인 관점에서 보면 광범위한 의료체계의 일반적인 행정 및 규제적 틀 안에 있는 기관이나 행동주체와 관련된다. 거시적 수준에는 국가 전체의 의료 제공을 위한 조직이나 공중보건사업과 관련된다. 중간 수준은 1차 의료단위나 병원급의 의료공급 기관의 수준을 말한다. 미시적 수준은 환자 개인과 의사가 상호 접촉할 수 있는 의사결정과 관련된다. 이 수준에서 어떤 기술이 사용되어야 하는지와 같은 임상적인 의사결정이 이루어진다. 즉 어떤 기술의 사용에 따라 환자에게 돌아갈 기대편익이나 예상위해가 임상적인 측면에서 계측될 수 있다. 근거중심의학은 환자와 의사간의 임상적인 상호 접촉에서 근거의 적절한 사용을 의미하며 따라서 미시적 의사결정에 속한다. 반면에 HTA의 우선적인 목적은 거시적 혹은 중간수준에서 종합된 근거를 제공하는데 있다. 하지만 HTA 결과는 임상적인 의사결정에 개입되는 환자와 임상 의사들이 이용 가능하기 때문에 HTA는 미시적인 수준의 의사결정에 영향을 미친다. 여기서 중요한 것은 거시적 혹은 중간 수준의 의사결정은 다른 기술도 관계되지만 미시적 수준의 결정은 제공되는 의료서비스에 배타적으로 작용한다는 점이다. 즉, 임상적으로 환자는 한 가지 기술만 배타적으로 이용하는 결정을 한다는 사실이다.

3) Assessment와 Appraisal의 개념(Velasco-Garrido et al., 2008)

과거에는 의료기술의 assessment와 appraisal간의 구분은 비공식적으로만 사용되었다. 그러다 영국의 NICE가 설립되면서 두 개념의 차이를 정리하여 공식화하였다. NICE는 assessment는 의료기술의 평가측면에서 정보를 수집하고 정리하는 과학적/기술적 과정에 초점을 둔 개념으로 한 반면에 appraisal은 assessment 정보와 함께 가치나 다른 요소에 관한 정보를 고려하여 의료기술을 결정하는 정치적 과정을 중시하는 개념으로 사용하였다(Stevens and Milne, 2004).

두 용어가 의사결정에서 HTA의 역할을 이해하는데 관련되기 때문에 개념상의 한계에도 불구하고 개념을 구분하는 것이 중요하다. 그래서 [표 13-3]에서 유럽 몇 개 국가의 사례를 통하여 두 개념을 이해할 필요가 있다. 영국은 의료와 관련하여 기술 평가의 대상을 4가지 분야로 세분하고 있다. 각국의 공통점은 assessment는 과학적/기술적인 측면의 검토이기 때문에 전문기구를 가급적 단일화 하는 반면에 appraisal은 정책결정을 하는 것이기 때문에 기술에 따라 검토기구가 다른 것을 볼 수 있다. 특히 영국은 의료와 관련하여 기술평가의 대상을 네 가지 분야로 세분하고 있다. 네 가지 분야 가운데 건강검진 프로그램, 백신, 의료서비스의 세 분야에 대한 assessment는 NCCHTA(The National Coordinating Centre for Health Technology Assessment)라는 기구에서 통합적으로 하고 있는데 반하여 appraisal은 영역별로 다른 조직에서 하고 있다. 그리고 의약품, 의료기기, 의료절차, 공중보건 프로그램은 NHS 조직 내에 담당하는 부서가 있고, NICE는 assessment 기능을 수행하는 것이 아니라 appraisal 기능을 수행하고 있다.

독일은 G-BA[6](The Federal Joint Committee)가 appraisal 기능을 수행하여 건강보험에서 제공해야 할 서비스를 결정하는 책임과 함께 의료서비스의 공급과 질 관리에 대한 조직적 측면을 지시할 책임도 있다. G-BA에는 분야별로 활동(working group)을 하는데 질병관리 프로그램(DMPs), 말기환자 완화의료, 의약품, 의료기기, 재활 등의 분야가 있다. 독일에서 기술에 대한 근거를 평가하는 일은 IQWiG(The Institute for Quality and Efficiency in Health Care)에서 수행한다. IQWiG는 G-BA에 의하여 위임되는 기술에 대하여 평가를 하는데 역시 분야별로 활동을 한다. IQWiG의 평가보고서는 G-BA가 결정한 우선순위에 따라 의약품, 의료서비스의 제공 과정, 조직적 이슈(서비스 양의 임계치), 만성질병관리 프로그램 개발의 기초가 되는 임상진료지침서 등에 관한 보고서를 발간

6) G-BA는 건강보험 대표, 공급자 대표, 환자 대표, 독립적 전문가들이 참여하여 자문역할을 하고 있다.

[표 13-3] Appraisal과 Assessment에 관련되는 조직

국가	기술	Assessment	Appraisal
영국	검진 프로그램	The National Coordinating Centre for Health Technology Assessment(NCCHTA)	National Screening Committee(NSC)
	백신		Joint Committee on Vaccination and Immunisation(JCVI)
	의료서비스		National Specialist Commissioning Advisory Group(NSCAG)
	의약품, 의료기기, 의료절차, 공중보건 프로그램	NHS Centre for Reviews and Dissemination	National Institute for Health and Care Excellence(NICE)
독일	의약품, 의료기기, 의료절차	Institute for Quality and Efficiency in Health Care(IQWiG)	Federal Joint Committee (G-BA)
오스트리아	의약품	Pharmaceutical Evaluation Commission(HEK)	Federation of Austrian Social Insurance Institution
프랑스	의료 및 외과 절차	Dept. of Assessment of Health Products and Procedures	Committee for Evaluation of Medical and Surgical Procedures
	의약품, 의료기기		Committee for Evaluation of Devices and Health Technology

출처: Velasco-Garrido et al.(2008)

하고 있다(Velasco-Garrido et al., 2008).

4) 의료기술과 관련된 의사결정의 내용(Velasco-Garrido et al., 2008)

의료서비스의 제공이나 조직화는 수준별로 다른 의료서비스 제공 형태에 대한 의사결정이 필요한 경우도 있어 매우 복잡하다. 의료체계의 일반적인 틀과 관련된 정책수준별 결정에는 대중에게 제공해야 할 서비스, 제공 방법, 서비스의 질 등이 포함된다. 이와 같은 내용별 의사결정은 [표 13-4]에 정리되어 있다.

의료체계 내에서의 개입(의료서비스의 제공 및 그와 관련되는 의약품 등의 제공)과 관

[표 13-4] 의료기술에 관련된 의사결정

기술 분야	결정 형태
Healthcare intervention(제공되는 서비스 관련)	시판승인
	보험급여 결정
	관리/조직
Healthcare reform(의료체계에 응용되는 개입)	관리/조직
Health Intervention(의료체계 밖의 광범위한 의료체계의 개입)	공중보건 결정

주: 관리/조직이란 managing/organizing을 의미
출처: Velasco-Garrido et al.(2008)

련되는 의사결정에는 어떤 서비스나 의약품 등을 제공해야 할지 여부에 대한 결정(시판결정, 보험급여 결정)이 있고 어떤 방법으로 제공해야 할지와 관련되는 결정(관리/조직결정)이 있다. 시판결정(혹은 허가)은 의약품과 의료기기와 관련되는 결정으로 의료서비스 제공 과정과는 관계가 없다. 시판결정은 거시적 수준에서의 의사결정으로 공식화되어 있다. 의약품과 의료기기의 시판결정은 허가 사항으로 되어 있고 여기에는 효과성, 질, 안전성이 명확한 기준이 된다. 그러나 의약품이나 의료기기와 같은 생산품은 시판결정이 있어도 보험급여로 등재되어야 실질적인 판매 효과가 생기기 때문에 보험급여로 결정되는 것이 매우 중요하다.

관리/조직과 관련된 의사결정에는 두 가지 측면이 고려된다. 첫째, 조직화가 이루어져야 의료기술이 실질적으로 필요로 하는 사람에게 제공될 수 있다. 이는 어떤 기술이 1차 의료 혹은 전문의료에 적용되는지와 같은 의료기관에 관한 사항이며 그러한 서비스 제공을 위한 자원배분은 어떻게 해야 기술이 최적의 결과를 낼 수 있을지 등이 관련된다. 관리(management)와 조직화 결정(organizational decision)은 서로 밀접하게 관련을 맺고 있는데, 관리는 기술이 어떻게 제공되어야 하는지와 관련을 맺고, 조직화는 그 기술이 제공될 수 있을지 여부와 관련된다. 둘째, 서비스 제공을 조직화하기 위하여, 접근성을 위하여, 의료체계의 재원조달을 위하여, 제공자에게 진료비를 지불하기 위하여 어떤 기술이 의료체계에 응용될 수 있고 또한 응용되어야 하는지 여부가 결정될 필요가 있다.

5) 서비스 범위의 결정(Velasco-Garrido et al., 2008)

서비스 범위의 결정은 공적 재정(조세나 사회보험료)으로 운영되는 의료체계에서는 필수적이다. 보험급여를 등재하는 방식은 포지티브 방식(선별등재)과 네거티브 방식(포괄등

재)이 있다. 네거티브 방식은 임상적으로 유효성과 안전성이 입증되는 기술은 모두 보험급여로 등재하는 방식이며 포지티브 방식은 그 가운데 경제성이 뛰어난 기술만 등재하는 방식이다. 통상적으로 사회보험의 기본원칙의 하나가 임상적으로 효과성이 입증되는 서비스는 포괄적으로 제공하기 때문에 의료행위에서는 네거티브 방식이 보편적인데 의약품의 경우는 [표 13-5]에서 볼 수 있는 바와 같이 선별등재 방식을 택하는 국가가 많은 편이다.

보험급여 범위와 관련하여 두 가지를 결정하는데 하나는 급여로 포함시키느냐 여부이며 다른 한 가지는 급여로 포함되는 서비스의 본인부담 수준(co-payment)에 관한 것이다. 본인부담률은 모든 급여서비스(의약품 제외)에 일률적으로 동일하게 적용할 수도 있고 서비스 종류에 따라 부담률을 달리 적용할 수도 있다. 또 다른 결정으로 서비스 제공의 유효기간을 설정할 수도 있다. 이것은 의료기술의 변화를 상정하여 적용기간을 달리 할 수 있다는 것이다.

다음은 보험급여로 결정되는 의료기술의 가격을 누가 결정하느냐의 문제가 있다. 통상 보험급여를 결정하는 기구에서 가격도 같이 결정하지만 프랑스는 HAS(French National Health Authority for Health)가 급여여부를 결정하고 가격은 CEPS(Comité Economique des Produits de Santé)라는 별도의 기구에서 제조업계 대표와 협상을 통하여 의약품 및 의료기기의 가격을 결정한다. 우리나라도 새로운 의약품에 대한 보험급여 여부는 건강보험심사평가원에서, 가격은 국민건강보험공단에서 협상으로 결정하는 것과 유사하다.

[표 13-5] 외래의약품 등재제도별 국가(2017년 기준)

구분	국가
포지티브 리스트	오스트리아, 벨기에, 덴마크, 핀란드, 프랑스, 그리스(포지티브와 비처방약 목록), 이스라엘, 이탈리아, 룩셈부르크, 네덜란드, 노르웨이, 포르투갈, 스웨덴, 스위스
네거티브 리스트	독일(prescription-only 약품, 예외적인 경우 비처방약 보험상환)
두 제도 병용	스페인, 영국

출처: Vogler et al.(2018)

6) HTA 영향의 평가(evaluation)(Gerhardus et al., 2008)

HTA는 과학적 과정과 기술이라는 양자의 성격을 모두 갖는다. 과학적 과정이란 체계적인 문헌의 탐색, 과학적 연구 및 기타 연구에 대한 세심한 검토, 근거의 종합화와 결론의 도출, 평가된 정보와 의사결정에 대한 정책 제언이 모두 포함된다. 무엇보다 의료체계에서 HTA가 갖는 최상의 가치는 지식의 향상에 있는 것이 아니라 건강수준의 향상이나 효율성 제고에 대한 기여에 있다.

HTA 보고서에서 기대할 수 있는 것은 우선 HTA의 기능과 결과물의 특성에 좌우되는 가능한 영향을 기술한 개략적 목표를 검토함으로써 얻을 수 있게 된다. 이것은 각국의 의료체계에 따라 달라진다. 예컨대 영국의 NICE는 강제적인 정부 지침을 만들어낸다. 독일의 DIMDI(German Institute of Medical Documentation and Information)는 의사결정 과정이 포함되어 있지 않기 때문에 HTA 정책 제언은 정부가 만들어내는 지침과는 영향력에서 차이가 있게 된다.

HTA 보고서는 명확하게 정의된 목표를 갖고 있지 않기 때문에 영향력을 정의하기도 어렵다. HTA 보고서는 HTA에 대한 역할을 목표로 설정하는 것이 아니라, 목표를 단순히 과학적인 검토나 기술의 평가에 한정하여 기술하고 있다. 예컨대 HTA 보고서는 '기술 A가 기술 B에 비하여 더 효과적이다' 또는 '기술 C는 X라는 문제를 해결하는데 적합하다' 라는 식으로 표현한다. 반대로 "최종보고서의 결과 어떤 의료기술의 보험급여에 포함되어야 한다 혹은 보고서 발간 1년 후에는 HTA에서 우수하다고 판단한 약으로 의사들의 90%가 처방해야 한다"라는 식으로 표현하지는 않는다.

HTA 보고서의 영향력은 다음과 같은 여섯 단계의 위계적인 영향으로 구분해 볼 수 있다(Landry, Amara and Lamari, 2001). 이 영향력은 HTA에만 적용되는 것이 아니라 일반적인 치료성과 연구(outcome research)나 건강증진의 영향력 평가(impact assess)에서도 사용하는 틀이다(Stryer et al., 2000; Nutbeam, 1998).

① **중요성 인식**(awareness): 관련되는 이해당사자들이 HTA가 의사결정에 영향을 미치는 전제 조건이 됨을 알아야 한다.

② **수용**(acceptance): 보고서가 타당성, 관련성, 적용성에서 유용하다는 것을 깨달아야만 결과를 받아들일 수용성이 생긴다.

③ **정책과정**(policy process): HTA의 정책과정(정책지침 개발이나 상환지침 등)에서 HTA 보고서를 사용하겠다는 것을 명확히 해야 한다.

④ **정책결정**(policy decision): 실제의 정책결정은 HTA 보고서의 결론이나 정책제언에 분명히 영향을 받아야 한다.

⑤ 기술의 실행(practice): 정책결정을 통하여 기술은 임상과정에서 분명하고 측정 가능한 변화로 실행이 이루어져야 한다.

⑥ 성과(outcome): HTA의 영향력을 평가하기 이전에 기술이 실행되어 건강이나 경제적 성과에 변화가 있어야 한다.

어떤 경우에는 기술이 바로 서비스 실행으로 이루어지는 경우도 있기 때문에 이때는 정책과 관련된 영향력(③ 및 ④)은 제외시켜도 무방하다. 어떤 연구자들은 위의 여섯 단계가 HTA와 기술 실행을 너무 선형관계로 단순화시켜 현실의 복잡한 내용이 제도로 설명되지 못하고 있다는 비판을 제기하기도 한다.

7) HTA 영향을 좌우하는 요인(Gerhardus et al., 2008)

HTA 보고서의 영향력은 여러 가지 요인에 의하여 좌우된다. 영향력을 향상시키는 요인도 있고 반대로 영향력을 저해하는 요인도 있다. 결과적으로 HTA 보고서의 영향력을 좌우하는 요인은 HTA 내용과 관련되는 요인(contextual factors), HTA 보고서를 둘러싼 과정상의 요인, HTA의 내용, 질, 형식에 관련된 요인, 기술에 관련된 요인의 네 개 그룹으로 나누어 볼 수 있다.

(1) 내용적인 요인(contextual factors)

HTA 보고서의 결론이나 정책 제언들이 정해진(defined) 정책과정에 따라 작성되었다면 실행의 가능성은 매우 높다. 정해진 정책과정이란 정책결정의 수요에 맞는 규제가 이루어지는 것을 의미한다. 예컨대 영국의 NICE 지침은 정책결정 과정 안에서 제도화되도록 하고 있다. 특히 확실한 연구에 바탕을 둔 근거를 요구할 경우 의료체계 안의 이해당사자들이 받아들이는 수용성이 높아진다. 반대로 굳건한 오래된 신념은 근거를 토대로 한 정보에 저항하며, 만약 환자단체와 같은 곳에서 외부압력이 있으면 HTA 정책 제언은 실행이 어려워지기도 한다.

(2) HTA 보고서 과정과 관련된 요인

HTA를 운영하는 기관의 HTA에 대한 과학적 능력이나 정책결정 기구로부터의 독립성이 기관의 명성을 결정하고 기관의 명성이 높을수록 HTA의 수용성이 높아진다. 그리고 HTA 기관, 보고서 작성자, 보고서 사용자 간에 HTA 작성에 밀접히 협력한다면 수용성에 도움이 된다. 반면에 발간된 보고서에 대한 검토가 늦어 기술이 실행된 이후에 보고서가 승인된다면 보고서를 알리는 것이 어려워지는 문제가 있다. 즉 HTA 보고서의 적시성이 중요하다.

(3) HTA의 내용, 질, 형식과 관련된 요인

결정적인 근거를 갖는 보고서는 근거가 약한 보고서에 비하여 영향력이 크다. 사용자와 친밀성, 투명성 그리고 정보의 치밀한 제시는 HTA 제언의 수용성을 크게 높이는 효과를 갖는다. 반면에 HTA 제언이 의사들의 임상적 경험과 일치되지 않으면 수용성은 매우 낮아진다.

(4) 기술 관련 요인

HTA의 기여도는 기존 기술의 평가보다 새로 등장하는 기술에 대한 평가에서 더욱 커진다. Sheldon et al.(2004)의 연구에서는 의약품에 대한 HTA가 의료기기에 대한 HTA보다 영향력이 크다는 점을 밝혔다. 이것은 의약품에 대하여 규제의 정도가 더욱 강하고 정책결정 과정이 더욱 공식화되었기 때문으로 보고 있다. 정책결정자들은 예산에 미치는 영향이 큰 기술의 HTA 보고서에 대하여 수용도가 높은 성향이 있다.

제3절 우리나라의 HTA

1. HTA 도입과 현황

우리나라의 HTA는 유럽 국가들에 비하면 그 출발이 늦어 이제 겨우 시작 단계라 할 수 있다[7]. 건강보험제도가 1977년 도입되었지만 당시는 미국이나 유럽 국가들도 HTA에 대한 인식이 싹트는 단계였기 때문에 우리나라는 건강보험의 급여 항목 결정을 일본 건강보험에서 정한 것 가운데 우리가 제공할 수 있는 범위(기술적 측면과 재정적 측면)에서 선정하는 방식으로 하였다. 따라서 당시에는 HTA라는 용어조차 등장하지 않았다.

7) 우리나라는 아시아 국가들 가운데서는 싱가포르 다음으로 HTA 도입이 빠른 편에 속한다.

2000년 7월 건강보험제도가 통합되고 건강보험 진료비를 심사하는 전문기관으로 건강보험심사평가원(이하 심평원)이 설립되어 그 전에 없었던 평가 기능이 추가되었지만, 평가는 새로운 의료기술에 대한 것이 아니라 기존의 급여 항목 가운데 일부의 진료행위에 대한 평가만 하였다. 예컨대 2000년 당시에 사회적인 논의가 많았던 진료행위로는 주사행위나 제왕절개 수술 등이었다. 따라서 건강보험의 진료비 평가에서 주사행위가 타당하게 이루어지고 있느냐? 제왕절개 수술이 타당하게 이루어지고 있느냐? 등을 평가하는 업무에 한정되었지 HTA와는 전혀 무관하였다.

HTA에 대한 필요성은 학계에서 제기되었는데 서울대학교 의과대학 의료관리학교실이 HTA에 대하여 먼저 관심을 보여 정부로부터 연구비를 지원받아 HTA에 관한 연구를 수행하게 되었다. 1999년에는 HTA 분야의 세계적인 권위자인 Banta 교수를 초청하기도 하고 국제회의에 참석하여 교류를 갖기도 하였다(Kim, 2009).

이와 같은 학계의 동향이 정책결정권자를 움직이는 계기가 되었다. 정부는 HTA에 대한 필요성을 인식하여 2003년 심평원에 HTA 기구 설립을 위한 준비 팀을 구성하도록 요청하여 4~7명의 직원으로 HTA 제도 도입에 대한 준비를 하였다(Kim, 2009). 2006년 정기 국회에서 HTA를 제도화하는 의료법 개정안(제53조에 신의료기술평가를 명시)이 통과되어 2007년 4월부터 발효되었다. 그리고 의료법 제54조 규정에 의하여 「신의료기술평가위원회」를 구성하였다. 이 위원회는 위원장을 포함하여 20명 이내의 위원으로 구성하고 5개 분과위원회를 두도록 하고 있다. 평가위원회 업무를 뒷받침하기 위하여 심평원에 설치되어 있던 준비팀을 확대하여 2007년 6월 심평원에 「신의료기술평가사업본부(이하 평가사업본부)」를 설치하였다. 이 사업본부는 심평원과는 무관하게 정부의 「신의료기술평가위원회」 업무를 뒷받침하도록 하였다.

심평원의 고유 업무와는 별개로 정부의 신의료기술평가를 하는 조직을 심평원에 두는 것이 전문화에 문제가 있다고 판단한 정부는 2009년 3월에 한국보건의료연구원(이하 NECA)을 설립하고 2010년 6월 심평원의 평가사업본부를 이곳으로 이관하였다. NECA로 이관된 평가사업본부는 종래와 마찬가지로 「신의료기술평가위원회」 활동을 뒷받침하고 있다. 「신의료기술평가위원회」는 NECA와는 독립적으로 의료법에 의거하여 신의료기술평가를 심의하고 있다. 평가사업본부는 NECA 조직으로 되어 있으나 업무는 의료법 제55조와 신의료기술평가에 관한 규칙 제8조에 근거하여 보건복지부장관으로부터 위탁받은 업무를 수행하고 있다. 「신의료기술평가위원회」는 법률상 독립된 정부 위원회이지만 위원회 심의 안건 등을 뒷받침하는 전문적인 업무를 평가사업본부가 담당하고 있어 결과적으로 NECA에서 신의료기술을 평가하는 것으로 인식된다.

의료법이 규정하는 신의료기술평가는 의약품과 의료기기를 동반한 모든 새로운 의료기술을 평가하도록 규정하고 있다[8]. 신의료기술이나 의약품 및 치료재료의 안전성 평가와 HTA, 그리고 보험급여 등재절차는 [그림 13-5]에 요약하였다. 의료행위와 새로운 치료재료는 「신의료기술평가위원회」에서 안전성과 유효성을 평가하지만 의약품과 유사등재 치료재료(의료기기 포함)는 식품의약품안전처(이하 식약처)에서 안전성과 유효성을 평가한다. 이렇게 안전성과 유효성 평가가 끝나면 심평원으로 이관되어 건강보험 급여 등재절차를 밟게 된다. 그런데 의약품은 식약처에서 안전성과 유효성 평가가 끝나면 심평원에서 HTA의 한 부분인 경제성 평가를 거쳐 등재를 결정하게 된다[9]. 등재 결정이 나면

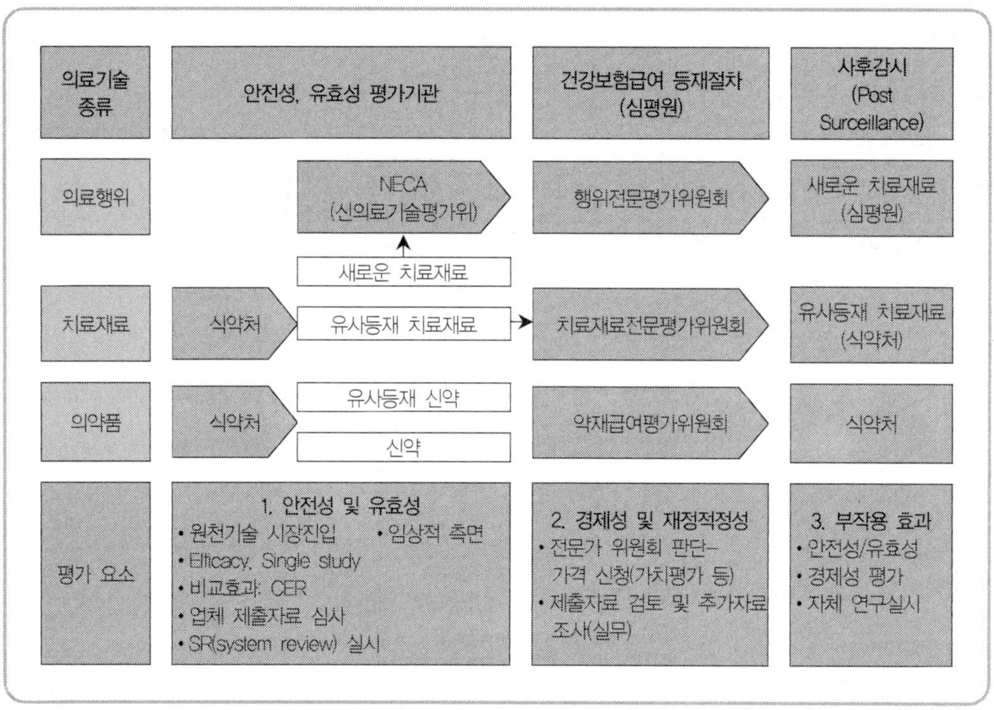

[그림 13-5] HTA와 건강보험 등재절차

8) 의료기술평가의 넓은 범위에는 기등재 항목에 대한 것도 포함되는데 우리나라에서는 기등재 항목에 대한 평가와 퇴출 프로세스가 구체화되어 있지 않다. 「신의료기술평가위원회」에서 기존 기술에 대한 평가를 하고 있지만 급여 등재 항목 정비로 연결되지는 않고 있다.

9) 모든 신약이 경제성 평가를 통하여 등재여부가 결정되는 것은 아니다. 대략 신약의 25% 내외가 경제성 평가를 거치고 나머지는 투약비용 검토를 거쳐 등재여부가 결정된다.

경제성 평가를 거친 의약품은 건강보험공단에서 제약사 대표와 약가 협상 절차를 거쳐 가격이 결정되며, 의료행위는 보험급여 등재과정에서 상대가치가 부여되며, 치료재료는 가격이 결정된다.

의약품에 대한 경제성 평가가 이루어진 배경은 다음과 같다. 2000년 7월 건강보험의 통합과 함께 의약분업이 실시되었는데, 의약분업의 정책 목표[10] 중 하나가 약제비 절감이었다. 그런데 의약분업이 이루어졌음에도 불구하고 약제비의 비중이 떨어지지 않았다. 이에 보험재정 위기를 경험[11]한 정부는 건강보험약제비 절감을 위한 방안의 하나로 2006년 12월 29일자로 의약품의 등재방식을 포괄등재(네거티브) 방식에서 선별등재(포지티브) 방식으로 전환하였다. 의약품의 등재방식을 선별등재로 전환함에 따라 등재 의약품 선별을 위하여 경제성 평가가 필요하게 되었다. 경제성 평가의 기준은 앞에서 설명한 점증적 비용-효과비(ICER)에 크게 의존하고 있다.

2. HTA의 문제와 개선방향

우리나라 HTA의 특징은 평가에서 영국이나 독일과 같이 assessment와 appraisal을 하는 기구가 분리되어 있다. Assessment에 해당하는 안전성과 유효성 평가는 「신의료기술평가위원회」와 「식약처」라는 두 개의 기구에서 하고 있으며, appraisal에 속하는 경제성 평가를 포함한 HTA는 「심평원」이라는 다른 기구에서 하는 특징이 있다. 이와 같은 특징을 갖는 HTA의 문제점은 다음과 같이 요약할 수 있다.

첫째, 의료행위이든 의약품이든 안전성과 유효성 평가로 HTA가 사실상 종료되고 있다. [그림 13-4]는 HTA에서 고려되는 여러 요소들이 제시되어 있다. 안전성과 유효성 평가 이외에도 HTA에서는 사회・심리적 요인, 윤리적 요인, 직업・조직적 요인, 경제성 등이 고려된다. 우리는 건강보험의 급여등재 절차를 밟을 때 경제성이 고려되지만 신약을 제외하고는 그나마도 형식적인 절차로 끝나는 문제가 있다.

둘째, 치료재료의 안전성과 유효성 평가에 있어서 새로운 치료재료는 신의료기술평가위원회에서 하는 복잡성을 보이고 있다.

---

10) 당시 설정한 의약분업의 정책목표는 약제비 절감 외에 의약품 오남용 예방, 알권리 및 의약서비스 향상, 제약산업 발전 및 유통구조 정상화 등 네 가지를 제시하였다(이규식, 김정덕, 2012).

11) 건강보험통합 직후인 2001년 건강보험재정은 처음으로 재정파탄을 경험하여 은행으로부터 차입을 함으로써 겨우 의료기관에 진료비를 지불할 수 있었다(이규식, 2012).

셋째, 의료행위 평가에 있어 전문성에 한계가 있다. 새로운 의료행위에 대한 전문적인 의견은 전문학회가 담당해주어야 하는데 학회 소속 회원들도 자기 병의원의 환자 진료에 바빠 제대로 활동하지 못하고 학회는 이름만 빌려주는 형식적인 참여로 끝나는 문제가 있다.

넷째, 의료행위를 담당하는 평가사업본부의 전문인력이 부족한 문제가 있다. 연간 신청하는 새로운 의료행위를 보면 [표 13-6]과 같다. 2007년부터 2016년까지 약 53% 정도가 기존기술이나 조기기술로 평가에서 제외되어도 평가대상 신의료기술이 연간 거의 100건을 상회할 정도이다. 신의료기술평가위원회의 평가 업무를 실무적으로 뒷받침할 평가사업본부의 인력이 충분치 못하여 문헌고찰로 평가를 뒷받침하는데 그치고 있다. 거기에 더하여 수술이나 처치에 관한 임상문헌들은 수가 제한되고 있으며, 각 임상학회가 형식적으로 참여하게 됨에 따라 안전성 및 유효성 평가가 부실하게 될 우려를 낳고 있다.

[표 13-6] 신의료기술평가 결과(2007~2021)

구분	총 신청	의료현장 진입			의료현장 미진입			
		소계	기존기술	신 의료기술	소계	조기기술	연구 단계	기타
2007	55	28	13	15	27	10	8	9
2008	359	199	67	132	160	95	29	36
2009	142	72	34	38	70	35	12	23
2010	135	57	13	44	78	30	20	28
2011	194	81	9	72	113	56	30	27
2012	238	126	31	95	112	54	31	27
2013	286	172	52	120	114	72	25	17
2014	253	178	76	102	75	36	26	13
2015	255	131	52	79	124	44	24	56
2016	175	93	26	67	82	35	26	21
2017	174	93	33	60	81	35	22	24
2018	173	89	30	59	84	16	30	38
2019	136	56	22	34	80	6	35	39
2020	152	64	21	43	88	0	34	54
2021	124	29	6	23	95	0	21	74
소계	**2,851**	**1,468**	**485**	**983**	**1,383**	**524**	**373**	**486**

주: 기타는 평가 중, 신청 취하, 반려, 평가 비대상 등
출처: 보건복지부(2022), 2021 복지백서.

치료재료나 의약품은 부작용에 대하여 사후 감시장치(surveillance)가 있으나 의료행위는 그러한 사후 감시장치도 없으니 어떠한 부작용이 발생하는지는 의료사고가 나기 전에는 모르는 문제도 있다.

이와 같은 문제는 신의료기술평가의 역사가 일천한데 따른 문제일 수도 있다. 그러나 HTA와 관련된 기술적인 문제인 평가의 단순화(주로 안전성과 유효성 평가에 한정)는 지금부터라도 개선을 서두를 필요가 있다. HTA를 도입한 이상, 단순히 안전성과 유효성 평가로 한정하지 말고 다른 측면도 고려할 수 있도록 평가방법의 개선이 필요하다. HTA의 다른 측면에 대한 고려는 심평원이 보험급여 등재 절차를 밟을 때, 보다 철저히 따지도록 해야 할 것이다. 심평원의 등재과정을 보면 의약품을 제외하고는 경제성 평가도 제대로 하지 않는 문제가 있다. 심평원의 업무는 건강보험의 재정을 효율적으로 관리하는데 있다는 점을 명심하여 보험급여 등재과정에서 철저한 HTA가 될 수 있도록 유의해야 한다.

참고문헌

보건복지부 (2022), 2021 보건복지백서.

이규식 (2012), 『건강보험통합 평가와 개혁방향』, 서울: 계축문화사.

이규식, 김정덕 (2012), 『의약분업의 역사와 평가』, 서울: 계축문화사.

이의경 외 (2005), 『선별 목록 중심의 보험의약품 등재관리제도 개선방안 연구』, 한국보건사회연구원.

한국보건의료연구원 (2017), 의료기술평가와 근거기반의학으로 대한민국의 건강한 내일을 열다: 신의료기술평가 10년사.

Banta HD (2003), The development of health technology assessment, *Health Policy*, 63: 121-132.

Banta HD and Luce BR (1993), *Health Care Technology and Its Assessment, an international perspective*, Oxford: Oxford University Press.

Banta HD et al. eds (1997), Report from the EUR-ASSESS project, *International Journal of Technology Assessment in Health Care*, 13:133-340.

Battista RN and Hodge NJ (1995), The development of health care technology assessment, an international perspective, *International Journal of Technology Assessment in Health Care*, 11(2): 287-300.

Beeson KPB(1980), Changes in medical therapy during the past half century, *Medicine*, 59: 79–99.

Busse R et al. (2002), Best practice in undertaking and reporting health technology assessments, *International Journal of Technology Assessment in Health Care*, 18: 361–422.

Cochrane AL(1972), *Effectiveness and Efficiency: random reflections on health services*, London: Nuffield Provincial Hospitals Trust (Reprinted in 1999 for Nuffield Trust by the Royal Society of Medicine Press, London).

Cranovsky R, Matillon Y and Banta D (1997), EUR–ASSESS Project subgroup report on coverage, *International Journal of Technology Assessment in Health Care*, 13: 282–332.

Delvin N and Parkin D(2004), Does NICE have a cost–effectiveness threshold and what other factors influence its decision? A binary choice analysis, *Health Economics*, 13: 437–452.

EUR–ASSESS(1997), Glossary of EUR_ASSESS Project, *International Journal of Technology Assessment in Health Care*, 13: 333–340.

Garber AM(2000), Advance in cost–effectiveness analysis of health intervention, In : Culyer AJ and Newhouse JP eds, *Handbook of Health Economics*, Vol.1, Amsterdam: North Holland.

Gerhardus A, Dorendorf E, Rottingen JA and Santamera AS(2008), What are the effects of HTA reports on the Health System? evidence from the research literature, In: Velasco–Garrido M et al. eds, *Health Technology Assessment and Health Policy–Making in Europe, current status, challenges and potential*: Copenhagen: WHO Europe.

Glover JA(1938), The incidence of tonsillectomy in school children, *The Indian Journal of Pediatrics*, 5(4): 252–258.

Hensall C et al. (1997), Priority setting for health technology assessment: theoretical considerations and practical approaches, *International Journal of Technology Assessment in Health Care*, 13: 144–185.

Institute of Medicine, USA(1985), *Assessing Medical Technologies*, Washington DC: National Academy Press.

Jonsson E(2002), Development of health technology assessment in Europe: a personal perspective, *International Journal of Technology Assessment in Health Care*, 18: 171–183.

Kim C(2009), Health technology assessment in South Korea, *International Journal of Technology Assessment in Health Care*, 25(supplement 1): 219–223.

Kristensen FB(2006), EUnetHTA and health policy–making in Europe, *Eurohealth*, 12(1): 36–38.

Kristensen FB et al. (2008). What is health technology assessment? In: Velasco-Garrido M et al. eds. *Health Technology Assessment and Health Policy-Making in Europe. current status, challenges and potential*: 31-52. Copenhagen: WHO Europe.

Landry R, Amara N and Lamari M (2001). Climbing the ladder of research utilization. *Science Communication*, 22: 396-422.

Neuhauser D (1990). Ernest Amory Codman MD, and results of medical care. *International Journal of Technology Assessment Health Care*, 6(2): 307-325.

Nutbeam D (1998). Evaluating health promotion – progress, problems and solutions. *Health Promotion International*, 13: 27-44.

Office of Technology Assessment (1976). *Development of Medical Technology: opportunity for assessment*. Washington DC: US Government Printing Office.

Office of Technology Assessment (1978). *Assessing the Efficacy and Safety of Medical Technologies*. Washington DC: US Government Printing Office.

Poulsen RJ, Gyrd-Harsen D and Poulsen PB (2007). The economy. In: Kristensen FB and Sigmund H eds. *Health Technology Assessment Handbook (2nd)*. Copenhagen: Danish Centre for Health Technology Assessment, National Board of Health.

Rawlins MD and Culyer AJ (2004). National Institute for Clinical Excellence and its value judgement. *BMJ*, 329: 224-227.

Sheldon TA et al. (2004). What's the evidence that the NICE guidance has been implemented? Results from national evaluation using time series analysis, audit of patients' notes, and interviews. *British Medical Journal*, 329: 999-1006.

Sorenson C, Drummond M and Kanavos P (2008). *Ensuring Value for Money in Health Care, the role of health technology assessment in the European Union*. European Observatory on Health Care Systems and Policies. Copenhagen: WHO Europe.

Stevens A and Milne R (2004). Health technology assessment in England and Wales. *International Journal of Technology Assessment in Health Care*, 20: 11-24.

Stryer D et al. (2000). The outcomes of outcomes and effectiveness research: impacts and lessons from the first decade. *Health Services Research*, 35: 977-992.

Velasco-Garrido M and Busse R (2005). *Health Technology Assessment. An introduction to objectives, role of evidence, and structure in Europe*. Policy Brief. European Observatory on Heath Systems and Policies. Copenhagen: WHO Europe.

Velasco-Garrido M, Zentner A and Busse R (2008). Health systems, health policy and health technology assessment. In: Velasco-Garrido M et al. eds. *Health Technology Assessment and Health Policy-Making in Europe. current status, challenges and potential*: 53-78 Copenhagen: WHO Europe.

Vogler S et al. (2018). *Medicines Reimbursement Policies in Europe*. Copenhagen. Denmark: WHO Europe.

WHO Europe (2006). *The Tallinn Charter: Health Systems for Health and Wealth*. WHO European Ministerial Conference on Health Systems. Tallinn. Estonia. 25-27 June 2008.

http://www.inahta.org/hta-tools-resources/ (2015. 6. 15 접속)

제14장

원격의료와 의료체계

제1절 원격의료의 역사와 종류

1. 원격의료의 역사

원격의료(telemedicine)[1)]의 역사는 19세기 후기 중반에 등장한 것으로 추정되지만 (Craig and Patterson, 2005), 공개된 기록으로는 20세기 초에 심박동기록(electrocardiograph data)을 전화선으로 전송한 것에서 시작된 것으로 보고 있다(WIIO, 2010).

현대적인 형태의 원격의료는 1960년대 군사 및 우주기술 분야에서 주도되었으며, 소수의 개인들이 가용한 장비를 사용하면서 시작되었다(Craig and Patterson, 2005). 초기 원격의료의 기초가 된 사례는 정신병 전문기관에 종사하는 전문의(specialists)와 지역사회 정신병원에 있는 일반의(general practitioners) 사이에 상담을 위하여 텔레비전을 활용한 것과, 대학병원 전문의가 공항 의료실에 전화로 의료적인 조언을 한 것들이 열거되고 있다(WHO, 2010). 지난 10년간 대중의 정보통신기술(information communication technology, ICT) 사용의 획기적인 증가나 ICT의 가용성 증가로 의료공급 분야에서 새로운 형태의 원격의료 발전 가능성을 높이고 있다. 아날로그 형태에서 디지털로의 통신 기술의 발전과 ICT 비용의 급격한 하락으로 인하여 의료공급자 간에 원격의료의 활용에

---

1) 여기서는 telemedicine을 우리나라에서 보편적으로 사용하는 원격의료라는 용어로 통일하였다. Telemedicine에는 PACS와 같은 수단도 모두 포함되기 때문에 원격의료보다는 전신(電信)의료 혹은 통신의료와 같은 용어가 더 의미 전달이 잘 될 수 있다. 그리고 원격의료라는 용어에는 스마트 헬스까지 포함한 일반론으로 지칭하며 필요한 경우 스마트 헬스 혹은 mHealth는 별도의 명칭으로 기술하도록 한다.

대한 흥미를 촉발시켰고, 의료기관들은 새롭고 효율적인 방법으로 의료서비스를 제공하는 방안을 구상하게 되었다(WHO, 2010).

인터넷의 도입과 대중화는 ICT의 발전을 가속화시켰으며, 이것이 웹 기반의 응용프로그램(이메일, 원격상담, 인터넷을 통한 원격진료 회의 등)과 멀티미디어 활용(디지털 영상이나 비디오 등)을 통하여 원격의료의 범위를 넓히도록 하였다.

정보통신 시대에 사는 오늘날 원격의료(telemedicine)의 등장은 필연적이다. 우리 생활의 모든 부분이 정보통신과 연계되어 있는 현실에서 의료분야만 외딴 섬과 같이 정보통신기술과 떨어져 있을 수는 없는 것이다. 그리하여 이미 의료분야에서도 1990년대 병원에서 처방전달시스템(order communication system, OCS)이라든가 의료영상저장전달시스템(picture archiving communication system, PACS)[2)]등을 도입하여 병원정보시스템(hospital information system, HIS)을 구축하였으며, 2000년대에는 전자의무기록(electronic medical record, EMR)의 도입이 이루어졌다.

의료서비스 공급에서도 이와 같은 ICT 활용을 외면할 수 없게 되어 원격의료가 다양한 용어(telemedicine, telecare, eHealth, telehealth)로 등장하게 되었다. 따라서 ICT 기술이 발전하고, 이것이 우리들 생활의 일부가 된 이상 의료공급에서 원격의료는 피할 수 없는 현실이며, 따라서 앞으로 의료공급체계에서도 ICT와 연계된 시스템을 구상해야만 할 것이다.

원격의료가 등장하게 된 배경은 다음과 같다(www.americantelemed.org, 2015).

첫째, 원격지역의 주민들을 위한 것이다. 원격지역에 거주하는 주민들은 필요할 때 의료서비스를 받기 어려운 문제가 있다. 원격의료는 이와 같은 문제를 해결하는데 큰 도움을 주게 된다.

둘째, 인구고령화와 함께 만성질병 구조로 상병구조가 바뀌면서 원격의료가 유용해 졌기 때문이다. 만성질병에 이환된 환자는 진료 예약을 하고, 병원에서 진료받기 위하여 대기하는 일을 반복해야 하는 불편이 있다. 이로 인하여 만성질병을 갖게 되면 환자들은 병원에 예속되어 독립적인 생활이나, 독자적으로 생의 여유를 찾기 어려워진다. 그러나 이 환자의 특정한 필요도를 이해하고 정보기술을 치료 계획에 도입하게 된다면 이 환자는 병

2) 의료영상을 필름이 아니라 디지털로 촬영하여 보관 관리하고 고속통신망을 통하여 전송함으로써 병원내의 각 진료과에서 쉽게 영상을 볼 수 있을 뿐 아니라 병원 밖으로 전송도 가능한 시스템을 말한다.

원 예약과 진료 대기를 하는 어려움이 감소될 수 있을 것이다. 24시간 이 환자의 생체 정보(vital signs)가 모니터 되고 이상 증상이 발견되면 심각해지기 전에 의사가 원격 통신망으로 연결하여 환자를 즉각적으로 치료할 수 있기 때문이다. 그래서 원격의료를 통하여 만성질병을 갖는 환자도 병원에 예속되지 않고도 생을 누릴 수 있는 편의성이 있다[3].

셋째, 원격의료는 의료체계의 발전 과정에서 등장하게 되었다. 1983년 10월 미국 Medicare에서 DRGs제도를 병원 진료비 지불방식으로 도입하자 병원은 조기 퇴원을 통하여 입원일수를 단축하게 되었다. 그래서 2000년대 유럽의 많은 국가들이 병원에 대한 진료비 지불방식으로 DRGs제도를 채택함에 따라 유럽 국가들도 재원일수를 단축하게 되었다. 조기에 퇴원하여 지역사회로 돌아간 환자들은 필요한 진료는 가정에서 원격의료를 통한 홈 케어로 대처할 수 있었다. 또한 인구고령화로 인한 만성질환자를 입원으로 관리하기보다는 지역사회에서 홈 케어로 대체하는 경우가 많아지면서 원격의료의 활용도는 더욱 높아지게 되었다. 새로운 의료공급체계는 전문가의 특출한 고안으로 발전하는 것이 아니라 이와 같이 외부환경의 변화(고령화, 만성질병, ICT 기술의 발전)로 자연스럽게 발전할 수도 있는 것이다.

넷째, 일반 대중들의 기대감에서 원격의료가 등장하게 되었다. 대중들은 좀 더 개인화된 의료를 자신이 선택하는 편리한 시간과 편리한 장소에서 제공받기를 원하게 되었고, 대중들의 이와 같은 기대감이 원격의료를 발전하게 만들었다(Barlow and Hendy, 2009).

2. 원격의료의 종류

원격의료는 다양한 용어로 사용되고 있어 그 개념을 살펴보기로 한다. 미국에서 원격의료는 telemedicine으로 주로 표현되지만 유사한 개념으로 telehealth, eHealth나 mHealth(mobile health)라는 용어가 사용되고 있다. 영국에서는 telemedicine과 같은 개념의 telecare라는 용어가 많이 사용되고 있으며, 유사 개념의 eHealth나 mHealth라는 용어가 사용되고 있다. 일본과 우리나라에서도 원격의료로 telehealth가 사용되면서 유사 개념인 u-헬스케어(ubiquitous healthcare), s-헬스케어(smart healthcare)가 사용되고 있다. 우리나라에서 많이 사용되는 u-헬스케어는 telemedicine을 포함한 모든

3) Burst(MP, Minister of State for Care Services, UK)가 2015년 3월 7일 개최된 The Second International Congress on Telehealth and Telecare 개회식에서 한 연설문 내용의 일부이다.

종류의 원격의료로서 미국에서 사용되는 eHealth와 거의 유사한 성격이며, s-헬스케어는 미국에서 사용되는 mHealth와 같은 성격이다.

이제 임상적인 의료서비스에 한정하는 협의적인 원격의료인 telemedicine부터 시작하여 광의적인 원격의료인 mHealth, eHealth 등에 대한 정의를 살펴보면서 원격의료의 내용을 알아보기로 한다.

많은 유사 개념들이 사용되는 원격의료에서 가장 기본적 용어라고 할 수 있는 telemedicine 또는 telecare에 대한 정의를 보면 다음과 같다. 먼저 미국 원격의료협회(American Telemedicine Association)는 "정보기술을 활용하여 환자의 임상적인 정보와 의료서비스를 먼 지역에서 제공할 수 있는 행위"로 정의하고 있다. 여기에 사용되는 통신기기는 쌍방향 비디오, 이메일, 스마트폰, 무선기구 등의 통신기술을 사용한 다양한 어플리케이션이나 서비스이다(www.americantelemed.org, 2015).

한편 WHO(1997)의 정의는 미국 원격의료협회의 정의보다는 광범위하다. 즉 "원격의료란 떨어진 장소에서 모든 의료분야 전문가들이 질병이나 부상의 예방, 진단, 치료, 의료공급자들에 대한 꾸준한 교육 그리고 지역사회와 주민들의 건강향상을 위한 유용한 정보와 의료서비스를 ICT를 사용하여 교환하고 공급하는 행위"로 정의하고 있다. 특히 WHO는 원격의료에 예방서비스나 의료공급자에 대한 교육을 포함시키고 있다. 반면에 미국 원격의료협회는 원격의료기술을 사용하여 떨어진 지역에 대하여 의료서비스를 제공하는 것으로 telemedicine과 telehealth는 동의어(synonym)로 호환되어 사용한다고 설명하고 있다(www.americantelemed.org, 2018).

원격의료는 일반 의료와 전문 의료 분야로 나누어진다. 먼저 일반 의료와 관련하여서 응급원격의료(emergency telemedicine), 일반원격의료(general health care delivery), 원격신경심리의료(teleneuropsychology), 원격간호서비스(telenursing), 원격약제서비스(telepharmacy), 원격재활의료(telerehabilitation), 원격외상의료(teletrauma care), 원격외과의료(remote surgery)가 있다. 그리고 전문 의료 분야 의료로서는 원격심장의료(telecardiology), 원격정신의학(telepsychiatry), 원격영상의학(teleradiology), 원격임상병리학(telepathology)이 있다.

스마트 헬스인 mHealth는 mobile health의 줄임말로서, 이동통신(mobile telecommunication)과 다중 매체(multi-media) 기술을 의료공급체계와 접목시킨 이동 무선 의료공급으로 정의하고 있다(Abidi, 2015). 미국 원격의료협회는 "mHealth를 무선 장치나 휴대전화기(cell phone) 기술을 사용한 원격의료의 일종"으로 보고 있다(www.american-telemed.org, 2018). mHealth에 동원되는 기술로는 의료서비스나 정보 제공을 지원하기 위한 휴대전화(mobile phone 또는 smart phone)가 대표적이며, 그 외 tablet 컴퓨터, 개인 정보 단말기(personal digital assistant: PDA) 등이 있다. Istepanian et al.(2005)은 mHealth를 "의료를 위하여 새로 등장한 이동통신과 네트워크 기술"로 정의하고 있다. 그리고 미국의 FNIH (Foundation for National Institutes of Health)에서 개최한 mHealth Summit에서 Torgan(2009)은 "이동통신 기기를 통한 의료서비스의 공급"으로 mHealth를 정의하고 있다. 따라서 mHealth는 eHealth의 한 부분이라 할 수 있는데, 이유는 eHealth는 의료서비스 제공과 관련된 기술적인 측면이 많은 반면에 mHealth는 의료서비스의 제공을 주로 강조하기 때문이다. mHealth에서는 스마트폰이나 정보를 통한 이동식 기술로 의료서비스를 제공하기 때문에 과거에는 접근하기 어려웠던 지역이나 사람들에게 쉽게 의료서비스가 공급될 수 있다.

mHealth가 등장할 수 있었던 배경은 첫째로 개발도상국에서 찾을 수 있다. 이들 국가들은 인구증가율이 높고 질병에 따른 부담(burden of disease)이 높았지만, 의료정보시스템이나 의료에 대한 인프라를 지원할 인력이나 재정이 제한되는 문제가 있었다. 둘째는 개발도상국들도 농촌 지역과 같은 곳에 사는 사람들에게 모바일폰이 급속히 보급됨에 따라 적은 정보비용이나 거래비용으로 의료공급을 늘릴 수 있는 잠재력을 갖추고 있었다. 그래서 모바일폰 기술을 활용한다면 개발도상국가들의 의료체계가 직면하는 많은 문제를 해결하는데 기여할 것으로 생각되어 mHealth가 등장하였다. 그러나 현실은 mHealth가 선진국에서 더 많이 활용되고 있다.

WHO(2011)도 mHealth를 eHealth의 한 구성요소로 간주하고 있으며, 오늘날까지 표준적인 정의는 없다고 하였다. 다만 WHO는 세계 각국의 실태 파악을 위한 조사 목적으로 mHealth를 모바일폰, 환자 모니터 장치, 개인 정보 단말기(PDA), 기타 무선기기와 같은 이동통신 기기의 지원을 받는 의료 및 공중보건서비스로 편의상 정의하고 있다. mHealth는 우리나라에서 스마트 헬스라는 용어로 사용되는데 결국 스마트폰과 같은 이동통신 기기를 이용한 보건의료서비스라 정의할 수 있다. 즉, 스마트 헬스는 스마트폰이나 웨어러블 시계(wearable watch) 등을 이용하는 건강서비스 제공이 주가 되고 있다.

eHealth(또는 e-health)라는 용어는 비교적 최근에 사용된 용어로 전자 처리(electronic process)나 통신의 지원에 의한 의료서비스로 정의되고 있다(Della Mea, 2001). 어떤 사람들은 eHealth를 광의적으로 건강에서 전자 처리나 디지털 처리를 포함하는 의료정보학(health informatics)과 같은 의미로 정의(ITU, 2008)하는데 반해 다른 사람들은 협의적으로 인터넷을 사용하는 의료서비스로 정의(Ball and Lillis, 2001)하기도 한다. 여기에는 mHealth라 부르는 휴대전화에 연결되는 건강관련 어플리케이션을 포함한다. eHealth에 포함되는 내용으로는 전자의무기록(electronic health records), 의사의 전자처방입력(computerized physician order entry), 전자 의약품 처방(ePrescribing), 임상결정지원(clinical decision support), 원격의료(telemedicine), 소비자 의료정보학(consumer health informatics), 건강지식관리(health knowledge management), 가상의료팀(virtual healthcare teams), mHealth, 그리드 사용 의학연구(medical research using Grids), 의료정보시스템(healthcare information systems)이 있다. eHealth라는 용어는 telehealth는 물론 mHealth까지 포함하는 광의적인 용어이다.

일본이나 우리나라에서는 eHealth를 더욱 광의적으로 해석한 uHealth 개념을 사용하고 있다. 송태민 외(2011)는 "유비쿼터스 헬스케어(ubiquitous healthcare 또는 u-Healthcare)는 IT기술과 선진의료기술이 결합된 고부가가치 융복합산업으로 환자의 생체신호 및 건강정보를 측정하고 유무선 네트워크를 통하여 데이터를 의료기관에 전송한 후 분석하고 다시 피드백 해 줌으로써 환자의 질병에 대하여 원격 관리뿐만 아니라 일반인의 건강도 관리할 수 있는 서비스"로 정의하고 있다.

이상의 개념을 보면 telemedicine, mHealth, eHealth, uHealth를 구분하는 것은 매우 어렵다. WHO는 원격의료(telemedicine) 속에 모든 것을 포함시키는 정의를 하고 있다. 반면 미국 원격의료협회는 telemedicine과 telehealth를 동의어로 간주하고 있고, mHealth는 telemedicine의 한 가지 형태로 간주하고 있다. mHealth는 소비자가 간편하게 사용하는 이동식 장비(consumer-grade hardware)를 활용하여 환자나 제공자의 이동성을 더욱 활성화시켜 의료를 제공하기 때문에 매우 강력한 원격의료(telemedicine)의 수단이 된다고 한다.

미국 원격의료협회는 의료정보기술(health information technology: HIT)과 원격의료를 구분하고 있다. HIT는 전자건강기록을 통한 디지털 건강정보를 생성하고 전송시키는 기술로 정의하고 행정적인 기능(환자의 병력 관리, 공급자간의 정보 공유 등)을 수행하는 것으로 간주하고 있다. 반면에 원격의료(telemedicine)는 임상적으로 의료서비스를 실제 제공하는 것을 의미한다. HIT가 원격의료를 활성화시킬 수는 있지만 이것이 원격지에 의료를 제공하기 위한 필수조건은 아니라는 것이다(www.americantelemed.org, 2018).

eHealth는 전자건강기록 등을 포함한 정보시스템, 의료정보학(health informatics), 정보기술을 포괄하는 즉 임상적인 의료서비스를 제공하는 원격의료는 물론, 원격의료와 관련이 있는 정보기술 및 정보체계를 통칭하는 것으로 해석할 수 있겠다.

한편 Frost & Sullivan이라는 글로벌 종합컨설팅 회사[4]에서 발간한 자료에서는 원격의료와 관련하여 [그림 14-1]과 같이 사업을 4 종류로 분류하고 있다(Gurati, 2013).

첫째, 원격의료(telemedicine) 사업이다. 여기에는 축적 전송 진찰상담(store-and-forward consultation), 비디오 진찰상담(video diagnostic consultation), 원격 의사/전문의 서비스(remote doctor/specialist services), 원격 학습/시뮬레이션(distance learning simulation), 원격 영상 제공(tele-imaging)이 있다.

둘째, 모바일 헬스(mHealth) 사업이다. 여기에는 전문적인 응용프로그램의 운영(professional applications), 건강(육체적, 정신적 및 사회적 건강)을 위한 응용프로

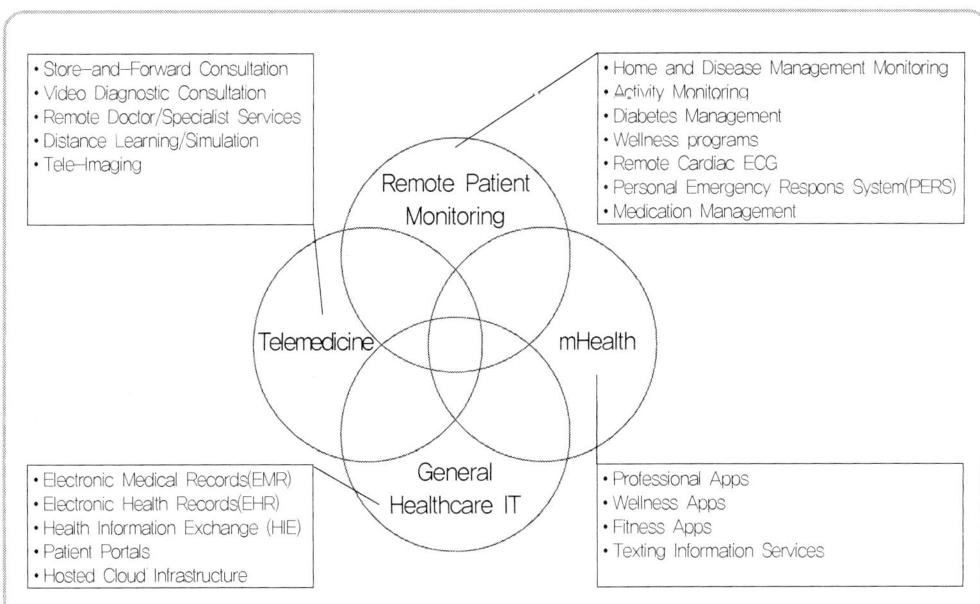

출처: Gurati(2013)

[그림 14-1] 원격의료 관련 사업의 분류

4) 1961년 뉴욕에서 설립되어 2015년 현재 전 세계에 40여개의 global office를 갖춘 회사이다.

그램의 운영(wellness applications), 체력 향상을 위한 응용프로그램의 운영(fitness applications), 문자정보 서비스(texting information services)가 있다.

셋째, 원격 환자 모니터링(remote patient monitoring) 사업이다. 여기에는 가정 및 질병관리 모니터링(home and disease management monitoring), 신체 활동에 대한 모니터링(activity monitoring), 당뇨관리(diabetes management), 건강을 위한 프로그램(wellness program), 원격 심전도(remote cardiac ECG), 개인 응급대응 시스템(personal emergency response system), 약물 복용 관리(medication management)가 있다.

넷째, 일반적인 의료정보 기술(general healthcare information technology) 사업이다. 여기에는 전자의무기록(electronic medical records), 전자건강기록(electronic health records), 건강정보교환(health information exchange), 하드디스크 없이 중앙의 컴퓨터에서 정보를 공유할 수 있는 하부구조(hosted cloud infrastructure)가 있다.

Frost & Sullivan 회사의 보고서에서 Gurati(2013)는 원격의료와 모바일 헬스(mHealth)를 뚜렷하게 구분하고 있다. 즉, 사업적인 측면에서 본다면 원격의료(telemedicine) 사업은 원거리에 있는 소비자에게 의료서비스를 제공하기 위한 사업이 되며, 모바일 헬스(mHealth) 사업은 모바일폰(스마트폰)을 통하여 대상자의 건강이나 체력 향상을 위한 사업으로 간주하고 있다. 그리고 세 번째의 모니터링 사업과 네 번째의 정보기술 사업은 원격의료나 모바일 헬스에 모두 응용되는 사업이라 할 수 있겠다.

3. 원격의료의 분류

1) 원격의료 활용에 따른 분류

원격의료는 두 가지 각도에서 활용이 구분된다. 첫째는 원격의료 또는 정보가 제공되는 시점을 기준으로 구분하는 것이고, 둘째는 원격의료 또는 정보가 교환되는 대상자에 따른 분류이다(WHO, 2010). 먼저 원격의료의 정보를 교환하는 대상으로는 의사와 의사 간의 정보를 교환하는 원격의료와 의사와 환자 간의 정보교류를 하는 원격의료의 방법이 있다. 원격의료 또는 정보가 전달되는 시점을 기준으로 볼 때는 실시간(real time)으로 교환되느냐 아니면 정보를 축적 전송(store-and-forward) 하느냐로 구분된다. 실시간 혹은 동시발생(synchronous) 방식은 원격의료의 공급자와 소비자가 동일 시점에서 정보를 교환하거나 비디오 컨퍼런스 방법으로 진료에 활용하는 것을 의미하다. 반면에 축적 전송은 이메일을 통한 정보의 전송이나, PACS처럼 영상을 디지털로 촬영하여 저장한 후에 다른 사람이 통신으로 전송 받아 활용하는 방법이다. 실시간이든 축적 전송 방식이든 정보는 다양한 매체(text, audio, video, still image)를 통하여 전송될 수 있다. 그리고 원격의료의 대상자와 시점의 분류에 따라 다양한 조합의 원격의료가 가능하여 원격의료는 원격피부과(teledermatology), 원격임상병리과(telepathology), 원격영상의학과(teleradiology) 등으로 구분된다(WHO, 2010).

원격의료(모바일 헬스 포함)에서 서비스나 정보가 제공되는 두 가지 방법을 Frost & Sullivan 회사는 다음과 같이 구체화하고 있다. 먼저 실시간 제공(synchronous)되는 서비스로는 실시간 원격진료시스템으로서 환자, 공급자(주로 의사이지만 기타 간호사 등의 의료인력도 가능)가 동시에 참여하여 전화, 인터넷, 화상통화를 매개로 하는 것이 있다. 다음으로는 축적 전송 모형(store-and-forward)으로 실시간 서비스 제공과는 달리 공급자가 환자의 의무기록을 먼저 검토하여 이것을 토대로 피드백시키는 방식으로 실행 수단은 실시간과 같이 이메일, 동영상 등으로 서비스를 제공한다.

2) 원격서비스에 따른 분류

원격의료로 제공되는 서비스는 네 가지로 나누어 살펴볼 수 있다(www.americantelemed.org, 2018).

첫째, 1차 의료와 전문의 의뢰서비스(referral services)이다. 1차 의사 혹은 그에 준하는 의료전문가(전문간호사 등)가 환자들에게 상담 서비스를 제공하고 전문의들은 의뢰받은 진단을 통하여 1차 의사들을 지원할 수 있다. 이것은 전문의와 의사간에 또는 1차 의사와 환자 간에 비디오 영상 자료, 생체신호, 임상 검사 지표 등을 실시간으로 교환하여 진료 상담을 할 수도 있고, 생성된 정보를 축적한 후에 전송하여 환자 진료에 활용할 수 있도록 하는 방법이 있다.

둘째, 가정 원격의료를 포함하는 원격 환자 모니터(remote patient monitoring) 방식이다. 이 방식은 떨어진 장소에서 환자와 관련되는 자료를 생산하여 이를 가정 원격의료센터(home telehealth center)에 보내거나 환자에 대한 자료 해석을 위하여 원격지 진단 검사시설(remote diagnostic testing facility: RDTF)로 보내는 방법이다. 환자와 관련되는 자료로는 혈당치, 심전도 또는 재가 환자와 관련되는 다양한 신체 정보들이 포함된다. 그리고 이러한 정보들은 방문간호사가 보충적인 정보로 활용할 수 있게 한다.

셋째, 소비자에 대한 의료 및 건강정보의 제공이다. 소비자들이 인터넷이나 무선 통신 수단을 활용하여 보다 전문화된 건강정보를 얻을 수 있도록 하고, 동료들 간에 on-line 토론이 가능하도록 해준다.

넷째, 의학교육의 제공이다. 원거리에서 건강관리 전문가들이 지속적으로 의학교육을 받을 기회를 제공하며, 특정 그룹의 의사들을 위하여 전문적인 의학교육 세미나를 할 수 있도록 한다.

원격의료를 위하여 동원할 수 있는 방법은 다음과 같다(www.americantelemed.org, 2018).

첫째, 네트워크 프로그램이다. 이 방법은 농촌지역이나 오지지역의 보건지소나 개업의원과 3차 의료를 제공하는 대형병원과 연결시키는 방법이다. 이 연결은 두 지역 간에 초고속 통신망이나 인터넷으로 할 수 있다.

둘째, 일대일 연결(point-to-point connection) 방법이다. 이것은 병원과 의원 간에 초고속 통신으로 연결하여 동일 시점에서 서비스를 직접 제공하거나 전문의 서비스를 외주(outsourcing)로 제공하는 방법이다. 이와 같은 외주방식의 서비스에는 영상의학, 뇌졸중 사정(assessment), 정신질환자 치료나 집중치료가 포함될 수 있다.

셋째, 모니터링 센터를 활용하는 방법이다. 재가 환자들을 위하여 심장, 폐, 태아 모니터링과 같은 질병의 홈 케어나 관련 서비스 제공에서 활용하는 방법이다. 여기에는 전화나 무선통신이 환자와 모니터링 센터 간의 소통에 주로 사용되며, 인터넷도 사용될 수 있다.

넷째, 웹을 토대로 하는 eHealth 서비스 사이트(sites)에서 환자에게 봉사나 서비스를 인터넷으로 제공하는 방법이다. 원격의료에서는 이러한 사이트가 환자에게 직접적으로 인터넷을 통하여 의료서비스를 제공한다.

한편 정용엽(2008)은 [표 14-1]에서 원격의료의 유형을 다음과 같이 네 가지로 제안하고 있다[5]. 제1유형은 의료인(의사, 치과의사, 한의사)과 의료인 간의 원격의료 모형으로 가장 보편적 모형이다. 두 번째 유형은 의료인과 기타 의료인(간호사, 조산사 등) 간의 원격의료 모형이다. 세 번째 유형은 의료인과 환자 간의 원격의료 모형이며, 네 번째 유형은 사이버병원 또는 보건의료포털사이트 형태의 원격의료로 의사나 기타 의료인이 없이 실행할 수 있는 모형이다.

5) 이 모형은 개인의 아이디어 차원일 뿐 의료법에서 제시하는 모형은 아니다.

[표 14-1] 원격의료의 유형과 원격의료 행위주체

<table>
<tr><th>유형</th><th>유형의 형태</th><th>원격지 의료인</th><th>현지 의료인</th></tr>
<tr><td>제1유형</td><td>의료인과 의료인 간의 원격의료</td><td>• 의사, 치과의사, 한의사
• 이들이 있는 의료기관</td><td>• 의사, 치과의사, 한의사
• 이들이 있는 의료기관</td></tr>
<tr><td rowspan="2">제2유형</td><td rowspan="2">의료인과 기타 의료인/보건의료인 간의 원격의료</td><td rowspan="2">• 의사, 치과의사, 한의사
• 이들이 있는 의료기관</td><td>• 기타의료인(조산사, 간호사)
• 기타보건의료인(간호조무사, 의료유사업자)
• 의사, 치과의사, 한의사가 없는 의료기관</td></tr>
<tr><td>• 가정방문 전문간호사</td></tr>
<tr><td rowspan="2">제3유형</td><td rowspan="2">의료인, 기타의료인/보건의료인과 환자 간의 원격의료</td><td>• 의사, 치과의사, 한의사
• 이들이 있는 의료기관</td><td rowspan="2">없음</td></tr>
<tr><td>• 기타의료인(조산사, 간호사)
• 기타보건의료인(간호조무사, 의료유사업자)
• 의사, 치과의사, 한의사가 없는 의료기관</td></tr>
<tr><td rowspan="2">제4유형</td><td rowspan="2">사이버병원 또는 보건의료포털사이트 형태의 원격의료</td><td>제3유형 원격지 의료인 전부 해당</td><td rowspan="2">없음</td></tr>
<tr><td>• 비의료인 및 비의료기관</td></tr>
</table>

출처: 정용엽(2008)

4. 원격의료의 이점과 장애요인

1) 원격의료의 잠재적 이점

원격의료는 진단에서의 심한 변이를 줄여 의료의 임상적 관리를 향상시키고, 의료의 접근성, 질, 효율성, 비용 대비 효과성을 높여 의료서비스 제공의 범위나 제공 양을 확대[6]시킬 수 있는 잠재적인 이점이 있다. 특히 원격의료는 의료공급자와 환자간의 거리 및 시간 장애를 극복하여 의료자원이 빈약한 오지지역이나 농촌지역의 의료문제 해결에 기여하게 된다. 원격의료는 공급자와 환자간의 소통을 원할하게 만들고 의료인에 대한

6) 우리나라에서 원격의료를 반대하는 큰 이유의 하나가 원격의료를 통하여 서비스 제공 양이 확대되는 것이다. 우리나라는 원격의료가 없어도 세계에서 가장 의료이용도가 높은데 원격의료까지 도입하였을 때 이용량 증가에 따른 국민경상의료비 문제를 걱정하는 것이다. 여기서는 원격의료의 일반적인 이점으로 공급의 확대를 논의한 것으로 의료공급량이 부족한 후진국의 경우에는 이점이 된다.

교육기회를 제공할 수 있게 되어 환자, 가족, 의료인과 의료체계에 대하여 사회경제적인 편익을 주게 된다. 그리고 건강 수준의 향상과 더 나은 삶의 질과 사회적 지원(social support)이 제공된다(Jennett et al., 2003).

HIT는 의료공급체계의 전반적인 질 향상과 환자안전 그리고 공급체계의 효율성을 향상시키는 가장 유망한 수단(tool)으로 평가되고 있다(Chaudhry et al., 2006). 구체적으로 HIT를 통하여 다음과 같은 성과를 기대할 수 있다. 의료의 질 향상, 의료과오의 예방, 의료비 절감, 행정의 효율성 제고, 서류 작업의 감소, 제공 가능한 의료서비스에 대한 접근성 증대 등을 열거할 수 있다. 상호운영 정보처리 기술(interoperable HIT)은 개별 환자의 의료 수준의 향상은 물론 많은 대중들의 건강을 향상시키는데 다음과 같이 기여하게 될 것이다. 국가 전역에 걸친 감염병 발생을 조기에 발견하여 예방이 가능하도록 할 것이다. 그리고 만성질병의 추적 관리 방법을 향상시킬 수 있다. 제공될 수 있는 서비스의 가격이나 질을 비교할 수 있는 정보를 수집하여 제공되는 의료서비스의 가치기반 평가를 가능하게 할 것이다.

원격의료가 갖는 이점을 보다 상세히 설명하면 다음과 같다(www.americantelemed.org, 2018).

첫째, 의료의 접근성 제고(improved access)라 하겠다. 원격의료라는 것이 떨어져 있는 장소의 환자에게 의료서비스를 제공하는 것이기 때문에 당연히 의료의 접근성이 높아질 수밖에 없다. 그런데 원격의료가 환자의 접근성만 높이는 것이 아니라 의사나 의료시설들로 하여금 자신이 개업하고 있는 진료실의 범위를 넘어 진료지역을 확대할 기회를 허용하게 될 것이다. 농촌지역이든 도시지역이든 세계적으로 의사가 부족하면 원격의료가 의료 공급 능력을 확충하는 유일한 수단이 된다.

둘째, 의료의 비용 효율성(cost efficiencies)을 높인다. 원격의료기술에 재정을 투입하고 이를 도입하는 가장 중요한 이유의 하나는 의료비를 절감하기 때문이다. 원격의료를 통하여 비용을 줄일 수 있는 영역은 만성질병 관리의 효율화와 전문 의료인력의 공동활용, 이동시간(의사나 환자)의 단축, 그리고 병원 입원일수의 단축이다. 만성질병의 경우 수없이 병원을 찾아와 의사와 상담하고 약을 처방받아야 하지만 원격의료를 활용할 경우, 최초에 한번 의사와 상담을 한 이후에는 원격 모니터링을 통하여 환자의 상태를 관찰하며 필요시에 의사를 찾게 한다면 비용 절감은 물론 환자의 생활도 편리해질 것이다. 그리고 원격의료가 활성화된다면 환자를 조기 퇴원시켜 지역사회에서 홈 케어로 모니터링하면서 환자를 돌볼 수 있어 의료비 절감에 기여할 수 있을 것이다.

셋째, 의료의 질 향상(improved quality)을 이룰 수 있다. 원격진료에 의한 환자 상담이나 대면진료에 의한 상담(in-person consultation)이나 의료 질에서 차이가 없다는 점이 많은 연구들에 의하여 꾸준히 제시되고 있다. 특히 정신과 질병이나 집중치료실(ICU)과 같은 전문과의 경우 오히려 원격의료가 더 나은 산출물을 낳고 환자의 만족도도 높은 것으로 제시되고 있다.

넷째, 수요 측면(patient demand)에서 소비자인 환자들이 원격의료를 원한다는 점이다. 원격의료에 의한 가장 큰 영향을 받는 측은 환자, 가족, 그리고 지역사회이다. 원격의료 기술을 사용하면 환자들이 의료기관까지 이동하는 시간을 줄이고 또한 이동에 따른 스트레스를 줄일 수 있다.

이러한 이점 이외에도 미국 원격의료협회는 원격의료의 이점으로 지불자(보험자), 공급자, 환자를 위한 가치를 창출하는 점과 진료의 공백이 없는 24/7 적용[7)]이 가능하다는 점을 들고 있다.

2) 원격의료의 장애요인

정보와 통신기술을 활용하는 원격의료가 다양한 분야에서의 성공과 잠재적인 이점이 있음에도 불구하고 산업화 국가이든 개발도상 국가이든 구분 없이 의료체계에 제대로 접목되지 못하고 시범적인 운영의 범주를 벗어나지 못하고 있다(Wootton, 2008). 원격의료가 시범적인 성격에서 벗어나지 못하고 있는 이유는 잠재적인 이점이 실증적으로 입증되지 못함에 따른 것이다. 원격의료의 장애요인을 WHO(2010)에서는 다음과 같이 지적하고 있다.

첫째, 인간적 및 문화적 요인의 복합성이 저해요인의 하나가 된다. 환자들이나 의사를 비롯한 의료인들 가운데는 어떤 사람들은 전통적 또는 토착적인 의료행위가 아닌 다른 접근법에 저항하는 경우가 있다. 그렇지 않은 경우는 원격의료에 효과적으로 사용되는 ICT 기술에 익숙하지 못하여 원격의료를 거부하는 경우도 있다. 많은 경우는 환자와 원격의료 공급자간에 문화적 차이나 언어의 차이로 인하여 원격의료가 제대로 보급되기 어려운 경우도 있다. 특히 의료자원이 적어 의료이용 경험이 적은 지역의 주민일수록 환자가 의사의 말을 이해하지 못하여 원격의료가 보급되기 어려운 현상이 일어난다.

7) 하루 24시간, 일주일 7일을 완벽하게 적용하는 것을 24/7 coverage로 표현하고 있다.

둘째, 원격의료를 적용할 때의 경제적 편익이나 비용-효과성에 대하여 축적된 연구가 부족하여 원격의료 도입을 주저한다. 특히 원격의료에 관한 인프라나 프로그램 개발에 대한 재정 부족 문제를 극복하기 위해서는 원격의료에 투자 결정을 할 정책결정자들이 확신할 비용-효과성을 입증할 연구가 필요하다.

셋째, 원격의료 활용에 가장 큰 장애는 법적인 문제이다. 의사를 포함한 의료종사자들이 원격의료를 제공하기 위한 국제법적인 틀이 없기 때문에 나라마다 사법권이 달라 원격의료를 제공하기 어려운 문제가 생긴다. 원격의료와 관련하여 환자의 프라이버시, 정보 교환에 따른 환자에 대한 비밀 유지, 의료종사자와 사법권 간의 역할 분담과 같은 문제를 다룰 관리 정책의 부재, e-mail을 활용할 때 의료종사자들의 자격 문제, 원격의료를 제공할 때 의료종사자들의 법적 책임 문제 등이 제대로 정립되어 있지 않다.

넷째, 법적인 문제는 기술적인 과제로 연결된다. 원격의료와 관련되는 시스템이 복잡하여 법적인 문제가 얽히면 원격의료 기능이 제대로 작동 안 될 가능성이 있으며 이것이 원격의료가 실패하는 요인이 된다. 이렇게 될 때 의료종사자들의 법적인 문제와 함께 환자들의 유병률이나 사망률을 낮출 수 없게 된다.

한편 Peetso(2014)는 원격의료 도입에 장애가 되는 첫째 요소로 원격의료에 따른 비용의 증가를 들고 있다. 둘째는 비용과 관련된 정보의 부족을 들고 있다. WHO가 실시한 제2차 eHealth에 대한 세계적 조사 결과를 보면 조사대상 국가[8]의 거의 70%가 원격의료의 비용에 관하여 더 많은 정보가 필요하고 특히 비용-효과성에 대한 정보를 필요로 한다고 하였다. 그리고 50% 이상의 국가들이 원격의료 시행을 위한 인프라에 관한 더 많은 정보를 요구하고 있다. 약 60%의 국가들이 원격의료의 임상적 활용에 관한 정보를 요구하는 것으로 나타났다.

Peetso는 정보의 부족에 따르는 장애적 요인 외에 EU 회원 국가들 사이에서 나타나는 다른 장애요인으로는 첫째, 조직문화(organizational culture)가 원격의료를 선호하지 않는다는 점과 둘째는 원격의료에 대한 의사들의 수요가 없다는 점을 들고 있다. 이러한 장애는 비용-효과성에 대한 정보의 필요성을 제기하며, 또한 의료체계 내에서의 어떤 일 - 예컨대 환자의 자기 질병에 대한 자기 관리의 책임 부여와 같은 일 - 을 통하여 조직

8) WHO가 실시한 eHealth에 대한 조사는 Global Observatory on eHealth(GOe) survey로 부른다. 제1차 GOe survey는 2005년에 이루어졌고, 제2차 GOe survey는 2009년 114개국을 대상으로 하였다. 조사는 각국에 책임자(focal point)를 두고 각국 책임자가 5~15명을 대상으로 설문 조사를 하였다(WHO, 2010).

적인 변화를 일으킬 필요가 있다는 것을 의미한다.

5. 원격의료의 전망과 과제

원격의료는 기존의 의료공급체계와 접목되어 환자에게 편리하고, 낙후된 지역의 의료 질 향상에 기여하고, 의료의 효율적 제공에 기여하는 등의 효과가 기대된다. 원격의료가 이렇게 되기 위해서는 몇 가지 해결되어야 할 과제가 있다(WHO, 2010).

첫째, 원격의료에 대하여 전 세계적으로 통일된 명확하고 포괄적인 지침을 마련하여 관리하여야 한다. 현재 환자 정보에 대한 비밀 유지, 개인 사생활(privacy) 문제, 접근성, 법적 책임을 다루는 법률이 필요하다. 공공부문과 민간부문의 긴밀한 협력과 eHealth의 응용 분야에서 상호의존성을 응용하여 원격의료를 최대로 이용하되 서비스의 질을 최적의 수준이 될 수 있도록 적용하고, 원격의료에 대한 영리적인 활동이 대중들의 의료 접근성을 저해하지 않도록 보장해야 한다.

둘째, 원격의료와 관련되는 정보통신기술의 표준화(standardization)가 중요하다. 표준화는 사용되는 용어에서부터 시작되어야 한다. 그리고 원격의료에서는 정보처리의 상호운영(interoperability)이 중요하다.

셋째, 원격의료에 활용되는 ICT와 관련된 윤리적인 문제로 비밀유지, 존엄성, 프라이버시 보호가 철저히 지켜져야 한다. 원격의료는 형평과 최고의 윤리적인 기준으로 개인의 존엄을 유지하면서 실행이 되어야 한다. 그리하여 교육수준, 언어, 지리적 위치, 물적・정신적 능력, 성, 연령의 차이로 인하여 의료에서 소외받는 사람이 없도록 해야 한다. 이와 같은 원칙을 지킨다면 원격의료에 대한 장애는 극복될 것이다.

넷째, 원격의료가 발전하기 위한 전제 조건은 정보통신기술을 위하여 원격의료가 등장한 것이 아니라 환자를 위하여 등장하였다는 점을 인식하여야 한다. 즉, 훌륭한 원격의료는 기술이 중심이 되는 것이 아니라 환자가 중심이 되어야 한다. 특히 오늘날 의료체계의 문제는 병원은 병원 자체의 필요도 충족을 위하여, 의사는 의사의 필요도 충족을 위하여 사회서비스 제공자는 역시 자신들의 필요도 충족을 위해서 활동하고 있는 것이다. 원격의료에서도 이와 같은 과오가 나타나서는 안 될 것이다. 원격의료는 어디까지나 환자를 위해서 존재하여야 한다.

제2절 우리나라의 원격의료

1. 원격의료의 필요성과 추진 과정

1) 원격의료의 필요성

정보통신기술(ICT)은 이제 우리들 생활에서 뗄 수 없는 기술로 발전하였기 때문에 의료공급에서 ICT를 외면한다는 것은 있을 수 없게 되었다. 따라서 원격의료(telemedicine)는 피할 수 없는 현실이 되었으며, 의료공급도 이제는 ICT와 연계된 시스템을 구상하여야 한다. 그런데 우리는 원격의료를 의료공급체계와 결부시켜 시스템화하지 못하고 하나의 독립된 분야로 간주함에 따라 문제를 만들고 있다. 미국 원격의료협회에서도 원격의료는 독립된 전문영역이 아니라고 규정하는데 우리는 독립된 의료공급형태로 파악하려는 문제를 갖고 있다.

인구고령화와 함께 만성질병이 의료문제의 중심 과제가 되면서 정보통신기술(ICT)이 세계적 수준에 있는 우리나라에서 원격의료의 등장은 당연하다. 특히 입원일수가 일본 다음으로 세계에서 많은 우리나라에서 입원일수를 단축하기 위한 의료체계의 개편 전략을 논의할 때 원격의료와 연계는 반드시 검토되어야 한다. 현재와 같이 병원을 기반으로 하는 의료공급체계는 만성질병 중심의 상병구조와는 맞지 않기 때문에 지역사회를 기반으로 하는 공급체계인 커뮤니티 케어를 도입할 필요성이 있으며, 이때 원격의료는 반드시 도입되어야 할 과제가 된다.

또한 우리나라는 국토 면적이 좁고 인구밀도가 높은데다 교통이 발달하여 원격의료가 광범위하게 필요하지는 않지만, 도서지역이 많고 산지지역에 거주하는 주민이 있어 의료취약지역이 존재한다. 이러한 의료취약 주민들의 의료접근성을 높여주기 위해서는 원격의료가 요구된다. 그리고 의료취약지역에도 정보통신기술이 보급되어 대부분 지역이 인터넷이 가능하고, 주민들은 이동식 전화(모바일폰 또는 스마트폰)를 소지하고 있어 원격의료에 대하여 관심이 높아질 수밖에 없다.

2) 원격의료의 추진 현황[9)]

(1) 원격의료의 출발

우리나라는 1988년 서울대학교 병원과 연천군보건소간에 원격영상진단시범사업을 실시함으로써 원격의료가 논의되기 시작하였다. 1990년 10월에는 원격의료시범사업이 3개 대학병원(서울대병원, 한림대 춘천성심병원, 경북대병원)과 3개 보건의료원(연천, 화천, 울진)간에 실시되었으나 전송 속도 등 기술적인 문제로 1년간 실행되다 중단되었다. 1993년 3월부터 1년간 초고속정보통신 기반 구축에 따른 국가경쟁력 강화를 위한 정책의 일환으로 3차 종합병원[10)](경북대병원, 전남대병원)과 의료취약지의 보건의료원(울진, 구례)간에 공중통신망(교환전화망)을 이용한 원격영상진단 및 원격문진을 시범 실시하였으나 당시의 정보기술수준, 사회적인 환경, 법적 장치의 미비 등으로 활성화되지 못하였다. 그 후 서울대병원, 연세대 세브란스병원, 가톨릭대 성모병원을 중심으로 방문보건사업, 건강상담, 건강관리 등의 분야에서 원격의료의 도입을 위한 연구와 시범사업이 수 없이 실시되었다. 2008년에 발간된 u-Health에 관한 연구보고서에 의하면 당시까지 추진된 시범사업만 하여도 64개나 되었다(이유태, 2008). 시범사업의 내용도 다양하여 초기에는 주로 대학병원과 보건소 간의 원격의료를 중심으로 이루어졌으나, 그 후에는 원격 화상, 요양시설에 대한 원격의료, 정신병원에서의 원격의료, 원격 홈 케어, u-응급의료, u-방문간호, 원격 건강관리에 이르기까지 다양하게 전개되었다.

1988년부터 원격의료에 관한 논의가 시범사업으로 연결되어 여러 지역에서 다양한 내용으로 이루어졌으나 많은 시범사업은 연구 차원을 벗어나지 못하였고, 일부 사업은 2015년 현재 실행되고 있으나 전국적 차원에서 실행되지 못하고 있는 실정이다.

이렇게 된 원인은 사회적 및 기술적인 환경이 뒷받침되지 못한 가운데 이용자들이 원격의료를 필요로 하는지를 따져보지도 않고 외국에서 원격의료가 도입되고 있으니 우리도 해야 할 것이 아니냐는 연구자들의 필요성에 대한 선구적인 인식만을 토대로 실시하였기 때문이었다. 그리고 원격의료에 대한 보건복지부의 정책방향을 토대로 실시한 것이 아니라 의료기관이나 연구자 단위로 재택의료, 치매환자, 암환자, 정신실환사, 만성질환자 등을 대상으로 원격상담과 원격처방, 응급처치 정보 제공, 생체신호 모니터링 등의 단

9) 이 항은 주로 류시원(2005)과 송태민 외(2011)를 참고하여 정리하였다.

10) 현재는 3차 병원이라 하지 않고 상급종합병원이라는 명칭을 사용하고 있다.

편적인 주제로 연구나 시범사업을 실시하였다. 그리고 원격의료와 관련하여 법적인 뒷받침도 없이, 단지 ICT 중심의 벤처기업들이 당시의 의료산업을 육성하는 정책적 분위기를 이용한 시범적 운영도 많았던 것이다.

(2) 원격의료 관련 법 제정

원격의료에 관하여 법적인 뒷받침은 2002년 3월 30일의 「의료법」 개정(시행은 1년 뒤인 2003년 3월 31일)을 통해서 마련되었다. 개정된 「의료법」에 신설된 원격의료 관련 조문은 다음과 같다.

① 제30조의2에 의료인(의사, 치과의사, 한의사에 한함)은 원격지의 의료인에 대하여 의료지식 또는 기술을 지원하는 원격의료제도 규정 신설(현재는 법 제34조로 변경)
② 제18조의2에 전자처방전 교부 규정 신설(현재는 법 제18조로 변경)
③ 제21조의2에 전자의무기록 규정 신설(현재는 법 제23조로 변경)
④ 시행규칙 제23조의2에 원격의료를 시행하는 자와 받고자 하는 자가 갖추어야 할 시설(원격진료실), 장비(데이터 및 화상을 전송, 수신할 수 있는 단말기, 서버, 정보통신망)에 관한 규정 신설(현재는 시행규칙 제29조로 변경)

여기서 원격의료를 제공할 수 있는 자격을 갖춘 사람(원격지 의사)은 모두 의사, 치과의사, 한의사로 한정하였다. 그러나 현지에서 원격의료를 받아 환자에게 의료행위를 할 수 있는 사람은 「의료법」에서 정하는 의료인(조산사, 간호사 포함)으로 하고 있다. 따라서 현재의 「의료법」에서는 현지의 환자가 원격지 의사로부터 직접 의료서비스를 받을 수는 없다. 「의료법」에 의할 경우 앞에서 정용엽이 제안하고 있는 네 가지 유형 가운데 제1 및 제2유형만이 실행 가능하다. 그러나 「의료법」에서 현지의 환자가 원격지 의사로부터 의료서비스를 받을 수 있도록 허용한다고 하여도, 환자가 의사의 처방을 이해할 수 없기 때문에 소용이 없다. 결국 의사와 환자간의 원격의료는 현지에 방문간호사가 환자를 대리하여 의사와 소통이 되어야 의사의 처방을 이해하여 실효성 있는 활용이 가능할 것이다. 따라서 정용엽이 제안한 제2유형이 실현 가능하다. 정용엽이 제안한 제1유형은 의사와 의사간의 원격의료인데 이것은 현재의 법률 체계에서도 원격지 의사와 현지 의사간의 의견이 맞으면 언제든지 실행할 수 있는 모형이라 하겠다.

2002년 「의료법」을 개정할 당시 원격의료에 관하여 우려가 되었던 점은 의료과오에 대한 책임 문제였다. 즉 현지의 의사(현지 의사)가 한 의료행위에 대하여 의료과오가 있을 경우에는 책임 문제가 따르기 때문에 「의료법」에서는 이를 명확히 하고 있다. 원격지 의사(원격의료를 행하는 자)의 과실을 인정할 만한 명백한 근거가 없을 때는 의료과오의 책임은 현지의사가 지도록 규정하였다. 간호사나 조산사의 경우는 「의료법」 제2조의 규정된 업무를 수행하기 때문에 원격지 의사와 현지의 조산사 및 간호사와 의료과오에 대하여 책임을 구분할 필요가 없다. 2002년 당시에는 의료과오에 관한 문제가 사회적인 관심사항의 하나였기 때문에 원격의료 문제에서 가장 먼저 떠오른 과제가 의료과오를 누가 책임질 것 인가였다.

(3) 법 제정 이후의 원격의료

「의료법」에 원격의료가 가능하도록 법적 근거는 마련하였지만 부수적인 조치들이 마련되지 않아 원격의료를 제대로 실시하기 어려워 「의료법」개정 전과 큰 차이 없이 시범적인 성격의 원격의료 사업들만 실시되고 있는 실정이다. 원격의료가 제대로 시행되려면 건강보험에서 급여로 인정되어야 하는데 이것이 아직도 요원하며, 원격처방에 의한 의약품의 조제가 불가능(의약품의 판매는 약국에서만 하도록 약사법 제50조 규정)하다 보니 원격의료가 제대로 실시될 수 없는 실정이다.

그러나 「의료법」개정으로 원격의료에 대한 기대감이 높아져 일부 지역의 병원이나 보건소에서 법적 제약을 받지 않는 범위에서 사업을 실시하기도 한다. 법적 제약을 받지 않는 사업들이란 주로 공중보건과 관련된 서비스들로 모바일 헬스 시범사업, 주민의 건강관리 및 생체정보 측정, 보건진료소를 방문한 고혈압이나 당뇨 환자에 대한 보건소 의사에 의한 원격화상진료, u-방문 서비스 등이 있다.

2002년에는 한국전자통신연구원이 일본 NTT 기술예측연구회가 출판한 『2015 정보통신기술』이라는 보고서를 번역하면서 ubiquitous라는 용어를 소개하게 되었다. 당시 일본에서는 2002년과 2003년을 거치면서 ubiquitous가 일본첨단산업기업들의 핵심용어가 되었고, u-Japan 프로그램 안에 u-Health라는 용어가 등장하였다. 일본의 영향을 받은 우리나라는 2003년 정보통신부에서 'u-코리아 건설', 그리고 산업자원부의 '유비쿼터스 지향 어플라이언스 솔루션 기술개발사업'을 들고 나오자 정부 각 부처가 유비쿼터스 사업 개발을 위한 사업들이 제안되기도 하였다. 2003년 의료정보솔루션 사업자가 u-Health (ubiquitous health)를 사용하기 시작하였고 삼성이 미래성장동력사업으로 u-Health를 선정하였다. 그러나 2005년까지도 u-Health가 보편적으로 널리 사용되지 못하였다. 2005년 대한의료정보학회가 개최한 워크숍에서도 참석자들은 자기들의 주관에 따라 e-Health나 u-Health를 사용하고 있었다(이윤태, 2008).

그러한 가운데 통신사업자들이 세계적 수준의 초고속정보통신망을 활용하여 원격의료 관련 정부 시범사업에 적극적으로 참여하게 되었고, 의료정보솔루션 사업자들도 모바일 디바이스를 통하여 환자의 생체정보를 병원과 연결하여 당뇨병과 같은 만성질병 관리를 위한 솔루션을 개발하는 등으로 각종 시범사업에 참여하게 된다. 또한 의료기기를 생산하는 사업자들은 생체정보 측정과 전송이 가능한 모바일 기기 개발에 흥미를 보였다. 특히 휴대폰에 혈당 측정 모듈 장착을 위시하여, 산소포화도, 체지방, 심전도, 혈압, 혈중 알콜농도 측정 모듈이 내장된 복합 단말기의 개발이 이루어지기 시작하였다. 건설업계도 홈네트워크 서비스의 일환으로 u-Healthcare에 주목하기에 이르렀다(이윤태, 2008).

이와 같은 상황에서 정부 내 정보통신부와 산업자원부가 u-Health에 특별히 주목하였다. 당시는 노무현 정부가 의료산업화가 차세대 먹거리 창출의 원천이 된다고 판단하여 2005년 8월 국무총리를 위원장으로 하는 「의료산업선진화위원회」를 구성하고 첨단의료복합단지를 지정[11]하려는 계획을 발표하는 등의 사회적 분위기도 있었다. 보건복지부는 2008년 이전까지는 주로 eHealth라는 용어를 사용하면서 신중한 분위기였으나 2008년부터 정부 내에서 적극적인 주도권 장악을 위하여 「u-Healthcare 활성화 추진계획」을 발표하였으며, 그 이후 u-Health는 공식적으로 널리 사용하게 되었다.

2008년부터 정부 안에서는 u-Health(care)라는 명칭으로 지식경제부, 국토해양부, 행정안전부, 보건복지부(식품의약품안전청 포함), 문화체육관광부, 교육과학기술부, 기술표준원 등에서 기술 R&D 지원, u-City와 u-Health 연계, 관련 기술·콘텐츠 개발, 시스템 구축 및 서비스, 인력 양성, u-Health 표준화 지원, u-Health 의료기기 안전성 평가기준 개발 등을 내용으로 하는 시범사업 형태 또는 본 사업으로 추진하였다. 그 가운데 일부 사업은 2007년부터 이미 시범사업을 거쳐 본 사업으로 추진된 것도 있었다.

그런데 문제는 원격의료가 의료체계 안에서 건강관리나 의료공급을 위한 새로운 패러다임으로 추진되기 보다는 원격의료서비스를 제공하는 ICT 위주의 기기를 중심으로 산업화 차원에서 추진되어 다음과 같은 문제를 나타내었다. 첫째는 원격의료가 완전히 새로운 공급형태로 기존의 의료공급방식을 대체하는 것으로 의료계에서 인식하게 되어 원천

11) 첨단의료복합단지는 2009년 8월 이명박 정부에서 대구와 오송에 조성하기로 결정하였다.

적으로 의료계가 거부반응을 보였다는 점이다.

둘째는 의료기관보다는 오히려 의료기기나, 정보통신기기를 생산하는 회사들이 더 많은 관심을 갖고 다양한 사업들을 시범적으로 추진하게 되었다. 그래서 원격의료가 누구를 위한 것인지, 그리고 무엇을 지향하여 추진되는지 모를 정도가 되었다. 정부가 원격의료를 위하여 사업비를 지원한 실태만 보아도 2008년에서 2013년까지 보건복지부는 92억 원이 배정되었는데 지식경제부는 486억 원을 사용할 수 있는 계획이 수립되어 (의료기기정책연구원, 2011), 원격의료가 ICT 산업을 지원하는 모양이 되어 주객이 전도된 느낌을 주었다. 물론 지식경제부에 더 많은 예산이 배정된 것은 원격의료의 초기 단계에서 필요한 신체기능 계측기술의 개발이나 정보통신상 필요한 기술 개발비가 많이 소요되기 때문에 인프라구축을 위하여 불가피한 측면이 있다. 그러나 문제는 예산 배정을 떠나 원격의료사업과 관련하여 보건복지부 보다 경제부처의 목소리가 더욱 크게 들려 주객이 전도되었다는 우려가 있다.

정부부처, 지방자치단체, 민간 등에서 실시하고 있는 원격의료 시범사업을 2014년 기준으로 정리하면 [표 14-2]와 같다(의료정책연구소, 2014). 이 자료는 복지부가 정리한 것인데 30개의 시범사업 가운데 11개는 의사 대 환자 간에 원격의료가 이루어지는 것이라고 하였으나 환자 곁에는 간호사나 기타 의료인이 있기 때문에 엄밀한 의미에서의 의사 대 환자 간의 원격의료로 간주하기는 어렵다.

한편 2008년 전후하여 민간부문에서 원격의료와 관련된 사업을 살펴보면 다음과 같

[표 14-2] 2014년 현재 추진 중인 원격의료 시범사업

형태	세부유형		개수	사례
의사 대 환자	원격 모니터링	의사-만성질환자	7	만성질환관리(강원) u-Health 당뇨관리(아산병원) 등
	원격진료	의사-환자	4	군(국방부), 교도소(법무부), 독도경비대(경찰청), 남극세종기지(고대안암병원)
의사 대 의료인	진료자문	의사-의사	11	심전도 원격판독(계명대), 원격치매상담(서울 강서구)
	방문간호	의사-간호사	3	u-방문보건(성남시), 방문간호 u-Health(부산시)
	응급의료	의사-응급구조사	4	원격응급의료(해양경찰청), 원격화상상담(제주소방)

출처: 대한의사협회, 의료정책연구소(2014)

다. KT에 의한 혈당관리 서비스, LG의 TouchDr, 서울대의 무구속 생체신호 계측 연구소 사업, 드림케어 TV(KT, 비트컴퓨터, 가천대 길병원, 삼성전자와 컨소시움으로 진행), TV닥터 서비스(LG 데이콤과 건강보험심사평가원에 의한 시범사업), u-Chronic Care(서울대 분당병원, 연세대 세브란스 등) 등의 사업들이 실시되었고(의료기기정책연구원, 2011), 2010년부터 SK 텔레콤이 주도하는 스마트케어 서비스 시범사업이 실시되었다. 의료계로서는 이러한 다양한 시범사업이 의료의 발전을 위하고 국민들의 편의성을 위한 것으로 인식하지 못하는데 문제가 있다.

(4) 2013년 「의료법」 개정 시도

원격의료에 대하여 정부 여러 부처에서 장기발전계획을 수립하여 추진하였지만 시범적 성격에서 벗어나지 못하고 있던 차에 2013년 7월 11일 청와대 영빈관에서 개최된 제2차 무역투자진흥회의에서 u-Health가 언급되자 보건복지부는 2013년 12월 의사 대 환자 간의 원격의료를 허용하는 「의료법」 개정안을 국회에 제안하여 새로운 관심을 불러일으키게 되었다.

이 법안은 종래의 원격의료와는 달리 원격의료의 대상지역을 원격지만으로 한정하지 않고 같은 지역 안에서도 만성질환이나 노인, 장애인에 대하여 의사와 환자 간의 원격의료로 대상지역과 원격의료의 대상을 넓히려 하였다. 다만 전제조건으로는 먼저 의사가 대면진료를 통하여 초진을 한 이후에 ICT를 통하여 환자의 질병상태의 모니터링(신체에 부착된 의료기기의 작동 상태 점검 및 욕창 관찰)과 주기적인 대면 진료를 하도록 하고 있다.

2003년에 시행된 「의료법」의 원격의료가 원격지 의사와 현지 의사간의 의사 대 의사 간의 원격진료라면 2013년 개정안에서는 의사 대 환자 간의 원격진료로 범위가 확대되었다고 하겠다. 원격의료에 대한 개정 법률안이 발의되자 의사협회를 비롯한 의료인들이 거세게 반발하여 법안은 제대로 검토도 되지 못한 채 국회에 계류되어 있다. 개정안(당초 2013년 10월에 입법 예고한 법안의 수정안)의 주요 내용은 다음과 같다.

첫째, 원격의료만을 전문으로 하는 의료기관은 개설할 수 없다.

둘째, 원격의료가 대면진료의 보완 수단으로 활용되도록 주기적인 대면진료를 의무화하였다. 같은 환자에 대한 원격 진단/처방을 연속적으로 하는 경우에는 반드시 주기적으로 대면진료를 하도록 의무를 규정하였다.

셋째, 원격 진단 및 처방의 안전성을 위하여 초진이 가능한 질환과 진료 가능한 의사를 제한적으로 규정하였다. 원격 진단/처방이 가능한 질환을 의원급에서 자주 진료하는 경증 질환으로 한정(감기 등 52개 질환 중에서 의학적 위험성이 낮은 범위로 축소 계획)하였다. 노인/장애인의 경우 원격 진단/처방 시 사전에 대면진료를 통해 건강상태를 알고 있는 환자인 경우로 한정하였다.

넷째, 대형병원으로 환자 집중에 대한 우려를 해소하기 위하여 병원급을 이용할 수 있는 '수술/퇴원 후 관리가 필요한 재택 환자'의 범위를 '경과 관찰이 반드시 필요한 환자'로 축소하였다. 재택 환자의 범위를 '질병상태의 관찰이 필요한 환자'에서 '신체에 부착된 의료기기의 작동 상태의 점검 또는 욕창 관찰 등 지속적 관리가 필요한 환자'로 제한하였다.

다섯째, 의사 대 환자 간에 시범사업을 충분히 할 수 있도록 하였다. 복지부는 입법 추진과 함께 건강보험 수가, 책임소재 등 제도상의 필요한 구체적인 사항을 본격적으로 검토할 계획을 하고 있다.

이와 같은 수정안을 토대로 2014년에는 9월부터 18개 의료기관(보건소 5개 및 의원 13개)을 대상으로 원격 모니터링, 원격진료 시범사업을 전개하였고 2015년에는 군부대, 원양선박, 해외진출 의료기관 등의 50개소, 140여개 기관을 대상으로 사업 모델도 다양화시킨 시범사업을 확대하여 추진할 계획을 발표하였다. 그리고 2015년 5월부터 6개 거점병원과 26개 취약지 응급실 간 원격협진 시범사업을 실시하고 있다.

2016년 5월 정부는 또 다시 원격의료 도입을 위하여 「의료법」 개정안을 발의하였다. 주요 내용은 첫째, 원격의료 대상자를 확대하여 도서 벽지 및 거동이 어려운 노인 또는 장애인 환자의 경우 원격의료를 실시할 수 있도록 하였다.

둘째, 원격의료를 실시하고자 하는 의료기관은 사전에 지자체 장(광역단체장 또는 기초자치단체장)에게 신고하여야 한다.

셋째, 원격의료 대상 환자별 의료기관을 제한하여 원격의료가 무분별하게 이루어지는 것을 방지하고자 한다. 재진환자 및 경증 질환을 가진 환자를 위주로 하되, 만성질환자, 도서벽지 및 노인이나 장애인 환자에 대해서는 의원급 의료기관에서, 교정시설 및 군인의 경우는 병원급 의료기관도 원격의료가 가능하도록 한다.

넷째, 기타 준수사항으로 환자가 계속 진료를 받을 경우에는 반드시 대면진료를 주기적으로 함께 할 것으로 규정하였다.

그러나 이 개정안도 의료계의 반대로 전혀 진척을 보이지 못하고 있다.

2. 원격의료의 문제와 향후 정책방향

1) 원격의료의 문제점

원격의료는 인구고령화, 만성질병 중심으로의 상병구조, 정신질환의 증가 등의 구조적인 문제와 ICT 기술의 일상생활에의 적용 확산 추세를 놓고 볼 때 필요한 의료공급체계의 하나라 하겠다. 그런데 1988년부터 시범적으로 실시되었고, 2002년에는 「의료법」에 원격의료가 명시되었음에도 불구하고 시범적인 수준에서 벗어나지 못하고 있는 원인에는 지금까지 원격의료에 관한 정책의 문제와 기술상의 문제가 복합적으로 내포되어 있다. 원격의료와 관련된 문제점을 열거해보면 다음과 같다.

첫째, 원격의료가 왜 실시되어야 하는지 그 목적이 분명하게 정리되지 못하였다. 원격의료가 만성질병이나 정신질환과 같은 질병에 유용하며 이러한 환자들을 위하여 시행되어야 한다는 사실보다 원격의료의 추진이 정보통신산업의 발전 측면에서 주도된 측면이 강하다. 미국, 캐나다, 호주 같은 국가에서는 원격의료의 목적이 처음부터 국민들의 건강관리를 효과적으로 하는 것을 목표로 두었는데 우리는 정보통신분야의 기업들이 원격의료를 부추기고 정부도 의료산업화를 위하여 필요하다는 논리가 우선하고 있다. 2008년부터 u-Health가 등장한 배경도 2003년부터 노무현 정부가 의료산업화를 강조하고 뒤이어 이명박 정부 역시 의료산업이 차세대의 신산업이란 시각에서 u-Health가 강조되면서 원격의료가 등장한다는 점이다. 특히 2013년 「의료법」 개정안은 원격의료가 고용창출에 도움을 줄 것이라는 생각에서 추진됨에 따라 개정안이 입법 예고되자 바로 '의료민영화'론이 등장하여 원격의료로부터 국민을 멀어지게 만드는 원인이 되었던 것이다.

즉, 원격의료가 정보통신산업의 발전을 위하여 도입되는 것인지 국민들의 건강관리를 위하여 도입하는 것인지 주객이 전도된 상태에서 2013년 10월 원격의료를 위한 「의료법」 개정안이 입법 예고되자 의료계부터 반발하게 되었다. 원격의료를 함에 있어서 반드시 주의해야 할 것으로 미국 원격의료협회는 "병원의 필요를 충족시키기 위한 것, 의사의 필요를 충족시키기 위한 것은 하지 말아야 한다"는 충고를 하였다. 그런데 우리나라에서는 원격의료를 환자들의 필요를 충족시키기 위하여 도입하려는 것이 아니라 정보통신산업의 필요에 의하여 도입하려는 것으로 국민들을 인식시킴에 따라 원격의료의 모형도, 도입

목적도, 주 대상자도 제대로 정립될 수 없게 되었다. 결국 2013년의 목적이 분명하지 못한 원격의료에 대한 시도가 앞으로 원격의료를 논의하는 것마저 어렵게 만드는 우를 범하였다. 그 결과 2016년 개정안도 의료계가 받아들이지 않도록 만들었다.

둘째, 원격의료를 보건복지부가 주도하지 못하고 정보통신산업이 주도함에 따라 원격의료에 대한 용어부터 외국과는 다르게 사용되면서 원격의료는 의료체계의 발전과는 무관하게 전개된 점이다. 미국은 원격의료와 관련하여 가장 협의적으로는 telemedicine이라는 용어를 정립하였고, 원격의료의 기술을 일반 주민들의 건강관리에까지 확대하는 것으로 mHealth(mobile health)라는 용어를, 그리고 이와 같은 것을 포함하면서 사용되는 기술이나 장비(device), 네트워크 등을 포함할 때 eHealth라는 용어로 정의하고 있다. 그런데 우리나라에서는 eHealth로 사용되던 용어가 일본의 첨단산업계에서 ubiquitous라는 용어를 사용하는 것이 소개되자 바로 통신업계, 의료정보솔루션 업계, 의료기기 생산자 등이 미래 첨단산업으로서의 의료라는 선점 효과를 위하여 ubiquitous를 의료에 원용하여 e-Health가 u-Health로 명칭이 바뀌는 일이 일어났다. 이와 같은 용어 변경에서 볼 수 있듯이 u-Health가 의료체계의 새로운 패러다임을 구축하기 위한 것이 아니라 의료를 둘러싸고 있는 산업계의 필요성으로 대두되고 있다는 생각을 떨칠 수가 없도록 만들었다.

즉, 원격의료를 활용하여 질병을 치료하고 스마트폰이나 다른 이동식 기기를 이용하여 건강을 관리(스마트 헬스)해야 할 환자나 일반 주민들은 원격의료의 의미도 스마트 헬스의 의미도 제대로 깨닫지 못하는 사이에 용어부터 먼저 ubiquitous로 한발 앞서 나아갔다. 그리하여 u-Health가 원격의료를 위한 것인지, 병원의 의료정보체계를 외연적으로 확장하기 위한 것인지, ICT 산업을 위한 것인지 내용도 모르는 사이에 원격의료는 '의료민영화'라는 이념적 낙인[12]이 찍히게 되어 시행이 어렵게 되었다[13].

셋째, 원격의료의 비용-효과성이 제대로 입증되지 못하고 있다는 비판이다. Leach (2009)가 21종의 review article들을 검토[14]한 후에 내린 결론은 제한된 연구결과로서

---

12) 우리나라는 2008년 미국산 쇠고기 수입 허용에 반대하는 촛불집회가 열리면서 미국산 쇠고기는 광우병이라는 도식으로 국민을 선동하는 과정에서 의료산업을 위한 정부의 노력은 '의료민영화'라는 실체도 없는 이념적 구호로 좌절시켰다. 그 이후 정부의 의료정책이 마음에 들지 않을 때, 이를 좌절시키기 위하여 가장 손쉬운 무기가 '의료민영화'라는 이념적 낙인을 찍는 것이 되었다.

13) 참고로 u-Health라는 용어는 우리나라와 일본에서 사용하고 있지 telemedicine이 시작된 미국이나 영국 등에서는 여전히 e-Health라는 용어를 사용하고 있다.

14) Review article은 2000년 1월부터 2006년 12월까지 발표된 review 문헌을 선택하였고, review

임상적인 효과를 입증하기는 곤란하다는 유보적 입장을 보였다. 환자의 만족도는 높았으나 공급자들의 만족도는 좋아졌다는 연구와 그렇지 못하였다는 연구가 혼재하고 있었다. 원격정신과는 임상적 효과가 좋은 것으로 평가되었으나 원격당뇨관리는 유보적 결과였다. 그리고 21개 전문분야에 대한 검토 결과는 대체로 임상적 효과가 있는 것으로 나타났다. 그러나 비용–효과분석을 다룬 논문들은 원격의료의 경제적 편익을 제대로 입증하지 못하였다. McLean et al.(2013)은 1997년 1월부터 2011년 11월까지 발표된 논문을 중심으로 실시간 전송 및 축적 전송 방식의 telehealth를 검토한 결과 기존의 대면진료에 비하여 치료율에서 차이를 보이지 못하고 있음을 지적하고 있다. 그리고 많은 연구가 기술적, 인간적, 조직적인 요인이 치료율에 미치는 효과를 입증하는 것에 실패하였으며, 특히 비용–효과성에 대한 논거는 희박하였고, 환자의 안전성은 평가에서 제외되어 알 수 없다고 하였다.

넷째, 원격의료와 관련된 많은 행위들에 대한 표준화가 결여되어 원격의료의 발전을 저해한다는 점이다. 원격의료가 제대로 시행되기 위해서는 상호운영정보처리 시스템(interoperability)이 원활하게 이루어져야 한다. 상호운영정보처리기술은 다른 기술을 기반으로 하는 다양한 정보 데이터를 효과적으로 수집하고 분석할 때 요구된다. 상호운영정보처리가 원활하게 되려면 다양한 정보원에서 사용하는 기술의 표준화가 중요하다. 표준화는 지역과 국가를 뛰어넘어 이루어져야 하고, 원격의료와 관련되는 네 가지 측면(법률적, 조직적, 의미론적, 기술적)에서도 상호운영정보처리가 이루어져야 한다. 현재의 원격의료는 국가 내에서도 이러한 측면의 표준화가 제대로 되어 있지 못한 문제가 있다.

다섯째, 원격의료에 대하여 「의료법」으로 시행할 수 있는 근거만 마련되었지 원격의료가 제대로 시행되려면 부수적으로 따라야 할 원격처방이나 건강보험의 급여에 포함시키는 정책 조치(약사법 및 건강보험법의 개정)가 빠져 있다는 점이다. 그리고 원격의료의 모형에서 원격지 의사와 현지 의료인간의 관계만 설정되었을 뿐 다른 모형은 전혀 없는 문제가 있다. 2013년에 입법 예고되었던 원격의료는 의사와 환자 간의 모형까지 제시하고 있어 보다 다양성을 보이기는 하고 있다.

여섯째, 원격의료를 통한 건강관리 프로그램에 속하는 스마트 헬스 또는 mHealth의 경우도 건강관리사업을 의사가 해야 하는 것으로 규정되어 스마트 헬스나 mHealth의 활용이 제한되는 문제가 있다. 스마트 헬스를 위한 다양한 ICT 분야 기술은 개발되어 있

---

article에 따라 1개의 논문을 review 한 것도 있고 306개의 논문을 review 한 것도 있다.

다. 이와 같은 기술을 활용한 국민의 건강관리는 간호사나 다른 보건의료인이 얼마든지 할 수 있지만 대부분의 건강관리사업은 원격의료로 간주되어 의사가 주도하도록 규정된 「의료법」으로 인하여 실효성 있는 사업을 추진할 수 없도록 하고 있다. 의사가 아닌 간호사나 다른 보건의료인이 할 수 있다면 건강보험에서 이루어지는 건강검진결과를 토대로 공단 지사 등에서 mHealth 사업을 할 수 있을 것인데 「의료법」 규정으로 인하여 손쉽게 할 수 있는 mHealth마저도 하지 못하고 있다.

2) 원격의료가 실행되기 어려운 근본적 원인

우리나라에서 원격의료를 실행하기 어려운 원인은 다른 데서 찾아야 한다. 핵심적인 문제의 원인을 해결하지 않고, 엉뚱한 데서 원인을 찾고 시범사업을 하여도 해결책이 나오지 못한다.

원격의료가 가능한 영역으로 정용엽이 [표 14-1]에서 제안한 제1유형인 의료기관과 의료기관간의 원격의료는 정보기술수준, 법적인 제약 등만 해결해 준다면, 양 의료기관이 서로 양해각서(MOU)를 체결하여 언제나 실행가능하다. 예컨대 세브란스의료원의 경우, 신촌, 강남, 용인 등의 병원들은 진료등록증의 공동사용은 물론, 영상자료 등도 실시간(real time)은 물론 축적전송(store-and-forward)방식으로 공유하여 원격의료를 실행하고 있다. 이러한 사례는 비단 세브란스의료원의 경우만 아니라 서울대병원도 연건동과 분당병원 간, 가톨릭의료원도 같은 사정일 것이다. 이것은 서로 정보를 공유하여 원격으로 환자를 관리하는 것이 병원 경영에 유리하기 때문에 굳이 정부가 나서지 않아도 전혀 문제가 없다.

그런데 쉽게 가능할 것으로 여겨지는 제2유형에는 가정원격의료, 요양시설(간호양로원) 원격의료, 원격정신의료가 있다. 쉬울 것으로 여겨지는 제2유형의 원격의료는 전혀 실시되지 못하고 있다. 그 이유는 법적 문제라던가 의료사고라던가 하는 것이 아니라 다른 근본적 문제가 있다. 이것은 「의료법」에 의사의 지도·감독에 관한 해석에 문제가 있어 사실상 원격의료를 시행하지 못하고 있다. 의사의 지도·감독을 의사와 같은 공간에 있을 때만 다른 인력(간호사나 물리치료사 등)이 주사를 놓거나 간단한 처치를 할 수 있도록 매우 엄격하게 제한하고 있다. 현재와 같이 의사의 지도·감독을 제한적으로 해석하는 한 가정원격의료도 요양시설 원격의료도 실행할 수가 없다. 방문간호사가 환자의 가정을 방문하게 되면 원격지 의사와 다른 공간이 되기 때문에 의사가 처방을 내지도 않을 뿐만 아니라 처방이 있다하여도 주사를 놓거나 다른 의료적 처치를 할 수가 없게 되어 있다. 이러한 문제를 해결할 생각은 하지 않고 개업의사의 왕진진료를 하는 방향으로 재가 환자의 치료를 하는 정책이 채택되었는데, 의사의 왕진진료비가 의원에서 하는 진료비에 비하여 훨씬 비쌀 수밖에 없어 실효성이 없는 정책이다[15]. 이미 제8장 커뮤니티 케어에서 언급한 바와 같이 유럽에서는 의사의 처방이 있으면, 방문간호사가 정맥주사는 물론 마취가 필요하지 않는 간단한 수술도 시술할 수 있어 커뮤니티 케어가 잘 실행되고 있다. 하지만 우리나라에서는 방문간호사가 아무런 서비스도 제공할 수 없으니 원격의료가 필요한 커뮤니티 케어도 실행할 수 없다. 이와 같은 본질적인 문제를 외면하고는 아무리 원격의료를 떠들어도 기껏 할 수 있는 것은 mHealth로 스마트폰으로 건강정보를 제공하고, 혈압을 측정하는 정도의 건강관리서비스 밖에는 할 수가 없다. 그리고 왕진진료는 원격의료도 아니고, 진료비도 비싸기 때문에 본격화될 수도 없다.

3) 원격의료의 정책방향

원격의료의 효과에 대하여 회의적 논문이 있는 반면에 Peetso(2014)는 오늘날과 같이 만성질환이 증가하고 이를 관리하기 위한 의료비 지출 문제로 인하여 필요한 서비스를 제대로 이용하기 어려운 상황에서 원격의료는 매우 유용한 수단이 된다고 주장하고 있다. 그 이유로 원격의료는 예방, 진단, 치료 및 재활에서 효과가 있을 뿐만 아니라 비용-효과성도 있다는 것이다. Peetso는 원격의료 효과에 관한 많은 연구에서 원격의료의 결과(약물 복용이나 식사에 대한 태도 그리고 건강에 대한 자기 효능감)가 의학적 결과(혈압, 사망률), 삶의 질 및 경제적 산출물(비용, 입원율)에서 상당히 긍정적 결과를 보여주고 있다고 주장하였다.

Peetso는 원격의료는 의료비를 절감하고 의료에 대한 접근성 제고는 물론 유럽 지역의 의료 및 복지 분야에서 새로운 성장의 기회를 만들 수 있기 때문에 원격의료 도입을 주저해서는 안 된다고 주장한다. 그러나 원격의료 자체에는 비용이 많이 소요되는데 이것은 정보 부족에 기인하는 점도 있다는 것을 지적하고 있다. 원격의료가 기존의 대면진료를

---

15) 왕진의료는 일본이 지역포괄케어를 하면서 방문의료사업의 하나로 채택하고 있는데, 일본도 의사의 지도・감독에 대한 법적 해석이 우리나라와 유사하여 방문간호스테이션이 있어도 유럽의 커뮤니티 케어와는 다른 양상으로 진행되고 있다. 일본이 왕진진료를 택한다고 우리나라에서도 왕진진료를 도입하였지만 비용문제를 위시하여 유럽의 커뮤니티 케어에 비하여 불합리한 정책이 되어 활발하게 이루어지기 어렵다.

대체하는 것이 아니라는 점을 일깨우고, 원격의료에 관한 핵심적인 정보와 편익에 대하여 환자나 환자를 돌보는 사람들에게 충분히 이해시킨다면 비용 문제는 장애가 되지 않을 것이라는 점이다. 즉, 원격의료를 통하여 환자들의 상태가 지속적으로 모니터링 됨에 따라 치료의 결과가 향상되고, 불필요한 병원 입원을 줄일 수 있으며 삶의 질을 향상시킬 수 있다는 점이 중요하다.

(1) 원격의료의 새로운 역할

제7장에서 살펴본 바와 같이 앞으로 의료체계는 새로운 패러다임으로 정립되어야 할 것이다. 새로운 패러다임의 주 내용은 2015년 WHO가 인간중심 통합의료를 위한 Global Strategy에서 언급한 연속성(continuous), 건강에 대한 본인 책임을 위한 능력강화(empowering), 다양한 서비스의 조화(coordination) 등과 같은 원칙을 지키게 하는 것이다. 그리고 의료서비스 제공의 중심이 이제는 병원에서 지역사회로 옮겨지고 있다. 이와 같은 패러다임 변화의 중심에 원격의료가 자리 잡아야 할 것이다. 의료의 연속성과 환자의 자가 관리를 위한 능력배양에 있어서 원격의료는 매우 중요한 기능을 하게 된다. 또한 서비스 제공의 중심이 병원에서 지역사회로 옮길 때 원격의료가 필요해진다. 따라서 새로 설정될 의료체계의 패러다임은 u-Health를 중심으로 설계하지 않으면 환자에게 불편해지고, 비용이 따르고, 이미 ICT와 연계되어 있는 다른 일상생활과 연결 문제 등에서 어려움에 봉착할 것이다. 그리고 원격의료가 기존의 의료를 대체하는 새로운 의료분야로 간주할 것이 아니라 현재 우리가 건강을 관리하고, 의원에 가고, 병원에 가는 일들을 ICT 기술과 연결시켜 편의를 얻을 수 있는 시스템으로 간주해야 할 것이다.

즉, 원격의료의 도입은 기존의료를 대체하는 것이 아니라 현대의 발전된 정보통신시대에 부합되도록 의료체계의 새로운 패러다임을 구축하는 것이라는 정책 방향을 설정해야 한다. 오늘날 발전된 정보통신기술이 우리의 일상생활을 지배하는데 의료분야만 정보통신기술을 외면해서는 안 될 것이다. 현대의 정보통신기술에 부합하는 의료체계는 [그림 14-2]와 같다.

새로운 패러다임이 필요한 이유는 첫째, 인구고령화로 질병구조가 만성질병 위주로 바뀌어졌기 때문이다. 둘째, 만성질병은 현재의 의료지식으로는 완치가 어렵기 때문에 지속적인 관리가 필요하다. 그런데 현재의 병원 중심 의료체계는 만성질병의 관리에 부적합하다. 셋째, 만성질병의 발병은 그 원인이 생활습관에 있기 때문에 사전 예방을 위한 건강관리가 중요하다. 그런데 현재의 병원 중심의 의료체계는 예방을 중시할 수가 없다. 넷째, 앞으로의 의료체계의 발전과 연계되어야 한다. 1980년대까지만 하여도 모든 국가들이 의원에서 병원 중심으로 의료체계가 변화하였다. 그러나 만성질병이 중심적인 과제가 됨에 따라 이제 의료체계는 병원에서 지역사회로 중심이 바뀌고 있다. 그리하여 서유럽 국가들은 물론이거니와 미국도 1990년대 이후부터 병상 수를 줄이고 Home Care를 개발하는 등으로 전환하고 있다. 다섯째, 현대의 의료기술은 경험을 기반으로 하지만 정보통신기술의 발달로 빅 데이터(big data)가 구축되는 등 이제는 근거 기반 의료행위가 요구된다.

이러한 몇 가지 점을 미루어 볼 때 현재의 병원 중심 의료체계는 높은 의료비를 요구하는 반면 환자들의 만족도는 떨어지게 되어 있다. 따라서 정보통신기술을 활용한 원격의료(uHealth) 체계라는 새로운 패러다임의 의료체계 구축이 필요한 것이다.

(2) 원격의료의 정책방향

원격의료에 대하여 국민들이 제대로 알지 못하고 있다. 이러한 상황에서 원격의료의 도입은 어려울 것이다. 국민들이 오해하고 있는 원격의료에 관한 내용은 다음과 같다. 첫째는 원격의료라면 의료기술이 우수한 대형 상급종합병원이 농촌지역이나 의료취약지역의 환자를 진료하여 환자가 대형병원으로 집중될 것이라는 점이다. 둘째는 우리나라의

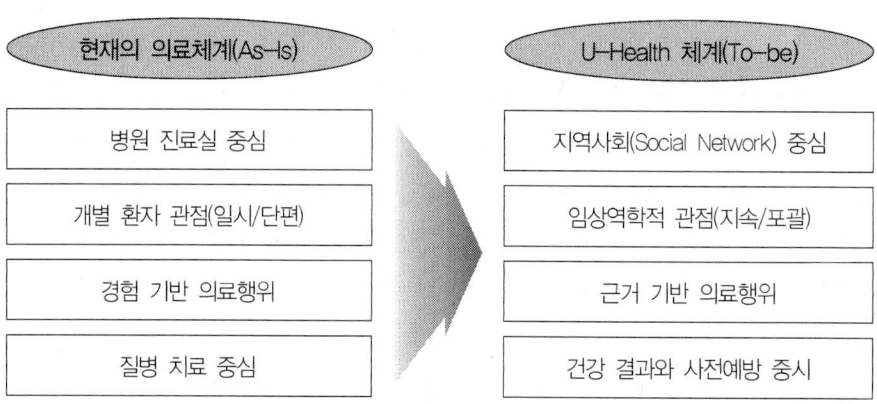
현재의 의료체계(As-Is)
U-Health 체계(To-be)
병원 진료실 중심
개별 환자 관점(일시/단편)
경험 기반 의료행위
질병 치료 중심
지역사회(Social Network) 중심
임상역학적 관점(지속/포괄)
근거 기반 의료행위
건강 결과와 사전예방 중시

출처: 이준영(2008)

[그림 14-2] 정보통신기술과 의료체계의 패러다임 변화

경우 인구밀도가 높고 교통이 발달하였을 뿐 아니라 의원이 촘촘히 배치되어 있는 상황에서 원격의료까지 허용되면 의료이용을 부추겨 국민의료비만 증가시킬 것이라는 점이다. 셋째는 원격의료가 의사 대 환자 간에 이루어지면 환자들은 큰 병원의 의사를 선호하기 때문에 동네 의원이 모두 붕괴될 것이라는 점이다. 넷째는 환자들이 대형병원의 원격의료를 이용하기 위하여 민영보험에 가입하면 건강보험은 껍데기만 남아 의료민영화가 초래될 것이라는 점이다.

이와 같은 원격의료에 대한 비판은 지금까지 원격의료에 대한 정부의 확고한 정책방향이 없었던 관계로 등장한 오해에서 비롯된 것이다. 원격의료에 대해 확실한 정책방향을 정해 놓고 추진한다면 원격의료가 국민들의 건강관리에 도움을 줄 것으로 깨닫게 될 것이다. 앞으로의 원격의료에 대한 정책방향을 기술하면 다음과 같다.

첫째, 인프라 개발과 ICT 산업의 역할에 대한 관계를 정립하여야 한다. 지금까지는 ICT에 관련된 산업계가 주도한 관계로 원격의료가 의료민영화로 가는 길이 아니냐는 매도까지 하고 있으나, 원격의료가 발전하기 위해서는 먼저 기기가 개발되어야 하고, 통신수단이 연결되어야 하고, 어플리케이션 개발이라는 인프라가 있어야 하기 때문에 불가피하였음을 인식시킬 필요가 있다. 이제부터는 ICT 분야에서 발전시켜 놓은 인프라를 활용한다면 원격의료는 그야말로 의료체계의 새로운 패러다임으로 자리 잡을 수가 있을 것이다. 그리고 ICT 산업분야에서 꾸준한 기술개발이 있어야 원격의료의 활용에서 얻게 될 편의성이 높아진다는 점을 명심하되, 원격의료의 주체는 환자여야 함을 염두에 두어야 한다. 즉, 원격의료가 정보통신의 발전을 위한 정책이 아니라 발전하는 정보통신기술을 의료체계에 접목하는 것이라는 정책방향을 확고히 수립해야 한다.

둘째, 원격의료의 합리적인 모형이 제시되어야 한다. 원격의료는 용어로 telemedicine, mHealth, eHealth 등으로 다양하게 사용되고 있다. 그러나 우리나라에서는 u-Health라는 용어를 주로 사용하는 것 같다. 그렇게 하려면 u-Health라는 용어에 대한 명확한 정의를 내려 u-Health 안에 telemedicine, mHealth, eHealth를 포함하는 것인지, 아니면 eHealth를 u-Health로 부르는 것인지 표준화하여야 한다. u-Health의 범위에 원격의료(telemedicine), 스마트 헬스(mHealth)를 포함시키고, 원격의료라면 원격일반의료, 원격전문의료, 원격영상진단, 원격처방, 원격임상진단, 원격모니터링 등과 같은 사업 등을 열거할 필요가 있다. 그리고 원격의료 모형도 의사 대 의사 모형, 의사 대 환자 모형, 의사 대 기타 의료인 모형 등이 제시되어야 한다. 스마트 헬스라면 스마트폰이나 다른 휴대용 전화(mobile폰)를 활용하는 서비스로 원격건강관리, 원격모니터링(당뇨, 혈압 등) 등으로 하여 의료서비스보다 주로 건강관리서비스에 치중하면서 일부 만성질병의 모니터링 서비스를 포함한다는 식의 모형이 제시되어야만 국민들이 원격의료와 혼동하지 않고 이해할 수 있을 것이다. 현재는 의료정책의 전문가들도 원격의료와 관련하여 이해가 충분치 않고, 정보통신분야의 일부 전문가만 제대로 이해하고 있다. 이렇게 하여서는 원격의료가 제대로 시행될 수 없다.

셋째, 각 모형별 원격의료 이용자를 추정하여 제시하여야 한다. 그래야만 일반 국민들이 원격의료가 우리의 생활과 밀착될 수 있음을 이해할 수 있을 것이다. 보건복지부가 원격의료 대상자를 2010년에 446만 명으로 전국민의 9.3%가 될 것으로 추정하였다(보건복지부, 2010). 이것은 원격의료를 telemedicine에 한정한 추정이다. 만약 대상자를 mHealth로 한다면 대상자는 아마 전국민이 될 것이다. 그리고 uHealth 이용자를 추정하면 전국민을 넘어 외국에서 오는 환자까지 포함될 수 있을 것이다. 원격의료를 uHealth로 포장하여 선전하는 정부가 uHealth의 정의와 범위, 서비스 모형을 설정하지 못하고 있으니 대상자 추정이 제대로 될 수 없는 것이다.

넷째, 원격의료 정책의 추진 주체를 보건복지부로 하여 정부 내 각 부처가 협력하여야 할 것이다. 원격의료를 uHealth로 포장하고는 대상자나 서비스 모형도 제대로 제시하지 못하는 것은 기획재정부(과거는 지식경제부)나 과학기술정보통신부(과거는 미래창조과학부)가 정책을 주도하기 때문이다. 이렇게 원격의료(uHealth) 정책을 추진하게 되면 원격의료가 국민의 건강향상이라는 목표가 아니라 산업화에 목적이 있는 것이 되어 원격의료의 시행이 어려워질 것이다. 원격의료가 제대로 시행되려면 정보통신 분야에서 어떠한 일들을 지원해야 하느냐의 각도에서 정책이 이루어져 지금부터라도 정책의 주객을 바로 잡아야 한다.

다섯째, 원격의료(uHealth)에서 매우 중요한 분야가 스마트폰을 이용한 mHealth 이다. 특히 미국의 경우는 스마트 헬스가 국민들의 건강관리에 상당한 역할을 하고 있다. 스마트 헬스를 지원하는 수단으로 웨어러블 시계(스마트워치)라는 손목시계도 등장하였고, 우리나라도 웨어러블 시계가 개발되어 판매중이다. 이것은 mHealth에 대한 일반 국민의 필요도가 있다는 것을 반증한다. 그러나 우리는 건강관리의 영역도 의사들이 해야 하는 것으로 되어 실효성 있는 mHealth가 이루어질 수 없게 되어 있다. 이웃 일본은 「고령자 의료확보법」을 2008년에 제정하여 의료기관 뿐만 아니라 민간회사도 국민들에게 건강관리서비스를 제공하고 있다. 그리고 건강보험조합에서는 그 전부터 이미 가입자들에게 건강관리서비스를 제공하여 왔다. 건강관리를 민간회사에 맡기는 것은 당장 쉽지 않을 것이다. 그러나 건강보험공단은 이미 10여 년 간의 건강검진 기록을 빅데이터로 축적하고 있다. 현재는 건강보험공단이 가입자들인 국민들에 대한 건강관리서비스를 제공할 수 없도록 되어 있는데 관련법을 개정해서라도 빅데이터를 활용한 mHealth 부터 시작될 수 있도록 해야 한다.

여섯째, 원격의료(mHealth)와 관련된 정보 표준화와 인증체계가 이루어져야 한다. 앞의 문제점에서 언급한 바와 같이 원격의료에 관한 정보는 매우 상이한 기술을 기반으로 하기 때문에 다양하다. 따라서 상호운영정보처리 시스템을 위하여 정보나 데이터의 표준화가 중요하다. 표준화는 우리나라만의 문제가 아니기 때문에 미국, EU 등과의 협력을 통하여 해결해야 할 것이다.

일곱째, 원격의료와 관련된 화상통신 장비, 원격 진단기기, 관련 소프트웨어에 대한 기준을 정립하여야 한다. 현행법에서는 원격의료를 위한 '영상, 음성, 데이터가 송수신 가능한 장비'를 갖추면 되는 것으로 규정되어 있으나 기준에 대해서는 언급이 없다. 원격의료의 안전과 신뢰성을 확보하기 위해서는 원격의료에 관한 각종 수단(기기 및 소프트웨어)에 대하여 최소한의 기준을 제시할 필요가 있다.

여덟째, 원격의료와 관련된 다양한 서비스를 원활하게 제공하기 위해서는 「의료법」, 「약사법」, 「국민건강보험법」과 같은 각종 법률의 개정이 필요하다. 현재는 「의료법」에 의한 원격의료만 규정되어 있다. 스마트 헬스를 통한 건강관리와 같은 서비스는 법규도 없으니 제대로 실행할 근거도 없다. 원격의료와 관련된 다양한 용어의 정의와 함께 관련 서비스가 제대로 제공될 수 있게 법률을 정비하는 것이 중요하다. 그리고 원격의료가 제대로 이루어지려면 의약품에 대한 인터넷을 통한 원격처방과 원격배송 또한 중요하다. 그리고 원격의료나 원격처방이 건강보험급여로 뒷받침되지 못한다면 제대로 실행될 수 없다. 따라서 원격의료와 관련되는 각종 법률의 개정이나 제정이 필요하다.

아홉째, 원격의료와 관련된 문제로는 환자 정보의 유통에 따른 비밀보호 장치를 강화하는 문제와 의료과오에 따른 대처 방안이다. 현재는 의사 내 의료인 간의 원격의료에 대해서만 언급되어 있는데, 원격의료의 다양한 모형이 마련될 경우에 발생할 수 있는 의료과오에 대비하는 법률이 마련되어야 한다. 그리고 원격처방이 이루어질 때 발생할 수 있는 의료과오에 대한 법률적인 대비책도 준비되어야 한다. 동시에 원격의료에 큰 장애가 되고 있는 의사의 지도·감독에 관한 해석을 유럽과 같이 폭넓게 하여 방문간호사가 의사의 처방만 있으면 환자 가정이나 요양시설 등에서 정맥주사를 위시하여 간단한 처치도 제공할 수 있도록 해야만 한다.

열째, 원격의료와 관련하여 용어를 위시하여 내용에 관하여 일반 국민들이 이해하기 쉽게 정의하여야 한다. 그렇지 않아도 ICT 분야의 용어들이 어려워 일반인들이 이해하기 어려운데 u-Health는 정의부터 이해하기 어렵게 되어 있다. 이용자가 이해하기 어려운 용어를 사용하고 사업내용을 아무리 들어도 이해하지 못한다면 이러한 사업은 비록 편익이 많다 하여도 도입이 어렵다. 일반 국민만이 아니라 원격서비스를 제공할 공급자들인 의사나 간호사와 같은 의료계 종사 인력들도 이해하기 어려운 것은 마찬가지이다.

열한 번째, 원격의료와 관련하여 최근 병원의 비대면 진료가 논의되고 있다. 병원의 기능은 전문적 의료를 제공하는 의료기관으로 의원과 비교가 되지 않을 정도의 고가 장비나 임상검사실을 갖추고 있다. 따라서 병원이 환자를 대상으로 원격의료를 한다는 것은 의료기관의 성격에 맞지 않는 행위라 할 수 있다. 지난 몇 년간 코로나라는 비상사태 하에서 불가피하게 비대면 진료가 허용되었기 때문에 계속 비대면 진료를 하겠다는 주장은 전문적 진료를 해야 할 병원으로써는 해서는 안 되는 주장이라 하겠다. 그리고 의원도 원격의료를 하려면 의사와 다른 장소에서 방문간호사가 의사의 처방전만 있으면 의료행위를 할 수 있도록 지도·감독의 폭을 조정하여야 할 것이다.

열두 번째, 원격의료를 통하여 의료의 질이 향상될 수 있고, 의료비를 절감하여 소비자 만족도를 높일 수 있는 방안을 제시하여야 한다. 원격의료가 의료의 질을 보장하기 위해서는 앞에서도 언급한 바와 같이 원격의료가 기존의 의료체계를 대체하는 것이 아니라는 점과 원격의료의 중앙에 의료인이 위치함을 인식시켜야 한다. 의료의 질이 향상되고, 의료비가 절감될 때 소비자의 만족도가 올라갈 것이다.

3. 소결

원격의료(u-Health)는 ICT와 보건의료기술의 발전에 따라, 환자를 시·공간적 제약에서 벗어나게 함으로써 환자에게 편익을 제공할 수 있는 커다란 전환점이 되고 있다. 부수적으로는 의료편익뿐만 아니라, 보건의료와 IT, 솔루션, 장비산업에도 커다란 파급효과를 창출할 것으로 기대되고 있다. 원격의료는 의료 취약지역에 양질의 의료서비스를 제공하거나 만성질병 시대에 등장하게 될 홈 케어나 질병의 사전 예방을 위한 건강관리에 매우 유용한 수단으로 기대되는 분야이다.

그렇기 때문에 원격의료는 우리의 건강관리에 큰 영향을 줄 수 있다. Peetso(2014)는 우리 인간에게 가장 값진 것이 건강이기 때문에 원격의료와 같은 의료분야에서의 새로운 시도가 건강에 어떤 영향을 미칠지 제대로 알기 어려워 원격의료 도입이 제대로 안 되고 있다고 주장한다. 현대의 기술이 의료체계 밖에서는 모두 성공적으로 도입되었는데 의료분야에서 적용이 안 된다는 것은 있을 수 없다는 것이다. 원격영상의료는 이미 큰 성과를 거두고 있음을 예로 들면서 현대 기술의 높은 응용성을 믿는 마음이 원격의료의 효과성 입증 자료를 찾는 것보다 더욱 중요하다는 판단에서 더 이상 원격의료 도입을 주저하지 말아야 함을 주장하고 있다. 거듭 이야기하지만 정부는 의료계와 협의하여 의사의 지도·감독에 대한 폭넓은 해석을 할 수 있는 조치가 이루어져야 할 것이다.

그러나 원격의료를 단순히 의료서비스 공급에 새로운 방법이 추가되는 것으로 이해하면 의료계의 반발, 시민단체의 의료민영화 낙인 등으로 시범사업 형태에서 결코 벗어날 수 없을 것이다. 의료공급과 ICT의 결합은 의료공급체계의 혁명적인 변화로 이미 나타나고 있다. 원격의료와 관련되어 앞에서 열거한 문제의 해결에 있어 「의료법」을 고치고, 「약사법」을 고치고 하는 식으로 기존 패러다임으로 수용한다면 문제 해결은 불가능할 것이다. 따라서 원격의료 도입을 위한 조치를 강구하겠다는 생각을 할 것이 아니라 미래에는 의료체계의 패러다임의 변화가 불가피할 것이라는 인식이 더욱 중요하다. 그리고 ICT 기술은 새로운 의료체계 패러다임에서는 불가피하게 응용되어야 한다는 시각에서 원격의료에 접근하여야 한다. 그렇게 접근하지 않으면 증가하는 국민경상의료비의 관리도 어려워지고, 의료이용의 편의성을 보장하기도 어려워질 것이다. 따라서 의료체계 전반의 패러다임 개혁안을 마련하는 가운데 ICT를 의료서비스 공급에 어떻게 연결하고, 건강관리에는 어떻게 연결할 것이며, 개인의 건강정보는 어떻게 보호할 것인지를 준비하여야만 원격의료의 도입이 제대로 이루어질 것이다. 이와 같은 일은 보건복지부가 중심이 되어 관련되는 모든 정부 부처는 물론 민간 사업자나 시민단체들도 참여하는 거버넌스 체계를 구축하여야만 목표를 성취할 수 있을 것이다.

참고문헌

류시원 (2005), 공공부문 원격의료 발전전략, 『보건산업기술동향』, 봄호: 155-67.

보건복지가족부 (2008), u-Healthcare 활성화 추진 계획.

보건복지부 (2010), 원격의료 관련 의료법 개정안 설명 자료.

송태민 외 (2011), 『U-Health 현황과 정책과제』, 한국보건사회연구원.

의료기기정책연구원(2011), u-Healthcare 산업 시장 및 기업 분석-의료기기와 원격진료행위 중심.

의료정책연구소 (2014), 원격의료 문제점과 의료정책연구소 정책권고 의견, 『의료정책 Focus』, 대한의사협회.

이윤태 (2008), 『국내 u-Health 등장에 따른 정책대응 방안 연구』, 한국보건산업진흥원.

이준영 (2008), 국내 u-Health 시범사업 추진 현황 및 시사점, 『정보통신정책』, 20(21): 25-44.

정용엽 (2008), 『u-Health 시대의 원격의료법』, ㈜한국학술정보.

Abidi S (2015), *Mobile Health: A Technology Road Map*, Burwood (Victoria), Australia: Springer.

Ball MJ and Lillis J (2001), E-health: transforming the physician/patient relationship, *International Journal of Medical Informatics*, 61(1): 1-1.

Barlow J and Hendy J (2009), Adopting integrated mainstream telecare services: lesson from the UK, *Eurohealth*, 15(1): 8-10.

Chaudhry B et al. (2006), Systematic review: impact of health information technology on quality, efficiency, and costs of medical care, *Annnals of Internal Medicine*, 144(10): 742-52.

Craig J and Patterson V (2005), Introduction to the practice of telemedicine, *Journal of Telemedicine and Telecare*, 11(1):3-9.

Della Mea V (2001), What is e-Health: the death of telemedicine? *Journal of Medical Internet Research*, 3(2): e22.

Gurati N (2013), *Telehealth Opportunities in APEC: Exploring Innovative Models of Healthcare Delivery*, New York: Frost & Sullivan.

International Telecommunication Union (ITU) (2008), *Implementing e-Health in Developing Countries: Guidance and Principles(draft)*, Geneva.

Istepanian R, Laxminarayan S, Pattichis CS eds (2005), *M-Health: Emerging Mobile Health Systems*, Burwood (Victoria), Australia: Springer.

Jennett PA et al. (2003), The socio-economic impacts of telehealth: a systematic review, *Journal of Telemedicine and Telecare*, 9(6): 311-320.

Leach WD (2009), *If You Bill It, They Will Come, A Literature Review on Clinical*

Outcomes, Cost-Effectiveness, and Reimbursement for Telemedicine, Sacramento, CA: California Telemedicine & eHealth Center.

McLean S et al. (2013), The impact of telehealth acre in the quality and safety of care; a systematic review, *PLoS ONE* 8(8): e71238. doi:10.1371/journal.pone.0071238.

Peetso T (2014), Telemedicine: the time to hesitate is over! *EuroHealth*, 29(3): 15–17.

Torgan C (2009), *The mHealth Summit: Local & Global Converge*, November 6, caroltorgan.com. Retrieved July 29, 2011.

WHO (1997), *A Health Telematics Policy in Support of WHO's Health-For-All Strategy for Global Health Development*, Report of the WHO Group Consultation on Health Telematics, 11-16 December, Geneva.

WHO (2010), *TELEMEDICINE in Member States: Opportunities and Developments*, Global Observatory for eHealth Series, Volume 2, Geneva.

WHO (2011), *mHealth: New Horizons for Health through Mobile Technologies*, Global Observatory for eHealth Series, Volume 3, Geneva.

Wootton R (2008), Telemedicine support for the developing world, *Journal of Telemedicine and Telecare*, 14(3): 109–114.

http://www.americantelemed.org/ (2015. 4. 12. 접속)

찾아보기

【ㅈ】

▧ 저자 이규식은

경북대학교 화학과를 졸업하고, 연세대학교 경제학과에서 경제학석사를
미국 University of Hawaii에서 경제학으로 Ph.D.를 받았다.

1987년 2월까지 한국인구보건연구원(현재 한국보건사회연구원)에서
의료보험연구실장을 역임했으며,
1987년 3월부터 2013년 2월까지 연세대학교 보건행정학과 교수로 재직하였다.
1992~95년간에는 한국의료관리연구원 부원장을 겸직하기도 하였다.
대학에서는 보건과학대학장과 보건환경대학원장의 보직을 역임하였다.
2009년 9월 의료기관평가인증추진위원회 위원장을 거친 후
2010년 11월부터 2012년 6월까지 의료기관평가인증원장을 역임하였다.
현재는 연세대학교 보건행정학과의 명예교수이며 (사) 건강복지정책원구원의
원장으로 일하고 있다.

학계에서는
한국보건경제학회장, 한국보건정보교육학회장, 한국보건행정학회장,
한국사회보장학회장을 역임하였다.

주요 연구보고서로는
전국민의료보험 실시를 위한 제도연구
건강보험급여와 수가제도의 변천과정과 문제점
Strategic Study for Social Health Insurance in the Sultanate of Oman 등이 있다.

주요논문으로는
의료에 대한 이념과 정책(보건행정학회지)
의료체계의 반응성과 의료개혁(사회보장연구)
보건의료정책패러다임의 전환(대한보건연구)
의료보장정책의 형성과 문제점(보건행정학회지)
보건의료체계의 발전과 성찰(보건행정학회지)
Health Insurance Implementation(Hospital and Health Care) 등이 있다.

주요지서로는
건강보험통합 평가와 개혁방향
의약분업의 역사와 평가(2인 공저)
의료보장과 의료체계(1, 2, 3판)
보건의료정책 – 뉴 패러다임(초판) 및 의료보장패러다임(개정판)
커뮤니티 케어 이론과 정책
의료보장과 구매이론
국민건강보험의 발전과 과제
의료보장론(1, 2, 3판)
Development of NHI and Policy Agenda in Korea 등이 있다.

보건의료정책 〈제3판〉 값 35,000원

2015년 8월 29일 제1판 1쇄 발행
2024년 1월 10일 제3판 1쇄 발행
2026년 2월 20일 제3판 2쇄 발행

저 자 : 이 규 식
발 행 인 : 주 영 일
발 행 처 : **계 축 문 화 사**

서울특별시 종로구 통일로12길 16-17
우편번호 03029
TEL : 735-2257·738-9746
FAX : 723-9025
E-mail : gyechuk@hanmail.net
홈페이지 : http://gyechuk.co.kr
1973. 10. 31 등록번호 제300-1973-8호
ISBN 978-89-5629-744-6 93510